AF325732

TRAITÉ

DE

MÉDECINE LÉGALE.

I

IMPRIMÉ CHEZ PAUL RENOUARD,
rue Garancière, n. 5.

TRAITÉ

DE

MÉDECINE LÉGALE

PAR

M. ORFILA,

Doyen et Professeur de la Faculté de Médecine de Paris,
Membre du Conseil royal de l'Université, du Conseil général des hospices,
du Conseil académique, du Conseil de Salubrité,
Docteur en Médecine de la Faculté de Madrid,
Commandeur de la Légion-d'Honneur, de l'Ordre de Charles III et du Cruzeiro, Officier de
l'ordre de Léopold, Médecin consultant de S. M. le Roi des Français, Membre
correspondant de l'Institut, Membre de l'Académie royale de Médecine,
de la Société d'émulation, de Chimie médicale, de l'Université de Dublin, de Philadelphie,
de Hanau, des diverses Académies de Madrid, de celles de Cadix, de Séville,
de Barcelone, de Murcie, des Iles Baléares, de Berlin, de Belgique, de Livourne, etc.,
Président de l'Association des médecins de Paris.

QUATRIÈME ÉDITION,

REVUE, CORRIGÉE ET CONSIDÉRABLEMENT AUGMENTÉE,

CONTENANT EN ENTIER LE

TRAITÉ DES EXHUMATIONS JURIDIQUES

PAR MM. ORFILA ET LESUEUR.

AVEC PLANCHES.

TOME PREMIER.

PARIS.

LABÉ, ÉDITEUR, LIBRAIRE DE LA FACULTÉ DE MÉDECINE,
PLACE DE L'ÉCOLE-DE-MÉDECINE, 4.

1848.

AVANT-PROPOS.

L'homme de l'art qui accepte la mission d'éclairer
la justice ne doit jamais oublier l'immense portée que
peut avoir un rapport médico-légal; de tous les problèmes qu'il sera appelé à résoudre dans le cours
de sa vie, il n'en est pas qui exigent des connaissances
plus variées et plus approfondies que ceux qui sont du
ressort de la médecine légale; aussi devons-nous applaudir à la résolution prise par beaucoup de praticiens
qui refusent de remplir une tâche au-dessus de leurs
forces. Est-il nécessaire d'ajouter que l'expert doit être

doué d'une *probité* à toute épreuve, et repousser avec énergie les sollicitations et les offres de diverse nature qui pourraient lui être faites en faveur des prévenus? Placé entre l'accusation et la défense, il doit se borner à fournir à la justice l'élément scientifique qui lui est demandé, sans songer aux conséquences qui pourront en être la suite.

Je le dis à regret, les juges d'instruction chargés de la désignation des experts, et les défenseurs, n'attachent pas toujours à ces considérations l'importance qu'elles ont en réalité, puisqu'on les voit journellement choisir des hommes d'une médiocrité déplorable, qui ne rougissent pas d'aller en quelque sorte de porte en porte mendier ce qu'ils appellent *les affaires* médico-légales. Pour ces demi-savans improvisés, il ne s'agit que de faire parler d'eux et de conquérir un rang quelconque parmi ceux qui s'occupent de la matière. Leur audace a pris de telles proportions dans ces derniers temps, que les hommes consciencieux ont renoncé à éclairer les tribunaux, plutôt que de se trouver en présence de collaborateurs ou d'antagonistes d'une ignorance révoltante, d'un charlatanisme effréné, et pour qui le mensonge n'est qu'un jeu. J'ai dû donner ces explications, afin de justifier le parti que je pris en 1843 de ne plus répondre aux nombreux appels de la justice ; mon refus de coopération ne tenait pas, comme on l'a méchamment insinué, à la crainte que pouvaient m'inspirer des luttes nouvelles, puisque mes efforts avaient été *constamment* couronnés de succès dans celles que j'avais soutenues jusqu'alors; non, il doit être tout simplement attribué à l'invincible répugnance que j'ai eue toute ma vie à discuter avec des hommes dont l'ineptie égale, pour le moins, la mauvaise foi.

TRAITÉ

DE

MÉDECINE LÉGALE.

Les magistrats ont souvent recours aux lumières des gens de l'art pour résoudre des questions concernant la salubrité publique et l'administration de la justice. Tout ce qui tend à conserver la santé publique, à favoriser la vigueur de la population, à assurer l'existence et la liberté des citoyens appartient à la *police médicale* ou à l'*hygiène publique :* ainsi l'examen de l'air, des eaux et des lieux, des comestibles, des boissons, des habitations, des prisons, des épidémies, des épizooties, des états, des professions, etc., est du domaine de cette science. La *Médecine légale* s'occupe au contraire des causes portées devant les tribunaux et les cours de justice. Elle peut être définie, *l'ensemble des connaissances physiques et médicales propres à éclairer les magistrats dans la solution de plusieurs questions concernant l'administration de la justice, et à diriger les législateurs dans la confection d'un certain nombre de lois.* Anciennement on disait mal-à-propos que la médecine légale était *l'art de faire des rapports en justice,* comme si l'examen approfondi des questions pour lesquelles on est consulté n'appartenait pas aussi bien à cette science que la rédaction des actes dans lesquels sont énoncées les opinions que fait naître cet examen.

Fodéré et Mahon ont défini la médecine légale l'art d'appliquer les connaissances et les préceptes des diverses branches principales et accessoires de la médecine à la composition des lois et aux diverses questions de droit, pour les éclaircir ou les interpréter convenablement.

D'après M. Prunelle la médecine légale justiciale est l'ensemble systématique de toutes les connaissances physiques et médicales qui peuvent diriger les différens ordres de magistrats dans l'application et dans la composition des lois.

On a encore dit que la médecine légale n'était autre chose que l'application de la médecine aux lois.

La définition que j'adopte me dispense de faire connaître en détail quelles sont les sciences dont l'étude doit avoir précédé celle qui va m'occuper; toutes les connaissances physiques et médicales pourront être mises à contribution, et l'on ne tardera pas à s'apercevoir qu'il ne s'agit pas simplement de notions superficielles sur chacune de ces sciences, mais bien des détails les plus minutieux et par conséquent les plus difficiles. Est-il question de donner son avis sur une hémorrhagie qui a été promptement mortelle, il faudra désigner au juste la branche ou le rameau de l'artère qui ont été ouverts. Cherche-t-on à connaître la cause de la paralysie d'un ou de plusieurs muscles à la suite de la piqûre d'un nerf? le nom de celui-ci devra être soigneusement indiqué. S'agit-il d'un empoisonnement? les recherches ne seront complètes qu'autant que l'on aura déterminé, par des expériences souvent délicates, que le poison existe ou n'existe pas dans les alimens ou dans les boissons dont on avait fait usage, dans les matières vomies, dans les tissus du canal digestif, dans d'autres viscères, dans l'urine, etc.

Il suffit de réfléchir un instant sur la variété des questions qui sont du ressort de la médecine légale pour s'apercevoir combien il est difficile d'établir une classification réellement utile; les faits dont se compose cette science sont tellement disparates qu'il n'est guère possible de les rapprocher pour chercher à former des sections, et encore moins des classes; aussi les auteurs de médecine légale ont-ils suivi dans l'exposition des matières des routes différentes, dont il suffit d'avoir une idée générale, et que je me garderai bien de faire connaître en détail. *Fodéré*, par exemple, divise la médecine légale en deux parties : la première, qu'il appelle *mixte*, comprend la médecine légale applicable au civil, au criminel et à la police de santé ; la seconde a pour objet la médecine légale *criminelle* : plusieurs chapitres , composés de sections, forment la matière de chacune de ces parties. *Mahon,* sans admettre de division préalable, après avoir traité des généralités, parle de l'impuissance, du congrès, de la castration, des hermaphrodites, de la défloration , du viol , de la sodomie, de la grossesse , des naissances tardives , du part illégitime , de l'avortement, de l'état douteux de l'esprit et du corps, de la démence, des maladies simulées et dissimulées , des blessures, de la mort , de l'empoisonnement, de l'infanticide, des noyés, des pendus et des rapports. M. *Prunelle* établit quatre sections. La *première*, sous le titre d'*examen des corps vivans*, renferme : 1° l'histoire des âges et de leurs priviléges ; 2° la détermination des sexes, l'hermaphroditisme ; 3° la virginité et la défloration, le viol dans l'un et dans l'autre sexe ; 4° l'impuissance conjugale ; 5° la grossesse simulée ou dissimulée, l'accouchement, les naissances prématurées et les naissances tardives, la supposition de part, la viabilité des enfans, la superfétation, les monstres ; 6° les maladies douteuses, les maladies feintes, les maladies dissimulées, les maladies imputées, les exoines ecclésiastiques , civiles et militaires ; 7° l'état des facultés morales ; 8° les blessures et leur gravité respective. La *seconde* section a pour objet l'*examen des cadavres,* et contient : 1° la mort par blessures ; 2° la mort par suffocation ; 3° la mort par suicide ; 4° la mort par empoisonnement ; 5° l'avortement, l'infanticide. La *troisième* section est relative à l'*examen des corps qui n'ont point eu vie,* tels que les substances qui peuvent être administrées dans une intention criminelle, les corps vulnérans et les boissons frelatées. On trouve enfin dans la *quatrième* section tout ce qui concerne l'*exercice de la médecine*, comme le salaire dû aux gens de l'art, et les fautes qu'ils peuvent commettre (Discours prononcé à la faculté de Montpellier, en 1814).

Adoptant, sous ce rapport, les idées de Mahon, qui décrit les objets sans les classer, j'attacherai fort peu d'importance à faire ressortir les avantages et les vices des distributions précédentes ; tous mes efforts seront dirigés vers la solution complète des diverses questions, quelle que soit la place qu'elles occupent dans cet ouvrage.

Voici la marche que je me propose de suivre. Après avoir indiqué d'une manière générale les règles qui doivent servir de base à la rédaction des *rapports*, des *certificats* et des *consultations médico-légales*, ainsi que les parties qui composent chacun de ces actes, je traiterai successivement des âges dans les diverses périodes de la vie, de l'identité, de la défloration, du viol, du mariage, de la grossesse, de l'accouchement, des naissances tardives et précoces, de la superfétation, de l'infanticide, de l'avortement, de l'exposition, de la substitution, de la suppression et de la supposition de part, de la viabilité du fœtus, de la paternité et de la maternité, des maladies simulées, dissimulées, imputées, des qualités intellectuelles et morales, de la mort, de la survie, de l'asphyxie, des blessures et de l'empoisonnement.

Je n'imiterai point les auteurs qui, avant d'entrer en matière, ont cru devoir faire l'histoire de la médecine légale, depuis son origine jusqu'à nos jours. Ce sujet, beaucoup trop vaste pour pouvoir être simplement esquissé, trouve naturellement sa place dans l'historique des diverses sciences physiques et médicales; en effet, ne peut-on pas établir d'une manière générale, que les progrès qu'a faits la médecine légale sont le résultat des découvertes qui ont enrichi toutes ces sciences? Si l'on parvient aujourd'hui à résoudre beaucoup mieux qu'on ne le faisait autrefois les questions médico-légales relatives à l'empoisonnement, à l'infanticide, aux blessures, aux maladies simulées, etc., cela ne tient-il pas évidemment à ce que la chimie, la physique, l'histoire naturelle, l'anatomie et la pathologie ont été perfectionnées et étudiées sous des rapports sous lesquels elles n'avaient pas encore été envisagées? Il ne sera pas toutefois sans intérêt d'indiquer les titres des ouvrages relatifs à l'histoire et à la bibliographie de la médecine légale, ceux des traités généraux et des mélanges, journaux, recueils d'observations, consultations, etc., qui ont rapport à cette science. C'est ce que je ferai à la fin du tome troisième.

DES CERTIFICATS , DES RAPPORTS ET DES CONSULTATIONS MÉDICO-LÉGALES.

DES CERTIFICATS.

Législation relative à ces actes.

Art. 434. Tout individu atteint d'une infirmité grave et *dûment justifiée*, est dispensé de la tutelle; il pourra même s'en faire décharger si cette infirmité est survenue depuis sa nomination (Code civil).

Art. 396. Tout juré qui ne se sera pas rendu à son poste sur la citation qui lui aura été notifiée, sera condamné par la Cour d'assises à une amende (Code d'instruction criminelle).

Art. 397. Seront exceptés ceux qui *justifieront* qu'ils étaient dans l'impossibilité de se rendre au jour indiqué. La Cour prononcera sur la validité de l'excuse (Ibid.).

Art. 80. Toute personne citée pour être entendue en témoignage, sera tenue de comparaître et de satisfaire à la citation (Ibid.).

Art. 81. Le témoin, ainsi condamné à l'amende sur le premier défaut, et qui sur la seconde citation produira devant le juge d'instruction *des excuses légitimes*, pourra, sur les conclusions du procureur du roi, être déchargé de l'amende (Ibid.).

Art. 265. Si le témoin *justifie* qu'il n'a pu se présenter au jour indiqué, le juge commissaire le déchargera, après sa déposition, de l'amende et des frais de réassignation (Code de procédure civile).

Art. 160. Tout médecin, chirurgien ou autre officier de santé qui, pour favoriser quelqu'un, *certifiera* faussement des maladies ou infirmités propres à dispenser d'un *service public*, sera puni d'un emprisonnement de deux à cinq ans. S'il y a été mu par dons ou promesses, il sera puni du bannissement; les corrupteurs seront en ce cas punis de la même peine (Code pénal).

Art. 83. Lorsqu'il sera constaté par le *certificat* d'un officier de santé que des témoins se trouvent dans l'impossibilité de comparaître sur la citation qui leur aura été donnée, le juge d'instruction se transportera en leur demeure, quand ils habiteront dans le canton de la justice de paix du domicile du juge d'instruction, etc. (Code d'instruction criminelle).

Art. 86. Si le témoin, auprès duquel le juge se sera transporté, n'était pas dans l'impossibilité de comparaître sur la citation qui aurait été donnée, le juge décernera un mandat de dépôt contre le témoin et *l'officier de santé qui aura délivré le certificat* ci-dessus mentionné. La peine portée en pareil cas sera prononcée par le juge d'instruction du même lieu sur la réquisition du procureur du roi, en la forme prescrite par l'article 89 (Ibid.).

Art. 162. Les *faux certificats* de toute autre nature et d'où il pourrait résulter soit lésion envers des tiers, soit préjudice envers le trésor royal, seront punis selon qu'il y aura lieu, d'après les dispositions des articles 40, 41, 145 à 155, 461, 164, 281, 463 du Code pénal (Code pénal).

Art. 361. Quiconque sera coupable de *faux témoignage*, en matière criminelle, soit contre l'accusé, soit en sa faveur, sera puni de la peine des travaux forcés à temps. — Si néanmoins l'accusé a été condamné à une peine plus forte que celle des travaux forcés à temps, le *faux témoin* qui a déposé contre lui subira la même peine (Code pénal).

Art. 159. Toute personne qui pour se rédimer elle-même ou en affranchir une autre d'un *service public* quelconque, *fabriquera*, sous le nom d'un *médecin*, *chirurgien* ou autre *officier de santé*, un *certificat* de maladie ou d'infirmité, sera punie d'un emprisonnement de deux à cinq ans (Code pénal).

Un certificat est une attestation purement officieuse qui n'exige ni la prestation du serment, ni la présence du magistrat, et qui dans beaucoup de cas n'a pas été provoquée par la justice. On a désigné plus particulièrement sous le nom d'*exoine*, un certificat d'*excuse* fait sur la réquisition des particuliers ou par ordre de l'autorité, et qui a pour objet de dispenser les personnes malades d'un service quelconque.

Les certificats sont des actes courts dont les termes doivent être précis et clairs. Après avoir indiqué son nom, ses prénoms, ses qualités et sa demeure, l'homme de l'art énonce le fait qu'il est appelé à constater, et l'appuie de preuves incontestables; ainsi quant à la personne qu'il veut désigner, il fait connaître les nom, prénoms, âge, profession et demeure, et en ce qui concerne la maladie ou les infirmités, au lieu de se borner à une simple dénomination, il en trace rapidement et exactement les caractères distinctifs; dans beaucoup de cas même, il rattache ceux-ci à la cause qui leur a donné naissance, afin de ne laisser aucun doute dans l'esprit du magistrat. Souvent le certificat devra être écrit sur du papier timbré, toujours il sera légalisé par le maire ou son adjoint, par le juge de paix, par le sous-préfet ou le préfet du lieu habité par le médecin.

Je n'insisterai pas, à l'exemple de quelques auteurs, sur les motifs qui portent les malades ou leurs familles à solliciter des actes de cette nature, ni sur les peines encourues par ceux qui s'écartent de leurs devoirs, en délivrant de faux certificats, ces motifs et ces peines étant suffisamment exposés dans les articles de la législation qui viennent d'être cités ; je me garderai surtout d'imiter M. Devergie qui s'est permis à cette occasion d'adresser à ses confrères une leçon de morale, suivant moi, inconvenante, et d'autant plus inopportune que les articles de nos codes n'ont pas besoin d'un commentaire qui, en réalité, porte atteinte à la dignité médicale.

Formule des certificats (Demande de retraite par un professeur).

Je soussigné, Bordeu (Pierre-François), docteur en médecine, demeurant à Pezou, commune de Vendôme, certifie que M. Dufresne (Matthieu-Louis), âgé de 52 ans, professeur de rhétorique au collége de ***, demeurant dans ce collége est affecté depuis un an d'un enrouement que l'exercice de la parole aggrave à un tel point que M. D. ne peut plus se faire entendre quelques minutes après avoir commencé sa leçon ; j'atteste en outre qu'il éprouve de la toux, une douleur vive au larynx et de l'oppression toutes les fois qu'il élève la voix, et qu'au contraire il ne ressent aucune de ces incommodités lorsqu'il s'abstient de professer, ou qu'il parle bas et rarement. Je pense, en conséquence, qu'il est urgent que M. D. cesse immédiatement les fonctions qu'il remplit en ce moment.

En foi de quoi j'ai délivré le présent certificat.

Signé : Bordeu.

Fait à Pezou, le 10 février 1844.

Suit la légalisation de la signature.

DES RAPPORTS.

On donne le nom de *rapport* à un acte rédigé par un ou plusieurs individus (docteurs en médecine ou en chirurgie, officiers de santé, pharmaciens, chimistes, sages-femmes, etc.), *à la requête* de l'autorité judiciaire ou administrative et *sous la foi du serment*, pour constater certains faits, les détailler avec soin et en déduire les conséquences. Je ne saurais admettre avec M. Devergie qu'un rapport puisse être fait sans délégation préalable de l'autorité ; « *la loi,* dit mon confrère, *prescrit au médecin d'instruire la justice sur certains faits qui se sont présentés à son observation* », et il propose de désigner l'acte dressé dans ce cas, sous le nom de *rapport officieux ;* sans doute, mais le législateur a eu soin de ne pas confondre des choses qui ne se ressemblent pas, en se servant des mots *avis* ou *déclaration;* voici le texte de l'art. 30 du code d'inst. crim.

« Toute personne qui aura été témoin d'un attentat contre la sûreté publique, soit contre la vie ou la propriété d'un individu, sera pareillement tenue d'en donner *avis* au procureur du roi, soit du lieu du crime ou délit, soit du lieu où le prévenu pourra être trouvé. »

Ordonnance de police du 19 ventôse an xi (18 mars 1804). Art. 1er. Tous les officiers de santé de Paris et ceux des communes rurales du département de la Seine et de celles de Sèvres, de Saint-Cloud et de Meudon, qui auront administré des secours à des blessés, seront tenus d'en faire sur le champ *la déclaration* aux commissaires de police ou aux maires et adjoints *extra muros*, sous peine de 300 francs d'amende (Édit de décembre 1666 et ordonnance du 1 novembre 1788).

Art. 2. Cette *déclaration* contiendra les noms, prénoms, professions et demeures de tous les individus qui auront fait appeler les officiers de santé pour panser leurs blessures, ou qui se seront fait transporter chez lesdits officiers de santé pour y être traités. Elle indiquera aussi la cause des blessures, leur gravité et les circonstances qui y auront donné lieu.

Art. 3. Les officiers de santé en chef des hospices de Paris feront la même *déclaration* pour tous les individus blessés qui auront été admis dans les hospices, sous peine de 200 francs d'amende (Édit de décembre 1666).

Art. 4. Les commissaires de police, les maires et adjoints (*extra muros*) inscriront sur des registres les *déclarations* qu'ils auront reçues, et en transmettront de suite copie au préfet de police.

Art. 5. Les contraventions seront constatées par des procès-verbaux et dénoncées aux tribunaux compétens (1).

M. Devergie n'a pas été plus heureux, lorsqu'en définissant le rapport il a dit que cette pièce était rédigée en vertu d'une mission qui avait été conférée au médecin *le plus ordinairement* sous la foi d'un serment; au reste je ne saurais mieux faire pour réfuter cette assertion, que de transcrire ce que dit mon confrère quelques lignes plus bas : « Un rapport *ne peut* être fait par un médecin, *qu'autant qu'il a prêté serment*

---

(1) La jurisprudence actuelle de la Cour de cassation dispense avec raison les gens de l'art, non-seulement de faire les *déclarations* dont il s'agit, lorsque les faits *relatifs à l'exercice de leur profession* leur ont été confiés *sous le sceau du secret*, mais même de dévoiler ces faits aux magistrats qui les interrogent.

entre les mains d'un magistrat, etc. » (*Méd. légale,* tome Ier, deuxième édition, p. 3).

Il me serait également impossible d'adopter avec M. Devergie qu'un rapport est un acte *dont la conclusion est acceptée* par les magistrats, à l'instar d'un *jugement* porté sur des faits qu'ils ne peuvent apprécier (p. 3); en effet combien de fois n'a-t-on pas vu le ministère public discuter des rapports et en réfuter les conclusions; M. Devergie eût été dans le vrai s'il avait dit que les rapports servent à éclairer les magistrats, et qu'en général ils ont une grande influence sur la détermination que prendront ultérieurement les jurés et les magistrats.

Au lieu de distinguer comme autrefois des rapports *provisoires, dénonciatifs* et mixtes, on admet aujourd'hui des rapports *judiciaires, administratifs* et d'*estimation.* Il ne sera pas inutile, avant d'examiner ces rapports en particulier, d'établir un certain nombre de préceptes que les gens de l'art ne devraient jamais perdre de vue.

1° Le premier devoir du médecin, dit Devaux, est de faire les rapports dans un esprit d'équité et d'intégrité qui soit à toute épreuve, de manière qu'elles ne puissent être ébranlées par les offres les plus avantageuses, ni séduites par les prières de ses proches, et qu'elles le rendent sourd et insensible aux instances de ses amis, aux sollicitations des personnes puissantes, et de tous ceux à qui il est redevable des bienfaits les plus insignes. Il devrait être juge indépendant de ses travaux judiciaires, et ne pas avoir la faculté de prodiguer d'autres soins au plaignant que ceux qu'il serait absolument nécessaire de donner dans le premier moment d'une blessure, d'une maladie, etc. Une loi qui fixerait ainsi les attributions du rapporteur offrirait des avantages que le docteur Biessy me paraît avoir suffisamment appréciés; la justice et l'accusé trouveraient dans le médecin-rapporteur un homme désintéressé, propre à les éclairer sur la marche du traitement et sur les causes accidentelles ou provoquées qui en prolongent la durée, et en supposant que la méthode curative employée fût l'objet de la censure de l'accusé, le rapport ne pourrait jamais être annulé, inconvénient grave que l'on ne pourrait pas éviter dans le cas où la même personne serait chargée d'éclairer les magistrats et de soigner les malades (Biessy, *Manuel pratique de la médecine légale*, année 1821).

2° On doit se transporter au lieu désigné par l'autorité immédiatement après avoir été requis ; en effet, qu'il s'agisse d'une blessure, d'un empoisonnement, de l'asphyxie par submersion, etc., on court risque, en différant la visite de quelques heures seulement, de ne plus pouvoir constater le délit; on perd souvent les moyens d'établir l'identité d'un individu, parce que la putréfaction a exercé de tels ravages, que les formes sont méconnaissables, etc.

3° La visite et la reconnaissance des lieux et des objets qui s'y trouvent ne doivent être faites qu'en présence du magistrat ou du commissaire délégué; par ce moyen, l'intention de la justice ne sera jamais trompée, et les faits qui auront été recueillis seront toujours exacts. Ne serait-il pas convenable, comme l'a proposé Chaussier, que le magistrat se fît accompagner par un médecin qui surveillerait en quelque sorte les opérations du rapporteur, et qui serait considéré comme un témoin aussi éclairé que possible? Nous savons en effet que lorsqu'il s'agit d'ouvrir un cadavre, les agens de l'autorité se tiennent souvent à l'écart, et quand même ils vaincraient la répugnance que fait naître la dissection, ils sont trop étrangers à l'étude de l'anatomie et de la chirurgie, pour distinguer une section accidentelle faite par l'inattention de celui qui opère.

4° Le rapporteur ne peut se passer, dans beaucoup de circonstances, d'un ou de plusieurs aides; mais il aurait tort de leur confier exclusivement l'examen de l'individu sur lequel il doit prononcer; des recherches aussi délicates ne sauraient être livrées à des personnes peu versées dans l'étude de l'art : celui qui signera le rapport a dû chercher et voir par lui-même ce qu'il dira avoir constaté.

5° S'il s'agit de l'examen d'un cadavre, on commencera par observer attentivement les vêtemens et les matières qui l'enveloppent ; sont-ils salis par du sang, par des mucosités, par la matière d'un écoulement purulent ou syphilitique, par de la boue, de la poussière, ou bien sont-ils déchirés, coupés, etc. :

des renseignemens de cette nature ne peuvent être que fort utiles lorsque la mort est la suite d'une blessure, du viol, de l'avortement, etc. Après avoir déshabillé le cadavre avec précaution, on tiendra compte des taches de sang ou de tout autre fluide qui pourront exister à la surface du corps; on le lavera, et on cherchera à reconnaître l'individu par les moyens dont il sera fait mention à l'article *identité*. Toutes les fois qu'une personne a été trouvée morte, dit le docteur Biessy, et qu'on est parvenu à la reconnaître, on a bientôt découvert également les circonstances précises de sa mort; et si celle-ci a été l'effet d'une cause criminelle, on a promptement remonté jusqu'aux auteurs de ce crime. Avant de procéder à l'ouverture du corps, on s'assurera que la mort n'est pas apparente, mais bien réelle; il faudra même déterminer approximativement, et autant que faire se pourra, l'époque à laquelle l'individu a cessé de vivre, en ayant égard à la température du corps, à la rigidité ou à la flexibilité des membres, à l'état de putréfaction plus ou moins avancé, etc. (V. Mort).

6° Si la personne est vivante, après avoir fait sur les vêtemens et les lieux les recherches dont il vient d'être parlé, on constatera rigoureusement l'état des organes extérieurs, la manière dont s'exercent les diverses fonctions, et on adressera à l'individu les questions que l'on croira les plus propres à découvrir la vérité. Ces questions ne sauraient être indiquées d'une manière générale, parce qu'elles doivent varier dans un cas d'empoisonnement, de blessure, d'accouchement, de maladie simulée, etc. Il faudra toutefois être sur ses gardes pour ne pas être induit en erreur par des contorsions, des convulsions, des ecchymoses, des tumeurs et d'autres maladies feintes. J'indiquerai, en parlant des règles de l'*examen médico-légal des blessures*, une foule de particularités relatives à ce genre de lésions, dont il serait nécessaire de tenir compte.

7° On s'attachera à découvrir le corps du délit: la présence d'une arme à feu ou de tout autre instrument piquant ou contondant, de linges ensanglantés, de substances réputées *abortives*, de matières vénéneuses recélées dans une armoire ou dans les poches de l'individu; les liquides vomis ou rejetés par les selles, l'existence d'un fœtus ou du délivre dans la chambre, dans les fosses d'aisances, etc., sont autant d'objets sur lesquels il faut porter toute son attention, par les lumières qu'ils peuvent fournir, comme je l'établirai en traitant des blessures, de l'empoisonnement, de l'avortement, de l'infanticide, etc. Mais on aurait tort de borner là les recherches : on devra visiter soigneusement l'auteur présumé du crime, toutes les fois qu'il y aura possibilité de le faire ; dans certains cas, on trouvera sur lui ou dans son appartement des substances vénéneuses de la même nature que celles qui ont occasionné les accidens ; les vêtemens, les mains ou toute autre partie de la surface du corps de l'agresseur soupçonné seront peut-être teints de sang ; on découvrira quelquefois qu'il est atteint d'une maladie syphilitique, ce qui pourra éclairer singulièrement dans une question de viol, etc.

8° On éloignera du lieu de la visite toutes les personnes qu'il n'est pas nécessaire d'y admettre. Le médecin et le chirurgien, dit Rose (*Manuel d'autopsie cadavérique*), regarderont comme une obligation sacrée de ne parler, dans aucun cas, du résultat de leurs recherches à d'autres personnes qu'à celles qui ont été requises par la justice. L'indiscrétion, qui en général est incompatible avec les devoirs et la dignité de l'art de guérir, peut surtout compromettre la responsabilité du médecin ; elle a même souvent donné lieu à l'impunité du crime et à la persécution de l'innocence.

9° Le rapport doit toujours être écrit en totalité ou en grande partie sur le lieu même de la visite : en totalité, lorsque l'affaire n'est point compliquée et que les conclusions à déduire des faits observés sont d'une évidence frappante. S'il n'en est pas ainsi, ou bien s'il est nécessaire de se transporter dans un laboratoire de chimie pour analyser des matières suspectes, on doit rédiger sur les lieux mêmes tout ce qui est le résultat de l'observation, sauf à tirer plus tard les conséquences qui doivent terminer le rapport. Le médecin trouve toujours quelque prétexte spécieux pour se soustraire à cette règle, dit Chaussier : tantôt il a des affaires urgentes ; d'autres fois il allègue le besoin de la méditation pour rédiger les faits, les rapprocher, en tirer des conséquences ; ainsi presque toujours il s'en rapporte à la fidélité de sa mémoire ou à quelques notes fugitives prises avec précipitation. Sans doute il est des circonstances qui exigent la méditation dans le silence du cabinet, mais l'exposition des faits, qui constitue la majeure partie du rapport, ne demande que de l'attention ; la méditation ne peut rien y ajouter ou en retrancher ; il suffit de les décrire avec clarté et avec précision. Cette partie du rapport doit être remplie sur-le-champ ; car si quelque article échappait ou paraissait douteux, on est sur les lieux, on peut le vérifier aussitôt : ce travail, une fois terminé, sera lu et signé par le rapporteur et par le magistrat. Pour ce qui concerne les conclusions, comme elles exigent quelquefois des réflexions particulières, on peut, sans inconvénient, laisser au médecin la liberté de les rédiger dans le silence du cabinet, et de les ajouter à la suite de l'exposition et de la description déjà signées (*Observations chirurgico-légales sur un point important de la jurisprudence criminelle,* p. 41, année 1790).

10° Le rapport doit être rédigé en termes clairs et précis ; il faut éviter avec soin les expressions équivoques, les mots barbares et scolastiques, les raisonnemens et les discussions scientifiques ; en un mot on doit ne rien dire de superflu, ne rien omettre de ce qui est utile.

11° L'homme de l'art ne peut pas refuser de donner un rapport sous les prétextes allégués par Fodéré et Biessy, *que la putréfaction est déjà tellement avancée qu'il deviendrait inutile de procéder à l'examen du cadavre dont l'ouverture pourrait être nuisible à la santé, ou bien parce qu'il est des circonstances où la visite, étant ordonnée trop tard, serait complétement inutile ; ainsi, d'après ces auteurs, on ne retirerait aucun avantage de l'inspection d'une femme que l'on dit être accouchée passé le dixième jour.* Ces motifs n'ont rien de sérieux. Combien n'y a-t-il pas de substances vénéneuses dont on peut démontrer la présence, lors même que la décomposition putride a déjà fait les plus grands progrès ? (*Voyez* EMPOISONNEMENT). La science ne possède-t-elle pas des moyens de désinfecter les cadavres pourris de manière à ce que les émanations qu'ils exhalent soient promptement détruites ? (*Voyez* MORT, art. *Ouverture des corps*). Comment admettre enfin qu'un médecin puisse refuser son ministère dans une question d'accouchement, d'avortement, de viol, etc., parce qu'il est mandé quelques jours après le terme où dans la plupart des cas on n'aperçoit plus de traces certaines du fait ? Tout ce qui tient à la vie échappe à des calculs mathématiques rigoureux : les termes dont je parle ont été fixés par les gens de l'art pour la généralité des cas ; mais il est évident qu'il doit y avoir des exceptions, et que l'on doit trouver quelquefois au quinzième jour chez un individu des altérations que l'on n'aurait pu constater au cinquième ni au sixième jour chez un autre ; d'ailleurs il n'en serait pas ainsi que je ne verrais aucun inconvénient à donner un rapport, dans lequel on aurait soin de spécifier que la visite a été réclamée trop tard, et qu'il est impossible de résoudre le problème.

12° La même question médico-légale exige quelquefois que l'on fasse plusieurs rapports. Tantôt le rapporteur se borne dans un premier examen à constater l'état des organes, et renvoie à une époque plus éloignée le jugement qu'il croira devoir porter sur le fait : l'histoire des blessures offre des exemples frappans de la nécessité des nouveaux rapports dont je parle. Mais le plus souvent la justice ou les parties intéressées sollicitent d'autres rapports et demandent de nouveaux rapporteurs, le premier rapport ayant été attaqué comme incomplet ou inexact. Les médecins ne sauraient trop se pénétrer de cette vérité : on voit tous les jours des rapports frappés de nullité à cause de leur insuffisance, ce qui est d'autant plus déplorable que souvent les seconds rapporteurs, tout en rejetant les conclusions du premier rapport, ne peuvent pas leur en substituer d'autres ; et la justice n'est pas éclairée. Que l'on suppose en effet un cas de médecine légale ayant donné lieu à un premier rapport où des faits essentiels étaient omis, où d'autres étaient mal décrits, où les conclusions enfin n'étaient point rigoureusement déduites, tandis qu'il eût été possible de faire le contraire : le second rapporteur n'aura pas de peine à renverser un acte aussi peu satisfaisant, mais que mettra-t-il à la place si déjà les faits, qui pouvaient être facilement constatés peu de temps après la lésion, ne sont plus susceptibles de l'être, parce que la putréfaction aura changé la forme, la couleur et le rapport des parties, ou que le traitement qui aura suivi aura modifié l'état des organes, etc.? Ces réflexions doivent faire sentir combien il est indispensable de recueillir précieusement les données qui constituent la base d'un premier rapport. Le docteur Biessy insiste avec raison (page 142 de l'ouvrage cité) sur la nécessité de faire la seconde visite qui donne lieu à un rapport en présence du médecin qui a rapporté le premier. « Souvent nous avons vu que tel individu sur lequel on n'a trouvé lors de la première visite aucun signe sensible et caractéristique de violence, non-seulement les présentait à l'époque de la seconde, mais offrait même à ce moment des lésions graves ou compliquées. Sans doute alors le premier rapporteur peut seul donner des indices certains pour déterminer la cause de ce changement, qui tantôt dépend d'une sur-cause, tantôt est déterminé par le plaignant lui-même dans des vues criminelles. Que pourra encore un second rapporteur dans le cas de l'ouverture d'un cadavre, lorsque les parties dénaturées soit par les sections indispensables dans la première opération, soit par une putréfaction toujours croissante, l'auront mis dans l'impossibilité absolue de vérifier les faits ou du moins une partie des faits établis par le premier rapport?

13° Le médecin requis par une autorité compétente ne doit procéder à ses recherches qu'après avoir pris connaissance de l'objet de sa mission et avoir prêté serment, soit devant le juge d'instruction, soit devant une autre personne ayant qualité pour le requérir. S'il refuse sa coopération, en cas de *flagrant délit* et qu'il soit cité comme témoin, il devra obtempérer à cette nouvelle injonction, autrement il sera condamné à une amende de 100 fr. (art. 80 du code d'inst. crim.), et un mandat d'amener pourra être décerné contre lui. Si pour ne pas comparaître, il a allégué une excuse reconnue fausse, il pourra être condamné à un emprisonnement de six jours à deux mois (art. 236 du code pénal).

14° Avant de se livrer à l'examen de l'affaire pour laquelle il est requis, le médecin doit recevoir du magistrat les rapports écrits qui peuvent déjà avoir été dressés par des gens de l'art; car il puise souvent dans ces documens des données précieuses pour arriver à la découverte de la vérité; mais il ne doit sous aucun prétexte, malgré l'opinion contraire exprimée par M. Devergie, s'enquérir des témoignages donnés par des gens étrangers à notre profession, et portant sur les circonstances morales de la cause. L'homme de l'art ne doit jamais oublier qu'il est mandé pour éclairer *uniquement* la partie *scientifique* du débat; c'est dans la science *seule* qu'il doit chercher les moyens d'élucider le fait, et lorsqu'il sera en présence du corps du délit, il ne devra recueillir des personnes qui pourront l'aider à découvrir la vérité que les renseignemens qui se rattachent à la question scientifique. Combien de fois n'ai-je pas vu des experts disposés à admettre ou à ne pas admettre l'existence d'un crime, même avant d'avoir commencé leurs opérations, par cela seul qu'ils avaient été prévenus par la lecture de dépositions dont ils auraient dû ignorer le contenu, pour agir avec toute l'indépendance que les magistrats ont le droit d'exiger d'eux.

DES RAPPORTS JUDICIAIRES.

Un rapport judiciaire, pour être bien fait, doit se composer de trois parties distinctes, présentées constamment dans le même ordre, savoir : le *préambule,* la *description* de ce qui fait l'objet du rapport, et les *conclusions.*

PREMIÈRE PARTIE. — *Préambule, Protocole, Formule d'usage,* etc. On commence par indiquer le nom, les prénoms, les titres et qualités, ainsi que le domicile du rapporteur; le jour, l'heure et le lieu de la visite; on fait connaître la qualité du magistrat par qui on a été mandé, et de celui dont on est accompagné; on désigne également les noms des médecins ou des aides que l'on a cru devoir employer; puis on *expose les circonstances qui ont précédé la visite,* et qui paraissent *essentielles;* ainsi, après avoir recueilli tous les signes commémoratifs, tant de la part du plaignant que de ses amis, des parens et des autres assistans, après avoir même quelquefois pris connaissance des plaintes respectives des parties (1), on transcrit brièvement tout

---

(1) Les juges du Châtelet de Paris ordonnèrent en 1785, au sujet d'une accusation d'impéritie d'un médecin, « qu'avant de faire droit, la dame H. sera de nou-

ce qui paraît se rattacher au sujet, en repoussant cette foule de propos extravagans et de plaintes exagérées, qui n'ont évidemment aucune connexion avec le fait allégué, et qui sont le fruit de l'ignorance, de la malveillance ou de la cupidité. On tient compte, par exemple, de la profession, du tempérament, des habitudes du plaignant ou de ses ayant-cause, des maladies auxquelles il était sujet, de celles qui règnent actuellement; et s'il s'agit d'une violence extérieure, on indique le nombre de coups que l'on dit avoir été portés, les accidens qui ont suivi la violence, les moyens employés pour les combattre, etc. On parle ensuite de l'attitude dans laquelle on a trouvé le corps, de l'état des vêtemens et des différens objets qui peuvent avoir un rapport quelconque avec le fait pour lequel on est mandé. Si l'on trouve un instrument meurtrier on en indique l'espèce et la forme; et s'il a déjà été soustrait, on en fait mention d'après les récits.

Seconde partie. — *Description historique, Reconnaissance de l'état de l'individu (visum et repertum).* Cette partie est sans contredit la plus importante du rapport, puisqu'elle renferme les faits qui doivent servir de base aux conclusions, et lors même que celles-ci seraient mal déduites, les faits étant exactement décrits, il serait aisé de les infirmer pour leur en substituer d'autres, tandis que la plus légère inexactitude dans le récit des faits pourrait entraîner les conséquences les plus fâcheuses. Ce serait abuser de la patience du lecteur que d'exposer en détail la manière dont il faut procéder à la recherche des données dont je parle; qu'il me suffise de dire qu'on ne doit pas craindre le reproche de lenteur et de minutie, puisqu'on est souvent conduit à des découvertes importantes par l'appréciation d'un fait que l'on n'avait pas observé et que l'on était tenté de négliger. Je dirai, en parlant de l'ouverture des cadavres (*voyez* Mort), comment il faut étudier la surface externe des corps avant de les inciser; les blessures me fourniront l'occasion d'indi-

---

veau vue et visitée par les médecins et chirurgiens du Châtelet réunis, ès-mains desquels seront remises les plaintes, demandes et requêtes énonciatives des faits articulés par le sieur H.; lesquels, après lecture des dites pièces, visite faite, pourront entendre ladite malade, la garde-malade, et prendre tous autres renseignemens qu'ils ugeront convenable » (*Chaussier*, Mémoire cité, p. 31).

quer combien les recherches qui s'y rapportent doivent être scrupuleuses ; il en sera de même des articles qui traitent de l'empoisonnement, de l'infanticide, etc. Je me bornerai ici à faire une observation générale : il importe que les objets mentionnés dans la seconde partie du rapport le soient de manière à convaincre tous les esprits, et l'on y parviendra facilement en appuyant l'énoncé d'un certain nombre de preuves, ou de quelques détails sans lesquels la véracité ou la capacité du rapporteur pourraient être mises en doute : ainsi lorsqu'il s'agira d'un empoisonnement, on ne se bornera point à dire : « Les matières suspectes ont fourni à l'analyse telle ou telle autre substance vénéneuse. » Il faudra ajouter : « ce qui a été prouvé par l'action des réactifs A, B, C, D, etc., qui ont fait naître des précipités de couleur verte, jaune, rouge, etc., et par l'action d'autres agens que l'on énumérera. » S'il est question de la description d'une blessure, on en indiquera l'espèce en la désignant sous le nom qui lui convient ; et après avoir parlé d'une manière précise de sa situation, de sa direction, de sa profondeur, de son étendue, etc., on dira par quels moyens on est parvenu à les reconnaître ; si l'on s'est servi d'un compas, si l'on a pratiqué des incisions, si l'on a trouvé peu ou beaucoup de sang épanché, etc. Quand il faudra constater si la mort est réelle ou apparente, au lieu de dire : « Les membres étaient raides comme après la mort, et les muscles n'offraient plus la moindre trace de contractilité, on ajoutera : « ce dont on s'est assuré en forçant la position du membre et en soumettant à l'action de la pile électrique un muscle mis à découvert. » Dans un rapport sur l'infanticide, loin d'indiquer d'une manière approximative les proportions et le poids du fœtus et de ses diverses parties, on les donnera d'une manière précise, en faisant connaître les instrumens dont on s'est servi.

Troisième partie. — *Conclusions*. Cette partie doit contenir comme on le prévoit les conséquences qui découlent immédiatement des faits observés et des signes commémoratifs dont le préambule fait mention. On prévoit déjà qu'il est impossible de donner des préceptes propres à servir de guide dans la rédaction de cette partie du rapport. Les conclusions doivent varier autant que les cas : toutefois je ferai observer combien il importe de se servir d'expressions convenables ; des mots que l'on regarde à tort comme synonymes ne peuvent pas être employés indistinctement ; nulle part le langage du rapporteur ne doit être plus nuancé, pour affirmer, pour nier, pour établir des probabilités, pour faire naître des soupçons, etc. Quelquefois la vérité est évidente, dit le docteur Renard ; tout le monde peut la saisir sur-le-champ ; il suffit de l'énoncer pour entraîner la conviction ; mais d'autres fois elle est tellement obscurcie par le concours, la série des circonstances, que pour l'atteindre il faut apporter l'attention, la circonspection la plus scrupuleuse. Dans ces cas complexes on doit, pour arriver à une conséquence positive et incontestable, considérer, comparer, analyser avec soin tous les faits, rapprocher autant que possible les circonstances qui ont précédé ou accompagné le cas actuel, ne présenter aucune conséquence qui ne soit immédiatement déduite des faits les plus certains, qui ne soit fondée sur les lois les plus constantes de la nature et des principes de l'art. C'est après avoir médité sur tous ces objets, après avoir arrêté et tracé le plan du rapport, que le médecin le rédige, l'écrit, ou le dicte au commis-greffier dans quelques circonstances (*Dissertation inaugurale* soutenue à la Faculté de Paris en 1814).

À l'occasion des préceptes qu'il formule pour arriver à tirer une conclusion rigoureuse, M. Devergie énonce une proposition que je ne saurais assez combattre. La voici : « On a dit avec raison « que dans les affaires criminelles, qui rentrent dans le domaine « de la médecine, l'expert tient souvent en ses mains le sort de « l'accusé » (*Médecine légale*, tome 1ᵉʳ, p. 22, 2ᵉ édition). Non, cela n'est pas ; le médecin n'apporte aux débats qu'un des élémens qui doivent servir au jugement ; aussi voyons-nous tous les jours les experts conclure qu'il y a eu empoisonnement, infanticide, blessures mortelles, etc., et pourtant les jurys acquittent parce qu'il résulte des autres élémens de la cause que la culpabilité du prévenu n'est pas suffisamment établie ; par contre, il ne serait pas difficile de citer des affaires, à la suite desquelles des accusés ont été condamnés aux peines les plus graves, quoique les experts eussent adopté des conclusions qui auraient dû les faire acquitter.

2.

DES RAPPORTS ADMINISTRATIFS.

Il en est des rapports administratifs comme des rapports judiciaires. Pour ce qui concerne leur rédaction, ils doivent également être composés de trois parties : le *préambule*, la *narration des faits* et les *conclusions*. Ces rapports ont presque toujours pour objet des questions de salubrité ou d'alimentation ; ici c'est un préfet qui demande à un médecin ou à un chimiste un rapport de *commodo* et d'*incommodo*, à l'occasion d'une fabrique que l'on veut établir à côté de maisons habitées ; les vapeurs et les gaz qui doivent nécessairement se dégager dans les ateliers sont-ils de nature à nuire à ceux qui logent dans le voisinage de la fabrique ou même aux ouvriers qui travaillent dans cet établissement ? Là il s'agit d'une brasserie située à côté d'une usine à gaz de l'éclairage, et l'on prétend que l'eau qui doit servir à faire la bière est infectée par les gaz et les huiles empyreumatiques, qui proviennent de la décomposition par le feu de la houille, des résines ou d'autres corps gras. Tantôt c'est un fabricant de fécule qui demande des dommages-intérêts à un voisin, propriétaire d'étangs ou de marais, d'où s'exhalent des produits nuisibles à la féculerie. Dans d'autres circonstances, il importe de savoir si des farines que l'on croit avariées le sont en effet et jusqu'à quel point, ou bien si des eaux sont potables, ou bien encore si des matières alimentaires que l'on veut substituer à la farine pour faire du pain, réunissent les conditions voulues pour constituer un aliment suffisamment nutritif.

Les médecins et les chimistes, n'étant point tenus d'accepter des missions de ce genre, qui sont souvent fort difficiles, seraient blâmables de s'en charger s'ils ne croyaient pas pouvoir les remplir dignement ; mieux vaut cent fois s'abstenir ou s'adjoindre un ou deux collègues versés dans ces sortes de matières que de s'exposer à compromettre des intérêts généraux et particuliers, et à induire l'autorité en erreur.

DES RAPPORTS D'ESTIMATION.

On désigne sous le nom de *rapport d'estimation* une attestation rédigée par les hommes de l'art, pour examiner si les honoraires réclamés par leurs confrères ou par les pharmaciens sont fixés à un taux convenable, et si la méthode de traitement suivie par les médecins et les chirurgiens qui ont donné des soins aux malades a été de nature à prolonger la maladie ou à rendre sa terminaison funeste. Des actes de ce genre ne doivent être dressés, comme les rapports administratifs et judiciaires, que d'après l'ordre de l'autorité.

Devaux, que plusieurs auteurs de médecine légale ont copié sur ce point, sans indiquer la source où ils avaient puisé, dit que dans la rédaction de ces rapports, indépendamment des préceptes établis dans les deux articles précédens, il faut encore avoir égard aux considérations suivantes :

« 1° On doit marquer en marge du mémoire qui a été présenté, le jugement porté sur chaque article, pour prouver que l'on a fait droit surtout avec l'exactitude requise ; 2° si l'on réduit le prix d'un article à une moindre somme, cette somme modifiée doit être marquée en chiffres ; 3° lorsqu'on ne trouve rien à retrancher, on doit mettre en marge le mot *bon* ; 4° le travail terminé on doit le certifier au bas du mémoire, en forme de procès-verbal conçu en peu de mots ; 5° on considérera le mérite de l'opération, parce que celles qui demandent beaucoup de dextérité et d'expérience, ou qui sont pénibles et laborieuses, doivent être mieux rétribuées que celles qui sont faciles et communes ; 6° on aura quelquefois plutôt égard à l'importance des maladies : ainsi un chirurgien qui réunira en fort peu de temps une grande division dans les chairs, par la suture, la situation et un bandage convenables, méritera d'être mieux récompensé qu'un autre qui aura tamponné une semblable plaie, et qui ne l'aura conduite à sa guérison qu'après une longue suppuration, et qu'après avoir fait souffrir au blessé de cruelles douleurs, qu'il lui aurait épargnées, ainsi qu'un traitement fort long, s'il eût été plus instruit. Il serait toutefois injuste de ne pas avoir égard, dans les estimations, au temps qu'a duré le traitement ; en effet, il y a des maladies tellement graves par elles-mêmes, dont les complications sont si fâcheuses, que l'on ne peut très souvent les guérir que par un long traitement ; il y en a même qui sont légères en apparence, et que la mauvaise disposition des individus rend néanmoins très longues et très difficiles à guérir. Les médecins ne sauraient estimer avec équité qu'en pesant toutes ces circonstances. 7° On insistera beaucoup dans la taxe d'un mémoire sur la qualité et la fortune des personnes qui ont été traitées ; car plus ces personnes sont élevées en dignité, plus elles exigent de soins, de visites et d'assiduité, qui méritent par conséquent une plus ample récompense. 8° On tiendra compte de la proximité ou de l'éloignement du malade ; car il ne serait pas juste qu'un homme de l'art qui aurait été d'un bout d'une grande ville à l'autre, ou à une lieue et plus dans la campagne, ne fût pas mieux payé qu'un autre qui aurait fait un pareil traitement dans son voisinage. »

S'il s'agit d'estimer le prix des médicamens fournis par un pharmacien, on prendra pour base le prix moyen auquel les substances qui sont l'objet de la contestation sont débitées chez plusieurs de ses confrères, et ce ne serait que dans le cas où les drogues seraient d'une mauvaise qualité qu'on pourrait leur assigner une valeur au-dessous de la moyenne. Lorsque les médicamens auront été vendus par des officiers de santé, on se gardera bien de les porter à un prix plus élevé que s'ils avaient été achetés chez des pharmaciens : la société ne doit pas tolérer que des hommes de l'art réduisent à quelques centimes les honoraires qui leur sont dus pour leurs visites, tandis qu'ils exigent des sommes exorbitantes pour des médicamens de peu de valeur : en agissant autrement, on favorise le charlatanisme et l'on autorise le débit de ces prétendus arcanes avec lesquels on ne séduit que trop aisément les habitans des villes et des campagnes.

Lorsqu'un homme de l'art est accusé d'avoir prolongé le traitement d'une maladie, ou de ne pas en avoir prévenu les suites fâcheuses, la justice désigne un ou plusieurs médecins pour lui faire un rapport qui doit servir de base au jugement. Dans le plus grand nombre de cas l'accusation n'est pas fondée, parce que la plupart des hommes qui exercent une profession aussi honorable que la médecine joignent à des connaissances assez étendues pour ne pas commettre des erreurs grossières, la plus grande probité et beaucoup de délicatesse : le médecin, chargé par l'autorité de remplir une mission aussi pénible ne tarde pas à faire tomber sur le plaignant tout ce que l'accusation présente d'odieux ; il y parvient facilement en se faisant rendre compte de toutes les circonstances qui ont précédé et accompagné la maladie, des moyens proposés par le médecin ou par le chirurgien que l'on désigne, de l'époque à laquelle il a été consulté, du traitement qui a été employé, de la répugnance ou de la docilité du malade à suivre ce traitement, du régime qui a été prescrit, et de la manière dont il a été observé, etc. : ces recherches conduisent souvent à établir que la longueur de la maladie est le résultat de l'inobservation des règles de l'hygiène, d'une manœuvre pratiquée par le malade, dans le dessein d'aggraver les accidens, etc. Mais, il faut l'avouer, la perversité et l'ignorance sont portées assez loin chez quelques hommes de l'art, pour que l'on soit obligé de réprouver leur conduite : ici tous les intérêts doivent disparaître devant la vérité. Que le charlatanisme et l'impéritie soient dévoilés et impitoyablement réprimés, et l'on verra bientôt ceux qui avaient usurpé la confiance de leurs cliens réduits à un état de nullité dont ils n'auraient jamais dû sortir.

Voici quelques exemples d'estimation d'honoraires arrêtée soit par les tribunaux, soit par des médecins nommés arbitres.

1° M. de M. avait eu dans l'épouvantable catastrophe arrivée le 8 mai 1842, sur le chemin de fer de Versailles, une épaule luxée et le pied gauche profondément déchiré, avec fracture de l'épaule ; plusieurs chirurgiens étaient d'avis de faire l'amputation de la jambe. M. Rognetta soutint qu'il suffirait d'extraire l'astragale, et cette opération fut pratiquée par lui avec succès ; au bout de trois mois, M. de M. put se lever, et recouvra peu-à-peu le libre usage de sa jambe. MM. Rognetta et Y (ce dernier avait aussi donné des soins au blessé) ne purent tomber d'accord avec lui sur les honoraires qui leur étaient dus. La demande qu'ils formèrent devant le tribunal fut renvoyée devant trois arbitres : MM. Lisfranc, Cruveilhier et Hervé. M. de M. avait fait offre de 2,600 francs, dont 500 francs à M. Rognetta, pour l'opération, 180 francs à M. Y, pour son assistance, et 1,920 francs, pour les visites consenties à raison de 7 francs. Dans leur rapport, les arbitres proposaient d'allouer

A M. Rognetta, pour l'opération.........	1,500 fr.
Et pour ses visites à raison de 20 francs.	4,620 (1).
A M. Y, pour assistance à l'opération....	200
Et pour ses visites......................	1,420
Total.......	7,740

(1) Cette estimation est empreinte d'une exagération que le tribunal a bien fait

Le tribunal, conformément aux conclusions de l'avocat du roi, rendit le 24 novembre 1843 un jugement dans lequel, sans avoir égard aux demandes ni aux offres réelles, ni au rapport des experts, fixe à 3,000 francs la somme due à Rognetta, et à 700 francs celle due à Y, et partage les dépens. La réduction de 4,040 francs opérée sur la somme allouée par les arbitres, était motivée sur ce que M. de M. n'avait pas une fortune qui lui permît d'acquitter la somme de 7,740 francs.

2° M. le docteur de G... avait donné des soins, en 1841 et 1842, à mademoiselle de L... et à son jeune enfant. Après la guérison de l'un et de l'autre, on lui fit offrir 1,000 francs pour tout paiement. M. de G... ne les accepta que comme à-compte ; et, au mois de mars 1844, il dut assigner mademoiselle de L... en paiement de 1,600 francs qui lui restaient dus pour solde de son mémoire. Il crut devoir mettre en cause en même temps un banquier millionnaire, qu'il avait lieu de regarder comme co-débiteur.

L'affaire ne fut point plaidée, les parties n'ayant pas voulu initier le public à des détails particuliers ; mais, après examen en la chambre du conseil, le tribunal rendit le jugement suivant parfaitement motivé :

« Attendu qu'il est établi par les registres de de G..., qui présentent tous les caractères de la sincérité, que, depuis le mois de juin 1844 jusqu'à la fin de décembre 1842, c'est-à-dire pendant dix-neuf mois, ledit de G..., docteur en médecine et chirurgien, a fait des visites et donné des soins à la demoiselle L..., et que, dans le cours de ces visites, au milieu de l'année 1842, il a eu aussi à soigner le jeune enfant de ladite demoiselle L..., affecté d'un accident qui a exigé une opération chirurgicale ;

« Attendu que de G... réclame, à titre d'honoraires,

Pour 242 visites à 10 francs chaque........	2,420 fr.
Pour sept consultations à 40 francs chaque.	280
Pour l'opération faite au jeune enfant......	200
TOTAL......	2,600
Qu'il reconnaît avoir reçu...............	1,000
Et qu'il ne lui reste dû que.............	1,600

« Attendu que de G... est chirurgien en chef de l'hospice Charenton, qu'il a été appelé auprès de la demoiselle de L..., non-seulement comme médecin, mais aussi comme chirurgien ; que ses visites ont été fréquentes, assidues, qu'un grand nombre a eu lieu la nuit, que la maladie, grave et persistante, a exigé de nombreuses consultations ;

« Attendu, d'autre part, que la demoiselle de L... est dans l'opulence,

de ne pas adopter ; depuis quand donc a-t-on vu taxer à 20 francs des visites faites à un malade peu fortuné par un chirurgien qui n'occupe dans la hiérarchie médicale qu'une position fort médiocre ?

puisqu'il est constaté que sa contribution personnelle a pour base un loyer de au moins 2,400 francs.

« Attendu que, si le tribunal a le droit d'exiger une note détaillée des visites pour en fixer le montant sur le taux reconnu par l'usage, il a le droit également de ne pas s'arrêter à ce tarif, alors qu'il s'agit de la rémunération de soins donnés par un homme exerçant une profession libérale ; qu'il convient, dans ce cas, d'examiner le mérite de la demande d'après les circonstances particulières à la cause ;

« Attendu que la demande de de G... n'est pas exagérée ;

« Le tribunal condamne... à payer à de G... la somme de 1,600 francs pour les causes énoncées en ladite demande. »

3° Le 29 mars 1844, le docteur G... appelait devant la Cour royale, 3° chambre, d'un jugement qui avait réduit à 120 francs un mémoire de 1,240 francs d'honoraires dont il demandait paiement. La dame B... ayant prouvé que M. G... avait transformé en visites de médecin des visites *quotidiennes* faites par lui à titre de commensal *nécessiteux*, le jugement fut confirmé.

4° Le docteur B..., lié d'une intime amitié avec la famille de la demoiselle L..., avait donné des soins à cette demoiselle pendant une fort longue maladie. Une rupture étant survenue entre le docteur B... et la famille L..., le docteur présente un mémoire par lequel il réclamait 8,960 francs d'honoraires.

« Dans la première année de la maladie, disait-il, mes visites ont été au moins de *six* par jour ; dans la seconde, de quatre à cinq ; et, dans les derniers mois, jamais moins de *trois*. En adoptant ce dernier taux (*trois par jour, pendant deux ans, deux mois, douze jours*), je crois montrer du *désintéressement*. C'est donc 2,406 visites, qui, à *deux francs*, font 4,812 fr.

« C'est, ajoutait-il, à raison de la *sincère affection* que j'ai vouée à la famille de la demoiselle L..., que je ne mets mes visites à un plus haut prix, voulant prouver par ce procédé que je préfère sacrifier mes intérêts à *mon affection*, que *mon affection* à mes intérêts. »

Venaient ensuite soixante visites à Saint-Mandé, 360 francs ; application de vésicatoires et cautères, 40 francs ; dix-huit nuits passées près de la malade, 200 francs ; vingt-cinq consultations, 250 francs ; cent cinquante vacations à *l'immersion des bains de la malade*, 600 francs, etc. Je m'arrête, ajoutait encore le docteur B..., afin de ne pas léser la part de mon *affection*.

M. L..., indigné d'une pareille demande, offrit néanmoins 2,400 francs, somme à laquelle il évaluait les soins donnés à sa fille par M. B... ; et, d'après le refus de ce dernier, il se laissa actionner devant le tribunal, qui crut devoir renvoyer les parties en réglement de compte devant l'Académie de médecine.

Trois médecins commis par l'Académie estimèrent *que les articles du mémoire, examinés chacun séparément, ne pouvaient pas subir de diminu-*

tion!!!..... mais que, dans son ensemble, le mémoire pouvait être réduit, la maladie de la demoiselle L... n'exigeant pas *cinq à six* visites par jour, mais seulement *deux* ou *trois* par semaine. Les *vacations aux immersions* et la multiplicité des visites furent pour eux la preuve que le docteur B... agissait plus comme ami que comme médecin ; mais ils laissèrent au tribunal le soin de décider quelle réduction le mémoire devait subir, faisant observer, toutefois, qu'il y avait eu un projet de transaction à 4,200 fr.

Le tribunal : « Attendu qu'il résultait des circonstances de la cause que, d'une part, la demande de M. B... était exagérée, et que d'autre part, les offres de M. L... étaient insuffisantes, prenant en considération le rapport des experts, condamna M. L... à payer la somme de 4,200 francs, mais sous la réduction de 4,500 francs de cadeaux et ouvrages que M. L... avait faits précédemment à M. B..., dépens compensés... » Et M. B... dut s'estimer fort heureux de l'*excessive bienveillance* des experts!!!

3° Le tribunal civil de Paris (3° chambre) a réduit, le 43 janvier 1844, à 800 francs un mémoire de 2,400 francs, réclamé par le docteur V... pour soins donnés à M. M..., atteint d'aliénation (Voir dans *le Droit* du 44 janvier, les étranges articles du mémoire). Le même tribunal (2° chambre) a réduit de 4,200 francs à 280 francs un mémoire d'un traitement homéopathique.

Modèle de taxe d'un mémoire.

Doit M. N... à M. P..., officier de santé, domicilié à..., pour visites, pansemens, etc., tant pour lui que pour sa famille et pour les domestiques de sa maison :

90 f.	Du 1er janvier 184... au 45 février, 30 visites faites à lui-même, à raison de 5 francs.	450 f.
6	Du 2 janvier, une saignée du bras.	40
6	Du 45 janvier, une seconde saignée.	40
6	Du 30 mars, une saignée du pied, faite à madame N....	40
24	Du 1er avril au 40 du même mois, 7 visites faites à madame N....	35
100	Du 20 juin au 20 juillet, avoir pansé chaque jour le bras de mademoiselle N...	400
3	Du 40 août, une saignée faite à un des domestiques. .	5
8	Du 40 au 20 du même mois, 4 visites faites au même..	12
60	Du 5 septembre, avoir pansé un domestique qui avait une plaie à la tête, et l'avoir soigné pendant un mois.	100
300 f.		**432 f.**

Je soussigné, docteur en médecine de la Faculté de..., ayant examiné le mémoire ci-dessus, article par article, et l'ayant réduit, comme on le voit par la taxe que j'ai inscrite en marge, à la somme de *trois cents francs*, certifie que ladite somme de *trois cents francs* est bien légitimement due à M. P...

En foi de quoi j'ai signé la présente estimation.

A

Signé :

DES CONSULTATIONS MÉDICO-LÉGALES.

On désigne sous le nom de *consultation médico-légale* un mémoire rédigé par un ou plusieurs docteurs en médecine, ou par une société médicale, sur la demande de l'autorité ou des parties intéressées, dans lequel on discute la valeur des rapports, des certificats, des notes ou des mémoires qui ont déjà été dressés, et où l'on expose les diverses considérations que l'on croit propres à éclairer les magistrats. Tandis que le rapport et le certificat sont concis et dégagés de citations et de rapprochemens, la consultation médico-légale, au contraire, offre des développemens convenables. Les propositions qui ont été émises doivent être prouvées par des faits bien avérés, généralement avoués, et par l'autorité imposante des auteurs les plus célèbres; le récit d'une observation antérieure dont on aura été témoin, ou que l'on aura puisée dans un ouvrage recommandable, pourra quelquefois venir à l'appui de ce que l'on avance, et l'on aurait tort de négliger aucun des moyens susceptibles de porter la conviction dans l'esprit des juges et des jurés. Le médecin doit éviter avec soin, dans un travail de ce genre, de dénaturer les faits ou de les interpréter mal-à-propos, dans l'espoir d'annuler les rapports de ses confrères; il ne se bornera pas à examiner la question telle qu'elle aura été posée par ceux dont il croit devoir combattre les opinions, car ces questions, souvent insidieuses, limiteraient ses pouvoirs, restreindraient le champ de la discussion, et conduiraient à des conclusions erronées. Loin de là, il analysera les propositions dont il s'agit, il en établira de nouvelles s'il le juge nécessaire, et il n'attaquera les rapports qu'autant qu'ils seront essentiellement incomplets, vicieux, ou contraires aux principes de l'art. Si l'honneur et le devoir ne nous forçaient pas à suivre cette marche, l'intérêt devrait nous engager à l'adopter; en effet, de nouvelles consultations médico-légales peuvent être rédigées par des médecins qui jouissent d'une grande célébrité, ou par des sociétés médicales, qui ne manqueraient pas de mettre en évidence l'inhabileté du premier consultant.

La consultation comprend quatre parties distinctes, le *préambule*, la *narration* des faits, leur *discussion* et la *conclusion*.

Il n'est guère possible d'indiquer dans cet article la manière de rédiger une consultation médico-légale, parce qu'elle doit varier suivant les cas; je me bornerai à dire qu'elle doit être écrite avec méthode, et qu'il faut éviter de confondre dans un même paragraphe la solution des questions qui ne se ressemblent pas; à la fin de chacun de ces paragraphes on déduira les conclusions qui découlent évidemment des prémisses, et le travail sera terminé par l'exposition rigoureuse des diverses conséquences auxquelles on aura été conduit.

Je dirai en terminant qu'avant de donner une consultation médico-légale *en faveur de la défense*, le médecin doit se demander sérieusement si le travail auquel il se livrera pourra être utile à l'accusé; s'il n'en était pas ainsi, il *doit* refuser son concours, car il n'y a ni dignité ni conscience à accepter une mission qui ne saurait tourner au profit de celui qui réclame une intervention inefficace, surtout si, comme cela a souvent lieu, cette intervention est loin d'être désintéressée; les arguties et les subtilités scholastiques à l'aide desquelles on espérerait réussir à envelopper de ténèbres une question par trop claire sont indignes de gens qui s'estiment; un pareil rôle n'appartient qu'à des *faiseurs* cupides, toujours prêts à tout embrouiller. Si la consultation médico-légale est sollicitée par le *ministère public*, le rôle de l'expert est bien simple; en homme probe et impartial, il doit dire la vérité, affirmant ou exprimant des doutes suivant les circonstances; dans les cas douteux, dit M. Devergie, *la balance doit toujours pencher en faveur de l'accusé;* je ne saurais admettre un pareil précepte. L'avis du consultant n'est pas demandé pour qu'il agisse dans tel ou dans tel autre intérêt; on veut savoir son opinion sur un fait médical; dès qu'il l'a exprimée consciencieusement, son rôle est fini; les défenseurs, les jurés et les magistrats seuls ont mission d'interpréter en faveur des accusés les doutes exprimés par les consultans. Je l'ai dit ailleurs, l'expert ne doit pas plus s'inquiéter de l'accusation que de l'accusé ; pour lui, il n'y a qu'un devoir à remplir, *c'est de résoudre une question médicale.*

DES DROITS ET DES OBLIGATIONS DES MÉDECINS,

appelés par la justice comme experts et comme témoins.

LÉGISLATION RELATIVE A CE SUJET.

Art. 43. « Le procureur du roi se fera accompagner au besoin d'une ou de deux personnes *présumées par leur art ou profession*, capables d'apprécier la nature et les circonstances du crime ou du délit (*Code d'instruction criminelle.*)

Art. 44. « S'il s'agit d'une mort violente ou d'une mort dont la cause soit inconnue ou suspecte, le procureur du roi se fera assister *d'un ou de deux officiers de santé* qui feront *leur rapport* sur les causes de la mort et sur l'état du cadavre.

« Les personnes appelées dans le cas du présent article et de l'article précédent prêteront devant le procureur du roi le serment de faire leur rapport, et de donner leur avis en leur honneur et conscience (*Ibid.*)

Art. 81. « Lorsqu'il y aura des signes ou des indices de mort violente, ou d'autres circonstances qui donneront lieu de le soupçonner, on ne pourra faire l'inhumation qu'après qu'un officier de police assisté *d'un docteur en médecine ou en chirurgie* aura dressé procès-verbal de l'état du cadavre et des circonstances relatives, ainsi que des renseignemens qu'il aura pu recueillir sur les noms, prénoms, âge, profession, lieu de naissance et domicile de la personne décédée (*Code civil*) (1).

Art. 475. « Seront punis d'amende depuis 6 francs jusqu'à 10 francs

(1) On remarquera sans doute que cet article promulgué le 15 mars 1803, exige que l'officier de police soit assisté d'un *docteur en médecine* ou en *chirurgie*, tandis que l'article 44 du code d'instruction criminelle promulgué le 27 novembre 1808, porte que le procureur du roi se fera assister *d'un ou de deux officiers de santé*, et que l'article 43 du même code donne à ce magistrat le droit de se faire accompagner *d'une ou de deux personnes présumées par leur art ou profession, capables d'apprécier la nature et les circonstances du crime ou délit.* En fait, et pour ce qui concerne la qualité de la personne requise par l'autorité judiciaire, c'est ce dernier article, dont la rédaction est la plus vague et la plus générale, que l'on applique journellement : aussi voyons-nous des rapports rédigés par des *docteurs en médecine ou en chirurgie*, par des *officiers de santé* et même quelquefois par des *sages-femmes.*

inclusivement... § 12. « Ceux qui le pouvant, auront refusé ou négligé de faire les travaux, le service, ou de prêter *les secours dont ils auraient été requis*, dans les circonstances d'*accidens, tumultes*, naufrages, inondations, *incendies* ou autres calamités, ainsi que dans les cas de brigandage, pillages, *flagrant délit*, clameurs publiques ou d'*exécution* judicaire (*Code pénal*).

Art. 478. La peine de l'emprisonnement pendant cinq jours au plus sera toujours prononcée en cas de récidive contre toutes les personnes mentionnées dans l'art. 475 (*Ibid.*).

Art. 16. Les attributions faites ci-dessus au procureur du roi, pour les cas de flagrant délit, auront lieu aussi toutes les fois que, s'agissant d'un crime ou délit, même non flagrant, commis dans l'intérieur d'une maison, le chef de cette maison requerra le procureur du roi de le constater (*Ibid.*).

Art. 47. Hors les cas énoncés dans les articles 32 et 46, le procureur du roi instruit, soit par une dénonciation, soit par toute autre voie, qu'il a été commis dans son arrondissement un crime ou un délit, ou qu'une personne qui en est prévenue se trouve dans son arrondissement, sera tenu de requérir le juge d'instruction, d'ordonner qu'il en soit informé, même de se transporter, s'il est besoin, sur les lieux, à l'effet d'y dresser tous les procès-verbaux nécessaires, ainsi qu'il sera dit au chapitre des juges d'instruction? (*Ibid.*).

Art. 80. Toute personne citée pour être entendue en témoignage, sera tenue de comparaître et de satisfaire à la citation, sinon elle pourra y être contrainte par le juge d'instruction, qui à cet effet, sur les conclusions du procureur du roi, sans autre formalité ni délai, prononcera une amende qui n'excédera pas 100 francs, et pourra ordonner que la personne citée sera contrainte par corps à venir donner son témoignage (*Ibid.*).

Art. 269. Le président pourra dans le cours des débats appeler, même par mandat d'amener, et entendre *toutes personnes*, ou se faire apporter toutes nouvelles pièces qui lui paraîtraient, d'après les nouveaux développements donnés à l'audience, soit par les accusés, soit par les témoins, pouvoir répandre un jour utile sur le fait contesté (*Ibid.*).

J'emprunte à M. Faustin-Hélie, jurisconsulte distingué, les deux articles qu'il a publiés sur les droits et les obligations des experts, et qui, dans mon opinion, renferment la solution la plus satisfaisante de la question (*Gazette médicale*, 23 septembre 1843 et 6 juillet 1844).

La justice invoque fréquemment le concours et les lumières des médecins pour éclairer ses recherches et préparer ses décisions. Leur ministère est indispensable, non-seulement pour la solution des questions sans cesse renaissantes et toujours si difficiles de médecine légale, mais pour la vérification de mille faits qui ne peuvent être appréciés qu'avec l'aide de la science. Cependant, appelés à titre d'experts, mais peu familiarisés avec les formes judiciaires et les règles du droit, ils ignorent et les priviléges et les devoirs qui dérivent de ce titre ; ils exercent une fonction accidentelle sans connaître les conditions de son exercice ; ils acceptent la mission qui leur est déléguée sans rechercher le principe qui doit les guider dans son accomplissement. Nous avons pensé qu'il ne serait pas inutile de rappeler rapidement ces règles et de les examiner en même temps au double point de vue des intérêts de la justice et des intérêts de l'art.

Une première question se présente au seuil de cette matière, question grave et qui intéresse au plus haut degré la dignité de la profession médicale. Les médecins sont-ils contraints d'obéir aux réquisitions des magistrats ; doivent-ils nécessairement procéder aux opérations qui leur sont déléguées ; s'ils refusent, deviennent-ils passibles d'une peine quelconque ?

La législation est muette sur ce point ; aucune disposition n'a prévu ce refus de concours ; aucun texte ne s'y rapporte d'une manière formelle et précise. Mais quelques tribunaux ont cherché à suppléer à ce silence par voie d'interprétation ; ils ont craint que la justice ne fût désarmée, et ils ont cherché des moyens de contrainte dans quelques dispositions qui pouvaient avoir, avec l'hypothèse qui fait l'objet de notre examen, plus ou moins d'analogie.

L'une de ces dispositions est l'art. 80 du Code d'instruction criminelle. Cet article est ainsi conçu : « Toute personne citée pour être entendue en témoignage sera tenue de comparaître et de satisfaire à la citation, sinon elle pourra y être contrainte par le juge d'instruction, qui, à cet effet, sur les conclusions du procureur du roi, sans autre formalité ni délai et sans appel, prononcera une amende qui n'excédera pas 100 francs, et pourra ordonner que la personne citée sera contrainte par corps à venir donner son témoignage. »

Cet article n'a prévu qu'un seul fait, le refus de comparution d'une personne citée pour être entendue en témoignage. Peut-on l'étendre au médecin appelé comme expert ; l'expert peut-il être assimilé au témoin ? Cette assimilation serait aussi contraire à la loi qu'à la nature des choses.

Les témoins et les experts remplissent deux fonctions distinctes, et nulle part la loi n'a confondu ces fonctions. Cités devant la justice, ils ne prêtent pas le même serment : les témoins promettent de dire toute la vérité (article 317 du Code d'instruction criminelle) ; les experts, de faire leur rapport et de donner leur avis en leur honneur et conscience (art. 44). Les témoins, quand ils sont proches parens de l'accusé, ne sont pas entendus ; les experts ne sont sujets à aucune récusation. Les témoins sont responsables de leurs dépositions ; si elles sont fausses, ils sont punis pour faux témoignage (art. 361 du Code pénal). Les experts ne sont responsables de leurs déclarations que dans le for de leur conscience ; si elles ne sont pas sincères, ils peuvent perdre la confiance des juges, mais ils ne sont passibles d'aucune peine. La loi, loin de les assimiler, a donc incessamment séparé ces deux fonctions.

Cette distinction est dans leur nature même. Les témoins déposent d'un fait qu'ils ont vu ou qui est venu à leur connaissance ; les experts font connaître le résultat d'une opération dont ils ont été chargés, d'une vérification qui leur a été déléguée. Les premiers donnent un témoignage, les autres une opinion ; les témoins ne peuvent égarer la justice que sciemment ; les experts, en lui apportant les notions scientifiques, les connaissances spéciales qui lui manquent, peuvent se tromper eux-mêmes. De là la responsabilité différente qui pèse sur les uns et les autres. Ensuite, pourquoi les témoins doivent-ils être contraints de comparaître en justice? C'est parce que leur témoignage est nécessaire, que rien ne peut les remplacer ; seuls ils ont vu le crime se commettre, seuls ils peuvent attester ses circonstances; sans eux, la justice resterait impuissante, puisqu'elle resterait sans conviction. Cette nécessité n'enchaîne point les experts. Qu'importe que tel homme de l'art ait refusé une mission de la justice; ne peut-on pas appeler un autre expert? Quiconque réunit les conditions de capacité est apte à procéder à la vérification. C'est le délit qui crée les témoins, c'est le juge qui choisit les experts; les uns reçoivent de l'événement et de la loi une mission forcée, les autres reçoivent de la justice seule une mission purement volontaire, puisqu'elle peut être exercée par tous les hommes de l'art. De là nécessité pour les uns, faculté pour les autres de comparaître en justice.

Ces motifs expliquent et justifient la disposition restrictive de l'art. 80. Cet article ne s'est étendu qu'aux témoins, parce que la loi a séparé, dans toutes ses dispositions, les experts et les témoins, parce que les mêmes obligations ne pèsent pas sur les uns et sur les autres, parce que la justice peut appeler d'autres experts et qu'elle ne peut appeler d'autres témoins, parce qu'enfin les témoins sont nécessaires et les experts purement volontaires.

Une autre disposition a été invoquée. L'art. 475, n° 12 du Code pénal punit d'une amende de police : « ceux qui, le pouvant, auront refusé ou négligé de faire les travaux, le service, ou de prêter le secours dont ils auront été requis dans les circonstances d'accidens, tumultes, naufrages, inondations, incendies ou autres calamités, ainsi que dans le cas de brigandages, pillages, flagrans délits, clameurs publiques ou exécutions judiciaires. » On a voulu appliquer cet article au médecin qui aurait refusé son concours à la justice pour la vérification d'un fait judiciaire.

La Cour de cassation avait paru d'abord rejeter cette interprétation, en déclarant par un arrêt du 4 juin 1830 : « Que le refus fait par une sage-femme de se rendre près d'une indigente qui réclamerait son concours pour accoucher, ne rentre sous aucun rapport dans les dispositions de l'art. 475, n° 12 du Code pénal; qu'il n'existe dans notre législation aucune peine qui puisse être appliquée à un tel refus, tout inhumain et blâmable qu'il soit. » Mais la même Cour, par un autre arrêt du 8 août 1836, renversant cette première jurisprudence, a décidé : « que les officiers de police judiciaire peuvent, en vertu de l'art. 42 du Code d'instruction criminelle, se faire accompagner, s'ils le jugent nécessaire, d'une ou de deux personnes présumées, par leur art ou profession, capables d'apprécier la nature et les circonstances du crime ou du délit à constater ; que ces personnes encourent la peine prononcée par l'art. 475, n° 12, lorsqu'elles négligent ou refusent d'obtempérer à leurs réquisitions ; qu'il ne leur suffit point, pour échapper à cette condamnation, d'alléguer qu'elles n'ont pas pu y obéir ; qu'elles doivent justifier de ce fait devant le tribunal saisi de la prévention ; d'où il suit que celui-ci est tenu d'apprécier la preuve produite et de déclarer expressément, s'il les relaxe de la poursuite, lorsqu'elles se sont réellement trouvées dans l'impossibilité qui peut seule rendre leur refus ou leur négligence excusables. »

Cet arrêt, qui tranche la question sans donner aucune raison de décider, nous paraît dénué de fondement. Il suffit de lire attentivement l'art. 475 pour être assuré que cet article n'a eu en vue qu'un concours matériel. Les exemples qu'il donne le démontrent même avec évidence ; il s'agit d'éteindre un incendie, de sauver des naufragés, de défendre des personnes ou des propriétés violemment attaquées, d'aider à l'arrestation d'un coupable ou à l'exécution d'un jugement. Dans toutes ces hypothèses il y a urgence, et le secours doit être immédiat ; la loi réclame le secours des citoyens ; elle leur fait un devoir de le prêter ; elle punit leur refus comme une faute. Mais là s'est arrêtée sa sollicitude ; quand le péril n'existe plus, le devoir n'est plus le même ; quand la vie des hommes n'est plus exposée, le secours cesse d'être forcé. Or ce péril, cette urgence n'existent jamais quand il s'agit, non de prêter appui dans quelque calamité, mais d'apprécier les élémens d'un crime et d'en recueillir les preuves. Une telle opération n'est point l'une de ces circonstances extraordinaires qui appellent instantanément le concours de tous les citoyens, et leur fait une obligation de porter aide au magistrat. Il n'existe aucune analogie entre cette expertise et l'arrestation du coupable pris en flagrant délit et qui va échapper à la justice, la défense de la victime qui va succomber, enfin les secours invoqués par des incendiés ou des naufragés. Et puis, comment assimiler un concours intellectuel, un travail scientifique à cet appui matériel que la loi a seul exigé ; comment concevoir qu'un médecin, un chimiste puissent être contraints de procéder à une autopsie, à l'analyse d'une substance ; à tout prendre, on peut contraindre les bras d'agir, mais l'intelligence n'échappe-t-elle pas à toute contrainte ; et quelle confiance devraient inspirer des experts forcés par corps à expertiser ; quel bénéfice la justice retirerait-elle d'un pareil concours ? Le véritable esprit de l'art. 475 est donc d'apporter une sanction à la loi humaine et naturelle qui veut que les hommes se portent réciproquement secours dans les périls où ils peuvent être exposés ; mais quand un crime a été commis, quand il ne s'agit que d'en suivre les vestiges, il n'y a plus de péril, plus d'urgence, et ce serait détourner cet article de son sens légal que de l'appliquer au refus d'obtempérer à des réquisitions qui n'ont qu'une vérification judiciaire pour objet.

I.   3

Notre opinion est donc que les deux dispositions que nous venons d'examiner (et ce sont les seules qui puissent être invoquées dans cette question) ne peuvent être étendues aux médecins qui refusent d'obéir aux mandemens de la justice. Sans doute de semblables refus peuvent avoir de graves inconvéniens. Il est d'une grande importance pour la justice que les opérations médico-légales soient faites par les hommes les plus éclairés. Le législateur avait eu cette pensée lorsqu'il avait prescrit qu'à dater de la publication de la loi du 19 ventôse an XI, les docteurs en médecine ou en chirurgie seraient seuls appelés à faire des rapports devant les tribunaux. Or, quels moyens les magistrats auront-ils de se conformer à ce vœu dont l'accomplissement intéresse à-la-fois la justice et l'accusé, si les médecins les plus habiles peuvent se décharger de la mission de constater le crime; la police judiciaire ne pourra-t-elle pas se trouver tout-à-fait paralysée dans les petites localités où il peut n'exister qu'un seul médecin capable d'éclairer ses investigations?

Ces inconvéniens, quelque graves qu'ils puissent être, ne peuvent révéler qu'une lacune dans la loi: cette lacune, c'est au législateur et non au juge qu'il appartiendrait de la faire disparaître. Mais peut-être ces effets ne sont-ils pas aussi funestes qu'on pourrait le croire. Lorsque nous proclamons la liberté du médecin en face des réquisitions de la justice, nous ne faisons que reconnaître l'indépendance de sa profession; nous ne faisons surtout que constater que cette indépendance, première loi de l'exercice de la médecine, n'a point été enfreinte par la législation. Mais si l'homme de l'art a le droit rigoureux de refuser d'obtempérer aux mandemens judiciaires, s'ensuit-il qu'il le doive?

L'homme de la science qui accepte une mission du juge remplit un devoir social; car c'est un devoir de ne pas refuser à la justice qui protége la société, à l'accusé dont ses lumières peuvent servir la défense, le secours de son expérience pour la manifestation de la vérité. L'accomplissement de ce devoir, pour n'avoir pas de sanction dans la loi, n'est pas moins sacré; il se puise dans les règles mêmes de la profession médicale. La loi pénale n'a pas posé de sanction à toutes les obligations morales, à tous les devoirs; elle n'a puni que les infractions qui menacent l'ordre de graves périls; les autres ne relèvent que de la conscience. Les médecins ont de leur profession une idée trop élevée pour dénier à la police judiciaire un concours qui est une de leurs attributions, car la médecine légale est une des branches de la science médicale. La négligence ou le désir d'entraver les investigations judiciaires serait de leur part une faute qui pèserait sur eux, bien que la justice ne pût leur en demander compte.

Ce que nous avons voulu établir, c'est l'indépendance du médecin vis-à-vis des officiers de justice; il reste libre dans l'exercice de son art, mais c'est cet art lui-même et non la loi qui lui commande de procéder aux investigations légales dont il est chargé. Loin d'entraver l'action publique, il lu doit son concours, mais il n'est point son instrument; il reste expert, c'est-à-dire juge volontaire et impartial du fait qui lui est soumis. Il ne cherchera point dans le silence de la loi un motif de se dégager de ses obligations morales ; mais si sa dignité personnelle était compromise, s'il ne trouvait pas dans les magistrats les égards auxquels il a droit, il pourrait se rappeler alors que la loi n'a point voulu qu'il fût matériellement contraint à prêter appui aux recherches judiciaires, et qu'il ne dépend que de lui-même et des règles de sa profession.

Les expertises judiciaires sont l'une des fonctions les plus importantes des médecins. Leurs connaissances spéciales, leurs lumières, sont nécessaires à la justice, et s'ils ont le droit, ainsi que nous venons de l'établir, de lui refuser leur concours, s'ils ne sont pas liés par ses réquisitions, ils doivent cependant considérer, en général, ce concours comme un devoir de leur profession, puisqu'un intérêt public y est attaché et l'exige. Il est dès lors utile d'examiner les formes qui doivent être suivies dans ces expertises.

Il est un grand nombre de crimes et de délits dont les élémens ne peuvent être purement appréciés et constatés que par la science médicale : tels sont les cas d'attentat à la pudeur et de viol, les coups et blessures, les homicides, l'empoisonnement, l'administration de substances nuisibles à la santé, l'avortement, l'infanticide. Dans tous ces cas, le juge d'instruction, lorsque la procédure n'est pas encore arrivée à l'audience, ou le président des assises, lorsque la nécessité de l'expertise se fait sentir pendant les débats, doit appeler des hommes de l'art pour vérifier les faits et en obtenir une exacte appréciation.

Quelle est la nature, quelles sont les limites de cette mission ? Les experts ne sont point des témoins ; leur mission ne se borne point à faire une visite et à rendre compte de ce qu'ils ont vu. Ils sont chargés d'étudier, de vérifier le fait soumis à leur expertise ; c'est moins un témoignage qu'une appréciation qu'on leur demande : *medici propriè non sunt testes*, dit Balde, *sed est magis judicium quàm testimonium*. Délégués par le juge instructeur pour lui apporter les notions, les connaissances spéciales qui lui manquent, ils font son office, ils remplissent un acte de sa fonction. Cependant ils ne sont pas juges ; leur opinion ne lie pas les tribunaux ; elle n'a pas l'autorité de la chose jugée sur le point qui en fait l'objet. Les juges conservent le pouvoir de l'apprécier, d'examiner les élémens sur lesquels elle s'appuie, d'en contrôler les conclusions. Il suit de là que les médecins ne sont appelés qu'à donner un avis et non à prononcer un jugement, à éclairer la justice et non à en exercer même accidentellement les fonctions.

Mais comme cet avis, émané d'hommes instruits et spéciaux, est nécessairement environné d'une puissante autorité, comme ses élémens puisés dans la science échappent par le fait à l'examen et au contrôle des magistrats, il s'ensuit que dans la réalité et la plupart du temps il est pris en grande considération par ceux qui rendent les jugemens. Il faut inférer de là que les médecins ne sauraient apporter trop de soins consciencieux, trop de minutieuses recherches dans les opérations qui leur sont confiées ;

3.

les intérêts les plus sacrés sont déposés entre leurs mains ; d'une part, l'intérêt social qui veut l'entière répression des faits punissables ; de l'autre, l'intérêt de la défense, qui est bien aussi un intérêt social et qui demande que les faits soient exactement appréciés avant de devenir la base d'une peine. La liberté, l'honneur, la vie même des accusés peuvent dépendre de l'opinion qu'ils émettent. Il semble que c'est ici surtout que la science médicale devrait déposer ses hésitations et ses doutes.

D'un autre côté, il appartient au juge de ne déléguer que les médecins les plus habiles, les plus instruits, les plus recommandables. En fixant ainsi ses choix dans les rangs les plus élevés de la science, il produit ce double résultat, d'abord de fournir à la justice des lumières plus sûres, ensuite de répandre sur ces utiles missions une considération plus haute. Une question est née à ce sujet. On a demandé si le juge peut appeler indifféremment soit des docteurs en médecine ou en chirurgie, soit des officiers de santé. Quand il s'agit de discuter devant un tribunal un point de médecine légale, un acte opératoire de chirurgie, on doit, conformément à l'article 27 de la loi du 19 ventôse an XI, préférer les docteurs. Il en est encore ainsi lorsque, dans le cours d'une instruction, il s'agit d'obtenir une consultation des hommes de l'art sur des questions soulevées par le prévenu ou par les témoins, ou de faire vérifier les résultats d'une première expertise ou du moins les déductions qu'ont tirées les premiers experts des faits qu'ils ont constatés. Les questions se présentent alors, en effet, complexes, embarrassées, et sollicitent les plus hautes lumières. Mais faut-il suivre ce système d'exclusion quand il s'agit simplement des opérations ordinaires qui ont pour objet de vérifier ou de constater des faits? M. Orfila, qui apporte assurément en cette matière la plus puissante autorité, pense que l'on doit, même dans ces opérations, employer exclusivement, *si cela est possible*, des docteurs en médecine ou en chirurgie (*Leçons de médecine légale*, t. 1, p. 16). Quelque disposé que nous soyons à suivre l'opinion de l'illustre doyen de la Faculté de médecine, il nous paraît à craindre qu'un système trop absolu ne prépare quelques embarras à la justice. Ce qu'il faut pour les opérations judiciaires, ce sont des praticiens habiles, versés dans les difficultés de la médecine légale et capables de fournir aux juges des documens certains, des opinions prudentes et sûres. Si les magistrats rencontrent ces qualités dans un officier de santé, s'ils ont long-temps éprouvé son habileté et profité de sa sagacité, qu'importe son titre ? Le doctorat n'est qu'une présomption de science ; si la science se trouve sans ce grade, il faut préférer la science. La loi laisse à cet égard toute liberté aux juges : il leur appartient de faire porter leur choix sur les hommes qui leur inspirent le plus de confiance. Il n'y a pas besoin d'ajouter que, dans les cas de flagrant délit, il n'y a point d'exclusion possible : le juge doit prendre le premier expert médecin ou officier de santé qu'il trouve sous sa main (1).

(1) Je suis d'autant plus fondé à persister dans mon opinion que la loi qui nous ré-

Peut-être serait-ce une bonne et utile institution que celle qui attache-
rait un ou deux médecins à chaque tribunal, et en ferait des auxiliaires
habituels de la justice, des membres du corps judiciaire. Ces hommes de
l'art pourraient se préparer par des études plus profondes aux opérations
de médecine légale qui deviendraient pour eux une fonction ordinaire ; la
police judiciaire y puiserait des instructions mieux faites, des procédures
dirigées avec plus de certitude. D'un autre côté, liés à la justice par un
traitement fixe, ils seraient plus disposés à se prêter à tous les transports,
à prendre part à toutes les vérifications qu'elle jugerait nécessaires. Il est
certain qu'une telle mesure, peu onéreuse pour l'État, imprimerait aux
opérations judiciaires une sûreté, une promptitude qu'elles n'ont pas actuellement ; et le corps médical, trop souvent froissé par les indemnités
mesquines et réellement insuffisantes qui lui sont maintenant allouées,
puiserait, dans ces fonctions stables et rétribuées à l'égal de celles des
juges, une considération nouvelle.

Arrivons maintenant aux formes de la procédure criminelle qui sont relatives aux expertises. Le premier acte est la citation de l'expert. Cette
citation se fait soit par un simple avertissement, soit par une lettre. Cet
avertissement, qui doit être donné sans frais par un agent de police, par
un garde champêtre ou par un gendarme, est généralement conçu en
forme de réquisitoire ; il énonce la qualité du magistrat qui le donne, les
nom, profession et demeure de celui à qui il est adressé, le lieu où celui-
ci doit se transporter, enfin la nature de l'opération à laquelle il est appelé à procéder. Ces renseignemens peuvent être nécessaires lors de la vérification de l'état des frais auquel l'avertissement devra être ultérieurement annexé pour en motiver le paiement. Il nous semble toutefois, en ce
qui concerne la forme de cet acte, qu'il serait préférable d'employer celle
d'une lettre ; la loi n'en a prescrit aucune. Le réquisitoire prend trop souvent les allures d'un ordre, d'un commandement, et la juste susceptibilité
des médecins peut en être blessée ; ils n'ont point d'ordre à recevoir d'une
autorité dont ils sont complétement indépendans ; ils doivent seulement,
dans un intérêt général, obtempérer à ses prières, mettre leurs lumières à

git n'exige pas que les aspirans au titre d'officier de santé aient étudié la médecine
légale, ni qu'ils aient, par conséquent, subi des examens sur cette branche si importante et si difficile de la science médicale. Je ne saurais admettre avec M. Hélie
que l'on puisse ne pas suivre le système d'exclusion que je soutiens quand il s'agit
*simplement des opérations ordinaires qui ont pour objet de vérifier ou de constater
des faits,* car l'expérience démontre que la plupart des expertises médico-légales
ne sont incomplètes et mal conduites que parce que les premiers experts appelés, faute de connaissances suffisantes, ont mal décrit certains faits, ou bien ont
négligé d'en vérifier un certain nombre d'autres, qu'il ne sera plus possible de
constater plus tard en raison des changemens survenus dans les parties qui pourront
être pourries, déformées, etc.

sa disposition ; ils acceptent ses délégations par le sentiment du devoir de leur profession, et non par obéissance à une réquisition quelconque. Il est donc d'une haute convenance que les médecins soient invités par lettre et non requis par ordonnance de procéder aux opérations judiciaires ; la nature des relations qui existent entre le corps judiciaire et le corps médical l'exige, et c'est d'ailleurs le meilleur moyen de maintenir ces relations bienveillantes.

Avant de commencer l'opération et aussitôt après avoir reçu l'avertissement, les médecins, s'ils acceptent la mission qui leur est déléguée, doivent se présenter devant le juge d'instruction, et prêter entre les mains de ce magistrat le serment prescrit par l'art. 44 du Code d'instruction criminelle : *de faire leur rapport et de donner leur avis en leur honneur et conscience.* Ce serment est une formalité essentielle ; ils y puisent le caractère public dont ils sont momentanément revêtus, l'autorité qui est attachée à leurs actes ; c'est le titre de leur fonction. S'il était omis, leurs rapports n'auraient plus que la valeur d'un simple renseignement. Ni les magistrats ni les parties n'ont donc le pouvoir de les en dispenser.

Toutefois, la formule de serment indiquée par l'art. 44 n'est pas sacramentelle ; la jurisprudence a reconnu qu'il ne faut pas s'attacher rigoureusement aux termes de cette formule. La formalité est considérée comme régulièrement accomplie lorsque, par exemple, l'expert a fait serment de remplir les fonctions qui lui sont confiées (Arr. cass., 16 juillet 1829), ou lorsque le procès-verbal constate qu'il a prêté le serment *en tel cas requis* (Arr. cass., 16 janvier 1836). Mais il est nécessaire qu'un serment ait été prêté ; une promesse, une déclaration, quelque explicite qu'elle fût, qui n'aurait pas été faite sous la garantie du serment, serait insuffisante, et les opérations qui suivraient cette simple promesse seraient privées de toute authenticité, car elles n'émaneraient plus d'un officier revêtu momentanément d'un caractère public.

Mais lorsque les experts ont déjà procédé à quelque opération, en vertu d'un serment, s'il est nécessaire qu'ils procèdent, dans la même affaire, à de nouvelles visites et à de nouvelles opérations, soit pour compléter les premières, soit pour vérifier des faits ultérieurement découverts, ils ne doivent point réitérer cette formalité : leur premier serment domine toutes les opérations de l'affaire ; ils agissent sous son influence et sous sa foi ; il serait dérisoire d'en attacher l'accomplissement à chaque acte de leur fonction. Les formes de la justice ne sont utiles qu'à la condition de contenir une garantie réelle ; dès qu'elles n'en ajoutent aucune, elles ne sont plus que des formules vides et stériles. La loi et la jurisprudence ont su, en général, faire cette distinction ; les formalités inutiles sont aujourd'hui rejetées de la pratique.

Il est nécessaire que le magistrat qui requiert l'expertise, précise avec soin, dans la lettre qu'il adresse à l'expert, les faits que celui-ci doit vérifier. L'expertise, en effet, n'est qu'une mission ; il faut donc, pour la remplir, en connaître clairement les termes et l'objet. Si cet objet n'est pas exprimé avec clarté, l'expert doit s'adresser au magistrat et en exiger une énonciation exacte ; comment lèverait-il les doutes de la justice s'il ne sait pas où ils portent ; comment éclaircirait-il sa marche s'il ne connaît pas le but vers lequel elle tend ?

Le juge d'instruction a-t-il le droit d'assister aux opérations de l'expertise ? Nous croyons que ce droit, dont il n'use pas habituellement, ne peut faire cependant l'objet d'aucun doute. Il importe à la justice que les opérations soient faites avec soin, avec exactitude, puisqu'elles doivent devenir un élément de conviction ; il importe surtout qu'elles portent avec précision sur les points qu'elle a besoin d'éclaircir. La présence du magistrat est donc dans la nature des choses ; il exerce une sorte de surveillance, un contrôle sur la forme extérieure de l'expertise, sur la direction qu'il convient de lui donner. Mais est-il besoin d'ajouter que cette présence ne doit jamais exercer la plus légère influence sur l'opération elle-même, sur la déclaration des faits qu'elle constate, sur les conclusions auxquelles elle arrive par la voie scientifique ? L'expert doit prendre l'avis du juge pour connaître les points qu'il doit vérifier, pour apprécier le but et les limites de sa mission ; mais dans son accomplissement, il en est complétement indépendant ; s'il se soumettait à ses suggestions, s'il suivait la voie que celui-ci prétendrait lui tracer, il ne serait plus qu'un instrument stérile ; loin d'éclairer la justice, il ne ferait qu'égarer ses pas, en se prêtant à obéir aveuglément à son impulsion. Sa fonction n'est élevée que parce qu'elle est indépendante ; elle ne peut être utile qu'à la condition d'exprimer courageusement les résultats que lui apporte la science. S'il rencontre des préjugés, des opinions trop rapidement conçues, des présomptions trop légèrement établies, il doit les combattre, il doit les détruire. Sa mission se résume dans un mot : la vérité sur le point sur lequel il est consulté ; mais la vérité comme elle se présente à son esprit, c'est-à-dire le résultat de ses expériences, avec ses doutes et son obscurité, si ce résultat demeure obscur et indécis. Ce que la justice lui demande, c'est une opinion consciencieuse et éclairée : il doit la donner tout entière, sans exagération mais sans réserve, sans sortir des points confiés à son examen, mais libre et indépendant dans les limites de cette mission.

Depuis la publication de cet article, M. Faustin Hélie a encore inséré dans la *Gazette des tribunaux* sous le titre : *Du serment des experts et des témoins*, des considérations importantes qu'il ne sera pas inutile de transcrire ici (*Gazette des tribunaux* du 13 avril 1846).

La Cour de cassation, par deux arrêts du 8 janvier dernier, a jugé que les experts, lorsqu'ils sont appelés à rendre compte devant la Cour d'assises des vérifications auxquelles ils ont procédé durant l'instruction, doivent être entendus à titre de témoins, et non d'experts, et doivent prêter en conséquence le serment que la loi prescrit aux témoins. Cette décision, qui vient à la suite d'une jurisprudence assez longue, mais souvent contradictoire, mérite d'être examinée ; ses conséquences, en effet, sont importantes dans l'intérêt de la défense et touchent à plusieurs règles de la procédure criminelle.

Il est impossible de confondre les témoins et les experts. C'est le délit qui crée les témoins : ils reçoivent une mission forcée de la circonstance même qui les a placés là où le délit a été commis, ou qui les a mis en rapport avec le prévenu ; cette mission se borne à rapporter les faits qu'ils ont vus ou qui sont venus à leur connaissance. Les experts, au contraire, sont choisis par le juge : leur mission est purement volontaire ; ils ne déposent point, comme les témoins, de faits qu'ils ont vus ou appris accidentellement, ils font l'office du juge lui-même ; ils lui apportent les notions spéciales qui lui manquent ; ils vérifient, ils apprécient le fait que la justice leur a donné mission d'apprécier ou de vérifier, et ils font connaître leur opinion, leur jugement sur ce fait. De là les deux sermens distincts imposés par la loi aux témoins et aux experts ; les uns prêtent serment de *parler sans haine et sans crainte, de dire toute la vérité, rien que la vérité* ; les autres, de *faire leur rapport, et de donner leur avis en leur honneur et conscience.* De là les règles différentes tracées pour les rapports des experts et les dépositions des témoins (art. 44 et 317 du Code d'instruction criminelle).

La jurisprudence, au lieu de maintenir cette distinction qui résultait et de la loi et de la nature même des choses, s'est jetée dans une inextricable confusion. La Cour de cassation a successivement jugé : 1° que les experts qui dans le cours de l'instruction avaient prêté le serment prescrit par l'article 44, ne devaient, lorsqu'ils étaient appelés aux débats à donner des explications sur leurs opérations, prêter aucun nouveau serment (arrêt de cassation, 24 août 1835) ; 2° que s'ils prêtaient aux débats un serment nouveau, ce serment, surabondant et inutile, devait être considéré comme non avenu (arrêt de cassation, 24 août 1835) ; 3° qu'il y avait lieu de les soumettre à un double serment, comme témoins et comme experts (arrêts de cassation, 13 août 1835) ; 4° qu'il était préférable de ne leur imposer qu'un seul serment, celui de témoins (arrêt de cassation, 19 février 1841) ; 5° enfin qu'il est interdit de les soumettre à un autre serment (arrêt de cassation, 8 janvier 1846).

Ainsi, les experts, à travers toutes ces vacillations, sont définitivement rangés dans la classe des témoins ; ils sont réputés témoins : mais témoins de quels faits ; qu'ont-ils vu, qu'ont-ils entendu dire ? Rien ; ils n'ont été appelés qu'après la perpétration du fait, pour en vérifier les circonstances ; ils ont été choisis par le juge pour constater les élémens du délit ; ce n'est donc pas un témoignage qu'ils apportent, c'est une appréciation, un avis ; ils ne témoignent pas, ils apprécient, ils jugent ; ils ne sont donc pas des témoins. Ce principe est si certain, que la Cour de cassation, après l'avoir si ouvertement méconnu, est contrainte d'y revenir encore. La loi, en effet, interdit aux témoins de communiquer entre eux ; si les experts sont considérés comme témoins, toute communication avec d'autres experts leur est donc également interdite ; et toutefois la jurisprudence a permis cette communication ; et quel motif a-t-elle donné ? « C'est que les règles qui concernent les témoins ne sont pas applicables aux experts » (Arrêt de cassation, 24 juillet 1843). Mais comment ces règles sont-elles inapplicables en ce qui concerne la communication, et applicables, en ce qui concerne le serment ? Comment expliquer cette contradiction ?

Nous trouvons cette explication dans une autre décision de la même Cour. L'article 269 du Code d'instruction criminelle investit le président des assises du droit de faire entendre toutes personnes, en vertu de son pouvoir discrétionnaire ; or, ces personnes ne peuvent être que des témoins, ainsi que le prouve la deuxième partie de cet article, en disant que les *témoins* ainsi appelés ne prêteront point serment, et que leurs déclarations ne seront considérées que comme simples renseignemens. La jurisprudence a vu, à tort, suivant nous, un grave intérêt à faire entendre des experts à titre de renseignemens (arrêts de cassation, 25 février 1831, 21 août 1835, 19 septembre 1839) ; et tel est le principal motif qui, malgré les contradictions que nous avons signalées, a maintenu aux experts, appelés aux débats, la qualité de témoins. Nous croyons que ce motif est un nouvel argument contre la règle elle-même.

Le serment de l'expert est la seule garantie qu'il apporte de la sincérité de ses déclarations. La justice lui demande une opinion qu'elle ne peut apprécier, car elle suppose des notions spéciales, des études qui lui sont étrangères. Il ne s'agit point d'un témoignage qui peut être débattu par la défense, ou démenti par d'autres témoignages ; mais bien de l'appréciation faite par un homme dont les études spéciales emportent une présomption de vérité, et dont l'opinion forme une véritable autorité dans le débat. Comment soustraire cet expert à l'unique formalité que la loi lui impose, à la formalité du serment ? La Cour de cassation elle-même a déclaré « que les formalités qui concernent le serment des experts sont substantielles ; que leur accomplissement est la garantie nécessaire de la sincérité de leurs déclarations » (Arr. cass., 13 juin 1835). Le serment est d'une telle importance en matière criminelle, qu'il faut une loi formelle pour en dispenser les personnes entendues en justice, et à l'égard des experts on ne peut alléguer que l'article 269, lequel ne s'applique qu'aux témoins.

Ces observations prouvent que la confusion établie par la jurisprudence entre les témoins et les experts, confusion que repoussent à-la-fois et les textes de la loi et la nature différente de leurs doubles fonctions, a eu pour résultat de jeter le trouble et la contradiction dans la jurisprudence elle-même, et d'affranchir dans certains cas les experts d'une formalité essentielle, de la garantie du serment. Elles prouvent encore avec quel scrupule, en matière de procédure criminelle, toutes les règles légales doivent être maintenues, et quelles graves conséquences chaque déviation entraîne après elle.

DE LA RESPONSABILITÉ MÉDICALE.

La question relative à la responsabilité que peuvent encourir les gens de l'art à l'occasion de l'exercice de leur profession est loin d'avoir été envisagée de la même manière par les magistrats et par les médecins. Les tribunaux s'appuyant sur les articles 1382 et 1383 du Code civil et sur les articles 319 et 320 du Code pénal, ont souvent prononcé des condamnations sévères qui n'étaient conformes ni à la raison ni à la justice (1). Ne se sont-ils pas avisés, par exemple, de blâmer certains chirurgiens d'avoir pratiqué des opérations, qui suivant eux ne devaient pas être tentées, comme s'ils pouvaient se constituer juges de pareils faits ; dans d'autres circonstances n'ont-ils pas prononcé des condamnations contre des chirurgiens qui, en pratiquant une saignée du bras, avaient eu le malheur d'ouvrir l'artère brachiale, comme s'il n'était pas arrivé aux maîtres de la science de piquer le même vaisseau dans des circonstances analogues, et cela par suite d'une disposition anatomique particulière sans qu'il fût possible d'accuser les opérateurs de maladresse ?

D'un autre côté les hommes de l'art, déclinant toute idée de responsabilité médicale, ou n'acceptant celle-ci que dans les limites trop restreintes, ont quelquefois émis à ce sujet des opinions qu'il

(1) Voici ces articles. *Code civil.* Art. 1382. Tout fait quelconque de l'homme qui cause à autrui un dommage, oblige celui par la faute duquel il est arrivé à le réparer.

Art. 1383. Chacun est responsable du dommage qu'il a causé, non-seulement par son fait, mais encore par sa négligence ou par son imprudence.

Code pénal. Art. 319. Quiconque par maladresse, imprudence, inattention, négligence ou inobservation des réglemens, aura commis involontairement un homicide ou en aura involontairement été la cause, sera puni d'un emprisonnement de trois mois à deux ans, et d'une amende de 50 à 600 fr.

Art. 320 S'il n'est résulté du défaut d'adresse ou de précaution que des blessures ou coups, l'emprisonnement sera de six jours à deux mois, et l'amende ne sera que de 16 à 100 fr.

est impossible d'adopter en présence des intérêts sociaux bien entendus. Les uns ont dit : « Le principe de la responsabilité une fois
« admis, l'exercice libre, consciencieux, progressif, utile de l'art
« de guérir devient impossible, et l'humanité demeure sans cesse
« en péril. Le médecin sera dans l'alternative ou de s'abandonner
« à une funeste inaction et de livrer les malades aux progrès
« certains de leurs maux, ou de tenter des médications, des
« opérations, salutaires sans doute, mais telles cependant que,
« dans certains cas qu'on ne pourrait ni calculer ni prévoir,
« elles pourraient compromettre son honneur, sa réputation, sa
« fortune. Remarquons toutefois, qu'il ne s'agit en aucune
« manière d'entraver l'action générale des lois contre les méde-
« cins, quant aux actes qui se trouveraient entachés d'inadver-
« tance, de mauvaise foi, d'intention coupable ou d'erreur crimi-
« nelle. *Il est évident que tous les méfaits qu'on ne peut*
« *raisonnablement attribuer aux incertitudes de la science*
« *ni aux difficultés de l'art doivent être réprimés, que les*
« *autres ne sont justiciables que de l'opinion publique.* »
(Commission de l'association des médecins de Paris nommée à
l'occasion du procès intenté au docteur Thouret-Noroy).

L'Académie royale de médecine disait le 15 février 1831 : « Les
« médecins et chirurgiens ne sont pas responsables des erreurs
« qu'ils pourraient commettre de bonne foi, dans l'exercice con-
« sciencieux de leur art. Les articles 1382 et 1383 du Code civil
« ne leur sont point applicables dans ce cas. »

A cette occasion Maingault et Marc demandèrent : « Que dans
« aucun cas les médecins ne fussent poursuivis devant les
« tribunaux », tandis que M. Adelon s'exprimait ainsi : « Si
« cette opinion était admise, la société se trouverait désarmée
« contre les dangers résultant de la négligence, de l'inattention
« et de l'imprudence des médecins. Dans ces derniers temps,
« quelques actions en dommages-intérêts ont été intentées,
« mais, il faut le dire, *les médecins qui en avaient été l'objet*
« *avaient mérité d'être* traduits devant les tribunaux. »

Le docteur Briand estime que l'application des articles 319
et 320 à des faits de pratique médicale n'a eu lieu que parce que
ces articles ont été détournés de leur véritable acception, et

parce que l'on a donné une extension illimité aux mots *maladresse, négligence, inattention.* « Placés dans le Code au §
« intitulé *homicide, blessures et coups involontaires*, dit-il,
« ces articles ont évidemment pour but général de punir les
« violences exercées dans les querelles et risques, les homicides
« ou blessures arrivés par suite de contraventions aux mesures
« et aux réglemens de police; par exemple les coups ou blessures
« occasionnés par une voiture non surveillée, par un cheval
« abandonné, par un encombrement de la voie publique, par un
« fait, en un mot, que l'auteur du mal aurait évité s'il n'y avait
« eu de sa part maladresse, imprudence, contravention. — Quelle
« analogie peut-on trouver entre des *coups* donnés, des *blessures*
« faites et des faits de pratique médicale. Non certainement les
« articles 319 et 320 ne sont point applicables au médecin, lors
« même qu'il se *serait trompé* dans une opération ou dans le
« traitement d'une maladie, lors même qu'il y aurait de sa part
« *impéritie*, pourvu qu'il ait agi avec conscience et bonne foi.

« Mais après avoir repoussé la pénalité, pourrons-nous également
« ment affranchir le médecin de la réparation civile, ou bien
« doit-il encourir pour les faits de sa pratique, les conséquences
« des articles 1382 et 1383 du Code civil? Sans doute tout individu
« est garant de son fait, et lorsqu'un citoyen éprouve un tort
« quelconque, la loi en ordonne la réparation.—L'irresponsabi-
« lité absolue est une absurde exagération ; la responsabilité, si
« on lui laissait trop de latitude, serait également absurde et
« plus funeste encore; elle doit être restreinte à des cas extrê-
« mement rares et pour ainsi dire exceptionnels.—On peut
« appliquer aux médecins ce que Favard de Langlade a dit des
« notaires : *assurément les fautes légères ne leur sont point*
« *imputables, parce que en toutes choses il faut faire la part*
« *de la faiblesse humaine ; mais lorsqu'il s'agit d'un fait*
« *qui ne saurait échapper à celui qui est doué d'une intelli-*
« *gence et d'une attention ordinaires, ils sont responsables,*
« *quia* non intellexerunt quod omnes intelligunt. *Ils doivent*
« *s'imputer d'exercer une profession dont ils négligent*
« *les devoirs essentiels. Les juges doivent donc les condam-*
« *ner, s'ils ont commis une faute grossière, une grande*

« *négligence ; ils les déchargeront de toute responsabilité,* « *s'il s'agit d'une négligence qui peut être rejetée sur la* « *faiblesse humaine.* »

Après avoir ainsi fait connnaître les principales opinions des médecins sur la responsabilité médicale, je ne balance pas à établir que les hommes de l'art sont responsables comme tous les citoyens du dommage arrivé par leur négligence ou par leur imprudence, et qu'ils peuvent subir l'application des articles 1382 et 1383 du Code civil. J'irai plus loin en soutenant qu'ils peuvent également être passibles des peines portées par les articles 319 et 320 du Code pénal. Comment soutenir en effet qu'un médecin qui a été assez maladroit, assez imprudent, assez inattentif pour prescrire 4 grammes de cyanure de potassium, dans une potion dont une seule cuillerée empoisonne et tue presque instantanément le malade, ne doit pas supporter la peine infligée par l'article 319 du Code pénal (l'emprisonnement), alors qu'il est parfaitement avéré qu'il n'aurait fallu administrer que quelques centigrammes de ce médicament si actif, et alors que tous les ouvrages de matière médicale insistent sur l'énergie de ce médicament et sur la nécessité de n'en donner qu'une faible dose à-la-fois (1)? Comment, les tribunaux devraient se contenter d'appliquer les articles 1382 et 1383 du Code civil, et n'exiger que des dommages-intérêts d'un médecin qui aurait prescrit dans une potion 40 ou 50 centigrammes d'un sel de strychnine, alors que le malade serait mort empoisonné, et que le pharmacien, ne voulant pas exécuter la prescription, aurait fait remarquer au médecin l'erreur qu'il aurait commise, et que celui-ci lui aurait répondu : *exécutez, de quoi vous mêlez-vous, cela ne vous regarde pas ?* Sans doute les tribunaux doivent se conformer aux préceptes donnés par Favart de Langlade, et juger les divers cas dont ils sont saisis avec discernement et prudence ; mais il y a loin de là à l'irresponsabilité ou à la quasi-responsabilité réclamées à tort par certains médecins.

(1) Le sieur Macé, médecin à Saint-Malo, convaincu d'avoir commis cette faute grave, et d'avoir tué le malade à qui il donnait des soins, fut condamné le 7 décembre 1842, par la Cour royale de Rennes à 50 fr. d'amende et à trois mois de prison.

Indépendamment de ce qui vient d'être dit sur la responsabilité médicale envisagée d'une manière générale, la loi a encore prononcé des peines contre les *officiers de santé* qui pratiqueraient une grande opération sans l'assistance d'un docteur.

« Les officiers de santé ne peuvent pratiquer les grandes « opérations chirurgicales *que sous la surveillance et l'in-* « *spection d'un docteur*, dans les lieux où celui-ci est établi : « et dans le cas d'accidens graves arrivés à la suite d'une « opération exécutée hors de la surveillance et de l'inspection « d'un docteur, il y aura recours en indemnité contre l'*officier* « *de santé* qui s'en est rendu coupable (Art. 29 de la loi du 19 « ventôse an XI). »

On considère comme *grandes* opérations l'ablation d'un membre, la résection des extrémités osseuses dans les grandes articulations, les opérations pratiquées sur des organes essentiels à la vie; la lithotomie, la lithotritie, l'opération du sarcocèle, celle de la hernie étranglée, l'opération de la cataracte, l'opération césarienne, l'embryotomie.

La plus légère réflexion suffit pour montrer combien le législateur a été mal inspiré en insérant cet article dans la loi; il est en effet absurde d'interdire à un officier de santé qui peut se trouver seul auprès d'un malade ou d'un blessé, la pratique d'une opération *qu'il importe de faire sans délai* si l'on veut prévenir la mort : ainsi, qu'à la suite d'une blessure l'artère crurale ait été ouverte et qu'une hémorrhagie effrayante compromette les jours du malade, un officier de santé seul témoin du danger imminent que court le malade, sera passible d'une peine, s'il se hâte de mettre l'artère à nu et s'il applique une ligature salutaire. On peut en dire autant de certains cas de hernie étranglée, de l'opération césarienne, de l'embryotomie, etc. L'application du forceps elle-même, quoiqu'elle constitue aussi une opération grave *peut* et *doit* être faite dans certains cas urgens par un officier de santé, en l'absence d'un docteur, si celui-ci ne se trouve pas dans le lieu, au moment où il faut nécessairement la pratiquer. La justesse de ces considérations a dû nécessairement frapper les magistrats chargés d'appliquer la loi et amener, dans certains cas, l'acquittement de ceux qui s'étaient mis par un devoir d'humanité, en contravention avec l'article 29 déjà cité, quoiqu'ils eussent déjà été condamnés, en première instance ; je rapporterai bientôt quelques espèces de ce genre.

Quant aux *sages-femmes,* l'article 33 de la loi du 19 ventôse an xi, limite également leur droit d'exercice. Voici cet article :

« Les sages-femmes ne pourront employer les instrumens « dans les cas d'accouchemens laborieux, sans appeler un doc- « teur, ou un médecin ou chirurgien anciennement reçu. »

Si je ne fais pas ici les mêmes objections que celles que j'ai présentées en parlant des officiers de santé, c'est qu'en effet la nécessité d'agir avec des instrumens dans les cas d'accouche- mens laborieux, a dû être prévue par la sage-femme assez à temps pour qu'elle ait pu réclamer l'assistance d'un docteur en médecine ou en chirurgie. Toutefois je ne balancerais pas à excuser une sage-femme qui aurait employé des instrumens, alors qu'il serait démontré qu'elle a fait à temps toutes les dili- gences voulues pour faire venir un docteur, et qu'il y avait danger de mort pour la mère ou pour l'enfant, à attendre davantage.

Les *pharmaciens* sont également responsables aux termes des articles 1382 et 1383 du Code civil, 319 et 320 du Code pénal, des accidens graves qui peuvent résulter, dans leurs officines de leur *négligence,* de *leur inattention, de leur inobserva- tion des réglemens* (V. plus bas les espèces).

Cas de responsabilité déférés aux tribunaux.

1° En 1825 le docteur E. fut appelé par une sage-femme pour faire un accouchement. L'enfant présentait les bras ; au lieu de chercher à opérer la version, l'accoucheur les amputa, les croyant frappés de sphacèle et pensant que l'enfant était privé de vie. Mais à peine si l'accouchement était terminé que les cris et les mouvemens du nouveau-né attestèrent l'erreur ou la faute commise. L'enfant survécut, et le 6 décembre 1825, le père forma contre le médecin, devant le tribunal de Domfront, une demande en dommages-in- térêts. Le tribunal invoqua les lumières de l'Académie royale de médecine et MM. Desormeaux, Deneux, Gardien, Moreau et Adelon furent commis pour examiner le fait. Ils établirent dans leur rapport : 1° que rien ne prou- vait que les bras de l'enfant fussent sphacélés ; 2° que rien n'avait prouvé qu'il fût impossible d'opérer la version de l'enfant ; 3° que rien non plus n'avait mis dans la nécessité de terminer l'accouchement à quelque prix que ce fût ; 4° qu'il n'y avait pas eu nécessité d'amputer le bras droit, à plus forte raison le gauche, dont les doigts seuls étaient engagés ; que l'opération faite par le docteur E. devait être qualifiée dans l'espèce une *faute* contre les règles de l'art.

L'Académie n'adopta pas ces conclusions et commit cinq autres de ses membres, *qui n'étaient point accoucheurs* et qui dans un second rapport arrivèrent à des conclusions tout opposées. Les nouveaux commissaires étaient Desgenettes, Dupuytren, Récamier, Itard et Double. Voici ces conclusions : 1° On ne *saurait décider* si l'accoucheur a été fondé à penser que les bras de l'enfant fussent ou ne fussent pas sphacélés ; 2° *on ne peut* ni connaître ni apprécier les conditions qui *pouvaient*, *devaient* dans l'espèce, *exiger*, *imposer* telle ou telle manœuvre ; 3° la situation de la mère restant donc indéfinie, inconnue, médicalement parlant, l'Académie ne pouvait arriver à décider si cette situation pouvait légitimer l'opération qui a été pratiquée. En terminant les rapporteurs déclarèrent qu'il était du devoir de l'Académie de s'inscrire contre la jurisprudence qui tendait à admettre une responsabilité des médecins pour le fait de leur pratique.

Ce rapport fut adopté à l'unanimité.

Le tribunal de Domfront. « Appréciant l'avis de l'Académie, considérant qu'il ne pouvait prendre pour règle ces avis incomplets, *où les questions sont éludées plutôt que résolues*, et délibérées sous l'influence de cette pensée dominante, que les médecins, dans l'exercice de leur profession, *ne sont pas justiciables des tribunaux pour les fautes graves résultant du défaut de science, de l'imprudence ou de quelque cause que ce soit*, pourvu qu'il n'y ait pas coupable application des moyens de l'art faite sciemment, avec préméditation, dans de perfides desseins ou des intentions criminelles, pensée que le tribunal ne peut partager.

« Considérant que les douleurs pour accoucher n'ont été vives et pressantes qu'à six heures du matin ; que tout annonce que ces douleurs vives et pressantes n'ont eu lieu qu'après l'arrivée du docteur E. ; qu'il est constant que le médecin arriva au plus tard à neuf heures, et que l'accouchement était terminé une heure après ; que la compression du bras droit de l'enfant n'a pu être ni violente ni de longue durée, et n'a pas pu produire le sphacèle ; qu'elle a dû se produire encore moins au bras gauche, qui se trouvait à peine engagé ; que d'ailleurs toutes les circonstances établissent l'absence du sphacèle, et que si le sphacèle n'existait pas, comme il faut le reconnaître, le préjudice causé par l'amputation des bras de l'enfant Foucault est évident.

« Considérant que, malgré l'assertion du médecin, il est douteux qu'il ait tenté la version de l'enfant avant de faire l'amputation, que d'ailleurs il n'a essayé d'aucuns des moyens recommandés en pareil cas ; que loin de là une heure lui a suffi pour faire les préparatifs de l'accouchement, tenter, *dit-il*, vainement l'introduction de la main (qu'il n'a pas même eu le soin d'enduire d'un corps gras), couper les deux bras, opérer la version et délivrer la femme Foucault; que rien ne nécessitait cette précipitation, puisqu'après six heures du matin, la femme Foucault, se promenait encore dans son jardin; qu'au moment de l'opération elle s'est rendue elle-même sur son lit de douleurs, marchant à l'aide seulement d'un bras, et qu'après l'opération elle a marché encore pour se rendre à un autre lit; que par conséquent l'accoucheur avait tout le temps nécessaire pour suivre, dans un accouchement qui présentait des difficultés, les prescriptions des maîtres de l'art, essayer des divers moyens que cet art lui indiquait, et appeler des confrères en consultation; que ne l'ayant pas fait, mais au contraire ayant agi sans prudence et avec une précipitation incroyable, il est coupable d'une faute grave, qui le rend responsable des dommages résultant de la mutilation de l'enfant Foucault.

« En conséquence, condamne le sieur E. à payer à l'enfant Foucault 100 fr. par an jusqu'à ce qu'il ait atteint l'âge de 10 ans et à lui servir ensuite une rente viagère de 200 fr. »

Ce jugement offre un exemple de condamnation purement *civile* par application de l'art. 1382 du Code civil. Si l'Académie eût adopté les conclusions parfaitement formulées des premiers commissaires, elle n'aurait pas reçu du tribunal de Domfront le blâme sévère qui lui fut infligé à juste titre.

2° En octobre 1833, le docteur Thouret-Noroy ayant fait au sieur Guigne, une saignée au bras, ouvrit l'artère brachiale, et quoique les assistans lui eussent fait remarquer certaines circonstances qui devaient exciter son attention, il n'employa aucun des moyens convenables pour prévenir les accidens qui devaient infailliblement résulter de la piqûre de cette artère, se contentant d'appliquer sur la tumeur qui se forma au pli du coude des topiques insignifians. Au bout de quatre mois, un officier de santé appelé par le malade, que le docteur Th. N. avait tout-à-fait négligé, reconnut l'anévrysme, et tenta à plusieurs reprises d'en faire la ligature; mais la gangrène étant survenue, il fallut amputer le bras. De là une plainte en dommages-intérêts intentée par Guigne au docteur Th. N.

Le tribunal d'Evreux ordonna une enquête.

« Attendu que si la justice doit protéger les professions libérales contre le caprice et la mauvaise humeur, ou même contre les plaintes légitimes, mais légères, cette protection toutefois ne peut s'étendre aux abus graves, aux fautes dans lesquelles il n'est permis à personne de tomber.

« Qu'en effet si l'on peut trouver dans les garanties de capacité fournies par ceux qui ont embrassé ces professions et dans la difficulté d'appréciation des faits, une espèce de présomption ou de fin de non-recevoir suffisante pour repousser ou détruire les preuves de reproches peu importans; si d'une autre part, et dans ce cas, les cliens peuvent jusqu'à un certain point s'imputer de s'être adressés à un conseil ignorant ou incapable lorsque leur choix n'était limité ni forcé, il faut reconnaître cependant que les articles 1382 et 1383 du Code civil reprennent toute leur force lorsqu'il y a eu maladresse, imprudence, inattention, inobservation des règles les plus simples et les plus usuelles, et surtout lorsque, pour dissimuler ou réparer les suites de ces fautes, il a été employé des moyens perfides, dangereux ou même inefficaces, au lieu de provoquer des avis plus sages, ou d'y recourir soi-même.

« Qu'il résulte des faits articulés par Guigne que Th. N. en opérant une saignée lui aurait ouvert une artère ; qu'il aurait cherché à dissimuler ou réparer cette faute par l'emploi de moyens que devait lui interdire la pratique la moins exercée; qu'enfin l'amputation du bras de Guigne aurait été la suite immédiate et nécessaire de ces faits, soit isolés, soit réunis ; qu'il est incontestable que la preuve qui pourrait en être faite devait obliger Th. N. à réparer autant que possible le dommage qu'il aurait causé ; sauf à lui, dans le cas contraire, à réclamer la sévérité de la justice contre Guigne, pour le préjudice porté à sa réputation.

« Pour ces motifs, le tribunal appointe Guigne à la preuve des faits articulés. »

« Le même tribunal jugeant sur l'enquête.

« Attendu qu'il résulte de l'enquête : 1° que le sieur Th., faisant une saignée au sieur Guigne a ouvert l'artère brachiale; 2° qu'il a pu reconnaître sur-le-champ cet accident grave ; 3° que cependant à dessein de le dissimuler, il a négligé de pratiquer immédiatement le seul moyen que l'art lui indiquait, la compression avec un corps dur, se contentant d'appliquer un simple bandage ; 4° qu'en cet état Guigne a été par lui abandonné pendant plusieurs jours; 5° que l'anévrysme s'étant manifesté, Th., au lieu de tenter la ligature, n'a employé que des moyens inefficaces.

« Attendu qu'il y a eu de sa part maladresse, oubli des règles, négligence grave, et conséquemment faute grossière dans la saignée et le traitement ultérieur.

« Condamne Th. N. à payer à Guigne la somme de 600 fr. et en outre à lui faire une rente viagère de 150 fr. »

Th. N. ayant interjeté appel, non-seulement le jugement fut confirmé par la Cour royale de Rouen, mais Th. fut condamné de plus, et par corps, au paiement de 400 fr. à titre de supplément de dommages-intérêts. « *Attendu l'abandon où il avait laissé son malade au moment où il avait le plus besoin de son assistance et de ses secours.*

Sur l'appel en cassation, le procureur général *Dupin* soutint qu'aux termes des art. 1382 et 1383, chacun, sans exception est responsable du dommage arrivé par *sa négligence, par son ignorance* de ce qu'il aurait dû savoir ; que ce principe est applicable dans certains cas aux notaires, aux huissiers, aux juges mêmes ; qu'il le serait également à l'avoué, à l'avocat, et il cita Pothier indemnisant un client à qui il avait fait perdre un procès, faute d'avoir fait usage d'une pièce décisive. « En vain, dit-il, on voudrait argumenter en faveur des médecins, des thèses qu'ils ont soutenues, des diplômes dont ils sont porteurs ; en vain on dirait que le malade doit s'imputer à lui-même *cur talem eligerit*, ces moyens ne peuvent avoir plus de force pour le médecin que pour l'avoué, le notaire, etc.

Du moment qu'il y a eu négligence, légèreté, méprise grossière, et par là même inexcusable de la part d'un médecin ou chirurgien, toute la responsabilité du fait retombe sur lui, sans qu'il soit nécessaire à l'égard de la responsabilité purement civile, de rechercher s'il y a eu de sa part intention coupable.

C'est aux tribunaux à faire application de ce principe avec discernement, avec modération, *en laissant à la science toute la latitude dont elle a besoin*, mais en accordant à la justice et au droit commun tout ce qui leur appartient.

Le simple fait d'avoir ouvert l'artère, continue M. Dupin, *n'entraînerait certainement pas la responsabilité* ; il n'y a pas non plus à examiner, avec les premiers juges, *s'il fallait employer tel ou tel mode de compression*; s'il n'y avait que de pareils motifs, *le jugement devrait être cassé*. Mais l'arrêt de la Cour de Rouen, en cela mieux motivé, fournit d'autres faits, et n'y eût-il que celui *d'avoir abandonné le malade et refusé de le visiter*, lors même qu'il en était requis, ce fait à lui seul suffirait pour motiver la condamnation en dommages-intérêts civils. »

La Cour adoptant les conclusions du procureur général. « Attendu que l'arrêt attaqué est fondé sur la *négligence* de Th. N. sur sa faute grave et *notamment* sur *l'abandon* volontaire dans lequel il aurait laissé le malade; que ces faits sont du nombre de ceux qui entraînent la responsabilité de la part de ceux à qui ils sont imputables ; et qu'ils sont soumis, d'après les dispositions des art. 1382 et 1383, à l'appréciation des juges ; que l'arrêt attaqué en se conformant à ces principes n'a violé ni la loi du 19 ventôse an XI, ni les deux maximes de droit invoquées, et n'a commis aucun excès de pouvoir. — Rejette le pourvoi.

Cette affaire offre un second exemple de condamnation purement civile, par application des articles 1382 et 1383 du Code civil. Il est impossible de ne pas reconnaître que les principes exposés par le procureur général sont d'une équité parfaite, et que ce magistrat a fait au corps médical toutes les concessions qu'il pouvait raisonnablement espérer d'obtenir.

3° M. C..., officier de santé à Pont-de-Genne, avait piqué l'artère bra-

4

chiale en pratiquant une saignée, et la gangrène avait nécessité l'amputation du bras. Traduit devant le tribunal correctionnel du Mans, et inculpé non-seulement d'avoir, par maladresse, ouvert l'artère, mais aussi d'avoir négligé les moyens thérapeutiques propres à remédier à cet accident, il soutint que le tribunal ne pouvait s'immiscer dans des questions relatives à l'art de guérir. Mais, par jugement du 6 février 1833, considérant que, par défaut de précaution, C.... avait fait à Chevalier une blessure grave qui l'avait privé du bras droit; que *par ce fait, il avait encouru l'application de l'art. 320, qui dans sa généralité, n'admet nullement l'exception d'état dont C... voudrait se couvrir*, le tribunal le condamna à six jours de prison et 50 fr. d'amende.

En appel, le jugement fut confirmé, par arrêt de la Cour royale d'Angers, le 1ᵉʳ avril 1833.

Cet arrêt est évidemment mal motivé. M. C. ne devait pas être passible de la piqûre de l'artère, et d'un autre côté il ne pouvait pas être puni pour n'avoir pas employé les moyens thérapeutiques *propres* à remédier à l'accident. S'il est avéré qu'il n'a pas abandonné le blessé, qu'il a au contraire continué à lui donner des soins assidus, quelque inefficaces qu'aient été ceux-ci, il devait être acquitté, d'après le principe si sagement développé par M. Dupin dans le procès de Th. N. (*Voyez page 51.*)

4° M. Ch...., *officier de santé* à Château-Landon, prenant une luxation du poignet pour une fracture d'un des os de l'avant-bras, avait appliqué des éclisses et des bandages qui avaient déterminé des accidens graves; la femme Durand, estropiée et réduite à la mendicité, intenta une action contre Ch..., qui fut condamné, le 9 mai 1833, à 4,000 fr. de dommages-intérêts et 16 fr. d'amende. Sur l'appel, la Cour royale de Paris confirma le jugement. « Attendu qu'aux termes des art. 24 et 29 de la loi du 19 ventôse an XI, *un officier de santé* ne peut, dans le cas où il y a lieu de pratiquer une grande opération, le faire hors la présence d'un docteur en médecine; d'où il suit que, *si des accidens graves ont lieu*, des poursuites peuvent être dirigées contre l'officier de santé qui s'en est rendu coupable; que cette loi se réfère formellement à la loi générale, que d'après le droit commun, *l'officier de santé* qui a négligé de remplir ses devoirs se rend coupable du délit *de blessure grave* par imprudence ou inobservation des réglemens, délit prévu par les art. 319 et 320 du Code pénal. »

Cette question de la responsabilité des médecins est résolue dans le même sens par un arrêt de la Cour de cassation du 18 septembre 1817.

Cet arrêt ne supporte pas le plus léger examen; en effet, il est motivé sur ce que la réduction de la fracture d'un des os de l'avant-bras constitue une opération grave ; or il n'en est pas ainsi, et le sieur Ch., muni du *seul titre d'officier de santé*, avait le droit de la pratiquer hors la présence d'un docteur.

5° Le sieur Cormon, officier de santé au Tréport avait été appelé auprès de la femme Duval, qui était enceinte de son septième enfant et gravement malade. Reconnaissant que l'accouchement nécessiterait l'emploi de moyens extraordinaires, il engagea la famille à faire venir de la ville voisine (Eu) un docteur. La malade et sa famille s'y refusèrent, ayant une entière confiance en Cormon. Les accidens s'aggravèrent; l'accouchement était devenu impossible. L'officier de santé, convaincu que l'enfant était mort, pratiqua l'embryotomie. La mère fut promptement rétablie ; mais la clameur publique accusa Cormon d'impéritie, et lui reprocha d'avoir sacrifié un enfant qu'il aurait pu sauver. Cormon fut traduit par le ministère public devant le tribunal de police correctionnelle, qui décida que, jusqu'à preuve contraire, l'enfant est toujours présumé vivant dans le sein de sa mère; que c'était au médecin à prouver qu'il était mort; que dans l'espèce, Cormon ne faisait pas cette preuve; qu'au contraire il résultait des renseignemens recueillis que l'enfant était vivant lors de l'opération ; que de plus Cormon avait contrevenu à la loi du 19 ventôse an XI en pratiquant une si grave opération sans l'assistance d'un docteur : il le condamna à trois mois d'emprisonnement comme coupable d'infanticide involontaire (art. 316, Code pén.). Mais sur l'appel interjeté par Cormon, la Cour royale de Rouen rendit, le 23 juin 1843, l'arrêt suivant :

« Attendu que des documens, faits et circonstances de la cause, il appert que l'état de la femme Duval avait mis Cormon dans la nécessité de pratiquer l'embryotomie.

« Attendu qu'indépendamment de ce que tout fait présumer que l'enfant était mort dès avant l'opération, il y a presque certitude que la mère aurait succombé si l'accoucheur n'avait pas immédiatement agi comme il l'a fait.

« Que d'ailleurs loin que les moyens employés par Cormon aient eu pour la femme Duval quelque résultat fâcheux, il est reconnu que peu de jours après elle était parfaitement rétablie, ce qui prouve outre la nécessité de l'opération reprochée, l'habileté de l'opérateur.

« La Cour décharge Cormon des condamnations prononcées contre lui. »

L'arrêt de la Cour de Rouen me paraît parfaitement motivé.

6° Nous soussignés, etc., requis par M. Jourdain, juge d'instruction près le tribunal de première instance du département de la Seine, en vertu d'une ordonnance en date du 24 février 1839 : 1° de visiter la fille ***, demeurant à ***, arrondissement de Sceaux, laquelle aurait été accouchée à l'aide du forceps par le sieur ***, *officier de santé audit lieu*, et aurait été gravement blessée et abandonnée ensuite par ce médecin ; 2° de prendre tous les renseignemens relatifs à ce sujet, et de dire si la fille *** a été réellement blessée, quelle a été la cause des accidens qu'elle a éprouvés, quels en pourront être le résultat et la durée, et si l'opération pratiquée par le sieur *** est une de celles *qu'un officier de santé* ne peut faire sans l'assistance d'un docteur en médecine.

Nous nous sommes transportés à *** et au domicile de la fille ***, le mercredi 27 février, à trois heures de relevée, et avons, conformément à l'ordonnance précitée, examiné ladite fille *** et pris tous les renseignemens relatifs à son accouchement, à l'opération qu'elle a subie, et à la conduite du médecin à son égard.

Exposé des faits.

Il résulte des questions que nous avons adressées aux personnes les plus capables de nous donner des renseignemens exacts : 1° que la fille ***, avant son accouchement était atteinte d'une infiltration considérable des extrémités inférieures et des parties génitales externes, lesquelles étaient très tuméfiées et très tendues ; que le travail de l'accouchement s'étant déclaré dans la soirée du 10 février, M. *** avait été appelé près d'elle, et que, reconnaissant que le travail était peu avancé, il avait prié qu'on l'avertît quand sa présence serait jugée nécessaire ; qu'il revint auprès de la malade vers dix heures du soir, et qu'il jugea, vers quatre ou cinq heures du matin, d'après la situation de l'enfant et l'état particulier de la mère, qu'il importait que l'accouchement fût terminé très promptement et qu'il eut recours pour cela à l'application du forceps ; 2° que le résultat de cette opération fut la délivrance de la mère et la naissance d'un enfant vivant, et qui était bien portant au moment où notre visite a eu lieu ; que l'accouchement fut terminé entre cinq et six heures du matin, et qu'aucune lésion des parties génitales ne fut reconnue à ce moment par M. *** ; 3° que ce médecin vint ce jour-là même revoir deux fois la malade, qu'il revint encore le lendemain, lundi, et le surlendemain, mardi 5 février, au matin ; qu'il s'aperçut à chacune de ses visites, que la malade, loin de se conformer à ses prescriptions, commettait des imprudences nombreuses, et de nature à compromettre sa santé et la responsabilité de la personne qui lui donnait ses soins ; qu'en conséquence, il crut devoir discontinuer ses visites, après en avoir fait connaître le motif à la fille *** et à sa mère ; 4° que ces dernières n'appelèrent aucun médecin pour remplacer M. ***, jusqu'au 14 février, époque à laquelle elles réclamèrent les soins de M. ***.

L'exploration que nous avons faite des organes génitaux de la fille ***, nous a fait constater qu'il existe à la commissure inférieure de la vulve une plaie longitudinale qui divise le périnée et s'étend depuis la vulve jusqu'à l'anus, sans compromettre cependant le sphincter de cet organe ;

que cette plaie est le siége d'une suppuration peu abondante ; que le rectum retient parfaitement les matières fécales, puisque au moment où nous
avons vu la fille ***, elle n'avait pas eu de selles depuis plusieurs jours ;
sa santé nous a paru être à-peu-près ce qu'elle devait être vingt-cinq
jours après un accouchement laborieux, précédé d'une grossesse dont la
fin avait été pénible, et dont nous soupçonnons que les suites ont été troublées par des écarts de régime.

De cet examen et des renseignemens que nous avons pris, nous croyons
devoir conclure :

1° Que la plaie du périnée dont la fille *** est atteinte n'a pas été plutôt
le résultat de l'application du forceps que de la distension naturelle des
parties par le passage de la tête de l'enfant ; que la production de cet accident a été rendue presque inévitable par l'infiltration et la résistance
qu'offrait la vulve au moment même de l'accouchement, et sous ce rapport cette plaie ne peut être considérée comme une blessure, dans le sens
que la médecine légale donne à cette expression.

2° Que cette plaie n'aura pas de conséquences fâcheuses, et ne peut
porter d'atteintes graves à la santé de la fille ***.

3° Que la retraite de M. *** ne peut être regardée comme un abandon,
puisqu'elle a eu une justification dans les faits précédemment exposés, et puisque, d'autre part, la fille *** et sa mère n'ont réclamé les soins d'un autre
médecin que *dix ou douze jours* après la suspension des visites de M. ***.

4° Quant à la question de savoir si l'application du forceps est une des
opérations qui ne doivent être pratiquées par un officier de santé qu'en la
présence d'un docteur en médecine, nous pensons que l'application du forceps pouvant compromettre, dans beaucoup de cas, la santé et même la
vie de la mère et celle de l'enfant, pouvant en conséquence offrir autant
de dangers que la plupart des grandes opérations dont l'interdiction légale
aux officiers de santé n'est pas douteuse, cette application doit être rangée
dans la catégorie des opérations qui ne peuvent être pratiquées qu'avec
l'assistance d'un docteur.

Mais nous devons ajouter que dans la pratique de l'art des accouchemens, il est souvent impossible, et il serait même dangereux de respecter
rigoureusement ce principe. Les circonstances qui requièrent l'application
du forceps ne sauraient être prévues dans un grand nombre de cas ; et
quand elles se présentent, tout délai apporté à la terminaison artificielle
de l'accouchement pouvant devenir préjudiciable à l'enfant et à la mère,
et compromettre le salut de l'un et de l'autre, l'accoucheur, *lorsqu'il n'a
que le titre d'officier de santé*, est non-seulement excusable de ne pas se
conformer au texte rigoureux de la loi, et de ne pas différer l'opération
jusqu'à l'arrivée d'un docteur, mais il pourrait même être répréhensible
de sacrifier à ce texte les intérêts que le législateur a voulu, au contraire,
protéger.

En conséquence, nous pensons d'après les circonstances de l'accouchement de la fille *** que M. *** a jugé avec raison qu'il ne pouvait sans danger différer l'opération qu'il a pratiquée, et qu'aucun reproche fondé ne peut lui être adressé pour une action qui, en définitive a été profitable aux deux êtres confiés à ses soins.

Fait à Paris, le 19 mars 1839.

Signé PAUL DUBOIS, OLLIVIER (d'Angers) (1).

A la suite de cette consultation une ordonnance de *non-lieu* a déchargé le sieur *** de toute poursuite, et en cela la chambre des mises en accusation a fait preuve de sagesse. Cet exemple et le précédent établissent jusqu'à l'évidence combien est mal conçu l'art. 29 de la loi du 19 ventôse an XI (*Voyez* page 46).

7° B. qui a eu le malheur de perdre son fils, attribue sa mort au sieur P. qui l'avait traité dans sa maladie ; non-seulement il lui refuse ses honoraires, mais il lui réclame *quarante mille francs* de dommages-intérêts. « P. m'a trompé, dit-il, sur sa qualité, *c'était un simple officier de santé.* Après cinq jours de traitement la maladie était devenue beaucoup plus grave ; il s'est refusé obstinément à faire une consultation ; et une heure avant la mort du malade il répondait de sa prochaine guérison. » P. répond qu'il a combattu une pneumonie par tous les moyens indiqués et que la maladie était en voie d'amélioration, lorsqu'une complication dépendant de la constitution du malade a amené un résultat funeste. Le défenseur ajoute que rien ne prouve que P. se soit refusé à une consultation ; mais que, l'eût-il fait, c'était aux parens à appeler d'autres médecins, s'ils croyaient utile de le faire. Quant à sa qualité d'officier de santé, elle n'importait en rien dans la cause, puisque ce n'est pas à raison de tel ou tel titre qu'il avait été appelé.

Le tribunal adoptant ces moyens de défense, condamna B. à payer à P. les honoraires réclamés.

8° Le sieur N. refusait au docteur Dubuc de Pavilly, les honoraires qui lui étaient dus pour le traitement d'une fracture, prétendant que l'infirmité qui en était résultée aurait pu être évitée par des soins mieux dirigés. Trois chirurgiens de Rouen, nommés experts par le tribunal, ayant constaté que le traitement avait été conforme aux règles de l'art, N. fut condamné le 6 mars 1836 à payer les honoraires demandés et de plus à *cent francs* de dommages-intérêts, somme importante vu le peu de fortune du malade.

Ces deux arrêts, conformes aux principes posés par le procureur général de la Cour de cassation (*voyez* page 51), sont parfaitement équitables.

(1) *Annales d'Hygiène publique et de médecine légale*, t. XXIII, année 1840.

9° Une *sage-femme* traduite devant le tribunal de Béziers, le 11 avril 1836, pour un fait tout-à-fait analogue à celui du docteur E. que j'ai rapporté à la p. 47, objecta en vain qu'il *eût fallu aller à plusieurs lieues pour réclamer l'assistance d'un docteur;* que la mère était en danger de succomber et qu'elle avait d'ailleurs tout lieu de croire que l'enfant était mort. Elle fut condamnée à six mois de prison et 100 fr. d'amende, et la condamnation fut motivée, non pas (comme celle du docteur E.) sur la mutilation de l'enfant, *mais sur l'infraction à la loi du* 19 *ventôse an* xi.

Cet arrêt aurait encore dû être motivé sur la mutilation de l'enfant, d'après les principes posés par les premiers commissaires de l'Académie royale de médecine, dans l'affaire du docteur E. (*Voyez* page 47). Quant à ce qui concerne l'infraction à la loi du 19 ventôse an xi, il est certain que la sage-femme aurait dû réclamer l'assistance d'un docteur, à quelque distance que celui-ci se trouvât, au lieu d'entreprendre une opération aussi grave.

10° Le 22 septembre 1828, M.M., *pharmacien*, étant absent de son officine, madame M. donna par méprise, au lieu de 30 grammes de gomme arabique, 30 grammes d'alun calciné réduit en poudre, partagé en deux paquets. Un de ces paquets fut dissous dans un verre d'eau tiède, et la dame B. en ayant pris deux ou trois cuillerées, s'en trouva gravement indisposée. Le tribunal de police correctionnelle, estimant que madame M. ayant, par imprudence et inobservation des réglemens, commis un délit et causé un préjudice dont son mari ne pouvait être que civilement responsable, la condamna personnellement, par application de l'article 320 du Code pénal à six jours de prison et 16 fr. d'amende, et 6,000 fr. de dommages-intérêts, solidairement avec le sieur M. son mari. Sur l'appel de la dame M. la Cour, après avoir entendu le docteur Marc et moi, confirma le jugement, sauf qu'il réduisit à 3,000 fr. les dommages-intérêts.

J'avais pourtant prouvé dans ma déposition que l'alun était loin d'avoir une action aussi énergique que l'avait prétendu le docteur F. D.; que celui-ci avait singulièrement exagéré les effets nuisibles auxquels aurait pu donner lieu l'ingestion d'une si minime proportion d'alun. — Je persiste à croire que la condamnation fut beaucoup trop sévère.

11° Un *pharmacien* très recommandable, le sieur G. avait ordonné à son élève de donner quelques feuilles d'*erysimum* (herbe aux chantres) aux époux Tissot, qui se plaignaient d'enrouement; l'élève avait donné du *datura stramonium*. De prompts secours arrêtèrent les accidens déterminés par cette substance vénéneuse ; mais G. ne fut pas moins condamné à 100 fr. d'amende et à 600 fr. de dommages-intérêts.

12° Le jeune B., élève du sieur E., *pharmacien*, ayant à préparer, en l'absence de son maître une potion où devait entrer du *protochlorure* de mercure (calomélas), y mit du *bichlorure*. Trois jeunes enfans à qui cette potion était destinée succombèrent. B. fut traduit devant les tribunaux, comme responsable de sa méprise, et M. E. comme coupable d'infraction aux réglemens qui prescrivent de tenir les substances vénéneuses enfermées dans un lieu dont le pharmacien doit avoir seul la clef. Le tribunal, tout en admettant les circonstances atténuantes que présentait cette cause, condamna B. à un mois de prison et M. E. à 50 fr. d'amende, et tous deux solidairement à 2,000 fr. de dommages-intérêts au profit du père des enfans empoisonnés. Sur l'appel du ministère public, la Cour royale maintint le jugement, en élevant toutefois l'amende de 50 à 600 fr.

13° Le 12 octobre 1843, un sieur Baudouin adonné aux liqueurs spiritueuses but chez R., pharmacien à Versailles, *un petit verre de laudanum* au lieu d'élixir de longue vie qu'il avait demandé. L'erreur fut de suite reconnue : Baudouin continua néanmoins d'aller et venir dans la ville ; mais bientôt les phénomènes du narcotisme se déclarèrent, et le lendemain matin il était mort. Le tribunal correctionnel condamna R. le 10 janvier 1844 à payer à la veuve B. à titre de provision la somme de 600 fr., à lui faire une rente de 150 fr. et en outre à 100 fr. d'amende et aux frais.

DE L'HISTOIRE DES AGES.

Les questions relatives à l'infanticide, à l'avortement et à la viabilité du fœtus ne peuvent souvent être résolues d'une manière satisfaisante qu'autant que l'on parvient à déterminer, du moins approximativement, l'âge du fœtus ou de l'enfant qui vient de naître. Il importe encore de constater l'âge d'un enfant ou d'un adulte toutes les fois qu'il s'agit d'ouvrir juridiquement le cadavre d'un inconnu, ou d'une question d'identité, et que l'âge ne peut être prouvé par les titres, les possessions d'état ou les témoins. Enfin, les dispositions suivantes des Codes civil et pénal obligent quelquefois le médecin à résoudre le problême dont je vais m'occuper.

« 1° Le mineur est l'individu de l'un et de l'autre sexe qui n'a point encore atteint l'âge de vingt-et-un ans accomplis ; 2° le mineur, même non marié, pourra être émancipé par son père, ou, à défaut de père, par la mère, lorsqu'il aura atteint l'âge de quinze ans révolus ; 3° le mineur resté sans père ni mère pourra aussi, mais seulement à l'âge de dix-huit ans accomplis, être émancipé si le conseil de famille l'en juge capable; 4° le mineur âgé de moins de seize ans ne pourra aucunement disposer, qu'avec le consentement et l'assistance de ceux dont le consentement est requis pour la validité de son mariage, et avec ce consentement il pourra donner tout ce que la loi permet à l'époux majeur de donner à l'autre conjoint; 5° le mineur parvenu à l'âge de seize ans ne pourra disposer que par testament, et jusqu'à concurrence seulement de la moitié des biens dont la loi permet au majeur de disposer; 6° l'homme, avant dix-huit ans révolus, la femme, avant quinze ans révolus, ne peuvent contracter mariage; 7° le fils qui n'a pas atteint l'âge de vingt-cinq ans accomplis; la fille qui n'a pas atteint l'âge de vingt-et-un ans accomplis, ne peuvent contracter mariage sans le consentement de leurs père et mère; en cas de dissentiment, le consentement du père suffit » (Code civil, art. 388, 477, 478, 903, 1095, 904, 144 et 148).

« 1° Lorsque l'accusé aura moins de seize ans, s'il est décidé qu'il a agi sans discernement, il sera acquitté, mais, etc. ; 2° ceux qui auront porté à un hospice un enfant au-dessous de l'âge de sept ans accomplis qui leur aurait été confié, afin qu'ils en prissent soin, ou pour toute autre cause, seront punis d'un emprisonnement de six semaines à six mois, et d'une amende de 16 à 50 francs; 3° ceux qui auront exposé et délaissé en un lieu solitaire un enfant au-dessous de sept ans accomplis; ceux qui auront donné l'ordre de l'exposer ainsi, si cet ordre a été exécuté, seront, pour ce seul fait, condamnés à un emprisonnement de six mois à deux ans, à une amende de 16 fr. à 200 fr. ; 4° si la personne enlevée ou détournée est une fille au-dessous de seize ans accomplis, la peine sera celle des travaux forcés à temps » (Code pénal, art. 66, 348, 349 et 355).

« Les enfans de l'un et de l'autre sexe, au-dessous de l'âge de quinze ans, pourront être entendus par forme de déclaration, et sans prestation de serment » (Code d'instruction criminelle, art. 79).

DES AGES PENDANT LA VIE INTRA-UTÉRINE.

Je comprends sous ce titre les âges du produit de la conception, depuis le moment où il frappe les sens jusqu'à celui de la naissance à terme, c'est-à-dire jusqu'à la fin du neuvième mois. La détermination de l'âge dans cette période de la vie est entièrement fondée sur le développement successif des organes, et sur l'étude des caractères qu'ils présentent aux diverses époques de la grossesse; toutefois, comme il serait fastidieux et inutile de décrire tous les changemens que le fœtus éprouve, je me bornerai à indiquer ceux qu'il est indispensable de connaître. Plusieurs des caractères dont je vais parler ne peuvent être constatés qu'après avoir fait l'ouverture du cadavre, opération que l'on ne doit jamais entreprendre sans avoir rempli un certain nombre de conditions que j'indiquerai plus tard (voyez *Ouverture des cadavres*). Qu'il me suffise de dire pour le moment qu'en négligeant ces précautions on risque de perdre le fruit de ses recherches et de commettre des erreurs graves.

DÉVELOPPEMENT DU PRODUIT DE LA CONCEPTION.

Ce produit est désigné sous le nom d'*embryon* pendant les deux premiers mois de la vie intra-utérine; depuis cette époque jusqu'au terme de la grossesse il porte le nom de *fœtus*. Les caractères qu'il présente sont loin d'être constans et invariables; en effet, il existe une infinité de causes propres à les modifier : telles sont la disposition, la vigueur du père, l'âge, la constitution de la mère, les passions qui peuvent la tourmenter pendant sa grossesse, la saison, le climat, etc.; cependant on peut en faire à-peu-près l'histoire ainsi qu'il suit :

A la suite de l'*imprégnation*, que l'œuf fécondé tombe dans la matrice, qu'il soit retenu dans la trompe ou sur l'ovaire, une membrane se développe dans la cavité utérine; c'est la *membrane caduque, membrane anhyste* de M. Velpeau.

L'examen des trompes ou de l'ovaire, fait à l'aide du microscope, pourrait, en montrant l'ovule, donner une valeur plus grande encore à la présence de la membrane caduque.

L'ovule a été examiné avant l'apparition de l'embryon; mais les observations dues à Home et Bauër, à Ed. Weber, à Thompson, Warthon, John, et enfin à Volkmann fournissent matière au doute dans leurs détails. Après en avoir fait l'analyse, Bischoff s'exprime ainsi (1) : « Un œuf normal, avant l'apparition de l'embryon, sera non pas libre dans la matrice, mais plus ou moins enveloppé et fixé par la substance de la membrane caduque vraie et de la membrane caduque réfléchie, et il occupera vraisemblablement le voisinage de l'orifice des trompes. D'abord il ressemblera

_____

(1) *Développement de l'homme et des mammifères*, page 112.

encore aux œufs ovariques ; plus tard il sera limpide, et se com-
posera de deux vésicules dont l'externe, tant qu'il n'y aura point
encore d'embryon, offrira tout au plus les premiers et très faibles
vestiges des villosités ; la vésicule interne sera plus ou moins accolée à l'externe et s'en séparera dans l'eau ; examinée au
microscope, elle montrera clairement une structure celluleuse, au moins quant aux noyaux, et l'on devra remarquer sur
un point quelconque, soit une tache blanchâtre, soit une *area
germinativa*, arrondie, ovale ou pyriforme ; elle sera très
délicate, et quand elle aura acquis un plus grand diamètre,
on y reconnaîtra deux couches intimement adhérentes l'une à
l'autre à l'endroit de la tache embryonnaire. »

Du deuxième au vingtième jour. On remarque les deux vésicules signalées, l'extérieure et l'intérieure. L'embryon est peu
perceptible. Il est vermiforme oblong, renflé au milieu, obtus à
une extrémité, terminé en pointe à l'autre et recourbé en forme
de croissant. Sa couleur est d'un blanc grisâtre, demi-opaque. Sa
substance est gélatineuse, il est long de 4 à 7 millimètres, et du poids
de 10 à 15 centigrammes. Les yeux, la bouche, les oreilles, l'origine des quatre membres sont visibles avant le vingtième jour.
M. Velpeau a fait dessiner un embryon de 12 jours, qui offrait
toutes ces parties. On ne découvre point de placenta. Les deux
parties de la membrane caduque sont distinctes, le chorion to-
menteux est recouvert d'une sorte de duvet ; l'amnios forme le
quart de l'œuf. On distingue la vésicule ombilicale, et l'allantoïde
placée entre le chorion et l'amnios.

Du trentième au quarante-cinquième jour. L'embryon a
été comparé à une grosse fourmi par Aristote, au marteau de l'o-
reille par Baudelocque, à un grain d'orge par Burton, etc. Sa longueur est à-peu-près de 1 centimètre et demi ; son poids est d'environ 1 gramme. La tête est déjà reconnaissable, et constitue
presque la moitié du corps. La moelle épinière est très distincte.
Les paupières, excessivement minces, ne recouvrent pas encore les
yeux, qui existent déjà sous forme de deux points noirs arrondis, demi-circulaires d'après Malpighi ; quelquefois on voit vers
l'angle interne de l'orbite un petit anneau noir dont le centre est
blanc ; le cercle noir de l'iris existe en entier à quarante-deux

jours d'après Sœmmering, et à quarante-quatre d'après Auten-rieth. Deux sortes de fentes cruciales marquent la place des oreil-les, dont les pavillons commencent à paraître. Le nez est déjà vi-sible, ainsi que ses ouvertures antérieures. Il n'y a point de lèvres; mais la bouche est distincte et marquée par une fente transversale, dont les bords peu rapprochés laissent une ouver-ture que l'on peut apercevoir jusqu'au troisième mois. Les mem-bres thoraciques, qui se développent un peu avant les abdomi-naux, ressemblent à de petits mamelons ou à des bourgeons; le bras, l'avant-bras, les mains, les cuisses, les jambes et les pieds ne sont pas encore visibles. La clavicule et chacune des moitiés de l'os maxillaire inférieur présentent déjà un point d'ossification. Le cœur est reconnaissable et ne paraît formé que d'une seule pièce. On voit l'artère aorte et la portion de l'artère pulmonaire, qui formera par la suite le canal artériel. La membrane *caduque* (épichorion de Chaussier), qui existe avant l'arrivée de l'embryon dans la cavité de l'utérus, plus déprimée que dans le principe, contient encore une certaine quantité de matière albumineuse dans sa cavité; sa portion réfléchie tapisse les deux tiers de l'o-vide; elle est en contact avec la face interne de l'utérus dans tout le reste de son étendue; poreuse et mollasse, elle n'est cependant ni pulpeuse, ni savonneuse, et diffère essentiellement des caillots sanguins. L'*amnios* se présente sous l'aspect d'une vessie pyri-forme, un peu moins grande que le chorion dont elle remplit in-complétement la cavité; sa consistance est assez grande et sa transparence parfaite. Le *chorion* paraît sous forme d'une membrane qui n'est ni opaque ni très épaisse, plus large que l'amnios, tomenteuse à sa surface externe qui est hérissée de villo-sités : ces villosités, considérées par la plupart des anatomistes comme de véritables flocons vasculaires veineux et artériels déjà très apparens, qui, par la suite, doivent former le *placenta*, of-frent une racine simple ou double, naissent de l'œuf par des troncs longs, rameux, semblables au corail, et ne recouvrent guère, à l'époque dont je parle, que les trois quarts, les deux tiers, ou la moitié seulement de la surface de l'œuf, tandis que dans les premiers temps celle-ci en était entièrement couverte. M. Vel-peau regarde ces villosités comme de petits organes glandiformes qui contiennent probablement les rudimens des vaisseaux placentaires, ainsi qu'un autre tissu ; ces vaisseaux ne paraissent être que des veines. Les granulations glandiformes deviennent de plus en plus apparentes dans le point où l'œuf est contigu à l'utérus, tandis que celles qui sont immédiatement recouvertes par la membrane caduque cessent de se développer et finissent par disparaître. Le *placenta* n'existe encore que sous forme de ces villosités. Le *cordon ombilical* est visible depuis la seconde moitié du premier mois, d'après M. Velpeau ; il est alors formé d'une série de renflemens, en général au nombre de quatre, mais plus souvent au nombre de trois seulement, séparés par autant de collets ou rétrécissemens. A un mois, il est déjà long de 1 centimètre et demi, suivant le docteur Ollivier (d'Angers) ; en sorte que, si, comme l'ont avancé plusieurs anatomistes, l'embryon est immédiatement uni à ses membranes dans la première période de la conception, cette disposition ne doit exister que pendant un intervalle de temps très court. La *vésicule ombilicale* qui n'est jamais aussi volumineuse que vers le vingtième jour, est très apparente puisqu'on l'a vue avoir à-peu-près 7 millimètres à cette époque ; elle est de forme ovalaire ou sphérique à parois fortes, épaisses et grisâtres ; le fluide qu'elle contient est plutôt jaune que limpide ou blanchâtre. On ne connaît pas au juste l'époque de sa formation ; mais on sait qu'à mesure que le cordon ombilical s'allonge, elle reste attachée à la face fœtale du placenta, près de l'insertion de ce cordon, entre l'amnios et le chorion (1). Les vaisseaux *omphalo-mésentériques* sont également très apparens : ils consistent en une artère et une veine qui viennent des vaisseaux mésentériques et se ramifient dans l'épaisseur de la vésicule ombilicale. Le foie occupe tout l'abdomen, la vessie est très grande. Les poumons sont constitués par cinq ou six lobules dans

(1) Dans un travail sur l'embryologie publié en 1823 par M. Pockels, cet anatomiste admet une autre *vésicule* qu'il nomme *érythroïde*, qu'on ne peut plus apercevoir vers la quatrième semaine, et qui, dans les œufs de huit à douze jours, a trois fois la longueur de l'embryon. Cette vésicule serait comprimée, allongée, pyriforme ; son extrémité arrondie reposerait sur l'amnios, au-dessus de la partie la plus basse de l'embryon ; son autre extrémité, plus petite, s'ouvrirait dans l'abdomen de l'embryon. *Voyez* pour plus de détails les *Archives générales de médecine*, t. xii, année 1825.

lesquels on voit facilement les extrémités des bronches se terminer en cul-de-sac légèrement renflé. Le long de la colonne vertébrale sont deux énormes appareils glandulaires, qui, à cette
époque s'étendent longitudinalement de chaque côté de la colonne
vertébrale depuis le poumon jusqu'au fond du bassin : ce sont les
corps de Wolf, ou *faux reins* découverts par Wolf et si bien
décrits par Oken. On remarque aussi de chaque côté du cou, seulement pendant la cinquième semaine embryonnaire, quatre fentes transversales qui s'ouvrent dans le pharynx, séparées par des
espèces de cloisons charnues désignées sous le nom d'arcs bran-
chiaux.

Du quarante-cinquième jour au deuxième mois. La longueur de l'embryon est de 2 centimètres; il pèse de 8 à 16 grammes.
On distingue l'avant-bras, la main, la jambe et le pied. L'ossification
des masses apophysaires des premières vertèbres cervicales commence. Le cubitus, le radius, le tibia, les côtes, le scapulum, l'i-
lium, l'occipital, les deux parties qui constituent l'os frontal, etc.,
présentent aussi un point ossifié. Le thorax est court et aplati ;
l'abdomen, gros et très saillant. Le méconium, d'une couleur
blanchâtre, est contenu dans l'estomac. Le cœcum, s'il n'a pas
paru, ne tarde pas à se montrer, et son appendice n'est jamais plus
ample et plus long, toute proportion gardée. Le foie s'étend transversalement de l'hypochondre droit jusqu'à l'hypochondre gauche,
et de haut en bas, du diaphragme au point d'insertion du cordon
ombilical. Celui-ci est un peu plus long que le fœtus et ne présente
aucune trace de torsion ; il est étranglé à son insertion sur l'abdomen ; les intestins ne se trouvent dans son intérieur qu'accidentellement et jamais la vésicule ombilicale n'y existe. On trouve à la
place des oreilles, deux tubercules demi-ovales, fendus suivant
leur longueur. Deux jours après, le nez fait une saillie obtuse ; les
deux narines sont rondes, très écartées l'une de l'autre, et fermées par une membrane plus ou moins épaisse.

Du deuxième au troisième mois. La longueur du fœtus est
d'environ 3 à 4 centimètres ; il pèse de 32 à 48 grammes. La tête
est très grosse, le nez et les oreilles sont encore fermés. Le bras
et la cuisse, ainsi que les doigts de la main, ont paru dès la septième semaine. Ce n'est qu'à la fin du deuxième mois que les

membres abdominaux commencent à dépasser ce que l'on a appelé improprement la *queue rudimentaire ;* en effet, cette prétendue queue n'est autre chose que le coccyx recourbé vers le pubis, qui se trouve caché dès la quatrième semaine par la racine des membres abdominaux. Les *lèvres*, qui ont commencé à se former dès le douzième jour, sont déjà bien visibles. La peau, qui, jusqu'à cette époque, semblait avoir été remplacée par un enduit gluant, très mou et assez transparent pour permettre de voir au travers les organes, et surtout les vaisseaux, est mince, facile à déchirer, et sans apparence fibreuse ; on peut en séparer l'épiderme. Bientôt apparaissent les branches de l'artère pulmonaire, qui sont d'autant plus petites par rapport à la portion qui doit former le canal artériel, que le fœtus est plus jeune. Le méconium est encore contenu dans l'estomac. On commence à apercevoir l'*épiploon*, qui est situé vers la grande courbure de l'estomac, sous forme d'une petite proéminence aplatie. Les alvéoles des os maxillaires sont déjà manifestes ; chacun d'eux contient une vésicule gélatineuse adhérente à son fond, et qui est le futur noyau de la dent. Les rudimens des organes extérieurs de la génération paraissent sous forme d'un petit tubercule garni d'une ou de plusieurs ouvertures très étroites ; le clitoris est surtout fort long. Le cordon ombilical est infundibuliforme non contourné ; le placenta commence à se former.

Du troisième au quatrième mois. Le fœtus est long de 13 à 15 centimètres ; il pèse de 100 à 125 grammes ; la tête est plus grosse et plus pesante que le reste du corps. La pupille est fermée par une membrane appelée *pupillaire*, formant avec l'iris une cloison complète qui sépare entièrement les chambres de l'œil ; elle résulte de l'adossement de deux feuillets membraneux contenant dans leur intervalle une multitude de vaisseaux sanguins ; on ne peut guère l'apercevoir avant le troisième mois de vie intra-utérine, et elle n'existe ordinairement que jusqu'au septième mois. La bouche est très grande et habituellement fermée. Le nez est bouché. La peau est encore mince, incolore et transparente, sans la moindre apparence de texture fibreuse ni d'enduit sébacé ; on ne voit ni cheveux, ni poils, ni duvet. Les ongles commencent à paraître sous forme de plaques minces et membraneuses. Il n'est plus permis de confondre les parties génitales de l'un et de l'autre sexe. Le *périnée* existe sous forme d'une lame transversale. Les osselets de l'ouïe ne sont point encore ossifiés. L'ischium présente déjà un point lenticulaire ossifié qui en occupe le milieu. Il n'y a encore ni sinus maxillaires ni sinus frontaux. Le cerveau, presque fluide jusqu'alors, offre la consistance de la matière caséeuse, sans apparence de sillons ni de circonvolutions. Le fluide contenu dans l'estomac est d'un blanc grisâtre ; la valvule iléo-cœcale est déjà visible, et forme une saillie arrondie : il en est de même des appendices épiploïques du colon. Les deux ventricules du cœur sont distincts. Le placenta est très apparent et très reconnaissable ; il couvre un quart de l'œuf ; et, quoiqu'il n'ait pas la consistance qu'il aura par la suite, on lui reconnaît déjà la forme qu'il présente au neuvième mois. Le cordon ombilical s'insère près du pubis ; il n'est plus infundibuliforme, et ne renferme plus d'anses intestinales ; il a la forme d'une colonne torse ; il est à-peu-près aussi long que le fœtus, et il renferme un peu de gélatine de Warthon. C'est *ordinairement* dans le courant du troisième mois que disparaissent la vésicule ombilicale et les vaisseaux omphalo-mésentériques.

Du quatrième au cinquième mois. L'embryon prend le nom de fœtus ; sa longueur est de 16 à 20 centimètres ; son poids est de 230 à 260 grammes ; *la moitié du corps répond* à plusieurs centimètres au-dessus de l'ombilic. Le volume de la tête comparé au reste du corps est considérable, les fontanelles sont très amples, et les commissures du crâne fort larges. Derrière la fente buccale, la langue peut être aperçue. On voit la membrane pupillaire. La peau, d'une couleur rosée, ressemble à une membrane satinée extrêmement mince, offrant pour la première fois un léger duvet à sa surface. Une graisse rougeâtre se dépose déjà dans les aréoles du tissu cellulaire sous-cutané. Les cheveux, fort courts, sont rares, blancs et argentins. Les osselets de l'ouïe et les cornets inférieurs du nez sont presque entièrement ossifiés. Le cerveau n'est qu'une masse blanche, molle, homogène, séparée évidemment en deux parties par le sillon interlobaire. On voit déjà dans le cervelet les lames et les lamelles blanches qui le constituent chez l'adulte. On trouve un fluide d'un blanc grisâtre au commencement de l'intestin grêle. C'est à la fin de ce mois que l'on aperçoit pour la première fois des traces de *pylore*; du reste il n'y a encore ni valvules conniventes ni bosselures le long du canal intestinal. On distingue la vésicule biliaire. Les reins sont très volumineux, et formés chacun de quinze à dix-huit lobes, terminés par un petit pavillon qui se rend dans le bassinet. Les capsules surrénales sont au moins aussi grandes que les reins. C'est ordinairement du troisième au quatrième mois que l'on remarque dans les alvéoles les germes des dents de l'adulte (deuxième dentition), excepté ceux des bicuspidées (premières molaires), qui ne deviennent visibles que du sixième au douzième mois après la naissance.

À ce sujet, voici ce que dit Ollivier (d'Angers) (*Annales de Médecine légale*, 1842, t. XXVII, p. 348) : « Vers le milieu de la vie intra-utérine, on voit sur les parois internes de la gouttière alvéolaire, de petites saillies verticales correspondant aux légers sillons qui séparent les follicules dentaires. À mesure que le fœtus approche de l'époque de la naissance, ces commencemens de cloisons alvéolaires se prononcent davantage; les saillies osseuses se réunissent, se confondent, et forment autant de segmens aux cloisons transversales, dont les espaces intermédiaires constituent les alvéoles.

Du cinquième au sixième mois. La longueur du fœtus est de 20 à 27 centimètres et son poids d'environ 350 à 500 grammes; le cordon ombilical s'insère moins près du pubis qu'au quatrième mois, en sorte que la moitié du corps répond à un point moins élevé au-dessus de l'ombilic. Les paupières sont collées, et la pupille fermée par la membrane pupillaire. La peau est lisse, fine, mince, sans apparence de fibres dermoïdes, ni d'enduit sébacé; elle est d'un *rouge pourpre*, surtout à la paume des mains, à la plante des pieds, à la face, aux lèvres, aux oreilles, aux mamelles, aux plis de l'aine, des cuisses et des fesses. Les cheveux sont rares, courts, blancs ou de couleur argentine. Le sternum commence à peine à s'ossifier, tandis que l'ossification est complète dans les osselets de l'ouïe, qui sont presque aussi volumineux que chez l'adulte. Le pubis offre déjà un point oblong, ossifié, qui en forme le corps, et une partie de la branche

5.

transversale. Le calcanéum présente un point osseux dès le quatrième mois et demi : c'est du quatrième au cinquième mois que
l'on voit paraître pour la première fois au sommet du noyau gélatineux des dents, des petites lames d'*ivoire* (portion osseuse). Le
cerveau est blanc, lisse et mou, surtout à sa partie supérieure ; le
sillon longitudinal y est très visible ; on n'aperçoit ni circonvolutions, ni substance grise, ni points rouges ; la pie-mère est à
peine adhérente. La texture du cervelet est plus ferme que celle
du cerveau. Les poumons sont très petits. Le cœur, toute proportion gardée, est très volumineux, et les oreillettes sont aussi vastes pour le moins que les ventricules. Le canal artériel, qui,
pendant les premiers temps de la vie intra-utérine, avait sur-
passé en grandeur les deux branches qui, par la suite, doivent
former les artères pulmonaires, leur est égal. L'intestin grêle
renferme un fluide que l'on a désigné à tort sous le nom de méconium : ce n'est qu'à dater de ce moment que le colon présente
l'apparence de bosselures. Les testicules, assez volumineux, sont
situés un peu au-dessous des reins, près les vertèbres lombaires,
sous le péritoine ; il en est de même des ovaires.

Du sixième au septième mois. Sa longueur, prise du sommet
de la tête aux talons, est de 28 à 32 centimètres et son poids d'environ 500 à 1,000 grammes ; *la moitié du corps répond* à un point
moins élevé au-dessus de l'ombilic qu'à l'époque précédente. La
grosseur de la tête, comparée au reste du corps, et l'évasement
des fontanelles, sont très marqués. Les paupières sont encore
collées ; la pupille est fermée par la membrane *pupillaire*. La
peau présente, pour la première fois, des fibres dermoïdes et un
épiderme distinct ; elle est fine, assez mince, légèrement granulée, *rouge* et même pourpre, surtout aux endroits indiqués en
parlant de l'époque précédente ; elle offre un léger duvet sur toute
sa surface, mais sans aucune trace d'enduit sébacé. Les ongles
sont mieux formés, malgré l'assertion contraire de plusieurs auteurs : à la vérité ils sont mous, et quelquefois rougeâtres. Les
cheveux sont courts, blancs, argentins, quoique déjà ils manifestent une tendance à se colorer. Le *sternum* présente trois ou
quatre points ossifiés, ordinairement disposés suivant la longueur
de l'os, et en procédant de haut en bas. On voit un noyau osseux

dans l'astragale. Le cerveau est lisse, sans anfractuosités, mou et la pie-mère fort peu adhérente. Les poumons sont petits et rougeâtres : la bronche gauche, plus longue et moins grosse que la droite, est dirigée beaucoup plus obliquement que chez l'adulte. La vésicule biliaire ne contient qu'une petite quantité d'un fluide séreux, presque incolore, qui n'est pas amer. C'est à-peu-près à cette époque que se forme la substance *corticale* des reins. Le colon présente déjà des bosselures ; on ne voit aucune trace de valvules conniventes dans les intestins ; le méconium peu abondant ne remplit que le *cæcum* et une petite portion du colon. Les testicules et les ovaires sont situés peu au-dessous des reins, près les vertèbres lombaires, sous le péritoine.

Du septième au huitième mois. La longueur du fœtus est de 32 à 36 centimètres et son poids de 1 1/2 à 2 kilogrammes ; *la moitié du corps répond* à un point moins élevé au-dessus de l'ombilic, et par conséquent plus éloigné du sternum qu'au sixième mois. Les paupières cessent seulement d'être collées ; la membrane pupillaire est sur le point de disparaître. Le thorax est moins court, et l'abdomen moins long et moins ample qu'à l'époque précédente. La peau, qui pendant le cinquième et le sixième mois était d'une couleur pourpre dans plusieurs de ses parties, offre une teinte rosée ; elle est déjà fibreuse et assez épaisse ; on y trouve un assez grand nombre de follicules sébacés sécrétant un fluide onctueux, qui se répand à sa surface pour former l'enduit graisseux, blanchâtre, dont j'ai parlé, et que l'on chercherait en vain à une époque moins avancée de la grossesse. La graisse devenue plus abondante, donne plus de rondeur aux formes. Les ongles, déjà assez consistans, n'arrivent pas jusqu'à l'extrémité des doigts. Les cheveux prennent une teinte blondine. L'ossification a fait des progrès. Le cerveau, moins diffluent que lorsque le fœtus est plus jeune, est d'un blanc jaunâtre, sans apparence de couleur grise ; sa substance est parsemée de vaisseaux sanguins qui lui donnent un aspect rougeâtre sur plusieurs points, lorsqu'on la coupe par tranches. La longueur de l'intestin grêle est à la distance qui sépare la bouche de l'anus comme 7 : 1, ou comme 5 1/2 à 1. Le colon est déjà bosselé, surtout à sa portion transverse. On commence seulement alors à apercevoir les valvules conniventes, sous forme de faibles élévations, qui s'effacent dès qu'on distend le canal intestinal. Le méconium occupe le cœcum et presque tout le gros intestin. Le foie est très volumineux, peu consistant et d'un rouge assez foncé ; le lobe gauche est presque aussi gros que le droit. La vésicule biliaire contient une petite quantité d'un fluide séreux, presque incolore, et dont la saveur commence à peine à être légèrement amère. Les testicules sont plus rapprochés du bassin qu'au sixième mois.

Du huitième au neuvième mois. Le fœtus est long de 40 à 45 centimètres ; son poids est de 2 à 2 kilogr. 1/2 ; la moitié du corps répond à 2 ou 3 *centimètres au-dessus de l'ombilic.* Les fontanelles sont plus évasées qu'au neuvième mois. Les paupières ne sont plus collées, on ne trouve plus la membrane pupillaire. La mâchoire inférieure, qui était d'abord très courte, est maintenant aussi longue que la supérieure. Les membres thoraciques comparés aux membres abdominaux sont moins longs qu'à l'époque précédente. Les ongles arrivent au niveau de l'extrémité du doigt. La peau, déjà enduite de la matière sébacée, est un peu moins rosée qu'au septième mois. On ne découvre aucun point d'ossification au centre du cartilage qui forme l'extrémité inférieure du fémur. Il existe un point d'ossification à la dernière vertèbre du sacrum. La tête et l'abdomen sont encore gros relativement aux autres parties du corps ; les ongles et les cheveux sont assez bien formés. Le cerveau présente des sillons superficiels ; mais il ne renferme point encore de matière grise ; sa substance, plus consistante qu'à l'époque précédente, prend une teinte rougeâtre en raison des vaisseaux sanguins qui la pénètrent. La longueur de l'intestin grêle est à-peu-près égale à huit fois la distance qui sépare l'anus de la bouche, comme chez l'adulte. Le méconium, assez abondant, remplit la plus grande partie du gros intestin. Les testicules s'engagent dans l'anneau sus-pubien, quelquefois même le scrotum renferme un testicule, et le plus souvent c'est celui du côté gauche. Les annexes du fœtus n'offrent aucun caractère qui puisse servir à établir qu'il est âgé de huit mois.

A terme. L'enfant présente les caractères suivans : sa longueur, prise du sommet de la tête aux talons, est de 50 à 60 centimètres ; son poids est ordinairement de 3 à 3 kilogr. 1/2 (1). La tête grosse et assez ferme fait à-peu-près le quart, et même un peu plus de la hauteur totale du corps ; elle a la forme d'un ovoïde irrégulier dont la base serait au sinciput et le sommet au menton ; les dimensions de ses diamètres sont, en général : pour l'*occipito-frontal*, de 11 centimètres à 11 centimètres 1/2 ; pour l'*occipito-mentonnier*, 13 centimètres 1/2 ; pour le *fronto-mentonnier*, 8 centimètres ; pour le *bipariétal* et pour le *sphéno-bregmatique*, qui se mesure de la base du crâne à la fontanelle frontale, 9 centimètres à 9 centimètres 1/2 ; pour le *temporal*, 7 à 8 centimètres. La grande circonférence mesurée en suivant la ligne médiane est de 37 centimètres ; la petite circonférence, que l'on mesure transversalement à la hauteur des bosses pariétales, est de 28 centimètres. Le crâne est grand et large ; les os qui le composent, quoique mobiles, se touchent par leurs bords membraneux. Les fontanelles bien moins évasées qu'aux époques antérieures de la gestation, sont encore assez larges, surtout l'antérieure. Les cheveux blonds, ou noirs, offrent quelquefois 27 millim. de longueur ; ils sont assez épais. La face est petite, étroite et recouverte d'un duvet abondant. Les paupières ne sont plus collées, la membrane pupillaire a disparu, comme je l'ai déjà dit à la page 70 ; la bouche est assez grande.

Le thorax est court, aplati, relevé en bas et en avant, si l'enfant n'a pas respiré. L'abdomen est long, ample, arrondi et saillant du côté de l'ombilic ; *l'insertion de celui-ci répond un peu au-dessous de la moitié de la longueur totale du corps*, tandis que, chez un adulte bien conformé, la moitié du corps mesuré du sommet de la tête aux talons, correspond au bord supérieur du pubis, et un peu au-dessous de l'arcade formée par ces os. M. Moreau a trouvé que sur 94 enfans venus à neuf mois, 4 seulement présentaient l'insertion ombilicale au milieu

(1) On a vu des enfans à terme longs de 45 à 48 centimètres, tandis que la longueur de quelques autres était de 69 centimètres ; quelques-uns d'entre eux ne pesaient que 1 kilogramme ou 1 kilogramme et demi ; d'autres, au contraire, pesaient 6 ou 7 kilogrammes.

du corps ; sur les 90 autres , elle était au-dessous. La moyenne des variations était de 23 millimètres. Ollivier (d'Angers) a pu faire aussi la même remarque. Le bassin est étroit et peu développé. Les testicules ont souvent dépassé l'anneau inguinal et peuvent être dans le scrotum. Les membres abdominaux sont courts relativement aux thoraciques, mais beaucoup moins qu'ils ne l'étaient aux époques antérieures de la gestation : ils ne sont égaux à ces derniers que cinq ans après la naissance , si on ne les mesure que jusqu'au talon , tandis qu'ils offrent la même longueur, dès le quatrième mois de vie intra-utérine , si on ajoute la longueur du pied à celle de la jambe et de la cuisse. C'est donc à tort que M. Devergie dit (page 546 , tome 1ᵉʳ) que les membres inférieurs sont toujours plus longs que les membres supérieurs. Les *pieds* forment à-peu-près le sixième de la longueur totale du corps. La *peau*, d'une couleur pâle légèrement rosée, n'offre de rougeur marquée que dans les endroits de la flexion ; elle est douce , gluante et recouverte d'un enduit sébacé , blanchâtre , adhérent et assez épais (*vernix caseosa cutis*) ; les petits poils sont très apparens. Les *ongles* se prolongent jusqu'à l'extrémité des doigts ; ils ont assez de fermeté.

Le *système osseux* fournit des caractères importans parmi lesquels on remarquera les suivans. Le centre du cartilage qui forme l'extrémité inférieure du fémur présente un point osseux *pisiforme* qui reste ordinairement cartilagineux jusque vers le huitième mois et demi de vie intra-utérine. Le calcanéum et l'astragale sont les seuls os du tarse qui soient en partie ossifiés. La branche descendante du pubis et la branche ascendante de l'ischium commencent à s'ossifier ; il en est de même du corps de la première vertèbre cervicale et de la première du coccyx : les lames des six premières vertèbres dorsales tendent à s'unir entre elles. Le carpe est entièrement cartilagineux (*V*. pour l'*os maxillaire inférieur et pour les dents* la page 113). Les quatre portions de l'occipital sont encore distinctes. L'os hyoïde n'est pas ossifié.

On voit à la surface du cerveau des circonvolutions nombreuses et des sillons assez profonds ; *la couleur cendrée est déjà manifeste* dans toutes les parties qui plus tard doivent offrir cette teinte ; la substance grise l'emporte de beaucoup sur la substance blanche, dont les noyaux et les lamelles ne se développent guère qu'après la naissance. La base de cet organe et surtout les points correspondans aux cordons nerveux sont assez consistans, tandis que les lobes et la surface convexe conservent beaucoup de mollesse. Le cervelet est plus consistant que le cerveau ; la substance grise y est également évidente. La fermeté du prolongement rachidien est encore plus marquée que dans les autres parties de l'encéphale.

L'épaisseur des deux ventricules du cœur est à-peu-près la même ; le trou inter-auriculaire (de Botal) est assez grand, et le repli vasculaire qui doit le boucher est ferme et plus étendu qu'à aucune autre époque de la gestation. Le canal artériel, dont les parois sont assez denses, est très ample. Les poumons sont en général rouges et volumineux ; ils présentent des caractères différens suivant que l'enfant a respiré ou non (V. INFANTICIDE). Le thymus, d'une couleur rougeâtre ou fauve, offre encore un volume assez considérable. Le foie occupe presque toute la région épigastrique ; le lobe gauche est presque aussi volumineux que le droit, il a plus de consistance qu'auparavant ; il est très rare que son tissu ne laisse pas écouler une grande quantité de sang liquide et noirâtre quand on l'incise ; sa couleur est le plus souvent d'un brun foncé. La vésicule biliaire ordinairement très distendue, contient de la bile épaisse, verte et amère ; quelquefois cependant, quoique rarement, la bile est très liquide et presque incolore, sans que le foie soit en même temps vide de sang. La rate est presque toujours petite et contient beaucoup moins de sang que le foie. Les *reins* offrent encore des traces manifestes des lobes nombreux qui les formaient dans les premiers temps de la grossesse ; ils sont surmontés des capsules surrénales, dont le volume est toujours assez considérable ; les uretères sont très développés. La vessie est pyriforme, située hors de l'excavation pelvienne, dépourvue de bas-fond ; le trigone vésical est presque vertical, et l'orifice de l'urètre forme la partie la plus déclive de l'organe.

L'état du *canal digestif,* à la naissance, mérite d'autant plus de fixer l'attention, qu'il présente dans plusieurs de ses parties des nuances roses, rouges, vertes, etc., que l'on pourrait être tenté de rapporter, à tort, à des lésions pathologiques. La membrane muqueuse de la cavité *buccale* est toujours remarquable par son injection ; elle est surtout fort rouge à l'isthme du gosier. Les papilles de la langue sont très saillantes ; les gencives offrent chez quelques individus les saillies qui devront correspondre à chacune des dents dont la mâchoire s'armera par la suite. On trouve ordinairement à l'os maxillaire inférieur ou supérieur, mais surtout à l'inférieur, *cinq cloisons bien distinctes* formant quatre alvéoles : les deux premières, aplaties latéralement sont destinées à recevoir les deux premières incisives ; la troisième, plus étroite, ordinairement oblique de bas en haut et d'arrière en avant, se trouve comme gênée entre les deux premières et la quatrième ; elle doit loger la dent canine ; enfin, la quatrième, plus large et plus arrondie, est l'alvéole de la première dent molaire. Au neuvième mois, la cloison de cette alvéole, opposée à celle qui la sépare de la canine, et qui constitue la cinquième cloison, se trouve située au milieu de l'espace compris entre la symphyse de la mâchoire inférieure et l'apophyse coronoïde (Ollivier (d'Angers), *Annales de médecine légale*, 1842, tome XXVII, p. 48). L'*isthme du gosier* et l'*œsophage* sont presque toujours injectés chez les enfans de un à dix jours. Sur deux cents enfans de cet âge disséqués avec soin par Billard, cent quatre-vingt-dix ont présenté une injection plus ou moins prononcée de ces parties. La coloration de l'œsophage varie depuis le rose tendre jusqu'au rouge foncé ; elle doit être considérée comme un état normal à cette époque de la vie, et non comme un résultat de l'inflammation. — L'*estomac* est assez ordinairement distendu par des gaz ; sa membrane muqueuse, assez épaisse et très villeuse, offre toujours un aspect rose tendre, beaucoup moins tranché que celui de l'œsophage. L'intestin grêle est à-peu-près douze fois aussi long que la distance qui sépare la bouche de l'anus, tandis que chez l'adulte ce rapport n'est que de huit à un. Le gros intestin est également un peu plus long, toute proportion gardée, que chez l'adulte. L'intérieur du *duodénum* offre le même aspect que celui de l'estomac ; on y voit ainsi que dans le jéjunum des traces assez saillantes de valvules conniventes. L'iléon, moins rose, est très souvent le siége de glandes mucipares. La valvule iléo-cœcale est extrêmement étroite, et n'admet une plume qu'après avoir été dilatée peu-à-peu. Le colon et surtout sa portion transverse présentent des bosselures assez prononcées.

Matières contenues dans le canal digestif. L'œsophage renferme toujours des mucosités plus ou moins épaisses ; on y trouve aussi quelquefois un liquide ayant beaucoup de ressemblance avec l'eau de l'amnios. Indépendamment des gaz qui distendent l'*estomac*, il existe dans ce viscère des mucosités d'une épaisseur variable et un liquide inodore, incolore, rougissant légèrement le papier de tournesol, au milieu duquel flottent dans quelques cas de petits flocons très blancs de consistance pulpeuse, s'écrasant sur l'ongle, ne fondant pas et ne tachant pas le papier comme la graisse. Le *duodénum* et le *jéjunum* renferment le plus souvent des matières muqueuses, épaisses, blanchâtres, collantes aux parois des intestins, agglomérées dans certains endroits par petites masses ou pelotons de même couleur ; très souvent ces matières sont colorées en jaune, ce qui tient probablement à une portion de bile ; enfin, on trouve quelquefois au milieu d'elles des pelotons ou petites masses d'une couleur verte, *que l'on serait tenté de regarder comme du méconium ;* mais je ferai remarquer que long-temps après l'expulsion de cette matière excrémentitielle, et chez des enfans de huit à dix jours, il existe encore de ces flocons verdâtres disséminés à la surface de l'intestin grêle. La région *iléo-cœcale* offre souvent une accumulation de matières liquides, jaunes et écumeuses. Le gros intestin est toujours rempli de *méconium* d'un vert foncé et d'une consistance poisseuse. Ces faits démontrent jusqu'à l'évidence que la matière des intestins ne présente pas, à l'époque de la naissance, les mêmes caractères dans tous les points du canal intestinal, et que le méconium n'occupe pas successivement, comme on l'a dit, tous les points des intestins, de manière à arriver dans le colon à la fin de la gestation. La matière poisseuse et verte renfermée dans le *gros intestin*, dit Billard, est le produit d'une véritable digestion fœtale, et mérite seule le nom de *méconium*.

Indépendamment des liquides dont je viens de parler, il existe encore une couche de mucosités adhérentes aux parois du canal digestif, et qui, à raison de son épaisseur et de sa consistance, forme une sorte d'enduit sur la surface de la membrane muqueuse ; c'est elle, et non la membrane muqueuse, qui, dans le gros intestin, est teinte en vert par le méconium. Or, comme cet enduit muqueux se détache dans le plus grand nombre de cas du premier au quatrième jour de la naissance, il en résulte que, passé cette époque, on ne verra plus l'intérieur du gros intestin coloré en vert. Ces considérations ont porté Billard à conclure que lorsqu'on trouvera le colon teint fortement et uniformément en vert, on sera porté à croire que le méconium vient d'être récemment expulsé, et que l'enfant avait au moins un jour ou au plus trois jours ; lorsque au contraire on verra cette coloration verte parsemée de taches déjà décolorées, on devra croire que l'expulsion du méconium est moins récente, et que l'enfant pouvait avoir de trois à quatre jours. Tout en admettant que l'état du gros intestin peut être de quelque utilité pour reconnaître l'âge d'un nouveau-né, pendant les trois ou quatre premiers jours, je suis loin d'attacher à ce caractère la même importance qu'à celui que fournit le cordon ombilical (*V*. page 78).

Les organes des sens et de la génération pourraient encore fournir quelques indices pour juger si un enfant est à terme ; cependant, comme ils sont moins saillans que les précédens, je n'en ferai point mention : je m'attacherai de préférence à décrire l'état des annexes à cette dernière époque de la grossesse.

Le *placenta* représente un disque ordinairement ovoïde, spongieux, vasculaire, de 18 à 24 centimètres de diamètre, épais de 27 à 30 millimètres au centre, et de quelques millimètres seulement à la circonférence ; il est formé de plusieurs lobes qu'enveloppe une tunique fort mince. La membrane *chorion* est incolore, lisse, transparente, dense, serrée et recouverte en totalité par la membrane *caduque* jusqu'à la circonférence du placenta ; elle est grisâtre, mince, pulpeuse, mais non cotonneuse. La membrane *amnios,* plus mince que le chorion, est demi-diaphane, d'un blanc comme laiteux, élastique et assez tenace. L'eau de l'*amnios* est trouble, laiteuse et tient en suspension des flocons caséiformes, tandis qu'elle est claire et transparente au commencement de la grossesse. Le *cordon ombilical* est composé de la veine et des artères ombilicales, de l'ouraque, d'une substance molle gélatiniforme, dont la quantité varie (gélatine de Warthon), de la gaîne membraneuse fournie par l'amnios, et quelquefois des vaisseaux omphalo-mésentériques ; il offre à-peuprès la longueur du fœtus et la grosseur du petit doigt ; sa forme est celle d'une colonne torse, présentant des bosselures de distance en distance. La *vésicule ombilicale* a disparu dans le plus grand nombre de cas ; toutefois quand elle persiste jusqu'à la fin de la gestation, elle est atrophiée, et se trouve assez éloignée de la racine du cordon et du placenta, à la face fœtale de laquelle elle adhère. Elle offre alors de 3 à 5 millim. de diamètre. Les *vaisseaux omphalo-mésentériques*, que j'ai dit n'être plus visibles en général à la fin du troisième mois, persistent quelquefois beaucoup plus long-temps, puisque Béclard les a vus chez un enfant de dix à douze ans.

DES AGES PENDANT LA VIE EXTRA-UTÉRINE.

Je partagerai la vie extra-utérine, avec la plupart des auteurs, en cinq époques, savoir : la première enfance, la deuxième enfance, l'adolescence, l'âge adulte et la vieillesse. La première enfance commence à la naissance et finit à la septième année. La deuxième enfance comprend l'espace qui sépare le commencement de la huitième année de la douzième année pour les filles, et de la quinzième pour les garçons. L'adolescence commence alors, et finit à vingt-cinq ans. Depuis cette époque jusqu'à la soixantième année, on est dans l'âge adulte. Enfin, c'est à soixante ans que commence la vieillesse.

PREMIÈRE ENFANCE.

La première enfance a été subdivisée en trois époques : 1° depuis la naissance jusqu'à sept mois ; 2° depuis le septième mois jusqu'à la fin de la deuxième année ; 3° depuis le commencement de la troisième année jusqu'à la deuxième enfance.

PREMIÈRE ÉPOQUE : depuis la naissance jusqu'à sept mois. On ne saurait attacher trop d'importance à reconnaître l'âge d'un enfant né depuis peu de jours ; je dirai en effet, en parlant de l'*infanticide*, qu'il suffit quelquefois de déterminer approximativement qu'un enfant est né depuis cinq, dix, quinze ou vingt jours, pour prouver qu'il n'appartient pas à une femme que l'on accuse de l'avoir tué après l'avoir mis au monde. Or, des questions de cette nature ne se présentent que trop souvent devant les tribunaux, qui, à défaut de preuves testimoniales, ne peuvent les résoudre que d'après les rapports des médecins : c'est ce qui m'engage à les traiter avec détail. J'examinerai successivement les changemens qu'éprouvent le cordon ombilical, la peau, l'épiderme, le système osseux, le canal digestif et la vessie.

CORDON OMBILICAL. On lit dans les ouvrages de médecine légale, que l'existence du cordon ombilical annonce que l'enfant est né depuis peu, tandis qu'on peut croire qu'il a vécu cinq jours environ, si le cordon est tombé ; que, lorsqu'il est frais, humide, spongieux, bien adhérent au nombril, la mort a suivi de très près la naissance ; et qu'enfin il a joui pendant quelque temps de la vie, si le cordon est flétri, sec, brunâtre, détaché en partie ou en totalité, s'il y a au nombril une cicatrice complète ou un cercle rougeâtre qui suppure encore. Le cordon ombilical, étant sans contredit la partie du corps qui peut fournir les caractères les plus propres à reconnaître l'âge de l'individu dans la première période de la vie, on a lieu de s'étonner que son histoire n'ait pas été depuis long-temps mieux approfondie. J'ai tenté de remplir cette lacune en étudiant l'organe dont il s'agit sur un assez grand nombre de sujets, et en engageant Billard, alors élève interne à l'hospice des Enfans-Trouvés, à se livrer à des travaux du même genre (*Voyez* son mémoire dans les *Achives générales de médecine*, tome XII). Depuis, les recherches de M. Denys ont enrichi la science de faits nouveaux que j'aurai soin de signaler. Pour bien concevoir tout ce qui se rapporte à l'histoire médico-légale du cordon, il faut examiner sa *flétrissure*, sa *dessiccation*, sa *chute*, le *cercle rouge ou travail inflammatoire*, et la *cicatrisation de l'ombilic*.

Flétrissure. La flétrissure peut être regardée comme le premier degré de la dessiccation ; elle arrive plus tard dans les cordons gras que dans ceux qui sont petits et minces ; elle s'effectue du sommet à la base du cordon. En général, on peut l'observer du premier jusqu'au troisième jour de la naissance : ainsi sur 15 enfans dont le cordon était seulement *un peu flétri*, il y en avait un âgé de cinq heures, 6 d'un jour, 4 de deux jours et 4 de trois jours.

C'est donc à tort que M. Devergie affirme que la flétrissure du cordon est toujours effectuée au bout de trente-deux heures ou de deux jours, au plus.

Dessiccation. La dessiccation du cordon peut commencer le premier, le deuxième et même le quatrième jour. Sur 86 enfans, il y en avait 24 chez lesquels la dessiccation commençait au sommet, arrivait à la moitié, ou s'étendait déjà près de la base du cordon ombilical : 7 n'avaient qu'un jour, 11 étaient âgés de deux jours, 3 de trois jours, et 3 de quatre jours. — Le plus ordinairement la dessiccation est complète vers la fin du 3ᵉ jour : quelquefois cependant elle est opérée dès la fin du premier jour, c'est lorsque le cordon est très mince ; tandis que dans d'autres circonstances, elle n'est à son maximum que vers le cinquième jour ; sur 86 enfans, 25 offraient leur cordon entièrement sec ; 5 étaient âgés de deux jours, 9 de trois jours, 5 de cinq jours, 4 de quatre jours, 1 d'un jour, 1 d'un jour et demi.

Pendant la dessiccation le cordon qui, au moment de la naissance, était frais, ferme, bleuâtre, arrondi, humide, opaque, acquiert une couleur roussâtre, brune, s'aplatit, se vrille et devient demi-transparent. Ses vaisseaux s'oblitèrent, deviennent tortueux et se dessèchent. — S'il est ordinaire de voir la dessiccation commencer par le sommet du cordon, quelquefois cependant elle se manifeste d'abord au niveau de la ligature, malgré l'assertion contraire de M. Devergie, tandis que la partie du cordon qui le dépasse reste encore molle pendant quelque temps.

La dessiccation du cordon est un phénomène vital. Les preuves de ce fait important se tirent 1° de ce que la portion du cordon qui tient au placenta, se flétrit et se *pourrit* comme un corps inorganique, tandis que sa portion abdominale offre tous les phénomènes de la dessiccation ; 2° de ce que le cordon cesse de se dessécher aussitôt que la vie s'éteint, qu'il ne se dessèche pas du tout si l'enfant meurt en naissant, ou bien ne se dessèche que long-temps après et lentement ; 3° de ce que le cordon ombilical subit sur le cadavre une véritable putréfaction bien différente de la dessiccation normale : ainsi il reste mou et flexible ; ses vaisseaux sont assez béans, pour qu'on puisse y faire pénétrer une injection ; il devient d'un blanc verdâtre, se fronce à son extrémité, se flétrit, l'épiderme se détache, enfin il tombe en putrilage du quatrième au cinquième jour. On voit rarement le cordon ombilical d'un enfant mort-né sécher avant le cinquième ou le sixième jour. Ces faits seront d'une grande utilité, plus tard, lorsqu'il s'agira de déterminer si l'enfant a vécu et le temps pendant lequel il a joui de la vie (*Voy*. l'article Infanticide) ; en effet, comme le dit Billard, quand on examine un fœtus quelque temps après sa naissance, ou lorsqu'on en fait l'exhumation, s'il porte encore son cordon, il faut bien observer si celui-ci offre ces caractères de la dessiccation normale, c'est-à-dire s'il est roussâtre, aplati, vrillé, demi transparent, et si ses vaisseaux sont oblitérés et desséchés ; ou bien, s'il est encore mou ou dans un état de putréfaction analogue à l'état général du cadavre : car dans le premier cas, l'enfant n'était pas mort-né, et pouvait avoir vécu un ou deux jours, puisque la dessiccation, qui n'a lieu que pendant la vie, avait déjà commencé ; tandis que dans l'autre cas, l'enfant pourrait être mort-né ou n'avoir vécu que peu de temps, puisque le cordon ombilical, mollasse et seulement flétri, n'avait point encore éprouvé sa dessiccation normale. Toutes les fois que l'on trouvera le cordon ombilical desséché, aplati, vrillé et noirâtre sur le cadavre d'un enfant, celui-ci a dû vivre au moins un jour, cet état du cordon ne pouvant être un effet cadavérique.

Chute du cordon ombilical. Le plus ordinairement le cordon ombilical se sépare de l'abdomen du quatrième au cinquième jour ; quelquefois il tombe plus tôt ou plus tard. Sur 16 enfans chez lesquels la chute de ce cordon venait d'avoir lieu, il y en avait 2 âgés de deux jours, 3 de trois jours, 6 de quatre jours, 3 de cinq jours, 1 de six jours, et 1 de sept jours. On ne peut donc pas indiquer d'une manière *précise,* d'après ce seul caractère, l'âge d'un enfant nouveau-né, quoiqu'il puisse servir dans beaucoup de cas à le faire connaître approximativement. Les membranes sont la première partie du cordon qui s'érode ; les artères ombilicales se rompent ensuite, la veine persiste plus long-temps. Si l'on examine alors les membranes, on voit qu'elles sont détachées circulairement, sans offrir aucun lambeau, tandis qu'il est rare de ne pas en apercevoir quand le cordon a été arraché.

Cercle rouge à la base du cordon, ou travail inflammatoire. La chute du cordon ombilical n'est pas toujours précédée d'un cercle rouge à l'ombilic ; bien au contraire, d'après Billard, les cas où l'on remarque ce travail inflammatoire sont beaucoup plus rares que ceux où on ne l'observe pas. Sur 86 enfans de différens âges, 25 seulement ont présenté des traces évidentes de ce travail sur le contour du bourrelet ombilical ; chez 17 de ces enfans la rougeur de l'ombilic était accompagnée de tuméfaction, mais sans suppuration ; chez les 8 autres, il y avait, outre la rougeur et la tuméfaction, une suppuration bien établie. Ces enfans étaient âgés, savoir : 4 d'un jour, 9 de deux jours, 7 de trois jours, 2 de quatre jours, 2 de cinq jours, enfin 1 de quinze jours, dont le cordon était tombé depuis long-temps, et l'ombilic cicatrisé. Suivant M. Denys, dans la dessiccation opérée pendant la vie, la base du cordon est baignée par un fluide muqueux sécrété par l'anneau cutané temporaire, à la suite de la *phlegmasie qu'entraîne nécessairement* la chute du cordon. De ces résultats contradictoires, il suit évidemment, que l'absence ou la présence d'un cercle rouge à l'ombilic ne saurait être considérée comme un caractère de grande valeur pour reconnaître si l'enfant est mort avant, pendant ou après l'accouchement (1).

Cicatrisation de l'ombilic. La cicatrisation de l'ombilic est complète, et ce suintement de l'ombilic est tari, dans le plus grand nombre des cas, du dixième au douzième jour. Souvent cette cicatrice est fermée plus tôt, et le mode d'implantation du

(1) Le travail inflammatoire dont je viens de parler, et qui semblerait devoir hâter la chute du cordon ombilical, paraît au contraire la retarder, comme on a pu s'en convaincre en examinant les vingt-cinq enfans qui avaient présenté des traces évidentes de ce travail.

<table><tr><td>I.</td><td>6</td></tr></table>

cordon ombilical à l'abdomen est une des causes du temps plus ou moins long qu'elle exige pour être achevée. Si le cordon est mince, grêle, et que le bourrelet cutané qui l'environne, peu saillant et peu prononcé, se fronce déjà sur lui-même, la cicatrice se fait promptement. Si, au contraire, le cordon est épais, large à sa base, et que le bourrelet cutané soit volumineux et avancé sur le cordon de 3, 4 ou 6 lignes, la cicatrisation se fait plus tard. On peut dire, en d'autres termes, qu'un ombilic mince correspond à un cordon grêle, et que la cicatrisation a dû se terminer avant le dixième jour ; tandis qu'un ombilic très saillant annonce que le cordon était très probablement épais, et dans ce cas la cicatrisation s'est opérée plutôt après qu'avant le dixième jour.

Pendant que ce travail de cicatrisation a lieu, certains phénomènes se présentent successivement à l'observateur ; d'abord les deux artères ombilicales se rétrécissent par une sorte d'hypertrophie concentrique ; la veine ne s'oblitère que lentement. Suivant M. Denys, l'anneau cutané temporaire se renversant, un espace, au fond duquel se trouvent les vaisseaux, la veine en haut et les deux artères en bas s'établit, et prend une organisation analogue à celle des membranes muqueuses. C'est là ce qu'il désigne sous le nom de *cicatrice ombilicale temporaire*. Les vaisseaux communiquent avec le sac muqueux par une ouverture très libre, ce dont on peut s'assurer à l'aide de l'insufflation.

Cette cicatrice temporaire se resserrerait du douzième au trentième jour après la naissance, et ne disparaîtrait qu'au quarantième jour, époque où s'établirait *la cicatrice ombilicale permanente*.

PEAU ET CHUTE DE L'ÉPIDERME. Si la peau du cadavre est molle, unie, rose, recouverte d'un enduit sébacé blanchâtre, on est porté à croire que la mort a suivi de très près la naissance. Si la matière qui forme cet enduit est desséchée et fanée, il est permis de supposer que le nouveau-né a été exposé pendant quelque temps à l'air. Si la peau est rude, terne, jaunâtre, sans enduit, on peut soupçonner que l'enfant a vécu pendant quelque temps. Si l'*épiderme* tombe en desquamation, ou s'enlève par petites écailles, par fragmens membraneux , l'enfant a joui pendant quelque temps de la vie , d'après Chaussier, M. Capuron, etc. Le caractère tiré de la chute de l'épiderme m'ayant paru susceptible d'être mieux précisé, j'ai engagé Billard à profiter de son séjour à l'hospice des Enfans-Trouvés, pour examiner tout ce qui se rapporte à l'exfoliation de cette couche tégumentaire.

Manière dont se fait l'exfoliation de l'épiderme. En s'exfoliant, l'épiderme présente des lignes ou sillons , des écailles plus ou moins larges, des lames irrégulières d'une grandeur variable, enfin une sorte de poussière. Cette exfoliation commence dans la plupart des cas par l'abdomen, puis par la base de la poitrine, les aines, les aisselles, l'espace inter-scapulaire, les membres, les pieds et les mains.

On remarque très fréquemment des lignes ou des sillons. On les voit surtout à l'abdomen , à la base de la poitrine , aux plis de l'aine et de la région inguinale, au cou, au poignet, au pli du bras, au jarret et sur le coude-pied. Ces lignes affectent ordinairement une forme demi-circulaire ; elles sont le résultat des fissures qui s'opèrent à la surface de l'épiderme ; elles ressemblent d'abord aux éraillures de la peau sur l'abdomen des femmes enceintes, mais bientôt elles en diffèrent en ce que les bords de chaque fissure se soulèvent et se renversent.

On observe les écailles épidermiques sur les parties latérales de la poitrine, au milieu des membres, sur les épaules, entre les deux omoplates, à la paume des mains et à la plante des pieds, au front, sur les fesses, aux coudes, enfin aux extrémités des doigts. Ces écailles sont quelquefois furfuracées, d'autres fois ce sont des lamelles assez grandes ; toujours elles sont irrégulières.

L'exfoliation par lames diffère à peine de celle dont je parle ; elle résulte souvent de ce que l'épiderme vient à se soulever sur l'abdomen ou sur les membres depuis une ligne jusqu'à une autre ; une large couche épidermique se détache de la peau, et l'on doit toujours considérer alors comme en pleine activité, le phénomène dont il s'agit.

Il est des sujets chez lesquels l'exfoliation de l'épiderme se fait

6.

sans la moindre apparence de lignes, ni de sillons, ni de lames. L'épiderme tombe, pour ainsi dire, en poussière, sans qu'il soit possible d'observer des périodes régulières; l'exfoliation se fait d'une manière *insensible*.

Dès que l'épiderme se soulève, le derme apparaît au-dessous, rouge et humide; cette humidité, produit de la sécrétion cutanée, ne tarde pas à se dessécher et à se concréter de manière à donner naissance à un nouvel épiderme, dont la formation est extrêmement prompte. Si la sécrétion dermique est trop abondante pour être aussitôt concrétée, si quelque cause s'oppose à son organisation, alors l'épiderme secondaire ne se forme pas; et il en résulte des excoriations humides dans diverses parties du corps, mais surtout au pli de l'aine ou de l'aisselle.

Époque à laquelle commence l'exfoliation de l'épiderme. Sur 86 enfans, l'exfoliation de l'épiderme n'était pas encore commencée chez 43, tandis qu'elle avait lieu chez les 43 autres. Parmi les 43 premiers, 14 étaient âgés d'*un* jour, 11 de *deux*, 9 de *trois*, 5 de *quatre*, 2 de *cinq*, 1 de *neuf* et 1 de *dix*. Aucun enfant mort-né ne présentait de traces d'exfoliation naturelle de l'épiderme.

Exfoliation de l'épiderme chez 43 enfans. Elle *commençait* à peine chez 11 d'entre eux, tandis qu'elle était en pleine activité chez les 32 autres. Chez *trois* des onze premiers enfans, l'épiderme n'était encore ni fendillé ni écailleux, mais il commençait à perdre çà et là, et surtout à l'abdomen, son adhérence avec la peau, car en le pinçant ou en le frottant, il semblait se mouvoir lui seul sous la pression des doigts; il était excessivement sec et contrastait par son aspect avec les autres parties du corps où la peau était lisse et l'épiderme parfaitement tendu sur elle; il offrait quelque ressemblance avec les pellicules qui se forment à la surface du lait, quand il est sur le point d'entrer en ébullition. Ces enfans étaient âgés, l'un d'un jour et demi, l'autre de deux jours, et le troisième de trois. Le lendemain et les jours suivans, on voyait des lignes fendillées et des écailles nombreuses; enfin l'épiderme est tombé. — Les 8 autres enfans chez lesquels l'exfoliation était *à peine commencée* ne présentaient que quelques lignes à l'abdomen et à la base de la poitrine; 3 étaient âgés d'un jour, 1 de trois jours, 1 de quatre jours et 3 de deux jours ; chez ces trois derniers, on voyait de légères écailles à l'aisselle, et des lignes dans le sens des plis du cou et de l'aine.

L'exfoliation était *en pleine activité* chez 32 sujets ; un seul était âgé d'un jour, 7 de deux jours, 9 de trois jours, 5 de quatre jours, 6 de cinq jours, 1 de sept jours, 2 de neuf jours et 1 de quinze jours.

Époque à laquelle finit l'exfoliation de l'épiderme. La durée du temps pendant lequel s'effectue cette exfoliation est très variable. Elle peut se terminer au trentième, au quarantième jour et même au deuxième mois. Elle dure bien plus long-temps chez les enfans qui tombent dans le marasme, par suite d'affections chroniques.

Différences entre l'exfoliation naturelle de l'épiderme et le soulèvement produit par des maladies, ou par la putréfaction. Dans l'exfoliation naturelle, la peau a bien la coloration rosée particulière aux nouveau-nés, mais elle est rarement enflammée ; l'épiderme, toujours sec, ne tombe pas après avoir été soulevé par un fluide, il se fendille et se renverse en se roulant comme une coquille ; si on cherche à l'enlever avec les doigts, il se brise aussitôt, et l'on ne voit pas les connexions celluleuses et vasculaires qu'il pourrait avoir avec le derme, se déchirer en même temps.

Les phlyctènes qui précèdent la gangrène, ou les bulles érysipélateuses, sont toujours accompagnées d'un épanchement sous-épidermique d'un fluide sanguinolent ou séreux, et n'existent d'ailleurs qu'au niveau des parties enflammées. Quant aux vésicules et aux pustules, leur aspect est trop tranché pour que l'on puisse les confondre avec l'exfoliation dont il s'agit.

Le soulèvement de l'épiderme, qui est le résultat de la putréfaction, est accompagné d'un état général de décomposition, propre à donner l'éveil sur la cause qui le détermine. D'ailleurs, on observe en arrachant les lames épidermiques putréfiées, des tractus ou filamens peu résistans, mais susceptibles cependant de s'allonger assez pour qu'on puisse aisément les voir, ce qui n'a pas lieu dans l'exfoliation naturelle.

Conclusions. Il résulte de ce qui précède, 1° que l'exfoliation épidermique est un phénomène de la vie extra-utérine, puisqu'on ne l'observe pas chez des fœtus au sortir de l'utérus ; par conséquent lorsqu'on pourra constater qu'elle existe sur le cadavre d'un enfant, on conclura que ce cadavre n'est pas celui d'un enfant mort-né, pourvu que l'on évite dans ce cas de confondre la chute de l'épiderme par la putréfaction avec l'exfoliation naturelle ; 2° qu'elle commence à une époque extrémement variable ; toutefois elle n'a jamais lieu immédiatement après la naissance, et il faut au moins qu'un jour s'écoule pour qu'elle se manifeste ; d'où il suit que toutes les fois qu'on verra sur le corps d'un enfant l'épiderme se fendiller et se soulever, il sera permis de soupçonner que l'enfant a au moins un jour ; 3° que c'est du troisième au cinquième jour qu'elle est dans la plus grande activité chez la plupart des enfans ; 4° qu'il n'est guère permis de rien statuer de général sur sa durée et sa terminaison, ce phénomène présentant sous ce rapport, des variétés infinies ; 5° que dans tous les cas, avant de chercher à tirer des conséquences médico-légales de l'état de l'épiderme, il importe de reconnaître, ce qui n'est pas difficile, si l'exfoliation de la couche épidermique est naturelle, ou si elle est le résultat d'une maladie ou de la putréfaction (*V*.page 85.)

Système osseux et dentaire (*V*. p. 107 et 113).

Canal digestif et vessie. Si l'*estomac* ne contient que peu de mucosités, si le gros *intestin* est encore rempli de méconium, s'il y a beaucoup d'urine dans la *vessie*, la mort a probablement suivi de très près la naissance ; l'enfant, au contraire, aura probablement vécu pendant quelque temps, si l'estomac renferme du lait ou d'autres substances alimentaires, s'il n'y a plus de méconium dans l'intestin ni d'urine dans la vessie (*V*. pour plus de détails sur le méconium, la page 75).

Les caractères suivans, indiqués par Fodéré et par d'autres auteurs de médecine légale, me paraissent tout au plus devoir être considérés comme secondaires dans la solution du problème qui m'occupe. Jusqu'au quarantième jour, l'enfant est faible et petit ; sa tête est molle et plus ou moins penchée en avant, en arrière ou sur les côtés, suivant sa vigueur naturelle. La fontanelle antérieure est d'autant plus molle qu'il s'approche moins du quarantième jour. Ses yeux sont peu sensibles à la lumière ; il ne voit ni n'entend ; ses cris ont fort peu d'étendue ; la chair est molle, le nombril saillant. Du deuxième au cinquième mois, ses pleurs sont plus marqués ; sa tête est redressée ; ses traits formés ; il est plus coloré ; ses yeux cherchent la lumière ou les objets brillans ; il s'agite à l'occasion d'un bruit très fort, le sommeil a plus de durée ; il a plus besoin de téter ; enfin sa stature est plus marquée. Du sixième au septième mois, il témoigne du plaisir à voir sa nourrice et d'autres personnes ; il porte ses doigts et tous les corps durs à la bouche ; il mâche le pain avec facilité (Fodéré, *Médecine légale*, t. 1, p. 10). La connaissance des maladies auxquelles l'enfant est sujet pendant cette époque de la vie, me semble encore beaucoup moins propre à résoudre le problème que les caractères dont je viens de parler en dernier lieu ; aussi ne ferai-je pas l'énumération de ces affections.

Deuxième époque. Depuis le septième mois jusqu'à la fin de la deuxième année. Cette époque est surtout caractérisée par l'éruption des dents et par les changemens qu'éprouve le système osseux (*V.* art. Identité, p. 102).

Je rejetterai, comme caractères de la période de la vie dont je parle, les maladies auxquelles l'enfant est exposé, et je n'attacherai qu'une médiocre importance à des phénomènes d'un autre genre mentionnés par les auteurs, et que je vais faire connaître : à *un an*, l'enfant commence à articuler des sons, il est jaloux de sa nourrice ; il n'éprouve plus ce mouvement semblable au hoquet qu'il avait souvent dans les premiers mois ; il commence à pouvoir retenir ses excrémens ; il balbutie des mots ; les mouvemens sont plus sûrs et la progression moins chancelante.

Troisième époque : depuis deux ans jusqu'à sept.
Éruption et ossification d'autres dents, et Système osseux. (*V.* p. 102 et 113).

Il me semble inutile de dire que pendant cette période de la vie les sens se perfectionnent successivement, les membres reçoivent des formes plus prononcées, etc. ; des caractères de cette nature, outre qu'ils sont connus de tout le monde, ne présentent pas assez de précision pour déterminer l'âge d'un enfant à deux ou trois ans près.

DEUXIÈME ENFANCE.

La deuxième enfance commence avec la huitième année et finit à douze ans pour les filles et à quinze ans pour les garçons, c'est-à-dire à l'époque de la puberté. C'est particulièrement dans les premiers temps de cette période que se fait la chute des dents de lait (*V*. p. 116).

Est-il nécessaire de faire remarquer que pendant cette période de la vie les facultés intellectuelles, et surtout la mémoire acquièrent un grand développement, que les os deviennent plus compactes, et que le corps prend son accroissement en longueur? (*V*. art. IDENTITÉ POUR LE SYSTÈME OSSEUX, p. 103).

ADOLESCENCE.

L'adolescence comprend l'espace qui sépare la douzième année de la vingt-et-unième chez les femmes, et la quinzième de la vingt-cinquième chez les hommes. Elle s'annonce chez ces derniers par le développement des organes génitaux, la sécrétion du sperme, l'agrandissement du thorax, la force de la voix, qui jusqu'alors avait été grêle et qui devient grave et sonore; le pubis, les aines et les aisselles se recouvrent de poils, la barbe paraît quelque temps après. Chez la femme on observe que les mamelles se développent, que la menstruation s'établit, que le pubis et les aisselles se recouvrent également de poils; les changemens de la voix sont moins sensibles que chez l'homme. Cette époque a été subdivisée par Zacchias en trois périodes, qu'il a désignées sous les noms de *puberté commençante*, de *puberté entière* et de *puberté achevée*.

Système osseux et dentaire (*V*. p. 103 et 116).

AGE ADULTE.

L'âge adulte comprend la jeunesse qui finit à quarante ans, et la virilité qui s'étend depuis la quarantième jusqu'à la soixantième année. Il est extrêmement difficile de préciser l'âge pendant cette période de la vie : dirai-je avec certains auteurs que le ventre grossit, que la barbe est plus touffue et plus rude, que les poils et les sourcils sont plus multipliés, que les cheveux blanchissent et deviennent plus rares, que le front se ride? Ces caractères et beaucoup d'autres que je passe sous silence, offrent des différences tellement grandes, qu'ils induisent souvent en erreur, et que malgré l'habitude que l'on a de juger les âges d'après leur ensemble, on se trompe quelquefois de cinq, huit ou dix ans.

Système osseux et dentaire (*V*. IDENTITÉ, p. 103 et 116).

VIEILLESSE.

La vieillesse commence à soixante ans, et finit entre la quatre-vingt-quatrième et la quatre-vingt-cinquième année; depuis cette dernière époque jusqu'à la mort, on la désigne plus particulièrement sous le nom de *décrépitude*. La difficulté de préciser les âges pendant la vieillesse, n'est pas moindre que dans la période précédente. La blancheur des cheveux, de la barbe et des poils, les rides du visage, la couleur cendrée de la peau, l'obscurcissement de la vue, la dureté de l'ouïe, l'affaiblissement des facultés intellectuelles, l'état d'imbécillité dans lequel on finit par tomber, la diminution des forces, la courbure de l'épine, le changement de forme de la mâchoire inférieure qui s'allonge, s'aplatit et s'avance, l'usure, la chute des dents, la raideur des articulations, l'agrandissement de la cavité des os longs, et l'amincissement de leurs parois, le refroidissement des extrémités, l'inertie de l'appareil générateur, la constipation, les excrétions alvines involontaires, la lenteur et l'intermittence du pouls, tels sont les principaux caractères propres à faire juger l'âge d'un vieillard : or, ces caractères sont loin de se manifester aux mêmes époques chez tous les individus.

Système osseux et dentaire (*V*. p. 103 et 116).

DES QUESTIONS D'IDENTITÉ.

Les jurisconsultes sont quelquefois appelés à décider si une personne est réellement la même que celle qui a été perdue ou qu'on cherche. Je ne crois pas devoir mentionner les diverses circonstances où une semblable question peut être agitée; l'examen des faits propres à l'éclairer, et qui sont du ressort de la médecine, doit seul m'occuper ici. Voici quel est l'état de la législation actuelle sur ce point.

« La filiation des enfans légitimes se prouve par les actes de naissance inscrits sur le registre de l'état civil. » (Code civil, art. 319).

« A défaut de ce titre, la possession constante de l'état de l'enfant légitime suffit » (*Ibid.*, 520).

« La possession d'état s'établit par une réunion suffisante de faits, qui indiquent le rapport de filiation et de parenté entre un individu et la famille à laquelle il prétend appartenir. Les principaux de ces faits sont : que l'individu a toujours porté le nom du père auquel il prétend appartenir ; que le père l'a traité comme son enfant, et a pourvu en cette qualité à son éducation, à son entretien et à son établissement ; qu'il a été reconnu constamment pour tel dans la société ; qu'il a été reconnu pour tel dans la famille » (*Ibid.*, art. 321).

« A défaut de titre et de possession constante, ou si l'enfant a été inscrit, soit sous de faux noms, soit comme né de père et mère inconnus, la preuve de filiation peut se faire par *témoins*.

« Néanmoins cette preuve ne peut être admise que lorsqu'il y a commencement de preuve par écrit, ou lorsque les présomptions ou *indices* résultans des faits dès-lors constans, sont assez graves pour déterminer l'admission » (*Ibid.*, art. 323).

Or, l'appréciation des *indices* dont il est fait mention dans l'article 323, exige quelquefois l'avis des gens de l'art. Rien ne me paraît plus propre à prouver cette assertion que la consultation de Louis, relative à *Baronet*, et les rapports dont je vais donner les extraits.

CONSULTATION DE LOUIS.

Remi *Baronet*, né le 18 mai 1717, quitta son pays à l'âge de vingt-cinq ans, et ne fut de retour que vingt-deux ans après. La veuve *Lamort*, sa sœur, qui avait recueilli sa portion d'hoirie, ne voulut point le reconnaître, quoique plusieurs personnes affirmassent positivement que c'était lui. Elle imagina, de concert avec le curé de la paroisse, de le faire passer pour le fils de François *Babilot*, qui était absent depuis plusieurs années. *Babilot* hésite d'abord : mais bientôt après il cède aux insinuations de l'intrigue, et l'on publie partout qu'il est le père de *Baronet* ; celui-ci est flétri, et condamné aux galères perpétuelles par le bailliage de Reims, comme faussaire et spoliateur de successions sous un nom supposé. *Baronet* avait déjà subi deux années de la peine, lorsqu'on demanda que le procès fût révisé au parlement de Paris, parce qu'on eut lieu de soupçonner la fourberie de la veuve *Lamort* et de ses conseils. C'est alors que Louis fut requis de donner son avis sur les chefs suivans :

1° En 1777, *Baronet* avait soixante ans, tandis que *Babilot*, qui était né en 1731, n'en avait que quarante-six. Est-il possible de prendre un homme de soixante ans pour un homme de quarante-six ans ? Ici, Louis déclara que le condamné paraissait avoir réellement soixante ans.

2° *Babilot* fils avait à la cuisse une tache de vinaigre de la largeur d'un écu de 6 francs, tandis que *Baronet* ne l'avait pas. On demanda si ces taches (*envies*, *désirances*) pouvaient établir une distinction. « De pareilles marques sont indélébiles, répondit Louis, et l'on ne peut les faire disparaître qu'à l'aide de caustiques qui laissent après eux des cicatrices, ou en peignant la couleur de la peau : or rien ne prouve que de pareils moyens aient été mis en usage chez *Baronet*. »

3° *Babilot* ne boitait pas; il était bel homme, bien fait, quoique ses épaules fussent hautes. *Baronet* était voûté, d'une taille au-dessous de 5 pieds; il avait une jambe plus courte que l'autre, et les malléoles très grosses. On voulut savoir s'il était possible de se tromper aux traits de ressemblance répandus sur le corps de ces individus. « L'élévation des épaules de *Babilot*, répondit Louis, ne saurait être confondue avec les vices de conformation dont *Baronet* est atteint; chez celui-ci, en effet, la colonne de l'épine est contournée, ce qui tient peut-être à l'habitude qu'il a contractée de marcher incliné de côté pour corriger en partie les inconvéniens de la claudication. Quant aux traits du visage, ils ont pu être altérés par l'âge au point de faire naître chez les personnes qui sont restées plusieurs années sans voir ces individus, des idées extrêmement confuses. On assure, il est vrai, que *Baronet* avait eu une épaule luxée et un bras fracturé par une chute, et pourtant l'individu soumis à l'examen ne présente aucune trace de semblables lésions; mais il est possible, dit Louis, que *Baronet* ait cru avoir le bras fracturé parce qu'on le lui aura dit.

4° L'un et l'autre avaient des cicatrices à la joue et à la gorge, mais *Baronet* en avait une au sourcil, suite d'un coup de pierre attesté par celui qui l'avait lancée. « Suivant tous les récits, répondit Louis, *Babilot* doit avoir à la partie droite du visage, près du cou, une cicatrice provenant d'*humeurs froides guéries*; cette cicatrice succédant à l'ouverture spontanée des glandes du cou, dont l'engorgement scrofuleux s'est terminé par suppuration, doit être ronde et se trouver à la région correspondante à ces glandes. L'individu soumis à l'examen présente, au contraire, une cicatrice longue, s'étendant le long de la lèvre externe du bord de la mâchoire inférieure depuis l'angle jusqu'auprès du menton; sa largeur et la manière dont la consolidation s'est opérée annoncent qu'elle a été faite par un corps contondant, tel qu'un coup de pied de cheval, et l'on sait que *Baronet* avait reçu un pareil coup. En outre, *Babilot* devait avoir une cicatrice à la joue, que l'on ne voyait point sur le condamné. »

Cette consultation donna lieu à un arrêt du 26 août 1778, par lequel *Baronet* fut déchargé de toute accusation, et reconnu pour tel qu'il se disait (*Causes célebres*, vol. XXVI, cause 256).

RAPPORT DANS UNE ACCUSATION DE FRATRICIDE, PAR DUPUYTREN
ET BRESCHET.

Le 8 novembre 1814, Auguste Dautun fut assassiné par son frere Charles. Le lendemain, des mariniers trouvèrent, dans la Seine, une tête humaine enveloppée dans un torchon, marqué A. D.; les autres débris de la victime, deux cuisses et deux jambes, furent découverts le même jour près des fossés de la place Louis XV. Il s'agissait de constater que l'individu assassiné était Auguste Dautun ; et *comme il était boiteux*, il fallait surtout s'attacher à démontrer qu'il avait *une jambe plus courte que l'autre*. Je vais extraire de ce rapport la partie relative à la question d'identité. « Le 15 novembre, on nous a présenté, disent les experts, les parties du corps d'un homme âgé de trente-six à quarante ans, de la taille d'environ 5 pieds, ayant la tête chauve, les cheveux châtains, les poils des favoris blonds et rares, une verrue à la lèvre supérieure près de la commissure droite, plusieurs dents de moins et depuis long-temps à la mâchoire supérieure, et à l'inférieure du côté droit, la barbe faite depuis vingt-quatre heures à-peu-près, une cicatrice linéaire et longitudinale sur le côté externe du poignet droit, le second orteil du pied du même côté placé sur le gros orteil, la peau de tout le corps blanche, fine et glabre, excepté sur les jambes. — Les têtes des fémurs étaient rapetissées ; elles étaient raboteuses, inégales, dépouillées çà et là de cartilage, non par l'effet d'une section récente, mais par celui d'une maladie ancienne et guérie depuis long-temps. La tête du fémur du côté gauche était plus petite que celle du côté droit : celle-ci était aplatie d'un côté à l'autre. Le col des fémurs était raccourci des deux côtés ; le droit offrait en avant une végétation osseuse encroûtée de cartilage. Les ligamens qui environnent l'articulation étaient déformés, gonflés et plus fortement adhérens aux parties molles voisines que dans l'état ordinaire. Les cavités des os des îles étaient oblitérées des deux côtés. A la place de la cavité cotyloïde du côté droit, il existait une végétation moitié osseuse, moitié fibro-cartilagineuse, au centre de laquelle s'implantait encore le ligament rond. La tête du fémur de ce côté était reçue dans une cavité accidentelle située au-dessus et en arrière de la cavité naturelle, et pourvue de cartilages et de ligamens nouveaux. La cavité cotyloïde du côté gauche était presque entièrement effacée, et la cavité nouvelle, que la tête du fémur s'était formée, était située plus haut, plus en arrière, et semblait moins bien organisée que du côté droit. »

Cet examen conduisit Dupuytren et Breschet à conclure, 1° que l'homme qui faisait le sujet de l'observation avait dû avoir dans son enfance une maladie des deux articulations des cuisses avec le bassin ; 2° que ces maladies, quoique anciennes et guéries, avaient dû laisser dans la conformation des hanches et du bassin une difformité remarquable ; et dans les mouvemens de progression de l'individu, des difficultés, des obstacles, *probablement une claudication*, certainement un balancement pénible et désagréable du corps sur les membres inférieurs. Une comparaison exacte des deux membres faite sous le rapport de leur longueur, et une comparaison de la plante des pieds sous le rapport de la fatigue qu'elle a dû éprouver sur chacun des pieds, portent à croire que le membre inférieur du côté droit était un peu plus court que celui du côté gauche, et que le corps, au lieu de prendre son appui sur toute la longueur de la plante du pied droit, ne portait que sur les têtes des os du métatarse ; en d'autres termes, que le membre inférieur droit était plus court, et que la pointe du pied du même côté portait presque seule sur le sol dans la marche. (*Annales d'hygiène et de médecine légale*, juillet 1829.)

DEUXIÈME RAPPORT DANS UNE ACCUSATION DE FRATRICIDE, PAR LAURENT, MM. NOBLE ET VITRY.

Le 1er août 1828, Laurent, MM. Noble et Vitry furent requis par M. le juge d'instruction pour procéder à l'exhumation et à l'examen d'os trouvés enfouis dans une cave, et pour reconnaître, 1° si ces os appartenaient à l'espèce humaine, et en cas d'affirmative, si c'étaient ceux d'un homme ou d'une femme ; 2° quelle était la taille de l'individu, son âge, etc. ? Ces os avaient été trouvés dans une cave le 12 juillet 1828, et, suivant toute apparence, le cadavre avait été inhumé dans le courant d'août 1825. Il fut établi par les débats que Louis-Michel Guérin avait assassiné son frère Nicolas-Joseph Guérin , *lequel boitait légèrement, et fumait toujours avec une pipe de terre*, et qu'il l'avait enterré dans un coin de la cave. Voici les détails de cette affaire, qui se rapportent à la question d'identité , et qui étaient bien propres à la résoudre :

« La colonne vertébrale est complète ; le corps de la cinquième vertèbre lombaire, déprimé et moins épais à droite, semble indiquer qu'à une époque que nous ne pouvons pas préciser, cet os a subi une espèce d'altération commune dans le rachitisme. Le bassin, dont le détroit supérieur est moins large à gauche qu'à droite, présente tous les caractères qui appartiennent au bassin de l'homme. Les deux tibias offrent dans leur tiers supérieur une courbure remarquable, mais bien plus forte au tibia gauche qu'au droit ; les péronés sont aussi le siége du même vice de conformation ; il en résulte que la jambe gauche est de 6 *lignes plus courte que la jambe droite*. La clavicule gauche est de 4 lignes plus courte que la droite, ainsi que l'humérus du même côté.

« Les os ont acquis tout le développement qu'ils présentent *dans l'âge adulte.* Leurs éminences d'insertion et leurs courbures naturelles sont fortement prononcées ; toutes les épiphyses sont entièrement soudées ; les sutures sont bien apparentes, et leurs engrenures ont peu de profondeur ; l'occipital est entièrement soudé au corps du sphénoïde, et les traces d'union des os de la face entre eux sont encore très distinctes.

« Il existe seize dents à la mâchoire supérieure. Les deux dents de sagesse sont au niveau de leurs alvéoles, et devaient encore être recouvertes par la gencive. Les deux incisives offrent, conjointement avec les canines qui leur sont contiguës, *une perte de substance* de forme demi-circulaire, qui nous semble avoir été produite *par le frottement long-temps continué* d'un corps dur et cylindrique, que nous pensons devoir être un *tuyau de pipe de terre.* La mâchoire inférieure présente encore trois dents incisives assez grêles : deux sont intactes ; celle qui avoisine la canine gauche est plus mince que les autres ; la couronne est presque détruite par un point de carie, apparent seulement en arrière, mais qui a diminué son niveau de plus d'une demi-ligne ; on ne retrouve dans l'os aucune trace de la quatrième. Deux canines très fortes chevauchent sur les dernières incisives, et forment une saillie assez considérable (1). Entre ces dernières dents et les petites molaires, se trouve une échancrure qui complète l'ouverture circulaire qui recevait le tuyau de pipe de terre dont nous avons parlé ; la seconde petite molaire gauche, détruite en partie par la carie, laisse entre elle et la grosse molaire une échancrure assez considérable. La deuxième grosse molaire gauche a été extraite. La dent de sagesse droite est entièrement sortie ; la gauche est dans son alvéole.

Ces faits portèrent les experts à conclure, 1° que le squelette appartenait à l'espèce humaine ; 2° qu'il était du sexe masculin ; 3° que sa taille était d'environ 5 pieds ; 4° que d'après l'état avancé de l'ossification, il avait dépassé vingt-cinq ans, mais que l'on pouvait présumer qu'il n'avait pas atteint cinquante ans, d'après les caractères des sutures et surtout des dents ; 5° qu'à raison de la couleur des cheveux et des poils, de la conformation des os du bassin, de la dépression de la cinquième vertèbre lombaire, de la courbure des os des deux jambes, et plus particulièrement de ceux de la gauche, l'individu avait été *rachitique* dans son enfance, et qu'il devait sinon *boiter,* du moins *feindre* de l'extrémité inférieure gauche» (*Annales d'hygiène et de médecine légale*, juillet 1829).

(1) Cette particularité dans la disposition des dents fut signalée à l'audience par un témoin qui, choqué de cette espèce de difformité, avait conseillé à Nicolas Guérin de se faire arracher cette dent. La mâchoire lui ayant été présentée à l'audience, il reconnut parfaitement les dispositions qu'il venait de signaler.

RAPPORT SUR L'AFFAIRE DE LA VEUVE HOUET, DONT LE CADAVRE FUT EXHUMÉ ONZE ANS APRÈS LA MORT, PAR MM. MARC, BOYS DE LOURY ET ORFILA.

La veuve Houet fut étranglée et enterrée dans un jardin d'une maison de la rue de Vaugirard. Plusieurs circonstances ayant conduit le ministère public à soupçonner que les nommés *Bastien* et *Robert* étaient les auteurs du meurtre, des fouilles furent faites en leur présence le 26 mars 1833, c'est-à-dire *onze ans* après la mort. Le docteur Boys de Loury, commis pour assister à cette opération, parvint, après des recherches minutieuses, à faire extraire de terre presque tous les os d'un squelette humain, qui dès le lendemain furent soumis à notre examen. Parmi les questions que nous étions chargés de résoudre, une des plus importantes était, sans contredit, celle qui avait pour objet de constater *l'identité* ; aussi le procureur du roi demandait-il, 1° si les ossemens trouvés appartenaient à un même corps humain et le composaient en entier ; 2° quel était le sexe de la personne ; 3° quels pouvaient être son âge et sa taille ; 4° quelle était la longueur et la couleur des cheveux, la dimension du cou et des mains ; quel était l'état des dents, la conformation générale : 5° quelle était la *position de la corde* trouvée autour des os qui forme la partie inférieure du cou, et dans le cas où cette corde serait disposée de manière à avoir pu occasionner la mort, quels pouvaient être les indices propres à déterminer le genre de mort ; 6° s'il existait des traces d'empoisonnement ; 7° quelle pouvait être la quantité et la nature de la substance paraissant être de la chaux, et formant une sorte de voûte, sous laquelle étaient placés les os ; 8° pendant combien de temps le cadavre paraissait avoir séjourné dans la terre ; 9° quel temps est nécessaire pour qu'une corde qui a environ la grosseur d'un tuyau de plume, pourrisse dans l'eau et dans la terre, à une profondeur de plusieurs pieds ; 10° Si parmi les débris recueillis il y avait des parcelles de vêtemens, et quel temps était nécessaire pour qu'elles fussent détruites lorsqu'elles étaient enterrées à plusieurs pieds, et qu'elles avaient été soumises à l'action de la chaux !

Première question. Les ossemens trouvés appartiennent-ils à un même corps humain, et le composent-ils tout entier ? Après avoir désigné les os qui ne furent pas retrouvés, nous établîmes que la forme du crâne, celle des os des membres, leurs dimensions, etc., ne nous permettaient pas de douter que ces os n'appartinssent à un individu de l'espèce humaine, et ne constituassent un squelette tout entier, moins un très petit nombre de pièces que l'on n'avait pu retrouver. Ces pièces étaient la première vertèbre lombaire, le scaphoïde du carpe droit, les unguéales des premier, deuxième, troisième et quatrième doigts, ainsi que les première et deuxième phalanges du cinquième doigt de la main droite ; le trapèze, le grand os, l'unciforme, la troisième phalange du pouce, et les unguéales des deuxième, troisième et quatrième doigts de la main gauche; au pied droit, la première phalange du gros orteil, les deuxième et troisième des quatre derniers orteils; au pied gauche, trois secondes phalanges, les quatre dernières phalanges et les deux sésamoïdes. Il est inutile de dire que pour arriver à la solution précitée, nous étendîmes les os sur une table, et nous nous assurâmes, en les mettant en rapport les uns avec les autres, par les faces qui se convenaient le mieux, qu'effectivement nous obtenions un squelette humain dont les os appartenaient à un même individu.

Deuxième question. Quel est le sexe de la personne? Les os sont petits, grêles; ceux des membres n'ont pas été contournés par l'action musculaire; l'insertion des muscles n'a laissé que de faibles empreintes. Le crâne est petit, allongé d'avant en arrière; les clavicules sont petites et peu courbées; les os des îles sont largement évasés; l'excavation du bassin est peu profonde; la face antérieure du sacrum est très concave; les trous sous-pubiens sont triangulaires, les cavités cotyloïdes écartées l'une de l'autre; enfin, le détroit supérieur du bassin présente exactement les diamètres les plus ordinaires d'un bassin de femme bien conformé. Ces caractères nous portèrent à conclure que le squelette soumis à notre examen était celui d'une femme.

Troisième question. Quels pouvaient être son âge et sa taille? — *Age*. Les sutures sagitale et lambdoïde sont encore apparentes; cependant le rapprochement des os est aussi complet que possible, surtout à la suture sagitale. Les dents sont blanches, mais leurs couronnes sont usées aux deux mâchoires; l'émail est presque entièrement détruit à la face interne des incisives et des canines de la mâchoire supérieure; la face antérieure des incisives et des canines de la mâchoire inférieure est usée en biseau par le frottement des dents supérieures; les petites molaires et les secondes grosses molaires le sont également. Le corps de plusieurs vertèbres du dos présente à la partie antérieure un affaissement qui n'a pas lieu avant un âge assez avancé. Les cornes de l'os hyoïde sont soudées au corps de l'os, ce qui n'arrive pas avant l'âge mûr; enfin, dans la terre qui enveloppe le crâne on a retrouvé quelques cheveux blancs. Si, d'une part, nous découvrons dans ce squelette des caractères qui appartiennent à l'adulte, si même nous en voyons qui dénotent un âge assez avancé, nous n'en trouvons aucun qui marque la décrépitude; en effet, point de diminution d'épaisseur des os plats par l'absence du diploé, point de déviation, d'affaissement considérable dans l'ensemble de la colonne vertébrale, point de suture entre les os, pas même de ceux du tarse. Nous pensons, en conséquence, sans pouvoir pourtant l'assurer, que ce squelette a appartenu à une femme âgée de soixante à soixante-dix ans. — *Taille*. Après avoir mesuré séparément tous les os des membres, et avoir consulté les tableaux dressés par l'un de nous (M. Orfila), dans son traité des *Exhumations juridiques* (*V.* p. 105), nous avons conclu que la taille devait être, du vertex au calcanéum, de 4 pieds 7 pouces (1 mètre 51 cent.), mesure qui s'est reproduite exactement lorsque les os du squelette ont été assemblés et unis. Si maintenant, avons-nous ajouté, on comprend l'épaisseur des parties molles, la taille du sujet ne devait pas excéder *quatre pieds huit pouces et demi*. Telle était effectivement la taille de la veuve Houet.

Quatrième question. Quelle était la couleur et la longueur des cheveux, la dimension du cou et des mains, quel était l'état des dents, la conformation générale; à quels signes, en un mot, pourrait—on reconnaître l'identité du sujet? La tête a une forme oblongue d'avant en arrière ; comparée au squelette, elle est d'une grosseur moyenne, elle pouvait dans l'état de vie, paraître petite si la personne avait de l'embonpoint.

Dans la terre qui enveloppait le crâne, ont été trouvés des cheveux d'une longueur variable de 6 à 15 lignes, mais en trop petite quantité pour nous permettre d'en bien apprécier la nuance qui a pu être altérée par leur séjour dans la terre ; cependant nous avons cru reconnaître que ces cheveux devaient être blancs et roux du vivant de la personne.

A la mâchoire supérieure, les deuxième et troisième grosses molaires du côté droit paraissent manquer depuis long-temps, car leurs alvéoles sont refermées; il en est de même de la troisième grosse molaire gauche : la deuxième petite molaire gauche manque; la deuxième incisive du côté gauche a été cariée et s'est fracturée.

La seconde petite molaire droite de la mâchoire inférieure est tombée ainsi que la seconde grosse molaire. La première molaire gauche manque; son alvéole est élargie; cette dent doit manquer depuis long-temps, car la canine et la seconde petite molaire de ce côté se sont rapprochées.

L'émail des dents de devant de la mâchoire supérieure est usé en dedans, la face antérieure des incisives et des canines de la mâchoire inférieure est aussi usée, les tubercules des molaires le sont également.

Les incisives supérieures sont larges, longues, prédominent en avant et devaient entièrement recouvrir les dents inférieures ; les premières sont blanches et sans tartre, les canines sont grandes, dépassent les incisives et sont très pointues.

L'émail des incisives inférieures est fort usé; ces dents sont longues.

Il existe du tartre à la couronne des dents, principalement de celles d'en bas ; ce tartre paraît avoir détruit le bord alvéolaire de l'os maxillaire inférieur, surtout au-devant des canines et des petites molaires : ainsi les dents devaient être déchaussées, longues et couvertes de tartre. Ces dents, au reste, étaient en bon état, devaient tenir dans leurs alvéoles et pouvaient servir à casser les croûtes de pain.

La cavité du thorax est étroite, cependant l'embonpoint aurait pu empêcher d'apprécier l'étroitesse de cette région.

Les corps des fémurs sont courbés en-dedans, ceux des tibias en-dehors, ce qui ferait présumer que la personne était cagneuse.

Les mains, d'après les os qui restent, étaient petites, les ongles en étaient bien faits et indiquaient une main inexercée aux travaux pénibles. *Une ba-*

I.7

que en or à facettes a été trouvée dans la fosse; son diamètre démontre qu'elle ne pouvait être passée qu'à un doigt délicat.

Le pied est fort petit.

Nous avons cherché sur les os, des traces de lésion ancienne ou de fractures, il n'en existe pas; d'où il suit que la démarche a dû être assurée et régulière, à moins qu'accidentellement une douleur rhumatismale ou une autre cause n'ait déterminé une claudication momentanée.

Cinquième question. Quelle était la position de la corde trouvée autour des os qui forment la partie inférieure du cou, et dans le cas où cette corde serait disposée de manière à avoir pu occasionner la mort, quels pouvaient être les indices propres à déterminer le genre de mort? Les troisième, quatrième, cinquième et sixième vertèbres du cou nous sont présentées entourées d'une corde qui retient encore des parties molles. Cette corde, de 2 à 3 lignes de diamètre, forme six tours superposés et *affectant une direction presque horizontale.* Il y a en effet une légère obliquité de haut en bas et d'avant en arrière; le nœud de la corde ne se retrouve pas, il est tombé en détritus; il paraît avoir existé en arrière et à droite, les brins de corde étant entiers en avant; le diamètre des tours de la corde est d'environ 3 pouces; nous n'en prenons pas la mesure exacte, cette pièce devant être produite aux débats.

La position de la corde établit clairement que la personne a été *étranglée sans suspension :* car, dans ce dernier cas, l'obliquité serait de bas en haut et d'avant en arrière, ou horizontalement, ce qui arrive beaucoup plus rarement.

Sixième question. Existe-t-il des traces d'empoisonnement? Après les recherches les plus minutieuses, nous conclûmes avec MM. Barruel et Chevallier, qui nous avaient été adjoints pour l'expertise chimique, qu'il avait été impossible de déceler la moindre trace de poison.

Septième question. Quelle pouvait être la quantité et la nature de la substance paraissant être de la chaux, et formant une sorte de voûte sous laquelle étaient placés les os? Ces os furent trouvés au-dessous d'une voûte d'un pied et demi de hauteur, qui était elle-même recouverte d'environ 2 pieds de terre. Cette *voûte analysée* fournit beaucoup de chaux en partie à l'état caustique, mais surtout à l'état de carbonate, de l'acide silicique, de l'alumine et de l'oxyde de fer; c'est ce qu'on appelle vulgairement de la *chaux hydraulique.* Il y en avait environ une *demi-mesure,* ou 0,30 hectolitres.

Huitième question. Pendant combien de temps le cadavre paraissait avoir séjourné dans la terre? Les os ont acquis généralement une couleur jaunâtre brune, l'extrémité des os longs avait une couleur *rouge violacée* au moment où on les a retirés de la terre; cette couleur s'est ternie par la dessiccation. Il n'y a plus de traces de périoste, il en reste à peine de cartilages articulaires.

Le côté gauche du crâne, côté qui reposait au fond de la fosse, est ramolli dans l'étendue de tout le pariétal. Ce ramollissement est porté au point qu'une pression légère enfonce le pariétal, et que les fragmens tombent en poussière. Le ramollissement est moins avancé sur les parties des os longs qui ont séjourné au fond de la fosse.

La tête est entièrement privée de parties molles ; l'orbite droit et les fosses nasales sont remplis de terre mêlée de détritus organique. On ne retrouve que quelques parties de peau, tellement brune, altérée et mélangée de terre, qu'il est difficile de la reconnaître au premier abord, et qu'il a fallu recourir au lavage pour en constater les caractères.

Les muscles de la poitrine, ceux de la colonne vertébrale, quelques-uns de la cuisse et de la fesse droites ont été transformés en masses noirâtres, brunes ou verdâtres, dans lesquelles on ne trouve aucune forme, aucune texture ; quelques parties, cependant, se séparent en feuillets d'un brun foncé, retenus par des filamens ou des cellules. D'autres parties sont transformées en masses noirâtres, grasses au toucher, et comme savonneuses. Derrière le sternum, on trouve quelques masses brunes, spongieuses, légères, ainsi que des membranes de même couleur.

Les côtes droites, qui étaient retenues ensemble par un reste de détritus organique, présentent, à leur face interne une surface lisse ; la plèvre paraîtrait avoir résisté à la fonte générale.

Les viscères de l'abdomen ne constituent plus qu'une masse homogène d'un noir verdâtre, de consistance tenant le milieu entre celle du cambouis et celle de la poix, contenue dans le bassin et réduite en un petit volume.

Le cerveau ne remplit pas la huitième partie de la boîte osseuse, il a une couleur d'un gris verdâtre ; sa consistance est celle de la cire à sceller ; on ne reconnaît rien de sa texture.

Il est resté quelques débris d'aponévroses et de tendons aux articulations scapulo-humérale et coxo-fémorale du côté droit ; séparés des parties qui les entourent, ils ont encore une apparence nacrée ; au sternum sont attachés les cartilages costaux desséchés.

En thèse générale, beaucoup de circonstances dépendantes de la nature du terrain, de l'état nu ou enveloppé dans lequel un cadavre est inhumé, de la profondeur de la fosse, du temps qui s'est écoulé depuis la mort jusqu'à l'inhumation, de la température au moment de la mort, accélèrent ou retardent la dissolution putride. Or, si dans le cas particulier on considère que le terrain était sablonneux, et par conséquent peu propre à hâter la putréfaction, que le cadavre était entouré d'une voûte de chaux qui, en empêchant l'action de l'air et de l'humidité, devait agir dans le même sens, il nous paraît vraisemblable que le séjour du cadavre dans la terre ait pu être de huit à douze ans. D'ailleurs, l'existence d'une quantité notable d'azotate de chaux dans les détritus organiques noirâtres ou brunâtres qui furent retrouvés, ainsi que dans les terres environnantes, donne une explication suffisante de la conservation de quelques tissus (1).

(1) Je ne saurais assez appeler l'attention du lecteur sur la conservation de quelques

7.

Neuvième question. Quel temps est nécessaire pour qu'une corde qui a environ la grosseur d'un tuyau de plume, pourrisse dans l'eau et dans la terre à une profondeur de plusieurs pieds ? Les recherches que nous avons faites ne nous permettent pas de préciser quel est le temps nécessaire pour qu'une corde pourrisse dans l'eau ou dans la terre ; en effet, l'altération d'une corde peut dépendre de la force et de la bonne qualité du chanvre employé, de la torsion qui lui a été donnée, de son contact avec telle ou telle substance, enfin de la présence ou de l'absence de l'humidité. L'un de nous a cependant reconnu qu'une petite corde, dite *fouet*, qui par hasard était restée enfouie dans de la terre cultivable pendant cinq ans, avait encore assez de force lorsqu'on la retrouva ; mais elle perdit bientôt cette force par suite de son exposition à l'air libre. Parent-Duchâtelet a recueilli, lors des fondations de l'église Bonne-Nouvelle, un morceau de corde de la grosseur du doigt, qui était enfoui depuis quatre à cinq cents ans. Les rapporteurs ont reconnu dans l'établissement Belloni (ancienne voirie de la barrière des Fourneaux) des débris de toute nature, cordes, cuirs, etc. L'altération d'une corde qui aurait été en contact avec l'eau pourrait dépendre d'un assez grand nombre de causes, pour qu'il ne nous soit pas permis de nous prononcer sur la question qui nous est posée ; il est cependant utile de faire observer que la corde dont il s'agit ici, de même que le reste des tissus animaux, était imprégnée d'azotate de chaux, sel très soluble qui s'oppose à la décomposition septique.

Dixième question. Si parmi les débris recueillis il y avait des parcelles de vêtement, et quel temps serait nécessaire pour qu'elles fussent détruites, lorsqu'elles étaient enterrées à une profondeur de plusieurs pieds, et qu'elles avaient été soumises à l'action de la chaux ? Les débris du cadavre étaient formés de restes de tendons, d'aponévroses, de cheveux, de poils, d'ongles, de peau supportant l'ombilic, d'une matière d'un brun rougeâtre ressemblant à du sang coagulé, de traces d'un morceau de toile qui se trouvait près des pieds, et d'un petit fragment de cuir. Il en est de la toile comme de la corde : il n'est pas plus possible dans un cas que dans l'autre de déterminer positivement, ni même approximativement, combien il faut de temps pour détruire ces matières.

On connaît l'issue de cette cause célèbre. Bastien et Robert furent condamnés aux travaux forcés à perpétuité, le jury ayant admis des circon-

tissus du cadavre de la veuve Houet ; en effet, dans la plupart des cas il suffit de quelques années (deux, trois ou quatre au plus), pour qu'il ne reste plus de traces des parties molles dans les cavités thoracique et abdominale ; ici au contraire, après une inhumation de onze années on découvre encore plusieurs débris de ces parties dont quelques-unes sont encore reconnaissables. Nul doute qu'il ne faille attribuer cette conservation à quelques circonstances accidentelles, telles que la nature sablonneuse du terrain, la présence d'une quantité considérable d'azotate de chaux, et d'une voûte calcaire composée de chaux hydraulique.

stances atténuantes (*Annales d'hygiène et de médecine légale*, numéro de janvier 1834).

Données propres à guider les gens de l'art dans la solution des questions d'identité. Les objets qui doivent fixer l'attention des médecins appelés à se prononcer sur des cas de ce genre peuvent être réduits aux suivans : 1° l'âge de l'individu, quoiqu'il ne puisse souvent être apprécié que d'une manière approximative ; 2° la stature ; 3° la tête, et notamment la configuration de ses os ; les cheveux quant au nombre et à la couleur ; le front qui peut être saillant ou comprimé ; les sourcils écartés ou se touchant par leurs extrémités internes ; les yeux grands, petits, saillans ou enfoncés ; le nez court, épaté, déprimé, large dans sa partie inférieure qui peut être relevée en haut, ou long, aquilin, étroit dans sa partie inférieure qui se termine en pointe ; les lèvres grosses ou petites, avec ou sans traces de cicatrice ; les dents peu nombreuses, mal rangées, petites ou offrant des caractères opposés ; la bouche large ou étroite ; le menton uni ou à fossette, rond ou pointu ; la barbe rare ou touffue ; le visage large ou allongé ; 4° le cou gros et court, ou étroit et d'une longueur remarquable ; 5° le thorax est-il bien conformé, ou bien la colonne épinière est-elle déjetée ; les épaules sont-elles hautes ; aperçoit-on enfin des traces de gibbosité antérieure, postérieure ou latérale ; le sternum est-il aplati, enfoncé, ou fait-il saillie en avant ; l'appendice sous-sternal (cartilage-xyphoïde) présente-t-il une forme qui s'éloigne de celle que l'on observe le plus communément ; la distance qui sépare les deux bases de l'omoplate est-elle grande ou petite ; 6° le bassin est-il large ou étroit ; 7° les membres et les mains sont-ils gros ou petits, rudes ou souples ; les doigts sont-ils courts ou longs en les comparant à la main, et entre eux ; les genoux sont-ils en dedans ; les malléoles sont-elles plus saillantes qu'à l'ordinaire ; les jambes et les pieds présentent-ils la même longueur d'un côté que de l'autre, offrent-ils quelque difformité ; 8° les organes génitaux ou quelques autres parties du corps sont-ils le siége de quelque vice de conformation ; 9° existe-t-il des taches de naissance à la peau : ces taches sont indélébiles, tandis que les verrues, ou autres tumeurs analogues peuvent être détruites par les caustiques ; 10° les cicatrices succèdent à des brûlures, à des plaies, à l'ouverture spontanée de certaines tumeurs : ces marques ne s'effacent jamais et peuvent quelquefois, par leur siége, par leur forme, par leur direction, par leur étendue, etc., fournir des indices précieux ; 11° les traces de fractures et de luxations.

L'ensemble de ces caractères peut servir quelquefois à résoudre la question qui m'occupe, tandis qu'il serait impossible d'y parvenir à l'aide d'une foule de signes mentionnés par certains auteurs, tels que la beauté ou la laideur, la maigreur ou l'embonpoint de l'individu, le changement de couleur des yeux et des cheveux, etc. ; on sait en effet que l'âge, les passions, les maladies, le climat que l'on habite, et le genre de nourriture que l'on prend modifient singulièrement ces caractères. Que penser aussi des inductions tirées de la physionomie, du témoignage des hommes, de la reconnaissance des parens, des nourrices, des amis, et même des titres, que l'on peut avoir falsifiés ! ! !

Parmi les caractères qui viennent d'être indiqués, il en est cinq sur lesquels je crois devoir insister d'une manière toute particulière, à raison de leur importance, savoir la stature, l'état des os et la conformation du squelette, l'état des dents et des cheveux, les taches de naissance et les cicatrices.

§ 1er.

DE LA STATURE OU DE LA TAILLE.

Je ne parlerais pas de la stature s'il ne s'agissait que d'un individu vivant ou d'un squelette non encore désarticulé ; il est évident que dans ce cas on se bornerait à mesurer la taille par les procédés ordinaires. Mais lorsque, par suite de la putréfaction, les os sont désarticulés, que le squelette ne forme plus un tout, il est impossible d'en apprécier la longueur. J'ai pensé qu'il serait utile de déterminer sur un grand nombre de sujets les longueurs de chacun des os des membres, celles des extrémités et celle du tronc, depuis le vertex jusqu'à la symphyse du pubis, et j'ai dressé les deux tableaux ci-joints ; le premier comprend cinquante-et-un cadavres, dont les mesures ont été prises avec le plus grand soin ; le second renferme les mêmes mesures prises sur vingt squelettes d'adultes. Les squelettes sont moins longs que les cadavres d'où ils proviennent, et en général la diminution de longueur peut être estimée de 4 à 6 centimètres ; en sorte qu'il faudrait ajouter 4 à 6 centimètres à la longueur totale de chacun des squelettes, pour avoir la longueur des sujets qui les ont fournis. Je ne tire aucune conséquence, aucune moyenne des données indiquées dans ces tableaux, parce que je craindrais qu'on m'accusât de vouloir préciser, en quelque sorte, mathématiquement la taille d'un individu, d'après la longueur d'un ou de plusieurs os ; néanmoins je suis certain qu'il sera possible dans le plus grand nombre de cas, en consultant ces tableaux, et en ayant surtout égard aux longueurs du fémur et de l'humérus, d'arriver assez près de la vérité.

Je me hâte de dire que déjà Sue avait commencé un travail de ce genre, et qu'il était parvenu aux résultats suivans :

Enfant d'un an, dont la grandeur était de 66 centimètres. Longueur du tronc, 39 centimètres ; des extrémités supérieures, 27 centimètres ; des extrémités inférieures, 27 centimètres. *Enfant* de trois ans, dont la grandeur était de 99 centimètres. Longueur du tronc, 57 centimètres environ ; extrémités supérieures, 42 centimètres ; membres abdominaux, 43 centimètres. *Enfant* de dix ans, dont la grandeur était de 132 centimètres. Longueur du tronc, 72 centimètres ; extrémités supérieures, 57 centimètres ; membres abdominaux, 61 centimètres. *Sujets* de quatorze ans, de 1 mètre 65 centimètres. Longueur du tronc, 84 centimètres ; extrémités supérieures, 73 centimètres ; membres abdominaux, 81 centimètres. *Sujets* de vingt à vingt-cinq ans, de 1 mètre 92 centimètres. Longueur, 96 centimètres ; extrémités supérieures, 90 centimètres ; extrémités inférieures, 96 centimètres.

Vers l'âge de vingt à vingt-cinq ans, le bord supérieur de la symphyse des os pubis fait précisément le point du milieu entre le sommet de la tête et la plante des pieds ; avant cet âge, ce centre varie continuellement. Les sujets de trente et quarante ans, ceux de cinquante et soixante, ne présentent aucun changement dans la grandeur des proportions, si ce n'est dans certains os particuliers, en sorte que le rapport se conserve tel qu'il était à vingt ou à vingt-cinq ans, à moins que l'épine du dos ne se courbe comme on le voit dans la vieillesse (*Sue*, sur les Proportions du squelette de l'homme, dans les mémoires présentés à l'*Académie royale des sciences*, tome II, 1755). Ces observations ont été variées et faites sur des sujets bien conformés, dont la taille n'était ni trop grande ni trop petite, relativement à l'âge où on les examinait ; il serait à désirer qu'elles fussent continuées sur un assez grand nombre d'individus pour fournir des *proportions moyennes*, dont on ne manquerait pas de tirer beaucoup de parti dans la détermination des âges.

SEXE.	AGE.	LONGUEUR du vertex à la plante des pieds.	LONGUEUR du vertex à la symphyse du pubis.	LONGUEUR des extrémités supérieures depuis l'acromion.	LONGUEUR des extrémités inférieures dep. la symphyse du pubis.	FÉMUR.	TIBIA.	PÉRONÉ.	HUMÉRUS.	CUBITUS.	RADIUS.
	ans	m. cent.	centim.	centim.	centim.	cent.	cent.	cent.	cent.	cent.	cent.
Homme.	30	1 70	85	75	85	44	37	36	31	27	24
id.	35	1 73	86	78	87	46	37	36	32	26	23
id.	65	1 83	90	84	93	49	40	39	34	29	27
id.	60	1 69	83	72	86	44	36	35	31	26	24
id.	55	1 68	85	73	83	44	36	35	32	26	23
id.	35	1 73	86	78	87	46	37	36	32	26	24
id.	55	1 66	86	73	80	42	35	34	31	26	24
id.	60	1 58	78	72	80	41	35	34	30	25	23
id.	25	1 68	84	74	84	45	36	35	32	26	24
Femme.	35	1 60	79	71	81	40	35	34	31	25	23
Homme.	35	1 54	78	64	76	38	33	32	26	23	21
id.	40	1 53	77	70	76	42	34	33	30	24	22
id.	18	1 54	74	70	80	43	34	33	30	25	23
id.	35	1 70	84	78	86	44	38	37	32	28	25
id.	65	1 66	83	72	83	43	35	33	31	24	21
id.	60	1 67	85	75	82	42	35	34	30	26	23
id.	50	1 73	85	79	88	47	38	37	33	27	24
id.	35	1 63	82	71	81	43	35	34	31	25	22
id.	60	1 69	85	72	84	45	38	37	32	26	23
id.	35	1 70	86	72	84	45	38	37	32	26	24
Femme.	50	1 54	78	69	76	43	36	35	30	25	23
Homme.	45	1 66	83	77	83	46	38	37	32	27	25
id.	40	1 68	82	77	86	46	38	37	32	27	25
id.	25	1 69	84	72	85	46	37	36	32	27	25
id.	30	1 77	90	81	87	49	39	38	33	27	25
id.	25	1 78	91	77	87	48	40	39	33	27	25
id.	30	1 80	91	75	89	49	39	38	32	27	25
id.	50	1 64	80	76	84	45	37	36	32	26	24
id.	55	1 67	85	71	82	45	38	37	32	26	24
id.	40	1 86	96	82	90	49	40	39	34	29	26
id.	30	1 74	81	81	90	48	39	38	34	29	26
Femme.	20	1 58	82	68	76	44	36	35	30	26	24
Homme.	60	1 66	85	75	81	45	37	36	31	27	24
id.	70	1 63	84	73	79	44	36	35	30	26	23
Femme.	18	1 54	79	67	75	42	35	34	30	24	21
Homme.	30	1 69	86	75	83	45	37	35	32	27	25
id.	35	1 79	90	78	89	47	39	38	32	28	26
id.	20	1 70	86	77	84	45	37	36	32	27	24
Femme.	60	1 53	78	69	75	43	35	34	29	24	21
Homme.	35	1 70	85	75	85	44	37	36	31	27	25
id.	40	1 68	84	74	84	45	36	35	32	26	24
id.	45	1 70	86	76	84	45	36	35	33	26	24
id.	35	1 86	93	82	93	46	39	38	34	28	26
id.	60	1 64	84	75	80	42	35	34	30	26	23
Femme.	30	1 54	80	64	71	38	33	32	27	24	21
Homme.	18	1 65	82	75	83	43	36	35	30	26	23
id.	40	1 77	89	78	88	45	37	36	32	27	24
id.	60	1 75	89	76	86	45	37	36	32	26	23
id.	18	1 43	71	65	72	38	31	30	27	22	19
id.	35	1 78	92	77	86	46	38	37	33	27	25
Femme.	40	1 50	78	65	72	42	33	32	29	25	21

SQUELETTES.

LONGUEUR du vertex à la plante des pieds.		LONGUEUR du vertex à la symphyse du pubis.	LONGUEUR des extrémités supérieures depuis l'acromion.	LONGUEUR des extrémités inférieures dep. la symphyse du pubis.	FÉMUR.	TIBIA.	PÉRONÉ.	HUMÉRUS.	CUBITUS.	RADIUS.
mèt.	cent.	centim.	centim.	centim.	centim.	centim.	centim.	centim.	centim.	centim.
1	80	92	77	88	46	40	39	33	27	25
1	43	71	65	72	38	31	30	27	22	19
1	49	74	65	75	38	32	31	29	22	20
1	45	70	67	75	40	32	31	29	22	20
1	38	70	55	68	32	27	26	24	19	17
1	47	74	60	73	38	32	31	26	21	19
1	69	85	72	84	44	36	35	31	25	22
1	75	86	76	89	46	39	38	32	26	23
1	54	75	60	79	40	33	32	29	24	21
1	67	80	76	87	45	38	37	31	27	24
1	61	80	71	84	41	36	35	30	26	24
1	65	75	72	90	45	38	37	32	27	25
1	86	95	78	81	47	39	38	33	27	25
1	79	91	77	88	46	38	37	33	27	24
1	78	90	75	88	46	37	36	33	26	24
1	83	95	78	88	46	39	38	31	28	25
1	83	90	78	93	47	43	42	33	27	25
1	60	80	75	80	45	38	37	32	26	24
1	70	82	75	88	48	38	37	32	27	25
1	77	89	78	88	46	38	37	33	28	25

M. Devergie, tout en louant la persévérance avec laquelle j'ai procédé aux recherches nombreuses qui ont servi à la confection de ces deux tableaux, est péniblement affecté de voir qu'après tant de labeurs les résultats ne conduisent pas *complétement* à la solution de la question. Je dois m'étonner d'un pareil langage de la part d'un homme qui a si souvent échoué dans ses recherches, et qui dès-lors devrait savoir mieux que tout autre combien il est difficile, en médecine légale, de résoudre *complétement* un nombre prodigieux de problèmes. Pour être juste, il aurait dû ne pas oublier que j'avais dit, à la page 102 du tome 1er de la 3e édition, que je ne prétendais pas préciser *mathématiquement* la taille d'un individu d'après la longueur d'un ou de plusieurs os, mais qu'il était possible d'arriver assez près de la vérité. Eh bien, n'en déplaise à M. Devergie, les événemens ont justifié ma prévision puisque déjà, à plusieurs reprises, des experts ont appliqué avec succès les résultats que j'avais obtenus (Voyez les *Annales d'Hygiène*).

§ II.

DU SYSTÉME OSSEUX.

Les caractères que peut fournir le système osseux pour résoudre les questions d'identité se rapportent à la détermination de l'âge et du sexe.

Rapports des âges avec les diverses périodes de l'ossification. A partir de la naissance on remarque à *deux mois* l'ossification du grand os du carpe, de l'os crochu et du cuboïde. Quant au tubercule osseux de l'épiphyse inférieure du fémur, Ollivier (d'Angers) a fait des recherches relatives à son volume, au moment de la naissance et dans les premiers temps de la vie. En l'absence d'autres documens, ce médecin légiste a pu affirmer qu'un enfant avait dû vivre plusieurs semaines, parce que ce noyau osseux avait plus de 8 millimètres dans son plus grand diamètre. Voici d'ailleurs le tableau qu'il a donné :

	Diam. transv.	Diamètre antéro-post.
Chez 7 enfans, nés avant terme, ayant vécu de 13 à 26 jours.	6 mill.	5 mill.
1 de huit mois, très grand et très fort	18	10
1 de huit mois et demi.	13	5
1 de neuf mois, trois jours (très fort)	13	12
1 de dix mois, onze jours (très grêle)	10	8
1 de onze mois	15	13
1 de un an.	15	10
1 de un an, trois mois, vingt-et-un jours (très grêle).	15	10

Ollivier a présenté aussi un tableau, qui renferme les mesures qu'il a prises sur des pariétaux de neuf crânes d'enfans nés dans le neuvième mois de la grossesse, et qui tous avaient vécu plusieurs jours. Mais il est évident, comme il le fait observer lui-même, que l'on ne peut tout au plus en tirer pour l'appréciation de l'âge de l'enfant que de simples présomptions, attendu que l'ossification peut être plus ou moins complète.

chez des fœtus également à terme, selon leur force, la taille, la vigueur des parens, etc.

A 4 mois les branches de l'hyoïde sont ossifiées.

A 5 mois les cornets inférieurs le sont aussi.

A 6 mois on voit un germe osseux de l'appendice xyphoïde, et l'union du corps du sphénoïde aux grandes ailes. On observe aussi un point osseux dans l'arc antérieur de l'atlas (sur 30 enfans, un seul avait en ce point un germe osseux avant cette époque).

De 6 mois à 1 an, la lame criblée et la lame perpendiculaire de l'ethmoïde sont ossifiées.

A 1 an. Il existe un point osseux dans la première vertèbre coccygienne, un germe osseux à la grosse tubérosité de l'humérus, au premier cunéiforme, à l'apophyse coracoïde, à l'extrémité supérieure du tibia, et à la tête du fémur. Il se forme aussi un germe osseux entre le corps de l'axis et l'apophyse odontoïde. On remarque également l'union des deux points de l'arc postérieur de chaque vertèbre, la soudure des pièces du temporal, l'union de la lame criblée aux masses latérales de l'ethmoïde et la séparabilité des deux points qui forment l'apophyse odontoïde.

A 2 ans les épiphyses des métatarsiens et des métacarpiens sont ossifiées ; il est possible d'isoler le point osseux qui forme l'apophyse transverse de la septième cervicale. On voit le germe osseux de l'extrémité inférieure du radius, l'ossification des cornets sphénoïdaux, de l'extrémité inférieure du péroné et la soudure des deux noyaux de l'apophyse odontoïde.

A 2 ans 1/2 la petite tubérosité de l'humérus et la rotule sont ossifiées.

A 3 ans il y a soudure du corps de l'axis avec l'apophyse odontoïde et commencement de soudure des trois pièces dont se compose chacune des deux dernières vertèbres sacrées.

De 3 à 4 ans, on observe l'ossification du grand trochanter, et du pyramidal, ainsi que la soudure de l'apophyse styloïde du temporal.

A 4 ans. Les deuxième et troisième cunéiformes sont ossifiés.

De 4 à 5 ans on remarque l'ossification du trapèze et du semi-lunaire, l'union des lames de la deuxième vertèbre avec le corps, et la formation des cellules de l'ethmoïde.

A 5 ans. L'extrémité supérieure du péroné, les épiphyses des phalanges, l'épiphyse de la phalange unguéale du gros orteil sont ossifiées. Quelquefois il est encore possible de séparer les cinq pièces de la première vertèbre sacrée.

A 6 ans. Les épiphyses de la première phalange des quatre derniers orteils sont ossifiées, tandis que l'ossification commence à l'extrémité inférieure du cubitus ; le pisiforme est ossifié ; le trapèze est encore cartilagineux.

A 7 ans. La ligne cartilagineuse qui existe entre les branches ascendante de l'ischion, et descendante du pubis, persiste ; toutes les pièces du coccyx, sauf la première, restent cartilagineuses ; l'épitrochlée humérale est ossifiée.

De 7 à 8 ans, on aperçoit distinctement le germe osseux de l'olécrâne.

A 8 ans. Il y a un germe osseux à l'extrémité supérieure du radius.

De 8 à 9 ans, on remarque l'ossification du scaphoïde de la main et de la lame épiphysaire postérieure du calcanéum, ainsi que la soudure des deux points osseux qui forment l'extrémité supérieure de l'humérus.

A 12 ans. Il y a un point osseux vers le bord interne de la trochlée humérale.

De 13 à 14 ans, le petit trochanter est ossifié.

De 13 à 15 ans, les trois pièces du coxal sont soudées.

A 15 ans. On remarque un point osseux de l'angle inférieur de l'omoplate, la soudure des vertèbres sacrées entre elles (jusque-là elles étaient séparables), la soudure du germe osseux de l'apophyse coracoïde et la soudure des deux points du calcanéum.

De 15 à 16 ans, le sommet de l'acromion offre un germe osseux, l'apophyse coracoïde est soudée au corps de l'os.

De 15 à 18 ans, on remarque un germe osseux à l'extrémité sternale de la clavicule, l'union des vertèbres sacrées entre elles, la formation des disques épiphysaires du corps des vertèbres sacrées, et l'union des cornets du sphénoïde au corps de l'os.

De 15 à 20 ans, la quatrième vertèbre coccygienne est ossifiée.

A 16 ans. On voit un point épiphysaire en Y au fond de la

cavité cotyloïde ; il en existe un autre à l'épicondyle ; enfin il y a un germe osseux à la tête et à la tubérosité des côtes.

De 17 à 18 ans, il y a une épiphyse marginale à l'omoplate ; les points épiphysaires des phalanges des doigts et des orteils sont soudés.

A 18 ans. On remarque à cette époque les germes épiphysaires qui couronnent le sommet des apophyses épineuses et transverses, ainsi que la soudure des deux trochanters et de la tête au corps du fémur.

De 18 à 19 ans, on aperçoit la soudure de l'épiphyse des métatarsiens.

De 18 à 20 ans, on remarque la soudure de l'épiphyse des métacarpiens, l'union de l'extrémité inférieure du fémur au corps de l'os et la soudure des deux extrémités de l'humérus au corps de l'os.

De 18 à 25 ans. Union du corps du sphénoïde à l'occipital ; soudure des trois pièces du tibia ; soudure de l'épiphyse marginale du coxal.

A 21 ans. Soudure de l'extrémité inférieure du fémur.

De 22 à 24 et à 25 ans. Possibilité de séparer l'épiphyse marginale du coxal.

De 20 à 25 ans. Union de la première pièce du corps du sternum aux autres pièces du corps ; soudure des points qui couronnent les apophyses transverses et épineuses des vertèbres ; soudure des points épiphysaires des côtes.

A 25 ans. Formation des lames épiphysaires de la surface iliaque du sacrum.

De 25 à 30 ans. Union complète de la première vertèbre sacrée avec les autres ; soudure des disques épiphysaires des vertèbres.

De 40 à 50 ans. Soudure de l'appendice xyphoïde au corps du sternum.

De 40 à 50 et à 60 ans. Soudure du sacrum avec le coccyx.

On objectera sans doute que les caractères fournis par l'ostéogénie offrent l'inconvénient de ne pouvoir être constatés qu'après la mort ; mais je ferai observer que, dans la plupart des cas où le médecin est obligé de résoudre une question relative à l'âge, l'individu n'est plus vivant. Peut-être demandera-t-on aussi si je prétends que les changemens éprouvés par les os arrivent constamment aux époques indiquées dans cet article. Assurément non, il est impossible que la nature ne présente pas des variétés à cet égard, mais il suffit que, dans le plus grand nombre de cas, ces changemens soient tels que je les ai décrits, pour devoir attirer l'attention des médecins.

Caractères du squelette de femme comparé à celui de l'homme. Le squelette de la femme est dans son ensemble plus petit et plus grêle que celui de l'homme, à l'exception des os du crâne. À grandeur égale, un os de femme adulte présente des aspérités plus petites, des épines moindres, des sillons plus légers, des articulations moins grosses, une forme plus arrondie, et un plus grand poli qu'un os d'homme, ainsi qu'on le reconnaît évidemment sur les os du crâne, de la face, du bassin et de l'épaule. Les os longs d'une femme, à largeur égale de surfaces articulaires, sont caractérisés par une gracilité plus marquée du corps de l'os, ce qui entraîne l'aspect plus grêle que présente l'ensemble du squelette chez la femme.

Chez la femme le circuit de la tête est plus étendu ; les sinus frontaux sont plus étroits ; les os de la face sont beaucoup plus fins ; l'ouverture des narines est moins large ; le bord alvéolaire de la mâchoire supérieure et de la mâchoire inférieure est plus elliptique ; la mâchoire est moins raboteuse et comme polie ; les dents sont plus petites et beaucoup plus égales entre elles ; de telle sorte que, sous le rapport de la forme aussi bien que sous celui de la grandeur, les incisives diffèrent moins des canines et des molaires que chez l'homme. La cavité de la bouche est plus courbe et plus étroite.

Les corps des vertèbres ont plus de hauteur, sont plus profondément excavés sur les côtés, et par conséquent moins lourds ; les apophyses transverses sont moins inclinées en arrière ; aussi les gouttières comprises entre elles, et les apophyses épineuses à la partie postérieure de la colonne vertébrale sont-elles plus profondes. Les ligamens intervertébraux sont plus épais, et ont plus de hauteur.

Le thorax a moins de hauteur, il est plus large à partir de son sommet jusqu'à la quatrième côte. Inférieurement, il est plus resserré, semblable à un baril, moins conoïde dans sa partie supérieure, plus bombé que celui de l'homme, plus distant du bassin à cause de l'intervalle plus grand, compris entre la dernière côte et le rebord de l'os coxal, moins proéminent, de telle sorte que, soit dans la station, soit dans le décubitus, sur le dos, il ne dépasse point le niveau de la symphyse du pubis, ce qui a lieu chez l'homme. Les côtes sont plus grêles, plus polies, plus tranchantes à leurs bords supérieurs et inférieurs. Les cartilages costaux des vraies côtes sont, proportionnellement à la longueur de la portion osseuse chez la femme, plus considérables que chez l'homme. Les fausses côtes décroissent plus rapidement vers la dernière. Les intervalles compris entre les cartilages des septième, huitième et neuvième côtes présentent en haut un angle beaucoup plus aigu. Les trous de conjugaison de la colonne vertébrale sont beaucoup plus amples, et cela surtout dans les vertèbres du cou. Le sternum est plus court, et ne descend que jusqu'au niveau du plan de la quatrième côte, tandis que chez l'homme il descend jusqu'au niveau du plan de la cinquième; il est donc chez la femme plus distant du pubis. La région des lombes a plus de longueur.

Tous les diamètres du bassin ont plus d'étendue (le vertical excepté); les crêtes et les tubérosités sciatiques sont plus écartées les unes des autres. L'espace compris entre les os pubis est plus considérable, la symphyse est par conséquent plus large et plus épaisse, elle a moins de hauteur. Le sacrum est plus large, plus recourbé, son sommet s'avance moins dans le bassin. Les os coxaux plus larges, plus aplanis, plus cambrés à leur partie postérieure, présentent un angle plus considérable entre la branche descendante du pubis et la symphyse, et par suite, une arcade pubienne moins aiguë que chez l'homme, se rapprochant de la forme d'un arc, ayant de 80° à 90° d'ouverture. Les tubérosités sciatiques sont plus volumineuses et plus planes; l'espace compris entre la tubérosité sciatique et la cavité cotyloïde est moindre; l'échancrure ischiatique et le trou sous-pubien sont plus grands; ce dernier est triangulaire; la coulisse qui donne passage au tendon de l'obturateur interne est plus étroite. Les pièces du coccyx sont plus grêles et moins proéminentes en avant dans le bassin. Il y a une distance plus grande entre les cavités cotyloïdes.

Les os des membres inférieurs forment un angle plus prononcé. Les fémurs sont plus recourbés en avant ; le col de cet os forme avec le corps un angle plus grand ; le condyle interne est plus volumineux, plus arrondi et un peu plus long que le condyle externe. Les pieds sont plus petits.

Les humérus sont plus recourbés. Les articulations scapulo-humérales sont moins distantes l'une de l'autre. Les clavicules chez l'homme sont plus recourbées, afin que les omoplates plus distantes du thorax puissent être plus facilement portées en avant. Les clavicules chez l'homme sont dirigées plus en bas, et font un angle obtus avec les os de la poitrine, tandis que chez la femme elles forment un angle à-peu-près droit. Les omoplates sont plus petites, plus grêles, plus planes, et ont des angles plus arrondis. Les membres supérieurs sont plus courts. Les os du carpe sont plus petits. Les doigts sont plus fins et plus aigus.

§ III.

TABLEAU GÉNÉRAL DES PHÉNOMÈNES ET DES CHANGEMENS QUI SE PASSENT DEPUIS LA NAISSANCE, ET A DES ÉPOQUES PLUS OU MOINS DÉTERMINÉES DE LA VIE, DANS LES APPAREILS DES DEUX DENTITIONS.

A l'époque de la naissance, les dents de lait, encore contenues dans les mâchoires, se présentent dans l'état suivant : la couronne de l'incisive médiane inférieure est presque entièrement achevée ; celle de la supérieure est un peu moins avancée ; l'incisive latérale est plus courte, surtout à la mâchoire supérieure. Après ces dents vient la molaire antérieure, dont les diverses pièces de la couronne sont alors réunies, ce qui lui donne déjà un développement assez grand, quoiqu'elle n'ait pas encore toute la hauteur qu'elle devra acquérir. Quant à la canine, et à la molaire postérieure, la première ne présente que l'extrémité de sa couronne, la seconde a la plupart de ses pièces séparées les unes des autres, ou ne tenant entre elles que par une pellicule très mince. Derrière ces dents, on découvre très distinctement les follicules des incisives et des canines *secondaires*, placés dans autant d'alvéoles communes, en arrière et au-dessus des capsules qui renferment les dents de lait, et dont ils ne sont séparés que par une lame fibreuse fort mince. Sur le tubercule antérieur et externe de la pulpe de la première grosse molaire on trouve un petit point dentaire ; quelquefois il y en a deux ou trois autres isolés qui ne se réunissent ensemble qu'à la fin de la première année. Enfin, plus en arrière et au fond de la gouttière que forme l'intérieur des mâchoires, on aperçoit le follicule de la deuxième grosse molaire.

Les incisives médianes *secondaires* commencent à se former dans les premiers mois qui suivent la naissance, d'abord à la mâchoire inférieure, ensuite à la supérieure ; deux mois après, les follicules des incisives latérales se recouvrent d'un petit tubercule ; puis, vers le sixième ou le septième mois, apparaît celui de la canine.

Jusqu'au sixième ou huitième mois après la naissance, les mâchoires sont extérieurement dépourvues de dents. A la place que ces productions devront occuper, on découvre sous les gencives une substance cartilagineuse, assez dure (cartilage gengival), relevée en saillie tranchante, surmontée de dentelures nombreuses, et haute de quelques lignes. Cette substance très développée à la naissance diminue à mesure que l'on approche de l'époque de l'éruption des premières dents.

Celle-ci commence en général du sixième au huitième mois par l'apparition, d'abord des incisives médianes inférieures, puis des supérieures ; dans certains cas, ces dernières précèdent les inférieures. Un ou deux mois après on voit sortir les incisives latérales. L'éruption de ces dents se fait quelquefois plus tard, rarement plus tôt, bien qu'on ait des exemples assez nombreux d'enfans venus au monde avec des dents ; de même aussi elles peuvent manquer, ou ne paraître qu'à un âge plus ou moins éloigné. Lanzoni rapporte l'observation d'un enfant qui n'eut ses premières dents qu'à sept ans. J'ai trouvé deux fois chez des fœtus à terme tous les follicules de la première dentition en pleine suppuration, et il n'est pas douteux que si ces enfans eussent survécu, ils n'eussent au moins été privés de leurs premières dents. Du douzième au quatorzième mois, les quatre molaires antérieures paraissent, d'autres fois ce sont les canines ; enfin, le plus souvent les canines et les quatre molaires postérieures complètent vers l'âge de deux ans et demi l'appareil de la première dentition. C'est également à cette époque que commencent à se former dans l'*intérieur* des mâchoires les bicuspides antérieures (1), et six mois plus tard les bicuspides postérieures qui son bientôt elles-mêmes suivies des deuxièmes grosses molaires. Ainsi donc à deux ans et demi environ, les mâchoires sont garnies chacune de dix dents appelées *temporaires* ou de *lait*, qui ne doivent subir jusqu'à l'âge de six à sept ans aucunes mutations ni aucuns changemens, autres que ceux qu'amène l'usure de ces organes par le travail de la mastication ; mais cette détrition des substances dentaires, quoique réelle, et en rapport avec les progrès de l'âge est soumise à trop de variations pour qu'on puisse rien en arguer de positif, et surtout de rigoureux.

Toutefois ces premières dents présentent dans leur configuration des caractères particuliers qu'il est important de connaître, soit pour les distinguer de celles qui devront les remplacer, soit pour ne pas les confondre avec les dents qui plus tard se développent derrière elles aux extrémités de chaque arcade dentaire. Les incisives et les canines de lait sont plus petites, leur émail est moins épais, et a ordinairement une teinte légèrement bleuâtre. Les huit molaires de lait diffèrent des bicuspides qui doivent leur succéder, par leur volume et leur configuration ; leur couronne est beaucoup plus large et plus forte ; elle est surmontée de tubercules plus nombreux ; leurs racines sont au nombre de trois à la mâchoire supérieure, une interne, isolée, dirigée vers le palais, et les deux autres externes répondant à la face externe des procès alvéolaires : à la mâchoire inférieure ces dents ont deux racines, l'une antérieure, l'autre postérieure, présentant chacune une courbure en sens opposé, et convergentes par leur extrémité

(1) On a donné le nom de *bicuspides* aux premières et aux deuxièmes petites molaires qui remplacent les dents de lait correspondantes.

8.

inférieure. Les molaires antérieures sont moins grandes que les postérieures ; à la mâchoire supérieure, leur couronne est garnie de quatre tubercules, tandis qu'à la mâchoire inférieure elle en présente cinq, trois à la face externe et deux en dedans. Les molaires postérieures de lait, beaucoup plus grosses, se rapprochent tellement par la conformation de leur couronne des premières grosses molaires, qu'il serait facile de confondre ces dents si on n'avait égard à la différence de leur volume, et, si surtout, à l'époque où cette erreur pourrait être commise, les tubercules usés des molaires de lait ne formaient un contraste frappant avec l'intégrité de la couronne des molaires permanentes.

Quant aux bicuspides, les supérieures, ordinairement plus fortes que les inférieures, n'ont à leur couronne que deux tubercules très prononcés, dont l'externe, plus gros, est conoïde, et l'interne, qui correspond à la langue, est légèrement arrondi et moins élevé ; elles n'ont en général qu'une seule racine, mais la bicuspide postérieure en a très souvent deux. Les bicuspides inférieures ont une forme un peu différente de celle qu'affectent les supérieures ; elles diffèrent même assez sensiblement entre elles, l'antérieure est plus petite ; la couronne se termine en dehors par un tubercule plus ou moins saillant ; le tubercule interne est moins élevé que dans les autres dents du même genre, ce qui donne à cette surface une pente prononcée vers la cavité de la bouche. La bicuspide postérieure a ses tubercules plus saillans, particulièrement l'interne et le sillon antéro-postérieur qui les sépare est beaucoup plus marqué. Ces dents ont une seule racine.

La chute des premières dents et leur remplacement successif, commencent dans le cours de la sixième ou dans les premiers mois de la septième année ; ces phénomènes sont ordinairement devancés par l'éruption des deux premières grosses molaires de chaque côté, qui ne succèdent à aucune autre, et ne doivent point être remplacées. Elles se rangent chacune à l'extrémité de chaque arcade dentaire, qui se trouve ainsi composée de douze dents.

Avant que les dents de lait tombent, leurs racines sont détruites ; mais quoique l'étendue de cette destruction coïncide en général avec la marche de l'éruption des dents secondaires, elle présente trop de variations pour pouvoir fournir aucune donnée positive. Il n'est pas très rare, en effet, de voir les secondes dents apparaître au-dehors, bien que les premières aient conservé en totalité ou en grande partie leurs racines.

Les incisives médianes sont les premières qui tombent, et sont aussi les premières remplacées ; viennent ensuite les latérales, qui se montrent dans le même ordre, c'est-à-dire, d'abord à la mâchoire inférieure, puis à la supérieure. Le travail de l'éruption de ces huit dents et de leur arrangement à la surface des mâchoires, est chez le plus grand nombre des sujets, achevé dans le cours de la neuvième année. Elles se distinguent des incisives qui les ont précédées, par leur volume plus considérable, et surtout par les dentelures dont est armée l'extrémité de leur couronne. C'est seulement à cet âge qu'on aperçoit dans les mâchoires les premiers points dentaires des troisièmes grosses molaires ou dents de sagesse.

Vers dix ans, les bicuspides antérieures paraissent et sont suivies à onze ou douze ans des canines, qui sortent presque en même temps ou peu de temps après les bicuspides postérieures et les deuxièmes grosses molaires. D'autres fois l'éruption des canines précède celle des bicuspides antérieures ; enfin, de dix-huit à vingt-cinq ans, ou à une époque qu'on ne peut déterminer, quand encore elles doivent venir, a lieu l'éruption des dernières grosses molaires.

Mais il s'en faut de beaucoup que le renouvellement des premières dents s'effectue toujours dans l'ordre et aux époques que je viens d'indiquer : ce travail organique peut être précoce et s'annoncer dès l'âge de cinq ans et demi, comme aussi il peut être retardé et ne commencer qu'à l'âge de huit ans ; dans ce cas, il ne se termine que beaucoup plus tard, à treize et même quelquefois à quinze, à seize ans, par la sortie des canines. D'un autre côté, il n'est pas très rare que des dents de lait persistent jusqu'à un âge avancé, et même toute la vie. Les canines, les molaires, et particulièrement la postérieure, offrent le plus d'exemples de cette espèce d'anomalie. Les incisives secondaires supérieures se montrent quelquefois avant les inférieures ; souvent on les voit les unes et les autres précéder les premières grosses molaires ; cela arrive surtout quand l'éruption des incisives a lieu avant le terme ordinaire ; d'autres fois c'est par les molaires de lait que commence le renouvellement des organes de la première dentition. J'ai vu dernièrement chez une jeune fille, qui avait à peine atteint sa sixième année, paraître presque en même temps les incisives médianes supérieures et les canines ; ce dernier cas est extrêmement rare ; on n'en connaît même pas d'exemple, quoique ces dents soient après les dernières grosses molaires, les plus sujettes à ces anomalies. Ainsi, il est des sujets chez lesquels elles ne sortent qu'à dix-huit, vingt ou trente ans ; il en est même chez lesquels elles ne paraissent jamais.

A l'époque de l'éruption de ces dents, la couronne a acquis extérieurement tout le volume qu'elle doit avoir. Il n'en est pas de même des racines, qui, encore imparfaites, continuent à croître en longueur et en épaisseur ; à mesure qu'elles s'allongent, leur canal diminue ainsi que la cavité de la couronne. Soumises aux fonctions de la mastication, les dents ne tardent pas à en ressentir les effets ; les dentelures dont étaient d'abord armées les incisives disparaissent au bout de peu de temps, la pointe effilée des canines s'efface peu-à-peu, et les tubercules des molaires s'aplatissent. Tant que l'usure est bornée à l'émail, la dent conserve sa blancheur ; ce n'est que par les progrès de la détrition, que l'ivoire est mis à découvert. On aperçoit d'abord au centre de chaque tubercule de la couronne un point jaune qui s'élargit peu-à-peu avec le temps, jusqu'à ce que, les portions intermédiaires d'émail venant à disparaître, la dent ne présente plus qu'une surface plate, plus ou moins inégale, d'une couleur jaune, bordée dans son pourtour par l'émail, et offrant dans la direction du canal dentaire un point d'un jaune foncé ou noirâtre. Enfin, la même influence continuant à agir, la couronne diminue sensiblement de hauteur, et de telle sorte, que chez certains individus, les dents arrivent au point d'avoir été comme coupées à ras au niveau des gencives.

L'usure de la couronne des dents présente-t-elle quelque chose de certain pour reconnaître l'âge d'un adulte ? Il semblerait au premier abord, que l'usure ayant lieu chez tous les individus et suivant les progressions de l'âge, on dût la faire servir avantageusement à reconnaître celui-ci ; mais l'on sait que les dents sont peu résistantes, et s'usent beaucoup plus promptement chez les personnes d'une constitution faible, que tous les individus ne mâchent pas également les alimens qu'ils prennent, que la quantité de ces alimens varie, qu'il est des personnes qui font un plus grand usage des dents incisives que des molaires, *vice versâ*, qu'il en est d'autres chez lesquelles les incisives sont rapidement atteintes par l'usure parce que les molaires manquent ; que dans certains cas l'une des deux mâchoires est plus ou moins prolongée et les dents disposées obliquement, ce qui ne leur permet pas de se rencontrer par leur sommet, et alors l'usure se marque principalement aux faces qui se touchent le plus fréquemment ; que dans quelques circonstances enfin les dents sont usées par suite de certains mouvemens comme convulsifs des mâchoires, qui ont particulièrement lieu pendant le sommeil ; dès-lors on verra qu'il n'est guère possible de tirer de l'usure de la couronne des dents des caractères propres à résoudre le problème qui m'occupe.

Quand les dents sont arrivées à cet état que le sang ne pénètre plus dans leur cavité oblitérée, et que les nerfs n'y portent plus leur influence, elles changent de couleur, jaunissent et deviennent de véritables corps étrangers qui s'ébranlent, sortent des gencives, et finissent par tomber. Mais ce que j'ai dit de l'usure, s'applique encore à la chute des dents. Bien que ce phénomène, quand il se passe sous des conditions normales, annonce un âge avancé, il est tant de causes, soit qu'elles se rattachent à des altérations des dents, soit qu'elles se lient à des maladies des gencives, qui peuvent la déterminer même chez des personnes encore peu avancées en âge, qu'on ne saurait lui accorder une trop grande confiance.

Phénomènes concomitans qui se passent, pendant et après le cours des deux dentitions, dans les os maxillaires.

A la naissance, la présence des dents de lait dans l'intérieur des mâchoires donne à ces dernières une épaisseur très considérable. L'apophyse coronoïde, fortement abaissée, est presque au niveau du bord alvéolaire, l'angle de la mâchoire inférieure existe à peine à cet âge. Le bord inférieur de cet os est moins cintré qu'il ne l'était chez le fœtus ; l'apophyse coronoïde s'est relevée et portée un peu en avant ; à sa base, on découvre une cavité logeant le follicule de la première grosse molaire dont la couronne se forme. L'orifice externe du canal dentaire inférieur (trou mentonnier) se trouve placé au-dessous et en arrière de la cloison qui sépare la canine de la première molaire de lait, très près du bord inférieur de l'os. Il en est de même à la mâchoire supérieure, soit dans les rapports du trou sous-orbitaire avec les dents supérieures, soit pour la situation de la première grosse molaire, relativement à la tubérosité *molaire*.

À l'époque de l'éruption des dents de lait, les bords alvéolaires s'étendent, pour se prêter à l'arrangement de ces productions ; les os maxillaires prennent en tout sens des dimensions plus grandes ; leurs branches se redressent ; l'angle se prononce davantage ; leur corps s'accroît en hauteur, tandis que les bords alvéolaires diminuent d'épaisseur après la sortie des dents ; mais comme pendant la durée de cette évolution, les arcs alvéolaires ne suivent pas dans leur allongement les mêmes progrès que les os maxillaires proprement dits, il en résulte qu'à l'âge de deux ans et demi, époque où elle est terminée, les rapports qui existaient dans le principe entre ces parties ont déjà subi des changemens. C'est ce qui fait que les trous sous-orbitaires et mentonniers répondent alors à l'intervalle compris entre les deux racines de la molaire antérieure de lait.

À l'époque du renouvellement des dents temporaires, le volume des os maxillaires s'est beaucoup accru, leur hauteur est plus considérable ; l'orifice externe du conduit dentaire inférieur s'est éloigné du bord alvéolaire ; les branches, en continuant à se redresser, décrivent avec le corps de la mâchoire un angle moins obtus.

Pendant et après l'accomplissement de cet acte de la dentition, le corps des os maxillaires acquiert en hauteur des dimensions fort grandes. Les trous sous-orbitaires et mentonniers s'éloignent des procès alvéolaires, et s'écartent également des symphyses, de sorte qu'à vingt ans ils répondent à la racine de la deuxième bicuspide ; la courbure que le bord inférieur de la mâchoire décrivait dans le jeune âge, disparaît peu-à-peu. L'arc alvéolaire supérieur, d'abord resserré de gauche à droite, à sept ans, s'élargit ensuite très sensiblement dans ce sens, à mesure que l'accroissement horizontal des os maxillaires fait des progrès. L'arc inférieur, au contraire, ne se dilate pas, et il a de gauche à droite la même distance avant et après le renouvellement des dents.

Mais les changemens les plus remarquables sont ceux qui se passent dans la partie des os maxillaires qui correspond à l'extrémité postérieure des arcs alvéolaires. Nous avons vu qu'avant le renouvellement des dents de lait, les alvéoles des premières grosses molaires limitaient en arrière ces arcs ; après qu'elles sont sorties, les deuxièmes, puis les troisièmes grosses molaires occupent successivement leur place, et ont chacune à leur tour avec les parties voisines les mêmes rapports qu'avaient les premières grosses molaires ; d'où il résulte que pendant le cours de l'éruption des dents permanentes, cette portion des mâchoires s'est progressivement allongée pour recevoir successivement les deuxièmes et troisièmes grosses molaires. C'est cet allongement horizontal des arcs en arrière qui détermine à cette époque une si grande influence sur le développement de la face. À la mâchoire inférieure, il produit un phénomène particulier ; il en redresse graduellement les branches, de manière à leur faire décrire avec le reste de l'os un angle de moins en moins obtus ; tandis qu'à la mâchoire supérieure, il agrandit le sinus maxillaire : double effet qui résulte essentiellement du développement des grosses molaires, et se trouve toujours en rapport avec le volume de ces dents.

Du reste les os maxillaires conservent pendant une période assez longue de la vie cet état, si ce n'est que le bord inférieur de la mâchoire diacrânienne s'arrondit par les progrès de son ossification et de l'accroissement des racines des grosses molaires, de manière à décrire une courbe saillante depuis le menton jusqu'à l'angle, disposition inverse de celle qu'il offrait dans l'enfance, et surtout chez le fœtus ; d'où il suit que cet os qui, jusqu'à l'âge de huit ans, placé sur une surface horizontale, y touchait par deux points, en avant par le menton, en arrière par ces angles, y repose chez l'adulte dans toute sa longueur, et que plus tard il n'y touche que par le milieu. Après la chute des dents chez le vieillard, les procès alvéolaires s'affaissent et disparaissent entièrement; le corps des mâchoires diminue considérablement de hauteur; les trous sous-orbitaux et mentonniers se rapprochent du bord libre des os maxillaires; le sinus et la tuberosité molaires reviennent sur eux-mêmes; les branches de la mâchoire diacrânienne se portent en arrière, et reprennent à un âge avancé de la vie à-peu-près la même direction qu'elles avaient dans l'enfance. Privé de sa portion alvéolaire et des dents qui le surmontaient, l'os maxillaire inférieur se rapproche du supérieur, le menton s'avance, ce qui détermine des changemens remarquables dans la physionomie.

Notons néanmoins que ces signes de la vieillesse peuvent se montrer chez des individus moins avancés en âge, et qui ont perdu de bonne heure leurs dents par des causes morbides. (*V.*, pour plus de détails, l'article DENT, du docteur Oudet, dans le tome X du *Dictionnaire de Médecine et de Chirurgie*, ou *Répertoire général*, etc).

§ IV.

DES CARACTÈRES QUE L'ON PEUT TIRER DU NOMBRE ET DE LA COULEUR DES CHEVEUX POUR RÉSOUDRE LES QUESTIONS D'IDENTITÉ.

Parmi les caractères proposés par les experts pour constater l'identité, celui que l'on tire du nombre et de la couleur des cheveux mérite de fixer particulièrement l'attention; on conçoit en effet qu'il soit difficile de confondre un individu dont la tête chauve offre à peine quelques cheveux noirs, châtains, blonds, gris ou blancs, avec un autre dont la chevelure bien garnie présente l'une ou l'autre de ces nuances; il est encore aisé de distinguer l'un de l'autre deux individus ayant beaucoup de cheveux, mais de couleur différente; il en sera de même enfin, si au lieu de personnes tout-à-fait chauves, il s'agit d'individus dont les cheveux sont clairsemés, ou qui, sans être complétement chauves, offrent au sommet de la tête cet espace vide que l'on désigne vulgairement sous le nom de couronne. Les caractères puisés dans le nombre et la couleur des cheveux sont d'autant plus précieux pour résoudre les questions d'identité, que le système pileux n'éprouvant jamais la décomposition putride que subissent la plupart de nos organes, il est toujours possible, même plusieurs années après l'inhumation, de vérifier ces caractères sur les débris des cadavres.

S'il ne s'agissait que des faits qui précèdent, je n'aurais rien à ajouter à ce qui est déjà connu et publié dans plusieurs ouvrages de médecine légale; mais l'étude des cheveux peut être envisagée sous un autre point de vue qui n'a pas encore fixé l'attention des gens de l'art, et dont je crois devoir m'occuper. Il peut arriver en effet que le médecin soit consulté pour décider si un accusé, pour faire prendre le change et tromper la justice, n'aurait pas teint sa chevelure, de manière à *noircir* des cheveux blancs, gris, blonds, châtains, etc., ou à changer des cheveux *noirs* en cheveux châtains, blonds ou blancs. Tel est le problème que je fus appelé à résoudre en 1832, dans la cause du nommé Benoît, âgé d'environ 20 ans, condamné à mort par la Cour d'assises du département de la Seine. On me demanda en effet s'il était possible que cet individu, dont la tête était garnie de nombreux cheveux *noirs*, eût pu, à une époque antérieure, teindre ses cheveux en brun ou autrement, puis leur rendre la couleur primitive. Ma réponse ayant été affirmative en tous points, je pense devoir exposer les faits sur lesquels elle s'appuyait. Avant de rapporter les expériences propres à éclairer ce sujet, je dirai que lorsqu'il s'agit de changer la couleur des cheveux, il est utile de les débarrasser d'abord de la matière grasse dont ils sont enduits, en les frottant à plusieurs reprises avec de l'eau dans laquelle on a fait dissoudre un vingtième de son poids environ d'ammoniaque liquide; non pas que je prétende qu'il faille absolument remplir cette condition, je veux dire seulement que ces lavages préalables facilitent l'opération, et fournissent un résultat plus satisfaisant, en ce que presque toutes les parties de la chevelure offrent alors une même teinte, tandis qu'il arrive souvent, si les cheveux n'ont pas été dégraissés, que l'on remarque çà et là une ou plusieurs mèches d'une nuance différente de celle que l'on se proposait d'obtenir.

Je diviserai ce travail en trois paragraphes ; dans le premier, j'indiquerai comment on peut noircir des cheveux, et reconnaître par quel procédé ils ont été noircis ; dans le second, je m'occuperai des moyens à employer pour faire perdre aux cheveux leur couleur noire, et des procédés pouvant servir à déterminer la nature de l'agent qui a opéré le changement de couleur ; enfin j'examinerai dans un troisième paragraphe jusqu'à quel point il est possible de donner à des cheveux blonds, rouges ou châtains, d'autres nuances sans les noircir ni les blanchir.

§ 1er.

Des procédés employés pour noircir les cheveux, et des moyens de reconnaître par quels agens le changement de couleur a été opéré.

Expérience première. On a trituré pendant deux heures, jusqu'à ce que la masse soit devenue homogène, un mélange de charbon provenant de deux forts bouchons de bouteille et de trois gros de pommade ordinaire. Le produit, connu sous le nom de *mélaïnocome*, noircit parfaitement les cheveux, quelle que soit leur nuance ; mais il offre l'inconvénient grave de tacher les doigts, les linges, etc., même plusieurs jours après son application. Je pense donc qu'il faut renoncer à son emploi, quoiqu'on se soit permis de le débiter avec mon autorisation que je n'ai jamais donnée. Pour reconnaître que des cheveux ont été noircis par ce procédé, on en mettra une mèche dans de l'eau bouillante, la pommade entrera en fusion et viendra à la surface de la liqueur, tandis que le charbon se précipitera.

Expérience deuxième. Des cheveux rouge châtain, préalablement lavés avec de l'eau ammoniacale, ont été mouillés avec de *l'azotate de bismuth* dissous, rendu neutre par l'addition du sous-azotate du même métal ; quelques heures après les avoir retirés du liquide, ils étaient blanchis par le sel qui s'était cristallisé à leur surface ; on les a plongés dans de l'eau distillée pour les débarrasser de ce sel, et on les a fait sécher ; leur couleur était alors un peu plus claire qu'avant l'expérience ; on les a laissés pendant un quart d'heure dans de l'acide sulfhydrique liquide ; ils ont été parfaitement *noircis* et n'étaient point cassans.

Une mèche des mêmes cheveux *qui n'avait pas été dégraissée* a été traitée par les mêmes agens ; elle a été *noircie*, mais en l'essuyant avec du papier elle est devenue bistre, et le papier se tachait en noir ; nul doute qu'ici la présence de la matière grasse n'ait empêché le sulfure de bismuth noir de s'appliquer sur les cheveux aussi solidement que dans l'expérience précédente.

Les mêmes essais ont été tentés sur la chevelure d'un homme de cinquante ans, dont les cheveux étaient gris, si ce n'est que l'on a substitué le chlorure de bismuth à l'azotate ; des mèches de cheveux, isolées par des papillotes, ont été noircies comme il a été dit plus haut, et les effets ont été les mêmes.

Pour reconnaître que la couleur noire des cheveux est le résultat de l'emploi d'un sel de bismuth, on les traitera par de l'acide chlorhydrique ou par du chlore très faibles, qui leur rendront leur couleur primitive ; le liquide résultant, évaporé jusqu'à siccité, laissera un résidu blanchâtre, qui, étant dissous dans l'eau distillée, jouira de tous les caractères des sels de bismuth. On pourra aussi, en calcinant ces cheveux dans un creuset, obtenir des cendres qui fourniront, par l'acide chlorhydrique, du chlorure de bismuth.

A l'aide du procédé dont il s'agit, on peut sans doute teindre les cheveux en noir ; mais on y aura rarement recours, parce qu'il est assez compliqué, et que d'ailleurs il exige l'emploi de l'acide sulfhydrique, corps excessivement fétide.

Expérience troisième. Des cheveux rouge châtain, après avoir été lavés à plusieurs reprises avec de l'eau ammoniacale, ont été mouillés avec de l'*acétate* ou du *sous-acétate de plomb* dissous ; on a enlevé, avec de l'eau distillée, le sel solide qui se trouvait à la surface des cheveux après leur dessiccation à l'air ; on les a trempés dans de l'acide sulfhydrique liquide qui les a *noircis* sans les rendre cassans. Une autre mèche des mêmes cheveux, traitée de la même manière, sans lavage préalable avec l'eau ammoniacale, a fourni des résultats analogues, si ce n'est que la couleur noire pouvait être facilement détachée, du moins en partie, lorsqu'on frottait ces cheveux avec du papier. Le même moyen appliqué sur les cheveux gris de l'individu dont j'ai parlé plus haut, les a noircis ; toutefois à mesure qu'ils ont séché à l'air, ils sont devenus d'un brun rougeâtre : d'où il suit que les sels de plomb sont moins propres encore que ceux de bismuth à teindre les cheveux en noir.

On déterminerait aisément que la couleur noire des cheveux a été produite par l'action successive d'un sel de plomb et de l'acide sulfhydrique, en traitant une mèche de ces cheveux par l'acide chlorhydrique ou par le chlore faibles ; ces agents rendraient aux cheveux leur couleur primitive au bout d'une heure ou deux, et le liquide provenant de cette opération, évaporé jusqu'à siccité, fournirait un produit qui, étant dissous dans l'eau distillée, se comporterait avec les réactifs comme les sels de plomb.

Expérience quatrième. On a fait une bouillie liquide avec de l'eau, deux parties de protoxyde de plomb hydraté, deux de chaux carbonatée et une de chaux vive ; on a trempé une mèche de cheveux *blancs* dans cette bouillie, et on l'a enveloppée d'un papier gris. Au bout de vingt-quatre heures les cheveux étaient couleur de nankin clair.

En répétant cette expérience avec un mélange parfaitement broyé de trois parties de litharge, de trois de craie, et de deux et trois quarts de chaux vive hydratée, *récemment éteinte,* on a obtenu des résultats beaucoup plus satisfaisans ; en effet, les cheveux sont devenus d'un très beau noir au bout de trois ou quatre heures. Voici la manière de procéder. On délaie ce mélange dans une quantité d'eau suffisante pour avoir une bouillie claire ; on s'en frotte la tête jusqu'à ce que tous les cheveux en soient imprégnés, puis on recouvre le tout d'un papier brouillard bien mouillé : on applique sur ce papier un serre-tête en toile cirée, qui a pour but de conserver l'humidité, et on recouvre celui-ci d'un linge ou d'un foulard chauds. Lorsque trois ou quatre heures se sont écoulées, et que les cheveux sont noirs, on se frotte la tête d'abord avec du vinaigre étendu d'eau, pour dissoudre la chaux et l'oxyde de plomb, qui sans cela resteraient attachés aux cheveux, puis avec un jaune d'œuf. Ce procédé, qui n'offre aucun des inconvéniens signalés en parlant des autres méthodes, est un de ceux que l'on emploie le plus fréquemment ; loin d'être nuisible, il paraît jouir de l'avantage de rendre la chevelure plus touffue.

L'acide azotique servirait, dans ce cas, à faire connaître si réellement on a fait usage de litharge et de chaux vive et carbonatée ; en effet, la litharge, la chaux et le carbonate de cette base seraient dissous ; il y aurait *effervescence* et formation d'azotates de plomb et de chaux ; en traitant la liqueur par l'acide sulfhydrique, on obtiendrait du sulfure de plomb noir, dont on retirerait aisément le métal, et la liqueur filtrée contiendrait un sel de chaux.

Expérience cinquième. Après avoir dégraissé des cheveux avec un jaune d'œuf, on les a plongés pendant une heure environ dans un *solutum chaud* (plus que tiède) de plombite de chaux ; les cheveux qui auparavant étaient d'un gris blanc, et d'autres qui offraient une couleur rougeâtre, sont devenus d'un noir magnifique, ils n'étaient point cassans, et ne salissaient pas le linge.

Le plombite de chaux se prépare en faisant bouillir pendant cinq quarts d'heure environ quatre parties de sulfate de plomb, cinq parties de chaux hydratée et trente parties d'eau ; il est évident que la chaux s'est emparée de l'acide sulfurique, et que le protoxyde de plomb mis à nu, a été dissous dans l'excès de chaux : on filtre la liqueur.

On pourra reconnaître que des cheveux ont été noircis par cette préparation de plomb, en les traitant par les acides chlorhydrique ou azotique très faibles, qui leur rendront leur couleur primitive, et fourniront des liquides tenant du protoxyde de plomb en dissolution. Le chlore concentré blanchira ces cheveux, et donnera naissance à du chlorure de plomb.

Ce procédé, s'il n'est pas le plus expéditif pour noircir les cheveux, est certainement celui qui donne la plus belle teinte noire, et qui offre le moins d'inconvéniens. Je pense toutefois qu'il ne sera employé avec succès sur toute une chevelure, qu'autant que l'on aura épongé pendant long-temps les cheveux avec le plombite de chaux et que la chevelure sera maintenue humide et chaude pendant plusieurs heures ; en effet, des cheveux épongés seulement pendant une *demi-heure* avec ce liquide plus que tiède, enveloppés ensuite dans un papier brouillard mouillé avec la même liqueur, ont été enfermés dans du taffetas gommé, et n'étaient pas noircis au bout de douze heures, quoique le tout eût été recouvert d'une serviette chaude.

Expérience sixième. On a fait tremper une mèche de cheveux rouge châtain clair, dégraissés par l'eau ammoniacale, dans une dissolution d'azotate d'argent ; les cheveux sont devenus d'un *beau violet* : en les exposant pendant quelques heures aux rayons du soleil, la teinte violette s'est foncée à un tel point qu'elle paraissait noire lorsqu'on serrait les cheveux les uns contre les autres, ou qu'on ne les regardait pas de très près.

En répétant cette expérience avec des cheveux semblables, non dégraissés, la teinte obtenue était à peine violette, et se fonçait un peu par l'action de la lumière.

On pourrait à l'aide du chlore liquide, dissous dans quatre parties d'eau, reconnaître que des cheveux ont été teints par l'azotate d'argent, si déjà la couleur violette ne l'indiquait pas suffisamment ; en effet, il se formerait du chlorure d'argent blanc, facile à caractériser, par son aspect caillebotté, son insolubilité dans l'eau et dans l'acide azotique, et sa solubilité dans l'ammoniaque.

Je ne pense pas que ce procédé doive être préféré aux autres pour noircir les cheveux, d'abord parce qu'il peut être dangereux de porter aux environs de la peau une liqueur aussi caustique que l'azotate d'argent, et en second lieu, parce que la teinte obtenue n'est jamais noire.

Expérience septième. Des cheveux châtain rouge clair, ont été trempés dans une liqueur inventée par les Persans, et dite *liqueur russe* ; non-seulement les cheveux n'ont pas été noircis, mais même ils n'ont point changé de couleur lorsqu'on les a plongés dans l'acide sulfhydrique. La composition dont il s'agit, avait été préparée en chauffant dans un creuset quatre parties de sulfure de mercure, et une partie de bioxyde de cuivre, et en faisant bouillir dans du vinaigre, étendu d'eau, 14 grammes de ce mélange, avec 35 centigrammes de sulfate de cuivre, 60 centigrammes de sel ammoniac, autant d'alun, et 22 grammes de noix de galle.

Il résulte de ces expériences que de tous les agens employés par moi pour teindre les cheveux en noir, le mélange de litharge, de craie et de chaux vive, et le plombite de chaux sont ceux qui méritent la préférence.

§ II.

Des procédés employés pour faire perdre aux cheveux leur couleur noire, et des moyens de reconnaître l'agent qui a opéré ce changement de couleur.

Les cheveux noirs peuvent devenir châtain foncé, châtain clair, blond foncé, blond clair, jaunâtres, et d'un blanc jaunâtre, lorsqu'on les traite par de l'*eau chlorée*, dans laquelle on les laisse pendant un temps suffisant.

Expérience première. Des cheveux noirs très fins ont été lavés pendant quelques minutes avec de l'eau ammoniacale, dans laquelle on les a pressés pour leur enlever toute la matière grasse ; la liqueur alcaline est devenue opaline, puis s'est troublée, et a fini par être laiteuse avec un reflet rougeâtre. Les cheveux ayant été retirés et lavés à grande eau, ont été laissés pendant deux heures dans un mélange d'une partie de *chlore* liquide concentré, et de quatre parties d'eau : alors ils étaient *châtain foncé*. On les a mis dans un nouveau mélange de chlore et d'eau ; deux heures après ils paraissaient blonds, vus dans l'eau, mais une fois sortis du liquide et secs, ils étaient *châtain clair*. Plongés pour la troisième fois dans une nouvelle quantité d'eau chlorée où ils sont restés pendant quinze heures, ils ont acquis une couleur *blonde assez foncée* qui paraissait beaucoup plus claire lorsqu'on les regardait dans l'eau ; ils étaient durs et rudes, mais on leur rendait de la souplesse en les imprégnant d'huile de pieds de bœuf, qui du reste fonçait un peu leur couleur, et la faisait virer au *châtain clair*. Une mèche devenue d'un blond foncé par trois immersions dans l'eau chlorée, et non enduite d'huile de pieds de bœuf, a été laissée pendant deux heures dans une nouvelle quantité d'eau chlorée ; elle est devenue d'un *blond clair* ; après quinze heures d'immersion dans une autre portion d'eau chlorée, elle paraissait blanche vue dans l'eau, mais lorsqu'elle fut desséchée, elle offrit une couleur *jaune clair*. Laissée de nouveau pendant quelques heures dans un liquide semblable aux précédens, elle acquit une couleur *blanche* légèrement *jaunâtre*. Désirant savoir si l'on pourrait finir par obtenir des cheveux blancs sans la moindre nuance de jaune, on a fait tremper pendant vingt jours une portion de ces cheveux déjà *blanchis et légèrement jaunâtres*, dans de l'eau faiblement chlorée que l'on renouvelait à-peu-près tous les deux jours ; les cheveux d'un *blanc d'albâtre*, lorsqu'on les regardait dans l'eau, présentaient encore une couleur *blanche, légèrement jaunâtre*, quand ils étaient secs et hors du liquide. L'acide sulfureux étendu de beaucoup d'eau, même après plusieurs jours d'action sur ces cheveux, n'a pas fait disparaître la légère nuance jaune dont je parle. Quoi qu'il en soit, il était aisé de voir que les cheveux qui avaient subi une action aussi prolongée du chlore, quelque faible que fût celui-ci, étaient altérés, car ils se *cassaient* facilement.

Expérience deuxième. On a trempé à plusieurs reprises dans de l'eau chlorée, composée comme la précédente, un *peigne en buis* très serré avec lequel on a peigné une mèche de cheveux noirs très fins, préalablement dégraissés avec de l'eau ammoniacale et desséchés; leur couleur est devenue un peu moins noire, et tirait légèrement sur le *châtain foncé;* toutefois le changement de nuance était peu sensible. Il est certain que l'on serait parvenu à obtenir des couleurs semblables à celles qui ont été indiquées dans l'expérience première, si les cheveux eussent été peignés pendant plusieurs heures avec de l'eau chlorée un peu plus concentrée.

Expérience troisième. Des cheveux noirs très fins ont été plongés dans de l'eau chlorée à divers degrés de concentration; tantôt le chlore n'était pas étendu d'eau, tantôt il renfermait un, deux, trois, six ou neuf volumes d'eau pour un volume de chlore liquide concentré; toujours les résultats ont été analogues aux précédens, avec cette différence que plusieurs des nuances dont j'ai parlé se manifestaient en peu de minutes lorsque la liqueur était peu étendue, tandis qu'il fallait plusieurs heures et même plusieurs jours pour les faire naître, quand l'eau chlorée était notablement affaiblie; ainsi au bout de six ou sept minutes de séjour dans un mélange d'un volume d'eau et d'un volume de chlore liquide concentré, les cheveux noirs offraient déjà une nuance blonde (1).

(1) M. Devergie pense que l'opération qui a pour but de changer la couleur des cheveux au moyen du chlore, est difficilement praticable, pour ne pas dire impraticable; il s'appuie sur quelques expériences qu'il a tentées et qui ne lui ont donné que des résultats négatifs, quoiqu'il eût brossé à quinze reprises différentes des cheveux châtains et bruns avec de l'eau chlorée marquant 50 degrés au chloromètre de M. Gay-Lussac. A cela je répondrai que je n'ai jamais prétendu que l'on dût réussir en procédant comme l'a fait M. Devergie; qu'est-ce en effet que de brosser des cheveux à quinze reprises différentes en comparaison du précepte que j'ai établi, savoir que, pour obtenir des nuances de décoloration, il *fallait peigner pendant plusieurs heures avec de l'eau chlorée concentrée?* Au reste, dès que M. Devergie reconnaît qu'il a obtenu une teinte moins foncée de quelques cheveux, même en s'y prenant fort mal, et que d'un autre côté il dit avoir vérifié que mes expériences ayant trait à l'immersion des cheveux dans de l'eau chlorée sont exactes, il comprendra facilement qu'il ne s'agit que d'une question de temps et de patience, et j'aime à croire qu'il ne dira plus qu'un individu grandement intéressé à changer sa chevelure, et qui, par conséquent ne recule devant aucun des moyens propres à lui faire atteindre son but, renoncera après quelques tentatives seulement, à l'emploi de la brosse ou du peigne, voire même à l'application sur la tête de compresses trempées dans de l'eau chlorée. Et qu'importe maintenant, comme je l'avais dit bien avant M. Devergie, qu'à la suite de l'emploi du chlore, les cheveux ne soient pas *tous* d'une couleur uniforme, que les uns soient plus foncés ou plus clairs que les autres? L'individu qui cherche à faire prendre le change n'a qu'un seul intérêt, celui de paraître avec une chevelure *autre* que celle qui lui est propre, et c'est précisément ce qu'il obtient avec le chlore.

I.

9

Expérience quatrième. Des cheveux châtain rougeâtre ont été *noircis* par le *plombite de chaux*, puis lavés à grande eau et séchés. Dans cet état, on les a plongés dans un mélange de quatre parties d'eau et d'une de chlore, qui n'a pas tardé à les *blanchir*, du moins en partie ; les portions de la mèche qui n'offraient point cette nuance, étaient d'un blond ou d'un châtain clair ou foncé. On a replacé de nouveau ces diverses mèches dans du plombite de chaux qui les a *noircies* encore une fois ; enfin lorsqu'on a fait agir sur elles une nouvelle quantité d'eau chlorée, on les a encore rendues en partie blanches, blondes, etc.

Expérience cinquième. On a soumis à l'action d'un mélange de parties égales d'eau et de chlore concentré, une mèche de crins très noirs d'un cheval âgé de six ans ; au bout de trente-cinq minutes ces crins paraissaient blonds vus au milieu du liquide, mais ils étaient d'une couleur dorée et légèrement cassans lorsqu'ils étaient secs. Le lendemain et le surlendemain ils offraient une couleur jaune rougeâtre, quoiqu'ils n'eussent pas été traités de nouveau par le chlore. On pouvait se convaincre plusieurs semaines après, que cette nuance persistait dans le bout qui avait trempé dans le chlore, mais le crin continuait à pousser *noir.* Cette expérience a été faite en isolant une forte mèche de crins et en l'introduisant dans un petit flacon plein d'eau chlorée que l'on tenait renversé sur la peau du cheval, de manière à ce que le liquide ne pût pas s'écouler.

Le meilleur moyen de reconnaître si des cheveux noirs, châtains, etc., ont perdu leur couleur primitive par suite de l'action du chlore, consiste sans contredit à constater l'odeur de ce gaz ; j'ai vu en effet que même après avoir lavé cinquante fois dans de l'eau des cheveux traités par cet agent, ils répandaient encore une odeur de chlore qui ne permettait pas de se méprendre sur la nature du corps employé pour opérer le changement de couleur ; je peux encore ajouter qu'en général les cheveux qui ont été soumis à l'action du chlore sont plus durs, moins flexibles et plus cassans, et que ces effets sont d'autant plus sensibles que le chlore employé était plus concentré.

Mais, dira-t-on, comment supposer qu'on ait jamais recours au chlore pour changer la couleur de sa chevelure, lorsqu'il est établi par les faits ci-dessus énoncés que les cheveux deviennent cassans et qu'ils conservent pendant long-temps une odeur très repoussante ? Je ne prétends pas qu'un moyen pareil puisse jamais être employé par des personnes qui ne veulent teindre leurs cheveux que pour obtenir une nuance plus agréable à l'œil que ne l'était primitivement celle de leurs cheveux ; mon travail n'a aucunement pour but de perfectionner sous ce rapport l'art du coiffeur. Je dis seulement qu'un individu, qui, pour se dérober aux regards de la justice, cherche à se déguiser, peut changer à volonté la couleur de sa chevelure, paraître châtain pendant une semaine lorsqu'il avait des cheveux noirs, devenir blond la semaine d'après, offrir plus tard une chevelure blanchâtre et même rétablir quelque temps après les couleurs blonde, marron et noire qu'il aurait pu développer d'abord ; on conçoit sans peine que l'intérêt d'un coupable à se déguiser soit tel qu'il ne balance pas entre la possibilité d'atteindre son but, et les inconvéniens *légers* et *temporaires* dont j'ai parlé, savoir la fragilité des cheveux et l'odeur qu'ils répandent, et cela d'autant mieux, qu'à tout prendre, cette fragilité n'est pas telle que les cheveux tombent d'eux-mêmes lorsqu'on n'opère pas de tractions sur eux, et que l'odeur désagréable qu'ils exhalent, quand on a eu recours à du chlore concentré, peut être singulièrement affaiblie en faisant usage d'une pommade aromatisée. Ces considérations m'ont fait un devoir d'indiquer aux experts un moyen facile de reconnaître si les changemens de couleur sur lesquels ils pourront être appelés à prononcer, sont le résultat de l'action du chlore.

§ III.

Est-il possible de donner à des cheveux blonds, rouges ou châtains, d'autres nuances, sans les noircir ni les blanchir ?

Pour résoudre ce problème, j'ai tenté les expériences suivantes : 1° Des cheveux très rouges ont été laissés pendant plusieurs heures dans de l'alcool marquant 36 degrés à l'aréomètre ; à la température de 30°, l'alcool ne s'est pas coloré sensiblement, et la couleur des cheveux n'a point changé. L'éther sulfurique à 20° n'a pas eu plus d'action que l'alcool. Il est vrai de dire cependant que dans des cas fort rares, j'ai vu l'alcool dissoudre un peu de l'huile rouge qui colorait les cheveux, et que ceux-ci se rapprochaient alors de la couleur blonde.

2° Des cheveux rouges, légèrement châtains, plongés pendant plusieurs heures dans un mélange de deux parties d'ammoniaque liquide et de quatre parties d'eau, ont acquis une couleur *un peu plus foncée* tirant légèrement sur le châtain. D'autres cheveux d'un blond rougeâtre, laissés pendant quelques heures dans de l'eau ammoniacale beaucoup plus faible que la précédente, loin de devenir plus foncés, ont pris une couleur blonde plus claire avec une teinte légèrement rougeâtre.

9.

3° Une mèche des mêmes cheveux rouges légèrement châtains, que l'ammoniaque avait un peu foncés, a été laissée pendant deux heures dans du carbonate de potasse dissous ; elle n'a éprouvé aucun changement. Alors on les a plongés dans une dissolution aqueuse de potasse caustique assez étendue ; au bout de quarante-quatre heures, ils étaient d'un rouge plus clair.

Il résulte de ces expériences et de beaucoup d'autres analogues que je crois devoir passer sous silence, qu'il est difficile, pour ne pas dire impossible, de changer à l'aide de l'alcool, de l'éther ou des alcalis, la couleur des cheveux rouges, blonds et châtains, de manière à rendre blonds ceux qui sont rouges ou châtains, et à faire passer au châtain ceux qui sont rouges ou blonds ; tandis que l'on peut à l'aide d'une dissolution aqueuse de chlore très affaiblie, communiquer aux cheveux *châtains,* et aux cheveux *rouges* une couleur *blonde*, pourvu qu'on ne la fasse pas agir long-temps sur eux.

Je terminerai ce travail par une réflexion qui n'est pas sans importance pour les recherches médico-légales relatives à ce sujet ; c'est qu'en général lorsqu'on emploie l'eau chlorée pour donner aux cheveux une teinte moins foncée que celle qu'ils avaient primitivement, il est difficile, pour ne pas dire impossible, d'obtenir une coloration uniforme ; ainsi tandis que dans une grande étendue de la tête, les cheveux seront châtains ou blonds, dans certaines parties il y en aura de blancs et d'autres qui seront d'un blond ou d'un châtain plus ou moins foncé que les précédens ; il pourra même arriver, lorsqu'on aura agi sur des cheveux noirs, que la plupart d'entre eux soient devenus châtains, blonds ou d'un blanc jaunâtre (suivant la dose et la force de l'eau chlorée qui aura été employée), tandis que d'autres auront conservé leur couleur noire. Cette variété de nuances, comme on voit, ne constitue pas un caractère indifférent, pour faire reconnaître aux experts si réellement la coloration des cheveux doit être attribuée à l'action du chlore.

BIBLIOGRAPHIE DES AGES EN GÉNÉRAL.

Ploucqurt (G. G.). Resp. G. E. J. Uhland. Diss. sistens œtates humanas earumque jura. Tubingen, 1778, in-4. — Recus. in J. P. Frank, Delect. opusc. med. t. vii.

Bird (Frid.) praes. J. F. Meckel. Diss. de dimensionibus corporis humani inter se comparatis. Halle, 1817, in-8.

Lucæ (Sam. Chr.). Grundriss der Entwickelungsgeschichte des menschlichen Kœrpers. Marbourg. 1819, in-8.

Burdach (K. Fr.). Die Physiologie als Erfahrungswissenschaft, t. ii. Leipzig, 1828, in-8.

Fœtus.

Cassebohm (J. F.). Progr. sistens differentiam fœtûs et adulti anatomicam. Halle, 1740, in-4. — Recus. in Haller, disp. anat. t. v, p. 729.

Trew (Chr. J.). De differentiis quibusdam inter hominem natum et nascendum intercedentibus. Cum tabulis æneis. Nuremberg, 1736, in-4.

Hebenstreit (J. E.). Progr. sistens anatomen hominis recens nati repetitam Leipzig, 1738, in-4.

Rœderer (J. G.). Diss. de fœtu perfecto. Strasbourg, 1750, in-4. — Recus. in Haller, disp. anat., t. vii, p. 313.

Langguth (G. A.). Progr. sistens embryonem trium cum dimidio mensium abortu rejectum qua faciem externam. Wittemberg, 1751, in-4.

Wrisberg (H. A.). Descriptio anatomica embryonis observationibus ilustrata. Cum figuris. Gottingue, 1764, in-4.— Recus in opusc. anat., etc.

Diez (J. L. F.). Dis. ideam generalem differentiæ fœtus ab adulto sistens. Giessen, 1770, in-4.

Rœsslein (A. et F.). Dissertationes duæ de differentiis inter fœtum et adultum. Strasbourg, 1784, in-4.

Danz (F. G.). Grundriss der Zergliederungskunde des ungebornen Kindes in den verschiedenen Zeiten der Schwangerschaft : Principes de l'anatomie du fœtus aux diverses époques de la grossesse. Francfort, Leipzig et Giessen ; 1792 et 1793, in-8, 2 vol.

Autenrieth (J. H. F.). Observationum ad historiam embryonis facientium pars prima. Tubingue, 1797, in-4.

Sœmmerring (S. Th.). Icones embryonum humanorum. Francfort-sur-le-Mein, 1799, in-fol.

Beclard (Ph.). Embryologie, ou Essai anatomique sur le fœtus humain. Thèse de la Faculté de médecine de Paris, 31 août, 1820.

Velpeau. Embryologie ou Ovologie humaine. Paris, 1833, in-fol. xv pl.

Ostéogénie.

Pollich (J.). Diss. de incremento ossium. Leyde, 1723. in-4.

Baster (Job.). Diss. de osteogeniâ. Leyde 1734, in-4.—Recus. in Haller, disp. anat., t. vii, part. ii. p. 351.

Albinus (Bern. Sieg.). Icones ossium fœtus humani. Leyde, 1757, in-4, fig.

Reichel (G. Ch.). resp. J. F. Knolle. Diss. de ossium ortu atque structurâ. Leipzig, 1760, in-4.

Soos (M. B.). Diss. exhibens osteogeniam humanam. Utrecht, 1766, in-4.

Nicolai (Joh. Aug. Hein.). Beschreibung der Knochen des menschlichen fœtus. Ein Beitræg zur Anatomie des fœtus und zur Bestimmung des Alters der Embryonen und des fœtus aus der Beschaffenheit der Knochen. Munster, 1829, in-4, 70 p.

Enfant naissant.

Gessner (F. J. A.). Diss. de mutationibus quas subit infans statim post partum indeque mutata ejus œconomia naturali. Erlang, 1795, in-8.

Billard. Mémoire sur la chute du cordon ombilical chez l'homme, considéré sous le rapport physiologique et médico-légal. Archives générales de médecine, t. xii, p. 370 ; et dans son Traité des maladies des enfans nouveau-nés.

Première dentition.

Brunner (Ad. Ant.). De eruptione dentium lacteorum. In Wasserberg. Collect. Disp. Vindob. fasc. I.

Meissner (W.). Untersuchung der Flüssigkeit aus den Capseln eines neugebornen Kindes. — In Meckel's Archiv für die Physiologie, t. iii.

Deuxième dentition.

Herenstreit (J. E.). Resp. J. A. Ungerauer. Diss. de dentitione secundâ juniorum. Leipzig, 1738, in-4. — Recus. in Haller, Disp. anat., t. vii, part. ii.

Janke (J. G.). Diss. de ossibus mandibularum puerorum septennium i et ii. Leipzig, 1751, in-4.

Serres (A.). Essai sur l'anatomie et la physiologie des dents, ou Nouvelle théorie de la dentition. Paris, 1817, in-8, fig.

Age adulte.

L'anatomie de l'âge adulte est l'objet principal de tous les traités d'anatomie. Il est inutile d'en donner ici la bibliographie.

Vieillesse.

Fischer (J. B. de). De senio ejusque gradibus et morbis. Erfurt, 1760, in-8.

Seiller (B. G.). Diss. sistens anatomiæ corporis humani senilis specimen. Erlang, 1800, in-7.

Tenon. Recherches sur le crâne humain. Mémoires de l'Institut national des sciences, an vi, t. i, p. 221.

Simon (F. G.). Diss. de infante et sene. Wurtzbourg, 1806, in-8.

Philites (C. A.). Diss. de decremento, alterâ hominum ætatis periodo, seu de marasmo senili in specie. Halle, 1808, in 8. — Trad. dans Archiv. für die Physiologie, von Reil und Autenrieth, t. ix, p. 4.

Lucæ. Progr. de ossescentiâ arterarium senili. Marbourg, 1817, in-4.

Ritter (G. H.). Diss. de naturali organismi humani decremento. Kiel, 1819, in-8.

Chaussard (Félix). Essai sur l'organisation des vieillards. Thèses de la Faculté de Paris, 1822, n° 20.

DES OUTRAGES FAITS A LA PUDEUR.

Je range sous ce titre les divers attentats à la pudeur pour lesquels le magistrat invoque les lumières du médecin. Ces attentats sont de différente nature, et il convient de les distinguer. Tantôt ils constituent le *viol*, qui peut être défini, *l'effort fait pour abuser d'une fille ou d'une femme malgré leur volonté;* dans certains cas, ils consistent dans la simple application du membre viril sur les organes génitaux et sur les parties qui les environnent, sans qu'il y ait la moindre trace de violence; quelquefois enfin, il s'agit du crime de pédérastie ou de sodomie. Avant d'examiner chacune de ces questions, voyons comment s'exprime le code pénal.

« Toute personne qui aura commis un outrage public à la pudeur, sera punie d'un emprisonnement de trois mois à un an, et d'une amende de 16 fr. à 200 fr. (Art. 330). Tout attentat à la pudeur, consommé ou tenté sans violence sur la personne d'un enfant de l'un ou de l'autre sexe, âgé de moins de onze ans, sera puni de la réclusion (Art. 331). Quiconque aura commis le crime de *viol* sera puni des travaux forcés à temps. — Si le crime a été commis sur la personne d'un enfant au-dessous de l'âge de quinze ans accomplis, le coupable subira le *maximum* de la peine des travaux forcés à temps. Quiconque aura commis un attentat à la pudeur, consommé ou tenté avec violence contre des individus de l'un ou l'autre sexe, sera puni de la réclusion. — Si le crime a été commis sur la personne d'un enfant au-dessous de l'âge de quinze ans accomplis, le coupable subira la peine des travaux forcés à temps (Art. 332). Si les coupables sont les ascendans de la personne sur laquelle a été commis l'attentat, s'ils sont de la classe de ceux qui ont autorité sur elle, s'ils sont des instituteurs ou des serviteurs à gages, ou serviteurs à gages des personnes ci-dessus désignées, s'ils sont fonctionnaires ou ministres d'un culte, ou si le coupable, quel qu'il soit, a été aidé dans son crime par une ou plusieurs personnes, la peine sera celle des travaux forcés à temps, dans le cas prévu par l'art. 331, et des travaux forcés à perpétuité, dans les cas prévus par l'art. précédent (Art. 333).

A l'occasion de ces articles, M. Devergie fait un long commentaire tendant à prouver que c'est à tort que, dans les ouvrages de Belloc, de Mahon, de Foderé et dans celui-ci, *on a constamment posé la question du viol, tandis que les médecins n'ont réellement à résoudre que la question de violences.* « L'homme de l'art, dit il, ne peut pas juger de l'*intention* ni de *la volonté du criminel* ; il n'est appelé à constater que les résultats matériels. » J'avoue que ma surprise a été extrême en lisant une pareille attaque. Je demanderai en effet à M. Devergie quelle est la question médico-légale dans laquelle un expert doive s'enquérir de l'*intention* ou de la *volonté du criminel* (il aurait mieux valu dire du prévenu); est-ce que par hasard, en matière d'empoisonnement, d'infanticide , etc., le médecin s'occupe jamais de l'intention et de la volonté d'un prévenu, et cela empêche-t-il M. Devergie, lui auteur d'un Traité de médecine légale, de poser des questions d'empoisonnement, d'infanticide, etc.? La parité est aussi parfaite que possible ; dans toutes ces expertises, l'homme de l'art est appelé à résoudre des questions chimiques, anatomiques, physiologiques et pathologiques ; *tel est son unique rôle* aussi bien en matière d'empoisonnement que de *viol* ; ici il s'éclaire de l'état des parties génitales pour savoir s'il y a eu ou non défloration, si celle-ci a été produite par l'introduction d'un membre viril, s'il existe des taches de sperme sur les parties génitales ou sur la chemise, si la fille ou la femme avait ou n'avait pas un écoulement blennorrhagique, etc. A la suite des investigations sur le fait pour lequel il a été consulté, le médecin donne son opinion sur les *violences* dont la fille a pu être victime *dans la question de viol*, tout comme dans une affaire d'empoisonnement il exprime ce que lui ont appris l'analyse chimique, les symptômes, etc. Maintenant, que l'empoisonnement ait été l'effet d'un suicide, d'une méprise, d'un crime ; qu'au lieu d'un viol, il y ait eu consentement mutuel de la fille et de l'accusé, tout cela regarde les magistrats.

DU VIOL.

S'il est vrai que l'on désigne sous le nom de *viol* l'effort fait pour abuser d'une fille ou d'une femme malgré leur volonté, il est également certain que dans le plus grand nombre des cas la personne abusée est une fille encore vierge : il importe d'établir cette distinction.

Viol chez une fille vierge. Dans une question de ce genre, l'homme de l'art doit s'attacher à déterminer, 1° si la fille a été déflorée ; 2° si la défloration a été produite par le membre viril, ou par un autre corps plus ou moins volumineux ; 3° si elle a été consentie ou forcée.

A. *Moyens de reconnaître s'il y a eu défloration.* On sait que dans le plus grand nombre des cas, les organes génitaux des jeunes filles qui n'ont point été déflorées offrent une disposition, une couleur et une tension particulières : je crois devoir décrire l'état de leurs parties sexuelles, en ayant soin toutefois d'indiquer les circonstances qui peuvent les modifier, et qui seraient propres à induire le médecin en erreur. Les parties dont je parle sont les grandes et les petites lèvres, la fourchette, la fosse naviculaire, l'orifice du vagin, l'intérieur de ce canal, l'hymen, les caroncules myrtiformes et l'orifice de l'utérus.

Les *grandes lèvres* sont épaisses, fermes et tendues ; leurs bords libres se rapprochent, et tendent à recouvrir l'orifice de la vulve ; toutefois, chez les enfans très jeunes, elles sont notablement écartées en haut ; dans ce point l'écartement est tel qu'il laisse presque entrevoir le clitoris, en formant un espace triangulaire dont la base est en haut et le sommet en bas. Une disposition contraire existe chez la femme. La face interne des grandes lèvres est lisse et vermeille. — Mais si la personne est déjà d'un certain âge, si elle a éprouvé des maladies de longue durée, telles que les fleurs blanches, la chlorose, etc., ou si elle s'est livrée à des attouchemens indiscrets, ces signes pourront manquer, tandis qu'il n'est pas rare de les observer chez des filles qui n'ont senti l'approche de l'homme qu'une fois ou qu'un petit nombre de fois.

Les *petites lèvres* (nymphes). Elles sont petites, lisses, vermeilles, douées d'assez d'élasticité, sensibles et bien enfermées. — Mais on aurait tort de croire qu'il suffit d'une simple introduction dans le vagin d'un corps plus ou moins volumineux, pour leur faire perdre ces caractères ; d'ailleurs les mêmes causes qui chez les filles non déflorées relâchent les grandes lèvres, flétrissent celles-ci, et les rendent molles, flasques et pendantes.

La *fourchette* est ordinairement entière et fort tendue, tandis qu'elle est presque toujours déchirée chez les femmes qui ont eu des enfans. — Mais l'intégrité de cette partie n'est pas une marque infaillible de non-défloration, puisqu'on l'observe chez les filles qui ont exercé le coït lorsque le membre viril n'était pas d'un volume disproportionné : en outre il n'est pas encore prouvé que certaines maladies des parties génitales ne puissent détruire cette bride membraneuse chez les filles non déflorées.

La *fosse naviculaire*, ou l'espace renfermé entre la fourchette et la partie postérieure de l'orifice du vagin, conserve sa véritable forme chez les filles non déflorées, tandis qu'elle est déformée après la défloration, et n'existe plus si la fourchette a été déchirée. — Les restrictions que j'ai mises en parlant de la fourchette s'appliquent donc naturellement à ce caractère.

L'*orifice du vagin* est en général plus étroit avant qu'après la défloration. — Mais, comme son diamètre ne présente rien d'absolu, et qu'il n'offre point les mêmes dimensions chez toutes les femmes, il est possible qu'il soit plus large chez une fille non déflorée que chez une autre qui l'aura été; d'ailleurs plusieurs causes, telles que la leucorrhée, l'âge, la menstruation, l'abus des lotions ou des bains émolliens, peuvent avoir dilaté cet orifice chez les filles qui n'ont pas été déflorées.

L'*intérieur du vagin* est parsemé de rides transversales, très rapprochées et très saillantes, tandis qu'il tend de plus en plus à devenir lisse, à mesure que la copulation a lieu. — Mais ne serait-ce pas s'abuser que d'accorder quelque valeur à ce signe pour déterminer si une fille a été déflorée, dans le cas où il n'y aurait eu qu'une seule introduction dans le vagin d'un corps plus ou moins volumineux?

La membrane *hymen* existe chez la plupart des filles non déflorées, malgré l'assertion contraire de quelques auteurs. — Mais on aurait tort de regarder son absence comme un signe infaillible de défloration et *vice versâ*; en effet, on a observé cette membrane chez des filles déflorées, et, ce qui paraîtra plus extraordinaire, chez des femmes qui étaient sur le point d'accoucher; en sorte qu'il a fallu, pour livrer passage à la tête de l'enfant, l'inciser lorsque les efforts de cette tête ne la déchiraient point. On concevra pourquoi l'hymen peut conserver son intégrité après la défloration, en sachant que sa densité n'est pas toujours la même. Fabricius d'Aquapendente ne fait-il point mention d'une fille que tous les écoliers d'une pension s'efforcèrent en vain de déflorer? Ambroise Paré n'a-t-il pas vu cette membrane d'une consistance presque osseuse?

J'ajouterai encore que l'absence de l'hymen ne saurait être regardée comme une preuve de défloration, parce qu'elle peut avoir été détruite pendant des courses à cheval lorsqu'on monte en cavalier, par un saut brusque, par des coups, des chutes, par l'élargissement subit des cuisses, par l'effort de la première menstruation, par un caillot de sang, par des ulcères, des flueurs blanches, des caustiques, par les descentes de matrice et du vagin, par l'introduction d'un corps étranger, la maladresse des personnes qui donnent leurs soins aux enfans, par des attouchemens lascifs.

Les *caroncules myrtiformes*. Les anatomistes ayant émis des opinions diverses sur l'origine des caroncules myrtiformes, il est indispensable de les rappeler avant de faire connaître la valeur du signe fourni par ces tubercules. Les uns ont pensé que les caroncules n'existent jamais avant l'hymen, et qu'elles sont les débris de cette membrane : en adoptant cette opinion, qui me paraît juste, la présence ou l'absence de pareils tubercules n'éclaire pas plus la question relative à la défloration que la présence ou l'absence de l'hymen. D'autres ont cru que les caroncules myrtiformes existent naturellement et remplacent l'hymen : tout porte à croire que ces anatomistes ont été induits en erreur, et qu'ils ont pris pour des caroncules quelques-unes des rides saillantes du vagin, qui s'étendent quelquefois jusque sur l'*hymen*. On lit dans un travail de M. Devilliers fils (*Nouvelles recherches sur la membrane hymen et les caroncules hyménales*, Paris, 1840) : « La terminaison inférieure des colonnes et rides du vagin concourt à former l'hymen et à le renforcer sur plusieurs points de son étendue : les caroncules sont le résultat de la déchirure de cette membrane. » Toujours est-il qu'ayant fait des recherches sur plus de deux cents cadavres de filles âgées de deux à quatorze ans, chez lesquelles, il est vrai, l'hymen existait encore, je n'ai jamais pu découvrir de pareils tubercules. On ne les a pas vus non plus chez plusieurs petites filles qui venaient de naître, et chez lesquelles il n'y avait point de *membrane* à l'entrée du vagin.—Mais, en supposant que l'opinion de ces anatomistes dût prévaloir, il ne serait pas raisonnable de regarder l'absence de ces caroncules comme un signe de défloration, et *vice versâ*; en effet, comme l'hymen, elles pourraient ne pas s'effacer dans une première introduction d'un corps plus ou moins volumineux, et les mêmes causes qui détruisent cette membrane chez les filles non déflorées pourraient les faire disparaître.

Que l'*orifice de l'utérus* soit fermé ou ouvert, que sa forme soit arrondie ou transversale, peu importe lorsqu'on cherche à constater s'il y a eu défloration; car les filles déflorées qui n'ont point fait d'enfans ressemblent à cet égard à celles qui ne l'ont point été.

Plusieurs médecins, jaloux de faciliter la solution de la question qui m'occupe, ont cherché ailleurs que dans les organes génitaux, des moyens de reconnaître s'il y avait eu défloration; l'indication de ces moyens suffira pour faire sentir leur nullité, et l'on concevra avec peine que de nos jours l'on ait proposé sérieusement de pareils caractères; *la voix grossit après la défloration; le corps et l'urine exhalent une odeur particulière; le visage est marqueté; le cou grossit* (1), et s'il peut être entouré par un fil qui s'étend depuis la pointe du nez jusqu'à la réunion des sutures sagittale et lambdoïde, la fille n'est point déflorée; *les yeux sont cernés, et le blanc en est terni.*

Les *chairs* et les *mamelles*, a-t-on dit, sont fraîches et fermes chez les filles non déflorées. — Mais ne sait-on pas, pour ce qui concerne ce dernier caractère, que souvent le contraire a lieu, surtout lorsque la santé est dérangée; d'ailleurs combien n'y a-t-il pas de femmes mariées qui ne le cèdent en rien sous ce rapport aux filles les mieux portantes?

L'*effusion de sang* dans le congrès, la *douleur* que la femme éprouve pendant le coït, et la *résistance* qu'oppose le vagin à se laisser franchir, sont encore des signes de non-défloration donnés par les auteurs, qui les ont même considérés comme des marques expérimentales. — Mais il est certain que l'*effusion de sang* ne prouve rien, puisqu'on peut l'observer chez les filles déjà déflorées, et qu'elle peut manquer chez d'autres qui ne le sont pas, suivant que l'ouverture du vagin est petite ou grande, relativement au corps qui y est introduit, et suivant d'autres circon-

---

(1) Ainsi Fodéré dit que le cou d'une fille vierge se fait remarquer davantage par sa longueur que par sa grosseur (Tome IV, p. 350, *Médecine légale*, édition de 1813).

stances qu'il est inutile de mentionner : d'ailleurs combien il serait facile à une femme déflorée et rusée de faire prendre le change, soit en attendant l'époque de la menstruation, soit en tachant les linges de sang, etc. ! J'en dirai autant de la *douleur* et de la *résistance;* la première peut être feinte, et la seconde favorisée par l'emploi de substances astringentes; l'une et l'autre manquent quelquefois chez les filles qui ont été déflorées par un corps peu volumineux, tandis qu'elles peuvent se manifester chez une fille éhontée qui a observé la continence pendant quelque temps.

La connaissance de la disposition, de la couleur, de la tension des parties sexuelles d'une fille non déflorée, et des divers caractères donnés par les auteurs pour juger s'il y a eu défloration, me permet d'établir un certain nombre de propositions qui doivent servir de guide lorsqu'il s'agit de résoudre le problème qui m'occupe (1). 1° Parmi les signes qui peuvent annoncer la défloration, ceux qui sont tirés de l'état des parties sexuelles *seulement* offrent une *certaine valeur;* 2° Il ne suffit pas d'un de ces signes pris isolément, mais il faut leur ensemble pour qu'on puisse les prendre en *considération*. 3° A la vérité, l'hymen existant chez le plus grand nombre des filles non déflorées, son existence ou son absence méritent la plus grande attention. 4° Malgré la réunion de tous ces signes, il est impossible d'*affirmer* que la fille a été déflorée, à moins que l'on ne détermine qu'il y a eu accouchement : hors ce cas, la réunion des signes dont je parle ne permet

(1) J'omets à dessein de parler de la *virginité*, comme le font tous les auteurs de médecine légale, pour ne pas compliquer davantage une question qui l'est déjà assez par elle-même; en effet, en adoptant les idées de ces auteurs, qui définissent la virginité l'*état d'une fille qui n'a point encore senti l'approche de l'homme*, il est évident que la virginité n'existera pas chez une fille dans le vagin de laquelle on aura introduit un membre viril exigu, quoique les parties sexuelles aient conservé la disposition, la couleur et la tension qu'elles présentaient avant l'introduction. Au contraire, la *virginité* existera chez les filles dans le vagin desquelles il aura été introduit un doigt, un pessaire ou un corps plus volumineux que le *membre viril*, quoique les parties génitales offrent une disposition, une couleur et une tension semblables à celles que l'on remarque chez les femmes qui ont joui des plaisirs de l'amour. Ces conséquences, qui découlent nécessairement de la définition dont il vient d'être parlé, n'étant propres qu'à compliquer la question, j'ai cru devoir me dispenser de traiter *ex-professo* de la *virginité*.

que d'élever des *présomptions* plus ou moins fortes en faveur de la défloration, et l'homme de l'art serait coupable si, cédant aux instances du magistrat, il affirmait ce dont il ne peut pas être convaincu. 5° On est plus autorisé encore à soupçonner la défloration, lorsque les signes qui l'annoncent coïncident avec des contusions, des plaies et des marques de sévice aux parties génitales. 6° La plus grande décence et le plus grand ménagement doivent présider à des visites de ce genre, qui, pour être de quelque utilité, doivent être faites, en général, peu de temps après l'époque présumée de la défloration, parce qu'il suffit souvent d'un ou de deux jours pour faire disparaître les traces que le corps introduit dans le vagin laisse après son passage. 7° Il n'est pas inutile, avant de porter son jugement, d'examiner le caractère, les mœurs de la personne, son âge, sa conduite, ses occupations, l'éducation qu'elle a reçue, les mœurs des individus qu'elle fréquente, l'impression que la visite produit sur elle ; mais l'on ne doit avoir égard à des considérations morales de ce genre, qu'autant qu'elles s'accordent avec les données fournies par les parties sexuelles. 8° Le médecin n'oubliera jamais qu'en prononçant légèrement, il s'expose à déshonorer une fille dont la conduite a été irréprochable.

B. *Moyens de reconnaître si la défloration, que je suppose avoir été constatée, est le résultat de l'introduction du membre viril ou d'un autre corps.* J'avoue l'impossibilité dans laquelle je suis de résoudre cette question dans le plus grand nombre de cas. Comment établir une différence entre le délabrement des parties sexuelles produit par le membre viril, par un pessaire ou par tout autre corps que des personnes lascives auraient introduit dans le vagin? On pourrait *présumer* le coït dans le cas où la défloration n'ayant pas été consentie, les organes sexuels et d'autres parties du corps seraient meurtris, ou lorsqu'à des signes de défloration récente se joindraient des écoulemens ou d'autres symptômes vénériens.

Si l'on découvrait, en outre, des taches de sperme sur la chemise de la femme ou de la jeune fille, la *présomption* dont je parle serait encore plus fondée. L'existence de sperme sec, ou à moitié desséché, sur les bords des grandes lèvres ou sur les autres points des organes de la génération, ou même sur les parties environnantes, si elle coïncidait avec le délabrement des parties sexuelles, permettrait d'affirmer qu'il y a eu introduction ou tentative d'introduction du membre viril, à moins qu'il ne fût prouvé que le sperme eût été déposé là pour faire prendre le change. On voit donc qu'il peut être utile, et même nécessaire de déterminer dans certains cas si des taches existant sur le linge, ou si des matières desséchées sur les parties génitales ou dans leurs environs, sont ou non formées par du sperme. Déjà j'ai été requis pour me prononcer sur cette question, et j'ai pu, en appliquant le travail dont je vais donner un extrait, décider deux fois que des linges étaient tachés par du sperme, et une fois dans un cas de viol bien constaté, j'ai pu reconnaître que cette liqueur s'était en partie conservée sur les bords des grandes lèvres. La solution de ce problème important repose sur ce fait, que les caractères des taches de sperme diffèrent de ceux que présentent la matière des divers écoulemens qui se font par le vagin et par l'urèthre, le mucus, la salive, etc., comme on pourra s'en convaincre par les détails suivans :

Caractères des taches de sperme sur le linge. D'après M. Devergie, « ces taches, que l'on peut constater sur divers linges, siégent habituellement sur la partie antérieure de la chemise de l'homme, si celle-ci eu présente, tandis qu'elles sont placées sur le devant de la partie postérieure de la chemise de la femme ; celles que l'on trouverait sur les pantalons peuvent exister plus particulièrement à l'intérieur; elles peuvent être simples, c'est-à-dire non altérées par le sang, ou bien présenter la coloration rougeâtre de ce dernier liquide. » Il est impossible d'attacher la moindre importance à la situation de ces taches, celles-ci devant nécessairement varier suivant la position respective des deux individus au moment de l'éjaculation. Au reste, ces taches que je suppose parfaitement desséchées sont minces, de couleur légèrement jaunâtre ou grisâtre, peu apparentes, au point que, pour les bien apercevoir, on est souvent obligé de placer le linge entre l'œil et la lumière ; leur circonférence est onduleuse et plus colorée que le centre ; pressées entre les doigts, elles sont légèrement rudes, et résistent comme si elles eussent été empesées, tandis que les parties du linge qui n'ont pas été tachées conservent leur mollesse; elles sont inodores, à moins qu'on ne les humecte, car alors on ne tarde pas à sentir l'odeur de sperme. Si on approche du feu le linge ainsi taché, au bout d'une ou de deux minutes toutes les portions salies par du sperme deviendront d'un *jaune fauve*, tandis que les autres parties ne se coloreront pas, à moins que le linge n'ait été placé assez près du feu pour roussir; ce caractère, qui n'appartient à la matière d'aucun des écoulemens morbides que j'ai examinés, permet de distinguer sur l'étoffe plusieurs petites taches blanchâtres, qu'il était impossible d'apercevoir avant de l'avoir chauffée. Dans cette expérience, le sperme ne parait avoir éprouvé qu'un grand degré de dessiccation, puisqu'en laissant dans l'eau distillée, pendant quelques heures, le linge ainsi jauni, il perd sa couleur, et le liquide acquiert toutes les propriétés de la dissolution du sperme dans l'eau.

Lorsqu'on plonge pendant quelques heures dans l'eau distillée froide les lambeaux tachés, on voit qu'ils s'humectent dans toute leur étendue, ce qui n'arriverait pas pour les parties tachées si elles étaient salies par de la graisse; en ayant soin de presser de temps en temps ces lambeaux à l'aide d'un tube de verre, on voit qu'ils ne tardent pas à se décolorer et à se désempeser, mais ils deviennent *risqueux* et *répandent une odeur spermatique*, comme on peut s'en assurer en les comprimant entre les doigts. Le liquide, d'un blanc laiteux, trouble par une multitude de flocons et par les fibrilles qui se sont détachées du linge, tarde beaucoup à s'éclaircir; il ne filtre que lentement, et la filtration le donne difficilement dans un état de limpidité parfaite. Il est alcalin; quelquefois cependant il ne rétablit la couleur du papier de tournesol rougi par un acide qu'après avoir été concentré par la chaleur. Si on le fait évaporer dans un petit verre à montre, à une douce température, on remarque des phénomènes dont on peut tirer beaucoup de parti pour reconnaître le sperme. Il offre pendant l'évaporation l'aspect visqueux d'une dissolution gommeuse; il ne se coagule point, quoiqu'il laisse déposer quelques flocons *glutineux*, et sa consistance est tellement particulière qu'il est difficile de ne pas accorder de l'importance à ce caractère ; lorsqu'il est évaporé jusqu'à siccité, il laisse un résidu demi-transparent, semblable au mucilage desséché, luisant, de couleur fauve ou à peine fauve, décomposable comme toutes les matières azotées à une température plus élevée, et qui, étant agité pendant deux ou trois minutes dans l'eau distillée froide, se partage en deux parties, l'une *glutineuse*, gris jaunâtre, adhérente au doigt comme de la glu, insoluble dans l'eau et soluble dans la potasse, l'autre soluble dans l'eau. La dissolution aqueuse filtrée est incolore, légèrement jaunâtre ou jaune et transparente ; elle donne un précipité blanc floconneux, par le chlore, l'alcool, l'acétate et le sous-acétate de plomb et le sublimé corrosif ; l'*acide azotique pur et concentré* lui communique une légère teinte jaunâtre, si elle est incolore, *mais ne la trouble pas*, tandis qu'il a constamment précipité ou blanchi la matière des divers écoulemens morbides désignés plus haut ; la teinture alcoolique de noix de galle y fait naître un dépôt blanc grisâtre abondant ; l'infusion aqueuse a agi de la même manière toutes les fois qu'elle était récente.

Mis dans l'alcool à 38 degrés, pendant vingt-quatre heures, le linge taché de sperme ne se désempèse pas, et la liqueur ne précipite pas par l'eau ; cependant l'alcool dissout une petite quantité de matière, car en l'évaporant jusqu'à siccité on obtient un léger résidu.

Les observations microscopiques faites par Leeuwenhoeck, Gleicher, Buffon, Spallanzani, Prévost et Dumas, permettent d'établir comme un fait positif que, dans le sperme de tous les animaux mâles en état de puberté, existent des animalcules que l'on appelle spermatiques. Leur forme est à-peu-près celle d'un têtard. Ils présentent une extrémité ovalaire, aplatie ; c'est le *corpus*, auquel succède une partie filiforme, la *queue*. J'ai pu les reconnaître et en constater l'existence dans du sperme desséché depuis dix-huit ans sur une lame de verre. M. Bayard a examiné l'action de plusieurs substances sur la liqueur spermatique dans le but de faciliter l'analyse microscopique des taches de sperme. L'eau peut en dissoudre une partie. La salive, l'urine, le sang, le lait n'altèrent pas les animalcules ; l'alcool, la soude, la potasse, l'ammoniaque *concentrés* les détruisent, tandis que l'eau alcoolisée au 10ᵉ, l'eau mêlée à un 20e de soude ou de potasse ou à un 16e d'ammoniaque dissolvent très bien la substance spermatique, sans altérer les animalcules. Selon M. Devergie (page 749), l'acide chlorhydrique étendu de quarante fois son poids d'eau, aurait la propriété de mettre à nu les zoospermes et de les isoler assez bien.

M. Bayard (*Annales d'hygiène et de médecine légale*, t. XXII, p. 155) pose ainsi qu'il suit les règles à observer pour constater la présence du sperme sur un tissu :

1° Détacher avec des ciseaux et enlever avec soin une portion des taches présumées spermatiques ; ne pas presser le tissu et le placer dans un verre à expériences.

2° Faire baigner dans l'eau distillée le tissu taché, et laisser macérer pendant vingt-quatre heures.

3° Au bout de ce temps, filtrer ce premier liquide, placer le tissu taché et déjà macéré dans une capsule de porcelaine, l'arroser d'eau distillée et chauffer à la flamme d'une lampe à alcool jusqu'à ce que le liquide ait acquis une température de 60 à 70 degrés ; filtrer ce liquide ; enfin, traiter le tissu taché par l'eau alcoolisée ou par l'eau ammoniacale, et filtrer la liqueur étendue.

4° Lorsque la filtration est terminée, couper le papier des filtres à 2 centimètres de l'extrémité, et le renverser sur une cuvette de verre plane, humecter le filtre ainsi renversé avec de l'eau alcoolisée ou ammoniacée. Si de la matière grasse s'y trouve mêlée, on emploie quelques gouttes d'eau éthérée.

L'examen au miscroscope fait voir les animalcules spermatiques entiers, sans brisure de la queue, et isolés du mucus.

M. Bayard a pu reconnaître dans onze expertises judiciaires, dont il a été chargé avec Ollivier (d'Angers), MM. Moreau et Chevallier, les zoospermes dans des taches, là où l'analyse chimique faite comparativement n'avait pas toujours fourni de documens utiles.

Si la présence des animalcules peut être constatée sur des taches anciennes, à plus forte raison pourra-t-on les voir peu de temps après l'éjaculation ; alors en effet, indépendamment de leur forme très reconnaissable, ils exécutent des mouvemens très marqués, et l'on pourrait à la rigueur prononcer d'après la seule existence d'animalcules bien conformés, que la liqueur soumise à l'examen

est du sperme, *puisqu'on ne les observe avec les mêmes caractères dans aucun autre liquide*. Toutefois, pour ne rien laisser à
désirer, on devrait chercher à reconnaître dans cette liqueur les
propriétés physiques et chimiques dont j'ai déjà fait mention (*voy.*
p. 144). Les globules nombreux que l'on voit dans l'humeur de la
prostate de plusieurs animaux ne manifestent aucune faculté loco-
motrice, sont toujours dépourvus de queue et ne sauraient être
assimilés aux animalcules spermatiques.

*Matière de l'écoulement blennorrhagique chez plusieurs
femmes évidemment atteintes de syphilis*. Le linge sali par
cette matière offrait plusieurs taches vertes, d'un jaune verdâtre
et jaunâtre; parmi ces dernières quelques-unes étaient tellement
peu colorées qu'on aurait pu aisément les confondre avec certaines taches de sperme, d'autant plus qu'elles étaient aussi inodores et rudes au toucher. Approchées d'un réchaud rempli de
charbons ardens, *ces parties tachées ne devenaient pas jaunes*.
Laissées dans l'eau distillée froide pendant plusieurs heures,
elles se décoloraient; le linge se désempesait et répandait une
odeur particulière *différente* de l'odeur spermatique; le liquide
était troublé par des flocons blanchâtres et par des fibrilles détachées du linge. Ce liquide filtré était incolore, transparent, et
rétablissait avec assez d'énergie la couleur du papier de tournesol rougi par un acide; évaporé à une douce chaleur, dans un
petit verre à montre, il fournissait un *coagulum albumineux*
très abondant, et la liqueur n'offrait point l'aspect gommeux dont
j'ai parlé à l'occasion du sperme. Le produit de l'évaporation
poussée jusqu'à siccité était d'un blanc jaunâtre, opaque, grumeleux, et décomposable au feu comme toutes les matières azotées;
traité par l'eau distillée froide et agité pendant une ou deux minutes, il s'en est à peine dissous; la liqueur filtrée précipitait en
blanc, par le chlore, l'alcool, le sous-acétate de plomb et le sublimé corrosif, et en gris jaunâtre par la noix de galle, à-peu-
près comme la dissolution aqueuse de sperme; mais *l'acide azotique qui ne trouble point ce dernier la précipitait en blanc*.
La portion non dissoute par l'eau distillée froide, était floccon-
neuse, non glutineuse, et soluble dans la potasse à la température ordinaire.

10.

Matière de l'écoulement vaginal chez des filles et des femmes atteintes de leucorrhée aiguë et chronique. On peut appliquer aux taches que forme cette matière sur le linge, tout ce qui vient d'être dit à l'occasion de l'écoulement blennorrhagique, si ce n'est qu'elles sont moins colorées, et qu'elles fournissent, lorsqu'on les traite par l'eau, une dissolution dans laquelle les réactifs déjà indiqués font naître des précipités beaucoup moins apparens. M. Donné a constaté que dans le mucus vaginal, l'examen microscopique décèle l'existence de petites écailles rhomboïdales, qui paraissent percées à leur centre, ou qui y présentent un cercle ombré très dessiné. Jamais il n'y a vu d'animalcules spermatiques.

Matière d'un écoulement par l'urèthre, dans un cas de fistule borgne interne, suite de plusieurs fistules externes. Le linge est taché en jaune verdâtre ; la matière y est déposée depuis quarante jours ; il est empesé, rude au toucher, et inodore dans les parties tachées ; il *ne jaunit pas* comme le sperme lorsqu'on le chauffe ; mis dans l'eau, il se décolore, se désempèse, acquiert une odeur particulière *bien différente* de l'odeur spermatique ; au bout de quelques heures, le liquide, légèrement trouble, est filtré pour être évaporé à une douce chaleur ; avant d'être réduit à siccité on voit qu'il rétablit la couleur du papier rougi par un acide. Il ne se coagule pas, mais il *n'offre point l'aspect visqueux* des dissolutions gommeuses que l'on chauffe. En traitant par l'eau distillée froide le résidu jaunâtre, fort léger, provenant de l'évaporation jusqu'à siccité, on en dissout une partie : la dissolution filtrée précipite en blanc par le chlore, le sous-acétate de plomb, le sublimé corrosif et l'*acide azotique*, et en jaune par la noix de galle.

Matière d'un écoulement par l'urèthre dans une blennorrhée, cinq jours après la cautérisation. Les taches que formait cette matière sur le linge ressemblaient assez à celles du sperme. Les portions salies étaient rudes au toucher, empesées et inodores ; mais *elles ne jaunissaient pas* lorsqu'on les approchait du feu. L'eau distillée froide, au bout de quelques heures, avait décoloré et désempesé toutes les portions tachées ; il s'était développé une odeur *différente* de celle du sperme : le liquide, troublé par des flocons et des fibrilles, filtré et évaporé jusqu'à siccité, avait fourni un résidu *alcalin*, jaunâtre, semblable à du blanc d'œuf desséché, qui ayant été agité pendant deux minutes avec de l'eau distillée froide, ne s'était pas sensiblement dissous ; aussi la dissolution filtrée *conservait-elle sa transparence*, lorsqu'on y versait du chlore, de l'acide azotique, du sublimé corrosif, de l'alcool et de la noix de galle ; or, on sait que la dissolution aqueuse du sperme est précipitée par tous ces réactifs, excepté par l'acide azotique.

Matière des lochies blanchâtres dites laiteuses. Cette matière forme sur le linge des taches d'un gris jaune sale, ayant quelque analogie avec les taches de sperme ; cependant lorsqu'on les chauffe, *elles ne jaunissent pas ;* traitées par l'eau distillée froide pendant quelques heures, elles se détachent, et le linge se trouve décoloré et désempesé ; le liquide, à peine louche, étant filtré et évaporé, ne se coagule point, ne laisse pas déposer de flocons, et offre assez l'aspect d'une dissolution gommeuse, à-peuprès comme le ferait le sperme traité par l'eau et chauffé ; il est alcalin et rétablit la couleur du papier de tournesol rougi par un acide : toutefois il se colore et *jaunit à mesure que la liqueur se concentre*, et le produit desséché est d'un *jaune foncé* semblable à de la colle à bouche fondue, ce qui n'arrive pas à la dissolution du sperme. En agitant ce produit desséché pendant deux minutes avec de l'eau distillée froide, il se dissout en partie ; la portion non dissoute est floconneuse, d'un jaune foncé et soluble dans la potasse ; la portion dissoute, après avoir été filtrée, est jaunâtre et précipite *abondamment* par *l'acide azotique* et par la noix de galle ; le chlore, l'alcool et le sous-acétate de plomb la précipitent ou la rendent opaline (1).

(1) En faisant évaporer jusqu'à siccité les diverses dissolutions aqueuses fournies par la matière des écoulemens dont j'ai parlé jusqu'à présent, il était aisé de voir que la plupart d'entre elles fournissaient un coagulum albumineux abondant, en sorte que le produit desséché était presque entièrement formé d'albumine : or, comme ce produit se dissolvait en quantité notable dans l'eau distillée froide, puisque le chlore, l'acide azotique, la noix de galle, etc., le précipitaient, j'ai voulu savoir jusqu'à quel point l'albumine coagulée par le feu, pouvait se dissoudre dans l'eau. J'ai fait évaporer jusqu'à siccité, dans un verre à montre, du blanc d'œuf délayé dans l'eau et filtré ; la liqueur, après s'être coagulée, a fourni un produit so-

Caractères des taches de graisse. Elles offrent un aspect gras, ne sont ni rudes au toucher, ni empesées, et lorsqu'on les chauffe elles s'étendent *sans jaunir ;* du reste, elles exhalent une odeur bien connue. Mis dans l'eau froide, le linge sali par de la graisse ne *s'humecte pas* dans les parties tachées; *la graisse n'est pas dissoute.* Si on le laisse pendant quelques heures dans de l'alcool froid marquant 38 degrés à l'aréomètre de Baumé, il est dégraissé, et l'*alcool tient la graisse en dissolution;* aussi précipite-t-il par l'eau en blanc, et lorsqu'on l'évapore jusqu'à siccité, fournit-il un résidu graisseux. Enfin si le linge dont il s'agit est plongé pendant quelque temps dans une dissolution de potasse, on aperçoit à la surface de la liqueur des gouttelettes comme savonneuses, et la dissolution fournit un précipité blanc graisseux, si on y ajoute quelques gouttes d'acide acétique.

Linge taché par du mucus des narines. Les taches sont d'un jaune foncé, quoique le mucus fût blanc au moment où il a été déposé sur le linge. Laissées dans l'eau distillée froide pendant quelques heures, elles se sont décolorées, l'étoffe s'est nettoyée et le liquide est devenu louche, blanchâtre et floconneux ; on l'a filtré et fait évaporer à une douce chaleur. Lorsqu'il a été moyennement concentré, il a rétabli la couleur du papier de tournesol rougi par un acide ; il n'a offert aucune trace de *coagulum* pendant l'évaporation, et a fourni une très petite quantité d'une matière blanchâtre, transparente, comme granuleuse. Agitée pendant une ou deux minutes avec l'eau froide, cette matière s'est à peine dissoute, et a laissé de nombreux flocons blanchâtres. La dissolution filtrée était limpide et précipitait assez abondamment par le chlore, par l'*acide azotique* et par l'alcool ; l'infusion aqueuse de noix de galle et l'acétate de plomb ne la troublaient point.

Linges salis par la salive. Plusieurs linges tachés par la salive provenant de six individus adultes, ont été examinés avec soin : les taches étaient le résultat de l'application réitérée de la

---

lide, qui a été bien desséché et agité pendant deux minutes avec de l'eau distillée froide : on a filtré de nouveau et la dissolution a précipité par l'alcool, par le chlore et par la noix de galle ; l'acide azotique l'a également troublée.

salive sur le linge. Les caractères qu'elles présentaient n'ayant pas toujours été les mêmes, je crois devoir décrire les particularités que j'ai observées.

a. Quelques-unes de ces taches desséchées étaient *empesées*, rudes au toucher et *jaunâtres*, quoique la salive fût blanche au moment où elle sortait de la bouche ; pendant la dessiccation il s'était manifesté une odeur *particulière, désagréable*. En approchant du feu les parties tachées, celles, par exemple, qui offraient à peine une teinte jaune, elles acquéraient une couleur plus intense, et ressemblaient aux *taches de sperme* traitées de la même manière. Laissées dans l'eau distillée froide pendant quelques heures, elles se *désempesaient*, et le linge exhalait une odeur *spermatique*, surtout lorsqu'on le pressait entre les doigts ; le liquide très alcalin, louchi par une multitude de flocons, après avoir été filtré et soumis à l'action d'une douce chaleur, ne se coagulait point, et fournissait un résidu jaune assez abondant, qui, étant agité pendant une minute ou deux avec de l'eau distillée froide, se partageait en deux parties, l'une insoluble sous forme de *pellicules* minces jaunâtres, semblables à du mucus, l'autre soluble qui devenait opaline par le chlore, par l'*acide azotique* et par l'alcool, et qui précipitait abondamment par l'acétate de plomb, tandis que l'infusion aqueuse de noix de galle ne la troublait point.

b. Ici le linge taché était *blanc*, empesé et presque sans odeur ; chauffé il ne *jaunissait pas*. Traité par l'eau distillée, comme le précédent, il offrait une légère odeur qui n'*avait rien de spermatique :* le liquide était louche, floconneux et alcalin ; chauffé après avoir été filtré, il ne se coagulait pas, et ne se comportait pas comme les *dissolutions gommeuses (voy.* p. 144) ; le produit de l'évaporation était jaunâtre, demi-transparent et comme salin : agité avec de l'eau distillée froide pendant deux minutes, il s'en séparait des flocons muqueux ou plutôt des *pellicules ;* la liqueur filtrée *ne devenait même pas opaline* par le chlore, l'acide azotique, l'alcool et l'infusion aqueuse de noix de galle.

c. Cette variété ressemblait à la précédente, si ce n'est que le linge *jaunissait* par l'action du feu, et que la liqueur *louchissait* pendant l'évaporation, comme si elle eût été albumineuse.

Il résulte évidemment de ce qui précède : 1° qu'il n'est guère possible de confondre les taches de sperme sur le linge, avec celles que produisent la graisse, le mucus des narines, et la matière des divers écoulemens qui se font par le vagin et par l'urèthre ; qu'il ne s'agit pour cela que de constater *l'ensemble* des caractères que j'ai exposés en parlant du sperme ; 2° qu'il est *quelquefois* moins aisé de distinguer une tache spermatique d'une tache formée par la salive, mais qu'il est cependant possible d'y parvenir, ce dernier liquide ne présentant, dans aucune circonstance, *tous* les caractères chimiques du sperme ; d'ailleurs, il n'est guère présumable que les chemises, sur lesquelles on est le plus souvent appelé à opérer, aient été tachées avec de la salive, parce que, pour former avec ce liquide une tache appréciable, il faut en déposer à plusieurs reprises, et attendre que les premières parties appliquées soient desséchées, ce qui exige beaucoup de temps ; 3° que de toutes les taches que j'ai étudiées, aucune, hors celles du sperme, ne pourra offrir à l'examen microscopique, fait d'après les procédés indiqués, les zoospermes reconnaissables à leur tête ovalaire, aplatie, et à leur partie terminale et effilée qui constitue la queue. En raison de l'importance de ce caractère pour des taches de nature douteuses, il est peut-être avantageux de commencer les recherches par l'examen microscopique.

C. *La défloration a-t-elle été consentie ou forcée ?* Avant de m'occuper de ce sujet, j'examinerai si la législation actuelle punit la défloration d'une personne *mineure* qui *n'a opposé aucune résistance*. On trouve dans quelques ouvrages de médecine légale que la loi sévit dans ce cas contre l'auteur de la défloration, et l'on s'appuie sur les articles 354, 355 et 356 du Code pénal, relatifs à l'enlèvement des mineurs, et qui sont ainsi conçus :

« Quiconque aura, par fraude ou par violence, enlevé ou fait enlever des mineurs, ou les aura entraînés, détournés ou déplacés, ou les aura fait entraîner, détourner ou déplacer des lieux où ils étaient mis par ceux à l'autorité ou à la direction desquels ils étaient soumis ou confiés, subira la peine de la réclusion — Si la personne ainsi enlevée ou détournée est une fille au-dessous de seize ans accomplis, la peine sera celle des travaux forcés à temps. — Quand la fille au-dessous de seize ans aurait consenti à son enlèvement ou suivi volontairement le ravisseur, si celui-ci était majeur de vingt-et-un ans ou au-dessus, il sera condamné aux travaux forcés à temps. Si le ravisseur n'avait pas encore vingt-et-un ans, il sera puni d'un emprisonnement de deux à cinq ans. »

Mais l'enlèvement des mineurs ne suppose pas toujours la défloration, et comme, en matière pénale, on ne doit jamais chercher ce que la loi a voulu dire, mais bien ce qu'elle a dit, il est évident que la loi punit le rapt et non la défloration consentie. Cette opinion est implicitement exprimée dans le passage suivant, tiré des œuvres d'un jurisconsulte célèbre :

« La défloration est l'action par laquelle on prive une fille de sa virginité. —Un fait pareil est regardé parmi nous comme un crime capital dans deux cas : le premier, quand on attente à la pudicité d'une personne du sexe *malgré elle*, et c'est ce qu'on appelle exactement un *viol* ; le deuxième, lorsque sans voies de violence on fait des entreprises contre la virginité d'une personne non encore nubile. Le Code pénal ne punit la défloration dans le cas de viol que de la peine de la réclusion ou des travaux forcés ; il ne la soumet, dans le second cas, tantôt à la peine des travaux forcés, tantôt à un simple emprisonnement, *que lorsqu'elle a été précédée de rapt avec violence* » (Merlin, *Répertoire de Jurisprudence*).

Voyons maintenant s'il existe des moyens propres à faire distinguer la défloration *consentie* de celle qui est *forcée*. Dans le plus grand nombre des cas où l'intervention du médecin est réclamée, la défloration forcée d'une jeune fille a été opérée par un individu dont le membre viril offre des dimensions considérables, surtout lorsqu'on les compare à celles des parties sexuelles de la jeune personne ; dès-lors il ne faut pas s'étonner que cette défloration soit accompagnée d'un délabrement plus ou moins considérable, qu'il importe de faire connaître, parce qu'il peut jeter un grand jour sur la question qui m'occupe.

Les organes génitaux sont loin de conserver leur intégrité ; l'hymen peut présenter des solutions de continuité qui se dirigent suivant l'axe du vagin, et qui paraissent récentes ; les lambeaux de cette membrane sont sanglans ou cicatrisés ; les grandes et les petites lèvres sont rouges, tuméfiées, douloureuses, et quelquefois sanglantes ; l'orifice du vagin, le méat urinaire et les autres parties externes de la génération peuvent participer à ce désordre ; il n'est pas rare aussi de découvrir des meurtrissures aux cuisses, aux bras, aux seins, aux lèvres, aux joues, etc., résultats de la résistance opposée par la jeune fille ; il y a parfois un écoulement purulent *non contagieux*, produit par le froissement des parties génitales, qui peut exister lors même qu'il n'y a eu que des tentatives de viol. Les altérations dont je parle sont surtout manifestes quand la verge a été introduite plusieurs fois.

Si, au lieu de supposer le membre viril trop gros, on admet qu'il offre des dimensions proportionnées à celles des parties sexuelles de la jeune fille, ou même qu'il est petit, il est évident que la défloration aura pu être *forcée* quoique les organes génitaux ne présentent aucun des caractères indiqués ; seulement alors il pourra y avoir des meurtrissures aux cuisses, aux seins, etc., à raison de la résistance opposée par la jeune fille. Je ne reviendrai point sur ce qui a été dit à la page 142, relativement aux moyens de distinguer si la défloration forcée a été le résultat de l'introduction du membre viril ou d'un autre corps plus ou moins volumineux.

Les détails qui précèdent sur la défloration ne sont pas encore suffisans pour résoudre la question du *viol* chez une fille vierge ; on s'exposerait à commettre des erreurs graves si au moment de porter son jugement on ne se rappelait point les propositions suivantes :

1° On peut observer un écoulement blennorrhagique purulent, sans qu'il y ait eu viol, dans les affections catarrhales des voies urinaires et génitales à l'époque de la dentition, dans certaines phlegmasies de la peau, telles que la rougeole, la scarlatine, etc., aux approches de la première menstruation, aux premières approches conjugales, à la suite de titillations fréquentes, de l'abus des lavemens irritans, lorsqu'il y a suppression des règles, quand il y a des calculs dans la vessie, ou que la malade est sous l'influence d'un vice dartreux, rhumatismal ou goutteux ; l'état de grossesse peut également le déterminer. Voici un fait propre à éclairer ce sujet :

Une jeune fille de quatre ans, atteinte d'un catarrhe pulmonaire avec fièvre, rendait par la vulve une mucosité blanchâtre fort âcre ; les grandes lèvres et le mont de Vénus étaient rouges, tuméfiés et douloureux ; on voyait en outre quelques ulcères assez profonds fournissant une matière purulente, semblable aux mucosités dont il a déjà été fait mention. Les parens alarmés, jugeant que l'affection des parties génitales était vénérienne, crurent que l'enfant avait été violée. Les remèdes adoucissans amenèrent assez promptement la guérison pour qu'il fût aisé de se convaincre que l'écoulement et l'ulcération des parties sexuelles dépendaient de l'affection catarrhale qui régnait alors épidémiquement à Paris (Capuron , *Médecine légale relative à l'art des accouchemens*).

Mais si l'homme de l'art doit être blâmé de considérer tout écoulement par la vulve comme une preuve de viol, la faute est bien plus grande lorsqu'il regarde cet écoulement comme vénérien, parce qu'alors il se croit autorisé à prononcer qu'il y a eu ou qu'il n'y a pas eu viol, suivant que l'individu accusé est ou n'est pas atteint de la maladie vénérienne. Ainsi, il peut se faire que, l'écoulement étant le résultat de l'introduction dans le vagin d'un étui à aiguilles ou d'un corps dur autre que le membre viril, on fasse planer injustement les soupçons du viol sur un individu, parce qu'il a la gonorrhée ; tandis qu'il peut arriver d'une autre part que l'on écarte mal-à-propos toute idée de viol, par cela seul que l'écoulement a été jugé vénérien, et que l'accusé ne présente aucun symptôme de syphilis.

Je ne puis passer sous silence, à l'occasion des liquides qui peuvent s'écouler du vagin , *une erreur grave* commise par le docteur M***, dans un rapport sur un cas de viol. Appelé pour constater l'état des parties sexuelles d'une jeune fille âgée de treize ans neuf mois , que l'on croyait avoir été violée *neuf jours* auparavant, ce médecin conclut que l'acte de la copulation a été consommé, et il s'appuie, entre autres faits, sur la présence *d'une certaine quantité de sperme qu'il aurait retiré du vagin*. Est-il possible d'admettre , ai-je dit dans une consultation qui m'a été demandée par l'accusé, que l'on ait trouvé du sperme dans le vagin de la fille R***, dont l'examen n'a eu lieu que neuf jours après la prétendue consommation de l'acte ? C'est d'autant plus invraisemblable que cette fille ayant un écoulement muqueux , le sperme aurait dû être entraîné au-dehors par la matière de cet écoulement. D'ailleurs comment s'est-on assuré que le liquide retiré du vagin était du sperme plutôt que du mucus , quels sont les essais tentés pour résoudre cette question , pourquoi ne pas avoir eu recours à des expériences chimiques, et à des observations microscopiques? Il faut le dire dans l'intérêt de la vérité, l'auteur de l'assertion dont il s'agit n'en a pas suffisamment apprécié la portée avant de l'énoncer; il aurait vu qu'il pouvait compromettre sa réputation en décidant avec autant de légèreté une question de cette importance (juin 1826).

2° Les plaies et les ulcères que l'on observe à la membrane hymen ont été souvent confondus avec les chancres vénériens, et donnés comme signes du viol, surtout lorsque l'accusé avait la syphilis : or ces lésions pouvaient dépendre de l'introduction volontaire d'un corps dur, autre que le membre viril; il suffisait alors du repos, de quelques bains et de lotions, pour faire disparaître ces accidens en peu de jours. Le médecin qui croirait devoir tirer parti de pareilles lésions pour établir le viol, serait donc tenu de suspendre son jugement jusqu'à ce qu'il eût été éclairé par l'emploi des moyens que j'ai conseillés; et il ne sera peut-être pas inutile de rappeler ici que chez la femme les chancres vénériens ont ordinairement leur siége à la face interne des grandes lèvres sur toute l'étendue des nymphes, sur le clitoris et à l'orifice du vagin.

3° Il suffira dans certaines circonstances de comparer la force respective de l'accusé et de la plaignante, et surtout les organes génitaux des deux individus, pour éloigner toute idée de viol; on conçoit en effet qu'une jeune fille bien portante parviendra facilement à repousser un vieillard et même un jeune homme valétudinaire. On sait combien une première copulation est difficile lorsque la femme s'y refuse, et l'on connait l'histoire de cette reine qui, au rapport de Voltaire, éluda l'accusation d'une plaignante en remuant toujours un fourreau d'épée, dans lequel il fut impossible de faire entrer l'instrument, par cela seul que le fourreau était toujours en mouvement; d'ailleurs on sait, à ne pas en douter, qu'il a été impossible de violer certaines filles, quoique leurs bras, leurs jambes et leur tête fussent maintenus par trois ou quatre personnes. Mayart-de-Vouglans rapporte dans son Traité des crimes qu'un jeune homme accusé de viol fut condamné à donner un sac d'argent à la plaignante, en présence des juges; on lui permit ensuite d'user de sa force pour le reprendre; mais il lui fut impossible d'en venir à bout : les juges furent alors persuadés que celle qui avait résisté à la force pour ne pas se laisser enlever le sac d'argent pouvait bien plus facilement opposer assez de résistance pour rendre le viol impossible, et ils acquittèrent l'accusé. Mais c'est surtout de la comparaison des organes sexuels que l'on peut tirer de grandes lumières : si l'accusé manque de membre viril, ou que celui-ci soit extrêmement petit, ou incapable d'érection, et que d'ailleurs l'orifice du vagin ne soit pas très resserré, il est évident que la défloration, si elle existe, a été produite par un autre individu, ou par un corps autre que le membre viril.

Un homme est accusé d'avoir violé une fille non déflorée ; des sages-femmes appelées pour constater l'état des parties sexuelles, trouvent qu'elles sont très rouges, et croient découvrir d'autres signes de viol. L'accusé était en prison, lorsque Zacchias déclara qu'il n'y avait aucun rapport entre le pénis aigu et flasque de cet individu et les organes sexuels de la plaignante, qui étaient fort amples et abreuvés d'un flux blanc ; et par conséquent, qu'en supposant que la fille eût été récemment déflorée, ce qu'il n'admettait pas, on ne pourrait pas en accuser le prévenu (*Quæstionum medico-legalium*, tome III, *Consilium* 34, p. 49).

4° Lors même que la défloration est *consentie*, il peut y avoir un délabrement considérable des organes génitaux de la jeune fille ; par exemple, quand la disproportion entre les organes mâles et femelles est très marquée, et que les individus, loin de procéder avec modération, sont impétueux et impatiens. Le délabrement des parties sexuelles pourra même, dans ce cas de défloration consentie, être beaucoup plus considérable que dans une autre circonstance où il y aura eu viol, mais où la disproportion des organes ne sera pas aussi sensible. Sans doute que lorsqu'il y aura consentement tacite des deux amans, on n'observera point des meurtrissures au-delà de la vulve et sur les autres parties du corps ; mais ne peut-il pas arriver qu'une fille décidée d'abord à résister, commence par se défendre, se laisse même meurtrir, et que bientôt après, loin d'opposer de la résistance, elle se prête de bon gré aux désirs de son amant ? Les exemples de ce genre ne sont point rares, on a vu même des filles assez perverses ou assez mal conseillées accuser leurs amans de les avoir violées, parce qu'elles avaient été délaissées après le coït, et faire servir comme preuves du viol, des meurtrissures aux diverses parties du corps, qui n'étaient que le résultat d'une première résistance.

5° La malveillance et la cupidité peuvent être portées assez loin de la part des mères ou des femmes à qui l'on a confié des jeunes filles, pour que les organes génitaux et les autres parties du corps de celles-ci soient meurtris, dilacérés, etc., dans l'espoir de faire condamner, par haine ou par intérêt, des individus qui ne sont aucunement coupables. N'a-t-on pas vu aussi des femmes se mutiler elles-mêmes les organes de la génération, et se plaindre d'avoir été violées par un homme dont elles n'avaient jamais éprouvé que des refus?

Plusieurs individus furent accusés par une femme d'avoir violé, dans une auberge, sa petite-fille, âgée de neuf ans et demi. A la visite on trouva les parties sexuelles, sans excepter l'hymen, parfaitement intactes; le petit doigt ne pouvait pas entrer dans le vagin; toutefois, il y avait au pubis et à la partie supérieure de la vulve un cercle rouge de la largeur d'un écu de 6 francs qui paraissait avoir été fait récemment, et dont l'intensité et l'étendue diminuaient insensiblement. Il était hors de doute que l'aïeule avait meurtri cet enfant dans l'espoir d'avoir des dommages-intérêts; elle fut emprisonnée et chassée de la ville (Fodéré, *Médecine légale*, t. iv).

Viol chez une fille déjà déflorée. J'ai supposé jusqu'à présent que le viol avait été consommé sur des jeunes filles non déflorées; il faut maintenant examiner ce que présente de remarquable le viol chez les personnes déjà déflorées, les filles publiques et les femmes qui ont fait des enfans; il est évident qu'ici la femme s'étant livrée plusieurs fois aux jouissances vénériennes, il ne doit être nullement question de rechercher s'il y a eu défloration et si elle a été opérée par le membre viril ou par un autre corps; toute la question consiste à savoir si la *défloration a été forcée.*

Quelles inductions tirer, dans ce cas, de l'état des parties sexuelles? Le vagin et son orifice présentent un diamètre tel, qu'à moins de supposer une grosseur démesurée du membre viril, celui-ci a dû se loger sans occasionner la moindre rougeur ni la moindre déchirure des organes génitaux. L'absence de l'*hymen* ne prouve rien en faveur du viol, puisqu'il avait pu être détruit lors de la défloration. L'existence d'un écoulement ou de quelques autres symptômes vénériens pourrait tout au plus établir qu'il y a eu coït. Les meurtrissures à la vulve, aux seins, aux cuisses, aux bras, etc., peuvent faire soupçonner la violence, à moins qu'il ne soit prouvé qu'elles sont le résultat de coups que les femmes se seraient portés pour en imposer, ou qu'elles datent d'une époque antérieure à celle où la femme dit avoir été violée (*Voy.* Ecchymose). C'est ici surtout qu'il convient de comparer les forces de l'accusé et de la plaignante ; car on ne peut pas se dissimuler combien il est difficile, pour ne pas dire impossible, qu'un seul homme parvienne à abuser d'une femme adulte bien portante ; il n'en serait pas de même si l'attentat eût été commis par plusieurs personnes.

Conduite à tenir lorsqu'on est appelé à faire un rapport sur le viol. 1° On examinera attentivement la forme et la disposition des organes génitaux, on tiendra compte du gonflement, de l'inflammation, des délabremens, des écoulemens, des taches qui pourraient exister sur la chemise, des matières desséchées sur les parties génitales, etc.; on notera exactement les meurtrissures faites aux environs de la vulve et aux autres parties du corps. Cette visite, comme je l'ai déjà dit, pour être utile, sera faite le plus tôt possible, et au moins dans les trois jours après l'action, vu que la plupart des lésions des parties génitales peuvent guérir dans un très court espace de temps, soit par les seuls efforts de la nature, soit à l'aide des émolliens. 2° S'il s'agit d'une fille *pubère*, et que le délabrement des parties génitales soit assez marqué pour faire croire à une *défloration récente*, on se gardera bien d'*affirmer*, d'après ce seul caractère, qu'il y a eu *viol* ; car il faudrait, pour être en droit de tirer cette conclusion, établir encore, ce qui est impossible, que la défloration n'a pas été consentie, et qu'elle n'est point le résultat de l'introduction dans le vagin d'un corps autre que le membre viril ; le jugement de l'homme de l'art, dans ce cas sera vague ; il ne chargera ni l'un ni l'autre individu ; il déclarera que l'altération des parties sexuelles n'a pas une corrélation nécessaire avec une cause déterminée. 3° Si tout annonce une *défloration récente* chez une fille *pubère,* et que l'on observe en outre des marques de sévices aux cuisses, aux jambes, aux seins, etc., on pourra établir des *probabilités* en faveur du viol, pourvu que les ecchymoses que l'on remarque sur les diverses parties du corps aient été faites à-peu-près à l'époque où la fille dit avoir été violée, et qu'il ne soit pas démontré que c'est elle-même qui s'est porté des coups pour en imposer. 4° Quels que soient le nombre et la grandeur des contusions, si la fille *pubère* est déflorée depuis long-temps, et que les organes génitaux paraissent sains, on ne pourra même pas établir des *probabilités* en faveur du viol, les marques de sévices pouvant être la suite d'une querelle entièrement étrangère à des débats amoureux; mais aussi on *n'affirmera* pas qu'il n'ait pas eu lieu. A plus forte raison ces considérations sont-elles applicables à une *femme adulte,* à laquelle on doit supposer plus d'expérience, d'adresse et de force pour résister aux tentatives de viol; dans ce cas, le crime doit être constaté par des témoins et par d'autres moyens qui sont du ressort des magistrats. On userait encore de la même circonspection, lorsqu'aux contusions dont je parle se joindraient des traces d'inflammation et de délabrement aux parties génitales; en effet, il est extrêmement rare que des lésions de cette nature, qui peuvent bien être le résultat d'une maladie des organes génitaux, se manifestent à la suite du coït chez une femme qui a déjà joui plusieurs fois des plaisirs de l'amour.

5° On se gardera bien d'éloigner toute idée du *viol* chez une fille *pubère,* parce que les parties génitales ne présentent aucune trace de violence; en effet, il est possible qu'une personne atteinte de chlorose, de flueurs blanches, etc., ait été déflorée malgré elle, et que le relâchement des organes sexuels ait permis l'introduction du membre viril, sans qu'il s'en soit suivi le moindre délabrement. Si dans des cas de ce genre, des meurtrissures faites aux diverses parties du corps annonçaient qu'on aurait pu user de violence, il faudrait inviter le magistrat à épuiser tous les moyens propres à l'éclairer.

6° Si la fille chez laquelle on observe un délabrement des

parties sexuelles, pouvant faire croire à une *défloration ré-cente*, est *impubère* et âgée seulement de cinq, sept, neuf ou dix ans, on pourra établir des *probabilités de viol*, si l'on est certain que le délabrement n'est point la suite d'une affection catarrhale ou de toute autre maladie des organes génitaux; en effet, il est difficile de supposer ici que la défloration ait été consentie, ou qu'elle ait été produite par un corps dur que la fille aurait cherché à introduire elle-même dans le vagin. Les *probabilités* seront plus grandes si on découvre, chez cette fille, outre le délabrement qui annonce la défloration récente, des marques de sévices aux environs de la vulve et sur les autres parties du corps.

7° L'existence de la maladie vénérienne ne peut être considé-rée comme preuve *accessoire* de viol, dans les diverses circon-stances qui précèdent, qu'autant qu'elle coïncide avec le déla-brement des parties génitales, et que l'accusé est atteint de syphilis. Mais ce cas ne se présentera que fort rarement, parce que les symptômes vénériens ne se manifestent *ordinairement* qu'après le troisième jour à dater de celui de l'infection, et qu'a-lors le plus souvent il ne reste plus de traces de meurtrissure aux parties génitales. D'ailleurs est-il toujours facile d'affirmer que les écoulemens et les ulcères sont vénériens? (*Voyez* page 156). Enfin la plaignante peut très bien n'avoir contracté cette maladie qu'après l'époque où elle dit avoir été violée.

8° La femme pouvant concevoir à son insu et malgré elle, comme je le dirai plus tard, il est évident que la grossesse ne prouve point que le coït a été consenti, et par conséquent qu'il n'y a pas eu viol; à plus forte raison on ne saurait arguer du défaut de grossesse au viol de la femme; d'où il suit que les preuves tirées de l'existence ou de la non-existence de la gros-sesse ne sont d'aucune valeur dans la question qui m'occupe.

9° Si la femme qui fait le sujet du rapport a succombé, et que sa mort soit attribuée par les intéressés ou par le ministère public aux violences opérées pour lui arracher une jouissance illicite, ce qui n'est pas sans exemple, on examinera scrupuleusement toutes les parties du corps : peut-être découvrira-t-on des mar-ques de sévices à la peau, des fractures, des luxations, des corps étrangers dans la bouche, introduits dans le but d'empêcher la femme de crier, des traces d'une défloration récente et forcée, du sperme desséché soit sur la chemise, soit sur les parties de la génération : c'est dans ce cas que l'emploi du microscope peut être d'un grand secours ; car on pourrait reconnaître des animalcules spermatiques dans le vagin, l'utérus, les trompes ou même jusque sur les débris de la vésicule ovarienne. Il est possible, au contraire, que l'on soit conduit à admettre par l'examen des divers organes, que la cause de la mort est indépendante du viol, ou que la femme déflorée déjà depuis long-temps, est même accouchée et ne présente aucun indice de violence faite aux organes génitaux (*Voyez* ACCOUCHEMENT, pour les signes qui annoncent qu'il a eu lieu). Le jugement porté par le médecin dans ces différens cas variera, et ne saurait être indiqué ici sans entrer dans des détails qui me paraissent inutiles.

10° Lors même que tout annoncerait qu'il y a eu viol, l'homme de l'art ne pourrait pas *affirmer* que le crime a été commis par l'accusé que l'on soupçonne : la science ne possède aucun moyen propre à résoudre cette question, mais, dans certains cas, il serait permis d'établir, en comparant les organes sexuels mâles et femelles, que l'accusé n'est point coupable (*Voyez* page 156).

11° La difficulté est quelquefois assez grande pour que le médecin soit extrêmement réservé dans ses conclusions. « Dans le cas même où il serait probable que l'individu qui est accusé a défloré la fille, dit Gardien, il n'est pas pour cela certain qu'il l'a violée : comme il appartient à l'homme de former l'attaque, une légère et douce violence ne peut pas être regardée comme criminelle ; la femme n'eût-elle à opposer à l'assaillant que sa vertu, elle est sûre de le déconcerter et de triompher. Cette décision instruit suffisamment les juges : c'est à eux de s'assurer si la défloration que le médecin a reconnue est le produit de la brutalité d'un homme, ou d'un acte opéré avec le consentement tacite de la plaignante, qui le fait ensuite valoir comme opéré malgré sa résistance, ou bien enfin si elle est le produit de la ruse ou de la méchanceté de la fille » (*Traité d'accouchemens,* p. 105, t. 1ᵉʳ, 2ᵉ édition).

Une femme peut-elle être violée sans le savoir ? Dès qu'il est parfaitement prouvé qu'une femme qui est sous l'influence d'un poison stupéfiant peut accoucher sans le savoir, à plus forte raison pourra-t-elle être violée lorsqu'on la placera dans les mêmes circonstances, les douleurs de l'enfantement étant beaucoup plus intenses que celles qui accompagnent le viol, même chez une jeune fille non déflorée. On doit encore admettre la possibilité du viol chez une femme déjà déflorée, qui serait profondément endormie. Il est toutefois difficile de croire qu'une jeune fille non déflorée et plongée dans un sommeil naturel, puisse éprouver sans se réveiller les douleurs qu'occasionne l'introduction du membre viril, surtout lorsque celui-ci est d'un volume disproportionné.

J'ai dit au commencement de cet article que les attentats à la pudeur pouvaient être de différentes sortes, et qu'ils ne consistaient pas toujours dans la tentative d'introduction du membre viril ou d'un autre corps volumineux dans le vagin, ce qui constitue le viol. Il n'est pas sans exemple, en effet, que les tribunaux aient été saisis de plaintes portées par des jeunes filles ou par leurs ayant-cause, dans lesquelles un individu était accusé d'avoir exercé des frottemens à la *surface des organes sexuels et des parties qui les avoisinent,* sans qu'il y eût eu la moindre tentative d'introduction, et sans que la plaignante présentât ni délabrement des parties génitales ni aucun signe de meurtrissure : or il est évident que si les attouchemens dont je parle n'ont point été consentis, il y a eu *attentat à la pudeur.* L'avis du médecin, dans les cas de ce genre, sera rarement utile pour éclairer la justice, les organes sexuels ayant conservé leur intégrité, et la surface du corps n'offrant dans beaucoup de circonstances aucune trace de contusion qui annoncerait la violence. Toutefois si la plaignante accusait l'individu qui l'a approchée de lui avoir communiqué la maladie vénérienne, l'homme de l'art serait requis pour constater l'existence de la syphilis. Voici un fait de cette nature :

A la fin de l'année 1822, les tribunaux de Paris condamnèrent aux travaux forcés le père d'une jeune fille de neuf à dix ans, convaincu d'avoir attenté à la pudeur de son enfant, en appliquant à plusieurs reprises le membre viril à la surface des organes génitaux ; il n'y avait pas la moindre trace de violence ; mais outre que les témoins certifièrent le fait, le médecin rapporta que la jeune fille avait un écoulement vénérien, et qu'elle avait probablement été infectée par son père, actuellement atteint d'une blennorrhagie syphilitique.

Des détails plus étendus sur cet objet me paraîtraient déplacés après avoir tant insisté sur la question relative au viol, dans laquelle je crois avoir posé les bases propres à résoudre les différens cas de ce genre qui pourraient se présenter.

BIBLIOGRAPHIE.

Schmid (C. E). De stupro in mente captam commisso. Leipzig, 1734, in-4.

Leyser (A.) Resp. J. L. Kastenius. De stupro violento. Wittemberg, 1837, in-4.

Gerstlacher (J. A.). Tractatus medico-legalis de stupro, etc. Erlang, 1771 ; ibid., 1772, in-4.

Kretschmann (Th.). De stupro voluntario. Stuttgard, 1791.

Fubbinger. De stupro violento. Iéna, 1798, in-4.

Franke (J. Ch) Resp. C. F. Bursian. De notione stupri violenti. Wittemberg, 1800.

Pineau (Severin). De notis integritatis et corruptionis virginitatis. Paris, 1579, in-8.

Schurig (Martin). Parthenologia historico-medica, hoc est virginitatis consideratio, etc. Dresde et Leipzig, 1739, in 4.

Kannegiesser (G. H). De virginitatis lesæ et integræ signis. Kiel, 1758, in-4.

Hecker (A. F. Resp. C. H. Lelius. De virginitate. Erfurt, 1792.

Toel. Ueber Nothzucht. In Henke, Zeitschrift für die Staatsarzneikunde, t. XII, p. 279.

Zeichen und Werth des Verletzten und unverletzten Jungfræulichen Zustandes. Berlin, 1794, in-8.

Otto (B. Ch.) Resp. F. W. Fesca. De virginitate absolutâ et relativâ legaliter æstimandâ generatim. Francfort-sur-l'Oder, 1810.

De la sodomie ou de la pédérastie (1).

Quoique la loi n'inflige que les mêmes peines pour les crimes de viol et de sodomie, les individus convaincus de pédérastie se trouvent par le fait bien plus sévèrement punis, puisqu'ils encou-

---

(1) *Sodomie* vient de *Sodome*, capitale de la Pentapole, première cité où le crime dont je parle ait été commis. *Pédérastie*, mot dérivé de παῖδος, enfant, et ἐραστής, amateur.

rent la disgrâce de la société tout entière, qui ne saurait jamais les mépriser assez. L'attentat dont je parle, produit d'une imagination déréglée et de la plus scandaleuse débauche, doit exciter d'autant plus l'animadversion publique, qu'il est ordinairement commis sur de jeunes enfans dont on empoisonne la vie, et qui sans cela auraient peut-être augmenté le nombre des citoyens vertueux. Cette considération doit faire sentir combien la punition de pareils misérables est loin d'être en rapport avec l'intensité du crime.

Le médecin appelé pour donner son avis dans un cas de ce genre, examinera attentivement l'anus. L'ouverture du rectum présente chez les personnes entachées de ce vice la forme d'un entonnoir, remarque due à feu Cullérier, qui, en sa qualité de médecin de l'hôpital des vénériens, n'a que trop souvent eu l'occasion de la vérifier. Le bourrelet de l'anus est gros, boursouflé et lâche ; le sphincter se contracte difficilement, et le doigt entre sans effort. Il est vrai que cette disposition de l'anus suppose en général un certain nombre d'introductions ; mais la disproportion entre le membre viril et l'orifice peut être telle que la forme de l'ouverture du rectum soit changée même par suite d'une première tentative. Des hémorrhoïdes considérables, des fistules profondes, le renversement, le squirrhe et même le cancer du rectum, telles sont les maladies qui peuvent accabler les personnes qui se livrent habituellement à la sodomie.

L'inflammation, les déchiremens, les rhagades, et une multitude de végétations de diverses formes, que l'on observe au pourtour de l'ouverture anale, doivent être pris en grande considération, surtout lorsqu'ils coïncident avec les indices fournis par les autres circonstances de l'instruction juridique. Il y aurait cependant de l'impéritie à regarder de pareilles marques comme le résultat constant d'une introduction contre nature, car elles peuvent être produites par la sortie de matières fécales dures et inégales, comme on le voit dans les fissures à l'anus : elles sont quelquefois syphilitiques, et annoncent qu'il y a eu introduction illicite, ou bien que la maladie ayant été contractée par une autre voie, des symptômes vénériens consécutifs se sont manifestés à l'anus ; d'où il suit qu'avant de conclure à la pédérastie, d'après l'existence de la maladie vénérienne, il faut s'assurer que les symptômes syphilitiques sont le résultat d'un contact immédiat.

Sodomie.

TENTZEL (E.). De sodomiâ Diss. Erfurt, 1723, in-4.
HARTMANN (P. J.) Resp. STOLTENBERG, D. Pædicatorem noxium esse et infestum reipublicæ civem. Francfort-sur-l'Oder, 1776, in-4.

RAPPORTS SUR LA DÉFLORATION ET LE VIÓL.

Premier rapport. Nous soussigné, docteur en médecine de la Faculté de Paris, sur la réquisition de M. le procureur du roi, à nous signifiée par le sieur X...., huissier, nous sommes transporté aujourd'hui, 20 mai, à dix heures du matin, accompagné de M. R..., commissaire de police, dans la maison de madame ***, sise rue de Clichy, n° ..., au troisième étage, pour y visiter la fille de madame ***, âgée de treize ans, qu'on nous a dit avoir été déflorée et violée la veille à huit heures du soir. Arrivé dans la chambre, nous avons trouvé ladite fille assise sur une chaise, se plaignant de douleurs vives aux parties génitales et aux cuisses; on nous a rapporté qu'elle n'avait jamais été réglée, et qu'elle jouissait habituellement d'une bonne santé, que la veille au soir elle avait été violemment saisie par M. N..., âgé d'environ vingt-cinq ans, qui l'avait maltraitée et en avait abusé.

Après avoir constaté que mademoiselle *** n'était atteinte d'aucune affection catarrhale, et qu'elle exécutait parfaitement toutes ses fonctions, nous l'avons fait coucher sur le bord du lit pour examiner les organes de la génération. Les grandes lèvres légèrement écartées, étaient tuméfiées et rouges à leur face externe; les petites lèvres, évidemment gonflées, offraient çà et là des traces de déchirures recouvertes d'une sorte de mucus; l'hymen était déchiré, et ses lambeaux sanglans; il s'écoulait par le vagin un liquide d'un blanc jaunâtre ayant la consistance d'un mucus épais; on voyait au-dessus de la symphyse des pubis, à la partie interne et supérieure des cuisses, et aux fesses, des ecchymoses dont la couleur, uniformément d'un rouge foncé, annonçait des traces de contusion récente.

Ces faits nous permettent de conclure qu'il y a eu introduction, on du moins tentative d'introduction d'un corps assez volumineux dans le vagin de mademoiselle *** ; que l'entrée de ce corps n'a pu avoir lieu sans effort, et qu'à moins qu'il ne soit prouvé que les ecchymoses que l'on remarque sur diverses parties du corps sont indépendantes de l'acte par lequel le corps étranger a été introduit, il paraîtrait que l'introduction aurait eu lieu malgré la résistance opposée par mademoiselle ***.

En foi de quoi nous avons dressé le présent rapport ; etc.... Fait à Paris, le 20 mai 1822.

Deuxième rapport. Nous soussigné, etc... (*Voyez le premier rapport pour le préambule*). Arrivé dans la chambre, nous avons trouvé la fille N..., âgée de seize ans, réglée depuis dix mois, robuste, bien constituée et jouissant de la meilleure santé ; elle se plaignait d'avoir été violée deux jours auparavant par M. S..., âgé de trente ans, et elle disait ne plus éprouver autant de douleur que peu de temps après avoir été violentée.

Nous avons procédé à la visite des organes de la génération, et nous avons vu que les grandes lèvres étaient écartées et d'un rouge vermeil à leur face interne ; les petites lèvres et les caroncules myrtiformes étaient un peu tuméfiées, d'un rouge vif ; la membrane de l'hymen n'existait plus ; le clitoris, le canal de l'urètre, et la fourchette paraissaient dans l'état naturel ; il n'y avait aucune trace d'écoulement par le vagin, ni de meurtrissure aux pubis, aux cuisses, etc.

Ces observations nous portent à croire que des tentatives ont pu être faites pour introduire forcément dans le vagin de mademoiselle N... un corps plus ou moins volumineux, ce qu'il aurait peut-être été permis d'affirmer si la visite eût été faite trente ou trente-six heures plus tôt ; mais que lors même qu'il serait prouvé qu'il y a eu défloration récente, on ne pourrait pas établir qu'elle eût été produite par un membre viril, et encore moins qu'elle eût eu lieu contre la volonté de mademoiselle N..... En foi de quoi, etc.

Troisième rapport. Nous soussigné, etc... Arrivé dans la chambre, nous avons trouvé madame ***, âgée de trente ans, veuve depuis quatre ans, et mère de deux enfans, qui se plaignait d'avoir été violée la veille par M. X..., âgé de quarante ans.

Les organes de la génération ayant été visités, n'ont rien présenté de remarquable ; ils étaient tels qu'on les trouve chez les femmes du même âge qui sont accouchées deux ou trois fois ; les environs de la vulve, les cuisses et les fesses étaient le siége d'ecchymoses faites depuis peu.

Il résulte de ce qui précède, que rien ne démontre qu'il y ait eu introduction récente d'un corps quelconque dans les organes génitaux de madame ***, et qu'il serait par conséquent impossible d'affirmer qu'elle a été violée la veille ; qu'il serait également impossible de nier qu'elle ne l'a pas été, les organes sexuels n'éprouvant en général aucun changement sensible par le coït, chez une femme déjà mère ; mais qu'il est pourtant permis de soupçonner qu'elle a été l'objet d'une violence quelconque, à en juger par les traces de contusion observées sur différentes parties du corps. En foi de quoi, etc.

Quatrième rapport. Nous soussigné, etc..... Arrivé dans la chambre, nous avons trouvé une petite fille, âgée de six ans, alitée, et que l'on nous a dit avoir été violée la veille.

Nous avons procédé à la visite des organes de la génération, et nous les avons trouvés rouges, tuméfiés et douloureux ; il s'écoulait, par la vulve, un liquide d'un blanc jaunâtre, comme grumelé, d'une odeur désagréable, tachant le linge ; on voyait çà et là, à la face interne des grandes levres, de petits ulceres assez profonds, dont les bords étaient rouges, tuméfiés, irréguliers, et dont le fond était recouvert d'un liquide séreux, opaque, assez consistant, mêlé de sang, et qui formait des croûtes en se desséchant : un de ces ulceres, long d'environ 4 lignes sur 3 de large, occupait la grande levre gauche. La membrane hymen était intacte. Les cuisses et les parties qui avoisinent les organes de la génération n'étaient le siége d'aucune ecchymose. L'enfant était d'ailleurs atteint d'une affection catarrhale caractérisée par les symptômes suivans : larmoiement, enchifrenement, enrouement, rougeur et gonflement de la face, douleur et pesanteur de tête, toux revenant par quintes, douleur de poitrine, difficulté de respirer, envies de vomir, peau chaude et halitueuse, membres brisés, pouls fort et fréquent.

Ces faits nous permettent d'établir que la fille dont il s'agit est atteinte d'une affection catarrhale semblable à celle qui règne épidémiquement, et qui est probablement le résultat de l'action du froid et de l'humidité sur le corps ; que la lésion des organes génitaux paraît être de la même nature que celle des poumons, ou, en d'autres termes, qu'elle constitue une leucorrhée aiguë, et qu'il est par conséquent inutile, pour se rendre raison de l'état dans lequel se trouve cette jeune fille, d'admettre qu'elle ait été déflorée. En foi de quoi, etc.

DU MARIAGE.

On peut réduire les questions médico-judiciaires relatives au mariage aux deux suivantes : 1° quels sont les motifs d'opposition au mariage ; 2° quels sont les cas de nullité du mariage ?

§ Ier.

MOTIFS D'OPPOSITION AU MARIAGE.

L'article 174 du livre Ier du Code civil est ainsi conçu : « À défaut d'aucun ascendant, le frère ou la sœur, l'oncle ou la tante, le cousin ou la cousine germaine, majeurs, ne peuvent former aucune opposition au mariage que dans les deux cas suivans : 1° lorsque le consentement du conseil de famille, requis par l'article 160, n'a pas été obtenu ; 2° lorsque l'opposition est fondée sur l'état de *démence* du futur époux : cette opposition, dont le tribunal pourra prononcer mainlevée pure et simple, ne sera jamais reçue qu'à la charge par l'opposant de provoquer l'interdiction, et d'y faire statuer dans le délai qui sera fixé par le jugement. » Il est évident, d'après cet article, que l'état de démence est la seule maladie pouvant former opposition au mariage, et que le médecin requis dans un cas de ce genre doit se borner à statuer sur l'existence de cette aliénation mentale, qui peut être simulée (*Voyez* FOLIE).

Mais si la législation actuelle ne reconnaît parmi les maladies pouvant s'opposer au mariage que la démence, n'est-il pas du devoir du médecin consulté par les parens ou par les conseils de famille, de les avertir des dangers auxquels ils exposent les futurs époux s'ils sont atteints de certains vices de conformation ou de quelques maladies graves ; faudra-t-il, parce que la loi ne s'oppose point à la célébration du mariage, cacher aux contractans les malheurs qui peuvent le suivre, et, si la démence forme une opposition *légale*, les maladies et les vices de conformation dont je parle ne doivent-ils pas être regardés comme de véritables oppositions? Je le pense, et c'est ce qui m'engage à les indiquer.

1° La *difformité du bassin* peut être telle que l'accouchement naturel soit impossible; alors les femmes périssent ou sont obligées de subir l'opération césarienne, ou leurs enfans sont dépécés et retirés par parties : toutefois je ne partage pas l'avis de Fodéré, qui veut que l'on interdise de *rigueur* le mariage aux filles dont le diamètre sacro-pubien du détroit supérieur du bassin n'offre pas 4 pouces; car on sait que l'accouchement naturel n'est pas impossible, mais seulement plus long et plus douloureux, lorsque au lieu de 4 pouces, ce diamètre présente quelques lignes de moins; on a même vu l'accouchement se terminer naturellement, ce diamètre n'étant que de 3 pouces moins un quart; à la vérité, dans ce cas, la tête de l'enfant était plus petite et beaucoup plus molle qu'elle ne l'est ordinairement. Baudelocque ne regarde l'accouchement comme étant *constamment* impossible sans les secours extrêmes de l'art, qu'autant que les degrés de resserrement ne laissent pas 2 pouces et demi de diamètre. Je pense, d'après cela, que l'on doit interdire le mariage dans un cas d'étroitesse du diamètre sacro-pubien du détroit supérieur, si ce diamètre n'offre pas 3 pouces.

Je ne parlerai pas des autres vices de conformation du bassin tels que l'étroitesse du détroit inférieur, la trop grande capacité du bassin, les exostoses qui s'élèvent quelquefois à la surface interne de cette boîte osseuse, etc., parce qu'ils sont en général moins redoutables que le précédent, et que le médecin jugera facilement du degré d'importance qu'il doit accorder à ces obstacles.

2° L'*épilepsie*. Il est malheureusement trop certain que l'épilepsie résiste presque toujours aux moyens curatifs les mieux combinés. Quelle que soit la cause qui l'a produite, elle est aggravée par les plaisirs de l'amour; les enfans nés de parens épileptiques peuvent être atteints de cette maladie, qui se manifeste même quelquefois chez l'autre époux. J'ai été témoin du fait suivant :

Une demoiselle de dix-neuf ans, très bien portante et éperdument amoureuse, est saisie de terreur en voyant son amant foudroyé par une attaque d'épilepsie ; le lendemain elle éprouve un accès de cette maladie : cet accès se renouvelle tous les jours pendant dix-huit mois, et finit par céder à des saignées souvent réitérées ; au bout de six mois la maladie recommence. J'ignore ce qui est arrivé depuis.

3° La *phthisie pulmonaire*. Cette affection est évidemment exaspérée par le mariage ; et lors même qu'il serait démontré qu'elle n'est point contagieuse pour l'autre époux, on sait que la plupart des enfans des phthisiques naissent avec de grandes dispositions à la contracter.

4° La *carie* des vertèbres, des os du bassin, etc., suite d'une affection scrofuleuse invétérée, est assez grave pour faire supposer que les enfans qui naîtraient de ce mariage seraient chétifs , mal conformés et peu propres à parcourir une longue carrière.

5° L'*anévrysme du cœur et des gros vaisseaux*. Lorsque cette maladie est assez avancée pour qu'il n'y ait aucun doute sur son existence, elle doit être regardée comme un motif d'opposition au mariage, parce qu'elle est incurable et susceptible d'être aggravée par le coït.

6° La *syphilis invétérée*, et résistant à toute sorte de traitement. Si la maladie est contagieuse le danger est tellement évident qu'il est inutile de m'en occuper : mais si elle cédait aux moyens convenables, lors même qu'elle se manifesterait pour la vingtième fois, on devrait bien se garder de la considérer comme un motif d'opposition au mariage.

7° La *lèpre*, qui à la vérité ne se communique pas toujours par le contact immédiat, mais qui se développe tôt ou tard chez les enfans des lépreux.

Plusieurs auteurs, et notamment Fodéré, ont encore rangé parmi les maladies que l'on doit considérer comme des motifs d'opposition au mariage, les affections suivantes : l'asthme sec et humide, l'hypochondrie, l'hystérie, la pierre et la colique néphrétique, la goutte, les rhumatismes chroniques violens et continuels, et les dartres d'une espèce maligne. Je suis loin de partager cette opinion, non-seulement parce que plusieurs de ces maladies peuvent être guéries, et qu'elles ne s'exaspèrent pas sensiblement par le coït, mais encore parce que les enfans des parens qui en sont affectés n'en sont pas toujours atteints.

§ II.

CAS DE NULLITÉ DE MARIAGE.

Parmi les articles du Code civil relatifs aux demandes en nullité de mariage, le suivant est le seul qui intéresse le médecin :

« Le mariage qui a été contracté *sans le consentement* libre des deux époux, ou de l'un d'eux, ne peut être attaqué que par l'époux, ou par celui des deux dont le con-entement n'a pas été libre. Lorsqu'il y a eu *erreur* dans la personne, le mariage ne peut être attaqué que par celui des deux époux qui a été induit en erreur » (Livre Ier, art. 180).

Ainsi, l'homme de l'art peut être appelé pour décider, 1° si le consentement donné par les contractans est valable, vu qu'ils pouvaient se trouver dans un état de démence (*Voyez* MALADIES SIMULÉES) ; 2° s'il y a erreur dans la personne, c'est-à-dire si l'un des époux est impuissant ou s'il appartient à un sexe contraire à celui dont il avait cru faire partie ; d'où l'on voit que je suis naturellement conduit à faire l'histoire de *l'impuissance et de certains vices de conformation des organes génitaux qui donnent à un individu l'apparence d'un sexe dont il ne fait point partie.* Toutefois avant d'entamer ce sujet, je ferai remarquer que si le Code civil n'autorise pas *expressément* les demandes en nullité de mariage pour cause d'impuissance, des jurisconsultes célèbres pensent avec raison que le mariage doit être annulé de plein droit dès qu'une cause physique s'oppose à la propagation de l'espèce ; or, les principa'es de ces causes sont l'impuissance et certains vices de conformation des parties sexuelles. Le fait suivant vient à l'appui de ce que j'avance.

Une femme est accusée d'impuissance, quoique ayant cohabité pendant neuf mois avec son mari ; le tribunal de première instance déclare le demandeur non recevable par divers motifs. La cour d'appel séant à Trèves est saisie de l'affaire, et rend l'arrêt suivant : Attendu, 1° que les causes physiques et le d. faut de conformation qui s'opposent au but naturel et légal du mariage sont des empêchemens qui l'annulent de plein droit ; 2° que les nullités dont il est mention dans le Code Napoléon, n'ont évidemment rapport qu'aux cas prévus par le même Code, et qu'ainsi la fin de non-recevoir oppo:ée par l'intimée, n'est dans l'espèce d'aucune considération :

par ces motifs le procureur-général impérial entendu : la cour, sans s'arrêter à la fin de non recevoir opposée par l'intimée, et avant faire droit au
principal, tous moyens des parties demeurant saufs et réservés, ordonne
que, *par des gens de l'art*, dont les parties conviendront dans le délai de
trois jours, ou qui faute de ce, seront nommés d'office, l'intimée sera vue et
visitée, à l'effet de constater si son état physique et sa conformation s'opposent au but naturel et légal du mariage; et dans le cas où il existerait
un obstacle à cet effet, s'il existait déjà avant le mariage ou s'il est survenu
depuis, et s'il est possible d'y remédier, pour ce fait, etc.; du 27 janvier
1808 (*Recueil général des lois et des arrêts*, par J.-B. Sirey, t. VIII, p. 216).

A l'occasion de cet arrêt qu'il attaque, et de ma manière de
voir sur l'*impuissance*, M. Devergie a fait une longue dissertation pour prouver que j'avais eu le plus grand tort de considérer
l'impuissance comme étant un cas d'*erreur dans la personne*.
« L'ancienne jurisprudence, dit-il, procédait ainsi, et quoique
Merlin l'ait appuyée de son talent et de sa renommée, la jurisprudence actuelle proscrit toute recherche d'impuissance lorsqu'il s'agit de questions de ce genre, et se borne, pour ce qui
concerne l'*erreur dans la personne*, à déterminer si l'on a
épousé un homme lorsqu'on croyait épouser une femme, et *vice
versâ*. Voyez plutôt, ajoute-t-il, les opinions émises par Toullier, Tronchet, Duvergier, etc., et surtout voyez l'arrêt de la
cour de Gênes, rendu trois ans après celui de la cour de Trèves,
et qui est dans le sens contraire. » Il ne sera pas inutile de transcrire et de commenter la partie de cet arrêt qui se rapporte
plus spécialement à notre profession, afin de montrer la faiblesse
de ses considérans, et de faire déjà pressentir le vide des argumens mis en avant par M. Devergie pour condamner l'opinion
qu'il n'adopte pas.

« Attendu que si les auteurs du Code avaient reconnu cette cause de
nullité (l'impuissance), ils auraient déterminé, comme ils l'ont fait à l'égard
de celles dont ils se sont expliqués, par qui et dans quel délai elle pouvait
être proposée, et surtout qu'ils auraient spécifié le genre de preuve auquel
on pourrait recourir pour constater l'impuissance, puisque ces législateurs
ne pouvaient ignorer qu'un pareil moyen avait été, sous l'ancienne jurisprudence, sujet aux vicissitudes des temps et des lieux, et qu'il y avait eu
dans les différens temps incertitude sur la manière de le vérifier; *et ce serait
faire injure à leur sagesse* que de supposer qu'ils ont voulu abandonner

tout cela à l'arbitrage des tribunaux, et perpétuer ainsi une pareille incertitude et tous les abus qu'elle a produits. »

La nullité de ce considérant saute aux yeux ; comment, parce que les auteurs du Code ne se sont pas expliqués sur la qualité des experts, sur le délai dans lequel l'expertise devait être faite, et sur le genre de preuve auquel on pourrait recourir pour constater l'impuissance, il faudrait conclure qu'ils n'ont voulu tenir aucun compte de cette impuissance ? Comme si le silence de la loi, sur ces divers points, n'était pas au contraire la règle qui a présidé à la rédaction de la plupart des articles de nos Codes. Parcourez ces Codes, et voyez si dans les questions relatives à l'infanticide, à l'empoisonnement, aux blessures, etc., le législateur a senti le besoin de s'expliquer sur ces mêmes points ? Nullement, et d'ailleurs le bon sens n'indique-t-il pas, comme l'a fait l'arrêt de la cour royale de Trèves (p. 173), que l'examen de ces questions est exclusivement du ressort des gens de l'art, lesquels constateront si l'*état physique* et la conformation des parties génitales s'opposent au but naturel et légal du mariage !!! J'ajouterai, ce qui est encore plus concluant, que le Code civil garde absolument le même silence sur les moyens de constater l'*erreur dans la personne* dans le cas où un individu que l'on croit appartenir à un sexe appartient à un autre, ainsi que cela a lieu dans les cas d'hermaphrodisme, et pourtant la cour de Gênes ne saurait contester que ce soit là des cas de nullité de mariage.

« Attendu que du silence qu'ils ont gardé à cet égard, il est au contraire bien plus raisonnable de conclure qu'ils n'ont pas trouvé cette cause suffisante pour entraîner la dissolution du nœud conjugal, parce qu'ils sont demeurés convaincus qu'il n'y avait rien de sûr *dans tout ce qu'on avait imaginé pour vérifier l'impuissance naturelle ;* que d'ailleurs elle est un phénomène qui ne peut avoir lieu que fort rarement, et qu'ainsi il est préférable de laisser subsister un petit nombre de mariages dont la consommation ne serait pas possible, plutôt que de fournir un remède qui avait été long-temps la source de procédures scandaleuses, dont la raison et les mœurs s'indignaient également » (*Jurisp. de la C. de cass.*, t. II, p. 2, p. 193).

Comment, il n'y a rien de sûr, lorsqu'on a constaté *qu'un individu n'a point de verge,* que les *testicules manquent* parce qu'ils ont été extirpés, qu'il y a *exstrophie* de la vessie, *absence de vagin*, etc., et peut-on alléguer sérieusement que parce que ces vices de conformation sont rares, il vaut mieux ne pas s'en occuper, plutôt que de fournir matière à des procédures scandaleuses, comme s'il y avait quelque chose de bien scandaleux et de bien contraire aux mœurs à vérifier à *huis-clos* qu'un individu n'a point de verge ou de vagin, etc.? Sans doute il serait scandaleux d'avoir recours à la méthode dite du congrès, qui avait pour objet de mesurer en quelque sorte la puissance génératrice en présence de témoins; ce moyen, anciennement pratiqué, aussi immoral qu'insuffisant pour établir la vérité de l'impuissance, n'est heureusement plus de nos jours qu'un fait historique. Après ces considérations, est-il nécessaire de réfuter l'assertion de Tronchet émise dans le procès-verbal de la discussion du Code civil du 14 thermidor an x. Voici la phrase de ce jurisconsulte : « On n'a pas fait de l'impuissance, à l'occasion de la paternité et de la filiation, l'objet d'*une action en nullité*; et ce silence absolu de la loi est fondé en raison, car il n'est pas de moyen de reconnaître *avec certitude* l'impuissance. En général, il était dans l'esprit du projet d'anéantir cette cause sous tous les rapports. »

Au reste, quelle que soit la dissidence entre les jurisconsultes les plus célèbres *de nos jours* sur l'interprétation des mots *erreur dans la personne*, et alors même que le Code civil n'envisagerait pas l'impuissance comme une cause de nullité de mariage, voyons si en dehors de la discussion du point de droit, M. Devergie s'est conformé aux principes de saine logique qu'il aurait pu puiser dans la science médicale. Il n'en est rien. « En « résumé, dit-il, en envisageant les conséquences de cette doc- « trine, on voit qu'il y a deux cas possibles où les intérêts des « époux peuvent être lésés; mais la loi a préféré laisser subsis- « ter cette cause de dommage, plutôt que de conserver l'impuis- « sance comme motif de nullité de mariage. Elle l'a fait par « deux motifs : le premier *parce qu'il est presque toujours* « *impossible de constater d'une manière certaine l'impuis-* « *sance, soit naturelle soit accidentelle;* le second parce « qu'elle a senti que dans les cas où la personne réputée impuis-

« sante *voudrait s'opposer* à l'examen des causes d'impuissance,
« elle *mettrait les juges dans l'impossibilité* de porter un ju-
« gement ; et par cela même l'application de la loi ne pourrait
« pas avoir lieu » (*Médecine légale* , 1840, tome 1ᵉʳ, p. 415).
Je dirai d'abord qu'il n'est pas vrai qu'il soit presque toujours
impossible de constater d'une manière certaine l'impuissance, car
ainsi que je le démontrerai à la page 177, rien n'est aisé comme
de s'assurer *de l'absence de la verge, des testicules, du vagin*,
et M. Devergie lui-même, en parlant de l'exstrophie de la vessie,
débute par ces mots : voici encore une *cause réelle et* MANIFESTE
d'impuissance. D'ailleurs, pour être conséquent avec lui-même,
M. Devergie n'aurait pas dû considérer l'hermaphrodisme neutre
comme constituant une erreur dans la personne, puisqu'il dit à
la page 433 : « *Il est des cas* (d'hermaphrodisme) *dans lesquels*
« *il a été impossible de déterminer le sexe d'une manière*
« *certaine*. » Le deuxième motif mis en avant par M. Devergie
pour proscrire l'impuissance, est tellement dénué de raison qu'on
ne concevra pas qu'il ait pu être articulé : *si la personne répu-*
tée impuissante refusait de se faire examiner, les juges ne
pourraient pas prononcer. Soit, mais alors pourquoi M. Devergie se complaît-il à traiter de l'hermaphrodisme, qu'il considère comme constituant l'*erreur dans la personne* , et qui ne
saurait être pour la loi l'objet d'aucune incertitude (page 425 du
tome 1ᵉʳ). M. Devergie pense-t-il par hasard que l'on puisse
constater l'hermaphrodisme sans examiner les organes sexuels,
et que devient alors l'argument qu'il veut tirer contre l'impuissance *du refus de la personne* de se faire examiner ? Les médecins, à coup sûr, repousseront ce nouveau genre de logique et
concluront, avec moi, qu'au milieu de tant d'assertions contradictoires qui se réfutent les unes les autres, il y a lieu de ne pas
adopter les vues irréfléchies de mon confrère. Ils laisseront les
jurisconsultes se débattre sur le sens réel des mots *erreur*
dans la personne , et ils demanderont qu'on leur fasse connaître les données médico-légales relatives à l'impuissance, afin
de les mettre à même de répondre aux magistrats qui pourraient
un jour les interpeller sur ce point ; c'est ce qui m'engage à
traiter de l'impuissance, comme je l'ai fait dans les éditions pré-

cédentes, et comme l'a fait du reste M. Devergie, alors même qu'il avait cherché à établir que jamais les tribunaux ne devaient s'enquérir de l'impuissance à l'occasion d'une question *d'erreur dans la personne ;* un excellent moyen de prouver qu'il avait foi dans ce qu'il avait écrit, c'était de passer sous silence tout ce qui se rapporte au sujet qu'il proscrivait.

DE L'IMPUISSANCE.

La fécondation ne saurait avoir lieu sans coït : celui-ci peut être fécond ou stérile ; donc la stérilité peut atteindre des personnes en état d'exercer cet acte. Or, comme je crois devoir définir l'*impuissance, l'impossibilité physique d'exercer le coït,* il est évident que l'impuissance diffère de la *stérilité.* Ainsi je rejetterai toute idée d'impuissance dès que le coït pourra s'exercer, et je rapporterai à la *stérilité* les autres causes qui s'opposent à la fécondation.

Les causes de l'impuissance ont été distinguées en *physiques* et *morales.* Les premières sont, pour ce qui concerne l'homme, *apparentes* et *non apparentes ,* tandis qu'elles sont toujours *apparentes* chez la femme. Je vais les examiner tour-à-tour dans les deux sexes.

Des causes physiques apparentes d'impuissance chez le sexe masculin.

Ces causes entraînent *nécessairement* l'impuissance ; elles consistent dans l'absence de la verge ou des testicules, et dans l'imperfection du membre viril avec exstrophie de la vessie ; les auteurs en ont indiqué d'autres que je ferai connaître plus bas ; mais je dirai qu'elles ne déterminent le plus souvent qu'une impuissance *relative* ou *momentanée.*

Absence de la verge. L'absence de la verge entraîne nécessairement l'impuissance ; toutefois, comme la fécondation peut avoir lieu dès que le sperme est déposé à l'entrée des parties sexuelles féminines, et que le membre viril est assez long pour exciter chez la femme le degré d'éréthisme convenable, on aurait tort d'accuser d'impuissance un individu, bien conformé d'ailleurs, dont la verge consisterait en une saillie des corps caverneux, perforée, et pouvant être introduite dans les parties génitales les plus extérieures. Les auteurs s'accordent à dire que l'impuissance virile ne pourrait être admise, dans des cas de ce genre, que lorsqu'il y aurait une imputation de viol; l'erreur est manifeste; car l'individu que l'on accuse de défloration violente peut bien être incapable de la produire, sans qu'il doive être déclaré impuissant (*Voyez* Viol).

Absence des testicules. Les testicules étant les organes secréteurs du sperme, et le coït ne pouvant s'exercer complétement sans cette liqueur, il est évident que l'absence des testicules entraîne nécessairement l'impuissance, quoique dans certains cas la verge soit susceptible d'érection, et qu'il puisse y avoir un simulacre de coït. Mais il ne suffit pas, pour déclarer l'absence des testicules, de ne point les trouver dans le scrotum, car on sait que chez les *crypsorchides* ils restent cachés pendant toute la vie derrière l'anneau inguinal, et que chez d'autres individus ils n'arrivent dans le scrotum qu'à un certain âge. Le défaut de testicules, loin d'être congénital, peut être encore le résultat de leur ablation, et il importe, pour la médecine légale, de savoir à quelle époque cette extirpation a eu lieu. Ces considérations m'engagent à faire l'exposition des caractères pouvant servir à reconnaître, 1° s'il y a absence absolue et congénitale des testicules; 2° si ces organes sont restés derrière l'anneau inguinal; 3° s'ils ont été extirpés.

A. *Caractères d'un individu chez lequel il y a atrophie ou absence absolue et congénitale des testicules*. En général, les organes génitaux sont peu développés; le pubis est tapissé par une grande quantité de graisse; les individus sont faibles de corps et d'esprit, et n'éprouvent jamais de désirs vénériens; la peau est beaucoup plus molle et plus fine qu'elle n'est ordinairement chez les autres hommes; les formes féminines prédominent; il n'y a point de barbe, la voix est grêle, les mamelles sont volumineuses, les mains courtes et potelées, les cuisses et les jambes semblables à celles des femmes. On ne remarque aucune trace de *cicatrice* au scrotum; quelquefois même cette enveloppe est lisse, sans raphé ni rainure dans la partie moyenne.

B. *Caractères des crypsorchides* (1), *c'est-à-dire des individus dont les testicules n'ont point franchi l'anneau inguinal.* Le développement des organes génitaux est au moins aussi parfait que chez les individus dont les testicules sont dans le scrotum ; les formes de la virilité sont en général très prononcées. Je dis en général, car on a pu constater chez un petit nombre de crypsorchides quelques-uns des caractères appartenant au sexe féminin ; toutefois, l'ensemble de ces caractères n'a jamais été aussi complet et aussi tranché que chez les personnes privées de testicules. Le scrotum ne présente aucune trace de *cicatrice* ni de mutilation.

C. *Caractères d'un individu dont les testicules ont été extirpés.* Que la perte des testicules soit le résultat de la vengeance, de la jalousie, du fanatisme, de l'ignorance, de la cupidité ou de quelque maladie, elle détermine des changemens considérables si l'individu *n'est pas encore pubère.* Le scrotum se contracte et se réduit à un petit volume, la verge conserve à-peu-près les dimensions qu'elle avait à l'époque de la mutilation. Les castrats sont impropres à la fécondation, mais ils peuvent exercer un simulacre de coït et excréter une certaine quantité de l'humeur de la prostate. Le squelette est totalement altéré dans sa configuration et se rapproche de celui de la femme, ainsi que toute la conformation extérieure du corps ; la peau est lisse et douce ; le volume du ventre et des jambes est beaucoup plus considérable que chez les autres hommes ; les ganglions et les vaisseaux lymphatiques tendent à s'engorger ; les capsules des articulations s'abreuvent aisément de synovie ; le menton ne se couvre point de barbe ; le volume du larynx est diminué ; la glotte n'a qu'une très petite circonférence ; les cartilages laryngiens ont peu de développement ; la voix conserve le même timbre aigu que dans l'adolescence ; elle acquiert seulement un peu plus de force à mesure que la poitrine s'agrandit. Les facultés intellectuelles sont peu développées ; doués à peine d'intelligence, les castrats sont en général apathiques, moroses, insensibles, pusillanimes et incapables, à peu

____

(1) *Crypsorchide* dérive de κρυπτω, je cache, et de ορχις, testicule.

12.

d'exceptions près, de grandes actions. En examinant attentivement le scrotum, on découvre des traces de *cicatrice*. Si l'ablation des testicules n'a eu lieu que dans l'*âge viril*, la verge peut encore entrer en érection, et le coït est possible ; l'habitude virile ne subit aucun changement, en exceptant toutefois ce qui est du ressort des fonctions sexuelles ; aussi la barbe se conserve-t-elle, mais elle devient moins longue et moins épaisse. Le caractère moral change, et il n'est pas rare de voir les êtres ainsi mutilés tomber dans une noire mélancolie et finir par se suicider. On découvre aisément des traces de *cicatrice* au scrotum.

Un individu châtré après l'époque de la puberté est-il encore capable d'engendrer quelques jours après l'opération ? Cette question agitée il y a quelques années en Allemagne, a été qualifiée à tort d'oiseuse dans un ouvrage anonyme ; je crois qu'elle peut se reproduire et qu'elle mérite de fixer mon attention. Marc pense que l'individu doit être considéré comme impuissant. « Le temps qu'exige la guérison d'une blessure aussi grave semble être plus que suffisant pour reporter dans le torrent de la circulation la liqueur prolifique, qui alors ne peut plus être remplacée ; et en supposant même que l'individu fût capable d'engendrer quelque temps après l'accident, cette faculté devrait, après deux ou trois émissions séminales, nécessairement se perdre pour toujours ; elle ne pourrait donc être considérée juridiquement que comme *temporaire* » (Articles Castration et Impuissance du *Dictionnaire des Sciences médicales*). Il faut l'avouer, nous manquons des faits nécessaires pour établir à cet égard quelque chose de positif ; toutefois je ne vois aucun inconvénient à admettre la *puissance temporaire* dans le petit nombre de cas *seulement* où les testicules extirpés étaient sains ; car il est évident que si l'ablation a été nécessitée par un état tuberculeux ou squirrheux de ces organes, comme cela arrive le plus souvent, la sécrétion du sperme était viciée ou ne se faisait plus depuis long-temps ; cette distinction me paraît essentielle.

Imperfection de la verge avec exstrophie *ou* extroversion *de la vessie.* Ce vice de conformation consiste en une tumeur rouge, molle, située à la région pubienne, d'un volume variable, ordinairement de la grosseur d'une mûre ou d'une cerise à la naissance, offrant sous la forme de deux petites ouvertures les extrémités des uretères, par où l'urine suinte continuellement : cette tumeur est inégale, bosselée, et semblable à une framboise, lorsqu'elle est petite ; elle est lisse et comme bilobée si son volume est plus considérable ; elle diminue par une douce compression, semble rentrer dans l'abdomen et disparaître, au point de ne laisser au dehors qu'une ouverture arrondie, dont les bords sont formés par la peau qui est adhérente et qui est placée au bas de l'abdomen entre les muscles droits (sterno-pubiens); elle reparaît aussitôt que la compression cesse, et son volume augmente dans tous les cas de contraction forte du diaphragme, comme dans la toux, l'éternument, les cris, etc. Un examen plus approfondi fait voir que la vessie est à nu, que sa partie antérieure est ouverte et détruite, tandis que la postérieure est renversée au point de présenter au dehors sa face interne recouverte par la membrane muqueuse : il résulte de ce renversement que les intestins peuvent s'engager dans la poche formée par la partie postérieure de la vessie : cette sorte de sac herniaire s'échappe de l'abdomen à travers un écartement accidentel des muscles droits (sterno-pubiens). L'orifice urétral de la vessie est oblitéré, les pubis sont disjoints et plus ou moins écartés l'un de l'autre, l'ombilic est placé assez bas pour que, dans certaines circonstances, il soit caché par la tumeur, ce qui a pu donner lieu à une erreur grave : savoir, que les enfans ainsi conformés étaient nés sans cordon ombilical. Presque toujours l'extroversion de la vessie est accompagnée d'une disposition vicieuse des organes génitaux, ce qui rend difficile la détermination du sexe. La déformation dont il s'agit est surtout remarquable dans les mâles, comme l'a observé Chaussier. Le *pénis*, dit ce professeur, *est court, sans urètre ; quelquefois il est élargi et creusé en gouttière* à sa face supérieure : le scrotum est souvent rapetissé, vide ; les testicules restent dans l'abdomen ; les vésicules spermatiques manquent quelquefois. Diverses observations recueillies par Bonn, Mowat, Goupil, Tenon, J. Cloquet, etc., sur des enfans et sur des adultes, confirment le fait important que, dans l'extroversion de la vessie, le *pénis est imperforé*, et que dans le cas où l'urètre était ouvert, il n'aboutissait à aucune cavité. Isenflam a vu un homme de quarante-cinq ans affecté d'exstrophie de la vessie, et qui était né sans pénis (*Recherches anatomiques*. Erlangen, 1822). M. Ristelhueber a décrit un cas de ce genre, qui avait pour objet un homme de quarante ans chez lequel on ne trouvait, au lieu d'une verge, qu'une protubérance *sans ouverture*, ayant la forme du gland (*Bibliothèque médicale*. Déc. 1823).

Les autres causes physiques apparentes d'impuissance chez le sexe masculin, rapportées par les auteurs, sont : l'*imperforation de l'extrémité du gland*, la *bifurcation*, les *vices de dimension* et la *direction vicieuse de la verge*, le *rétrécissement de l'urètre*, le *phymosis*, le *paraphymosis*, les *hernies scrotales*, le *sarcocèle* et l'*hydrocèle*. Ces causes, comme je l'ai déjà dit, n'entraînent pas nécessairement l'impuissance ; quelques-unes ne donnent lieu qu'à une impuissance momentanée, puisqu'on peut les faire cesser ; il en est enfin qui ne déterminent jamais qu'une impuissance relative.

L'*imperforation* de l'extrémité du *gland* que l'on remarque chez les *hypospades* et les *épispades* n'est pas une cause nécessaire d'impuissance ; en effet on désigne sous le nom d'*hypospadias* une affection dans laquelle l'urètre s'ouvre, soit à la base du gland, soit à la partie de la verge qui fait angle avec le scrotum, ou dans quelque point intermédiaire, mais toujours au-dessous de cet organe ; on nomme au contraire *épispadias* ce vice de conformation des parties génitales dans lequel l'urètre s'ouvre à la partie supérieure du pénis, plus ou moins près de l'arcade du pubis. Or, il est évident que les individus atteints de ces vices de conformation ne pourront être déclarés impuissans qu'autant que l'ouverture de l'urètre sera assez près du pubis pour que le sperme ne puisse pas arriver dans le vagin : hors ce cas, ils doivent être reconnus capables d'exercer un coït fécond ; à moins qu'il n'y ait absence des autres signes de la virilité. Hunter allait encore plus loin ; il disait avoir rendu fécond un hypospadiaque dont le sperme sortait par le périnée, en faisant recueillir ce fluide dans une seringue au moment de l'éjaculation, et en l'injectant dans le vagin pendant l'éréthisme vénérien de la femme. Cette assertion est-elle admissible ?

La *restriction* que je viens de mettre à la puissance des hypospades pourrait toutefois ne pas être adoptée par les médecins qui embrasseraient l'opinion de quelques autorités célèbres ; en effet, Eschenbach, Teichmeyer, Faselius, Hebenstreit, Haller, Mahon, etc., refusent aux hypospades et aux épispades la faculté d'exercer un coït fécond. Zacchias partage cet avis, excepté dans le cas où l'orifice de l'urètre serait peu éloigné du gland. Mais qu'il me soit permis de faire remarquer que dans les observations rapportées postérieurement par Kopp, Friebe et Siméons, la faculté de procréer des hypospades est mise hors de doute ; d'ailleurs le raisonnement seul devrait conduire à l'admettre dans tous les cas où le sperme peut être déposé dans le vagin, dès qu'il est prouvé que des femmes ont conçu quoique ce conduit fût presque fermé, et que d'autres conservaient encore la membrane hymen au moment de l'enfantement, membrane qu'il a fallu inciser pour permettre à la tête de l'enfant de sortir.

La *bifurcation* ou la *duplicité* de la verge ne peut être considérée comme cause d'impuissance, que lorsqu'elle ne permet à aucune des extrémités du membre de s'introduire dans le vagin ; encore faudra-t-il rechercher, avant de porter un jugement, si le pénis bifurqué qui ne peut être introduit dans un vagin étroit, ne pourrait pas se loger dans un vagin plus ample, ou s'il ne serait pas possible, par un simple changement de position des époux, de le faire arriver dans la même cavité qui naguère lui refusait l'entrée ; il est évident que dans le premier cas l'impuissance ne serait que relative. A cette occasion M. Devergie s'écrie : « Nous voilà arrivés à l'impuissance relative, alors que la loi « n'admet même pas l'impuissance absolue. » J'ai déjà démontré (*V.* p. 172) que cette assertion de M. Devergie n'est pas exacte.

Vices de dimension de la verge. Ce que j'ai dit à la p. 177, à l'occasion de l'absence de la verge, prouve qu'il est impossible de regarder la *petitesse* du membre viril comme une cause d'impuissance. Sa *longueur démesurée*, quoique pouvant occasionner la contusion du col de l'utérus et d'autres accidens, ne doit cependant pas être considérée comme un motif d'impuissance, puisqu'il suffit de certaines précautions pour que le coït ne soit pas douloureux ; d'ailleurs la longueur des vagins n'est pas la même, et si le col de l'utérus d'une femme est atteint par un long pénis, celui de plusieurs autres pourra ne pas l'être. La *grosseur excessive* de la verge donne quelquefois lieu à des douleurs vives pendant le coït ; mais comme le vagin est susceptible de se dilater beaucoup, soit par l'acte vénérien, soit par des efforts lents et gradués, et que d'une autre part la largeur des vagins est loin d'être la même chez toutes les femmes, je ne regarderai point la grosseur du membre viril comme une cause d'impuissance, malgré l'opinion contraire de Fodéré.

La *direction vicieuse de la verge*, consistant en ce qu'elle est courbée en haut, en bas, à droite ou à gauche, n'est pas un motif d'impuissance s'il est possible de faire parvenir le sperme dans le vagin ; d'ailleurs ce vice de conformation n'est pas toujours congénital ; il peut être la suite d'un état variqueux, d'un engorgement ou d'une induration des corps caverneux, etc., comme l'a très bien observé De la Peyronnie : or il est quelquefois permis d'y remédier.

Le *rétrécissement de l'urètre*. S'il est vrai qu'à la suite des blennorrhagies l'urètre peut être tellement rétréci qu'il refuse de livrer passage au sperme, et que celui-ci ne sort qu'en bavant et par gouttes lorsque déjà le membre viril est hors du vagin, il est également certain que l'art possède des moyens de guérir la maladie, ou du moins de rétablir assez bien le cours du sperme pour qu'il ne soit point permis d'admettre l'impuissance.

Le *phymosis* et le *paraphymosis* sont deux affections congénitales ou acquises, auxquelles on peut facilement remédier, et qu'il serait par conséquent absurde de ranger parmi les causes apparentes d'impuissance.

Les *hernies scrotales* peuvent être tellement volumineuses que la verge soit presque effacée et le coït impossible ; néanmoins on aurait tort de les regarder en général comme un motif d'impuissance, non-seulement parce qu'il est des cas où le coït peut s'exercer dans certaines positions du corps de l'homme et de la femme, mais surtout parce qu'il n'est *presque point* de hernie qui ne puisse être réduite en totalité ou en partie au bout d'un certain temps, à la faveur du repos, de la diète, et de l'amaigrissement qui en est la suite (1). La verge peut également être effacée par une *hydrocèle* volumineuse ; mais comme cette affection est susceptible de guérir radicalement, et qu'il est du moins permis de vider la tumeur, on ne saurait la considérer comme un motif d'impuissance.

Le sarcocèle. Si les deux testicules sont squirrheux, la sécrétion du sperme ne se fait plus, il y a nécessairement impuissance. Il n'en est pas de même si la maladie n'a atteint qu'un seul testicule, car alors l'autre peut fournir assez de liqueur séminale pour rendre le coït fécond. Dans les cas excessivement rares où le sarcocèle consiste dans une induration et un épaississement de la tunique vaginale et de la membrane fibreuse qui la recouvre, l'individu jouit de la faculté de procréer, mais il est impossible de reconnaître du vivant de l'individu cette variété du sarcocèle. Quoi qu'il en soit, avant de prononcer sur une question d'impuissance qui reconnaîtrait pour cause un sarcocèle, il faut éviter de confondre avec lui l'induration et le gonflement du scrotum, et cette affection du testicule dans laquelle on remarque plusieurs petites tumeurs qui suppurent, et que l'on guérit facilement en ouvrant les abcès.

M. Devergie, après avoir reconnu qu'il y aura impuissance lorsque les deux testicules seront squirrheux, parle des difficultés que pourront éprouver les gens de l'art à établir dans certains cas le diagnostic de cette affection et déplore les erreurs qui pourraient être commises si les tribunaux accueillaient cette affection comme cause d'impuissance. Singulière manière de raisonner que de dire : le squirrhe des testicules constitue un cas d'impuissance, mais il ne faut pas l'accueillir parce qu'il n'est pas toujours possible de le constater ; et, si malgré ces difficultés on le constate, que devient la négation de M. Devergie ?

Causes physiques cachées d'impuissance chez le sexe masculin.

Ces causes sont de deux ordres : tantôt il existe certains vices

(1) Les hernies qui ne sont susceptibles d'aucun genre de réduction sont fort rares : on ne les observe que lorsque les parties déplacées adhèrent intimement au collet du sac herniaire, et que celui-ci est lui-même très adhérent à l'ouverture aponévrotique à laquelle il correspond.

organiques des parties génitales qu'il est impossible d'apprécier pendant la vie : tels sont l'endurcissement du *veru montanum*, l'engorgement de la prostate, etc.; tantôt il y a absence d'énergie nerveuse, soit générale, soit locale. Ces causes d'impuissance, pour ne pas pouvoir être appréciées par le médecin, n'en sont pas moins réelles, et il importe qu'il en ait connaissance parce que s'il ne parvient pas à établir la réalité de l'impuissance d'après des faits apparens, du moins prouvera-t-il que l'impuissance n'est pas impossible, ce qui n'est pas indifférent pour les magistrats chargés de prononcer le jugement.

Ici, M. Devergie s'écrie : « nous ne saurions adopter cette « manière de voir ; ce serait ouvrir une porte à des abus sans « nombre, car sous des prétextes aussi spécieux, on pourrait « rendre les jugemens les plus iniques. Il faut en médecine légale « des *preuves matérielles*, et là où on ne peut plus les pro- « duire, la loi ne doit plus être appliquée. » Jamais principe plus funeste n'a été mis en avant ; heureusement qu'il n'est appliqué par personne, pas même par M. Devergie. Comment il n'arrive pas tous les jours que les gens de l'art consultés par des magistrats sur un fait scientifique relatif à l'empoisonnement, à l'asphyxie ; aux affections mentales, répondent : « nous n'avons pas de preuves matérielles à apporter à l'appui de notre manière de voir, la question étant des plus ardues, mais à défaut nous exprimons une opinion fondée sur les données que nous fournit la science , et nous estimons que..., etc. » Le magistrat enregistre cet élément et en tient tel compte que de raison ; souvent il attache une grande importance au renseignement donné et il fait bien ; quelquefois ce renseignement ne lui paraît pas tout-à-fait inutile, quoiqu'il ait moins de valeur à ses yeux.

Vices organiques. Dans un mémoire sur quelques obstacles qui s'opposent à l'éjaculation naturelle de la semence, De la Peyronnie parle d'un homme qui avait déjà eu trois enfans , et qui, à la suite d'une gonorrhée dont il négligea le traitement , faisait de vains efforts pour éjaculer le sperme, qui ne sortait qu'en bavant, peu de temps après le coït ; l'urine cependant était rendue sans difficulté, ce qui ne permettait pas de supposer un rétrécissement ou tout autre obstacle dans l'urètre. A l'ouverture du cadavre, on trouva une cicatrice sur l'éminence de la portion du *veru montanum* qui regarde la vessie : les brides de cette cicatrice avaient changé la direction des vaisseaux éjaculatoires, de manière que leurs ouvertures, au lieu d'être dirigées comme elles le sont naturellement vers le bout de la verge, l'étaient dans le sens contraire, c'est-à-dire vers le col de la vessie ; aussi le sperme, ne pouvant plus se diriger vers le bout du gland, était-il réfléchi vers le côté droit du col de la vessie (*Mémoires de l'Académie de chirurgie*, t. 1er). Plusieurs auteurs rapportent également des exemples dans lesquels les vaisseaux éjaculatoires étaient remplis d'une matière comme pétrifiée, ou dont l'extrémité urétrale était bouchée et endurcie par une substance analogue.

Absence d'énergie nerveuse. Quelque complète et parfaite que soit en apparence l'organisation des parties génitales, l'homme peut cependant être impuissant par cela seul qu'il est épuisé. Cet épuisement est général ou borné aux organes de la génération; il dépend de l'âge, des excès de tout genre, de certaines maladies débilitantes, d'une trop forte contention d'esprit, etc. Mais s'il est incontestable que l'âge doive être regardé comme une cause d'épuisement, faudra-t-il refuser, avec quelques auteurs de médecine légale, la puissance générative à tout individu qui aura atteint la soixante-dixième année? L'observation nous apprend tous les jours le contraire, en nous montrant des hommes plus âgés qui jouissent encore de la faculté de procréer, tandis que des libertins de trente et de quarante ans sont énervés et hors d'état de propager l'espèce. On ne peut donc pas établir d'une manière précise l'époque à laquelle cesse la faculté d'engendrer. Quant à l'épuisement déterminé par les autres causes dont j'ai parlé, il importe de distinguer s'il est général ou partiel : ne voit-on pas en effet des individus épuisés par de vastes foyers purulens qui ont leur siége dans les poumons ou dans d'autres organes, satisfaire leurs désirs vénériens avec la plus grande énergie, et exercer un coït fécond? Les phthisiques sont particulièrement dans ce cas. Dans d'autres circonstances au contraire tout semble annoncer une constitution assez vigoureuse, tandis que les organes génitaux, et particulièrement les muscles érecteurs, sont frappés d'une fai-

blesse que l'homme de l'art n'aurait pas osé soupçonner avant
que la partie intéressée en eût fait l'aveu. Ces détails, sur lesquels
il serait inutile d'insister, prouvent combien il doit être difficile
d'assigner l'absence d'énergie nerveuse comme cause d'impuissance, et par conséquent combien il y aurait témérité de la part
du médecin qui ne se bornerait pas à émettre *des doutes*.

Des causes physiques apparentes d'impuissance chez le sexe féminin.

Il en est de ces causes comme de celles qui déterminent l'impuissance chez le sexe masculin : les unes s'opposent nécessairement à la reproduction, tandis que les autres ne doivent être
considérées que comme des motifs d'impuissance *temporaire* et
relative : je vais les exposer succinctement.

L'*absence du vagin* entraine nécessairement l'impuissance.

Les parties génitales externes peuvent présenter une bonne
conformation et le vagin n'exister que dans la partie inférieure.
Tel est l'exemple rapporté par M. Andral, dans son précis d'anatomie pathologique.

Une jeune fille de dix-sept ans, qui était entrée à l'Hôtel-Dieu, avait un
vagin de 3 centimètres de profondeur ; derrière le cul-de-sac qui le
terminait, existait le rectum : au-dessus de la vessie et derrière elle, on
voyait les ligamens larges dans l'épaisseur desquels se trouvaient des trompes volumineuses et des ovaires très développés. Au point de réunion des
deux trompes existait un petit renflement qui n'offrait ni cul-de-sac, ni
cavité, et qui ne ressemblait en rien à l'utérus. Cependant, chez cette
femme, les mamelles étaient bien développées, les parties génitales externes très bien conformées ; mais la menstruation n'avait jamais eu lieu.

L'*oblitération des organes génitaux*, acquise ou congénitale,
produite par la réunion des grandes et des petites lèvres ou des
caroncules myrtiformes, par la persistance et la dureté de l'hymen, ou par la présence d'une autre membrane située beaucoup
plus haut et qui peut exister en même temps que l'hymen, ne
saurait être un motif d'impuissance, puisqu'on peut y remédier
facilement par une incision. L'oblitération du *vagin* qui serait
irrémédiable ne devrait même pas être regardée comme cause
d'impuissance, si l'extrémité supérieure du vagin communiquait

d'impuissance; il est vrai que lorsqu'elle est le résultat de la rupture du périnée, et que le vagin communique avec l'anus, l'affection est trop dégoûtante pour que l'on suppose la copulation possible; mais si elle a lieu, le coït peut être fécond.

Le *prolapsus du vagin et de l'utérus*, les antéflexions, les antéversions, les rétroflexions et les rétroversions de ce dernier organe ne sont pas non plus une cause nécessaire d'impuissance; car on a vu, rarement à la vérité, des femmes accoucher la matrice étant pendante entre les cuisses, et dans un état de prolapsus complet; d'ailleurs on sait que l'on peut remédier dans beaucoup de cas aux affections que je viens d'indiquer, et que certains prolapsus utérins ont été guéris par la fécondation.

Est-il nécessaire de réfuter l'erreur dans laquelle sont tombés plusieurs médecins, en attribuant l'impuissance aux *dimensions excessives du clitoris et des nymphes?*

L'état squirrheux ou carcinomateux de la matrice n'est point un motif d'impuissance, puisqu'il ne s'oppose même pas à la fécondation, comme je le dirai en parlant de la *stérilité;* toutefois il faut avouer que la douleur qui accompagne alors cet acte doit détourner la femme de s'y livrer. Je ne regarderai pas non plus comme un motif d'impuissance l'*occlusion complète* de l'orifice de l'utérus (*Voyez* Stérilité).

La *sensation douloureuse* que produit le coït, et qui tient dans beaucoup de cas à un des vices de conformation dont je viens de parler, ne saurait être regardée comme cause d'impuissance, qu'autant que la douleur serait assez vive pour que l'approche de l'homme ne pût être supportée; cette impuissance d'ailleurs pourrait n'être que *temporaire* ou *relative*, puisqu'il serait possible dans certains cas de faire cesser la douleur en employant des médicamens appropriés, et que dans d'autres circonstances, il serait permis de croire à la possibilité du coït avec un individu dont le membre viril aurait de plus petites dimensions.

Quelques auteurs rangent encore parmi les causes physiques apparentes d'impuissance chez la femme la *conformation très vicieuse des os du bassin*, et une *tumeur interne rétrécissant ses diamètres*, parce qu'il est difficile de concevoir la possibilité que la femme puisse accoucher naturellement et sans le plus grand danger pour sa vie, ainsi que pour celle du fœtus (Marc). Je pense qu'excepté le cas où le défaut de conformation ne permet pas l'entrée du membre viril dans le vagin, cet état ne peut être regardé comme une cause d'impuissance ; c'est un motif d'opposition au mariage.

Des causes morales d'impuissance.

Indépendamment des causes physiques d'*impuissance* dont j'ai parlé, il en est d'autres que l'on appelle morales, et dont l'action peut se faire sentir chez le *sexe masculin*, lors même que les organes génitaux sont parfaitement conformés.

Ne sait-on pas en effet que la haine, le dégoût, la timidité, des désirs trop vifs, des écarts de l'imagination, peuvent rendre l'homme incapable d'exercer le coït ? Mais dans ces cas l'aptitude à la copulation n'est que suspendue ; l'impuissance, si elle pouvait être admise, serait tout au plus *temporaire* et *relative* ; le plus léger repos du corps et de l'esprit, ou la simple vue d'une autre femme qui n'inspire aucun sentiment pénible, suffiraient pour réveiller la puissance génératrice. Ce serait à tort que l'on déclarerait *impuissant* l'individu qui serait soumis à l'influence de ces causes, parce que l'art ne possède aucun moyen d'apprécier leur existence ni leur degré d'influence. Il n'en est pas de même chez la *femme* ; aucune de ces causes morales ne peut la faire déclarer impuissante, parce qu'il y a des exemples de coït même fécond chez des femmes qui, loin d'y avoir pris une part active, étaient restées dans la plus parfaite immobilité, et que chez d'autres on a vu l'acte vénérien se consommer au milieu de la haine, de l'épouvante et de la douleur.

DE LA STÉRILITÉ.

La stérilité diffère de l'impuissance (*Voyez* page 177) et consiste dans une disposition particulière qui s'oppose à la conception. Un homme atteint d'impuissance irrémédiable est nécessairement stérile, puisque la fécondation ne saurait avoir lieu sans coït. Une femme peut être impuissante sans être stérile ; en effet, si l'impossibilité d'exercer le coït dépend chez elle d'un vice de conformation qui s'oppose à l'introduction du membre viril, il suffira d'y remédier pour que la conception ait lieu.

Les causes de la stérilité chez la femme sont l'absence de l'utérus, le défaut de cavité dans son intérieur, l'obturation de son orifice (1), le manque des deux ovaires, leur état squirrheux, carcinomateux, ou leur hydropisie, l'absence des deux artères spermatiques, l'oblitération des deux trompes et des conformations vicieuses dans lesquelles le vagin se termine à une certaine profondeur par une sorte de cul-de-sac, ou s'ouvre dans la vessie : il est évident que dans ce dernier cas la conception ne pourrait pas avoir lieu, lors même que le méat urinaire aurait éprouvé une dilatation successive assez grande pour admettre le pénis, comme des auteurs assurent l'avoir vu. L'ouverture du vagin dans le rectum ou dans la paroi antérieure de l'abdomen n'est pas une cause de stérilité (*Voyez* page 183).

La plupart des vices de conformation dont je viens de parler rendent la stérilité absolue et incurable, tandis qu'il est des vices de situation que l'on ne saurait considérer que comme des causes *temporaires* de stérilité : ainsi, que l'orifice de l'utérus soit trop bas, trop porté en arrière ou de côté, l'art parvient à le rétablir dans sa position naturelle, ou bien il suffit d'exercer le coït avec certaines précautions pour en faire disparaître les inconvéniens.

Un troisième ordre de causes de stérilité chez la femme, est celui qui tient à une disposition *particulière* du tempérament, ou à une *affection* générale exerçant une grande influence sur l'utérus. Ici toutes les parties génitales sont en apparence bien conformées, et néanmoins la femme est stérile ; il est vrai que la stérilité peut cesser au bout d'un certain temps, soit parce qu'on guérit la maladie qui la produisait, soit parce que le tempérament change avec l'âge. Combien de femmes, par exemple,

____

(1) Les exemples d'agglutination des parois ou des lèvres du col de l'utérus sont beaucoup plus rares qu'on ne l'a dit : en effet comme le fait observer fort bien Desormeaux, on s'en est laissé imposer par une grande obliquité antérieure de l'utérus, qui en avait rendu l'orifice inaccessible au doigt de l'accoucheur.

n'a-t-on pas vues devenir fécondes après quinze et vingt ans de stérilité?

Les flueurs blanches et les règles immodérées ne sont point des causes de stérilité; la conception, pour être plus difficile chez les femmes atteintes de ces maladies, n'en a pas moins lieu; j'en dirai autant du *squirrhe* et du *cancer* de la matrice; un état même très avancé de ces lésions organiques n'empêche pas les femmes de devenir enceintes et d'accoucher à terme; enfin, il y a long-temps que les médecins s'accordent à ne plus regarder comme causes de stérilité le défaut de menstruation et de sensation voluptueuse, plusieurs femmes étant devenues grosses sans avoir jamais été réglées, et d'autres ayant été très fécondes quoiqu'elles ne prissent aucune part aux jouissances vénériennes.

Si les causes de stérilité chez la femme sont souvent si difficiles à apprécier, la difficulté est encore plus grande lorsqu'il s'agit de déterminer les motifs de la stérilité chez l'*homme* qu'aucun vice de conformation ne rend impuissant; la solution d'un pareil problème est au-dessus des ressources de l'art. Quand il y a impuissance irrémédiable, la stérilité en est une suite nécessaire; si l'impuissance n'est que *temporaire*, l'homme pourra ne pas être stérile; aussi je ne partage pas l'opinion de Fodéré, qui regarde comme cause de stérilité chez l'homme des cicatrices dans l'urètre, qui obligent la liqueur spermatique de rétrograder vers la vessie; car il est évident que si l'on parvient à détruire ces cicatrices, le sperme pourra arriver jusque dans le vagin.

Conclusion sur l'impuissance et la stérilité.

1° Il existe chez l'un et chez l'autre sexe des causes appréciables d'impuissance absolue et irrémédiable; il suffit de constater ces causes, qui ne sont pas aussi nombreuses qu'on l'a dit, pour déclarer l'individu impuissant.

2° Certains vices d'organisation que nos sens peuvent saisir, et auxquels l'art peut remédier, déterminent l'impuissance que l'on doit qualifier de *temporaire*.

3° Dans d'autres circonstances, la disproportion entre les organes génitaux de l'homme et de la femme est telle, que si, par des moyens appropriés, on ne parvient pas à la corriger assez pour permettre la copulation, on doit déclarer qu'il y a impuissance *relative*.

4° Les causes morales ne suffisent point pour établir l'impuissance ; elles ne peuvent tout au plus que servir d'excuse au prévenu.

5° Le temps a fait justice des prétendus avantages d'une méthode aussi immorale qu'insuffisante pour constater la réalité de l'impuissance ; je veux parler du *congrès* qui avait pour objet de mesurer en quelque sorte la puissance génératrice en présence de témoins.

6° Dans une accusation d'impuissance *temporaire* et *relative* qui n'existerait plus au moment où le médecin serait requis de donner son avis, comme cela pourrait avoir lieu, par exemple dans le cas d'un désaveu de paternité, il faudrait prouver, par des attestations des gens de l'art, qu'il y avait impuissance à l'époque prétendue du coït.

7° Il n'est permis de conclure à la *stérilité* que dans le cas où il y a impuissance *irremédiable*.

8° Dans toute autre circonstance on ne peut établir que de simples conjectures, insuffisantes pour faire dissoudre un mariage ou pour attaquer la légitimité des enfans.

BIBLIOGRAPHIE.

Impuissance dans les deux sexes.

Hottman (Ant.). De la dissolution du mariage pour l'impuissance et froideur de l'homme et de la femme. Paris, 1581. — Second traité, *ibid.*, 1610, in-8.

Tagereau (V.). Discours sur l'impuissance de l'homme et de la femme. Paris, 1611, in-8.

Alberti (Mich.). Resp. C. C. Kruschius. De inspectionis corporum forensis in causis matrimonialibus fallaciis et dubiis : Von Zweifelhaften Besichtigungen in Ehesachen. Halle, 1740, in-4.

Laubmeyer (J. C.). De vitiis propagationem hominis impedientibus. Kœnigsberg, 1745, in-4.

Buchner (And. El.). Resp. Molnar. Disquisitio causarum sterilitatis hominum utriusque sexûs. Halle, 1747, in-4.

13.

Kannegiesser (G. H.). Resp. Kraus. De impotentiâ conjugali schedium medico-legale. Kiel, 1756, in-4.

Otto (B. Ch.). Resp. J. F. W. Schwan. De infæcunditate in utroque sexu dijudicandâ. Francfort-sur-l'Oder, 1803.

Bischoff. Zur Lehre von Unvermœgen zur Geschlechtswerrichtung durch Missbildung der Zeugungsorgane. In Henke, Zeitschrift für die Staatsarzneikunde, t. viii, p. 275, *ibid.* Ergænzungsheft, iv, p. 312.

Impuissance chez l'homme.

Guillemeau (Ch.). Traité des abus qui se commettent dans les procédures de l'impuissance des hommes et des femmes. Paris, 1620, in-8.

Stahl (Georg. Ern.). Resp. B. Ewald. De impotentiâ virili. Halle, 1697, *ibid*, 1707, in-4.

Eunuchism displayed describing all the different sorts of eunuchs. Londres, 1718.

Jampert (Ch. F.). Resp. Knecht. Vitia partium genitalium sexûs potioris, impotentiam conjugalem inducentia, cum causis et modo fiendi. Halle, 1756, in-4.

Gruner (C. G.). Resp. Sonntag. De causis sterilitatis in sexu potiori ex doctrinâ Hippocratis veterumque medicorum. Iéna, 1774, in-4. — Recus. in J. P Frank, Delect. opuscul. med., t. vii.

Meyer (S. L.). De virilis impotentiæ rationibus. Francfort-sur-l'Oder, 1782, in-4.

Walker. On the causes of sterility in both sexes, etc. Philadelphie, 1797.

Berends (C. A. W.). Resp. Rosenberg. De impotentiâ virili hypospadiæorum. Francfort, 1807.

Elwert (E. G.). Die Unzuverlæssigkeit aerztlicher Entscheidungen über vorhandenes mænnliches Unvermœgen. Tubingue, 1808.

Bruck. Ueber mænnliches Unvermœgen und dessen gerichtsaerztliche Untersuchung. In Henke, Zeitschrift für die Staatsarzneikunde, t. ix, p. 78, t. x, p. 464.

Impuissance chez la femme.

Wedel (G. W.). De atretis. Iéna, 1709, in-4.

Stahl (G. E.). Resp. Wilhelmi. De sterilitate mulierum. Halle 1744, in-4.

Teichmeyer (H. F.). De sterilitate mulierum. Halle, 1734, in-4.

Neubauer. De triplici nympharum ordine. Iéna, 1744, in-4.

Alberti (Mich.). Resp. C. G. Richter. De infœcunditate corporis ob fœcunditatem animi feminarum. Halle, 1744, in-4.

Gruner (C. G.). Locus Hippocratis de uteri orificio præpingui causâ sterilitas probabili. Iéna, 1760.

Muller (G. A.). De atretis. Giessen, 1764, in-4.

Boemher (G. R.). De naturalibus feminarum clausis. Wittemberg, 1768.

Gruner (C. G.). De causis sterilitatis in sexu sequiori ex doctrinâ Hippocratis veterumque medicorum. Halle, 1769.

Bose (E. G.). De utero scrophuloso sterilitatis feminarum causâ. Leipzig, 1787, in-4.

Kuhlenthal (F. G.). De sterilitate feminarum. Duisbourg, 1790, in-4.

Bæhring (F. A. D.). De sterilitate in sexu sequiori. Gottingue, 1797, in-4.

Schreiber. De causis proximis sterilitatis mulierum. Iéna, 1798.

Schultz (F. Th. E.). Diss. sistens disquisitiones causarum sterilitatis in sexu sequiori. Giessen, 1801.

Wendelstædt. Beobachtung einer absoluten weiblichen Unfæhigkeit zum Beischlafe. In Kopp's Jarbucher der Staatsarzneikunde, t. VIII, p. 397.

Des vices de conformation des organes génitaux qui donnent à un individu l'apparence d'un sexe dont il ne fait point partie.

Tout ce que j'ai dit à l'article Impuissance se rapporte à des individus dont le sexe peut être facilement déterminé ; en effet, ce n'est guère que dans certains cas d'exstrophie de la vessie, d'hypospadias et de prolapsus de l'utérus, que l'homme de l'art peut éprouver quelques difficultés à assigner le sexe. Il n'en est pas de même ici ; la difformité des parties génitales est quelquefois telle, qu'il est extrêmement difficile d'acquérir cette connaissance, d'autant plus que l'on peut trouver réunis chez le même individu *presque* tous les organes génitaux des deux sexes. C'est au peu d'attention apportée dans l'étude de ces êtres bizarres que l'on doit attribuer la croyance où sont encore de nos jours plusieurs personnes qu'il existe des individus offrant les deux sexes, de véritables *hermaphrodites* (1). L'état actuel de nos connaissances ne me permet pas d'adopter de pareilles idées, tout en admettant que la plupart des plantes et plusieurs animaux d'un ordre inférieur réunissent les organes mâles et fe-

---

(1) La fable nous apprend que la nymphe Salmacis, irritée de l'indifférence qu'affectait pour son amour *Hermaphrodite*, fils de Mercure (Ἑρμῆς) et de Vénus (Ἀφροδίτη), elle obtint des dieux que son corps fût réuni au sien pour n'en former qu'un seul.

melles chez un même individu ; le mot *hermaphrodisme* devrait donc être rayé du langage médical toutes les fois qu'il serait question de l'espèce humaine. Conséquent dans cette manière de voir, je me garderai bien de l'employer.

Les vices de conformation dont je parle peuvent être l'objet d'une enquête, soit qu'il s'agisse de constater l'état *civil* d'une personne, soit que l'on veuille *statuer* sur son aptitude à la procréation avant ou après qu'elle aura contracté mariage. Non pas que la législation actuelle, à l'égard de pareils individus, se ressente en aucune manière de la barbarie de celle des anciens temps, où l'on voyait jeter à la mer, enterrer vivans, ou pendre les infortunés atteints de ces vices de conformation, sous prétexte qu'ils avaient fait ou qu'ils pouvaient faire un mauvais usage de leurs organes génitaux.

Je crois devoir examiner chacun de ces vices de conformation avant de chercher à résoudre les questions que le magistrat pourrait adresser aux médecins.

Vices de conformation chez l'homme. A. Lorsque, dans l'*hypospadias,* l'ouverture de l'urètre est au périnée, le scrotum est divisé sur la ligne médiane, et forme un enfoncement plus ou moins profond ; les bords de cette fente, produits par deux replis de la peau, ressemblent aux grandes lèvres de la vulve, et renferment quelquefois les testicules ; d'autres fois ces organes sont retenus derrière les anneaux inguinaux, ou forment deux éminences saillantes aux deux côtés du pubis. Le pénis, tantôt de longueur ordinaire, est plus souvent petit, et offre un gland imperforé ; quelquefois il est fendu ; dans certains cas il communique avec le rectum. Voici un exemple d'hypospadias très compliqué et fort remarquable.

En 1792, un enfant nouveau-né est porté sur les registres de l'état civil comme appartenant au sexe féminin ; on lui impose les noms de *Marie-Marguerite.* Parvenu à l'âge de la puberté, deux tumeurs se présentent à l'anneau inguinal, on cherche à les contenir au moyen d'un double brayer, qui occasionne des douleurs assez vives pour qu'on ne puisse plus en continuer l'usage ; les deux corps ovoïdes qui formaient ces tumeurs arrivent dans le scrotum. A l'âge de dix-neuf ans, *Marie* devait se marier ; ses parens décidèrent qu'elle serait visitée par un homme de l'art, puisque le chirurgien chargé de soigner les tumeurs publiait qu'elle était blessée de manière à ne jamais pouvoir contracter mariage. Le docteur Worbe décide que cet individu appartient au *sexe masculin*. En vertu d'un jugement rendu en 1813, après une nouvelle visite faite par trois médecins, *Marie* est déclarée appartenir au sexe masculin, et il lui est ordonné de quitter ses habits de femme ; son acte de naissance sera et demeurera rectifié. Voici comment le docteur Worbe décrit cet individu à l'âge de vingt-trois ans : « Il a les cheveux et les sourcils châtain clair ; une barbe blonde commence à cotonner sur la lèvre supérieure et à son menton ; le timbre de sa voix est mâle ; sa taille est de 4 pieds 11 pouces ; sa peau est très blanche, et sa constitution robuste ; ses membres sont arrondis, mais bien musclés, la conformation du bassin ne présente aucune différence de celui d'un homme ; les genoux ne sont pas inclinés l'un vers l'autre ; ses mains sont larges et fortes ; les pieds ont des proportions analogues. Jusqu'ic *Marie* n'est qu'un homme ordinaire ; cependant, si l'on considère les seins, on les prendrait, à leur volume, pour ceux d'une jeune fille ; mais ils sont pyriformes ; leur mamelon est peu saillant ; est-il érectile ? J'ai cherché à le savoir, je n'ai pu me faire comprendre. Il ne m'a pas semblé que ses seins présentassent au toucher cette structure glanduleuse, caractère spécial de l'organe de la sécrétion du lait. Le pubis est couvert d'une assez grande quantité de poils, d'une couleur moins foncée que celle des cheveux ; ces poils sont rares dans les environs de cette région. Si l'on écarte les cuisses l'une de l'autre, on remarque une fente longitudinale ; les replis de la peau qui la forment sont exactement rapprochés ; on ne voit au-dehors de cette fente rien qui annonce les parties génitales du mâle. Qu'avec la main on explore ces parties, d'abord on sent deux corps suspendus chacun à un cordon sortant de l'abdomen par l'anneau sus-pubien ; celui qui est à droite est plus volumineux ; il descend plus bas que celui qu'on trouve à gauche. On ne peut douter que ces corps ne soient de véritables testicules tenant aux cordons spermatiques, quand on a eu plusieurs fois l'occasion de palper ces organes chez différens sujets, tant dans l'état sain que dans l'état malade. En écartant ce qui forme les lèvres de cette espèce de vulve, on observe supérieurement un gland imperforé. Ce gland est petit, et, pour sa forme, il peut être comparé à l'extrémité du doigt annulaire d'une main de moyenne grosseur. Au-dessous de ce corps charnu commence un demi-canal qui vient aboutir à une ouverture située à 1 pouce et demi en avant de la marge de l'anus. Cette ouverture est taillée de derrière en devant, comme une plume à écrire, comme un cure-dent ; c'est l'*orifice externe du canal de l'urètre*. De ce que je viens d'exposer, il suit que, dans le sujet qui fait la matière de cette dissertation, le scrotum est séparé en deux loges ; que chacune contient un testicule ; que ces témoins irrécusables de la virilité sont les tumeurs que le chirurgien de Bu a prises pour des hernies inguinales ; que la verge est imparfaite ; qu'enfin ce sujet est affligé d'un *hypospadias très compliqué* » (*Bulletin de la Société de la Faculté de médecine*, n° 10, année 1815).

B. Il existe des cas où, sans qu'il y ait *hypospadias*, le scrotum paraît fendu, et simule plus ou moins une vulve ; cette fente résulte alors d'un renfoncement assez considérable du raphé, pour que l'on croie à l'existence d'un vagin ; mais on s'aperçoit bientôt que ce n'est qu'un cul-de-sac placé entre le rectum et la vessie.

C. On a vu le gland conformé de manière à présenter une fente qui le faisait ressembler en petit aux parties génitales externes de la femme.

D. Les individus chez lesquels il y a absence ou atrophie des testicules offrent en général les formes extérieures de la femme, quoiqu'ils appartiennent évidemment au sexe masculin. Je ne reviendrai pas sur ce sujet, que j'ai traité à la page 178 ; je me bornerai à citer l'observation suivante :

Un enfant de treize ans, presque idiot, n'avait point de verge, mais on voyait à la place un prépuce d'environ 2 lignes, sous lequel était situé l'urètre ; le scrotum, lisse, sans raphé ni rainure, contenait deux testicules de la grandeur de ceux d'un fœtus, on ne découvrait aucune trace de vagin ; le pénil était surchargé de graisse. Le corps de cet enfant, haut de 4 pieds, était d'une grosseur extraordinaire ; il semblait ne former qu'une masse de graisse ; les mamelles étaient aussi volumineuses que celles d'une femme très grasse (Home, *Transactions philosophiques*, année 1779).

Vices d'organisation chez la femme. E. Il existe des femmes dont les organes génitaux sont parfaitement conformés, si ce n'est que le *clitoris* présente des dimensions excessives qui lui donnent l'apparence d'un membre viril imperforé : du reste les formes du corps appartiennent d'une manière si prononcée au sexe féminin, qu'il est impossible qu'on soit induit en erreur.

F. Dans d'autres circonstances, la longueur du *clitoris* n'est pas la seule bizarrerie des parties sexuelles, et l'on découvre en outre quelques-unes des formes qui caractérisent le corps de l'homme. Le fait suivant, observé par Béclard, est trop remarquable pour ne pas être consigné ici par extrait :

Marie-Madeleine Lefort, âgée de seize ans, paraît appartenir au sexe masculin, si l'on n'a égard qu'à la proportion du tronc, des membres, des épaules et du bassin, à la conformation et aux dimensions de cette dernière cavité, au volume du larynx, au ton de la voix, au développement des poils, et à la forme de l'urètre, qui se prolonge au-delà de la symphyse des pubis; elle fait pourtant partie du sexe féminin, comme on peut s'en convaincre en examinant attentivement les organes génitaux. Le pénil est arrondi et couvert de poils nombreux. Au-dessous de la symphyse des pubis, on aperçoit un *clitoris* péniforme, long de 27 millimètres dans l'état de flaccidité, susceptible de s'allonger un peu dans l'érection, muni d'un gland imperforé, creusé inférieurement d'un canal déprimé, à la partie inférieure duquel on voit cinq petits trous placés régulièrement sur la ligne médiane. Au-dessous, et en arrière de ce clitoris, on remarque une vulve à deux lèvres étroites, courtes, minces et garnies de poils, ne contenant point de testicules, et s'étendant jusqu'à 10 lignes au-devant de l'anus. Dans l'intervalle des lèvres est une fente très superficielle, sous laquelle la pression fait sentir vaguement un vide au-devant de l'anus. A la racine du clitoris, on voit une ouverture arrondie ; une sonde, introduite par cette ouverture, ne peut être portée dans la vessie; on la dirige facilement du côté de l'anus, parallèlement au périnée, et alors on peut soulever ou tendre le fond de la vulve, et reconnaître que la membrane qui en réunit les deux lèvres est épaisse à-peu-près deux fois comme la peau, et dense comme elle. La sonde étant portée un peu en arrière et dirigée en haut à la profondeur de 8 à 10 centimètres, on rencontre un obstacle sensible à son contact : cette sonde n'amène point d'urine ; elle ne paraît pas être dans l'urètre, mais bien plutôt dans le vagin ; on la sent à travers une cloison tout-à-fait semblable à la cloison *recto-vaginale*. A l'endroit où elle s'arrête, on reconnaît avec le doigt, à travers les parois du rectum, un corps qui paraît être le *corps de l'utérus.* Nulle part on ne découvre de testicules. *Marie* est réglée depuis l'âge de huit ans, le sang sort à demi coagulé par l'ouverture que nous avons dit exister à la racine du clitoris; si l'on sonde à cette époque, on retire l'instrument rempli de sang. Persuadée qu'elle est femme, dit Béclard, cette fille éprouve du penchant pour le sexe masculin, et ne paraît pas éloignée de se soumettre à une légère opération, nécessaire pour ouvrir le vagin. Il paraît, en effet, que ce canal existe, et qu'il suffirait, pour le rendre accessible, de pratiquer une incision entre les lèvres de la vulve, depuis l'ouverture placée à la base du clitoris, jusqu'à la commissure postérieure. L'urètre se prolonge sous le clitoris, disposition qui le rapproche du pénis, et qui est fort rare. Il paraît que parmi les ouvertures dont l'urètre est criblé, il y en a une ou plusieurs situées plus profondément que la vulve ; et que, par cette disposition, une partie de l'urine est versée à l'entrée du vagin, et sort ensuite par l'ouverture de la membrane qui le ferme. Il paraît aussi que le sang menstruel vient par le vagin : peut-être, à son passage sous le clitoris, une partie de ce liquide entre-t-elle dans l'urètre, par des ouvertures postérieures et cachées du canal, pour ressortir par ses ouvertures apparentes (*Bulletin de la Société de la Faculté de médecine de Paris*, année 1815).

G. Dans certains cas d'extroversion de la vessie, l'utérus est déplacé, son col sort par l'orifice du vagin, et fait à l'extérieur une saillie plus ou moins considérable qui pourrait faire naître des doutes sur le véritable sexe de la personne. Ce déplacement de l'utérus peut arriver surtout à la suite d'un effort, chez les filles d'un âge adulte, comme l'a remarqué *Chaussier*. *Lobenween* rapporte que dans un cas d'extroversion de la vessie, une portion d'intestin grêle, longue de 2 pouces environ, sortait de la cavité pelvienne par dessus le pubis, et simulait le pénis (*Mémoires de l'Académie de Saint-Pétersbourg*, année 1818. *De monstruosâ genitalium deformitate*, page 542). Ce vice de conformation que l'on peut observer aussi bien chez l'homme que chez la femme, est également propre à induire en erreur sur la véritable nature du sexe.

H. Le prolapsus de l'utérus, congénial ou acquis, donne quelquefois aux organes génitaux de la femme l'apparence des parties génitales de l'homme. Qui ne connaît pas l'histoire de *Marguerite Malaure*, consignée dans l'Encyclopédie méthodique? Cette femme, que l'on croyait réunir les deux sexes, avait une descente de matrice dont elle fut parfaitement guérie par Saviard, qui en opéra la réduction. On lit encore dans le mémoire déjà cité de Home, qu'une femme atteinte de la même maladie offrait, à la sortie de l'orifice vaginal externe, un corps long de plusieurs pouces, qui n'était autre chose que le col de l'utérus très étroit, et dont la surface, par suite de l'action de l'air, avait perdu sa couleur naturelle, et avait contracté celle des tégumens du pénis.

I. *Vices de conformation dans lesquels les individus réunissent plusieurs des organes génitaux appartenant aux deux sexes.* Il n'a été question jusqu'à présent que des individus chez lesquels un examen superficiel pourrait bien faire croire à l'existence de quelques-uns des organes génitaux de la femme chez l'homme, et *vice versâ*, mais qui, dans la réalité, ne présentent point une pareille réunion. Il n'en est pas de même ici; on voit effectivement chez les monstres dont je vais parler quelques-unes des parties génitales appartenant aux deux sexes ; mais aucun d'eux, jusqu'à ce jour, n'a offert l'exemple d'une double organisation *assez parfaite pour qu'il lui fût permis de féconder et d'être fécondé*. Les deux observations suivantes, qui sont les plus célèbres en ce genre, mettront cette vérité hors de doute.

1° *Hubert-Jean-Pierre*, âgé de dix-sept ans, mourut le 23 octobre 1767. Il y avait à la symphyse du pubis un corps oblong d'environ 12 centimètres, composé de deux corps caverneux, se terminant par un gland *imperforé* que recouvrait un prépuce ; l'urètre était remplacé par une espèce de ligament qui s'étendait jusqu'au méat urinaire. Au-dessous se trouvait une grande fente formée par deux replis de la peau représentant assez bien les grandes lèvres de la *vulve* ; la gauche de ces lèvres renfermait un véritable *testicule* auquel s'étendait le *cordon* des vaisseaux spermatiques, et d'où partait un *canal déférent* qui, passant par l'anneau, allait gagner une *vésicule séminale* : celle-ci était remplie de *sperme*, que l'on faisait sortir aisément par le conduit qui s'ouvrait par le *veru montanum*. La lèvre droite de cette espèce de vulve contenait en partie une poche renfermant une verrée d'un liquide assez limpide, et un corps ayant la figure et la couleur d'un marron un peu arrondi, qui était une *matrice* imparfaite, n'ayant aucune communication avec les parties extérieures ; le grand diamètre de cette matrice était d'environ 1 pouce et demi, et son petit de 1 pouce ; on voyait à sa partie supérieure, du côté droit, une véritable *trompe de Fallope*, qui, par son pavillon et par son morceau frangé, embrassait un *ovaire* bien conformé. En écartant les deux lèvres dont nous avons parlé, on remarquait deux petites crêtes spongieuses, rouges et saillantes, que l'on aurait pu prendre pour les *nymphes*, mais qui parurent être les débris d'un *urètre* ouvert dans toute sa longueur. Entre ses crêtes, et à leur partie supérieure, s'ouvrait l'*urètre* comme dans les femmes, et il y avait au-dessous une ouverture très étroite, rétrécie encore davantage par une membrane semi-lunaire semblable à l'*hymen*. Une petite excroissance, placée latéralement et supérieurement, et qui avait la figure d'une *caroncule myrtiforme*, contribuait encore à donner à cette ouverture l'apparence de l'ouverture d'un *vagin* : en incisant cette membrane on voyait que ce prétendu vagin était un canal borgne, une sorte de sac membraneux à surface *lisse*, ayant plus de 1 pouce de profondeur sur 1 demi-pouce de diamètre, et placé entre le rectum et la vessie. *Maret*, à qui l'on doit une belle description de cet individu, termine ainsi ses observations : « Une semence prolifique se préparait en vain dans un testicule, puisque l'imperforation de la verge et l'endroit d'où cette liqueur pouvait s'échapper, s'opposaient sensiblement à ce qu'elle pût jamais être d'aucun usage pour perpétuer l'espèce humaine. Une trompe embrassait en vain un ovaire bien conformé, puisque la matrice, à laquelle cette trompe aboutissait, était borgne et n'avait aucune communication extérieure. En un mot, *Jean-Pierre*, qui était femme de la ceinture en haut, homme de la ceinture en bas, et qui, dans le point central, était femme à droite et homme à gauche, n'était cependant, dans le fait, ni l'un ni l'autre ; et son état, qui augmente le nombre de cette espèce de monstres, rend l'existence des hermaphrodites parfaits bien peu vraisemblable » (*Mémoires de l'Académie de Dijon*, tome II).

2° Un individu, âgé de vingt-huit ans, d'une taille svelte, dont les traits étaient mâles et le teint brun, le larynx, la voix et les manières semblables à ceux d'une femme, et qui avait un peu de barbe, présentait, au rapport du docteur Handy, l'ensemble le plus parfait qui ait été observé jusqu'ici, des organes génitaux des deux sexes. Examiné à Lisbonne en avril 1807, on put se convaincre que le pubis, les testicules et le scrotum offraient la situation, le volume et la forme qu'ils présentent chez l'homme adulte ; il avait un pénis érectile, dont le gland était recouvert en entier d'un prépuce également érectile, et percé d'un canal jusqu'au *tiers de sa longueur*. Les organes du sexe féminin étaient semblables à ceux d'une *femme bien conformée*, excepté que les grandes lèvres étaient plus petites et plus rapprochées de l'urètre ; le poil qui les revêtait était peu abondant ; les cuisses étaient moins grosses que chez les autres femmes, les os iliaques très petits et peu éloignés l'un de l'autre ; la menstruation avait lieu tous les mois. Pendant le coït le pénis entrait en érection. La *grossesse* avait eu lieu deux fois, et s'était terminée prématurément au troisième et au cinquième mois (*Medical repository*, n° 45). Il est évident que cet individu appartenait au sexe féminin, puisqu'il en avait toutes les parties sexuelles, qu'il était réglé, qu'il avait été fécondé, et que d'ailleurs la verge, dont l'urètre était imparfait, ne pouvait remplir aucune fonction.

Après avoir fait connaître les diverses dispositions anatomiques que peuvent affecter les organes génitaux, je dois m'occuper de la solution des questions que le magistrat peut adresser au médecin.

1° *Comment lorsqu'il s'agit de constater l'état civil d'une personne, parviendra-t-on à connaître le sexe auquel elle appartient ?* Il est difficile d'admettre que les vices de conformation rangés sous les titres, A, B, C, D, E, F, G et H (*Voy.* pages 198 et suivantes) puissent donner lieu à de grandes difficultés, lorsqu'on les examine attentivement ; il n'en est pas de même de ceux dont j'ai parlé en dernier lieu (I). Voici quelques considérations judicieuses qui me paraissent devoir servir de guide au médecin que des problèmes de cette nature mettraient

dans l'embarras ; je les ai puisées dans l'article Hermaphrodisme du *Dictionnaire des sciences médicales*, si bien traité
par mon savant confrere Marc. 1° L'examen extérieur des
parties de la génération ne saurait être entrepris avec trop de
soin et d'exactitude ; on devra autant que possible , et sans blesser
ni sans exciter une vive douleur, sonder les ouvertures qui s'y
présentent , afin de connaître leur étendue et leur direction.
2° L'inspection de toute la surface du corps n'est pas moins essentielle , afin de pouvoir déterminer la prédominance des caractères constitutionnels de l'un et de l'autre sexe. 3° A cet effet ,
on devra également observer long-temps, et à plusieurs reprises,
les goûts , les propensions des individus dont il s'agira de constater le sexe : dans l'application des résultats qui découleront
de cette observation , on devra surtout s'attacher à ne pas confondre les habitudes résultantes de la position sociale des individus avec les propensions innées , ou qui dépendent de la
constitution organique. 4° Une circonstance bien importante
dans les cas équivoques , c'est de s'assurer s'il s'établit , par une
ouverture quelconque des parties sexuelles , une excrétion sanguine périodique , attendu qu'elle seule est déjà presque suffisante pour prouver qu'il y a prédominance du sexe féminin.
5° Rien ne conduit plus aisément à des erreurs que de prétendre
dans tous les cas déterminer, *peu de temps après la naissance*,
le sexe d'enfans dont les parties génitales ne sont pas régulières.
Lorsque la conformation de l'individu laisse le moindre doute sur
le véritable sexe, il est convenable d'en avertir l'autorité, et d'employer s'il le faut des années à observer le développement progressif du physique comme du moral , plutôt que de hasarder sur le
sexe un jugement que des phénomènes subséquens pourraient
tôt ou tard renverser. 6° On ne devra tirer parti qu'avec une certaine réserve des déclarations de l'individu , ou des personnes qui
ont des liaisons directes avec lui ; on examinera surtout si ces
déclarations sont de nature à être fondées sur un motif d'intérêt.

Qu'il me soit permis , en terminant ces considérations , de faire
sentir encore combien il importe d'y avoir égard. La détermination du sexe a été quelquefois tellement difficile , que des médecins également habiles ont émis des opinions contraires , en

déclarant, les uns que l'individu soumis à leur examen appartenait au sexe masculin, tandis que les autres le regardaient
comme faisant partie du sexe féminin. L'exemple suivant en est
une preuve certaine.

Marie Derrier, âgée de vingt-trois ans, offre une sorte de pénis imperforé, près de la racine duquel se trouve un frein qui se termine, en descendant de chaque côté et jusqu'au périnée, en deux replis de la peau flasques
et ridés. On ne voit ni nymphes, ni traces de vagin, ni testicules, ni barbe,
ni gorge ; l'urine sort par une ouverture particulière ; la voix est faible et
efféminée, la structure petite et débile. Hufeland et Mursinna déclarent
qu'elle est fille ; Stark et Martens, au contraire, la rangent parmi les garçons ; Metzger, à qui j'ai emprunté ce fait, dit que *Derrier* n'est ni homme
ni femme (*Gericht. med. Abh.* 1, page 177). Je pense que cet individu doit
être assimilé à ceux dont j'ai parlé à la page 200, D.

2° *Les individus atteints de ces vices de conformation
doivent-ils être déclarés impuissans ?* En faisant consister
l'impuissance dans l'impossibilité physique d'exercer le coït, il
est évident que quelques-uns de ces monstres sont impuissans :
tels sont ceux dont j'ai déjà fait mention à l'article IMPUISSANCE,
auquel je renvoie (*voyez* page 180. *Imperfection de la verge,
hypospades* et *épispades*), et ceux qui, réunissant plusieurs
des organes génitaux des deux sexes, ne présentent pourtant
pas l'ensemble parfait des parties sexuelles de l'homme ou de
la femme : *Jean-Pierre Hubert,* si bien décrit par Maret,
était dans ce cas (*Voyez* page 203). Tous ceux dont les organes
génitaux sont conformés de manière à ce que le coït puisse
s'exercer doivent être déclarés *puissans :* peu importe, en effet,
qu'un individu doué de toutes les parties nécessaires pour que la
copulation ait lieu, offre en outre quelques-uns des organes génitaux de l'autre sexe, ou des parties qui les simulent : aussi je
me garderai bien d'accuser d'impuissance la femme dont la
description a été donnée au docteur Handy, et chez laquelle les
organes du sexe féminin étaient parfaitement bien conformés
(*Voyez* page 204).

Il est inutile de faire sentir que la possibilité d'exercer le coït,
que j'accorde à quelques-uns de ces individus monstrueux, n'entraîne pas *nécessairement* la faculté de féconder ou d'être

fécondé. Ici, comme pour les personnes les mieux conformées, plusieurs causes physiques, inaccessibles à nos sens, peuvent s'opposer à ce que le coït soit fécond. Je ne reviendrai pas non plus sur ce qui a été dit au sujet de l'impuissance *relative*, qui s'applique aussi bien à ces personnes qu'aux autres.

BIBLIOGRAPHIE.

Hermaphrodites et androgynes.

Moller (J.). De cornutis et hermaphroditis. Bâle, 1708.

Pearson (J.). A medical and critical enquiry into the nature of hermaphrodites. Londres, 1744.

Bedinelli (Fr. de Paula). Nupera perfectæ androgineæ structuræ observatio. Pesaro, 1755.

Arnaud. Treatise on hermaphrodites. Londres, 1750, in-8; trad. en franç., 1765, in-8. — Dissertation sur les hermaphrodites dans ses mémoires de chirurgie. Londres, 1768, in-4, 2 part.

Gentili di Livorno (Gio.). Relazione d'un individuo della specie umana sino all' eta di 13 anni creduto femina, e poi riconnosciuto legalmente per maschio. Florence, 1782.

Weisberg. Commentatio de singulari deformitate genitalium in puero hermaphroditum mentiente, cum quibusdam observationibus de hermaphroditis. Gottingue, 1796.

Monorchis (?) Von dem neu angekommenen Hermaphroditen in den Charité zu Berlin, und von Zwitter überhaupt. Berlin, 1801.

Ackermann. Infantis androgyni historia et ichnographia. Iéna, 1805, in-fol.

Stegleimer (G.). De hermaphroditorum naturâ, tractatus anatomico-physiologico pathologicus. Bamberg et Leipzig, 1817.

Schneider. Ueber Hermaphroditen in gerichtlich-medicinischer Hinsicht. In Kopp's Jahrbucher der Staatsarzneikunde, t. ii, p. 139.

Des maladies que l'on a considérées à tort comme des motifs de nullité de mariage.

En parlant de l'*erreur sur la personne*, je n'ai fait mention que de l'impuissance et des vices de conformation des organes génitaux qui donnent à un individu l'apparence d'un sexe dont il ne fait point partie. Fodéré pense « qu'il faut y joindre le cas d'un individu portant le germe de maladies hideuses propres à faire passer une vie pleine de calamités, au lieu de ce surcroît de bonheur que l'on croyait trouver » (*Méd. légale*, tome I, page 354). Voici les maladies qu'il indique comme pouvant entraîner la nullité du mariage : l'épilepsie, la manie, l'ozène et autres puanteurs, la syphilis, les indurations, le *cancer* et les ulcères de l'utérus, les pertes utérines considérables, en rouge ou en blanc, les polypes de la matrice et du vagin (Art. MARIAGE du *Dictionnaire des sciences médicales*). Le même professeur ajoute ailleurs : « L'intérêt des époux, comme celui des mœurs, exige qu'on demande la nullité du mariage aussitôt qu'on a reconnu l'*erreur*, quel que soit le temps écoulé depuis sa célébration, puisqu'en parlant des six mois la loi ne dit pas *depuis le mariage*, mais *depuis que l'époux a reconnu l'erreur* (*Méd. légale*, tome I, page 355).

Cette opinion est inadmissible ; en l'adoptant on serait conduit à ce résultat véritablement fâcheux, qu'un mari pourrait demander la nullité d'un mariage contracté depuis dix, quinze ou vingt ans, parce que la femme présenterait alors des symptômes d'une de ces maladies, le *cancer* de la matrice, par exemple, dont elle portait le germe depuis long-temps. Je pense même que Fodéré modifiera sa manière de voir à cet égard, car nous trouvons déjà à la page 388 du même volume une assertion contraire à celle qu'il a émise un peu avant. « Il est vraisemblable, dit ce professeur, qu'une femme attaquée de ces maladies (le cancer et les ulcérations de la matrice et du vagin) ne recherche pas le mariage; que si elles survenaient après qu'il aurait eu lieu, *elles ne pourraient plus être admises comme fins de nullité.* »

Les maladies dont il s'agit ne constituent point ce que les jurisconsultes appellent *erreur sur la personne ;* la législation actuelle ne les considère point comme des motifs d'opposition au mariage ; aucune de ses dispositions ne permet de les regarder comme pouvant entraîner sa nullité, et il suffit de réfléchir un instant pour adopter cette manière de voir ; en effet plusieurs de ces affections sont guérissables, d'autres sont souvent au-dessus des ressources de l'art, mais ne s'opposent point à la procréation : tel est le *cancer* de l'utérus ; enfin, il en est qui rentrent plutôt dans la classe des incommodités que dans celle des maladies, comme certaines puanteurs.

Cas de séparation de corps.

La législation actuelle n'autorise plus le divorce. Les deux premiers articles de la loi rendue le 8 mai 1816 sont ainsi conçus : 1° Le divorce est aboli ; 2° toutes demandes et instances en divorce, pour causes déterminées, sont converties en demandes et instances en *séparation de corps*. » Le médecin qui voudra connaître les cas de séparation de corps où son avis pourra être requis, devra donc consulter ceux des articles de la loi sur le divorce qui le concernent. Voici ces articles.

« 1° Le mari pourra demander le divorce pour cause d'adultère de sa femme ; 2° la femme pourra demander le divorce pour cause d'adultère de son mari, lorsqu'il aura tenu sa concubine dans la maison commune ; 3° les époux pourront réciproquement demander le divorce pour excès, sévices ou injures graves de l'un d'eux envers l'autre » (Art. 229, 230 et 231 du Code civil, chap. 1ᵉʳ, *Des causes du divorce*).

Ainsi l'homme de l'art sera quelquefois tenu de décider, dans une accusation d'*adultère*, si l'enfant qui vient de naître est à terme : c'est, par exemple, lorsque le père prouve avoir été absent pendant les quatre ou cinq mois qui ont suivi l'époque présumée de la conception ; car alors l'adultère est incontestable. (*Voyez* Infanticide). Dans une autre circonstance il faudra constater une maladie vénérienne, non pas qu'à l'imitation de certains auteurs je regarde l'existence de cette affection chez une femme dont le mari est sain comme une preuve *irrécusable* d'adultère (1), mais parce qu'elle a été considérée comme un *sévice* ou *injure grave* par quelques tribunaux, quoique d'autres aient émis une opinion contraire. Je franchirais les limites que je me suis tracées, en examinant si la maladie vénérienne doit être regardée comme un *sévice* : c'est aux jurisconsultes à résoudre

(1) En effet, la syphilis peut se propager d'un nourrisson à la mère pendant l'allaitement ; un verre dans lequel aura bu une personne atteinte de la syphilis pourra communiquer la maladie à un individu qui s'en servira immédiatement après, et avant que le verre ait été posé sur une table ; il en est de même d'une cuiller qui aura été portée d'une bouche à l'autre sans avoir été essuyée, et peu de temps après que la personne affectée en aura fait usage, etc.; d'ailleurs la syphilis peut être héréditaire.

la question ; il me suffit de savoir que l'opinion des tribunaux pouvant varier à cet égard , il se présentera peut-être un cas où le médecin sera requis de donner son avis. Dès-lors on s'attachera à démontrer que la maladie est réellement vénérienne , et , pour y parvenir, on ne négligera aucune recherche, car le problème est souvent d'une solution difficile , et l'on prévoit l'atteinte portée à l'honneur si , d'après un examen superficiel, on commettait une méprise : il faut distinguer à l'aide des moyens que tous les médecins connaissent, et qu'il serait trop long d'exposer ici, si les écoulemens et les autres affections des parties génitales , de l'œil, de l'arrière-bouche , des os , etc., sont de nature syphilitique ; on cherchera ensuite à décider quelle a été l'origine de l'infection, si la maladie a commencé par le mari ou par la femme , et l'on n'oubliera pas qu'elle peut être héréditaire , et que son existence ne suppose pas toujours que l'époux ait contracté une union criminelle , comme je l'ai dit à la page 209.

DE LA GROSSESSE.

La grossesse est l'état d'une femme qui a conçu , et qui porte dans son sein le produit de la conception.

Plusieurs articles des Codes civil et pénal sont rédigés de telle sorte, que des femmes trouvent leur intérêt à simuler la grossesse dans certains cas, et à la dissimuler dans d'autres. On voit dès-lors combien les avis de l'homme de l'art sont indispensables pour éclairer le magistrat.

Les dispositions législatives qui peuvent porter les femmes à simuler la grossesse sont les suivantes : 1° « L'homme avant dix-huit ans révolus. la femme avant quinze ans révolus, ne peuvent contracter mariage » (Code civil, art. 144. *Du Mariage*). 2° « Néanmoins, il est loisible au roi d'accorder des dispenses d'âge pour des motifs graves » (Code civil, art. 145). Il est évident que, pour obtenir une dispense d'âge, une fille qui n'a pas encore quinze ans pourra se dire enceinte. 3° « Pour succéder, il faut nécessairement exister à l'instant de l'ouverture de la succession, c'est-à-dire lors de la mort de l'époux. Ainsi, sont incapables de succéder, celui qui n'est pas encore conçu, l'enfant qui n'est pas né viable, et celui qui est mort civilement » (Code civil, art. 725). 4° « Pour être capable de recevoir entre vifs, il suffit d'être conçu au moment de la donation. Pour être capable de recevoir par testament, il suffit d'être conçu à l'époque du déces du testateur. Néanmoins la donation ou le testament n'auront leur effet qu'autant que l'enfant sera né viable » (Code civil, art. 906). Ainsi il faut être conçu pour succéder : une femme qui vient de perdre son mari ne peut-elle donc pas simuler une grossesse, pour garder les biens qu'il a laissés, et qui devraient retourner de droit à la famille du défunt ? « Le mariage contracté par des époux qui n'avaient point encore l'âge requis, ou dont l'un des deux n'avait point atteint cet âge, ne peut plus être attaqué lorsqu'il s'est écoulé six mois depuis que cet époux, ou les époux ont atteint l'âge compétent, lorsque la femme qui n'avait point cet âge a conçu avant l'échéance de six mois » (Code civil, art. 185). Ici la femme qui désire rester mariée pourra se déclarer enceinte. 6° « Les époux contractent ensemble, par le fait seul du mariage, l'obligation de nourrir, entretenir et élever leurs enfans » (Code civil, art. 203). 7° « La loi n'accorde que des alimens aux enfans adultères ou incestueux. » (Code civil, art. 762). Il est donc évident que pour gagner ces alimens, une femme peut simuler la grossesse. 8° « Dans le cas où le ravisseur aurait épousé la fille qu'il a enlevée, il ne pourra être poursuivi que sur la plainte des personnes qui, d'après le Code civil, ont le droit de demander la nullité du mariage, ni *condamné qu'après que la nullité aura été prononcée* » (Code pénal, art. 357). Or, comme, d'après l'art. 185 du Code civil déjà cité, le mariage ne peut plus être attaqué lorsqu'une fille mineure a conçu avant l'échéance de six mois, il est certain que cette fille pourra avoir le plus grand intérêt à se dire enceinte. 9° La recherche de la paternité est interdite. Dans le cas d'enlèvement, lorsque l'époque de cet enlèvement se rapportera à celle de la *conception*, le ravisseur pourra être, sur la demande des parties intéressées, déclaré père de l'enfant » (Code civil, art. 340). Une fille peut donc simuler la grossesse, dans le dessein de faire déclarer un individu père de l'enfant. 10° L'action en divorce sera éteinte par la réconciliation des époux, survenue, soit depuis les faits qui auraient pu autoriser cette action, soit depuis la demande en divorce » (Code civil, art. 272). 11° Si le demandeur en divorce nie qu'il y ait eu réconciliation, le défendeur en fera preuve, soit par écrit, soit par témoins, dans la forme prescrite en la première section du présent chapitre » (Code civil, art. 274). Quoique le divorce ait été aboli par la loi du 8 mai 1816, on sait que les dispositions des deux articles qui précèdent sont applicables à la *séparation de corps*, qui est toujours autorisée. Or, la meilleure preuve que l'on puisse donner de la réconciliation, est la grossesse, et dès-lors on conçoit que la femme est intéressée à la simuler. 12° « Si une femme condamnée à mort se déclare, et s'il est vérifié qu'elle est enceinte, elle ne subira la peine qu'après sa délivrance » (Code pénal, art. 27). Ici le motif de simulation est trop manifeste pour que j'aie besoin de le développer.

Je me bornerai à rappeler une disposition importante de la loi du 23 germinal an III, abrogée à la vérité par la législation actuelle, mais qui me semblerait devoir être rétablie. « A l'avenir, aucune femme prévenue d'un

14.

crime emportant peine de mort ne pourra être *mise en jugement*, qu'il n'ait été vérifié de la manière ordinaire, qu'elle n'est pas enceinte. » L'intérêt de la société réclame que l'on diffère des débats, et surtout une condamnation à la peine capitale, lorsqu'il s'agit d'une femme enceinte, chez laquelle des émotions fortes peuvent déterminer l'avortement et d'autres effets fâcheux.

Voici maintenant les dispositions législatives qui peuvent engager la femme à dissimuler la grossesse. 1° Les art. 272 et 279 du Code civil déjà cités : en effet, il y est dit que l'action en divorce (séparation de corps d'après la loi actuelle) sera éteinte s'il y a eu réconciliation ; or la grossesse est la meilleure preuve de la réconciliation : donc la femme qui désire se séparer a de l'intérêt à dissimuler qu'elle est enceinte. 2° « Le mari pourra demander le divorce (séparation de corps aujourd'hui) pour cause d'adultère de sa femme » (Code civil, art. 229). Il est donc possible qu'une femme soupçonnée d'adultère dissimule une grossesse, lorsque son mari, absent depuis long-temps, ne pourra pas être considéré comme le père de l'enfant. Un autre motif sur lequel, il est vrai, le Code garde un silence absolu, peut déterminer la célation de la grossesse : c'est lorsqu'une fille a été abusée, et qu'elle ne veut pas compromettre sa réputation : elle conserve alors l'espoir d'accoucher clandestinement, et de sauver les jours de son enfant ; ou bien elle prémédite le crime de l'infanticide. Dans aucun de ces deux cas, le magistrat ne peut ordonner la visite de la femme, si elle refuse son consentement ; mais il doit l'*engager* à se laisser visiter par l'homme de l'art, s'il la présume enceinte, et si elle est déjà soupçonnée d'avoir voulu détruire un autre de ses enfans à une époque antérieure.

Ce n'est pas seulement lorsqu'il s'agit de constater si la grossesse est simulée ou dissimulée, que le médecin est requis de donner son avis ; il peut avoir encore à résoudre les questions suivantes : *Une femme est-elle d'âge à avoir pu concevoir ? Une femme peut-elle ignorer constamment sa grossesse ? Une femme enceinte a-t-elle des penchans tellement irrésistibles, qu'elle soit portée à commettre des actes contraires à l'ordre social ?* La solution de ces diverses questions doit m'occuper maintenant.

PREMIÈRE QUESTION. — *La femme est-elle enceinte ?*

Cette question, en apparence fort simple, est souvent hérissée de difficultés ; en effet, l'utérus où se trouve le produit de la conception peut être sain ou renfermer une tumeur accidentellement développée dans son intérieur ; cette dernière circonstance modifie déjà les signes de la grossesse. En supposant qu'il ne contienne que le produit de la conception, il est des époques de la gestation où il est extrêmement difficile, pour ne pas dire impossible, de se prononcer sur l'existence de ce produit; chez certaines femmes, le développement de l'embryon se fait ailleurs que dans la cavité de l'utérus, ou bien c'est dans une loge d'un utérus double; dans ces cas, les caractères de la grossesse présentent des particularités qu'il faut connaître. Enfin, il existe des maladies de la matrice, de ses annexes et de quelques-uns des organes qui les avoisinent, dont les symptômes simulent jusqu'à un certain point les signes de la grossesse; il faut bien se garder de les confondre avec ce dernier état. Il résulte de ces considérations que, pour décider si une femme est enceinte, il faut avoir présent à l'esprit tout ce qui a rapport à la *grossesse utérine*, à la *grossesse extra-utérine*, à la *grossesse dans un utérus double, et aux maladies qui peuvent simuler ces états.*

§ I.

DE LA GROSSESSE UTÉRINE.

La grossesse utérine, celle dans laquelle le produit de la conception se développe dans l'utérus, est *simple* lorsqu'il n'y a qu'un embryon ou un fœtus, *composée* quand il y en a un plus grand nombre, et *compliquée* lorsque avec un ou plusieurs embryons, il y a dans la cavité de la matrice un polype, des débris d'un autre œuf, etc.

De la grossesse utérine simple.

Les signes de la grossesse utérine simple ont été distingués par les auteurs en *rationnels* et *sensibles;* les premiers sont pour la plupart infidèles et devraient être nommés *équivoques;* il en est parmi les autres que l'on peut regarder comme indiquant *positivement* la grossesse. Je crois devoir faire précéder leur exposition de quelques connaissances anatomiques sans lesquelles il serait difficile de les bien saisir.

Des changemens que l'utérus et les parties environnantes éprouvent pendant la grossesse.

Utérus. L'utérus éprouve des changemens dans sa situation, sa direction, sa forme, son volume, sa texture et ses propriétés.

Situation, direction, forme et volume. Pendant les deux premiers mois, le volume de l'utérus augmente graduellement, son corps, qui était aplati sur ses deux faces, s'arrondit et se jette en arrière, tandis que le col s'avance vers la vulve et est plus accessible au toucher; toutefois, le développement dont je parle ne peut être constaté qu'en introduisant le doigt dans le vagin, parcequ'il n'est pas assez considérable pour que l'utérus sorte de l'excavation pelvienne (1). Ajouterai-je qu'après l'acte fécondant, l'orifice de l'utérus se contracte et se ferme (Hippocrate); que les bords de cet orifice sont plus rénitens et offrent une chaleur plus grande (Levret); que dans les premiers temps de la grossesse les deux lèvres de l'orifice utérin forment un plan égal, tandis qu'avant la gestation la lèvre antérieure était plus prolongée en bas; que la fente de cet orifice, qui était triangulaire, devient circulaire (Stein)? Lors même que ces changemens seraient constans, et qu'ils ne se manifesteraient pas dans d'autres circonstances, ils seraient trop difficiles à apprécier pour que je dusse en tenir compte.

Du *deuxième* au *troisième* mois, l'utérus continue à augmenter de volume, s'élève et se porte sur la partie antérieure du-bassin, en sorte que le col est déjà plus en arrière; il s'abaisse aussi parce que le volume de l'utérus s'accroît dans tous les sens, et que d'ailleurs devenu plus lourd, il obéit aux lois de la pesanteur. L'axe de la matrice fait alors avec la perpendiculaire un angle d'environ 45°. A la fin du *troisième* mois, le fond de l'utérus dépasse un peu le bord du détroit abdominal. Pendant le *quatrième* mois, le fond de l'utérus arrive jusqu'à 6 centimètres

---

(1) Ce que je vais dire de la situation de l'utérus s'applique à une *première grossesse*; on suppose également que le fœtus est bien placé; en effet, le fond de la matrice s'élève beaucoup moins dans les grossesses subséquentes, surtout lorsque l'enfant est situé en travers.

au-dessus des pubis ; son col s'élève ; il est incliné obliquement en arrière. Du *cinquième* au *sixième* mois, le fond de cet organe s'approche de la région ombilicale, et le col, qui a continué à s'élever et à se porter en arrière, commence à devenir plus gros et plus mou, surtout vers sa base, c'est-à-dire vers la portion qui tient au corps de l'utérus : on dirait qu'il affecte la forme d'un entonnoir dont la base est en arrière et le bec en avant · l'orifice ne s'entr'ouvre que quand le développement est parfait (1). A *six* mois, le fond de l'utérus correspond à-peu-près à l'ombilic ; la mollesse et l'évasement de la partie utérine du col sont plus marqués. A *sept* mois, le fond de l'utérus se trouve élevé d'environ 6 centim. au-dessus de l'ombilic ; le col est encore plus mou ; il est aussi moins long et assez élevé pour que le vagin soit allongé et tiré en haut. A *huit* mois, le fond de la matrice n'est guère éloigné de la région épigastrique ; le col n'est jamais plus élevé qu'à cette époque, mais il s'aplanit et tend à s'effacer. A *neuf* mois le fond de l'utérus, loin de se placer dans l'épigastre, semble s'abaisser ; d'où il suit que le col doit être plus près de la vulve ; alors il est mou et tellement mince qu'il n'offre quelquefois que 2 millim. d'épaisseur. Il est évident d'après ce qui vient d'être dit, que l'utérus est dirigé de manière à porter sur l'ombilic ; indépendamment de cette obliquité, il en offre encore une autre à gauche ou à droite, mais surtout de ce dernier côté ; en sorte qu'il est comme tordu sur lui-même, le côté droit étant incliné en avant.

La forme de la matrice, à la fin du neuvième mois, est à-peuprès ovoïde ; sa grande circonférence est en haut ; elle est d'environ 76 centimètres, prise à la hauteur des trompes ; la petite circonférence répond au détroit abdominal du bassin, et offre 38 centimètres à la hauteur de la portion utérine du col ; le diamètre longitudinal est ordinairement de 34 centimètres ; le transversal en a 26, et l'antéro-postérieur 25. Son poids varie de 250 grammes à 1 kilogramme, tandis qu'il est d'environ 56

______

(1) On a remarqué que l'orifice de l'utérus s'ouvre beaucoup plus tôt dans les grossesses subséquentes, et que le museau de tanche reste plus gros dans les derniers mois.

grammes chez les vierges, et de 72 chez les femmes qui sont accouchées plusieurs fois.

Texture. Le tissu de l'utérus devient plus mou, plus spongieux, et l'on voit qu'il est formé d'un grand nombre de fibres blanchâtres, cotonneuses, de nature musculaire, réunies par du tissu cellulaire, tandis qu'avant la grossesse il était inextricable. Les artères conservent en grande partie leurs flexuosités ; elles s'amplifient considérablement ; leur calibre, ainsi que celui des veines, des vaisseaux lymphatiques et des nerfs, est beaucoup plus grand, surtout là où s'insère le placenta : c'est dans cet endroit que l'on remarque des ouvertures vasculaires nombreuses, connues sous le nom de *sinus*, et qui sont dues à la déchirure des vaisseaux utéro-placentaires. L'épaisseur des parois de la matrice est plus considérable sur le point où le placenta est implanté : elle varie aussi aux différentes époques de la gestation : on a pu se convaincre que chez plusieurs femmes elle était de 11 millim. dans les trois premiers mois de la grossesse, de 6 millim. dans les trois derniers mois, et de 11 à l'endroit où s'insérait le placenta ; la portion voisine de l'orifice n'avait guère que 2 millim., tandis que dans l'état de vacuité chez une fille adulte, l'épaisseur est d'environ 8 millim. Au reste on remarque de nombreuses variétés à cet égard, et l'on sait que Hunter a vu la moitié postérieure de l'utérus d'une femme morte à une époque assez avancée de la gestation, être extrêmement mince, tandis que la paroi extérieure était fort épaisse. De plus, M. Moreau ayant mesuré l'épaisseur des parois sur une femme morte à la fin de sa grossesse (qui était double) trouva : au fond, 4 millimètres et demi d'épaisseur ; à l'insertion du placenta, 7 millimètres ; au col, 9 millimètres.

Propriétés de l'utérus. La sensibilité de cet organe si obscure pendant l'état de vacuité qu'on peut le toucher, le heurter, le cautériser même, sans que la femme en ait, pour ainsi dire, conscience, devient beaucoup plus marquée pendant la grossesse ; elle existe surtout à un haut degré dans le col ; son corps paraît à-peu-près insensible. De plus, l'utérus acquiert la propriété de se contracter comme la fibre musculaire, et cette faculté finit par être assez développée pour qu'il puisse être regardé comme la principale puissance qui détermine l'accouchement. Mais ce que j'ai hâte de constater, c'est que dès les premiers instans qui suivent la conception, les follicules muqueux qui garnissent l'orifice de l'utérus sécrètent abondamment un mucus blanc, consistant, d'une odeur particulière, qui s'épaissit, devient plus tenace à mesure que la grossesse avance, et bouche l'orifice de l'utérus : la consistance de ce produit peut être telle, qu'il forme une sorte de membrane qui se détache en lambeaux ou en flocons, ou qui reste jusqu'à l'époque de l'accouchement, et alors on est obligé de la déprimer ou de la rompre pour livrer passage à la tête de l'enfant. J'indiquerai à la page 221 le parti que l'on a cru pouvoir tirer de l'existence de ce bouchon gélatineux pour reconnaître si la femme avait conçu.

Les annexes de l'utérus et les parties qui l'environnent éprouvent également des changemens importans. Les *ovaires* deviennent plus volumineux et s'approchent du corps de la matrice dans une direction presque verticale ; on remarque souvent sur celui qui a été fécondé une petite fongosité molle, jaune ou rougeâtre, qui finit par s'affaisser et laisser une petite cicatrice. Les *trompes* de Fallope ne conservent plus les rapports qu'elles avaient avec l'utérus ; elles correspondent, vers la fin de la gestation, au point d'union du tiers supérieur de la matrice avec le tiers moyen ; leur direction est presque verticale, et elles se sont évidemment rapprochées de l'utérus. Le *ligament rond* (cordon sus-pubien) est devenu musculaire comme la matrice ; celui du côté droit est en général plus gros, plus court et plus fort que celui du côté gauche. Les replis du péritoine, qui forment les *ligamens larges*, s'effacent progressivement à mesure que l'utérus se dilate. Les *vaisseaux* du vagin, des trompes, des ovaires, de la vulve, etc., sont beaucoup plus volumineux, et deviennent quelquefois variqueux.

Vagin. Le docteur Jacquemin, chargé pendant plusieurs années du service médical des filles publiques dans les prisons de Paris, a fait de nombreuses observations d'après lesquelles il affirme qu'en examinant le vagin chez les femmes enceintes, on y remarque, dans le plus grand nombre des cas, des particularités dont l'existence constitue un signe de grossesse.

Au lieu de sa couleur rose naturelle, le vagin présente une teinte plus foncée, une couleur de lie de vin, violacée, quelquefois même bleuâtre, se rapprochant de celle des hémorrhoïdes tuméfiées.

À cette coloration particulière se joint un état de turgescence souvent très marqué ; les rides, les colonnes, paraissent plus gonflées, plus lisses, et séparées par des sillons plus profonds que dans l'état ordinaire.

Ce canal est humecté par un liquide dont la couleur blanche tranche sur le fond violacé de ses parois : ce n'est pas un mucus visqueux, clair, c'est une matière épaisse, de couleur laiteuse.

Le col de l'utérus offre le même aspect, mais d'une manière beaucoup moins tranchée ; en effet en l'examinant au spéculum, souvent on ne remarque aucune différence entre ce col après la fécondation et à l'état normal, quoique le vagin présente la coloration violacée la plus prononcée.

Les caractères indiqués se prononcent dès le commencement de la gestation ; faibles d'abord, et difficiles à constater, ils deviennent de plus en plus évidens, à mesure que la grossesse avance. Ils sont en général plus marqués chez les femmes grasses, fortes, sanguines, que chez celles qui sont maigres, faibles et pâles. Chez les femmes dont l'auréole du mamelon s'élargit de bonne heure en prenant une teinte brune, la coloration du vagin se prononce aussi très promptement.

Cet état du vagin n'est pas un résultat nécessaire de la grossesse ; en effet, il ne s'observe pas chez toutes les femmes enceintes ; mais toutes les fois qu'il existe, il dénote une grossesse, et seulement une grossesse : car rien de semblable ne se remarque dans les différentes affections morbides des organes génitaux.

Bien que ce mode d'exploration ne puisse pas fournir un signe certain de grossesse, cependant de la présence ou de l'absence des caractères indiqués, on tire les élémens d'une forte présomption.

L'auteur de ces remarques affirme que dans un très grand nombre de cas il a pu en ayant égard seulement à l'aspect du vagin, se prononcer d'une manière positive sur l'existence de grossesses récentes, qui n'étaient encore décelées par aucun des autres signes connus.

J'ajouterai que si l'on pratique le toucher à la partie supérieure du vagin, on sent assez souvent des artères battre sous le doigt. Les mêmes battemens sont encore plus souvent perçus sur un des points de la portion sous-vaginale de l'utérus. Osiander de Gœttingen désigne ces pulsations sous le nom de pouls vaginal, et leur donne une grande importance comme signe diagnostique.

Vers le milieu du sixième mois, il n'est pas rare de trouver la membrane muqueuse du vagin tapissée dans toute son étendue d'une myriade de petits boutons, gros comme la tête d'une petite tête d'épingle. Ces petites granulations tapissent non-seulement le vagin, mais encore la surface extérieure du col. Sont-elles le résultat du développement des follicules muqueux, ou d'une phlegmasie de la membrane muqueuse vaginale, désignée par M. Deville sous le nom de vaginite granuleuse? (*Archives générales de médecine*, année 1844).

La vessie est peu-à-peu refoulée au-dessus du détroit supérieur. Le méat urinaire est tiraillé, allongé ; son orifice tiré en haut, s'enfonce derrière le bord de la symphyse du pubis ; l'urètre est devenu beaucoup plus courbe.

La peau du ventre est très distendue, elle présente surtout, vers sa partie inférieure, des vergetures d'une couleur brune ou bleuâtre, formant des lignes courbes parallèles, dont la convexité regarde les aines et le pénil.

Les *muscles droits de l'abdomen* (sterno-pubiens), ainsi que la *ligne blanche*, sont distendus, élargis et amincis par suite de la pression que l'utérus exerce sur eux en se portant en avant, et comme cette compression a lieu pendant plus long-temps sur la région ombilicale que sur les autres, c'est là que l'on en observe plus particulièrement les résultats : dans cet endroit la ligne blanche présente, vers la fin de la gestation, un élargissement ovale ou rhomboïde de 6 à 9 centimètres de largeur, et les parois du ventre qui y correspondent ont à peine 6 millim. d'épaisseur. Les *viscères de l'abdomen* éprouvent aussi quelques changemens dans leur situation : comme dans le plus grand nombre de cas l'utérus est déjeté à droite, les intestins grêles sont refoulés à gauche, l'épiploon se place *le plus ordinairement* derrière la matrice ; le foie, la rate, l'estomac et le diaphragme sont poussés vers le haut, ce qui, dans certaines circonstances, détermine un léger déplacement des organes contenus dans le thorax, et même un changement de direction du contour cartilagineux des côtes.

Les *symphyses du bassin* sont évidemment relâchées et légèrement mobiles vers la fin de la grossesse : le relâchement est plus grand à la symphyse des pubis qu'aux symphyses sacro-iliaques, et il est souvent plus apparent à la symphyse sacro-iliaque du côté gauche qu'à celle du côté droit. Chaussier, a vu chez des femmes dont l'accouchement avait été prompt et facile, la symphyse du pubis écartée depuis 5 jusqu'à 25 millim., et même plus.

Des signes de la grossesse utérine simple.

Cet article ayant pour objet de mettre le médecin à même de décider si une femme est enceinte, quelle que soit l'époque de la grossesse, et les moyens propres à résoudre cette question n'étant pas les mêmes pour toutes les époques, il convient d'établir différentes périodes.

Depuis le moment de la conception jusqu'à la fin du deuxième mois. Parmi les caractères établis par les médecins, pour résoudre la question pendant l'époque dont il s'agit, il en est une foule qu'il suffira d'indiquer, pour en montrer la nullité. *La plupart des femmes éprouvent des sensations extraordinaires au moment de la conception ; il survient un ébranlement, un frémissement involontaire et universel mêlé de volupté, auquel succède un état de langueur du corps et de l'esprit* (Hippocrate). — *Il y a un mouvement de resserrement au moment de la conception* (Galien). — *La femme a conçu si elle ne sent rien couler par le vagin, et si le membre viril sort plus sec que de coutume* (Aristote).—*Peu de jours après l'imprégnation on sent un mouvement le long des trompes utérines, et de légères coliques vers la région hypogastrique.* — *Le col se gonfle* (Démocrite). — *Le pouls est plus fort, plus vif, plus développé* (Galien et Savonarola). — *Il y a des palpitations, des syncopes, des hémorrhagies du nez et de la bouche, de la toux, des hoquets, des bâillemens, de l'oppression, des changemens dans la voix, de la soif, de la diarrhée, de la constipation. La peau change de couleur ; le visage se couvre de taches de rousseur. — Les yeux sont caves, languissans, ternes, et bordés d'un cercle bleuâtre. — Le caractère de la femme change ; ses facultés intellectuelles ont moins d'activité, on observe parfois des nécroses des organes des sens. Il y a des crampes, de l'engourdissement dans les membres,* etc.!!!

Que dire du caractère indiqué par Chambon, qui recommande de constater, à l'aide d'un instrument en forme de cure-oreille, si les follicules de l'orifice de l'utérus ont sécrété le mucus épais dont j'ai parlé plus haut (page 217)? N'est-il pas évident que ce moyen est insuffisant, et qu'il peut être souvent dangereux ?

Les signes *équivoques* propres à faire *présumer* la grossesse pendant la période dont il s'agit, sont : 1° la *suppression de la menstruation*. Chez la plupart des femmes réglées et se portant bien, l'écoulement menstruel est supprimé dès qu'il y a eu conception : ce phénomène est tellement général, que dans les circonstances ordinaires de la vie, les femmes mariées se croient enceintes aussitôt qu'il s'est manifesté, et *vice versâ*. Mais il est aisé de prouver qu'il ne suffit pas en médecine légale : d'une part, il existe des femmes qui conçoivent avant d'être réglées, il en est chez lesquelles cet écoulement a lieu malgré la grossesse ; on en a même vu qui n'avaient leurs règles que lorsqu'elles étaient enceintes ; d'une autre part les menstrues peuvent être supprimées par une foule de causes sans qu'il y ait grossesse, et cette suppression détermine souvent les autres signes équivoques de la grossesse dont il me reste à parler. On a cru pouvoir distinguer si la cessation des menstrues dépendait de la conception ou d'une autre cause, parce que, dans le premier cas, la femme se trouvait d'autant mieux qu'elle s'éloignait davantage de l'époque où l'écoulement avait cessé ; tandis que les accidens allaient toujours en augmentant lorsque la suppression était la suite d'une autre cause. Nul doute que les choses ne se passent ainsi dans beaucoup de circonstances, mais il n'est pas rare de voir des femmes grosses beaucoup plus incommodées que d'autres qui ne sont pas dans cet état , et chez lesquelles il y a suppression de la menstruation.

Est-il possible de fixer l'époque de la conception, et par conséquent les différens termes de la grossesse, en ayant égard au moment où les règles ont été suspendues ? Sur cent femmes enceintes, et parvenues à un terme assez avancé, dit M. P. Dubois, *dix-huit* n'avaient aucun souvenir du temps où leurs règles s'étaient suspendues ; *onze* étaient fort irrégulièrement menstruées avant de devenir enceintes ; *trois* avaient été certainement réglées pendant les premiers mois de leur gestation : on voit donc que chez *trente-deux* femmes sur cent, il n'était pas possible de s'éclairer par cette circonstance. Quant aux autres cas, on verra par le tableau ci-joint que j'ai emprunté à ce professeur (*Voyez* sa thèse pour le concours année 1834) qu'une erreur de quinze jours, et de plus encore, est souvent possible, et qu'elle consiste surtout à porter trop loin l'époque à laquelle on présume que l'accouchement doit avoir lieu.

NUMÉROS d'ordre	DERNIÈRE ÉPOQUE des règles.	ÉPOQUE présumée de la conception.	ÉPOQUE réelle de l'accouchement.	ÉPOQUE présumée de l'accouchement.	DIFFÉRENCE en moins.	DIFFÉRENCE en plus.
1	2 juillet.	16 juillet.	26 avril.	16 avril.	....	10 jours.
2	4 juillet.	19 juillet.	2 mai.	19 avril.	....	12 jours.
3	8 juillet.	22 juillet.	28 avril.	22 avril.	....	6 jours.
4	10 juillet.	25 juillet.	12 avril.	25 avril.	13 jours.	
5	15 juillet.	31 juillet.	29 avril.	30 avril.	1 jour.	
6	15 juillet.	1er août.	23 avril.	1er avril.	....	23 jours.
7	17 juillet.	1er août.	13 avril.	1er mai.	13 jours.	
8	18 juillet.	3 août.	1er mai.	3 mai.	2 jours.	
9	18 juillet.	3 août.	20 avril.	3 mai.	13 jours.	
10	20 juillet.	5 août.	30 avril.	5 mai.	5 jours.	
11	24 juillet.	9 août.	2 mai.	9 mai.	7 jours.	
12	24 juillet.	9 août.	5 mai.	9 mai.	4 jours.	
13	23 juillet.	8 août.	5 mai.	8 mai.	3 jours.	
14	16 juillet.	1er août.	5 mai.	1er mai.	....	4 jours.
15	25 juillet.	10 août.	3 mai.	10 mai.	7 jours.	
16	26 juillet.	11 août.	1er mai	11 mai.	10 jours.	
17	27 juillet.	10 août.	25 avril.	12 mai.	17 jours.	
18	28 juillet.	11 août.	28 avril.	12 mai.	14 jours.	
19	28 juillet.	12 août.	30 avril.	12 mai.	12 jours.	
20	28 juillet.	12 août.	4 mai.	12 mai.	8 jours.	
21	28 juillet.	12 août.	1er mai.	12 mai.	11 jours.	
22	25 juillet.	10 août.	4 mai.	10 mai.	6 jours.	
23	30 juillet.	14 août.	1er mai.	11 mai.	13 jours.	
24	1er août.	15 août.	3 mai.	15 mai.	12 jours.	
25	1er août.	15 août.	2 mai.	15 mai.	13 jours.	
26	4 août.	18 août.	4 mai.	18 mai.	14 jours.	
27	1er août.	15 août.	5 mai.	15 mai.	10 jours.	
28	6 août.	21 août.	2 mai.	21 mai.	19 jours.	
29	7 août.	21 août.	25 avril.	21 mai.	28 jours.	
30	8 août.	23 août.	28 avril.	23 mai.	25 jours.	
31	10 août.	25 août.	30 avril.	25 mai.	25 jours.	
32	15 août.	30 août.	2 mai.	30 mai.	28 jorus.	
33	16 août.	31 août.	1er mai.	31 mai.	30 jours	
34	16 août.	31 août.	3 mai.	31 mai.	27 jours.	
35	18 août.	2 sept.	28 avril.	2 juin.	34 jours.	
36	18 août.	2 sept.	5 mai.	2 juin.	28 jours.	
37	29 août.	11 sept.	4 mai.	14 juin.	26 jours.	
38	3 août.	18 août.	5 mai.	18 mai.	13 jours.	
39	24 juin.	9 juillet.	5 mai.	9 avril.	....	26 jours.
40	30 juillet.	15 août.	1er mai.	15 mai.	14 jours.	
41	28 juillet.	12 août.	5 mai.	12 mai.	7 jours.	
42	1er août.	15 août.	5 mai.	15 mai.	10 jours.	
43	26 juillet.	10 août.	5 mai.	10 mai.	5 jours.	
44	15 août.	31 août.	5 mai.	31 mai.	26 jours.	
45	20 août.	5 sept.	5 mai.	5 juin.	30 jours.	
46	8 août.	23 août.	5 mai.	23 mai.	18 jours.	
47	20 juillet.	5 août.	5 mai.	5 mai.	....	
48	19 juillet.	4 août.	5 mai.	4 mai.	....	1 jour.
49	20 juillet.	5 août.	6 mai.	5 mai.	....	1 jour.
50	29 juillet.	13 août.	6 mai.	13 mai.	7 jours.	

2° *Le développement des mamelles, l'augmentation de leur sensibilité, les modifications de l'aréole. — La dépression de l'ombilic. — La kyestéine.* Dès le début, la plupart des femmes sentent les seins se tendre, se gonfler : c'est un signe constant pour quelques-unes ; mais comme ce gonflement peut manquer surtout chez des femmes faibles, chez celles qui continuent d'être réglées pendant la grossesse, et que d'une autre part il existe souvent, lorsqu'il y a aménorrhée, il ne peut être regardé comme ayant une grande valeur. Les modifications de l'*aréole* auraient, suivant M. Montgomery, une importance bien autre ; vers la fin du second mois, le mamelon devient plus érectile ; sa couleur est beaucoup plus foncée, la peau qui l'environne présente un aspect presque emphysémateux, et prend une teinte légèrement jaunâtre ; bientôt de petites saillies dues à des glandules proéminent surtout autour de la base du mamelon. Ces modifications dans l'aréole sont à leur *summum* de développement dans les mois qui suivent. (*V.* plus loin). La dépression plus ou moins prononcée de l'*ombilic* est un signe qui ne peut avoir une grande valeur.

C'est aussi dans le cours du deuxième mois, suivant M. Egui-sier, que l'*urine* présente cette matière qui concourt à former à la surface du liquide excrété une pellicule, tant étudiée dans ces derniers temps, et que Nauche a désignée sous le nom de *kyestéine* (*V.* pages 228 et 230).

On doit attacher beaucoup moins d'importance à la présence d'une humeur laiteuse qui s'échapperait par le mamelon ; car non-seulement ce phénomène se manifeste rarement pendant la période dont je parle, mais il peut exister chez les femmes atteintes de certaines maladies de matrice, chez celles dont le mamelon est souvent chatouillé, et même chez certains hommes.

3° *Les nausées, les vomissemens, l'anorexie, les appétits dépravés et insatiables, la salivation, la céphalalgie et les maux de dents.* Sans doute que beaucoup de femmes grosses éprouvent quelques-uns de ces accidens dans la première période de la gestation, mais ils peuvent tenir à d'autres causes ou même manquer. J'en dirai autant de la *décomposition des traits de la face.*

État du ragin. V. ce qui a été dit à la page 218.

Ajouterai-je à ces signes celui qui , suivant le docteur J. Beccaria, indique la grossesse avant le quatrième mois? Ce signe consisterait dans une douleur pulsative très vive, bornée à la région du cervelet, et occupant spécialement cette partie que Gall désigne comme le siége de l'instinct de la reproduction ; cette douleur serait accompagnée d'étourdissemens au moindre mouvement de la tête, et de photophobie. Les femmes qui éprouveraient cette douleur particulière, la ressentiraient tout-à-coup , sans qu'aucun symptôme précurseur l'eût annoncée; celle-ci durerait quelque temps, et bientôt un besoin de dormir lui succéderait, et après un sommeil de quelques instans, le réveil aurait lieu avec la disparition complète de la douleur, et un appétit assez vif. Ces douleurs reparaîtraient chaque jour à-peu-près à la même heure, pendant huit jours environ; elles se dissiperaient ensuite spontanément, sans qu'aucun moyen employé pour les combattre eût pu les faire disparaître auparavant. Le docteur Beccaria aurait observé ce signe chez des femmes qui n'avaient aucune conscience de leur état, et qui ne soupçonnaient pas qu'elles fussent enceintes (*Annali universali di Med.*, septembre 1830).

Pendant le troisième mois. Le médecin légiste ne peut admettre avec Stein, qu'au troisième mois de la grossesse , la paroi antérieure de la matrice forme une tumeur molle, hémisphérique, que l'on peut reconnaître en introduisant le doigt jusqu'au fond du vagin, et qui est un indice *certain* de grossesse. Je ne crois pas non plus qu'à cette époque de la grossesse on puisse positivement reconnaître l'utérus développé, par le toucher hypogastrique et vaginal pratiqués simultanément. C'est à cette période de la grossesse et dans le quatrième mois que les modifications du mamelon et de l'aréole se prononcent ; la peau de la mamelle présente alors les caractères suivans: 1° autour du mamelon est un cercle dont la couleur est plus ou moins foncée ; elle l'est en général même plus chez les personnes qui ont la peau brune, les yeux et les cheveux noirs, que chez les femmes blondes, faibles et délicates. L'étendue de ce cercle est de 2 à 3 centimètres et demi, mais il augmente ainsi que sa coloration brune à mesure que la grossesse avance. Les glandules signalées plus haut sont au nombre de 12 à 20, et s'élèvent de 2 à 4 millimètres au-dessus du niveau de la peau. La *kyestéine* n'est pas plus développée que dans le second mois.

Etat du vagin. V. page 218.

Pendant le quatrième mois. La situation de la matrice est telle à cette époque (*Voyez* p. 214), que si les parois de l'abdomen ne sont pas trop épaisses ou trop tendues, on peut reconnaître sa forme et son volume en appliquant la main sur l'abdomen. L'expansion du ventre est encore trop peu marquée pour qu'on puisse en tenir compte : la valeur de ce signe sera examinée plus loin. Chez la plupart des femmes le fœtus exerce des mouvemens que l'on a appelés *actifs* : c'est particulièrement vers la fin du quatrième mois, lorsque les organes de la locomotion jouissent déjà d'une certaine énergie, que ces mouvemens sont sensibles ; ils deviennent quelquefois si forts par la suite, qu'on les aperçoit même à travers les vêtemens, et que la femme en est réveillée pendant la nuit : l'homme de l'art parvient souvent à les provoquer en appliquant sur les parois du ventre la main préalablement trempée dans l'eau froide. Ce signe qui paraîtrait au premier abord devoir permettre d'affirmer que la femme est ou n'est pas enceinte, présente pourtant beaucoup d'incertitude ; non-seulement il y a des femmes qui n'ont senti de pareils mouvemens à aucune époque de la grossesse, mais il en est beaucoup d'autres chez lesquelles des contractions spasmodiques de l'utérus et des intestins simulaient tellement les mouvemens du fœtus qu'elles se disaient enceintes. A. Dubois, que l'on n'accusera certainement pas d'avoir observé légèrement, rapportait qu'ayant appliqué la main sur l'abdomen d'une femme qui se croyait au cinquième mois de sa grossesse, il sentit ces mouvemens spasmodiques, qu'il prit pour ceux de l'enfant.

Un exemple analogue à celui-ci s'est présenté il y a quelque temps à l'hôpital de la Charité. Tous les élèves ont pu constater des contractions spasmodiques des intestins et même de la paroi abdominale, accompagnées de douleurs vives à l'hypogastre. La femme croyait être enceinte, et elle avait déjà donné lieu à des erreurs de diagnostic auprès de quelques médecins peu attentifs.

S'il est vrai que pendant cette époque la cessation des règles continue le plus souvent, il n'est pas rare de ne plus observer les *nausées*, les *vomissemens*, les *appétits dépravés*, etc. Quant au gonflement des mamelles il est plus considérable, et la sécrétion laiteuse plus abondante que dans les deux premiers mois. Les modifications du mamelon et de l'aréole sont à leur *summum* de développement ; notez qu'elles ont une bien plus grande valeur chez les primipares. Il est inutile de faire mention du *ballottement*, parce qu'on ne l'aperçoit guère avant le cinquième mois.

Modifications de l'urine (*Voyez* p. 229).

État du vagin. V. p. 218.

Pendant le cinquième mois. L'expansion de l'abdomen est un peu plus marquée, parce que le fond de l'utérus approche déjà de la région ombilicale ; l'élévation du ventre vers le nombril contraste alors avec une sorte de vide qui a lieu du côté des lombes. Mais à aucune époque ce signe ne peut être donné comme ayant une certaine valeur ; en effet l'imperforation de l'hymen, la suppression de la menstruation, l'hydropisie, la tympanite, l'hystérie, certaines affections spasmodiques, peuvent distendre l'abdomen autant qu'il l'est dans la grossesse ; ne voit-on pas d'ailleurs des femmes dont le ventre se tuméfie considérablement à l'époque critique par cela seul qu'elles cessent tout-à-coup d'être réglées, et qui éprouvent en même temps des nausées, des vomissemens, etc. ? D'une autre part combien n'est-il pas facile aux femmes de dissimuler le développement de l'abdomen à l'aide d'une compression soutenue, d'une disposition particulière des vêtemens ou d'une démarche étudiée ?

A cette période commencent à paraître de petites tâches irrégulièrement circulaires, qui, situées autour de l'aréole et semblables aux taches qu'aurait laissées sur la peau l'aspersion d'un liquide coloré, constituent une autre auréole mouchetée, tachetée. C'est un signe auquel le médecin légiste ne doit attacher de l'importance, qu'autant qu'il est groupé avec beaucoup d'autres à l'existence simultanée desquels il emprunte de la valeur.

Indépendamment des mouvemens actifs du fœtus, qui sont encore plus prononcés qu'au quatrième mois, on peut déterminer à cette époque des mouvemens passifs ou de *ballottement* : c'est à eux qu'il faut rapporter chez la mère la sensation d'un corps étranger qui tombe sur la partie la plus déclive de l'utérus. La femme étant debout, et la main gauche de l'accoucheur appliquée immédiatement sur les parois de l'abdomen afin de saisir la matrice, si l'on introduit le doigt indicateur de l'autre main jusqu'au fond du vagin, et qu'on cherche à soulever l'utérus en frappant sur l'extrémité vaginale du col de ce viscère, il est évident que le fœtus qui nage librement dans l'eau de l'amnios sera soulevé, montera jusqu'à la partie supérieure de la matrice, puis tombera à raison de son poids, et viendra frapper le doigt indicateur toujours placé à l'extrémité du col de la matrice, comme le ferait une substance solide quelconque contenue dans une cavité remplie de liquide ; il faut bien prendre garde de ne point confondre avec le *ballottement* le mouvement de totalité de l'utérus. Le mouvement passif dont il s'agit peut ne pas être sensible au cinquième mois, tandis qu'il le sera plus tard ; dans d'autres circonstances le médecin est dans l'impossibilité de le constater à aucune époque de la grossesse ; ce qui peut tenir à ce qu'il n'est pas exercé au toucher, à la faiblesse ou à une maladie du fœtus, ou à d'autres causes.

Comme pendant l'époque précédente, la femme continue en général à ne pas être réglée et à ne plus avoir autant de disposition aux nausées, aux vomissemens, etc.

La sécrétion du lait est plus abondante.

Etat du vagin. V. p. 218.

Pendant le sixième mois. De quel secours peuvent être les signes suivans, donnés par quelques auteurs : le pouls est petit, faible et tardif, il est souvent gastrique ; le sang est plus couenneux ? Il n'en est pas de même de la tuméfaction des mamelles et du ventre, qui est plus marquée ; en général, la femme continue à ne plus être réglée ; elle a moins de disposition aux nausées et aux vomissemens. Quant à la saillie que peut faire alors le nombril, elle reconnaît quelquefois toute autre cause que la grossesse V. p. 218 pour l'*état du vagin*.

C'est ici le moment de rapporter les recherches de MM. Nauches, Eguisier et Tanchou en France, des docteurs Letheby (1) et Stark (2) en Angleterre, et de Kant (3) en Amérique. Ces auteurs sont arrivés à conclure d'après leurs observations que l'inspection seule de l'urine pouvait faire reconnaître une grossesse. La médecine légale peut sans doute puiser dans leurs travaux des ressources précieuses , mais l'homme prudent doit attendre encore le contrôle du temps et de l'expérience avant d'admettre sans restriction une proposition aussi absolue. Voici les phénomènes que présente l'urine des femmes enceintes reçue dans un verre à champagne et laissée en repos dans un endroit bien éclairé et bien aéré.

Au moment de son excrétion, elle est acide, un peu louche, blanchâtre, d'une odeur fade : habituellement de petits corpuscules blancs y sont tenus en suspension; ceux-ci se déposent sous forme de flocons nuageux soit au fond , soit sur les parois du vase. — Elle devient immédiatement très limpide. D'après M. Kant, ce premier dépôt ne serait pas constant, et n'appartiendrait pas exclusivement à l'état de grossesse.

Après dix-huit ou vingt-quatre heures, on aperçoit souvent à la surface du liquide une foule de petits grains brillans, cristallins. Quelquefois ces granulations se réunissent et constituent une couche transparente, mince, irisée , visible seulement dans certaines positions.

Dès le second jour ou dans le courant du troisième, suivant M. Eguisier, l'urine commence à perdre sa transparence ; elle est plus louche que lors de son excrétion , son odeur est plus forte , et l'on distingue à sa surface quelques traces d'une pellicule qui devient de plus en plus manifeste. Du troisième au quatrième jour de petits débris s'en détachent et tendent à gagner le fond du vase.

Du quatrième au cinquième jour la pellicule est presque entièrement détruite; les débris se précipitent sur le sédiment ,

<hr>

(1) *London Med. Gaz.*, december 1841.
(2) *The Edimburg med. and. surg. journal*, january 1842.
(3) *American Journal of the medical sciences*, july 1842.

où ils forment une croûte blanche ; mais elle est successivement remplacée par une nouvelle pellicule, moins blanche et parsemée de petits points brillans d'un aspect cristallin. L'apparence laiteuse commence à s'effacer sous une teinte verdâtre.

Les jours suivans, l'urine se trouble et s'évapore de plus en plus ; elle devient verdâtre ; la putréfaction commence et la seconde pellicule se détruit à son tour pour faire place à une troisième qui est plus ou moins analogue à celle que la putréfaction engendre sur l'urine ordinaire.

Les recherches de M. Kant présentent quelques légères différences si on les compare à la description donnée par M. Eguisier. Ainsi M. Kant qui a suivi pas à pas, heure par heure ces changemens, dit que l'époque d'apparition de la pellicule est très variable ; il l'a vue quelquefois au bout de trente-six heures, d'autres fois au bout de huit jours. Dans quelques cas elle est peu prononcée et l'on n'aperçoit que quelques lignes striées, irrégulières ; d'autres fois elle ressemble à la couche de graisse qui surnage le bouillon refroidi. Suivant le docteur Bird, cette pellicule exhale une odeur de fromage très prononcée. M. Kant n'a observé ce fait que sept fois sur quatre-vingt-cinq observations.

La matière qui concourt à former cette pellicule serait la *kyestéine*, produit de la grossesse.

Rarement cette pellicule manque : Sur quatre-vingt-cinq cas, M. Kant l'a vue soixante-huit fois avec tous ses caractères ; dans onze elle était peu caractérisée, dans six seulement elle ne fut pas constatée.

La pellicule qui se forme à la surface de l'urine dans certaines conditions pathologiques n'a pas les caractères distinctifs de la *kyestéine*. Ainsi ce n'est guère qu'au bout de cinq à six jours, c'est-à-dire à-peu-près au moment où la putréfaction commence que surviennent les pellicules que l'on observe parfois dans l'urine des phthisiques et des malades affectés d'une maladie articulaire, d'un catarrhe vésical ou d'abcès métastatiques : une fois que cette pellicule a commencé, elle arrive en quelques heures à son complet développement, tandis que la véritable kyestéine apparaît dès le second jour, ne se développe que lentement et semble tout-à-fait indépendante de la putréfaction. Enfin, la kyestéine a en général une plus grande densité que la pellicule qui est le produit d'un état pathologique.

La *kyestéine* est neutre et insoluble dans l'eau, elle n'est pas soluble dans les alcalis, comme l'albumine, ni dans un mélange de savon et d'ammoniaque comme le mucus, ni dans l'éther et l'alcool bouillans comme la graisse. L'urine qui la contient ne se coagule pas par l'ébullition comme l'urine albumineuse, mais elle laisse déposer, par le refroidissement, une poudre blanche abondante. Cependant la *kyestéine* est précipitée par le bichlorure de mercure, par la plupart des acides forts et par les solutions astringentes (Eguisier). M. Bonastre et Nauche la considèrent comme un corps nouveau, gélatino-albumineux.

C'est du troisième au sixième mois que les caractères de la *kyestéine* acquièrent leur plus haut degré de développement. À partir du septième, ils semblent perdre de leur intensité jusqu'à la fin de la grossesse : de sorte que dans le courant du neuvième et même parfois du huitième mois, ils ne sont guère plus marqués que dans le second.

Lorsqu'on applique l'oreille sur l'abdomen d'une femme enceinte de six mois, revêtue de ses vêtemens, ou lorsqu'on explore cette partie du corps à l'aide du stéthoscope, on entend, dans l'espace situé entre l'ombilic et l'arcade crurale, un bruit semblable à celui que produirait une montre placée très près de l'oreille ; c'est *le plus souvent* du côté opposé à celui vers lequel les extrémités inférieures du fœtus se dirigent plus spécialement que ce bruit se fait entendre ; il est le résultat des contractions du cœur du fœtus, dont les *pulsations doubles*, au nombre de cent vingt à cent soixante environ par minute, reviennent à des temps réguliers, et ne sont point isochrones au pouls de la mère. La fréquence de ces battemens ne permet point de les confondre avec ceux que l'on sent quelquefois à la partie inférieure droite ou gauche de l'abdomen des femmes grosses.

Sur une autre partie de l'abdomen que je ne désignerai point, parce qu'elle peut varier beaucoup, on entend des pulsations *simples* régulières, parfaitement isochrones au pouls de la mère, et dont le bruit est analogue au *souffle* que l'on observe dans certaines maladies du cœur ou des gros vaisseaux.

Elles se ralentissent ou s'accélèrent souvent ; avant le septième mois de la grossesse elles peuvent changer de place, selon les positions différentes du fœtus ; on les perçoit en général sur un rayon de 5 à 8 centimètres, et quelquefois dans un espace beaucoup plus étendu, mais elles sont toujours plus fortes et plus nettes dans un point central, pour ainsi dire. M. P. Dubois a signalé une variété de ce bruit, dont il compare la résonnance particulière à un tintement métallique. Enfin, M. Naegele paraît croire que dans certaines circonstances, on n'entend qu'un seul bruit.

Ce bruit a reçu divers noms, selon l'opinion qu'ont émise les différens auteurs qui ont étudié cette question. C'est le souffle utéro-placentaire de M. de Kergaradec, parce que le siége en était suivant lui dans la circulation utéro-placentaire. M. Bouillaud, qui le regarde comme ayant très probablement son siége dans les gros troncs artériels, l'appelle soufflet abdominal. M. P. Dubois croit qu'il est produit dans les vaisseaux qui rampent dans l'épaisseur même des parois utérines, et l'a nommé souffle utérin.

Quoi qu'il en soit des diverses opinions émises sur le siége et la nature de ce bruit, toujours est-il qu'on le perçoit quelque temps avant les pulsations doubles du fœtus, dès que le fond de l'utérus devient explorable avec le stéthoscope. Cependant on doit regarder comme une très rare exception les cas cités par MM. Delens et Kennedi dans lesquels le premier aurait entendu le bruit au troisième mois, et le second vers les dixième, onzième et douzième semaines.

Il est souvent difficile de constater les battemens dont je parle au moment où l'exploration commence ; les borborygmes produits par la circulation des gaz dans les intestins masquent tous les autres bruits ; il est donc important de laisser séjourner l'oreille pendant quelque temps sur les points où il est ordinaire d'entendre ces battemens ; d'ailleurs il y a à cet égard des différences nombreuses ; ainsi quelquefois on ne peut entendre ce bruit, d'autres fois on ne le perçoit que par intervalles ou dans des points différens. L'étendue dans laquelle on le perçoit est tantôt très circonscrite, tantôt fort grande. Je n'insisterai pas davantage sur la nature, le mode de production et le siége de ce bruit : ce sont là des matières très controversées.

Voici les conséquences que l'on peut déduire des travaux de ce genre relatifs au diagnostic de la grossesse : 1° La femme est enceinte si l'on est parvenu à entendre les doubles battemens du cœur du fœtus ; 2° à plus forte raison on affirmera que la grossesse existe, si indépendamment de ces battemens on a perçu le bruit de souffle ; 3° l'absence des pulsations doubles du cœur du fœtus ne suffit point pour conclure que la femme n'est pas enceinte ; en effet, le fœtus pourrait être mort ou très faible, ou tellement situé, qu'il fût impossible de saisir ces battemens ; 4° la suspension des doubles pulsations du cœur après qu'on les avait entendues, est un phénomène assez commun ; il faut alors explorer la femme à plusieurs reprises. Quant à la valeur du souffle utérin, comme signe diagnostique, elle sera examinée à la page 235.

On lit dans le cahier de mai 1824, du *Journal général de Médecine,* l'histoire d'une femme âgée de trente-six ans, que les plus habiles médecins de Paris avaient crue, à tort, atteinte d'un squirrhe de l'ovaire droit, et chez laquelle M. Lenormand reconnut, à l'aide du stéthoscope, une grossesse de sept mois ; en effet, il lui fut permis d'entendre les battemens du cœur du fœtus, et le bruit de souffle ; l'accouchement eut lieu dans le courant du neuvième mois.

Depuis la publication du mémoire de M. Kergaradec, le professeur Paul Dubois s'est livré à une série de recherches intéressantes sur ce sujet (*Voy*. le rapport fait à l'Académie de médecine sur l'auscultation dans les *Archives de médecine,* numéro de décembre 1831). Voici le résumé de ses observations :

1° Il est possible de reconnaître, à l'aide de l'auscultation, les doubles battemens du cœur du fœtus chez *toutes* les femmes en *travail,* pourvu que le fœtus soit vivant, que le *sixième* mois de la grossesse soit écoulé, que les *membranes soient rompues,* et qu'une portion du liquide amniotique soit écoulée. Chez presque toutes, le souffle utérin peut être entendu, quand la recherche de ce bruit n'est pas faite pendant la contraction utérine, qui le suspend lorsqu'elle est énergique et complète.

2° Le fœtus peut être considéré comme mort toutes les fois que dans les circonstances favorables que je viens d'indiquer, les pulsations du cœur n'ont pu être reconnues après des recherches fort attentives et souvent répétées. La persistance du souffle utérin, dans ce cas, ne dément pas cette présomption.

3° Les mêmes résultats peuvent être obtenus de l'auscultation, pendant la grossesse, *après le sixième mois*, ou pendant les premiers temps du travail, *avant* la rupture des membranes. Cependant les explorations peuvent être infructueuses alors, dans la proportion de 10 à 195 pour les battemens du cœur fœtal, mais dans une proportion moins favorable encore pour le souffle utérin.

4° L'application du stéthoscope ou de l'oreille peut presque toujours faire reconnaître les doubles battemens et les pulsations avec souffle, entre le *quatrième* mois et *demi* de la gestation et la *fin du sixième;* cependant les investigations demandent à être plus souvent répétées pour les battemens du cœur. Il n'en est pas de même pour le souffle utérin, qui souvent à cette époque sert plus au diagnostic de la grossesse que les doubles battemens eux-mêmes.

5° Ce n'est qu'au *quatrième mois et demi* de la gestation que les pulsations du cœur du fœtus peuvent être distinctement reconnues; le bruit de souffle peut l'être une ou deux semaines à-peu-près avant cette époque : ce phénomène serait donc le premier indice presque certain de grossesse quand il se joint à d'autres signes qui déjà en faisaient présumer l'existence. Comme cependant la grossesse n'est pas la seule circonstance qui produise le développement de l'utérus et de son appareil vasculaire, et par conséquent les battemens avec souffle qui en sont le résultat ; comme d'ailleurs des tumeurs abdominales étrangères au développement d'un produit de conception ont offert plusieurs fois le même phénomène, on comprend que la perception du battement avec souffle ne puisse pas établir une certitude complète (P. Dubois, *Dict. de médecine*, tome XIV, page 369).

6° La force des doubles battemens est généralement en rapport avec la vigueur et le développement du fœtus : toutefois les exceptions à cet égard sont extrêmement nombreuses.

7° Les pulsations du cœur, chez le fœtus, se reproduisent ordinairement de 140 à 150 fois par minute ; mais elles peuvent offrir chez plusieurs des variations accidentelles dans leur intensité, et chez presque tous, des variations notables mais momentanées dans leur rhythme.

8° Ce n'est pas la région dorsale du fœtus seulement, mais les diverses régions de la poitrine, et probablement quelques autres parties encore, qui transmettent l'impression des doubles battemens ; cette circonstance, en rendant possible la perception des pulsations du cœur dans quelque position que se trouve le fœtus, s'oppose cependant à ce que l'on puisse déterminer avec exactitude ses rapports réels avec la matrice et le bassin.

9° Les battemens avec souffle n'ont pas leur siége dans les vaisseaux du placenta, mais dans l'appareil vasculaire de l'utérus ; ils sont généralement plus forts vers les points correspondans à l'insertion du délivre, parce que dans ces points, le tissu vasculaire de l'utérus est plus développé ; cependant le développement du tissu vasculaire n'étant pas exclusivement borné à ce dernier endroit, les battemens avec souffle s'observent souvent sur des points de la matrice qui n'ont aucune connexion avec le placenta.

10° Enfin, comme le bruit de souffle n'existe pas toujours, ou du moins n'est pas toujours perceptible, son absence ne saurait exclure nécessairement l'idée d'une grossesse.

Je n'insisterai pas sur un bruit consistant dans une pulsation simple non dicrote, et surtout non isochrone avec le bruit de soufflet, dont M. Naegèle a donné la description, et dont il place le siége dans le cordon ombilical, ni sur un bruissement que l'on n'observe qu'après la mort du fœtus, que M. Stoltz appelle *bruit de fermentation*, et qu'il attribue à la décomposition du liquide amniotique. Ce sont là des assertions auxquelles la médecine légale ne peut rien emprunter.

Pendant les trois derniers mois. Au *septième mois*, si l'on introduit le doigt dans le vagin, on peut distinguer la tête du fœtus au détroit supérieur, à travers l'épaisseur des parois de la matrice. Les mouvemens actifs du fœtus sont quelquefois tellement forts à cette époque, que l'on avait cru pendant long-temps que l'enfant faisait la culbute. La démarche est gênée, les envies d'uriner fréquentes, et chez certaines femmes les membres abdominaux sont déjà œdématiés. Au *huitième mois*, la tète de l'enfant est plus grosse, plus solide, et paraît plus basse; le doigt introduit dans le vagin sent manifestement les membranes, si l'orifice de l'utérus est ouvert; l'estomac et le diaphragme sont refoulés en haut par suite de la plus grande élévation du fond de l'utérus; aussi la respiration est plus difficile, et assez souvent la femme éprouve de nouveau des dégoûts, des nausées, des vomissemens. Au *neuvième mois*, la partie inférieure de l'utérus, entraînée par le fœtus, plonge dans l'excavation du petit bassin. Il n'est pas rare, à cette époque, de voir l'orifice de la matrice assez ouvert pour que le doigt introduit dans le vagin puisse atteindre les membranes qui enveloppent le fœtus. La compression exercée par l'utérus sur la vessie, le rectum, les nerfs sacrés, etc., rend raison des envies fréquentes d'uriner, des ténesmes, des hémorrhoïdes, des varices, des douleurs dans les jambes, et de l'engourdissement que la femme éprouve.

Je ne rappellerai pas les changemens considérables et importans qui surviennent pendant ces trois mois dans la situation de la matrice, et dans la structure du col (*Voy*. page 214). Dans le plus grand nombre des cas, la femme continue à ne pas être réglée; il arrive cependant, lorsque le placenta est inséré sur l'orifice de l'utérus (ce qui est fort rare), que vers la fin du sixième mois, ou au commencement du septième, époque à laquelle la portion utérine de cet orifice s'élargit, il y a un écoulement sanguin, même chez les personnes dont la menstruation avait été supprimée jusqu'alors. Le *gonflement des mamelles* et l'expansion du ventre sont en général plus considérables pendant cette époque qu'à aucune autre; toutefois l'abdomen change de forme au commencement du neuvième mois, lorsque l'utérus paraît s'abaisser.

De la grossesse utérine composée.

L'objet de cet article n'est point de rechercher combien il y a de fœtus dans l'utérus; la solution de cette question n'intéresse en aucune manière la médecine légale; ce qu'il importe d'établir, c'est que dans le cas de grossesse composée, plusieurs des caractères indiqués dans l'histoire de la grossesse utérine simple subissent des modifications qui seraient propres à jeter de l'incertitude, si elles n'étaient pas prévues. Ainsi le *ballottement* est plus difficile à déterminer dans les derniers mois que lorsque la grossesse est simple, parce qu'il y a moins de liquide dans l'utérus, et que le fœtus que l'on a déplacé par le choc n'est pas mu avec autant de facilité, que s'il occupait seul toute la cavité des enveloppes de l'œuf. En appliquant la main sur le ventre de la femme, on peut distinguer deux fœtus dans le cas de grossesse double, *si l'utérus offre des parois souples et peu tendues,* tout comme on reconnaît les pieds, les genoux et les coudes du fœtus dans la grossesse simple, si les parois de la matrice n'ont pas beaucoup d'épaisseur.

A l'aide du *stéthoscope* on peut sentir *quelquefois* les doubles pulsations du cœur dans plusieurs points de l'abdomen à-la-fois et avec une égale intensité ; dans certains cas on peut même constater un défaut d'isochronisme entre ces deux battemens : la naissance des jumeaux paraît déjà avoir été prédite par ce moyen. Toutefois il faut savoir que l'un de ces bruits pourrait appartenir au cœur du fœtus et l'autre à l'aorte abdominale de la mère. Il faut alors avoir recours à l'examen comparatif du pouls.

Indépendamment de ces modifications, il en est d'autres qui, pour être moins importantes, n'en doivent pas moins être mentionnées, parce qu'on peut les observer quelquefois : 1° les mouvemens du fœtus se font sentir en même temps dans plusieurs régions de l'abdomen ; 2° dès les premiers mois de la grossesse, la matrice offre un volume considérable ; 3° au lieu d'être élevé en pointe, l'abdomen est aplati et divisé longitudinalement en deux tumeurs séparées par un sillon quelquefois oblique ; 4° le gonflement et l'œdématie des membres abdominaux ont déjà lieu vers le troisième ou le quatrième mois.

De la grossesse utérine compliquée.

Indépendamment d'un ou de plusieurs fœtus, l'utérus peut contenir des gaz, des hydatides, des polypes sarcomateux, etc.

Des faits nombreux viennent à l'appui de cette proposition. Je me bornerai à citer le suivant :

Un chirurgien appelé chez une femme qui est sur le point d'accoucher, croit que le placenta est décollé et qu'il franchit le vagin ; il fait rentrer ce prétendu placenta ; A. Dubois ne tarde pas à reconnaître un énorme polype qui sortit pendant l'accouchement, et se plaça à la partie antérieure de la vulve ; le travail fut terminé heureusement, et l'extirpation du polype fut faite aussitôt après le rétablissement de la femme (Leçons orales du professeur Dubois).

Dans le plus grand nombre de circonstances il est impossible d'apprécier, pendant la grossesse, les complications dont je parle : aussi m'abstiendrai-je de rapporter les caractères vagues et incertains donnés par les auteurs qui ont parlé de cette matière ; je me bornerai à dire que le médecin chargé par le magistrat de prononcer sur l'existence de la grossesse, dans un cas de ce genre, doit se conduire comme si la grossesse utérine était simple (*Voyez* page 213).

§ II.

DE LA GROSSESSE EXTRA-UTÉRINE.

L'embryon peut se développer hors de la cavité de l'utérus ; son accroissement se fait alors tantôt dans les trompes de Fallope, tantôt sur un point de l'abdomen. On a également plusieurs exemples de fœtus développés dans le tissu propre de la matrice : ils ont été décrits par Schmidt dans les *Mémoires de l'Académie impériale Joséphine de Vienne*; par Hederich, dans le *Muséum de Dresde* ; par Albers de Brême et plus récemment par MM. Bellemain, Dance, Moulin, Menière et Breschet. Ce dernier chirurgien a trouvé un fœtus d'environ trois mois dans la portion du tissu de l'utérus qui avoisine la trompe gauche ; celle-ci était oblitérée dans toute son étendue, et le fœtus n'avait aucune communication avec elle, ni avec la cavité de la matrice.

Je ne parle pas de la grossesse *ovarique*, parce qu'il ne me paraît pas démontré que dans les exemples cités pour établir ce genre de grossesse, il soit prouvé que les fœtus s'étaient développés dans les ovaires ; loin de là, quelques faits observés par

M. Velpeau mettent hors de doute que déjà plusieurs fois on a considéré des débris de conceptions extra-utérines, comme s'étant accrus dans les ovaires, tandis qu'une dissection attentive faisait voir que les tumeurs s'étaient développées hors de l'ovaire. (*Traité des accouchemens*, t. 1er, p. 198.)

Je ne rechercherai point si la grossesse extra-utérine reconnaît pour cause un vice de conformation ou un état morbide des ovaires ou des trompes, une trop grande densité des membranes des ovaires, un défaut de rapport entre la trompe et l'ovaire, l'adhérence de ces organes, l'oblitération des trompes, etc.; je passerai également sous silence tout ce qui concerne les annexes du fœtus extra-utérin, c'est-à-dire le cordon ombilical, le placenta, l'eau dans laquelle il nage, le sac membraneux qui le contient, et le kyste qui constitue sa dernière enveloppe et qui fait office de matrice : je m'attacherai spécialement à faire connaître les signes de cette grossesse, parce qu'ils diffèrent sous plusieurs rapports de ceux qui ont été décrits à l'occasion de la grossesse utérine.

La difficulté du diagnostic est tellement grande ici, qu'il ne faut pas s'étonner que les auteurs aient donné comme signes de la grossesse extra-utérine une foule de caractères erronés ou insignifians, dont voici l'indication : *la femme continue d'être réglée pendant la grossesse extra-utérine; elle ne vomit pas dans les premiers mois; il n'y a ni gonflement des mamelles, ni sécrétion de lait; l'abdomen ne se développe que d'un seul côté; les mouvemens du fœtus sont plus forts que dans la grossesse utérine, et ils se font sentir sur d'autres parties du ventre.*

L'utérus, a-t-on dit, n'éprouve d'autre changement, quelle que soit l'époque de la grossesse extra-utérine, qu'une légère augmentation d'épaisseur dans son col. Ce caractère, s'il est vrai, serait précieux, puisqu'il suffirait de le constater pour affirmer, lorsqu'il y a grossesse, qu'elle est extra-utérine, mais il n'est pas constant. Déjà Bertrandi, Sanctorius, Weincknecht, Foart Simmons, Hartmann, etc., avaient annoncé que, dans la grossesse des trompes, la matrice avait un volume triple de celui qu'elle offre chez une femme qui n'est pas enceinte, lorsque Chaussier publia une observation de grossesse tubaire, dans laquelle l'utérus, trois fois plus volumineux que dans l'état de vacuité, était un peu abaissé et porté à droite; son col était souple, allongé, et tellement ouvert que l'on pouvait facilement y introduire le doigt et parcourir toute la cavité de la matrice, qui était tapissée d'une tunique semblable à la membrane caduque qui se forme pendant la grossesse utérine (*Bulletin de la Faculté de médecine*, n° 6, année 1814). Il paraît résulter, d'après M. Guillemot, des différens faits recueillis jusqu'à ce jour, que lorsqu'il n'y a pas eu de perte pendant la grossesse extra-utérine, l'utérus est développé et contient une membrane caduque, tandis que s'il a existé un écoulement sanguin dès le commencement de la gestation, qui aura duré plus ou moins long-temps, la matrice conserve son volume normal, sans vestiges de production membraniforme dans sa cavité (*V*. le *Mémoire d'Ollivier (d'Angers), sur la grossesse tubaire, Archives de médecine, juillet* 1834).

Voici ce que l'on peut établir de plus précis sur les signes des diverses espèces de grossesse extra-utérine. Lorsque l'embryon se développe dans la *trompe*, la femme éprouve dans la partie profonde du bassin, et dès les premiers temps de la grossesse, un sentiment de gêne, de pesanteur toujours fixe dans le même endroit, qui parfois s'étend au rein du même côté. Dans la suite on observe une tumeur mobile, arrondie, qui, du fond du bassin, et toujours du même côté, s'élève progressivement dans l'abdomen, et est accompagnée d'un sentiment de tension, de douleur plus ou moins vive. Par le toucher on trouve l'utérus déprimé, déjeté du côté opposé à la tumeur, à laquelle il adhère cependant. A travers les parois du vagin et de l'intestin rectum on peut reconnaître la saillie formée par la trompe plus ou moins distendue. A une certaine époque, on sent dans cette tumeur, d'une manière positive, les mouvemens de l'enfant (Chaussier, *Bulletin déjà cité*). L'auscultation ne peut fournir aucun caractère certain, *parce qu'il est rare* que le fœtus qui se développe dans la trompe vive plus de trois mois, et que jusqu'alors les battemens du cœur sont imperceptibles.

Si le fœtus se développe dans l'abdomen, la tumeur est, dit-on, située plus haut que dans les deux espèces précédentes, les douleurs abdominales sont plus vives, la pesanteur plus incommode, les mouvemens du fœtus plus sensibles pour la mère. Ces caractères sont trop vagues pour servir à établir le diagnostic. Le seul fait important à noter est que, le fœtus pouvant s'accroître et vivre pendant plus de neuf mois dans l'abdomen, il est possible que l'on entende, à l'aide du stéthoscope, les doubles pulsations du cœur dans un point du ventre où il n'est pas ordinaire de les remarquer (1), ainsi que le bruit de souffle, résultant du développement des vaisseaux des parois du kyste.

Mais il s'en faut de beaucoup que l'on parvienne à décider aisément à l'aide de ces différens signes, si l'accroissement de l'embryon se fait dans la trompe ou dans l'abdomen, puisque dans la plupart des cas on éprouve les plus grandes difficultés à constater seulement que la grossesse est extra-utérine; et si j'ai parlé de chacune de ces deux espèces, c'était dans l'intention de mieux faire connaître les phénomènes que présente la femme chez laquelle le fœtus se développe hors de l'utérus. Le médecin chargé de faire un rapport sur une grossesse de ce genre, en supposant même qu'il parvienne à soupçonner qu'elle est extra-utérine, n'attachera aucune importance à décider le siége qu'occupe le fœtus; il cherchera seulement à établir par les moyens indiqués à l'occasion de la grossesse utérine que la femme est ou n'est pas enceinte. La plus grande circonspection doit présider au jugement qu'il portera, la question étant fort souvent épineuse : c'est ici, plus que dans aucune autre circonstance qu'il devra attendre que le temps lui permette d'obtenir de nouvelles lumières (2).

(1) On sait aussi que des fœtus extra-utérins peuvent rester pendant plusieurs années après leur mort dans la cavité abdominale, et que le plus souvent ils sont expulsés par l'anus, par le canal de l'urètre ou par des abcès: mais alors ils sortent par lambeaux.

(2) Il serait possible qu'en ouvrant le cadavre d'une *fille pubère et non déflorée*, on découvrit un fœtus ou des parties d'un enfant qui se seraient développés sur un des points de la cavité abdominale. Dès que la personne n'a pas été déflorée, il est évident qu'il y a monstruosité, c'est-à-dire que deux embryons ayant été conçus, l'un d'eux a été comme enfermé dans la substance de l'autre (*Voyez* MONSTRUOSITÉS). Combien l'homme de l'art ne serait-il pas répréhensible si dans son rapport il

§ III.

DE LA GROSSESSE DANS UN CAS D'UTÉRUS DOUBLE.

La bifidité de l'utérus est un vice de conformation qui peut s'opposer à l'accomplissement naturel de la grossesse, et même devenir la source d'accidens promptement mortels ; ainsi, Marquet parle d'une femme de quarante-huit ans, qui avait eu quatre enfans, tous venus avec des pertes et d'autres accidens fâcheux ; l'ouverture du cadavre fit voir que la matrice double ressemblait à deux poires renversées, se terminant à un orifice commun. *Dionis, Canestrini, Dance, Ollivier* (d'Angers), etc., rapportent des cas de grossesse chez les femmes dont l'utérus était double, et qui périrent avant ou après l'accouchement, en éprouvant des douleurs abdominales atroces. On se tromperait toutefois, si l'on croyait que dans tous les cas de bifidité de l'utérus les dangers sont tels qu'on vient de le voir. Lorsque cette bifidité existe sans séparation de l'utérus en lobes divergens, l'axe de la matrice n'éprouvant aucun changement dans ses rapports avec les détroits du bassin, et son col se dilatant librement, la grossesse et la sortie du fœtus *pourront s'effectuer* sans obstacle ; mais lorsque ces lobes profondément partagés sont très écartés l'un de l'autre, le lobe prolifère augmente encore cet écartement, en entraînant l'utérus de son côté, change la direction de son col, qui, étant comme recourbé et aplati, ne correspond plus au centre du vagin, et se transforme en un pédicule étroit, sans participer au développement du reste de la cavité. Si ce pédicule résiste, le fœtus continuant à s'accroître, pourra rompre son enveloppe, et

faisait naître des soupçons sur la moralité de cette personne, en confondant cette monstruosité avec la grossesse extra-utérine ! Le diagnostic en pareil cas repose 1° sur l'état de l'utérus, qui dans la grossesse extra-utérine éprouve souvent quelques changemens, soit dans son volume, soit dans sa cavité ; 2° sur l'état des parties sexuelles, d'après lequel on pourra présumer que la personne a été déflorée ; 3° sur les signes commémoratifs : ainsi la jeune fille aura présenté dès son enfance une tumeur abdominale plus ou moins douloureuse s'il y a monstruosité, tandis qu'on aura observé quelques-uns des signes de la grossesse extra-utérine si elle est réellement enceinte, et la tumeur n'aura paru que depuis peu ; 4° sur la situation de cette tumeur, sur les rapports qu'elle peut avoir avec les parties environnantes, etc.

se faire jour dans l'abdomen, ou bien s'échapper au-dehors, en rompant la cloison intermédiaire aux deux cavités ; un accouchement laborieux, la rétention du placenta, des pertes abondantes, et d'autres accidens fâcheux, seront aussi dans ces cas la conséquence de ce vice de conformation (Cassan, *Recherches sur les cas d'utérus double et de superfétation. Dissertation inaugurale*, Paris, 1826, et Dance, *Archives générales de médecine*, t. xx, p. 540).

Le diagnostic de cette espèce de grossesse est presque aussi difficile à établir que celui de la grossesse extra-utérine, avec laquelle d'ailleurs elle présente beaucoup d'analogie ; des pertes, des douleurs vives dans l'abdomen, l'existence d'une tumeur inclinée à droite ou à gauche, sont autant de signes qui peuvent faire *soupçonner* dans beaucoup de cas, cette variété de grossesse, s'ils se trouvent réunis aux autres signes équivoques et rationnels de la grossesse utérine (*Voyez* page 220) ; mais ils ne suffisent pas pour affirmer qu'il en soit ainsi, la tumeur abdominale pouvant dépendre de la présence d'un kyste de l'ovaire, etc. On serait bien fondé à présumer l'existence d'une pareille grossesse, si à l'aide du toucher et du spéculum, on était parvenu à sentir et à voir un vagin double, et surtout un col bifide ou perforé de deux ouvertures.

§ IV.

DES DIVERS ÉTATS CONTRE NATURE QUI PEUVENT SIMULER LA GROSSESSE.

Il arrive souvent que les femmes éprouvent la plupart des signes équivoques de la grossesse, sans pourtant être enceintes. On en a vu qui disaient sentir les mouvemens de l'enfant, et qui étaient en proie à des nausées, à des vomissemens, etc. ; la menstruation était supprimée depuis plusieurs mois ; les seins tuméfiés laissaient suinter un liquide laiteux ; l'expansion de l'abdomen était considérable la matrice était plus volumineuse ; et son col effacé et entr'ouvert. Cet ensemble de phénomènes, désigné par les auteurs sous le nom de *grossesse apparente*, dépend 1°

16.

d'une maladie de l'utérus ou de quelques autres organes abdominaux et ne suppose pas *nécessairement* le coït ; 2° d'une altération éprouvée par l'embryon, l'œuf étant encore contenu dans la matrice, altération qui suppose *nécessairement* le coït.

A. *Grossesse apparente reconnaissant pour cause une maladie de l'utérus ou de quelques autres viscères abdominaux.* Ces maladies sont (1) :

1° La *tympanite utérine*, affection dans laquelle l'utérus est distendu par des gaz : à la vérité, tous les médecins n'admettent pas l'existence de cette maladie, parce qu'il est difficile de concevoir que le tissu serré et très épais de la matrice soit dilaté par des gaz au point de simuler la grossesse ; ils pensent que l'on a désigné sous le nom de tympanite utérine des collections de gaz dans les intestins.

2° L'*hydropisie de l'utérus (hydromètre)*, maladie dont certains praticiens nient l'existence, parce que la matrice n'est point revêtue d'une membrane séreuse ; ils pensent que l'on a donné ce nom à des masses d'hydatides (2).

3° *L'hydropisie enkystée de la matrice ; l'hydropisie des ovaires et des trompes ;*

4° *L'engorgement chronique de l'utérus ;*

5° *Les corps fibreux de la matrice*, dont le volume varie depuis celui d'une lentille jusqu'à celui de la tête d'un homme, et même plus : on en a vu qui pesaient 12 kilog. Ils sont charnus, fibro-cartilagineux ou osseux ; ils se développent dans le tissu fibreux de la matrice, entre ce tissu et la tunique péritonéale, ou entre le tissu fibreux et la surface interne de l'utérus : dans ce dernier cas, on les désigne sous le nom de *polypes fibreux ;*

(1) Il serait superflu et déplacé de décrire en détail les symptômes et la marche des affections dont je vais parler, leur étude étant du ressort de la pathologie.

(2) Frank rapporte, dans son article *de Hydrometra*, qu'une princesse allemande, d'un âge avancé, et qui n'était plus réglée, fut déclarée enceinte par son médecin et par un accoucheur ; elle rendit par la vulve une énorme *quantité d'eau*, et la matrice ne tarda pas à s'affaisser. Un peu après les mêmes symptômes se renouvelèrent ; on s'attendait à un *flux* de même nature que la première fois ; elle *accoucha* d'un enfant viable, au préjudice de la réputation des accoucheurs les plus expérimentés (*Traité de médecine pratique de P. Frank, traduit par Goudereau*, tome IV, p. 184).

6° *Les polypes mous, vésiculeux.*

7° *L'hydropisie ascite, les tumeurs du mésentère et de l'é-piploon; la tympanite intestinale* (1).

8° *Le développement du rein.*

Une dame du Dauphiné, âgée de quarante-sept ans, ayant été frappée d'une violente douleur au mois de septembre 1729, par la mort de son fils unique, commença dès-lors à tomber dans un état très languissant et dans une maigreur qui ne fit plus qu'augmenter. Au bout de dix-neuf mois, M. Patras, docteur en médecine à Grenoble, la trouva attaquée d'une fièvre lente, et il sentit dans l'hypogastre une tumeur dure, du volume dont la matrice peut être dans une grossesse de trois mois et demi, et il crut en effet que c'était la matrice. Il y avait déjà quelque temps que cette dame avait perdu ses règles depuis son malheur. Le mal devenait toujours plus considérable : tout l'abdomen s'enfla ; on sentait des eaux répandues dans sa capacité, et on se résolut à la ponction, qui fut faite deux fois à la campagne dans l'automne 1731. Par la première opération on n'eut que quelques gouttes d'eau, et par la seconde rien du tout. Comme l'enflure du ventre, toujours plus grande, causait une violente oppression de poitrine, M. Patras crut qu'il fallait recommencer la ponction, mais dans un autre endroit que celui où elle avait été faite à la campagne. Le médecin qui l'avait ordonnée ne comptait que sur l'hydropisie ascite qu'il voyait, et non sur cette tumeur de l'hypogastre que M. Patras connaissait et qui était alors cachée par l'hydropisie. M. Patras fit donc choix d'un autre lieu pour la ponction ; mais, à son grand étonnement, il ne sortit encore rien que quelques gouttes de sang. Cependant la fluctuation des eaux dans l'ab-

---

(1) Une femme affectée d'une hydropisie ascite consécutive de la phthisie pulmonaire, mère de huit enfans, affirmait qu'elle était enceinte ; en appliquant les deux mains froides sur le bas-ventre, on sentait des *mouvemens assez forts* dans la région de l'utérus, comme si l'enfant eût donné des coups de genou ou de coude ; le toucher faisait pourtant reconnaître que l'utérus était vide. Le docteur Frank annonça dès-lors que la femme n'était pas grosse ; un autre médecin fut d'un avis contraire. La malade mourut au bout de trois semaines. On pratiqua l'opération césarienne, et il sortit de la *cavité abdominale* une grande quantité d'eau. L'utérus était racorni et rapetissé comme chez les femmes avancées en âge ; *quelques tumeurs dures, anguleuses,* étaient adhérentes au péritoine par des pédicules membraneux assez longs ; ces tumeurs libres et flottantes dans la cavité *avaient simulé les mouvemens du fœtus* (Frank, *ouvrage cité*, t. iv, p. 170).

On lit dans l'histoire de l'Académie royale des sciences, qu'à l'ouverture du corps d'une fille de soixante-treize ans on trouva l'épiploon gastro-colique augmenté au point de peser 6 kil. 800 grammes ; il était endurci et tellement ossifié qu'il fallut employer la scie pour l'ouvrir dans toute sa longueur et sa profondeur. La femme dont il s'agit avait éprouvé dès l'âge de trente-quatre ans un sentiment de pesanteur au-dessous de l'estomac (année 1732).

demen était très sensible, et à tel point que M. Patras crut ne se devoir pas rebuter par des tentatives inutiles de ponction, car tous les autres remèdes n'avaient aucun effet : l'opération fut réitérée, et il ne vint absolument rien.

Ensuite les jambes de la malade s'ouvrirent naturellement, et il en sortit pendant quinze jours beaucoup de sérosité qui était, du moins en partie, celle de l'abdomen, puisque l'oppression de poitrine diminua considérablement ; mais ce fut le seul soulagement qui s'ensuivit. La fièvre lente ne discontinua point, et M. Patras, qui put alors reconnaître facilement cette tumeur de l'hypogastre qu'il avait d'abord sentie, la trouva extrèmement augmentée ; de plus elle lui paraissait accompagnée d'un bord saillant, d'une espèce de ceinture qui la traversait d'un côté à l'autre sous l'ombilic. Cette ceinture était de consistance molle, et peut-être d'un centimètre et demi de relief. Enfin la malade, entièrement épuisée de forces, horriblement maigrie et exténuée, ne pouvant plus prendre d'alimens, mourut le 1er mai 1732.

A l'ouverture du cadavre on reconnut que la tumeur de l'hypogastre que l'on avait sentie d'abord, et que l'on avait cru être la matrice, était le *rein gauche si prodigieusement augmenté qu'il pesait* 17 *kilogrammes et demi.* Sa structure était altérée à proportion de cette augmentation de grandeur et de poids. Cette espèce de ceinture dont on sentait le relief était le colon qui passait sur la tumeur et s'y était attaché.

Il n'est plus étonnant que l'on sentît des eaux qui flottaient dans l'abdomen, et que les ponctions n'en tirassent pourtant rien. Ces eaux ne flottaient que dans les intervalles vides que laissait l'énorme masse du rein ; il ne s'en trouvait pas assez dans les points précisément où les trois quarts perçaient ; cette petite quantité se dérobait peut-être et se rangeait ailleurs ; et quand l'instrument était retiré et qu'on appliquait la canule, on ne l'appliquait que contre une masse assez solide (*Histoire de l'Académie royale des sciences,* année 1732).

9° *La rétention, dans l'utérus, du sang qui devait sortir par le vagin.* On conçoit que le sang des règles s'accumule dans la matrice, par suite de l'oblitération ou de l'imperforation du vagin, ou de toute autre cause : il est également aisé de voir que ce liquide, abandonné à lui-même, ne doit pas tarder à se coaguler. Ces concrétions sanguines présentent des caractères qu'il importe de connaître, pour ne pas les confondre avec les débris du produit de la conception dont je parlerai bientôt. Quoique d'une forme variable, elles offrent souvent la configuration de la cavité de l'utérus ; leur couleur est blanche, verdâtre, brune ou pâle ; ces dernières sont enduites d'une matière visqueuse, gélatineuse, ou purulente et fétide ; il en est qui sont friables et faciles à écraser entre les doigts ; leur structure varie beaucoup ; les unes paraissent fibreuses et vasculaires ; d'autres ressemblent aux tissus glanduleux, graisseux ou membraneux ; leur surface seule présente quelques traces d'organisation ; *leur centre n'offre en général que du sang noir et coagulé :* ce n'est que dans des cas fort rares que l'on y trouve une vésicule remplie de matière gélatineuse. Je tirerai parti de ces faits à l'article AVORTEMENT.

10° *La grossesse apparente nerveuse*, c'est-à-dire l'état d'une femme ordinairement hystérique, qui sans être enceinte présente presque tous les signes équivoques de la grossesse, et dit même sentir remuer le fœtus entre le quatrième et le cinquième mois.

B. *Grossesse apparente, suite d'une altération éprouvée par le produit de la conception encore contenu dans l'utérus.* Je crois devoir désigner le résultat de cette altération sous le nom générique de *débris du produit de la conception*, quoique la plupart des auteurs lui aient donné le nom de *môle ;* mais ce mot est évidemment vicieux, et me paraît devoir être rayé du langage médical, parce qu'il n'indique pas la nature du produit altéré, et surtout parce qu'il a été tour-à-tour employé aussi pour désigner les concrétions sanguines et les polypes, productions qui ne ressemblent pas à celles dont je parle.

Débris du produit de la conception. On ne saurait donner une description générale de l'altération dont il s'agit, les caractères anatomiques du produit de cette altération n'étant pas les mêmes, suivant que l'embryon a été détruit dans la première période de la grossesse ou à une époque plus éloignée, suivant qu'après sa destruction les débris sont restés plus ou moins de temps dans la matrice, etc. ; c'est ce qui m'engage à faire connaître successivement ces diverses altérations, d'autant plus que cette connaissance est indispensable pour résoudre les questions relatives à l'avortement.

1° Si l'expulsion du produit de la conception, que je suppose fort jeune, a lieu immédiatement ou peu de temps après sa destruction ; celui-ci présente la forme d'une *poche ovoïde, trans-*

parente, contenant une petite quantité de liquide, et semblable au premier abord à une hydatide ; cette poche doit offrir sur un de ses points quelques filamens blanchâtres.

2° Si l'expulsion de ce jeune produit n'a lieu que long-temps après sa mort, et que ses débris aient continué de s'accroître, au lieu d'une poche transparente on pourra trouver une masse d'apparence charnue, d'un tissu semblable au placenta, dans laquelle on verra quelquefois des kystes hydatiques ; sa ressemblance avec le placenta sera d'autant plus grande qu'elle aura séjourné moins long-temps dans l'utérus après la mort de l'œuf. Si la sérosité que contient ordinairement la cavité centrale n'est pas évacuée avant la masse dont il s'agit, ou si elle ne l'est que peu de temps auparavant, le volume de cette masse sera assez considérable, son tissu humide, ses parois gorgées de sang, et sa cavité transparente. Si au contraire le liquide séreux s'est écoulé plusieurs semaines ou plusieurs mois avant l'expulsion des débris du produit de la conception, sa cavité sera à peine sensible : on conçoit en effet que dans ce dernier cas, la masse, qui continue à se nourrir, se durcisse, se pelotonne sur elle-même, et que sa cavité se rétrécisse ; mais on *pourra toujours constater la présence de cette cavité dans la variété que je décris*.

3° Si, comme il arrive quelquefois, il s'épanche une assez grande quantité de sang avant ou après la mort de l'embryon, soit entre l'utérus et la membrane caduque, soit entre les deux feuillets, et même entre les lamelles de cette membrane, soit entre son feuillet réfléchi et le chorion, soit enfin entre les différens flocons qui forment ou qui doivent former le placenta, et que ce sang se combine d'une manière plus ou moins intime avec ces diverses parties de l'œuf, la cavité centrale se rétrécira lentement à un degré plus ou moins marqué, si les membranes résistent également dans tous les points ; mais si ces membranes se déchirent, on conçoit *que la cavité disparaisse sans que pour cela la masse dont il s'agit cesse d'être un produit de la conception*. M. Velpeau, qui a souvent observé cette particularité, a publié les deux faits suivans :

1° Le 20 octobre 1824, il reçut un produit d'environ deux mois ; sa forme était moulée sur celle de la matrice ; il offrait le volume d'un gros œuf de dinde; sa consistance était très grande ; des portions de la membrane caduque, des flocons vasculeux du chorion combinés avec du sang concret le constituaient évidemment ; *il n'y avait point de cavité centrale*; seulement on remarquait sur un point de sa circonférence une rainure verticale profonde d'environ 5 millimètres, qui était lisse, tapissée par un reste de chorion, et dans le fond de laquelle se voyait un vestige du cordon ombilical. 2° Au mois de juin 1826, il eut occasion d'examiner un produit de la conception un peu plus jeune que le précédent, et qui n'en différait que par la rainure de sa surface, qui était plus large, plus profonde, et terminée en haut par un cul-de-sac et par le cordon ombilical, qui était entier et supportait encore une partie de l'embryon. « Il est évident, dit M. Velpeau, que si ces deux masses fussent restées quelque temps encore dans la matrice, la rainure lisse dont il est fait mention aurait pu disparaître et ne pas laisser la moindre trace de cavité tapissée par une membrane séreuse. »

4° Si la mort du produit de la conception arrive à une époque déjà avancée de la grossesse, et que l'expulsion n'ait lieu qu'au bout d'un certain temps, il est impossible d'admettre que la dissolution de ce produit aura été assez complète pour qu'on ne découvre pas des vestiges du fœtus, tels que des os, des poils, etc.; il peut se faire alors que le cadavre se soit conservé dans l'eau de l'amnios, comme dans une saumure, lors même que le placenta aurait continué de s'accroître.

Rien n'est aussi variable que le volume et le poids des *débris du produit de la conception*, dont j'ai parlé jusqu'à présent ; on en a vu qui étaient de la grosseur du poing, et qui pesaient de 4 à 8 grammes, tandis que d'autres offraient le volume d'une tête d'adulte, et pesaient jusqu'à 160 grammes. Ces différences dépendent particulièrement de la durée du séjour dans l'utérus, qui varie depuis deux jusqu'à quatorze mois ; les auteurs qui ont annoncé que ce séjour pouvait être de plusieurs années, ont évidemment confondu ces masses avec d'autres tumeurs.

Il résulte de ce que je viens d'établir, 1° que si une femme que l'on supposerait avoir été fécondée, rendait par le vagin une masse d'apparence charnue, on reconnaîtrait que ce corps est le *débris du produit de la conception*, s'il offrait une structure vasculaire et une *cavité centrale tapissée d'une membrane séreuse*; 2° que si cette cavité manquait, on ne pourrait prononcer que cette masse est un produit de conception, qu'autant qu'on découvrirait des vestiges du cordon ombilical, de la membrane caduque, etc.; 3° que dans tous les cas il ne peut y avoir aucune difficulté à résoudre la question, lorsqu'on trouve dans cette masse organisée des vestiges du fœtus, tels que des os, des poils, etc.

Des hydatides.

Placerai-je les hydatides qui se développent dans l'utérus et distendent graduellement l'abdomen, parmi les altérations du produit de la conception, ou bien faut-il les considérer comme constituant une maladie, et étant par conséquent tout-à-fait indépendantes de la fécondation? Tout porte à croire que les hydatides en *grappes* doivent être sinon toujours, au moins le plus souvent attribuées à une dégénérescence de l'œuf et surtout du placenta; quant aux hydatides *libres* ou *isolées* elles paraissent aussi être quelquefois le résultat d'une grossesse décomposée, tandis que dans d'autres circonstances elles constituent une maladie. Voici des faits à l'appui de cette manière de voir.

1° Parmi les placentas d'embryon représentés par Ruisch et Albinus, il en est dont les villosités vasculaires offrent une multitude de vésicules tantôt très petites, tantôt d'un volume qui varie depuis celui d'un grain de millet jusqu'à celui d'un grain de raisin.

2° Burdach trace également la figure d'un œuf dont toute la surface est couverte d'hydatides.

3° En disséquant une masse charnue et membraneuse, dit Désormeaux, Portal trouva à son centre une vessie transparente fort déliée, de la grosseur d'une noisette, remplie d'une liqueur claire et limpide, où il nageait un petit corps ayant la forme d'un embryon de la grosseur et de la longueur d'une mouche. Il remarqua dans cette masse, outre cette vésicule, quantité de petites vésicules semblables à celles qui existent dans les poules, ou en forme de petites grappes de raisin (*Art.* OEuf *du Dict. de médecine*, en 30 vol.)

4° Des observations nombreuses portent M. Velpeau à croire que les granulations de la surface externe du chorion peuvent être considérées comme une disposition naturelle dans les deux premiers mois de la gestation ; or j'ai vu, dit-il, sur le même œuf ces renflemens à tous les degrés de développement, les uns conserver leur volume naturel, d'autres égaler celui d'une grosse aveline, d'autres enfin offrir toutes les nuances intermédiaires ; j'ai vu cette disposition sur un œuf dont toutes les membranes étaient encore distinctes, et dont l'embryon était encore intact ; j'ai vu ensuite un autre produit composé de nombreuses hydatides, supportées par des branches ramifiées qui s'inséraient par leur pédicelle sur une masse centrale, renfermant une cavité pleine de liquide, et qui était incontestablement formée par le chorion épaissi, et par quelques détritus de la membrane caduque ; enfin j'ai vu sur des œufs entiers, sur des véritables produits de la conception, un, deux, trois, quatre ou cinq faisceaux vasculaires supportant une ou plusieurs hydatides, tandis que les autres flocons du chorion conservaient tous les caractères de l'état normal. Au reste pour soutenir que les hydatides en grappe sont un produit de la conception, je me fonde encore sur ce que ces vésicules ne renferment point de corps vivans, sur ce qu'elles sont presque toujours plus ou moins allongées, comme traversées par une tige centrale dont elles paraissent être de simples dilatations, sur ce que dans le centre du faisceau hydatique, on trouve toujours une masse de volume variable, il est vrai, mais dans laquelle il est facile de reconnaître des restes du chorion, et même de la membrane caduque ; enfin sur ce que les observations mises en avant pour prouver que les hydatides peuvent exister chez des femmes qui n'avaient jamais usé du coït, ne sont rien moins que concluantes (Note inédite).

Cette opinion à l'appui de laquelle j'aurais pu encore ajouter d'autres faits est aussi celle de Désormeaux, dont l'autorité est d'un si grand poids en pareille matière. Voici comment il s'exprime à l'art. OEuf du Dictionnaire de médecine : « Il est superflu de dire que le développement de ces masses d'hydatides est le plus souvent, sinon toujours, la suite de la conception. »

J'établis maintenant par les deux faits suivans pris au hasard parmi des observations nombreuses du même genre, qu'un amas d'hydatides dans l'utérus peut simuler la grossesse.

1° Dans le courant du mois de déc. 1826, le docteur P. Bérard, professeur à la Faculté de médecine de Paris, fut appelé auprès de madame D., âgée de dix-neuf ans, d'une excellente constitution, mariée seulement depuis six mois. Elle éprouvait quelques coliques ; un léger écoulement de sang avait lieu par la vulve. Madame D. dit qu'elle redoutait une fausse couche, que ses règles étaient supprimées depuis trois mois, et qu'elles avaient toujours paru régulièrement avant cette époque. Huit jours après, elle rendit au milieu de bon nombre de caillots sanguins, une masse de la grosseur du poing environ, composée entièrement de vésicules transparentes et remplies d'un fluide à-peu-près incolore ; leur volume variait depuis celui d'un grain de millet jusqu'à celui d'une petite noisette ; tous les degrés intermédiaires pouvaient être observés ; ces vésicules, loin d'être libres, étaient attachées comme les grains d'un chapelet, par des filamens qui, examinés de près, offraient déjà des rudimens de vésicules dont le développement eût infailliblement accompagné le séjour de ce corps parasite dans l'utérus. Le toucher fit reconnaître que la matrice était peu volumineuse et peu pesante ; elle ne renfermait plus en effet que quelques caillots qui furent expulsés dans les jours suivans.

2° Une fille de vingt-quatre ans, d'une forte constitution, s'expose à devenir enceinte. Au bout de quelque temps le ventre se tuméfie, les règles deviennent irrégulières et sont suivies d'un écoulement blanc assez abondant. Un appétit bizarre joint à ces symptômes fit présumer une grossesse commençante ; cependant après quatre mois l'état reste toujours le même, et les époques de la menstruation sont toujours régulièrement marquées par un écoulement sanguin d'abord, puis leucorrhéique. Enfin le neuvième mois se passe sans apporter aucun changement dans la situation de la malade, dont le ventre *n'offrait pas plus d'ampleur qu'à l'époque de quatre mois.* Vers le douzième mois, à l'époque des règles, cette fille est prise de douleurs analogues à celles de l'enfantement ; l'orifice du col de l'utérus était dilaté de 3 centi., et on sentait à travers cette ouverture un corps mollasse, inégal, analogue au placenta ; quelques gouttes de sang s'écoulaient le long du doigt introduit dans le vagin. Les contractions utérines étaient éloignées ; elles furent activées par un bain de siége, et au bout d'une heure il se présenta à l'orifice de la vulve une masse molle et inégale, d'un volume double de celui d'une tête de fœtus à terme, d'un poids d'un kil. et demi environ, composée de tissu cellulaire, de filamens blanchâtres, et d'un grand nombre d'*acéphalocystes* petites, pour la plupart flasques et à moitié vides. Un grand nombre d'autres acéphalocystes, *libres de toute adhérence*, avaient été expulsées aussitôt après la sortie de la masse principale. La portion de cette masse qui correspondait à l'orifice utérin, présentait une ecchymose profonde, et offrait dans son épaisseur un caillot de sang assez consistant. Il y eut immédiatement après un écoulement de sang très abondant, mais qui diminua les jours suivans. Au quatrième jour, *fièvre de lait* et excrétion abondante de lait pendant dix jours, et qui n'a cessé qu'après l'usage de tisanes purgatives. La santé s'est ensuite complétement rétablie, et six semaines après la cessation de la sécrétion laiteuse, les règles ont reparu, et depuis elles sont très régulières et aussi abondantes qu'auparavant (*Observation communiquée par le docteur Cartereau de Bar-sur-Seine. Voyez Archives générales de médecine*, tome VI. Voyez aussi une *observation analogue insérée dans le même recueil*, tome XXIV, page 286, *par le docteur Débourge*).

Conclusions sur la grossesse.

1° *Depuis le moment de la conception jusqu'à la fin du deuxième mois*, il n'existe aucun signe qui permette d'*affirmer* que la femme est enceinte ; on peut, dans certaines circonstances, établir de *légères probabilités* en faveur de la grossesse ; mais l'homme de l'art serait blâmable s'il n'engageait pas l'autorité à attendre que de nouveaux phénomènes missent le fait hors de doute.

Le toucher peut-il être de quelque utilité à cette époque ? Il est évident, si la grossesse existe, que le volume et la situation de l'utérus ne sont plus à la fin du deuxième mois ce qu'ils étaient avant la conception ; d'où il résulte que si l'on parvenait à trouver une différence entre ces deux états de l'utérus, on serait à même d'établir des *présomptions* plus fondées en faveur de la grossesse. Ainsi, supposons qu'une femme chez laquelle on remarque quelques-uns des signes équivoques qui peuvent annoncer la grossesse (*Voyez* page 220) se dise enceinte depuis quinze jours, et qu'elle se laisse visiter, le médecin introduit le doigt dans le vagin, et s'assure du volume et de la situation du corps et du col de l'utérus ; à la fin du premier mois il explore de nouveau cet organe ; il recommence quinze jours après, et il fait un dernier examen à la fin du deuxième mois. Si les changemens observés sont les mêmes que dans la grossesse ; si la femme a continué à éprouver quelques-uns des accidens qui constituent les signes équivoques décrits à la page 220 ; si enfin il n'existe chez elle aucun symptôme qui annonce une maladie à laquelle on pourrait attribuer ces changemens, l'homme de l'art peut établir des *probabilités* en faveur de la grossesse, et doit engager l'autorité à attendre.

2° *Pendant le troisième mois*. Je ne puis que répéter ce qui vient d'être dit à l'occasion de la première époque ; toutefois le toucher ayant pu être pratiqué un plus grand nombre de fois, les *probabilités* de grossesse seront un peu plus grandes, s'il se joint aux signes équivoques décrits à la page 220, ceux dont j'ai fait mention à la page 218 en parlant de l'état du vagin. Il y aurait encore plus de probabilités, si indépendamment de ces phénomènes la femme disait sentir des mouvemens semblables à ceux qu'exécute le fœtus, ce qui est fort rare à cette époque, et si le mamelon et l'urine présentaient les phénomènes que j'ai signalés aux pages 225 et 229.

3° *Pendant le quatrième mois*. L'ensemble des signes observés pendant cette période peut servir à établir d'assez *grandes probabilités* en faveur de la grossesse, surtout lorsqu'on a touché la femme à différentes reprises ; mais il est insuffisant pour prononcer *affirmativement*, à moins que l'on n'ait pu déterminer le ballottement, ce qui n'est pas ordinaire. Qu'importe, en effet, que la femme ou le médecin soient convaincus qu'il existe des mouvemens actifs semblables à ceux qu'exécute le fœtus ; un état spasmodique des intestins et de la matrice ne peut-il pas simuler ces mouvemens dans les *grossesses apparentes*, et d'ailleurs ne voit-on pas des femmes enceintes chez lesquelles il y a absence de pareils mouvemens ? Déjà à cette époque on peut reconnaître les pulsations avec souffle (*Voyez* page 235 pour la valeur de ce signe). Joignez à cela que l'aréole du mamelon et l'urine présentent des caractères d'une assez grande valeur.

4° *Pendant le cinquième mois*. Le fœtus étant le seul corps qui puisse être suspendu et ballotté dans l'utérus, on pourra *affirmer* que la grossesse existe, si l'on a pu déterminer le ballottement, mouvement passif que l'on évitera de confondre avec le mouvement de la totalité de l'utérus. On se gardera bien de nier que la femme soit enceinte, parce qu'il aura été impossible de déterminer ce ballottement, plusieurs causes pouvant s'opposer à ce qu'il soit sensible (*Voyez* page 228). Il sera permis alors d'établir les mêmes probabilités qu'au quatrième mois, si les circonstances sont les mêmes. Que l'on ait pu s'assurer ou non du ballottement du fœtus, on affirmera que la grossesse existe, si l'on a senti distinctement les *battemens du cœur du fœtus* en appliquant l'oreille sur l'abdomen de la femme, ou mieux encore en se servant du stéthoscope. Quant aux pulsations avec souffle, si on a pu les sentir sans reconnaître les battemens du cœur du fœtus, elles militeront grandement en faveur de la grossesse (*Voyez* page 233).

5° *Pendant le sixième mois*. Si les caractères fournis par l'auscultation médiate ou immédiate (*Voyez* page 231) ne permettaient pas à l'homme de l'art de prononcer sur l'état de la femme, il agirait conformément aux principes établis à l'occasion de la grossesse pendant le cinquième mois ; d'autant plus qu'alors le fond de l'utérus est plus haut (*Voyez* page 227), les mouvemens actifs du fœtus plus prononcés, et le ballottement plus facile à sentir, parce que le fœtus est plus fort. C'est à cette époque qu'il faut surtout chercher à reconnaître dans l'urine la présence de la *kyestéine* dont les caractères sont à cette période très tranchés (*Voy.* page 229).

6° *Pendant les trois derniers mois*. Les caractères tirés de la situation de la tête du fœtus et de la matrice, de l'état du col et des membranes, sont les seuls, parmi ceux que j'ai énumérés à la page 235, qui méritent quelque attention ; ils sont pourtant insuffisans pour *affirmer* que la grossesse existe ; ils n'autorisent qu'à établir *de très grandes probabilités*. Mais comme en général, pendant l'époque dont je parle, les mouvemens actifs, le ballottement, le bruit de souffle et les battemens du cœur du fœtus sont très sensibles, et que le ballottement et les battemens du cœur sont caractéristiques de la grossesse, l'homme de l'art pourra, dans beaucoup de circonstances, *affirmer* que la femme est enceinte. Il mettra, au contraire, dans ses conclusions, la même réserve qu'au cinquième et au sixième mois, s'il lui est impossible de déterminer le ballottement ou de sentir les battemens du cœur.

7° L'existence de deux ou d'un plus grand nombre de fœtus dans l'utérus étant propre à modifier quelques-uns des caractères importans de la grossesse, il faut que l'homme de l'art redouble d'attention pour ne pas être induit en erreur ; du reste son jugement et ses conclusions doivent être fondés sur les mêmes principes. S'il ne parvient pas à déterminer le ballottement ni à sentir les battemens du cœur, et qu'il ait cependant des motifs pour soupçonner que la femme est enceinte, il émettra des doutes et se gardera bien surtout de nier la grossesse. Il pourra, au contraire, *affirmer* qu'elle existe, lors même qu'il n'aurait pu déterminer le ballottement, s'il a senti les doubles pulsations du cœur dans plusieurs points de l'abdomen (*Voyez* page 231).

8° Ce que j'ai dit à l'occasion de la grossesse utérine compliquée, de la grossesse extra-utérine, de la grossesse dans le cas d'utérus double, et des divers états contre nature qui peuvent faire croire que la femme est enceinte, prouve combien le médecin appelé pour juger les questions de ce genre doit se conduire avec circonspection. Toutes les fois qu'il conservera *des doutes*, il devra donner un avis favorable à la femme, et engager l'autorité à attendre ; ainsi il admettra la possibilité de la grossesse, lorsqu'il croira obtenir la conservation de la mère et du fœtus ; il agira dans un sens contraire, si l'absence de la grossesse peut présenter quelque avantage à l'accusée ou lui éviter quelque inconvénient.

9° On n'oubliera jamais que les femmes qui ont intérêt à simuler leur grossesse augmentent souvent le volume du ventre à l'aide de serviettes, de coussins, etc.; elles soustraient les linges qui pourraient attester le retour périodique des règles. Mais il faut savoir qu'il ne suffit pas de reconnaître l'une ou l'autre de ces fourberies pour prononcer que la femme n'est pas grosse, car elle aurait pu y avoir recours pour paraître plus avancée qu'elle ne l'est réellement. Si une femme enceinte veut cacher sa grossesse, elle ne manque pas de se dire atteinte d'une de ces maladies qui la simulent (*voy*. page 243); elle fait tous ses efforts pour qu'à l'aide de ses vêtemens et de ceintures le volume du ventre ne soit pas très sensible ; enfin elle dissimule la menstruation tous les mois, en tachant des linges avec du sang.

DEUXIÈME QUESTION. — *Une femme est-elle d'âge à avoir pu concevoir ?*

Dans nos climats, la femme jouit, le plus ordinairement, de la faculté de concevoir depuis l'âge de quinze ans, époque de la première menstruation, jusqu'à celui de quarante ou de quarante-cinq ans, où l'on voit les règles cesser. Mais la constitution du sujet, le climat qu'il habite et le genre de vie qu'il mène, influent singulièrement sur le moment de l'apparition et de la cessation des règles; on sait, par exemple, que la menstruation s'établit plus tôt chez les filles du midi et chez celles qui habitent les villes que chez les personnes du nord et chez celles qui vivent à la campagne. Il y a plus : des femmes sont devenues mères avant d'avoir été réglées, et même sans l'avoir jamais été; on a vu à Paris une fille âgée de douze ans et demi être enceinte; d'une autre part, il est avéré que des femmes ont pu concevoir passé l'âge de soixante ans. *Bernstein* rapporte qu'une femme qui ne fut réglée qu'à vingt ans, accoucha pour la première fois à l'âge de quarante-sept ans; elle en avait soixante lorsqu'elle mit au monde le septième et dernier enfant : la menstruation ne cessa chez elle qu'à l'âge de quatre-vingt-dix-neuf ans, c'est-à-dire cinq ans avant sa mort.

Il résulte de ce qui précède, 1° qu'il est impossible de limiter la possibilité de la conception dans un espace de temps déterminé; 2° que si l'existence de la menstruation est un des indices les plus certains de l'aptitude à concevoir, le défaut des règles ne peut cependant pas autoriser à regarder la conception comme impossible.

TROISIÈME QUESTION. — *Une femme peut-elle ignorer constamment sa grossesse?*

Des femmes accusées d'avoir laissé périr leur enfant, faute de soins, peuvent alléguer l'ignorance de la grossesse ; d'autres, après avoir commis le crime d'infanticide, assurent dans leurs moyens de défense, que loin d'avoir tué leur enfant, elles ignoraient qu'elles fussent enceintes ; la question dont il s'agit pourra donc être agitée devant les tribunaux. Il est incontestable qu'une femme complétement idiote peut ignorer sa grossesse ; en est-il de même de celle dont on a abusé pendant qu'elle était enivrée par des narcotiques, des liquides spiritueux, ou pendant qu'elle était frappée d'asphyxie ou d'apoplexie? J'ai déjà établi que la fécondation peut avoir lieu chez une personne qui est dans l'un ou l'autre de ces états ; mais il ne faut pas conclure que parce que la femme a été abusée à son insu, elle devra *nécessairement* ignorer plus tard qu'elle est enceinte ; les mouvemens actifs et le ballottement du fœtus, ainsi que les autres signes de la grossesse, ne pourront-ils pas éclairer cette femme sur son véritable état, lorsqu'elle aura repris l'usage de ses sens ? Toutefois, si l'on ne peut pas conclure que la personne, dont il s'agit, doive ignorer *nécessairement* sa grossesse, il faut admettre *la possibilité* du fait, puisqu'on l'a observé, même chez des femmes mariées, qui n'avaient aucun intérêt à tromper les médecins.

Observations. 1° Le docteur Vogel, médecin à Lahr, rapporte le cas d'une jeune femme qui fut obligée de sevrer son enfant au bout d'environ neuf mois, parce qu'elle vit reparaître ses règles qui, après avoir coulé régulièrement pendant plusieurs mois, dégénérèrent ensuite en une hémorrhagie irrégulière, revenant tous les quinze jours ou les trois semaines. M. Vogel fit appeler une sage-femme qui découvrit, à demi engagé déjà dans le vagin, un fœtus paraissant âgé de trois mois (1). — 2° Le même médecin traitait d'obstructions dans le bas ventre, une juive enceinte, qu'il ne croyait pas grosse parce qu'elle-même ne soupçonnait pas l'être, n'éprouvant aucune des sensations que les femmes ressentent durant la grossesse. Le traitement qu'il lui fit subir la délivra de tous les accidens, à l'exception d'un gonflement que le docteur Vogel croyait situé dans l'ovaire gauche, mais qui disparut lorsque la malade, dont les règles avaient été supprimées pendant plus d'une année, accoucha d'un enfant à demi putréfié (2). — 3° Le conseiller Gunther a connu une jeune femme, mariée à un homme âgé, qui fut dans l'ignorance complète de son état, jusqu'au moment de l'accouchement, et chez laquelle tous les signes de la grossesse manquaient à tel point, que lorsque le mari demanda si sa femme ne serait pas enceinte, le médecin, malgré toute son expérience, trouva la question ridicule ; cependant, quelques jours après, cette femme mit au monde un garçon, à la vérité petit et débile, mais parfaitement à terme. Les souffrances qu'elle avait éprouvées ressemblaient aux symptômes d'une affection spasmodique (3). 4° Une femme robuste, très peu éclairée, vivait depuis dix-huit mois dans les liens d'un mariage qui la rendait fort heureuse ; ses règles étaient dans le plus grand désordre dès avant son mariage, et s'arrêtaient souvent pendant des années entières. Le docteur Klein, ayant été

(1) *Salzburger medizinisch-chirurgische Zeitung.* 1791, t. iv, p. 26.
(2) *Ibid*, p. 24.
(3) *Ibid*, p. 102.

appelé pour de violentes coliques qu'elle éprouvait, reconnut, après un examen attentif, que ces douleurs étaient celles de l'accouchement, mais on ne voulut pas ajouter foi à ce qu'il disait, la femme déclarant que si elle était enceinte elle aurait dû le sentir. L'enfant, qui était une fille vivante, se présentait par les pieds. La mère nia qu'elle fût grosse jusqu'au moment où elle fut accouchée (1). — 5° Une femme, mariée depuis trois ans, consulta Fodéré, pour une affection chronique de la poitrine, accompagnée de rétention de règles, et d'une perte en blanc, très abondante et ichoreuse; elle présentait en même temps divers symptômes équivoques de grossesse; mais sur les observations qui lui furent faites à cet égard, elle objecta l'absence de son mari; elle ajouta d'ailleurs que, sans vivre dans une continence absolue, elle ne craignait rien, parce que des gens de l'art lui avaient assuré qu'elle ne pourrait point devenir grosse tant que la perte en blanc subsisterait. Deux mois après, Fodéré, appelé en consultation pour la maladie de poitrine qui était devenue très aiguë, fit observer à ses confrères qu'il sentait au côté droit de la région hypogastrique une tumeur dure, ronde, oblongue, qu'on regarda comme stercorale ou venteuse, faute de renseignemens précis. Cependant le douzième jour depuis qu'il continuait à voir cette femme, elle accoucha d'un enfant mâle d'environ quatre mois, à sa grande surprise, à celle des médecins qui la soignaient, et des assistans, qui se trouvaient en grand nombre dans sa chambre. Sa naïveté et sa confiance, au moment de ce travail, dont elle assurait ignorer la nature, et le peu de précautions qu'elle avait prises pour cacher sa honte et ce témoin de son infidélité, semblèrent autoriser à croire qu'effectivement elle n'avait pas connu son état. Elle se plaignait beaucoup des gens de l'art, qui lui avaient inspiré une trompeuse sécurité, et expira le lendemain, victime peut-être d'un moment d'erreur et de l'imprudence des personnes qui n'avaient pas assez interrogé la nature (Fodéré, *Médecine légale*). — 6° Desgranges rapporte l'exemple d'une femme âgée de quarante-cinq ans, déjà mère de plusieurs enfans, qui arriva jusqu'au moment de l'accouchement sans avoir jamais soupçonné sa grossesse. — 7° D'après le même auteur, une jeune fille eut commerce dans le bain avec un jeune homme dont elle reçut l'assurance qu'elle ne pouvait jamais devenir enceinte dans l'eau; son amant l'ayant bientôt délaissée, elle attribua au chagrin que cette perfidie lui causa la cessation des règles. Elle employa contre l'aménorrhée un grand nombre de remèdes que lui conseillaient plusieurs médecins, et quoique son ventre fit toujours des progrès, elle nia opiniâtrément qu'elle eût eu jamais des relations avec un homme, ou qu'elle sentît les mouvemens de l'enfant; du reste elle ne cherchait pas à se soustraire aux regards. A l'invasion même des douleurs elle renouvela ses dénégations avec la même opiniâtreté; cependant, à sa grande surprise et à celle des assistans, elle accoucha d'un enfant bien portant. Elle assura toujours qu'ayant com-

(1) *Jahrbücher der deutschen Medizin und Chirurgie*, t. v, p. 51.

17.

mis sa faute dans l'eau elle n'avait jamais eu l'idée de pouvoir être enceinte (Fodéré, *Médecine légale*, tome 1er). — 8° Pendant mon séjour à Reims, en 1832, le docteur Duquesnel fut appelé par une dame mariée, que personne ne croyait enceinte et qui se plaignait de douleurs abdominales dont le caractère et la marche simulaient les douleurs de l'enfantement : désirant s'éclairer, M. Duquesnel proposa à la dame de se laisser toucher ; mais elle était tellement éloignée de soupçonner la grossesse qu'elle s'y refusa ; ce ne fut qu'au bout d'une heure, lorsque le médecin l'assura que l'accouchement allait avoir lieu, qu'elle permit l'exploration du col de l'utérus ; on vit alors que la tête du fœtus était sur le point de franchir le détroit supérieur, et la femme ne tarda pas une demi-heure à être délivrée. Il n'y avait *aucun motif* qui pût porter cette dame à cacher sa grossesse. — 9° Madame Gonse de Bapaume, âgée de trente-trois ans, déjà mère de trois enfans, jouissant habituellement d'une bonne santé, était à l'époque de la menstruation, lorsqu'elle essuya une vive frayeur qui supprima tout-à-coup cet écoulement périodique au mois d'août 1823. Dès-lors se manifestèrent divers accidens qui furent tour-à-tour attribués, par des médecins qui exerçaient le toucher, à une mole, à une hydropisie abdominale, à une suppression de menstruation. A la fin de janvier 1824, madame accoucha d'un enfant bien portant sans avoir jamais soupçonné sa grossesse ; elle assure avoir porté cet enfant pendant dix mois : elle en est d'autant plus certaine que pendant tout ce laps de temps elle se trouva dans l'impossibilité de communiquer avec aucun homme (*Observation rapportée par M. Moronval. Journal complémentaire*, t. XXIII). — 10° Le docteur *Lozes* a inséré dans le numéro de février 1831 des *Archives générales de médecine*, deux observations analogues aux précédentes.

Combien le médecin ne doit-il donc pas user de circonspection lorsqu'il s'agit de prononcer sur une question de ce genre ! C'est ici qu'il faudra s'enquérir de plusieurs circonstances commémoratives : la femme a-t-elle cherché à céler sa grossesse ; est-elle primipare, stupide, idiote ; s'est-elle informée de tout ce qui est relatif à l'accouchement, des moyens propres à faire avorter ; a-t-elle fait des questions à ses amies, qui pourraient permettre d'élever des doutes ; quelle est sa position sociale, sa moralité ; a-t-elle éprouvé depuis long-temps des dérangemens notables de la menstruation, et des symptômes ayant de l'analogie avec les signes équivoques de la grossesse, qui ont pu lui faire croire, lorsqu'elle était réellement enceinte, qu'elle était en proie à une maladie du bas-ventre ; est-il prouvé qu'on s'est attaché à détruire en elle toute idée qu'il lui fût possible de devenir enceinte ; le mari est-il absent ?...

QUATRIÈME QUESTION. — *Une femme enceinte a-t-elle des penchans tellement irrésistibles, qu'elle soit portée à commettre des actes contraires à l'ordre social ?*

Les tribunaux ont quelquefois requis l'avis des médecins, pour savoir si la grossesse pouvait pervertir l'imagination d'une femme et dépraver sa volonté au point de la porter à commettre malgré elle certains crimes, et notamment celui du vol. Il est incontestable qu'il faut admettre dans quelques cas de grossesse, la possibilité et même la réalité d'un trouble de l'imagination, assez marqué pour qu'il puisse servir d'excuse à la femme. Il serait contraire à l'ordre social d'établir que cela doit avoir lieu constamment, car on assurerait l'impunité à des femmes de mauvaise conduite, qui savent aussi bien soustraire la propriété d'autrui quand elles ne sont pas enceintes, que lorsqu'elles sont grosses. Si la lésion de l'imagination est évidente, l'homme de l'art ne balancera pas à excuser la femme ; dans le cas contraire, il engagera le magistrat à chercher ailleurs que dans la médecine les moyens de résoudre la question ; en effet, les juges seront beaucoup plus éclairés, par exemple, quand ils sauront que la personne accusée est bien ou mal famée, qu'elle est dans l'aisance ou dans la détresse, etc., que lorsqu'on leur dira que le tempérament de la femme est très irritable, mélancolique, etc.

Je n'imiterai point certains auteurs de médecine légale, qui, à l'occasion de la grossesse, ont agité la question suivante : *Doit-on considérer la présence d'une mole dans l'utérus, comme une preuve certaine du coït ?* Il est évident que l'on doit répondre affirmativement, si l'on entend par mole les débris du produit de la conception (*Voy*. p. 247) ; le contraire aura lieu, si, comme cela a été fait, on désigne sous ce nom des masses de sang, d'hydatides, etc., dont la présence ne suppose en aucune manière la copulation.

BIBLIOGRAPHIE.

Grossesse.

VATER (A.) Resp. CHALIBAEUS. De ingravidatione dissimulatâ, et dissimulandi mediis. Wittemberg, 1721, in-4.

Schurig (Martin). Gynæcologia seu congressus muliebris. Dresde et Leipzig, 1730, in-4.

Schimper (J. C.). De signis graviditatis veræ et cautelis exindè cognoscibilibus. Bâle, 1750, in-4.

Gilg. Explorationis gravidarum utilitas et necessitas. Strasbourg, 1752, in-4.

Kaltschmied (C. F.) Resp. J. C. Harres. De signis graviditatis certis, Iéna, 1752, in-4.

Stein (G. W.). De signorum graviditatis æstimatione. Gottingue, 1750, in-4.

Brenner (E. G.). De signorum fallaciâ in graviditate. Marbourg, 1790.

Siebold (Elias von.). De diagnosi conceptionis et graviditatis sæpè dubie. Wurzbourg, 1798.

Elias. Versuch Einer Zeichenlehre der Geburtshülfe. Marbourg, 1798.

Knebel. Grundrisseiner Zeichenlehre der Entbindungskunst. Breslau, 1798, in-8.

Haase (S. H.). De dissimulatæ graviditatis scrutinio medico-forensi. Leipzig, 1799.

Heilmann, Resp. Pollau. Diss. sistens intumescentias ventris sæpe graviditatem mentientes. Wurzbourg, 1799.

Grossesse extra-utérine.

Santorini (G. D.). Istoria d'un feto, estratto felicemente intero dalle parti deterane, Venise, 1727.

Bianchi (J.). De naturali vitiosàque generatione. Genéve, 1741, in-8.

Josephi (W.). De conceptione abdominali, vulgo sic dictâ. Gottingue, 1784, in-4.

Weinknecht (C. W.). De conceptione extra-uterinâ. Halle, 1791.

Deutsch (C. F.). De graviditate abdominali. Halle, 1792.

RAPPORTS SUR LA GROSSESSE.

Premier rapport. Nous soussigné, docteur en médecine de la Faculté de Strasbourg, sur la réquisition de M. le procureur du roi à nous signifiée par le sieur D..., huissier, nous sommes transporté aujourd'hui 12 juin, à midi, accompagné de M. V..., commissaire de police, à la prison où était enfermée madame ***, âgée de vingt-cinq ans, à l'effet de déterminer si elle était enceinte. Arrivé dans la chambre n° 2, nous avons trouvé ladite dame, qui nous a déclaré être grosse de six mois, ce qu'elle avait reconnu aux dégoûts et aux vomissemens qu'elle éprouvait depuis ce temps, à la suppression de la menstruation, à la tuméfaction successive du ventre, et surtout aux mouvemens qu'elle ressentait depuis deux mois dans l'abdomen.

Madame *** étant debout, nous avons introduit le doigt indicateur de la main droite dans le vagin, tandis que la main gauche restait appliquée sur l'abdomen, ce qui nous a permis de constater que le col de l'utérus était tiré en haut et en arrière, que le fond de cet organe, parfaitement développé, répondait à l'ombilic, et que l'on pouvait déterminer les mouvemens de ballottement. L'urine contenait de la *kyestéine*. A l'aide du stéthoscope, placé dans l'espace qui sépare l'ombilic de l'arcade crurale, nous avons entendu au moins cent trente pulsations doubles par minute, et sur un autre point de l'abdomen, on pouvait reconnaître, avec le même instrument, des pulsations simples isochrones au pouls de la mère.

Ces faits nous permettent de conclure que madame *** est enceinte d'environ six mois. En foi de quoi, etc. Paris, ce 10 juin 1820.

Deuxième rapport. Nous soussigné, etc. (*Voy.* le rapport précédent, pour le *préambule*). Arrivé dans la maison, nous avons trouvé la fille N..., âgée de dix-neuf ans, que l'on croyait enceinte de huit mois ; elle nous a dit n'avoir éprouvé ni dégoûts, ni vomissemens, ni vertiges, ni douleurs de tête, ni maux de dents depuis qu'elle était grosse ; que les règles avaient coulé régulièrement tous les mois, quoique beaucoup moins abondamment qu'avant d'être enceinte ; que le ventre et les mamelles s'étaient développés graduellement, sans qu'elle eût éprouvé la moindre incommodité ; qu'elle n'avait jamais senti remuer l'enfant.

Le toucher nous a fait voir que le volume du ventre était dû au développement de la matrice, dont le fond était près de la région épigastrique, et dont le col fort élevé s'aplanissait et tendait à s'effacer, que l'on pouvait déterminer facilement les mouvemens de ballottement, et que l'on sentait dans la cavité du bassin, un corps très solide et assez volumineux, qui paraissait être la tête d'un fœtus. Le stéthoscope, appliqué sur diverses parties de l'abdomen, n'a permis d'apercevoir aucun des battemens dont il a été fait mention dans le rapport précédent.

Nous croyons pouvoir conclure de ces faits, que la demoiselle *** est enceinte d'environ huit mois. En foi de quoi, etc. Fait à Paris, le, etc.

Troisième rapport. Nous soussigné, etc. Arrivé dans la chambre, nous avons trouvé la fille ***, âgée de vingt-deux ans, qui se disait enceinte de six mois, parce que depuis cette époque elle n'était pas réglée, qu'elle avait éprouvé, à différentes reprises, des maux de tête, des envies de vomir, des vomissemens, que les seins et le ventre s'étaient gonflés considérablement, et qu'il s'écoulait des mamelles une humeur laiteuse : elle n'avait pas senti remuer.

On a vu par le toucher, que le volume du ventre était dû au développement de l'utérus, dont le fond répondait à l'ombilic, et dont le col était tiré en haut et en arrière ; on ne pouvait déterminer ni le mouvement de ballottement ni les mouvemens actifs du fœtus, lors même qu'on appliquait sur l'abdomen une main trempée dans l'eau froide ; le stéthoscope ne faisait reconnaître aucune sorte de pulsation ni de battement : du reste, la fille *** n'éprouvait aucun accident qui pût faire croire qu'elle était malade. L'urine a été analysée, et nous n'avons pu découvrir aucune trace de *kyestéine*.

Il résulte de ces faits, qu'il est impossible d'affirmer que mademoiselle *** est ou n'est pas enceinte, et qu'il est prudent de la faire visiter de nouveau, plus tard, et même d'attendre jusqu'à la fin du neuvième mois, si les nouvelles visites ne fournissent point de résultats positifs.

Quatrième rapport. Nous soussigné, etc. Arrivé dans la chambre, nous avons trouvé madame ***, âgée de seize ans, mariée depuis trois mois, qui se croyait enceinte de deux mois. Elle nous dit avoir été bien réglée depuis l'âge de quatorze ans jusqu'à l'époque de son mariage, qu'il y avait deux mois qu'elle n'avait pas ses règles, que depuis lors elle avait des maux de tête, des envies fréquentes de vomir, et que les seins s'étaient gonflés.

Nous avons procédé à la visite ; le volume du ventre paraissait dans l'état naturel, et il était impossible de distinguer aucune es-

pèce de tumeur au-dessus des pubis ; en introduisant le doigt indicateur dans le vagin, nous avons cru apercevoir que le corps de
l'utérus était un peu plus volumineux, et que le col était un peu
plus haut que lorsque la matrice est vide ; du reste il n'y avait
point de mouvemens, et le stéthoscope ne décelait point de pulsation. L'aréole ne présentait point de saillies en forme de boutons
ni de taches brunâtres.

D'où il résulte que l'on ne peut tout au plus que soupçonner la
grossesse ; qu'on est cependant loin de pouvoir nier qu'elle existe,
et qu'il importe d'autant plus de toucher de nouveau madame ***
dans quelque temps, que connaissant l'état actuel des organes de
la génération, on pourra mieux apprécier les changemens que la
grossesse amènera dans ces parties, si elle est réellement enceinte. En foi de quoi, etc.

Cinquième rapport. Nous soussigné, etc. Arrivé dans la
chambre où était madame ***, âgée de trente-six ans, déjà mère
de deux enfans, qui se disait enceinte de huit mois, on nous a
rapporté que depuis cette époque la menstruation était supprimée, et que le ventre et les mamelles avaient augmenté graduellement de volume ; que la respiration était gênée parfois, et que
les membres abdominaux, surtout les pieds et les jambes, étaient
tuméfiés depuis trois mois ; du reste, la femme disait n'avoir res-
senti aucune douleur ; elle avait éprouvé par momens une soif
ardente, et elle urinait beaucoup moins depuis quelque temps.

Nous avons procédé à la visite : l'abdomen, très volumineux,
était uniformément distendu, il ne s'élevait pas en s'arrondissant
du côté du nombril, et ne laissait pas une sorte de vide du côté
des reins ; on a reconnu par le toucher que le col et le corps de
l'utérus offraient le volume, la situation et la forme qu'ils présentent dans l'état de vacuité, si ce n'est qu'il y avait une échancrure
au côté gauche du col ; on ne déterminait point de ballottement
en soulevant cet organe avec le doigt ; le stéthoscope appliqué à
plusieurs reprises sur différens points de l'abdomen, ne faisait
entendre ni battemens ni pulsations *placentaires*. La femme
ayant été couchée sur le dos, la tête élevée et les cuisses fléchies,
on a senti en appliquant une main sur un des côtés de l'abdomen,
et en frappant avec l'autre sur le côté opposé, une fluctuation ma-

nifeste ; du reste, madame *** n'éprouvait aucune douleur, mais elle était tourmentée par une soif ardente ; l'urine était rare et fortement colorée ; les membres abdominaux et les parties génitales étaient le siége d'une infiltration séreuse très marquée.

Ces faits nous permettent d'établir que madame *** n'est pas enceinte de huit mois ; que les effets qu'elle rapporte à une grossesse aussi avancée dépendent au contraire d'une hydropisie ascite ; que cependant il est impossible d'affirmer qu'elle n'est pas enceinte de quinze, trente, ou quarante jours. En foi de quoi, etc.

Sixième rapport. Nous soussigné, etc. Arrivé dans la chambre nous avons trouvé madame N. alitée, se disant enceinte de six mois ; on nous a déclaré que les règles avaient cessé de couler depuis cette époque, et qu'elle avait presque toujours éprouvé un sentiment de gêne et de pesanteur dans le bassin ; que le ventre n'avait grossi que d'un côté, et que son élévation avait souvent donné lieu à des douleurs vives ; qu'elle avait senti remuer l'enfant vers la fin du quatrième mois, et que depuis lors l'abdomen n'était le siége d'aucune espèce de mouvement.

Nous avons procédé à la visite, et nous avons reconnu vers la fosse iliaque droite une tumeur mobile arrondie ; la région correspondante de l'autre côté de l'abdomen était beaucoup moins tuméfiée ; l'utérus était déjeté à gauche ; il offrait à-peu-près un volume double de celui qu'il présente chez les femmes qui ne sont pas enceintes ; son orifice souple et allongé, étant ouvert, on a introduit la main dans sa cavité et l'on a constaté qu'il n'y avait point de fœtus ; en poussant tour-à-tour de bas en haut les parois du vagin et de l'intestin rectum, on déterminait des mouvemens de ballottement non équivoques. Le stéthoscope, appliqué sur plusieurs parties de l'abdomen, ne permettait pas de distinguer des battemens ni des pulsations ; du reste la femme éprouvait des douleurs vives dans toute la partie inférieure de l'abdomen, et une soif excessive ; la chaleur de la peau était âcre, la fièvre considérable ; il y avait insomnie, perte d'appétit, et parfois diarrhée.

Ces faits nous permettent de conclure que la femme est enceinte, et que la grossesse est extra-utérine

DE L'ACCOUCHEMENT.

L'art. 341 du Code civil est ainsi conçu : « La recherche de la maternité est admise. L'enfant qui réclamera sa mère sera tenu de prouver qu'il est identiquement le même que l'enfant dont elle est accouchée. »

Indépendamment de cet article, qui réclame évidemment le ministère de l'homme de l'art pour savoir si une femme est accouchée, il en est d'autres tirés du Code pénal, dont je parlerai plus loin et qui sont relatifs à l'exposition, à la suppression, à la substitution et à la supposition de part, ainsi qu'à l'avortement et à l'infanticide.

Voici les objets que je me propose d'examiner dans ce chapitre : 1° Comment reconnaître qu'une femme est récemment accouchée? 2° Quelle est l'époque où il n'est plus permis de trouver des traces d'un accouchement récent? 3° Peut-on établir qu'une femme est accouchée, lorsqu'il n'existe plus de traces d'un accouchement récent? 4° Est-il possible qu'une femme accouche sans s'en apercevoir? 5° L'accouchement se fait-il toujours à la même époque de la grossesse, ou bien y a-t-il des *naissances tardives* et *précoces ?* 6° La superfétation est-elle possible?

Comment reconnaître qu'une femme est récemment accouchée.

La solution de cette question repose sur la connaissance des phénomènes qui suivent l'accouchement, tels que la délivrance, l'écoulement des lochies, les douleurs des parties sexuelles et des articulations du bassin, les changemens qui y surviennent et ceux qui s'opèrent dans la position des viscères, et notamment de l'utérus, la fièvre de lait, quelquefois les tranchées, etc.

La *délivrance*, regardée par les accoucheurs comme faisant partie de l'accouchement, doit être considérée en médecine légale comme un phénomène à part; en effet, s'il est vrai que dans la plupart des cas l'expulsion du délivre a lieu peu de temps après la sortie du fœtus, il arrive aussi que plusieurs heures et même plusieurs jours peuvent s'écouler avant que l'arrière-faix soit expulsé. Lorsque par suite des contractions de l'utérus le délivre est détaché, décollé de la surface interne de la matrice, et qu'il est tombé sur le col de ce viscère, on sent entre le pubis et l'ombilic une tumeur globuleuse qui durcit et diminue de volume à chaque douleur que la femme éprouve par suite des nouvelles contractions de la matrice ; si l'on introduit alors le doigt dans le vagin, on trouve le placenta à l'orifice de l'utérus, et l'on voit qu'il affecte la forme d'un cul de lampe ou d'un bec de pot, suivant la partie par laquelle il s'est décollé. Plus tard, le col de l'utérus qui était revenu sur lui-même se dilate, descend dans le vagin et pèse sur la partie inférieure du rectum, ce qui engage la femme à pousser en avant pour chasser le délivre hors de la vulve. Il arrive souvent que le placenta après son décollement s'applique sur l'orifice interne de l'utérus et le bouche tellement qu'il empêche l'issue du sang ; dans d'autres circonstances le décollement des bords du placenta se fait assez vite pour que l'écoulement du sang puisse avoir lieu aussitôt après ce décollement, et bien avant l'expulsion du délivre.

Écoulement des lochies. On sait qu'après la délivrance et l'issue du flot de sang qui l'accompagne, tout écoulement est suspendu ; mais bientôt après la femme perd du sang pur ; cet écoulement sanguin d'une odeur fade, dure *ordinairement* deux jours, quoique la consistance du sang soit moins grande et sa couleur moins foncée à mesure qu'on approche de la fin du deuxième jour : à cette époque la matière prend une teinte roussâtre. Du troisième au quatrième jour elle devient verdâtre ; son odeur est semi-putride, ce qui paraît tenir à la décomposition et à la fonte des lambeaux de la membrane caduque (épichorion de Chaussier) qui étaient restés dans l'utérus ; quelquefois l'odeur fétide dépend aussi de la putréfaction de quelques caillots de sang ; il n'est pas rare alors de voir les lochies prendre une couleur noirâtre. Du quatrième au cinquième jour, l'écoulement acquiert une couleur d'un blanc jaunâtre semblable à celle du pus ou du lait ; son odeur, qui provient des mucosités qu'elle entraîne, a été comparée à celle d'un civet de lièvre et à celle de l'huile de poisson, par *Loder ;* d'autres l'ont regardée comme caractéristique de l'accouchement et l'ont désignée sous le nom de *gravis odor puerperii.* Cet écoulement diminue par degrés et continue ordinairement pendant un mois ou six semaines ; à la vérité il est difficile de fixer la durée de ces *lochies laiteuses ou purulentes*, parce que l'on a souvent de la peine à les distinguer des flueurs blanches auxquelles beaucoup de femmes sont sujettes après l'accouchement, et qui peuvent se prolonger pendant long-temps. *La fièvre de lait* a le plus souvent lieu quarante-huit heures après l'accouchement ; alors l'écoulement est supprimé ou diminué ; il reparaît lorsque la fièvre a cessé.

Quelquefois les lochies sont sanguinolentes pendant plusieurs jours ; souvent dans le cours des premières semaines, et même de tout le premier mois, on voit le sang qui avait cessé de faire partie de la matière de l'écoulement reparaître de temps à autre, ce qui tient à des écarts de régime, à la faiblesse des vaisseaux utérins, ou à la largeur contre nature de quelques-uns d'entre eux. On a vu, rarement à la vérité, des femmes n'avoir pas de lochies ; chez d'autres l'écoulement se supprime dès le deuxième ou troisième jour, par suite d'une irritation quelconque, et l'on peut voir, après avoir combattu cette irritation par les moyens antiphlogistiques, du sang pur couler pendant huit ou dix jours.

Quelque grandes que soient les variétés que présente l'écoulement des lochies, il ne doit pas moins être considéré comme un des signes les plus importans de l'accouchement : en effet, il existe le plus souvent tel que je l'ai décrit d'abord ; il est doué d'une odeur particulière, et il est en général accompagné d'un afflux de lait aux mamelles ; tandis que les pertes en rouge ou en blanc que l'on peut remarquer chez les femmes qui ne sont pas en couches, n'offrent point l'odeur signalée plus haut, et produisent ordinairement le relâchement et la flétrissure des seins.

État des parties sexuelles et des articulations du bassin. On observe après l'accouchement chez une femme primipare, ou lorsqu'il y a une disproportion marquée entre le volume de la tête du fœtus et les parties génitales, que la vulve est fort dilatée, que les grandes et les petites lèvres, la fourchette, le vagin, etc., sont tuméfiés, rouges ou violets, contus et foulés : quelquefois on y remarque des déchirures ; le bord antérieur du périnée peut également être déchiré, et dans des circonstances assez rares, la lésion est telle, que l'anus et le vagin ne forment plus qu'une seule ouverture; dans le plus grand nombre de cas, la fourchette est rompue après le premier accouchement. Le vagin est dilaté, phénomène que l'on peut remarquer aussi chez les personnes qui ne sont pas accouchées, et dont les parties sont habituellement abreuvées par des flueurs blanches, ou qui ont un relâchement de matrice. Les articulations du bassin sont douloureuses, et le sommet du coccyx est refoulé en arrière; aussi la femme éprouve-t-elle beaucoup de difficulté à s'asseoir. Huit ou dix jours après l'accouchement la douleur a disparu, à moins que la lésion n'ait été grave; alors les parties sexuelles sont pâles ou blafardes; les rides du vagin ont reparu. S'il est vrai que l'expulsion d'un débris du produit de la conception, d'un polype, d'une concrétion sanguine, puisse occasionner un délabrement analogue des parties génitales externes, il est également certain que, dans la plupart des cas, elle ne fait qu'effleurer les organes de la génération sans en changer la forme ni le volume.

État de l'utérus, des viscères abdominaux, de la peau et des muscles de l'abdomen. On peut, à l'aide d'une main placée sur l'hypogastre, tandis qu'avec le doigt indicateur de l'autre on repousse en haut le col de la matrice, sentir, pendant quelques jours après l'accouchement, le corps de l'utérus au-dessus du pubis : ce signe est plus facile à apprécier chez les personnes maigres et chez celles dont la grossesse était plus avancée. Au bout de quelques jours, les parois de l'utérus offrent plus de 27 millim. d'épaisseur; cet organe pèse alors ordinairement de 750 grammes à 1 kilogramme, et reprend sa place dans la cavité pelvienne.

Ce n'est guère qu'au bout de deux mois qu'il a perdu l'excès de son volume, de son poids et de sa mollesse; il reste même plus gros, plus pesant et plus mou après plusieurs accouchemens. L'*orifice* est fort dilaté après l'accouchement, et permet l'introduction dans la matrice d'un ou de deux doigts; ses bords, minces et flasques, sont pendans dans le vagin; il revient ensuite sur lui-même et reprend sa forme labiée; ses lèvres, surtout la postérieure, conservent plus de longueur et d'épaisseur qu'avant la grossesse ; elles sont aussi plus écartées et présentent des inégalités ou des échancrures, si elles ont éprouvé quelque déchirure lors du passage du fœtus. Les changemens de volume et d'épaisseur du col de l'utérus, dont il vient d'être fait mention, ne sont pas, il est vrai, tellement caractéristiques de l'accouchement, que l'on puisse d'après eux conclure qu'il a eu lieu ; en effet le squirrhe, les corps fibreux, etc., peuvent augmenter les dimensions de la matrice ; l'expulsion des débris de l'œuf, de concrétions sanguines, etc., peut occasionner des changemens dans la forme et dans la structure du col ; mais en général l'altération de cette partie n'est jamais aussi marquée qu'après l'accouchement.

L'*épiploon* et les *intestins* reviennent à leur place naturelle. Les deux feuillets du péritoine qui forment les ligamens larges et qui avaient été entraînés avec le fond de l'utérus se rapprochent ; les ligamens ronds se raccourcissent ; la *peau de l'abdomen*, qui avait été singulièrement distendue se rétracte et se ride , on voit surtout dans l'espace compris entre les aines et l'ombilic, de petites éraillures ou des stries luisantes, d'abord livides, qui ensuite deviennent blanchâtres, et qui ressemblent à des cicatrices ; elles sont entrecroisées en différens sens, et ne s'effacent jamais complétement. On remarque aussi une ligne brunâtre qui du pubis se dirige vers l'ombilic. Les *muscles droits de l'abdomen* et la *ligne médiane* présentent un écartement marqué. Toutefois je ferai observer que la flaccidité et les plis du bas-ventre peuvent être la suite de l'amaigrissement ou de la déplétion de l'abdomen après une hydropisie, qu'ils seront peu marqués chez des femmes jeunes et robustes, surtout lorsque le fœtus était peu volumineux ou qu'il n'était pas à terme, enfin qu'ils peuvent dépendre d'un accouchement ancien.

La *fièvre de lait* paraît ordinairement quarante-huit heures après l'accouchement ; elle est caractérisée par des élancemens dans les seins, qui ne tardent pas à se tuméfier et à durcir ; ce gonflement, qui n'est jamais plus considérable que vers le déclin de la fièvre, peut être assez marqué pour faire craindre que la peau ne se crevasse, et pour gêner la respiration. La femme éprouve une lassitude universelle, des pesanteurs et des douleurs de tête, et des picotemens sur toutes les parties du corps; le pouls est fréquent et fort. La sécrétion du lait s'établit; un fluide séreux s'écoule par le mamelon et inonde la chemise ou la garniture du sein; cet état se termine par une sueur d'une odeur aigre. La durée de cette fièvre n'est le plus souvent que de vingt-quatre ou de trente-six heures; elle se prolonge quelquefois pendant plusieurs jours; en général, comme je l'ai déjà dit, les lochies sont supprimées ou considérablement diminuées tant qu'elle existe; enfin il importe de savoir que, loin d'être un phénomène constant de l'accouchement, la fièvre de lait peut manquer chez certaines femmes récemment accouchées.

La sécrétion du lait, considérée isolément, ne peut être regardée comme preuve d'un accouchement récent, car on a vu des filles et des femmes qui n'étaient pas récemment accouchées allaiter des enfans; on sait même que chez des individus du sexe mâle les mamelles ont pu sécréter du lait. Cependant comme ces exemples sont fort rares, et que d'ailleurs il n'est pas commun de voir les seins gonflés et fournissant une humeur laiteuse, à la suite d'une hémorrhagie et d'une hydropisie utérine, de l'expulsion des débris d'un œuf, etc., on ne doit pas regarder le caractère dont il s'agit comme indifférent.

Les *tranchées utérines* reconnaissent pour cause des caillots de sang placés sur l'orifice des gros vaisseaux, ou la dilatation de l'orifice interne de l'utérus, au moment où ces caillots se présentent pour le franchir. On les distingue des autres douleurs parce qu'elles reviennent à des intervalles assez grands et réguliers, à la dureté qu'acquiert le globe utérin chaque fois qu'elles se manifestent, et à ce qu'elles sont suivies de l'expulsion de quelques caillots ou d'un liquide. Les femmes qui accouchent pour la première fois en ont rarement, parce que chez elles les contractions de la matrice ayant été plus fortes, cet organe se trouve dégorgé lorsque l'accouchement a eu lieu. Chez les autres femmes elles commencent peu d'instans après la délivrance et continuent pendant deux ou trois jours.

On observe quelquefois à la suite de l'accouchement l'hémorrhagie utérine, la syncope, les convulsions, l'introversion de l'utérus, la suppression et l'incontinence d'urine, la chute du fondement, etc. ; mais ces maladies ne doivent pas m'arrêter, parce qu'elles ne se manifestent pas habituellement.

Après avoir examiné les principaux phénomènes qui suivent l'accouchement, je puis établir, 1° qu'aucun des signes mentionnés, pris isolément, ne suffit pour affirmer qu'il y a eu ou non accouchement récent ; 2° que leur ensemble permet d'établir une conclusion parfaitement fondée ; 3° qu'il est beaucoup plus facile de constater l'accouchement lorsque la femme est primipare et que le fœtus est presque à terme, ou à terme ; 4° que le diagnostic sera d'autant plus facile que l'exploration de la femme aura lieu peu de temps après l'accouchement, parce que plusieurs des caractères indiqués s'affaiblissent et finissent par disparaître au bout de quelques jours ; 5° que l'homme de l'art chargé de donner son avis sur une question de ce genre, doit s'enquérir de tout ce qui a précédé : il cherchera, par exemple, à connaître si la femme n'était point réglée depuis long-temps, si le ventre ne s'est pas affaissé tout-à-coup, etc.

Quelle est l'époque où il n'est plus permis de trouver des traces d'un accouchement récent ?

Il est impossible de préciser cette époque, parce que le délabrement des organes génitaux peut avoir été plus ou moins considérable, et que la constitution de la femme influe singulièrement sur le moment où les traces de ce délabrement disparaîtront. *Zacchias, Albert, Bohn* et la plupart des médecins français admettent que ce terme s'étend jusqu'au dixième jour ; ils prescrivent de faire la visite au plus tard une semaine après l'accouchement, parce qu'elle deviendrait inutile s'il s'était déjà écoulé plusieurs semaines. Il est vrai que dans la plupart des cas où l'homme de l'art examine la femme après le dixième jour de l'accouchement, il ne constate que des signes de peu d'importance ; mais comme il n'est pas démontré qu'il ne puisse pas en être autrement, je me garderai bien d'affirmer que la visite faite après le dixième jour n'est d'aucune valeur ; il peut se présenter telle circonstance où les traces de l'accouchement soient plus sensibles au quinzième jour qu'elles ne l'étaient chez une autre femme au huitième.

Les recherches faites sur le lait chez des femmes qui allaitaient leurs enfans peuvent-elles fournir quelques documens au-delà du terme dont j'ai parlé? Tout en admettant que ces recherches, qui n'ont pas été tentées sur des femmes qui avaient cessé d'allaiter, seront par cela même rarement applicables à la médecine légale, je crois devoir en transcrire ici les principaux résultats.

Les globules indiqués par Leewenhoeck dans le lait, ont été dans ces derniers temps l'objet des études de MM. Donné, Nodgkin, Lyister, etc.

Je n'examinerai pas lequel de ces micrographes a tort ou raison relativement aux opinions qu'ils ont émises sur la nature et l'organisation de ces globules. Je me bornerai à donner l'extrait des recherches de M. Donné (*Mémoire sur le lait*), c'est-à-dire de celles qui peuvent être de quelque utilité au médecin légiste.

Le premier lait fourni par les mamelles après l'accouchement, et auquel on a donné le nom de *colostrum* contient une certaine quantité de globules. Ceux-ci sont irréguliers, d'une forme très variable, et ressemblent parfois à de véritables gouttelettes d'huile : c'est la substance butyreuse mal élaborée. De plus, on voit dans le liquide des granules qui ne nagent point librement, mais qui sont liés entre eux par une matière visqueuse et se déplacent sur le champ du microscope par petites masses agglomérées. Ces globules transparens et irréguliers et ces granules se trouvent ainsi dans le *colostrum* jusqu'à la fin de la *fièvre de lait*.

Plus tard les corps granuleux diminuent en nombre et finissent par disparaître, tandis que ceux qui sont globuleux se régularisent, se délimitent mieux et coulent indépendans les uns des autres dans le liquide.

D'après M. Donné, ces modifications ne s'opèrent pas toujours dans le même temps, cependant il croit que généralement :

Le premier jour, le *colostrum* jaunâtre, visqueux, demi-transparent, alcalin, est composé de globules la plupart agglomérés, disproportionnés entre eux pour la grosseur, et mêlés de corps granuleux. Ce liquide, traité par l'ammoniaque, se prend tout entier en une masse visqueuse et filante.

Le troisième jour, l'état du *colostrum* est le même. Cependant le nombre des granules a diminué.

Le sixième jour, le lait est très jaune et bleuit le papier de tournesol. Les corps granuleux sont assez rares, et les globules, mieux définis, sont plus gros.

Le septième jour, la couleur du lait est très jaune, et sa consistance assez grande. Les granules sont très rares ; les globules laiteux sont bien nets ; bien circonscrits, bien proportionnés.

Dixième jour. Les globules sont abondans, très serrés, mais d'une grosseur variable.

Quinzième jour. La couleur du lait est d'un blanc mat, avec une très légère teinte jaune. On voit de loin en loin quelques granules. Traité par l'ammoniaque, le lait devient encore un peu visqueux.

Enfin le vingt-quatrième jour, le lait est tout-à-fait blanc et riche en globules uniformément proportionnés : il ne contient plus de granules.

Peut-on établir qu'une femme est accouchée, lorsqu'il n'existe plus de traces d'un accouchement récent ?

Le fait suivant prouve que cette question est fondée.

Une jeune personne simule la grossesse et se dit enceinte dans l'espoir d'épouser son amant ; vers le neuvième mois, elle tache son lit et le linge qu'elle avait sur le corps avec du sang de bœuf, et reste couchée pendant plusieurs jours pour faire croire qu'elle est accouchée. Une dispute s'élève entre elle et son amant, et au bout de deux ans celui-ci réclame l'enfant dont il croit être le père ; la jeune personne refusant de le produire, est aussitôt accusée de suppression de part. Appelée devant le juge d'instruction du département de la Seine, elle fonde sa défense sur ce qu'elle n'est jamais accouchée, ce qui fut constaté par MM. Capuron, Maygrier et Louyer-Villermay, qui furent chargés de la visiter (Capuron, *Médecine légale relative à l'art des accouchemens*).

S'il est très difficile dans certains cas de reconnaître un accouchement récent, combien la difficulté ne sera-t-elle pas grande lorsqu'il se sera déjà écoulé beaucoup de temps ! Les caractères qui pourront servir à résoudre cette question sont, 1° les rides du ventre qui sont ineffaçables ; 2° quelquefois l'écartement des muscles droits de l'abdomen vers la région ombilicale, ce qui donne une plus grande largeur à cette portion de la ligne médiane ; 3° une ligne brunâtre s'étendant de l'ombilic au pubis ; toutefois cette ligne n'est pas constante chez toutes les femmes ; 4° dans certains cas une cicatrice qui atteste la déchirure du périnée, et une ou plusieurs échancrures au col de l'utérus. Mais ces caractères ne permettent point d'affirmer que l'accouchement a eu lieu ; ils peuvent seulement le faire présumer : leur absence au contraire sert à établir que la femme n'est jamais accouchée.

Est-il possible qu'une femme accouche sans le savoir ?

Les douleurs produites par les contractions de la matrice, surtout au moment où la tête de l'enfant franchit l'orifice de l'utérus, sont tellement vives, que l'on a de la peine à concevoir que dans aucun cas l'accouchement puisse avoir lieu à l'insu de la femme ; il en est pourtant ainsi, et des faits assez nombreux que je rapporterai plus bas, me forcent à admettre qu'une femme peut accoucher sans le savoir si elle est idiote, ou si elle est complétement ivre, ou sous l'influence de poisons stupéfians énergiques ; l'apoplexie, l'asphyxie, le délire, la syncope, l'hystérie au troisième degré, sont encore des états qui peuvent empêcher la mère de conserver le souvenir de l'accouchement : toutefois, comme les femmes ne manqueront pas, dans plusieurs circonstances, d'établir leur défense sur ces différentes circonstances, il importe que l'homme de l'art n'admette la possibilité du fait qu'autant qu'il sera convaincu que la situation de l'accusée était telle, qu'il lui était impossible de rien percevoir, d'avoir conscience de quoi que ce soit. Voici des observations à l'appui de ce que je viens d'avancer :

1° Hippocrate rapporte que la femme d'*Olympias*, parvenue au huitième mois de sa grossesse, fut atteinte d'une fièvre aiguë, au cinquième jour ; elle était dans un état de mort apparente, et accoucha sans donner la moindre preuve de sentiment.

2° La comtesse de Saint-Géran fut empoisonnée par un breuvage stupéfiant qui détermina un assoupissement profond, pendant lequel elle accoucha d'un garçon ; étonnée à son réveil de se voir baignée dans son sang, de la diminution de volume du ventre, et de l'épuisement dans lequel elle était, elle demanda l'enfant qu'on lui avait soustrait (*Recueil de causes célèbres*, t. XXVI).

3° Une femme enceinte est regardée comme morte depuis deux heures. Rigaudeaux l'examine, et ne peut parvenir à sentir les pulsations du cœur ni des artères ; la bouche est écumeuse, le ventre très enflé, l'orifice de l'utérus fort dilaté, la poche des eaux formée ; il se décide à retourner l'enfant, et l'amène par les pieds ; on le croit mort ; mais des soins attentifs prodigués pendant trois heures et demie environ le raniment ; cependant la mère, examinée une seconde fois par Rigaudeaux, ne donne aucun signe de vie ; mais, comme les membres ne présentent aucune raideur, quoique sept heures se soient écoulées depuis le moment où l'on croit la femme morte, il défend de l'ensevelir, et prescrit plusieurs moyens. Deux heures et demie après, on vient lui annoncer que la femme est ressuscitée (*Journal des Savans*, janvier 1749).

4° On lit dans Burdach (*Traité de physiologie*, tome IV, page 204) : « Ulric a délivré une primipare épileptique, qui ne revint à elle qu'au bout de deux jours. »

5° Haller (*Elém. physiol.*, t. VII, pl. II, p. 64) et Henke (*Froriep Notizen*, t. XXXVII, p. 314) ont rapporté des exemples analogues.

De tous ces faits il est permis de conclure que les forces qui accomplissent le part peuvent être mises en jeu sans la participation de la conscience. D'ailleurs les connaissances physiologiques ne démentent point cette proposition, attendu que la contraction utérine appartenant à la vie organique, ainsi que celle de l'intestin, peut s'effectuer même après la mort. Leroux (*Dict. des sc. méd.*, t. XIX, p. 388), a senti la matrice se contracter pendant l'accouchement, quoique la femme eût succombé depuis un quart d'heure.

BIBLIOGRAPHIE.

Accouchement (Signes de l').

Muller (P.) Resp. J. G. Conrad. Casus bini partûs dubii. Iéna, 1685, in-4.

Waldschmied (W. H.). De abortus facti signis in matris præsertim defunctæ partibus generationi inservientibus reperiendis. Kiel, 1723, in-4.

Fabricius (Ph. C.). Programma, quo probatur, sulcum seu tractum nigrum in cute supra lineam albam esse inter partûs prægressi signa. Helmstadt, 1753, in-4.

Frommann (F. C. L.) Præs. L. R. Seubert. De signis puerperii fallacibus. Iéna, 1768.

Mœller (J. W.). De criteriis partûs olim enixi diagnosticis. Gottingue, 1774, in-4.

Voigtel (F. W.). Fragmenta semeiologiæ obstetriciæ. Halle, 1792, in-8.

Accouchement sans conscience de la part de l'accouchée.

Heister (L.) Resp. Behrens (J. B. H.). De mirabili fœtus vivi partu in somno matris profundo. Helmstadt, 1751.

L'accouchement se fait-il toujours à la même époque de la grossesse, ou bien y a-t-il des naissances tardives et précoces ?

Cette question a été la source de débats célèbres ; les opinions des médecins les plus illustres ont été divisées, et l'on a vu chacun apporter en faveur du parti qu'il soutenait, des faits et des raisonnemens plus ou moins spécieux : aussi, jusqu'à l'époque où la législation nouvelle a adopté la disposition du droit romain et celle des douze tables, les jurisconsultes ont-ils marché d'un pas incertain, et fondé leur jugement sur des considérations sociales, étrangères à la médecine. Ici un enfant est déclaré légitime, quoique né douze mois trois jours après la mort du mari, parce que la conduite de la mère est irréprochable ; là, au contraire, un autre enfant né dix mois quatre jours après la mort du mari, est jugé bâtard à cause de la mauvaise réputation de la femme ; plus loin, on regarde un enfant comme légitime, quoiqu'il soit né onze mois après l'absence du mari, parce que celui-ci n'était pas dans l'impossibilité de communiquer avec la mère, etc.

Quel avantage pourrait-on tirer de l'exposition détaillée des argumens et des faits nombreux consignés dans les auteurs, soit en faveur, soit contre les naissances prématurées et tardives ? Qu'il me suffise d'établir, 1° que des enfans peuvent naître *naturellement* et sans *accident*, avant le neuvième mois de la grossesse ; 2° que la possibilité des naissances, passé le neuvième mois, ne peut plus être contestée, et qu'il est même difficile de ne pas admettre qu'elles aient lieu dans certains cas plusieurs jours après le trois centième jour révolu. Le docteur Merrimann a publié dans le 13e volume des *Transactions médico-chirur-gicales* de Londres, un tableau présentant les données fournies par 114 naissances à terme. Il résulte de ce travail, 1° que 22 en-fans sont nés avant le 270e jour, 41 entre le 276e et le 281e jour, 46 entre le 281e et le 300e jour, et 5 entre le 300e et le 305e jour. L'auteur regarde le 280e jour comme le terme moyen de la durée de la gestation (Voy. *le tableau de la page* 223); 2° qu'il en est de même pour une foule de femelles d'animaux que Tessier, membre de l'Académie des sciences a soumises pendant plusieurs années à un examen attentif (1). D'ailleurs, la législation ac-tuelle a tranché toutes les difficultés, comme on peut le voir par les articles suivans :

« Le mari pourra désavouer l'enfant s'il prouve que pendant le temps qui a couru depuis le trois-centième jusqu'au cent quatre-vingtième jour avant la naissance de cet enfant, il était, soit par cause d'éloignement, soit par l'effet de quelque accident, dans l'impossibilité physique de co-habiter avec sa femme » Code civil, art. 312.) « L'enfant né avant le cent quatre-vingtième jour du mariage ne pourra être désavoué par le mari dans les cas suivans : 1° s'il a eu connaissance de la grossesse avant le ma-riage ; 2° s'il a assisté à l'acte de naissance, et si cet acte est signé de lui, ou contient sa déclaration qu'il ne sait signer ; 3° si l'enfant n'est pas dé-claré viable » (Code civil, art. 314). « La légitimité de l'enfant né trois cents

(1)   *Vaches,* 160 *observées.*

14 ont donné leur veau du 241e au 266e jour c'est-à-dire dans }
   l'espace du 8e mois au 8e mois 26e jour. }
 3 le 270e jour. }
50 du 270e au 280e jour. } 67 jours entre les
68 du 280e au 290e jour. } deux extrêmes.
20 le 300e jour. }
 5 le 303e jour (38 jours au-delà du terme de 9 mois). }

Jumens, 102 *observées.*

3 ont pouliné le 311e jour. }
1 a pouliné le 314e jour. }
1 *idem* le 325e jour. }
1 *idem* le 328e jour. } Ce qui donne
3 ont pouliné le 330e jour. } une latitude de
47 *idem* de 340 à 350 jours. } gestation de qua-
25 *idem* de 350 à 360 jours. } tre - vingt - trois
1 *idem* de 360 à 377 jours. } jours.
1 a pouliné à 394 jours. }

  L'observation de treize truies et de cent trente-neuf lapines a fourni des résultats analogues.

jours après la dissolution du mariage, pourra être contestée » (Code civil, art. 315).

Il est évident d'après les articles 312 et 314, que les naissances prématurées qui arrivent au moins cent quatre-vingts jours après le mariage (six mois environ) sont regardées comme légitimes ; il résulte aussi de l'art. 315, que la naissance sera illégitime s'il est prouvé qu'elle a eu lieu trois cents jours révolus après la dissolution du mariage (dix mois environ).

Cette dernière conséquence ne paraîtra pas d'abord aussi rigoureuse, parce que l'art. 315 n'est pas aussi précis qu'il aurait pu l'être ; en effet, il est dit : que la légitimité *pourra* être contestée ; mais il est évident que le législateur a entendu que l'enfant né trois cents jours révolus après la dissolution du mariage, pourrait être considéré comme légitime si personne ne réclamait contre son état, mais qu'on devrait le déclarer illégitime dès qu'il y aurait une réclamation fondée sur des preuves non équivoques : telle est du moins la manière dont cet article a été presque toujours interprété par les tribunaux.

J'admets cependant que, dans certains cas particuliers, les magistrats, s'appuyant de ce que l'art. 315 n'est pas assez clair, soient portés à reconnaître l'enfant né trois cents jours révolus après la dissolution du mariage, l'homme de l'art pourra être consulté pour apprécier la valeur des motifs allégués par la femme. Cette supposition n'a rien de choquant, puisqu'en 1808, dans l'affaire de *Catherine Bérard,* veuve de *François Crapelet,* un tribunal avait reconnu la légitimité d'un enfant né trois cent dix-huit jours après la mort du père, et que la Cour d'appel de Grenoble ne le déclara illégitime qu'à la *majorité d'une voix.*

Quelle sera la conduite du médecin dans cette circonstance? Adoptera-t-il que les naissances tardives les mieux constatées ont si rarement outrepassé un an, que ce terme soit le plus long qui puisse se présenter, ou bien que les femmes d'un tempérament lymphatique, habituellement faibles et par conséquent plus disposées à éprouver des secousses physiques et morales, pourront accoucher plus tard que les autres ; tiendra-t-il compte de l'influence que les passions ont pu exercer sur la mère, et attribuerat-il le retard dans l'accouchement aux chagrins qu'elle a essuyés, ou bien s'appuiera-t-il sur l'existence d'une maladie qui, en dérangeant les fonctions de l'utérus, recule indéfiniment l'époque de l'accouchement? On sent facilement le vague et l'incertitude de pareilles considérations. Les faits suivans sont les seuls sur lesquels il puisse être permis d'établir *quelques conjectures*. 1° Il est rare que les femmes qui sont accouchées plus ou moins long-temps après le terme ordinaire de la naissance, n'aient pas éprouvé au neuvième mois des douleurs semblables à celle de l'enfantement.

2° La force et la grosseur du fœtus peuvent venir à l'appui des naissances tardives sans pourtant les mettre hors de doute ; car Fodéré (*Dict. des sciences médicales*, tome xxxv, page 154) a vu trois enfans venus au monde après terme, qui étaient à maturité, mais moins gros, moins forts que d'autres enfans nés à l'époque ordinaire, et qui de plus avaient l'apparence de la vieillesse.

A ces considérations j'ajouterai les suivantes qui prises séparément n'offrent qu'une importance secondaire, et que l'on trouve consignées dans la *Physiologie* de Burdach (tome iv, page 185). Fréquemment aussi les enfans portent les caractères d'un excès de maturité, ils sont plus pesans qu'à l'ordinaire, leurs fontanelles sont plus petites, les bords des os de leur crâne sont plus tranchans, leurs cheveux plus épais et plus foncés en couleur, leurs muscles plus consistans; ils ont une voix plus forte, ils éprouvent un besoin plus vif de nourriture, le cordon ombilical et le placenta sont flétris.

Riecke (Burdach, tome iv, page 185) cite un cas dans lequel un enfant de 75 centimètres de long, et pesant 6 kilogrammes ; fut amené au monde par le forceps, deux mois après le terme ordinaire, les *sutures étaient ossifiées*.

BIBLIOGRAPHIE.

Augenio (Horace). Quod homini non sit certum tempus partûs. Venise, 1505 ; Francfort, 1597.

Slevogt (J. H.). De partûs retardati documentis. Iéna, 1705, in-4.

Goelicke (A. Ott.) Resp. Tilemann. Specimena II medicinæ forensis ad Ulpian., [4, 3. § 11, De suis et legitim. hæredit. [Uti et Justin. N. 39, cap. II. De muliere quæ peperit undecimo mense, nec non codic. lib. vi, tit. 29, 1, fine de posth. hæred. instit. Francfort-sur-l'Oder, 1719, in-4.

HEISTER (L.) Resp. J. G. WAGNER. Diss. quâ partus tredecimestris pro legitimo habitu proponitur et simul partui nullum certum tempus in universum tribui posse ostenditur. Helmstadt, 1772 ; *ibid.*, 1753, in-4.

ALBERTI (Mich.) Resp. ŒLSNER. De partu serotino. Halle, 1729, in-4.

ALBERTI (Mich.) Resp. C. H. PETZSCH. De graviditate ,prælongatâ. Halle, 1755, in-4.

ROEDERER (J. G.) Resp. J. F. W. DIETZ. De temporum in graviditate et partu æstimatione Gottingue, 1757, in-4.

BERGER (C. J.) præs. B. J. de BUCHWALD. Semeiotica partûs legitimi et perfectissimè enixi signis. Copenhague, 1759.

VOGEL (Rud. Aug.) Resp. J. C. HARRES. De partu serotino valdè dubio. Gottingue, 1760 ; *ibid.*, 1767, in-4.

LOUIS. Mémoire contre la légitimité des naissances prétendues tardives. Paris, 1766.

LEBAS. Question importante : Peut-on déterminer un terme préfixe pour l'accouchement? Paris, 1764, in-8. — Nouvelles observations sur les naissances tardives, suivies d'une Consultation de célèbres médecins et chirurgiens. Paris, 1764, in-8.

BERTIN. Mémoire à consulter sur les naissances tardives. Paris, 1764.

BOUVART. Consultation sur la légitimité des naissances tardives. Paris, 1764, in-8. — Consultation sur une naissance tardive. Paris, 1765 in-8.

LEBAS. Réfutation des sentimens de M. BOUVART, etc. Paris, 1765, in-8.

BERTIN. Consultation sur la légitimité des naissances prétendues tardives. Paris, 1765, in-8.

PLISSON (Mademoiselle). Réflexions critiques sur les écrits qu'a produits la question de la légitimité des naissances prétendues tardives. Paris, 1765.

CHIBOL. Lettre où l'on prouve la possibilité des naissances tardives, d'après la structure et le mécanisme de la nature. Paris, 1765.

PETIT (A.). Recueil de pièces relatives à la question des naissances tardives. Amsterdam et Paris, 1766, in-8, 2 vol.

SIDREEN. Resp. GHAN. De partu serotino. Upsal, 1770.

ARNOLD (G. C.). De partu serotino 324 dierum ex œdemate uterino. Leyde, 1775.

SCHNOBEL (J. B.). De partu serotino in medicina forensi temerè nec affirmando nec neganda. Iéna, 1786.

PLATNER (E.). De partu undecimestri. Leipzig, 1798. — Recus. in quæst. méd. leg., etc.

NOELLER (C. D.). De partu serotino. Iéna, 1807.

RISTELHUEBER (M. A. J.). Des naissances tardives et des naissances précoces. Strasbourg, 1814.

Elwert. Beispiele von Früh-und Spætgeburten. In Kopp's Jahrbucher der Staatsarzneikunde, t. iii, p. 257.

Henke. Ueber gerichtærzliche Beurtheilung der Spætgeburten, mit Hinsicht auf die Lehrsætze von Osiander, Carus und Mende. In Henke, Zeitschrift für die Saatsarzneikunde, t. v, p. 237.

Carus Bemerkungen über Spætgeburten. In Henke, Zeitschrift für die Staatsarzneikunde. Ergænzungsheft, t. vii, p. 237.

Gutachten Englischer Aertze über Spætgeburt. In Henke, Zeitshcrift für die Staatsarzneikunde. [Suppl. t. xi, p. 279.

Royer-Collard (Hipp. Lud.). An graviditatis certus et nunquam varians terminus. Competit. ad aggregationem. Paris, 1829, in-4.

Mende. Handbuch der gerichtlichen medicin.

La superfétation est-elle possible, c'est-à-dire doit-on admettre qu'une femme qui a conçu puisse être fécondée de nouveau, avant d'avoir expulsé le fruit de la première conception ?

Cette question, sur laquelle les médecins les plus recommandables ont émis des opinions qui ne s'accordent guère, me parait offrir la matière de deux problèmes qu'il importe d'examiner séparément, si l'on veut arriver à une solution satisfaisante.

A. La superfétation est-elle possible 1° chez les femmes et les animaux doués d'un utérus double ; 2° dans les cas de grossesse extra-utérine préexistante ; 3° lorsque la nouvelle conception a lieu quand le premier germe fécondé n'occupe pas encore la cavité de la matrice ?

B. La superfétation est-elle possible dans tout autre cas ?

Premier problème. Il peut y avoir superfétation dans les trois circonstances qui font l'objet de la première question. Les faits suivans déjà cités par le docteur Cassan, qui a soutenu la même opinion, et que j'aurais pu multiplier, mettent cette proposition hors de doute (1).

1° Superfétation dans un cas d'utérus double. Une femme de quarante ans, déjà mère d'un premier enfant, accoucha le 15 mars 1810, d'une pe-

____

(1) Cassan, *Recherches sur les cas d'utérus double et de superfétation.* Dissertation inaugurale ; Paris, 1826.

tite fille estimée du poids de 2 kilogrammes. L'abdomen conservant un volume assez considérable, après la délivrance, madame Boivin, qui l'assistait de ses soins éclairés, soupçonnant quelque corps étranger resté dans la matrice, *en parcourut la cavité déjà très resserrée sans y rien trouver*. En agitant doucement cette tumeur, qui se prononçait à droite, et qui était plus élevée que celle qui était formée par l'utérus, le col de la matrice suivait les mouvemens qui lui étaient imprimés. Pendant deux mois cette dame éprouva dans cette tumeur des mouvemens qu'il était aisé de sentir. Madame Boivin se livrait aux conjectures d'une grossesse extra-utérine, ou d'une superfétation *dans un utérus bilobé*, quand le 12 mai, cette femme mit au monde une fille, du poids présumé d'un kil. et demi, faible, décolorée et respirant à peine. Cette personne qui depuis fort long-temps ne cohabitait plus avec son mari, assura madame Boivin qu'elle n'avait eu de rapports que trois fois en deux mois avec son mari, les 15 et 20 juillet 1809 et le 16 septembre suivant. Il est évident qu'ici le produit de la dernière conception était renfermé dans une cavité séparée de la première, puisque après l'entière délivrance du premier produit, *la cavité était complétement libre*.

2° *Superfétation dans deux cas de grossesse extra-utérine*. On lit dans le Magasin des sciences médicales de *Rust* (Part. histor., 1756, p. 52) l'histoire d'une grossesse extra-utérine abdominale qui dura trois ans, pendant lesquels la femme conçut et mit au monde un enfant bien constitué : des accidens très graves ayant fait reconnaître enfin la présence d'un fœtus dans la cavité abdominale, la gastrotomie fut pratiquée, et donna issue à un autre enfant qui avait été viable, mais dont le séjour prolongé dans le sein de sa mère avait amené la putréfaction partielle : la malade guérit. — Le numéro de décembre 1840, du *Nouveau Journal de médecine*, renferme le fait suivant : le docteur *Cliet*, de Lyon, faisant l'ouverture d'une femme de trente ans, qui avait eu précédemment plusieurs enfans, et qui était morte subitement peu de temps après avoir vomi ce qu'elle venait de manger, trouva accroupi derrière la matrice, un peu du côté droit, dans l'excavation du bassin et dans la fosse iliaque droite, un fœtus extra-utérin, du sexe masculin, du poids de 180 grammes, long de 25 centimètres, et dont l'âge fut évalué à cinq mois. L'utérus contenait un deuxième fœtus, du sexe mâle, d'environ trois mois.

3° *Superfétation dans le cas où la nouvelle conception a lieu, quand le premier germe fécondé n'occupe pas encore la cavité de la matrice*. Une femme de Charlestown, dans la Caroline méridionale, accoucha de deux jumeaux, l'un negre et l'autre blanc ; interpellée sur la cause de cette bizarrerie, elle avoua avoir accordé ses faveurs à un nègre un jour que son mari venait de la quitter et de la laisser dans son lit (Parsons, *Transactions philosophiques*, 1715). — Une négresse de la Guadeloupe mit au monde deux enfans mâles à terme, l'un nègre, l'autre mulâtre. Elle avoua avoir eu, dans la même soirée, commerce avec un noir et un blanc (Ch. de Bouillon; *Bull. de la Société de méd.*, 1821) (1). — Une jument poulinière, âgée de cinq ans, est accouchée à un quart d'heure l'un de l'autre, d'abord d'un cheval, puis d'un mulet; elle avait été saillie par un cheval, et cinq jours après par un âne (*Académie royale de médecine*, août 1826).

Deuxième problème. 1° *La superfétation est-elle possible chez les femmes dont l'utérus n'est pas double; 2° dans les cas où il n'y a pas de grossesse extra-utérine; 3° lorsque enfin la nouvelle conception ne pourrait avoir lieu que quand le premier germe fécondé occuperait la cavité de la matrice?* Les opinions des auteurs sont loin d'être d'accord sur ce point; les uns nient que la superfétation puisse avoir lieu dans aucun de ces cas, et le docteur Cassan est de ce nombre; les autres admettent qu'elle n'est pas impossible. Ceux-ci s'appuient entre autres faits sur les observations suivantes :

1° Benoîte Franquet, femme mariée, accouche précipitamment d'un enfant de sept mois; il ne se fait aucun écoulement par le vagin : on n'observe ni fièvre ni sécrétion de lait, ni diminution sensible du volume du ventre. Au bout de trois semaines, la femme éprouve des mouvemens sensibles, qui paraissent indiquer qu'il existe un autre enfant; en effet, elle accouche d'un second enfant *bien portant* cinq mois seize jours après le premier accouchement. Or ce dernier enfant n'a pu être conçu après l'accouchement du premier, puisque le mari n'a habité avec sa femme que vingt jours après l'expulsion du premier enfant, ce qui ne donnerait au dernier que quatre mois vingt-sept jours.

Ce fait que Desgranges, de Lyon, a bien voulu me trans-

(1) L'authenticité de ce fait et de celui qui a pour objet la femme de Charlestown a été révoquée en doute, parce qu'il est difficile lors de la naissance de distinguer un enfant blanc d'un mulâtre. « Les individus des races colorées, dit Béclard, et même les nègres naissent à-peu-près de la même couleur que les blancs. La couleur commence à se manifester dès que l'enfant respire, mais surtout vers le troisième jour après la naissance » (*Anat. gén.*, § 320). Le Dr Cassan a reconnu l'exactitude de cette citation en suivant les progrès de la coloration d'un enfant nègre qui venait de naître; toutefois il lui a été facile d'observer même au moment de la naissance que la peau du scrotum était noire. Il est probable, d'après ce qui précède, que dans les deux cas dont il s'agit, on aura pu soupçonner au moment de la naissance que les enfans seraient colorés, mais que ce n'est qu'après quelques jours qu'on en aura acquis la certitude.

mettre, a été constaté par un acte passé le 19 janvier 1782, par devant MM. Caillat et Dusurgey, notaires à Lyon.

2° Marianne Bigaud, infirmière à l'Hôpital militaire de Strasbourg, âgée de trente-sept ans, mariée, mit au monde le 30 avril 1748, un enfant vivant, viable. L'accouchement fut si prompt et si heureux, qu'au bout d'une heure elle sortit de chez la sage-femme, emportant avec elle son enfant, et regagna son domicile; les lochies s'arrêtèrent peu de temps après l'accouchement, ce dont elle s'étonna d'autant plus, qu'elles avaient été très abondantes dans deux couches précédentes. Au bout de quarante heures elle fit part à la sage-femme des mouvemens qu'elle ressentait dans l'utérus; celle-ci la tranquillisa et la rassura sur une nouvelle couche. Les mamelles, quoique naturellement développées, ne causaient aucune incommodité et ne donnaient pas de lait. Cette femme fut obligée, le quinzième jour, de confier son enfant à une nourrice. Cependant le dégoût pour les alimens, les nausées, tous les signes enfin d'une grossesse l'inquiétaient et la rendaient de plus en plus certaine qu'elle portait un autre enfant dans son sein. Sa santé se dérangea, puis finit par se rétablir. Son ventre augmentant de plus en plus de volume, un accoucheur distingué l'assura après l'avoir touchée, qu'elle était enceinte de plusieurs mois. Le 17 septembre de la même année, elle mit au monde une fille vivante, jugée à terme par la conformation de ses membres et les proportions de son corps. Les lochies cette fois furent abondantes; il en fut de même du lait. La fille mourut au bout d'un an pendant le travail de la dentition. Le garçon ne vécut que deux mois et demi. *Eisenmann*, qui a cité cette observation et qui vit les enfans à leur naissance, dit que le garçon n'était pas si grand ni si fort que la fille. Cette femme, qui dans la suite eut encore deux couches, mais naturelles, étant morte d'une maladie aiguë en 1755, son corps fut ouvert publiquement et l'*utérus trouvé absolument simple* (Cassan, *Dissert. déjà citée*).

Les adversaires de la superfétation ont objecté 1° que l'on avait admis la superfétation quand il n'y avait que grossesse double, c'est-à-dire lorsque deux fœtus, conçus en même temps, s'étaient bien développés, mais que l'un d'eux était sorti de la matrice avant l'autre, 2° que dans certains cas, deux fœtus ayant été conçus en même temps, l'un d'eux s'était développé jusqu'à terme, tandis que l'autre avait cessé de s'accroître au bout d'un mois ou deux, et que l'expulsion de ces fœtus ayant eu lieu dans des temps différens, on avait pu croire, avec une apparence de raison que le dernier sorti n'avait été conçu qu'après l'autre (1) :

____

(1) Il peut même arriver dans ce cas que les deux fœtus soient expulsés en même temps. M. Moreau a vu plusieurs cas de ce genre dans lesquels un des deux

3° qu'il est impossible d'admettre l'imprégnation d'un second ovule long-temps après la fécondation du premier germe, l'orifice interne de l'utérus étant alors fermé par la membrane caduque; 4° que l'observation rapportée par Desgranges ne prouve rien, puisqu'il n'y a pas eu d'ouverture de cadavre, et qu'il est *infiniment probable* qu'il y avait une duplicité de l'utérus; 5° que le fait relatif à Marianne Bigaud peut être expliqué, en supposant que les deux enfans avaient été conçus en même temps, que le garçon était âgé de sept mois lorsqu'il est venu au monde, tandis que la fille était née onze mois dix-sept jours après la conception (*V*. l'art. des Naissances tardives, p. 278).

Je ne pense pas qu'il soit possible, dans l'état actuel de la science, de donner une solution satisfaisante de ce problème, tout en établissant que la superfétation dans ce cas me paraît un phénomène difficile à concevoir, à moins qu'on n'accorde qu'il existe des grossesses dans lesquelles l'orifice de l'utérus reste ouvert et les trompes accessibles, après l'arrivée de l'ovule, ou que la fécondation peut s'opérer sans qu'il y ait absorption du sperme *par les voies connues*.

A l'occasion du deuxième problème (p. 285), M. Briand dit qu'il ne peut pas y avoir matière à doute, parce que la superfétation ne lui semble pas probable. On se demande ce qui motive une assertion aussi peu fondée. Quelle preuve, en effet, apporte-t-on de la non-probabilité d'une superfétation? Il ajoute que la seconde conception aurait dû avoir lieu, pour ainsi dire, la veille de la mort du premier mari, ce qui, dit-il, est réprouvé par les lois de l'organisme. J'ai beau chercher en quoi ces lois s'opposent à ce qu'un mari, fort bien portant d'ailleurs, meure un, deux ou trois jours après avoir fécondé sa femme. Enfin, il dit encore qu'il faudrait que cette seconde grossesse se fût prolongée au-delà du neuvième mois. Or, cela est tellement possible que la loi a été obligée de l'admettre.

Il est permis de conclure de ces faits que le médecin consulté sur une question de ce genre, doit admettre *la possibilité de la superfétation*, mais il doit déclarer *que dans beaucoup de cas,*

jumeaux, mort depuis quelques mois, et plus ou moins chétif, s'était conservé dans les eaux de l'amnios comme dans une saumure, et sans nuire au développement de l'autre jumeau.

il est extrêmement difficile d'établir qu'elle a eu lieu, les enfans sur-conçus pouvant être facilement confondus avec les avortons ou avec les jumeaux. Je sais bien que plusieurs auteurs, et notamment Fodéré, ont cherché à éclaircir la question ; mais les bases sur lesquelles ils ont fait reposer la solution de ce problème sont souvent inexactes, et presque toujours insuffisantes. Voici comment s'exprime le professeur de Strasbourg : « La superfétation est sujette à des règles qui en paraissent inséparables, et qu'il pourra être nécessaire d'avoir rencontrées dans des circonstances analogues, pour ne pas être dupe de quelque stratagème : 1° chez les deux femmes qui font le sujet des deux observations précédentes de superfétation, les lochies s'arrêtent bientôt après la venue du premier enfant, quoiqu'elles eussent coulé à l'ordinaire dans les couches précédentes ; 2° point de lait aux seins, point de fièvre de lait, quoique les mamelles fussent développées ; 3° elles ont senti remuer, et les mêmes mouvemens que durant la grossesse, peu de temps après leur délivrance ; 4° la grosseur du ventre et tous les symptômes de la grossesse continuèrent ; 5° des gens de l'art expérimentés se sont assurés par le toucher de la présence d'un second enfant ; 6° à cette seconde délivrance, les lochies ont coulé abondamment, les femmes ont pu nourrir, et elles ont éprouvé d'ailleurs toutes les suites ordinaires de l'enfantement, et pour ainsi dire le complément des fonctions de la maternité ; 7° en réfléchissant sur l'époque à laquelle sont venus au monde ces seconds enfans doués de viabilité, ainsi que leurs aînés, on voit que leur origine correspond vers la moitié de la gestation de ces derniers ; *qu'ainsi ce n'est guère que du quatrième au sixième mois qu'une sur-conception peut avoir lieu sans nuire à l'existence ni de l'un ni de l'autre fœtus.* A part quelques exceptions, il est assez ordinaire que les jumeaux soient de la même grandeur et de la même grosseur ; au contraire, dans la superfétation, le dernier conçu est *plus fort* et *plus vigoureux*, parce qu'il a été plus à l'aise, et mieux nourri dans la seconde moitié de la gestation. S'il est vrai que les jumeaux *peuvent* avoir des enveloppes différentes et des placentas entièrement séparés l'un de l'autre, cela pourtant n'est pas *commun*, et il est plus *ordinaire* qu'enveloppés chacun de leurs membranes, ou bien renfermés dans un amnios commun, ils n'aient pour tous qu'un seul et même placenta ; tandis que dans la superfétation, chaque enfant est nécessairement séparé et greffé à un placenta particulier. Enfin le *grand intervalle* observé entre les deux actes de ces enfantemens, *prouve à lui seul* que les deux fœtus étaient d'âge différent, et n'avaient pas le même degré de maturité. Sans doute, il peut arriver, par la faute de l'accoucheur, que le second enfant jumeau ne vienne au monde que le lendemain ou le surlendemain du premier, etc. » (*Dict. des Sciences médicales*, article SUPERFÉTATION.)

Je ferai remarquer d'abord que Fodéré fixe l'époque où la sur-conception peut avoir lieu sans nuire à l'existence des fœtus, entre le quatrième et le sixième mois. La Glosse, au contraire, indique le terme de quarante jours depuis la première conception. Zacchias prolonge ce terme jusqu'au soixantième jour. Hippocrate et Mauriceau estiment que le second enfant ne peut être conçu que six ou sept jours après la première conception. Toutes ces observations sont vagues et démenties par les exemples cités à la page 285. L'opinion de Fodéré s'accorde encore moins avec celle de plusieurs auteurs, lorsqu'il dit que l'enfant sur-conçu est plus fort et plus vigoureux que l'autre ; d'ailleurs, en supposant qu'il en fût ainsi, ce caractère ne serait applicable qu'au cas où la sur-conception aurait eu lieu à une époque très éloignée du commencement de la grossesse. Comment admettre avec Fodéré, que le grand intervalle qui sépare les deux naissances suffit pour prouver la superfétation, lorsqu'on sait que des jumeaux peuvent naître à un ou deux jours d'intervalle, soit par la faute de l'accoucheur, soit par toute autre cause, tandis que chez les femmes de Charlestown et de la Guadeloupe, la naissance des enfans sur-conçus a eu lieu en même temps que celle des premiers enfans? J'adopterai, avec le professeur de Strasbourg, que le fœtus sur-conçu a un placenta particulier et des membranes différentes, et que pareille chose ne s'observe pas *communément* chez les jumeaux ; mais quelle peut être la valeur de ce caractère, dès que l'on est obligé d'admettre *que chaque jumeau* peut *avoir son placenta et ses membranes* (1)?

(1) Madame Boivin et le Dr Cassan ont encore constaté la séparation entière des

Comment le médecin appelé pour juger un cas de ce genre, pourra-t-il *présumer* dans un accouchement double, où chacun des enfans a son placenta, qu'il y a eu sur-conception plutôt que grossesse double ?

Voyons maintenant quels sont les cas où la question de super-fétation pourra être agitée. Ici, c'est un mari qui élève des doutes sur la vertu de sa femme, parce que peu de temps après un premier accouchement, elle met au monde un second enfant dont il ne croit pas être le père. Plus loin, c'est une veuve qui vient d'accoucher, et qui peu de temps après accouche d'un second enfant à terme et viable, que l'on veut faire passer pour illégitime ; cette question rentre dans celle des naissances tardives (*Voyez* page 278), c'est-à-dire que l'enfant sera légitime d'après la loi, s'il est né dans les trois cents jours qui suivent la mort du mari, et qu'il pourra être déclaré illégitime dans le cas contraire. Enfin, il n'est pas impossible qu'une veuve qui vient d'accoucher se marie bientôt après ses relevailles, malgré l'art. 228 du Code civil (1), et qu'elle accouche quelque temps après ce second mariage, d'un enfant à terme et bien portant; auquel des deux maris appartient celui-ci? Établissons un exemple pour mieux faire comprendre la question. Une femme enceinte perd son mari dans le courant du neuvième mois de la grossesse ; elle accouche au bout de quelques jours, et se remarie vingt jours après l'accouchement; huit mois après ce second mariage, elle met au monde un enfant bien portant ; on demande si cet enfant n'appartient pas au premier mari (dans lequel cas, il y aurait eu super-fétation), ou bien s'il est fils du dernier époux. Cette question sera examinée à l'article de la PATERNITÉ et de la MATERNITÉ.

BIBLIOGRAPHIE.

ROOSE (Th. G. A.). De superfœtatione nonnulla. Brême, 1801.

VARRENTRAPP (J. C.). Commentarius in ROOSE de superfœtatione libellum. Francfort-sur-le-Mein, 1803.

deux placentas dans un cas de grossesse double qu'ils ont examiné en 1826 (*Dissertation* déjà citée).

(1) « La femme ne peut contracter un nouveau mariage qu'après dix mois révolus depuis la dissolution du mariage précédent. »

Cassan (A. L.). Recherches anatomiques et physiologiques sur les cas d'utérus double et de superfétation. Paris, 1826, in-8.

Je pourrais encore rattacher à l'histoire de l'accouchement les problèmes suivans : 1° une femme qui accouche ou qui vient d'accoucher est-elle en état de prévoir et de donner à son enfant tous les soins nécessaires ; 2° quelles sont les causes innocentes qui peuvent faire périr l'enfant pendant l'accouchement ; 3° lorsque la mère et l'enfant meurent pendant l'accouchement, lequel des deux a succombé le premier ? Je préfère cependant ne traiter cette dernière question qu'à l'article Survie, et renvoyer les autres à l'article Infanticide.

RAPPORTS SUR L'ACCOUCHEMENT.

Premier rapport. Nous soussigné, etc. (*V.* page 262 pour le *préambule*). Arrivé dans la chambre, nous avons trouvé la demoiselle R., âgée de vingt ans, que l'on présumait être accouchée depuis trois ou quatre jours.

Nous avons procédé à la visite, et nous avons reconnu que la face était pâle, l'œil vif et nullement cerné, la peau légèrement chaude, souple et moite ; la moiteur offrait une odeur aigrelette assez marquée ; le pouls paraissait un peu plus fréquent que dans l'état naturel ; il était ample et onduleux. Les seins étaient douloureux, durs et excessivement tuméfiés ; le gonflement s'étendait jusqu'aux aisselles ; il s'écoulait par le mamelon un fluide laiteux qui avait déjà taché la chemise dans la portion correspondante aux mamelons, et que l'on pouvait faire sortir en plus grande abondance, en pressant légèrement les mamelles. Ce liquide était jaunâtre, un peu visqueux, demi-transparent, alcalin ; il devenait considérablement visqueux par l'ammoniaque ; vu au microscope, il nous a présenté des globules la plupart agglomérés, irréguliers, quelques gouttelettes oléagineuses et des granules réunis en petites masses. La peau de l'abdomen était souple et ridée ; on voyait surtout dans l'espace compris entre les aines et l'ombilic, des petites éraillures ou stries luisantes, livides, semblables à des cicatrices s'entrecroisant en différens sens. La ligne qui du milieu du pubis se porte à l'ombilic était brunâtre. Les muscles droits de l'abdomen et la ligne blanche présentaient un écartement remarquable, surtout dans la région de l'ombilic, ce qu'il était facile de juger en parcourant cette portion de l'abdomen avec les doigts. La main gauche étant placée sur l'hypogastre, tandis que le doigt indicateur de l'autre main était introduit dans le vagin, on sentait en repoussant en haut le col de la matrice, que le corps de cet organe était assez volumineux, et placé au-dessus des pubis, qu'il était solide, arrondi, et qu'il se contractait lorsqu'on pressait avec la main ; l'orifice était assez dilaté pour permettre l'introduction dans la matrice de deux doigts : les bords de cet orifice étaient minces et flasques ; il n'y avait aucune trace d'écoulement par les parties génitales ; mais nous avons pu nous assurer par ce qui nous a été rapporté et par l'inspection des linges avec lesquels la femme avait été garnie les deux jours précédens, qu'il était sorti par le vagin une quantité considérable de sang et d'un liquide sanguinolent, dont l'écoulement n'était supprimé que depuis vingt-quatre heures, c'est-à-dire depuis l'invasion de la fièvre. Les parties génitales externes étaient légèrement tuméfiées, et très dilatées, la fourchette était déchirée. Le bassin était large, bien conformé et disposé pour un accouchement nullement laborieux.

Nous pouvons conclure de ce qui précède, que tout porte à croire que la demoiselle R. est accouchée depuis deux ou trois jours, et que l'accouchement a été facile ; que cependant nous désirons avant de prononcer *affirmativement* la visiter encore lorsque la fièvre sera tombée et que l'écoulement par la vulve aura reparu. En foi de quoi, etc.

Nous soussigné, etc. Nous étant transporté de nouveau chez la demoiselle R., deux jours après avoir fait la première visite, nous avons reconnu que le gonflement des seins était considérablement diminué, et qu'il n'y avait plus de fièvre ; que le liquide excrété par le mamelon présentait les mêmes caractères. Seulement la couleur jaunâtre était plus prononcée, et le nombre des granules avait considérablement diminué ; il s'écoulait par les parties génitales un liquide d'un blanc jaunâtre, offrant l'odeur caractéristique des lochies, comme il était aisé de s'en convaincre en examinant les linges qui étaient sous la malade.

Ce qui nous permet d'établir que la demoiselle R. est accouchée à l'époque indiquée dans le premier rapport. En foi de quoi, etc.

Deuxième rapport. Nous soussigné, etc. Arrivé dans la chambre n° 2 de la prison X, nous avons trouvé la dame V., âgée de trente ans, qui nous a paru bien portante ; on croyait qu'elle était accouchée quatre mois auparavant.

Nous avons procédé à la visite, et nous avons reconnu que les parties génitales n'étaient point tuméfiées, et n'offraient aucune trace de déchirure, de cicatrice ni d'écoulement ; la forme, le volume et la situation de l'utérus nous ont paru tels qu'ils sont chez les femmes qui ne sont jamais accouchées ; le col de cet organe n'était pas échancré ; la peau du ventre lisse et ferme, n'était le siége d'aucune éraillure, ni d'aucune ligne brunâtre. On ne remarquait point d'indice d'écartement de la ligne blanche ni des muscles droits de l'abdomen. Les mamelles, d'un volume médiocre, étaient fermes et ne fournissaient aucun liquide par la pression.

Ces faits nous permettent de conclure que rien n'annonce que la dame V. soit accouchée d'un enfant à terme (1). En foi de quoi, etc.

Troisième rapport. Nous soussigné, etc. Arrivé dans la chambre, nous avons trouvé la dame F., âgée de vingt-cinq ans, que l'on croyait être accouchée depuis quinze jours ; elle était assise sur une chaise longue, et nous a déclaré n'avoir jamais été enceinte.

Nous avons procédé à la visite après l'avoir fait coucher, et nous avons reconnu que les parties génitales n'étaient point tuméfiées, qu'elles paraissaient dans l'état naturel, qu'il n'y avait aucune trace de cicatrice au périnée, qu'il s'écoulait par la vulve un liquide épais de couleur blanche, ayant une odeur *faible*, semblable à celle des lochies, ce que nous avons vérifié

---

(1) Je dis, *rien n'annonce* ce qui est loin de signifier que la femme *n'est pas accouchée*, et j'ajoute d'un *enfant à terme* : on conçoit en effet que cette femme pourrait être accouchée à l'époque présumée, d'un fœtus de trois à quatre mois peu volumineux ; alors les traces de son séjour dans l'utérus et de son expulsion auraient été peu sensibles, et auraient promptement disparu.

en examinant les linges dont madame F. était garnie. La peau de l'abdomen était ridée, et présentait surtout entre l'ombilic et les aines un très grand nombre de stries luisantes, blanchâtres; les muscles droits de l'abdomen et la ligne blanche étaient sensiblement écartés dans la région ombilicale. On ne voyait aucune trace de ligne brune se rendant des pubis à l'ombilic. Les seins, d'un volume ordinaire, ne laissaient écouler aucun liquide par la pression. La main gauche étant placée sur l'hypogastre, tandis que le doigt indicateur de l'autre main était introduit dans le vagin, si on repoussait en haut le col de la matrice, il était impossible de sentir distinctement le corps de ce viscère au-dessus des pubis; son orifice, légèrement échancré à gauche, était entr'ouvert; ses bords minces et moyennement flasques, offraient la forme labiée. En faisant marcher madame F., on vit qu'elle éprouvait de légères douleurs dans les articulations du bassin.

Nous croyons pouvoir conclure de ce qui précède : 1° que si la dame F. est accouchée à une époque quelconque, comme cela paraît *probable*, il est permis de supposer que l'accouchement a eu lieu depuis quinze ou vingt jours; 2° qu'il aurait fallu, pour pouvoir donner une réponse affirmative, visiter cette dame dix ou douze jours plus tôt. En foi de quoi, etc.

DE LA VIABILITÉ DU FOETUS.

Le mot viabilité, dérivé de *via*, voie, chemin, et non de *vita*, vie, s'emploie pour exprimer la possibilité de parcourir aussi long-temps que le commun des hommes la carrière de la vie extra-utérine; ainsi un enfant peut avoir vécu et ne pas avoir été regardé comme viable, parce qu'il offrait, dans son organisation, quelque vice qui s'opposait à ce que la vie se prolongeât; un autre enfant, né vivant, peut périr dans les premières heures de sa vie, quoiqu'il soit né *viable*. Voici les articles du Code civil relatifs à la question de viabilité du foetus.

« L'enfant né avant le cent quatre-vingtième jour du mariage ne pourra être désavoué par le mari dans les cas suivans : 1° s'il a eu connaissance de la grossesse avant le mariage; s'il a assisté à l'acte de naissance, et si cet acte a été signé de lui, ou contient sa déclaration qu'il ne sait signer; 3° *si l'enfant n'est pas déclaré viable* (Code civil, art. 314).

« Pour succéder, il faut nécessairement exister au moment de l'ouverture de la succession. Ainsi sont incapables de succéder : 1° celui qui n'est pas encore conçu ; 2° *celui qui n'est pas né viable* ; 3° celui qui est mort civilement » (Code civil, art. 725).

« Pour être capable de recevoir entre-vifs, il suffit d'être conçu au moment de la donation. Pour être capable de recevoir par testament, il suffit d'être conçu à l'époque du décès du testateur. Néanmoins, la donation et le testament n'auront leur effet *qu'autant que l'enfant sera né viable* » (Code civil, art. 906).

« La recherche de la paternité est interdite. Dans les cas d'enlèvement, lorsque l'époque de l'enlèvement se rapportera à celle de la conception, le ravisseur pourra être, sur la demande des parties intéressées, déclaré père de l'enfant » (Code civil, art. 340). Il est évident, d'après cet article, qu'on ne devrait attacher aucune importance à la déclaration d'une fille enlevée, qui serait accouchée au cent quatre-vingtième jour de l'enlèvement ou plus tôt, et qui aurait mis au monde un *enfant viable*, dont elle ferait correspondre la conception au jour de l'enlèvement.

Ces diverses dispositions ne laissent aucun doute sur la nécessité où l'on peut être de résoudre la question de viabilité lorsque l'enfant est mort, ou lorsqu'il est encore vivant ; je l'examinerai sous ce double rapport ; il est également indispensable d'établir une distinction entre la viabilité des fœtus monstrueux et de ceux qui ne présentent aucun vice de conformation. Mais avant d'étudier ces différens points, qu'il me soit permis de faire connaître les développemens donnés par les plus habiles jurisconsultes aux différens articles du Code dont j'ai fait mention ; j'espère par là mettre le médecin à même de saisir exactement l'esprit de la loi.

« L'enfant, dit Bigot de Préameneu à l'occasion de l'article 725, vivait dans le sein de sa mère ; cette existence peut se prolonger pendant un nombre de jours indéterminé, sans qu'il soit possible qu'il la conserve : et c'est cette possibilité de parcourir la carrière ordinaire de la vie, qu'on entend par l'expression *être viable*, et il faut à cet égard que les gens de l'art prononcent. »

Le rapport fait au Tribunat par Chabot (de l'Allier), contient les passages suivans :

« Il n'est pas nécessaire que l'individu soit né pour être habile à succéder ; il suffit qu'il soit conçu, parce que l'enfant existe réellement dès l'instant de la conception, et qu'il est réputé né dès qu'il y va de son intérêt. Cette présomption de naissance, qui équipolle à la naissance elle-même pour déférer le droit d'hérédité, cesse d'avoir lieu si l'enfant ne naît pas, ou s'il ne naît pas *viable*.

« Lorsqu'un enfant n'est pas vivant en sortant du sein de sa mère, il est censé n'avoir pas vécu pour succéder ; car c'était dans l'espoir de la naissance qu'on le regardait comme vivant dès l'instant de la conception, et si cet espoir est trompé, la présomption qui le faisait regarder comme vivant ne peut plus être fondée sur la réalité.

« Lorsqu'un enfant n'est pas né *viable*, il est aussi réputé n'avoir jamais vécu, au moins pour la successibilité. En ce cas, c'est la même chose que l'enfant soit mort ou qu'il naisse pour mourir. La loi 3 du Code *de posthumis* exige que l'enfant naisse parfait, c'est-à-dire qu'il ait atteint le terme auquel il est possible qu'il vive. »

De la viabilité des fœtus non monstrueux.

A quelle époque de la grossesse ces fœtus sont-ils viables ? C'est lorsque les organes de la digestion, et surtout ceux de la respiration, sont en état d'exercer leurs fonctions. Il n'y a que la respiration complète qui constitue la vie, d'après Merlin (Voyez *Questions de droit*, t. vi, au mot Vie). Ce célèbre jurisconsulte appuie son opinion sur le passage suivant d'Alphonse Leroy :

« On a jugé dans les tribunaux qu'un enfant venu à terme avait vécu, parce que la sage-femme attestait qu'il avait agité ses membres, même sa poitrine, qu'elle avait vu de petites inspirations et des soupirs, et senti des palpitations du cœur et des artères ; mais tous ces mouvemens ne peuvent pas constituer véritablement la vie acquise hors du sein de la mère. Un enfant nouvellement venu au monde, et non encore séparé de sa mère, a quelquefois des mouvemens convulsifs; et, s'il est faible, il a des respirations incomplètes, accompagnées de soupirs. Un tel enfant n'a point acquis ses droits civils, parce qu'il n'a pas respiré complétement, et que c'est la respiration complète qui lui acquiert sa vie propre, indépendante de celle de sa mère. Hippocrate prescrit de ne pas couper le cordon ombilical tant que l'enfant n'a pas respiré complétement et crié. Par la respiration complète, la circulation du sang s'établit dans les poumons; alors il puise dans l'air le principe d'une vie qui lui devient propre ; il vit de la vie commune, différente de celle qu'il avait dans le sein de sa mère, où il ne respirait pas, et où le sang ne circulait pas dans son poumon : il vivait en commun avec sa mère. Mais dès qu'un enfant a respiré complétement, il a vécu de sa vie propre, à l'air et à la lumière, et devant la loi il a vécu civilement. C'est donc la respiration, mais la respiration complète, qui constitue la vie ; les pulsations, le mouvement des membres, du diaphragme, des artères, peuvent durer sans la vie complète jusqu'à une et deux heures. »

Il est impossible d'élever le moindre doute sur la viabilité du fœtus à terme. On s'accorde aussi à ne pas regarder comme tel celui qui naît avant le commencement du sixième mois , c'est-à-dire avant le cent quatre-vingtième jour, et l'on considère comme apocryphes ou comme mal faites les observations de fœtus qui, étant venus au monde à quatre mois et demi, et même à cinq mois, ont pu vivre pendant plusieurs années ; c'est ainsi qu'on a voulu faire croire que *Fortunio Licetti*, qui naquit à quatre mois et demi , et qui fut placé pendant plusieurs mois dans un four dont la température était fort douce, ne mourut qu'à l'âge de quatre-vingts ans ; on sentira combien il eût été nécessaire, avant d'ajouter foi à de pareils miracles, de s'assurer de l'époque précise de la conception (ce qui n'est pas facile), de l'âge du nouveau-né, etc. *Méli* a rassemblé plusieurs cas analogues , sur lesquels je crois devoir porter le même jugement (*Jurisprudence médicale sur la viabilité*, etc., par Domenico Meli, in-8°. Ravenne, 2° édition).

Mais que doit-on penser de la viabilité des fœtus qui naissent entre le commencement du sixième mois et la fin du neuvième? Il est rare de voir vivre, pendant un assez long espace de temps, ceux qui n'ont pas sept mois accomplis ; la plupart d'entre eux périssent au bout de quelques jours, parce qu'ils sont imparfaits ; toutefois, il existe un très petit nombre d'exemples d'enfans nés à six mois et six mois et demi qui ont vécu pendant plusieurs années. A dater de la fin du septième mois, la viabilité ne saurait plus être contestée ; depuis cette dernière époque jusqu'à terme, les chances sont d'autant plus grandes , tout étant égal d'ailleurs, que le fœtus est plus près de la fin du neuvième mois. On conçoit avec peine que les gens de l'art aient soutenu pendant long-temps l'opinion contraire, d'après l'autorité d'Hippocrate, qui établissait qu'il y avait deux termes pour la viabilité, l'un à sept, l'autre à neuf mois ; les enfans de huit mois étaient censés moins viables que ceux de sept. Je m'abstiendrai de rapporter en détail les raisonnemens qui semblaient étayer cette opinion, que l'expérience journalière détruit ; je dirai seulement que l'on a été sans doute induit en erreur, parce que des fœtus de sept mois, dont la naissance n'avait été sollicitée par aucune violence, avaient vécu, tandis qu'on voyait périr la plupart de ceux qui naissaient au huitième mois, à la suite d'une chute de la mère, de coups qu'elle aurait reçus, etc.; la viabilité, dans ce cas, ne tenait pas à ce que le fœtus était moins âgé, mais bien à ce que l'accouchement avait été naturel.

Si par une cause quelconque, disait Antoine Dubois, l'accouchement a lieu avec la dilatation convenable du col de l'utérus au septième mois, l'enfant sort sans peine et peut vivre. Si la femme accouche au contraire à huit mois, à la suite d'un choc, d'une violence, etc., l'accouchement sera plus laborieux, parce que le col de l'utérus ne sera pas convenablement dilaté, et l'enfant pourra périr : c'est ainsi qu'on peut expliquer pourquoi certains enfans de sept mois sont plus viables que d'autres de huit mois (*Leçons orales*).

Il résulte de ce qui précède, 1° que les fœtus sont en général d'autant plus viables, qu'ils approchent davantage du terme de la grossesse ; 2° qu'il est impossible d'assigner au juste l'époque de la gestation où ils jouissent de cette faculté, puisque la viabilité est entièrement subordonnée au développement et à la perfection des organes, et surtout à ceux de la respiration ; 3° que c'est, par conséquent, à tort que l'on a établi en principe que l'on doit considérer comme mort-nés les enfans qui naissent avant la fin du septième mois, les dispositions législatives n'étant nullement d'accord avec cette assertion ; 4° qu'il n'est pas vrai non plus, comme on l'a publié, que l'on doive *admettre* que l'enfant est *constamment* viable à la fin du septième mois ; 5° qu'il est indispensable, lorsqu'on est appelé à décider une question de ce genre, d'appuyer son jugement sur la structure, l'organisation et la maturité des parties qui peuvent permettre ou ne pas permettre l'exercice des fonctions les plus importantes ; 6° que l'homme de l'art ne doit jamais hésiter à déclarer viable un enfant de sept mois, lorsque sa décision peut tranquilliser un époux inquiet et conserver la paix dans une famille pour laquelle un jugement contraire serait le signal de dissensions fâcheuses ; d'ailleurs il pourrait être taxé d'impéritie s'il contestait la possibilité du fait, puisqu'on a vu, rarement à la vérité, vivre pendant long-temps des fœtus de sept mois.

Je ne terminerai pas ce sujet sans applaudir à l'idée émise en 1826 par Chaussier, de compléter, par un certain nombre d'articles additionnels, la législation sur la viabilité ; ce serait le seul moyen de terminer et de prévenir des discussions qui intéressent essentiellement l'ordre social et la tranquillité des familles. Voici les dispositions proposées par ce médecin (*Mémoire médico-légal sur la viabilité*, présenté à monseigneur le garde des sceaux).

Art. 1er. Est réputé non viable l'enfant qui naît avant les trois derniers mois de la grossesse, et qui meurt aussitôt ou peu d'heures après sa naissance.

Art. 2. Est également réputé non viable, l'enfant qui, parvenu au terme de la grossesse, naît anencéphale, c'est-à-dire avec privation totale ou partielle du cerveau et du crâne, quand même il serait constaté qu'il a crié ; et celui qui a quelque autre vice de conformation, tel qu'il ne puisse conserver la vie, en exécuter les fonctions, et que l'on ne puisse y remédier.

Art. 3. Est également réputé non viable tout enfant qui, attaqué d'une maladie dans le sein de sa mère, meurt dans les vingt-quatre heures qui suivent sa naissance, quelle qu'en soit la cause.

Art. 4. Est aussi réputé non viable l'enfant qui, par la longueur ou la nature de l'accouchement, éprouve dans sa circulation une gêne telle qu'il naisse mourant et attaqué d'un épanchement de sang dans le cerveau, et d'un véritable état d'apoplexie et de paralysie dans tous les membres, que les secours de l'art ne peuvent rétablir, et qu'il meurt quelques heures après sa naissance.

Art. 5. Est reconnu et déclaré viable, apte à jouir des priviléges de la société, l'enfant dont la tête est bien conformée, qui, au plus tôt, trente-six heures après sa naissance, est présenté vivant et vigoureux à l'officier de l'état civil qui l'inscrit aussitôt sur ses registres avec les prénoms qu'on lui donne, et les qualités des parens et des personnes qui le lui présentent.

Les articles 1, 2 et 4, qui, au demeurant, ne sont qu'une application des idées de Bigot de Préameneu, de Chabot (de l'Allier), d'Alphonse Leroy, etc., me paraissent heureusement conçus. Les articles 3 et 5 doivent être *rejetés* ; en effet, pour ce qui concerne l'article 3, comment juger dans *beaucoup de cas*, si un enfant qui meurt dans les vingt-quatre heures qui suivent la naissance, était attaqué avant de naître de la maladie qui l'a fait périr, ou bien si cette maladie ne s'est déclarée qu'après la naissance, l'enfant étant d'ailleurs parfaitement constitué ? Quant à l'article 5, je pourrai me borner, pour en faire ressortir les inconvéniens, à signaler les exemples d'enfans à terme atteints d'une oblitération de quelque point du canal intestinal, d'un anévrysme du cœur, des gros vaisseaux et même du canal artériel, qui n'en offrent pas moins un aspect vigoureux pendant trente-six heures, et qui pourtant ne sont pas viables. Je crois cependant devoir consigner un fait important, qui commande impérieusement le rejet de cet article.

Noblet, né le 10 mars 1826 au matin, entré aux Enfans-Trouvés le 11 au matin, est *vigoureux*, très vermeil, *crie avec force*, quoique son cri soit peu soutenu, suce le doigt qu'on lui met dans la bouche, et prend le mamelon de la nourrice ; il est visité le 12 au matin, et destiné à partir pour la campagne ; il meurt dans la journée du 13 au soir. *Ouverture du cadavre.* Le corps a de l'embonpoint, et ne présente extérieurement aucun vice de conformation ; sa taille est de 52 centimètres. Le *crâne est développé* comme à l'ordinaire, et pourtant il y a anencéphalie. Je décrirai en détail l'état de ce sujet en parlant de l'infanticide (*Voy.* t. iie).

Cet enfant aurait pu être présenté au bout de trente-six heures à l'officier civil, qui d'après sa constitution, ses cris, etc. ; l'aurait déclaré viable, quoiqu'il ne le fût pas réellement ; il a vécu trois jours, parce que la moelle allongée, les pédoncules du cerveau, et la moelle épinière étaient dans toute leur intégrité.

En admettant l'article 5 proposé par Chaussier, on s'exposerait donc à déclarer *viable* un enfant qui périrait quelques jours après la naissance, et que l'ouverture du cadavre démontrerait ne pas l'être, et ce qui est encore pis, on pourrait inscrire comme *viable* un enfant qui ne le serait pas, et dont on aurait négligé d'ouvrir le cadavre, et de constater par conséquent le vice de conformation qui l'aurait empêché de vivre.

Signes de viabilité d'un fœtus vivant. On devra déclarer un enfant *viable,* s'il pousse des *cris forts* en naissant ou peu de temps après la naissance, ce qui annonce que la respiration est bien établie (*Voy.* INFANTICIDE, tome iie) ; s'il exécute facilement des mouvemens assez étendus, s'il saisit bien le mamelon ou s'il suce le doigt que l'on introduit dans sa bouche ; s'il rend aisément l'urine et le méconium ; si les os du crâne sont solides, prêts à se toucher par leurs bords ; si les fontanelles sont peu évasées ; si les cheveux, les poils et les ongles sont bien formés ; si la peau est légèrement rosée ; si les proportions de la tête, des membres abdominaux et thoraciques sont telles que je les ai indiquées en parlant des fœtus à terme ; si l'insertion du cordon ombilical ne répond pas à un point fort au-dessous du milieu du corps. Enfin, on devra considérer l'état de l'enduit sébacé, la production de graisse dans le tissu cellulaire. Le médecin fixera également son attention sur l'état de la respiration ; l'auscultation pourra apprendre si toute l'étendue du poumon reçoit de l'air. On devra avoir égard à l'état du pouls qui, chez un nouveau-né, donne de 140 à 160 pulsations par minute, à sa force, à sa dureté plus ou moins grande. Il faut aussi remarquer quelles sont l'étendue et la facilité des mouvemens des membres, quel est le degré de développement du système musculaire. Ces caractères auront encore plus de valeur si la longueur du fœtus est de 50 à 60 centimètres, et son poids de 2 à 3 kilog.; toutefois des enfans doivent être déclarés viables s'ils réunissent les conditions mentionnées, lors même que leur poids et leur longueur seraient sensiblement inférieurs à ceux que je viens d'indiquer.

On regardera le fœtus comme *non viable,* s'il est muet ou qu'il ne pousse que des plaintes continuelles, s'il ne remue pas les membres ou s'il n'exécute que des mouvemens excessivement faibles ; s'il ne tète pas et s'il ne suce pas le doigt qu'on lui met dans la bouche ; si les excrétions de l'urine et du méconium ne se font pas ou se font mal ; s'il dort presque continuellement ; si les os du crâne sont mous ou assez peu solides pour ne pas résister à la plus légère pression ; s'ils sont trop écartés les uns des autres ; si les fontanelles sont très larges ; si les cheveux et les poils sont rares, courts et d'une couleur peu foncée ; si, au lieu d'ongles, on ne voit que des lames minces qui ne recouvrent pas les doigts ; si la peau est d'un rouge pourpre, surtout aux mamelles, aux oreilles, etc., ou bien si elle est marbrée, parsemée de vaisseaux bleuâtres ; si la tête est beaucoup trop volumineuse, par rapport aux autres parties du corps ; si la longueur des membres thoraciques dépasse de beaucoup celle des membres abdominaux ; si le cordon ombilical s'insère près du pubis ; si les paupières sont collées; si la membrane pupillaire existe : s'il n'y a pas de graisse dans le tissu cellulaire sous-cutané; si la respiration est très laborieuse, diaphragmatique; si le poumon est à peine pénétré d'air dans quelques points de son étendue, en un mot si l'enfant est tellement chétif que les fonctions les plus importantes aient de la peine à s'exécuter. Ces caractères acquerront beaucoup plus de valeur, si la longueur et le poids du corps annoncent que le fœtus est à peine âgé de cinq à six mois. Les enfans qui offriraient l'ensemble des signes que je viens de faire connaître devraient être déclarés *non viables,* lors même qu'ils pèseraient de 2 kilog. à 2 kilog. 1/2, et que la longueur de leur corps serait de 50 centimètres.

S'il arrivait qu'un enfant chétif, vivant déjà depuis plusieurs semaines, fût l'objet d'un rapport médico-légal, l'homme de l'art ne prononcerait sur sa *viabilité* qu'avec réserve, lors même qu'il aurait pu constater la plupart des caractères mentionnés dans le paragraphe précédent : il devrait suspendre son jugement et demander à faire un second rapport plus tard.

Signes de viabilité d'un fœtus mort. Si, comme il peut arriver dans certaines questions de droit civil, le médecin était appelé pour juger si un enfant mort était *né viable,* il devrait s'attacher d'abord à reconnaître s'il est né vivant (*V.* INFANTICIDE, t. II) ; il éviterait de confondre avec les phénomènes qui caractérisent la vie extérieure, certains mouvemens des membres, des cris faibles, des battemens de cœur, etc., que l'on dirait avoir aperçus ou sentis, et qui ne sont que les derniers traits de la vie fœtale ; il constaterait ensuite l'état, les proportions et les rapports des parties extérieures indiquées dans les deux paragraphes précédens, et qui sont les cheveux, les poils, les ongles, la peau, la tête, le cordon ombilical, etc.; il faudrait ensuite procéder à l'ouverture du cadavre, et examiner attentivement si le développement du système osseux, du cerveau, du cœur, des poumons, du foie, de l'estomac et des intestins, des reins et de la vessie, etc., annonce que le fœtus est âgé de six, de sept, huit ou neuf mois (*Voyez* p. 68), et si ces organes semblaient avoir atteint le degré de perfection nécessaire pour exercer les fonctions sans lesquelles la vie extra-utérine ne saurait se prolonger.

Il ne perdrait pas de vue, non plus, que les organes parvenus à l'état de maturité peuvent être malades, et leurs lésions pathologiques être incompatibles avec la vie. Il devrait donc prendre ce fait en considération, sans oublier que ces données peuvent soulever bien des incertitudes.

Je ne terminerai pas cet article sans faire observer que, si la solution des questions relatives à la *viabilité* des fœtus doit être fondée sur l'état plus ou moins parfait de leurs organes, il importe aussi d'avoir égard à d'autres caractères que l'on pourrait appeler *secondaires :* ainsi tout étant égal d'ailleurs, on sera d'autant plus disposé à admettre la possibilité de vivre, que la mère de l'enfant aura joui d'une meilleure santé pendant la grossesse, que l'accouchement n'aura pas été provoqué, qu'il se sera terminé avec facilité, que l'arrière-faix sera dans l'état naturel, etc.

De la viabilité des fœtus monstrueux.

Parmi les nombreuses classifications des monstruosités proposées par les auteurs, celle de Breschet me paraît la plus propre à faciliter la solution du problème qui va m'occuper. Les monstruosités y sont distribuées en quatre ordres, savoir : les *agénèses*, les *hypergénèses*, les *diplogénèses* et les *hétérogénèses*.

PREMIER ORDRE. *Agénèses*, ou déviation organique avec diminution de la force formatrice.

Premier genre. Déviation organique par absence des organes, ou défaut dans leur développement. Ce genre comprend plusieurs espèces.

1° L'*acéphalie* (de α priv. et de κεφαλή, tête). On désigne ainsi la monstruosité dans laquelle il y a absence totale des parties qui composent la tête, et quelquefois même de celles qui constituent une portion du tronc ; suivant une remarque fort importante faite par Béclard, *on voit constamment manquer chez ces individus toutes les parties externes et internes qui reçoivent leurs nerfs des centres nerveux qui siégent dans la partie du corps qui manque :* ainsi, comme le cerveau, le cervelet et la moelle allongée n'existent jamais chez les acéphales, on ne trouve aucun des organes auxquels ils envoient des nerfs ; et, par la même raison, plus la moelle épinière a perdu de sa longueur par en haut, plus il manque de parties supérieures du corps. En général, les monstres dont je parle sont dépourvus de poumons, et jusqu'à ce jour on en cite à peine quelques-uns où l'on ait trouvé le cœur. Il résulte évidemment de ce qui précède, que les acéphales ne sont pas viables.

2° *L'anencéphalie* (de α priv. εγκεφαλον encéphale). Elle consiste, d'après la plupart des anatomistes, dans l'absence du cerveau, du cervelet et du crâne, et plus souvent dans l'absence plus ou moins complète du cerveau et de la partie supérieure du crâne; on doit admettre aussi que chez certains anencéphales, l'extérieur du crâne peut n'être le siége d'aucun vice de conformation (*Voy.* INFANTICIDE, t. II°). La moelle allongée existe : aussi trouve-t-on le cou, les viscères thoraciques, les organes des sens, le pharynx, le larynx et toute la face. Les *anencéphales* ne peuvent pas être déclarés viables : toutefois ils peuvent vivre pendant quelque témps; on en a vu qui n'ont péri que vingt jours après la naissance, parce que le bulbe supérieur du prolongement rachidien , d'où naissent les nerfs qui se distribuent aux appareils digestif et respiratoire, n'était point détruit chez eux; lorsque ce bulbe est attaqué, la mort suit de près la naissance.

L'hydrocéphalie congénitale. En général, les hydrocéphales ne vivent que peu de jours : il existe cependant des exemples rapportés par Goelis, Harteu, Malacarne, Loder, Michaelis, Scheider, Auriville, Schomberg, Gall, Breschet, etc., d'individus atteints de cette maladie, qui ont vécu pendant dix-sept, vingt-huit, trente-et-un, quarante-huit et même soixante-dix-neuf ans. Ces faits, en apparence contradictoires, se concilient très bien avec les résultats fournis par l'anatomie pathologique, qui nous apprend que dans l'hydrocéphalie les altérations peuvent être rapportées à trois chefs principaux : 1° l'encéphale est *imparfaitement développé*, et le plus souvent *quelques-unes de ses parties* manquent ; on dirait que les rudimens de cet organe baignent dans de la sérosité : tous les hydrocéphales qui meurent dans le sein maternel, à leur naissance ou peu de temps après, appartiennent à ce premier ordre ; 2° l'encéphale *existe dans toutes ses parties,* quoique chacune d'elles ne soit pas encore parvenue à son complément de développement ; du reste cet organe, et surtout ses cavités, sont distendues et agrandies par une quantité plus ou moins considérable de liquide : dans ce cas, l'hydrocéphale peut vivre plus ou moins long-temps ; il périra d'autant plus vite que l'augmentation du fluide se fera plus rapidement : nul doute que chez les individus dont j'ai parlé, qui ont vécu de longues années, l'accumulation de la sérosité ne se soit faite très lentement ; 3° l'espace qui sépare les membranes contient un liquide séreux, sans qu'il y en ait dans les cavités de l'encéphale ; cet *organe est complétement développé*, ce qui démontre que l'origine de la maladie ne remonte qu'aux derniers temps de la vie fœtale, et plus souvent encore aux premières années de la vie de l'enfant : ces hydrocéphales peuvent vivre pendant plusieurs années.

3° L'*absence* ou l'*imperfection de la face*. La première de ces monstruosités est désignée sous le nom d'*aprosopie* (de α priv. et πρόσωπον, face), tandis qu'on donne à l'autre le nom d'*atéloprosopie ;* celle-ci est moins rare que l'aprosopie ; elle est souvent accompagnée d'une imperfection plus ou moins grande des os du crâne. Les fœtus atteints de ce genre de monstruosité manquent de cerveau, et doivent par conséquent être assimilés aux anencéphales sous le rapport de la viabilité.

4° L'*absence des yeux, des paupières* ou *de l'iris*, ne saurait être considérée comme un motif de non-viabilité. L'absence de la *bouche* n'a lieu que lorsque la face manque ; d'où il suit que les enfans atteints de ce vice de conformation ne sont point viables. L'absence des *lèvres* est excessivement rare, et n'entraîne point par elle-même la mort du fœtus. Les enfans qui n'ont point de *luette* vivent aussi long-temps que ceux qui sont bien conformés. La *langue* ne manque le plus souvent que lorsqu'il y a absence de la face ; toutefois le défaut de cet organe, la face étant dans son intégrité, n'exclut point la possibilité de vivre : ce n'est que lorsqu'il y a absence ou imperfection de la face, que la *mâchoire inférieure* manque (Voy. *Absence de la face*). On n'a encore observé le défaut complet de l'oreille que dans l'acéphalie vraie ; s'il ne manque que l'oreille externe, l'individu est viable.

5° L'absence de l'épiglotte, du pénis, du scrotum, des testicules, des vésicules séminales, de l'utérus et de ses annexes, du vagin, de quelques vertèbres, de quelques côtes, de la totalité ou d'une partie des membres, n'influe pas sensiblement sur la vie de l'individu; il en est de même de l'absence d'un des reins ou de la vessie : on a vu, lorsque ce dernier organe manquait, les uretères s'ouvrir dans le rectum ou aboutir au vagin, ce qui obligeait l'individu à uriner souvent.

6° L'absence de l'œsophage, de l'estomac, du foie, du cœur et des poumons, qui peut avoir lieu quoique la tête soit bien développée, malgré l'assertion contraire des auteurs, entraîne nécessairement la mort dans un court espace de temps.

7° Si les cloisons auriculaire et ventriculaire du cœur permettent le mélange du sang artériel et du sang veineux, l'individu est viable; mais alors il est atteint de cyanose : c'est probablement à ce vice de conformation qu'il faut rapporter ce que l'on a publié sur des cœurs uniloculaires. L'absence de la totalité ou d'une grande partie du diaphragme suffit pour ranger l'individu parmi les êtres non viables.

8° Je ne parlerai pas des nains, des ragots et des crétins, qui sont tous viables, parce qu'il est très difficile de donner des caractères qui puissent les faire reconnaître aux premières époques de la vie.

Deuxième genre. Déviation organique avec fissure ou fente sur la ligne médiane du corps. Ce genre comprend un assez grand nombre d'espèces.

Les fœtus chez lesquels les lèvres, les os maxillaires, la langue, le voile du palais, la vessie, la verge, l'urètre la matrice ou le vagin sont fendus à la partie moyenne, sont viables. Ceux dont le crâne est divisé à la partie moyenne par suite de la lenteur avec laquelle l'ossification s'est opérée, sont atteints d'un encéphalocèle qui peut guérir par les moyens compressifs, s'il est léger, et qui est presque toujours mortel, s'il est volumineux. Il en est de même pour la hernie du cervelet. Ceux qui sont affectés d'*hydrorachis* (*spina bifida*) peuvent vivre non-seulement quelques jours, mais quelques mois et même plusieurs années; en effet, il résulte des observations rapportées par Bonn, Warner, Camper et Swagermann, que des malades atteints d'hydrorachis ont vécu pendant dix, vingt, vingt-huit et même cinquante ans. En général plus la tumeur est élevée et volumineuse, plus l'individu succombe rapidement.

La division du *sternum* n'entraîne point la mort. Celle de l'abdomen détermine la hernie des viscères abdominaux, et peut être promptement mortelle si le déplacement est considérable. On doit rapprocher de ce vice de conformation l'*exomphale* ou la hernie ombilicale dans laquelle se trouvent quelquefois, non-seulement les organes abdominaux, mais encore les viscères thoraciques. Béclard a décrit un exemple de cette monstruosité, où la tumeur renfermait en outre le front et la face de l'enfant. Il est évident que ces êtres ne peuvent pas vivre. L'*exstrophie* de la vessie est loin d'entraîner la mort du fœtus, puisqu'on possède plusieurs exemples de ce vice de conformation chez des personnes qui avaient dépassé vingt et trente ans.

Troisième genre. Déviation organique avec imperforation.

La persistance de la membrane pupillaire, l'union des paupières, l'imperforation de la bouche, de l'anus, de l'urètre, du vagin et de la matrice, ne sauraient être regardées comme des motifs de non-viabilité, à moins qu'il y ait oblitération de l'œsophage ou du gros intestin.

Quatrième genre. Déviation organique avec union ou confusion des parties.

Monopsie (de μόνος seul, et ὤψ œil). On désigne ainsi les fœtus chez lesquels il y a eu rapprochement ou fusion plus ou moins complète des deux yeux, par suite de l'absence totale ou partielle des parties qui composent l'appareil olfactif. Il existe plusieurs degrés de *monopsie*; 1° les deux orbites communiquent entre eux, et chacun contient un œil distinct; 2° il n'existe qu'une cavité orbitaire dans laquelle on voit deux yeux qui se touchent sans se confondre; 3° les yeux sont confondus, mais on peut encore reconnaître toutes les parties qui les constituent; 4° il n'y a qu'un seul œil qui est ordinairement très volumineux. La face des monopses est presque toujours plus courte et moins large que celle des fœtus bien conformés; on ne trouve à la place du nez qu'une surface lisse qui sépare l'œil de la bouche: l'ethmoïde, les os propres du nez, les os palatins, les os unguis et les nerfs olfactifs manquent toujours. Le cerveau est excessivement petit, ou réduit en une sorte de bouillie claire : on ne voit qu'un hémisphère cérébral. On doit assimiler ces êtres, sous le rapport de la viabilité, aux anencéphales, quoiqu'il soit avéré qu'un poulain monopse ait vécu quatre mois.

La réunion des membres abdominaux, des doigts ou des orteils, ainsi que l'inversion des extrémités des membres pelviens et thoraciques, n'est pas une cause de non-viabilité.

Deuxième ordre. *Hypergénèses*. Déviation organique avec augmentation de la force formatrice. Cet ordre comprend deux genres, dans lesquels viennent se ranger les *géans* et les fœtus dont la tête, la face et les membres sont gros, ou qui offrent plusieurs membres, plusieurs doigts, plus de vingt-quatre vertèbres ou de vingt-quatre côtes, ou de trente-deux dents, des muscles doubles, plus d'un mamelon à chaque mamelle, ou plusieurs mamelles, deux ou trois cœurs, deux duodénum, trois reins, deux vagins, deux utérus, trois oreilles ou cinq yeux, etc. Tous ces fœtus sont viables.

Troisième ordre. *Diplogénèses*. Déviation organique avec réunion des germes.

Premier genre par fusion ou par adhérence ; ce genre renferme quatre espèces : 1° deux individus sont accolés, par quelque point de la surface de leur corps, et présentent chacun en apparence, du moins, toutes leurs parties distinctes. Ces fœtus sont viables, comme le prouve l'histoire si généralement connue d'Hélène et de Judith, qui vécurent vingt-et-un ans, et qui étaient unies seulement par la partie inférieure de la région lombaire. 2° Deux ou trois individus sont accolés, mais il y a eu fusion profonde et disparition de quelques-uns des membres (1) ; ainsi on ne trouve que trois bras ou trois jambes, ou quatre bras et deux membres inférieurs, ou quatre jambes et deux bras, ou bien deux bras et trois jambes ; la viabilité de ces êtres ne saurait être contestée. 3° Deux individus peuvent être séparés dans leur partie supérieure et réunis dans leur partie inférieure, et, dans ce cas, il peut n'y avoir que trois membres supérieurs : ces fœtus

______

(1) Fattori observa, en 1810, un fœtus dans lequel on voyait manifestement les débris de deux autres fœtus : l'existence de trois individus de l'espèce humaine réunis, doit donc désormais être regardée comme possible.

sont viables. 4° Le monstre est viable lorsqu'il est simple supérieurement, et double inférieurement : c'est-à-dire lorsqu'il offre une tête et deux corps.

Deuxième genre : par pénétration. Ce genre comprend deux espèces : 1° un des individus est en partie détruit, et la portion restante fait saillie hors du corps de l'autre individu, aux dépens duquel il est nourri. Les exemples de cette monstruosité ne sont pas rares et l'on sait que le fœtus contenu n'est jamais viable, mais que celui qui le renferme peut vivre pendant plusieurs années. 2° Un des fœtus est totalement contenu dans l'autre, comme on peut s'en convaincre par les faits suivans :

A. Bissieu s'était plaint, dès qu'il avait pu balbutier, d'une douleur au côté gauche qui était tuméfié ; à l'âge de treize ans, il fut pris tout-à-coup de fièvre : sa tumeur devint volumineuse et très douloureuse ; il ne tarda pas à rendre par les selles des matières puriformes et fétides, et à éprouver la plupart des symptômes de la phthisie pulmonaire : peu de temps après, il rendit par les selles un peloton de poils et mourut au bout de six semaines dans un grand état de consomption. A l'ouverture du cadavre, on vit que la tumeur était renfermée dans un kyste situé dans le mésocolon transverse, près du colon et hors des voies de la digestion. La masse qui remplissait ce kyste contenait évidemment quelques organes des sens, un cerveau, une moelle de l'épine, des nerfs, des muscles, un squelette, un cordon ombilical composé d'une artère et d'une veine ; les organes de la digestion, de la respiration et de la sécrétion de l'urine et de la génération manquaient (*Bulletin de la Société de Médecine,* 1re année, page 4).

B. Higmore rapporte qu'un jeune homme, âgé de seize ans, périt après avoir éprouvé des douleurs atroces dans l'abdomen. L'épigastre, la région ombilicale et les hypochondres étaient occupés par une tumeur de forme irrégulière, contenue dans un sac qu'enveloppait l'épiploon, et dans lequel on voyait un fœtus imparfait (*Case of fœtus found in the abdomen of a young man,* 1815).

Ces observations ne sont pas les seules que je pourrais citer : on en connaît encore plusieurs autres, que le docteur A. Lacheze, d'Angers, a rassemblées avec soin dans sa dissertation inaugurale intitulée : *de la Duplicité monstrueuse par inclusion* (Paris, juillet 1823). Ollivier (d'Angers) en a rapporté d'autres exemples dans un mémoire sur la monstruosité par inclusion, inséré dans les *Archiv. gén. de méd.*, tome XV, pages 355 et 539. Le docteur Mayor en a consigné un nouveau cas dans un mémoire sur les monstruosités par duplication (*Journal complém. du Dict. des scienc. méd.*, mars 1828). En 1842, M. Velpeau a extirpé une tumeur testiculaire, débri d'un fœtus inclus chez un jeune homme d'une vingtaine d'années (*Arch. gén. de méd.*, 1842). Ici, comme dans les espèces précédentes, le fœtus contenu n'a jamais été viable, tandis que celui qui le contient peut l'être.

Quatrième ordre. *Hétérogénèses*. Déviation organique avec qualités étrangères du produit de la génération.

Breschet range dans cet ordre ; 1° les fœtus extra-utérins : ils ne sont pas viables ; 2° ceux qui naissent à la suite des grossesses multiples : on sait que les jumeaux sont viables lorsqu'ils sont au nombre de deux, qu'il est rare de les voir vivre quand il y en a trois, et qu'il n'y a point d'exemple qu'ils aient vécu quand ils étaient quatre ; 3° les albinos et les chacrelats (albinos des nègres) : ils sont viables ; 4° ceux qui sont atteints de cyanose : ils peuvent vivre ; 5° ceux qui sont atteints de jaunisse ou de l'induration du tissu cellulaire : les uns et les autres sont viables, mais les derniers périssent souvent quelques jours après la naissance ; 6° ceux dont les organes sont renversés, par exemple, lorsque le cœur est à droite, le foie à gauche, etc.; ils peuvent vivre en général aussi long-temps que les autres ; il est pourtant des cas de déplacement du cœur dans lesquels l'enfant n'est point viable ; les considérations suivantes mettront cette vérité hors de doute.

Ectopie du cœur (*Ectopia* dérivé de ἐκ, de; τόπος, lieu, déplacement). Il existe trois genres d'*ectopie du cœur* : 1° l'*ectopie thoracique* dans laquelle le cœur est déplacé tantôt sans fissure des parois thoraciques, tantôt avec fissure de ces mêmes parois, tantôt enfin avec absence de quelques pièces aux parois du thorax : 2° l'*ectopie abdominale* dans laquelle le cœur sort de la poitrine par une ouverture du diaphragme; 3° l'*ectopie céphalique* dans laquelle le cœur est en rapport avec quelque partie de la tête (1). Les enfans dont le cœur est logé dans la cavité droite du thorax, qu'il soit vertical ou horizontal, que sa pointe soit dirigée en bas,

_____

(1) Voyez le *Mémoire sur l'ectopie de l'appareil de la circulation, et particulièrement sur celle du cœur*, par G. Breschet, 1827.

en haut ou en avant, *sont viables ;* il en est de même lorsqu'il y a *ectopie abdominale* simple , c'est-à-dire sans éventration ; car il n'y a pas d'exemple de fœtus viables, quand avec une ectopie semblable, les viscères abdominaux étaient à nu, ou couverts seulement par une membrane mince. Les fœtus atteints d'*ectopie thoracique* avec issue du cœur par une fente du sternum ou au-dessus de l'appendice xyphoïde, ou d'*ectopie céphalique* ne sont point *viables.* Pour pouvoir prononcer sur la viabilité d'un fœtus affecté d'ectopie du cœur, dit Breschet, et qui serait encore vivant, ou dont le cadavre serait soumis à un examen juridique, il faudrait non-seulement tenir compte de l'âge du fœtus , mais encore de la coexistence d'autres vices de conformation. Les faits rapportés dans ce mémoire démontrent jusqu'à l'évidence que l'ectopie du cœur est fréquemment accompagnée d'anencéphalie, de diastérachie, etc. On a vu également les poumons être à peine développés, l'artère pulmonaire manquer ou être imperforée, quoique à l'extérieur l'apparence de l'enfant fût régulière, et toutes ces dispositions suffisent pour établir la non-viabilité. On peut avancer d'une manière générale que l'*ectopie du cœur* est rarement seule, et lors même que ce vice de conformation est à un degré peu marqué, il peut être accompagné d'une disposition vicieuse dans la structure du cœur ou dans l'origine des gros troncs vasculaires (page 31 du Mémoire cité).

BIBLIOGRAPHIE.

—

VIABILITÉ DU FŒTUS.

§ Iᵉʳ.

Par rapport à l'âge.

HARDER (J.). De partu septimestri tam juris consultorum responsis quam medicorum placitis insigni. Leyde, 1683.

GOELICKE (And. Ott.). Resp. STABEL. Specimen quo demonstratur partum octimestrem vitalem esse et legitimum. Halle, 1708, in-4.

BAUMGARTEN (G. C.). De partûs vivi et vitalis differentiis. Altembourg, 1747, in-4.

ROEDERER (J. G.). De fœtu perfecto. Strasbourg, 1750, in-4.

Berger (C. J.) præs. B. J. de Buchwald. Semeiotica partùs legitimi de perfectissimè enixi signis. Copenhague, 1759.

Hoin (J. J.). Mémoire sur la vitalité des enfans. Paris, 1765.

' Walch (N. C.). Programmata IV de genuino fonte distinctionis inter fœtum animatum et inanimatum in C. C. C. artic. 133, adhibitæ. Iéna, 1768–1781.

Œltze (G. E.). De partu vivo vitali aut non vitali præcipuè ratione transmissionis hæreditatis. Iéna, 1768.

Leroy (Alphonse). L'enfant qui naît au cinquième mois de la grossesse peut-il conserver la vie ? Question médico-légale, dans laquelle on expose quelques lois de la nature, propres à donner quelques éclaircissemens sur ce que c'est que la vie. Paris, 1790.

Platner (E.). De vitâ fœtûs non animatâ quantum ad infanticidium. Leipzig, 1809. Recus. in ej. quæst. med. leg.

Collard de Martigny. Questions de jurisprudence médico-légale sur la viabilité en matière civile et criminelle, sur la monomanie homicide et la liberté morale. Paris, 1828, in-8°.

§ II.

Viabilité, monstruosités.

Brunner (J. C.). Fœtus monstrosus et biceps. Strasbourg, 1672.

Schoepffer (J. J.). Resp. S. J. Gutzmer. D. de gemellis concretis. Rostock, 1709.

Waldschmied (J. J.). Resp. F. L. Curds. De jure monstrorum. Giessen, 1712.

Schulze (J. H.). Resp. J. J. Lauffer. De infanti sine cerebro nato. Halle, 1740, in-4.

Bianchi (J. B.). De naturali in corpore humano vitiosâ morbosâque generatione historia. Turin, 1744, in-8.

Hedler (J. C.). De juribus homnis bicipitis. Wittemberg, 1754.

Jacobi (S.) præs. J. D. Metzger. D. de monstris quoad medicum forensem. Halle, 1791–1793.

Bauch (J. C.) præs. J. D. Metzger. De monstris. Kœnigsberg, 1794.

Tiedemann (E.). Anatomia der Kopflosen Missgeburten–Landshut, 1813.

Meckel (J. L.). De duplicitate monstrosâ commentarius. Halle et Berlin, 1813, in-fol.

Elben (E.). De acephalis sive monstris corde carentibus. Berlin, 1821, in-4, fig.

Geoffroy–Saint–Hilaire (Isidore). Des anomalies de l'organisation, t. 1. Paris, 1832, in-8.

RAPPORTS SUR LA VIABILITÉ DU FOETUS.

Premier rapport. Nous soussigné, etc. Arrivé dans la chambre, on nous a présenté le cadavre d'un enfant du sexe masculin, né depuis six jours, et mort la veille. La mère nous a dit être enceinte de sept mois lorsqu'elle était accouchée, qu'elle n'avait jamais été malade, et que l'accouchement avait été facile ; M. X., accoucheur, a également attesté que le travail avait été de courte durée et sans accident ; il croyait pouvoir attribuer la mort de l'enfant à ce qu'il aurait été imprudemment exposé à l'action d'un air très froid, trois jours après la naissance.

Nous avons procédé à la visite et à l'ouverture du cadavre, et nous avons reconnu qu'il était long de 42 centimètres ; qu'il pesait 1 kilogramme 568 grammes ; que la moitié du corps répondait à 3 centimètres environ au-dessus de l'ombilic ; que le cordon ombilical était tombé depuis peu ; que la peau était rosée et recouverte d'un enduit sébacé ; que les ongles étaient déjà assez consistans ; que le cerveau, d'un blanc jaunâtre, n'offrait aucune trace de matière grise ; que les poumons étaient bien développés, qu'ils étaient gorgés de sang et comme hépatisés, et que néanmoins ils étaient plus légers que l'eau ; que la membrane muqueuse qui les revêt, était d'un rouge vif : du reste, tous les autres organes étaient sains ; le cadavre était froid, les membres raides, et on n'apercevait aucun signe de putréfaction.

Ces faits nous portent à conclure : 1° que l'enfant dont il s'agit était âgé d'environ sept mois ; 2° qu'il a vécu ; 3° qu'il est mort depuis peu ; 4° que s'il est vrai que la plupart des enfans de cet âge périssent, il en est qui vivent, et que celui-ci était assez bien conformé pour qu'il fût permis de le considérer comme *viable*, d'autant plus que pendant trois jours il avait exercé librement ses fonctions ; 5° qu'il a succombé à une inflammation des poumons, occasionnée probablement par l'action du froid. En foi de quoi, etc.

Deuxième rapport. Nous soussigné, etc. Arrivé dans la maison n°..., nous avons trouvé un enfant vivant, du sexe masculin, né la veille, que l'on nous a dit être à terme, et que l'on supposait ne pas être viable, parce qu'il était resté pendant deux heures dans un état de mort apparente, et qu'après être parvenu à force de soins à le ranimer, il était retombé dans cet état, d'où il avait été difficile de le retirer. Du reste, nous avons appris que la mère était primipare, que le travail avait duré trente-six heures, et qu'au moment de la naissance, la face du nouveau-né était tuméfiée et violette, et qu'on avait à peine laissé saigner le cordon ombilical avant de le lier.

Nous avons procédé à l'examen de l'enfant, et nous avons reconnu qu'il offrait le volume et la grosseur d'un fœtus à terme ; que le cordon ombilical répondait à-peu-près à la moitié du corps, que les cheveux et les ongles étaient bien formés, mais qu'effectivement il n'exécutait aucun mouvement, et que la respiration était suspendue ; la face était rouge et tuméfiée. Après avoir détaché la double ligature du cordon ombilical, et avoir laissé écouler environ deux cuillerées de sang, nous avons remarqué de légers mouvemens dans les membres, des frictions faites sur le thorax et sur la colonne vertébrale ont bientôt amené les changemens suivans : la respiration s'est rétablie, l'enfant a poussé des cris, ses mouvemens sont devenus plus forts et plus étendus, et le sang a cessé de sortir par les vaisseaux ombilicaux. Au bout de deux heures, la face était décolorée, et rien n'annonçait que le nouveau-né dût éprouver encore les accidens dont il vient d'être fait mention.

Il résulte de ce qui précède : 1° que l'enfant soumis à notre examen est à terme ; 2° qu'il est viable ; 3° que si la vie a paru suspendue pendant quelque temps, cela doit être attribué à la durée du travail de l'accouchement, et à ce que l'enfant n'a pas été secouru convenablement. En foi de quoi, etc.

DE LA PATERNITÉ ET DE LA MATERNITÉ.

Paternité. L'enfant conçu pendant le mariage, dit le Code civil, a pour père le mari ; cependant il est des cas prévus par les articles 312, 313, 314 et 315 du même Code, où la paternité peut être contestée. La législation actuelle est tellement précise à cet égard, que les magistrats prononcent facilement sur toutes les questions de ce genre, sans avoir besoin de consulter les gens de l'art, excepté lorsqu'il s'agit de constater si l'enfant est né viable, si la naissance a été tardive ou précoce. Envisagé sous le rapport médico-légal, ce problème rentre donc dans ce qui a été dit à l'occasion de la *viabilité* et des *naissances précoces* et *tardives* (*Voy*. pages 294 et 278).

Mais il est un point qui mérite d'être étudié, parce qu'il a été quelquefois l'objet de consultations médico-légales. Une femme veuve depuis un ou deux mois se marie, quoiqu'il soit dit expressément dans l'article 228 du Code civil, qu'elle ne peut contracter un nouveau mariage que dix mois après la dissolution du mariage précédent; elle accouche avant la fin du dixième mois de son veuvage; on demande *lequel du premier ou du second mari est le père de l'enfant?* Il est évident, d'après la législation qui nous régit, que l'enfant peut appartenir aussi bien à l'un qu'à l'autre des maris; en effet, il est légitime, s'il naît entre le sixième et le dixième mois du mariage (*Voyez* articles 312, 313, 314 et 315 du Code civil); on peut donc le regarder comme fils du premier mari, parce qu'il est né avant la fin du dixième mois, à dater du jour de sa mort, ou le considérer comme appartenant au second mari, s'il est né après le sixième mois du second mariage.

On ne peut se dissimuler combien il est difficile de résoudre une pareille question. Faut-il admettre avec Zacchias qu'on devra comparer l'enfant aux deux maris pour voir s'il ressemble plutôt au premier qu'au second, et déterminer si le premier mari était vieux, faible, épuisé, malade depuis long-temps, et par conséquent peu disposé à cohabiter avec sa femme; s'il était ou s'il n'était pas aimé de celle-ci; si l'immaturité de l'enfant est telle qu'il ne puisse pas avoir été conçu depuis long-temps, etc. Ces considérations, prises isolément, ne permettent tout au plus que d'établir des présomptions; leur ensemble peut, dans des circonstances assez rares, changer les présomptions en probabilités : l'âge du nouveau-né doit surtout fixer l'attention de l'homme de l'art. Je suppose en effet que la veuve se soit mariée deux mois après la mort du mari, et qu'elle accouche sept mois après le second mariage : l'enfant sera à terme s'il appartient au premier mari, tandis qu'il aura tout au plus sept mois s'il est le fruit du second mariage : or, il n'est pas difficile de distinguer si un fœtus est à terme ou à sept mois, surtout lorsqu'il périt et que l'on peut examiner l'état des organes intérieurs : toutefois on aurait tort d'*affirmer*, d'après ce seul fait, que l'enfant appartient au premier époux, s'il est à terme, parce que la femme peut n'être devenue enceinte que quelques jours après la mort du mari. Le docteur Capuron, après avoir analysé et discuté les faits qui se rattachent à cette question, croit devoir trancher la difficulté en établissant que le mariage contracté avant l'expiration des trois cents jours ou des dix mois depuis la dissolution du précédent, doit faire attribuer l'enfant au second mari, à moins que celui-ci ne soit autorisé par les lois en vigueur à le désavouer (*Voyez* l'art. 314 du Code civil) ; car alors l'enfant aurait pour père le premier mari. « Nous avons cru pouvoir hasarder notre opinion sur cette question épineuse, dit ce médecin ; nous n'avons point trouvé qu'elle ait été encore résolue par les tribunaux, et la police sévère qu'on observe relativement aux mariages fait présumer qu'elle ne se présentera pas de long-temps » (*Médecine légale relative à l'art des accouchemens,* p. 291).

A l'occasion de cette question M. Devergie émet une opinion qui n'est pas soutenable. « Mais il nous semble, dit-il, qu'une pareille question ne peut pas être *soulevée ;* en effet, le second « mari pourrait seul contester la légitimité de l'enfant, en prou- « vant qu'il était, par une des *trois* causes énoncées dans cet « article (art. 312 du Code civil), dans l'impossibilité physique « de cohabiter avec sa femme (1) ; car du moment que la femme « a contracté un nouveau mariage, ce n'est plus la législation « du veuvage qui la régit, mais bien celle du mariage. Si donc « le second mari désavouait l'enfant, celui-ci serait de fait re- « connu appartenir au premier » (t. 1ᵉʳ, p. 495).

Comment, la question ne peut pas être soulevée ; mais il existe

(1) L'article 312 n'énonce que *deux* causes d'impossibilité de cohabitation. Voici son texte : « L'enfant conçu pendant le mariage a pour père le mari. Néanmoins « celui-ci pourra désavouer l'enfant, s'il prouve que pendant le temps qui a couru « depuis le trois centième jusqu'au cent quatre-vingtième jour avant la naissance » de cet enfant, il était *soit pour cause d'éloignement, soit par l'effet de quelque ac-* « *cident,* dans l'impossibilité physique de cohabiter avec sa femme. »

plusieurs arrêts des parlemens et diverses décisions du tribunal romain relatifs à des cas de ce genre. D'ailleurs, l'espèce suivante pourrait se présenter au premier jour. « Un homme épouse une veuve *trois mois* après le décès du premier mari et la femme accouche, *cent quatre-vingt-deux jours* après le second mariage, d'un enfant *robuste, parfaitement constitué et qui semble à terme*. Le second mari désavoue l'enfant, non pas *parce qu'il a été dans l'impossibilité de cohabiter avec sa femme*, mais uniquement parce qu'il est impossible qu'un enfant de 182 jours offre les caractères de maturité que présente celui-ci. Quel parti prendra le tribunal, condamnera-t-il le second mari à être le père de l'enfant, d'après l'article 312 du Code civil, s'appuyant sur ce que le désaveu de ce mari porte sur une cause non prévue dans cet article? Ce jugement serait inique et montrerait aux moins clairvoyans la nécessité de réviser et de compléter l'article du Code. Le tribunal reconnaîtra-t-il au contraire, que le second mari ne peut pas être le père d'un enfant qui est évidemment *à terme?* Alors il ne se conformera pas à la prescription du Code, et cela ne prouve-t-il pas que les médecins légistes ont eu raison de *soulever* la question afin d'engager le législateur à combler la lacune que présente l'article 312.

Dans une autre espèce, jugée jadis par le tribunal romain, alors que la matière n'était pas réglée par un article de loi, les juges ne rendirent leur arrêt qu'après avoir réuni les suffrages des *médecins*, des philosophes et des jurisconsultes. Voici le fait : « Un enfant se présente au tribunal pour être reconnu le « fils du mari de sa mère, veuve d'un premier mari, et en rece-« voir les alimens, s'appuyant de ce qu'il était né dans la maison « de ce second mari, de ce qu'il avait été baptisé sous son nom, « de ce qu'il avait avec lui quelques traits de ressemblance et de « ce qu'enfin ce tribunal même avait souvent donné en cas sem-« blables des jugemens favorables de filiation. Mais les juges « considérant que le demandeur, alors déjà âgé était né dans le *cinquième* mois depuis le second mariage de sa mère, et qu'à cet âge *il n'aurait pu être conservé* s'il avait appartenu à celui qu'il réclamait pour père, rejetèrent sa demande » (*Zacchias,*

Quest. méd. lég., *décision Rotæ*, *Roman*, n° 28, 45 *et passim.*)

Je sais que dans cette espèce, beaucoup moins embarrassante que la première, la loi française aurait tranché la question conformément à l'article 314 du Code civil; en effet, l'enfant étant né viable, 150 jours après le second mariage, n'aurait pas appartenu au second mari, par cela seul qu'il était né avant le 180° jour du mariage; mais ne résulte-t-il pas de tout ce qui vient d'être dit que dans certains cas, il pourra surgir des questions du ressort du médecin légiste, qui attesteront l'insuffisance des dispositions législatives de nos Codes et la nécessité de les compléter?

Maternité. On peut affirmer, à défaut de témoins, qu'une femme a été mère, en prouvant qu'elle a été enceinte et qu'elle est accouchée; mais il est impossible d'établir positivement qu'elle est la mère d'un enfant qu'on lui attribue, ou qu'elle dit lui appartenir; on ne parvient tout au plus à démontrer, dans certaines circonstances, que l'accouchement a eu lieu à-peu-près à l'époque de la naissance de cet enfant. Cette question, comme on voit, peut être agitée, 1° lorsqu'il y a eu *exposition, suppression, supposition* ou *substitution de part* (*Voyez* tome II°); 2° lorsqu'un individu se dit le fils d'une femme qui prétend n'être jamais accouchée; 3° lorsque enfin un aventurier se déclare le fils et l'héritier d'une personne dont le véritable fils est mort ou absent depuis plusieurs années.

MALADIES SIMULÉES, PRÉTEXTÉES, DISSIMULÉES ET IMPUTÉES.

On désigne sous le nom de *maladies simulées* celles qu'une personne feint d'avoir : elles sont dites *prétextées*, lorsqu'on veut faire servir des maladies réelles à l'accomplissement d'un but qui consiste ordinairement à se décharger d'une fonction plus ou moins pénible, ou à obtenir un avantage quelconque. Les maladies *dissimulées* sont celles que l'on cache; tandis qu'on donne le nom de maladies *imputées* à celles dont une personne est accusée d'être atteinte, tandis qu'elle est dans un état de santé parfaite.

DES MALADIES SIMULÉES OU FEINTES.

Les maladies simulées, ai-je dit, sont celles que l'on feint d'avoir, en imitant plus ou moins bien les symptômes de la maladie que l'on cherche à simuler. Dans un travail sur ce sujet, Marc a proposé d'appeler ces maladies, *simulées par imitation*, pour les distinguer de celles qu'il nomme *simulées par provocation*. Dans le premier cas, dit mon savant confrère, la maladie n'existe pas, elle est feinte : telle est l'épilepsie simulée ; dans l'autre cas, au contraire, la maladie est réelle, mais elle est l'effet d'un artifice : elle a été provoquée dans le dessein d'en imposer et de faire croire à l'existence d'une affection dont la durée est plus ou moins longue ; c'est ainsi qu'en appliquant sur la conjonctive une poudre irritante, on provoque une conjonctivite. Quelle que soit la difficulté que l'on éprouve, dans certaines circonstances, à distinguer si la maladie est provoquée, je pense devoir admettre la division proposée par Marc, parce qu'elle est l'expression rigoureuse de ce qui se passe journellement sous nos yeux.

Généralités sur les maladies simulées. Ces généralités doivent comprendre l'histoire des motifs qui portent à feindre les maladies, et celle des moyens généraux propres à faire découvrir que l'affection n'est point réelle.

Des motifs qui portent à simuler les maladies. Ces motifs sont : 1° le désir de se soustraire à certaines charges ; ainsi on voit des individus qui se disent malades pour ne point répondre à des assignations ; d'autres veulent s'exempter du service militaire ou se faire réformer, et simulent, avec une effronterie dont on a à peine à se faire idée, des affections souvent fort graves ; 2° l'intention d'éviter une peine afflictive ou infamante, ou de la faire adoucir ; combien de fois n'a-t-on pas vu des prisonniers avoir recours à ce moyen pour obtenir leur élargissement, ou du moins un adoucissement à leur punition ! 3° le désir d'exciter la compassion publique ; on connaît la fourberie de ces mendians dont le corps est monstrueusement emphysémateux par suite de l'injection d'une certaine quantité d'air dans le tissu cellulaire sous-cutané, de ceux dont la peau est couverte de plaies et d'ulcères qui sont leur ouvrage, de ceux qui feignent les convulsions, l'extase, etc.; 4° l'intérêt pécuniaire, comme, par exemple, lorsqu'on aggrave les effets d'une blessure légère pour avoir droit à des dommages-intérêts plus considérables; 5° l'ambition, la haine, la crainte, le chagrin, la paresse, l'amour et le fanatisme; tout commentaire ici deviendrait inutile.

Des moyens généraux propres à faire connaître que la maladie n'est point réelle. 1° On déterminera d'abord si l'affection est de nature à pouvoir être imitée ou provoquée; en effet, il est des maladies que l'on peut aisément simuler, comme l'aphonie, des douleurs nerveuses, un très grand nombre de lésions des fonctions intérieures, etc.; il en est d'autres, au contraire, qu'il est difficile et quelquefois même impossible de feindre : telles sont les fièvres, l'anévrysme du cœur, la phthisie pulmonaire, etc.

2° On examinera si la maladie dont il est question est du nombre de celles auxquelles l'individu devrait être plus exposé à raison de son âge, du sexe, de son tempérament, de ses habitudes et du genre de vie qu'il mène.

3° On aura égard à la situation morale de la personne : l'état de ses affaires ou d'autres motifs peuvent-ils la porter à feindre une maladie qu'elle n'a pas ?

4° On interrogera l'individu avec adresse, de manière à ce qu'il soit obligé de répondre autrement que par *oui* et par *non*; par ce moyen on le fera souvent tomber en contradiction, ou bien on lui fera avouer qu'il éprouve des symptômes qui sont incompatibles avec la maladie qu'il dit avoir. L'histoire rapportée par Sauvages justifie cet interrogatoire : « Une fille de sept ans imitait si parfaitement les gestes et les mouvemens de ceux qui tombent en épilepsie, qu'il n'y avait personne à l'hôpital général qui n'y fût trompé. Sauvages lui demanda si elle ne sentait pas un air qui passait de la main à l'humérus, et de là dans le dos et dans le fémur; elle répondit que oui : il ordonna qu'on lui donnât le fouet, et la recette fit tant d'effet sur elle qu'elle se trouva parfaitement guérie » (*Nosologie méthodique*, tome IV, page 120, édition de 1772). Les questions devront être posées avec d'autant plus de finesse que les facultés intellectuelles du malade douteux paraîtront plus cultivées ; on conçoit en effet qu'il sera souvent facile de trouver en défaut un ignorant qui ne serait point rusé.

5° On cherchera à surprendre l'attention de l'individu, en lui faisant exécuter des mouvemens et des actes auxquels il serait hors d'état de se livrer s'il était réellement atteint de la maladie qu'il accuse.

6° On s'attachera particulièrement à l'examen des causes qui auront pu donner naissance à la maladie ; sont-elles en rapport avec celle-ci, l'individu hésitera-t-il à assigner une origine quelconque à la maladie dont il se dit attaqué ?

7° Mais c'est surtout en comparant les symptômes avec ceux que l'on devrait observer si la maladie était réelle, que l'on parviendra à connaître la vérité. Ici c'est un fourbe qui fait une description assez exacte des phénomènes morbides pour en imposer au premier abord ; mais il est trahi parce qu'il fait paraître ces symptômes dans un ordre et dans une succession insolites ; là c'est un homme qui craint de ne pas caractériser assez bien l'affection qu'il veut simuler, et qui accuse des phénomènes que l'on n'observe jamais dans cette maladie ; plus loin, le faux malade croit bien faire en simulant à chaque visite de nouveaux symptômes, et en omettant de désigner ceux dont il s'était plaint d'abord, et qui étaient en quelque sorte caractéristiques de l'affection.

8° On conseillera des médicamens, et on aura égard aux effets qu'ils produisent et à l'empressement que l'individu met à les prendre ; car on sait que, dans la plupart des cas, les personnes qui se portent bien répugnent à faire usage de substances d'une odeur et d'une saveur désagréables ; on pourra donc, en épiant ces personnes à plusieurs reprises, en les surprenant en quelque sorte, s'assurer si elles cachent les médicamens prescrits.

9° On fera également attention à la nature des boissons et des alimens que l'individu paraît préférer. Ne serait-ou pas en droit de soupçonner qu'une affection gastrique est simulée, si le malade douteux repoussait les boissons acidules froides et les alimens légers, pour obtenir des viandes, des boissons alcooliques, etc.?

10° Si la maladie que l'on accuse est du nombre de celles qui se manifestent par des accès, on observera l'individu peu de temps avant l'attaque et pendant qu'elle a lieu ; on surveillera alors ses gestes, ses cris, son pouls, etc.

11° On n'aura recours à des moyens énergiques, tels que la fustigation, la cautérisation, etc., qu'autant qu'on sera à-peu-près convaincu que la maladie est simulée ou que l'individu affirmera qu'il a complétement perdu la sensibilité dans un membre ou dans une de ses parties : mais il sera souvent utile, pour l'intimider, de lui proposer l'emploi des moyens les plus violens.

Tels sont les préceptes généraux qui doivent servir de base aux médecins chargés de décider s'il y a ou non simulation d'une maladie ; sans doute il en est encore beaucoup d'autres fondés sur les connaissances psycologiques et physiologiques les plus positives, que l'on ne saurait exposer d'une manière générale, parce qu'ils peuvent varier à l'infini. Le médecin ne peut découvrir la ruse, comme l'a fort bien dit Marc, dans un excellent article du *Dictionnaire de médecine* en 30 volumes (DÉCEPTION), que par l'emploi de ressources ingénieuses, et en quelque sorte improvisées.

§ Ier.

DES MALADIES SIMULÉES PAR IMITATION.

On désigne ainsi, comme je l'ai déjà dit, les maladies qui n'existent pas et que l'on feint d'avoir : les principales de ces maladies sont l'amaurose, la myopie, le strabisme, l'écoulement fétide des oreilles, la surdité, le mutisme, le bégaiement, l'ozène, la paralysie, la claudication, la contracture, l'obstipation, le tremblement, les convulsions, les douleurs, la nostalgie, la folie, l'épilepsie, la dysphagie, le vomissement, la fistule, le renversement de l'anus, l'anévrysme du cœur, la phthisie pulmonaire, certaines hémorrhoïdes, l'incontinence d'urine, la perte des testicules, l'ictère, les dartres, la teigne, les ulcères, l'enflure, la rage, le scorbut, les scrofules, etc.

Amaurose ou *goutte sereine*. Cette maladie a été souvent simulée par les militaires qui désiraient se faire réformer. Le fait suivant, consigné dans l'ouvrage de Mahon, prouve combien les fourbes ont porté quelquefois loin leur audace.

Un jeune militaire, après avoir passé la nuit aux avant-postes, dit tout-à-coup qu'il est aveugle. On ne tarda pas à se convaincre qu'il simulait la cécité, quoiqu'il assurât ne pas voir. On lui appliqua vésicatoires, sétons, etc.; il endura tout avec une constance étonnante, en remerciant toujours des soins qu'on lui donnait. On le mit sur le bord de la rivière et on lui dit de marcher : deux bateliers étaient tout prêts pour le retirer de l'eau. Il marcha devant lui, et se laissa tomber dans l'eau, dont il fut retiré bientôt. Convaincus de son aveuglement, mais ne pouvant expliquer la dilatation et la contraction de la pupille, les officiers de santé lui donnèrent son congé, mais l'avertirent que, s'il feignait, ce congé lui serait inutile, puisque dans son pays on s'apercevrait facilement qu'il n'était pas aveugle; que s'il avouait la vérité, on lui en donnerait un autre. Il nia d'abord sa fourberie, mais, assuré qu'on ne lui manquerait pas de parole, il prit un livre et lut (t. i, page 360).

Dans la plupart des cas, les individus disent qu'ils n'y voient pas de l'œil droit : il faut alors se rappeler que presque toujours, dans l'amaurose véritable, l'iris est immobile, même lorsqu'on en approche une lumière vive, et que son cercle est très élargi et quelquefois presque effacé ; l'œil malade devient saillant; on dirait qu'il est surmonté d'un autre œil, tant la cornée transparente est poussée en dehors par l'humeur aqueuse. A la vérité, il est des exemples de goutte sereine dans lesquels l'iris se contracte, et son cercle diminue par l'action de la lumière, ce qui paraît tenir à ce que les nerfs qu'il reçoit de la troisième et de la cinquième paires ne sont point lésés ; mais dans ces cas, le resserrement de la pupille s'opère lentement et n'est point durable, tandis que le contraire a lieu dans l'œil qui n'est pas affecté d'amaurose; le cercle de l'iris est loin de diminuer autant que dans un œil sain soumis tout-à-coup à l'action d'une vive lumière. Si l'individu se dit atteint d'amaurose de l'un des deux yeux seulement, ces différences seront d'autant plus faciles à saisir, que l'on pourra faire agir à-la-fois la lumière sur les deux yeux. J'ajouterai que dans les amauroses qui sont consécutives à une inflammation de l'œil, on peut voir la pupille déformée, et des adhérences ou des fausses

21.

membranes à la surface de l'iris, toutes particularités que ne présentera pas une amaurose simulée.

L'application sur l'œil de l'extrait et du suc récent de belladone, de l'extrait de jusquiame et d'eau distillée de lauréole, produit des phénomènes qui pourraient faire croire à l'existence d'une amaurose chez un individu qui serait intéressé à feindre cette maladie : en effet, l'iris se contracte et reste immobile, la dilatation de la pupille est assez considérable pour que l'anneau de l'iris devienne presque linéaire ; enfin la lumière la plus vive ne produit aucun changement sur l'iris ni sur la pupille. Mais je ferai remarquer que souvent l'œil est légèrement rouge et larmoyant à la suite de pareilles applications ; que l'action de l'extrait de jusquiame ne se prolonge guère au-delà de vingt-quatre heures, tandis que celle de l'extrait de belladone cesse dans les six premières heures, et que celle de l'eau distillée de lauréole est passagère : il sera donc aisé de reconnaître la supercherie, en examinant attentivement l'individu trente-six ou quarante-huit heures après la première visite.

Il est encore important de se rappeler qu'il existe des amauroses qui se dissipent d'elles-mêmes au bout de quelques semaines ou de quelques mois, comme on le voit à la suite d'une chute, de coups à la tête, de blessures du nerf sus-orbitaire, de convulsions, d'une fièvre grave, de l'ivresse, etc.; il en est de même de celles qui sont dues à des congestions sanguines vers la tête, ou à l'anémie.

Cataracte (Voyez *Maladies simulées par provocation*, page 344).

La *myopie* est une cause de réforme absolue ; dès-lors on concevra qu'elle ait été souvent simulée. Le véritable myope lit distinctement dans un livre ouvert dont on applique le feuillet contre le nez; il peut lire à 36 cent. de distance avec un verre numéro 3, et il distingue les objets éloignés à l'aide d'un verre numéro 5. Toutefois, le fourbe peut en imposer s'il a contracté l'habitude de lire avec toutes sortes de lunettes, comme Percy et Laurent disent l'avoir vu.

Ophthalmie (Voyez *Maladies simulées par provocation* page 344).

Strabisme. C'est à tort que l'on a regardé le strabisme *simple* comme un motif d'exemption, puisque l'homme qui n'est point affecté de cette maladie et qui tire un coup de fusil, n'y parvient qu'en louchant momentanément à gauche, c'est-à-dire en fermant l'œil de ce côté et en dirigeant l'œil droit sur le point de mire.

Il n'en serait pas de même si le strabisme était assez grave pour que l'individu n'aperçut les objets que loin du point où ils sont placés.

Oreilles. On est réformé du service militaire lorsqu'on est atteint d'un écoulement muqueux, purulent et fétide par les oreilles; aussi voit-on souvent les jeunes conscrits chercher à enflammer et ulcérer le conduit auditif, en y introduisant de la poudre de cantharides, de l'emplâtre épispastique, qu'ils remplacent, quelque temps après, par un mélange de suif rance, d'huile empyreumatique, d'asa-fœtida ou de vieux fromage. Il suffit, pour reconnaître la fraude, d'examiner attentivement les deux oreilles, et surtout de s'assurer que la maladie résiste à un traitement méthodique et bien suivi. N'a-t-on pas vu, dans un cas de ce genre, le conduit auditif contenir, au lieu d'un mucus purulent, du miel dont le conscrit avait fait usage pour faire prendre le change?

Surdité. La surdité est une des maladies que l'on simule le plus souvent, parce qu'elle exempte du service, qu'on peut la feindre avec facilité, et qu'il n'est pas toujours aisé de distinguer si elle est vraie ou simulée. Rien ne me semble plus propre à faire connaître les moyens que l'on doit mettre en usage pour démasquer la fourberie, que le récit d'un certain nombre d'observations de faux sourds dont on n'a pas été la dupe. On sait d'ailleurs que la plupart des vrais sourds offrent une physionomie particulière, que présentent rarement ceux qui simulent cette maladie.

1° Un conscrit veut se faire passer pour sourd : on laisse tomber adroitement à ses pieds une pièce de monnaie, et il fait un mouvement qui le trahit. 2° Avez-vous encore votre père; combien avez-vous de frères, demande-t-on à d'autres; et l'on a soin de baisser successivement la voix à mesure qu'on leur adresse de nouvelles questions : les fourbes donnent dans le piége, et répondent même lorsqu'on leur parle à voix basse. 3° Un autre, que des moyens analogues n'avaient point démasqué, voit entrer dans la salle où il était détenu, et sans s'y attendre, un gendarme qui s'annonce comme ayant l'ordre de l'arrêter, parce qu'il est prévenu de meurtre et de vol : aussitôt le faux sourd, qui avait parfaitement entendu, proteste contre cette mesure, et pleure parce qu'il est innocent. 4° On en a vu qui avaient introduit dans leurs oreilles des pois, des fèves, de la moelle de jonc, et qui se plaignaient considérablement lorsqu'on cherchait à explorer le conduit auditif avec une curette : « Dans un cas de ce genre, disent Percy et Laurent, à qui j'ai emprunté ces faits, nous fûmes curieux de voir un exemple de ces caroncules qui naissent quelquefois dans le conduit auditif ; nous prîmes un canif qui se trouvait sur la table, et en piquant le corps étranger, nous n'en fîmes point sortir de sang, et il nous fit éprouver une impression singulière qui éveilla nos soupçons : nous demandâmes alors une curette, et nous fîmes, non sans peine, l'extraction d'un pois qui y avait été introduit dans l'espoir d'en imposer à des examinateurs superficiels. » 5° *Victor Foy*, soi-disant *Victor Travanait*, passait pour sourd et muet depuis plusieurs années, et voyageait pour éviter le service militaire : toutes les épreuves faites en Allemagne, en France, en Espagne et en Italie, dans le dessein de savoir si la maladie était réelle ou simulée, avaient été infructueuses, lorsque l'abbé Sicard reconnut la fourberie, parce que les fautes d'orthographe du faux sourd-muet étaient en parfaite harmonie avec la ponctuation ; ainsi il écrivait *pin* pour *pain*, *massu* pour *massue*, etc, : » La raison que j'en donne, dit Sicard, c'est qu'il orthographie comme le peuple ; qu'il écrit comme on entend ; au lieu que les sourds-muets ne peuvent écrire que comme ils voient. Celui-ci est même si ignorant, qu'il partage les mots, et que souvent il lie les prépositions aux mots, imaginant sans doute qu'elles en font partie, et cela parce que la métaphysique des rapports est trop subtile pour être remarquée ou même soupçonnée par les gens de la classe ignorante. Vous remarquerez dans le mot *conduit*, qu'il écrit *quhonduit*, la lettre *q* mise à la place du *c*, ce qui prouve de la manière la plus évidente que celui qui met l'une à la place de l'autre a entendu, et qu'il a appris que le son de ces deux gutturales est le même» (*Moniteur* de 1806, n° 137).

Mutité ou *mutisme*. On a eu quelquefois recours, pour simuler momentanément la mutité, au *datura stramonium;* plus souvent encore on a feint d'être muet en cessant volontairement de parler. L'homme de l'art doit se rappeler que dans la mutité réelle, produite par la paralysie du nerf grand hypoglosse, la langue est mince, émaciée, ramassée, comme pelotonnée, et qu'elle sort difficilement de la bouche. Si elle tient à la paralysie du larynx, l'individu qui en est affecté ne peut faire entendre aucun son, même en toussant; on a beau lui serrer la gorge et le faire éternuer, le mouvement qui en résulte n'est point sonore. On doit encore chercher à déterminer si l'affection n'est pas le résultat d'une blessure au cou, à la poitrine, de la perte d'une portion de la langue, ou si elle n'est pas congéniale ; ce que l'on peut savoir à l'aide de certificats parfaitement authentiques. « Tout muet qui tire la langue et la meut, disent Percy et Laurent, s'il n'est pas né sourd, est un imposteur. « La réclusion, la privation des alimens, etc., tels sont les moyens employés par les chirurgiens militaires pour découvrir la ruse.

Bégaiement. Ce vice de conformation tient à une action irrégulière et imparfaite du cerveau sur le système musculaire des organes de la prononciation, ou à des habitudes vicieuses contractées dès l'enfance dans l'articulation des sons. Tout le monde sait combien il est facile d'imiter les bègues, aussi a-t-on été obligé, pour démasquer les fourbes qui voulaient se faire passer pour tels, de les enfermer dans une chambre, et de ne leur donner des alimens que lorsqu'ils auraient cessé de bégayer.

Ozène. Les punais, car c'est ainsi que l'on désigne les individus dont l'haleine est repoussante, sont impropres au service militaire. Cette maladie a été souvent simulée, en introduisant dans une des narines un bourdonnet de charpie préalablement trempé dans du fromage mou et vieux, dans des sucs fétides, etc. Les considérations suivantes pourront faire reconnaître si la maladie est réelle : l'ozène est commune chez les personnes dont le nez est écrasé, vice de conformation d'autant moins rare qu'il semble héréditaire. Le vice vénérien, les dartres, un état scorbutique ou cancéreux, produisent souvent cette maladie, qui peut également être le résultat de la contusion ou d'une plaie au nez. On remarque d'abord tous les symptômes du coryza ; bientôt après la membrane muqueuse fournit un pus ichoreux, corrosif, d'une odeur fétide, et qui devient de plus en plus consistant ; l'ozène vénérienne est presque toujours un symptôme d'une infection générale. Quand la maladie a son siége dans le sinus maxillaire, il paraît, entre l'os malaire et la fosse canine, une tumeur dure, incolore, offrant quelquefois une petite ouverture fistuleuse au-dessus des dents molaires, par laquelle s'écoule un pus fétide ; la douleur est d'autant plus vive que la suppuration est moins abondante.

Perte des dents (Voyez *Maladies simulées par provocation*, page 344).

Paralysie. Je dirai, en parlant des blessures, que la paralysie d'un membre ou d'une partie d'un membre peut être la suite de la blessure du nerf qui se distribue aux muscles chargés de le mouvoir. Il faudra donc examiner attentivement, dans un cas de paralysie que l'on soupçonnera être simulée, si l'on ne découvre pas une cicatrice sur quelque partie du membre, si celui-ci n'a pas été fortement contus à une époque plus ou moins éloignée, si la paralysie est récente ou ancienne, car, dans ce dernier cas, l'état de sécheresse de la peau, l'atrophie du membre ne permettront d'élever aucun doute, à moins que ce dernier n'ait été condamné depuis long-temps à l'inaction par des ankyloses ou des adhérences des parties molles entre elles. Si tout porte à croire qu'il y a simulation, on n'hésitera pas à proposer l'épreuve du feu, à laquelle les individus veulent rarement se soumettre lorsqu'ils ne sont pas malades. On a de la peine à imaginer jusqu'à quel point les imposteurs peuvent pousser l'audace ; le fait suivant est propre à en donner une idée.

« On amena un jour à la visite, sur une charrette, un jeune homme ayant la tête enveloppée de linges, comme Agnelet, se disant *paralytique* du côté gauche. On le descendit avec peine, et on le conduisit à la salle de visite, soutenu par ses parens. Il avait la figure décomposée, la bouche tournée à droite, et la salive s'échappait par la commissure droite des lèvres ; il bégayait, avait l'air hébété, tenait ses bras appuyés contre la poitrine, la main fléchie et le pouce en dedans ; il marchait en traçant un demi-cercle. Ses camarades le plaignaient, et tout le monde parut touché de son sort. On racontait qu'il avait fait une chute de plus de 10 mètres de haut sur le côté droit de la tête, et qu'on avait été sur le point de le trépaner : des chirurgiens attestaient cette circonstance, et ajoutaient qu'il avait été saigné cinq fois. Il fut réformé. Nous l'avions examiné attentivement, suivi tous ses mouvemens, et nous avions remarqué qu'il y avait peu d'accord entre ses yeux et le reste de la face. Nous le vîmes sourire malignement à sa mère, lorsqu'on lui eût dit de passer au bureau pour avoir une expédition de sa réforme » (Art. SIMULATION *du Dictionnaire des sciences médicales*).

Paralysie des paupières (Voyez *Maladies simulées par provocation*, page 344).

Claudication. Il est ordinairement aisé de reconnaître si la claudication est simulée, en comparant attentivement les deux membres, ainsi que les articulations, et en faisant quelques tentatives pour allonger celui qui a été raccourci ; car alors l'individu avoue son imposture pour éviter la douleur. Il est arrivé pourtant que les chirurgiens les plus habiles ont été dupés par des hommes qui, à la suite d'une chute, se sont dits boiteux, et ont simulé la claudication pendant plusieurs années, quoiqu'on eût employé auprès d'eux les moyens que j'ai conseillés.

Contracture. Il n'est pas rare de voir les personnes qui veulent s'exempter du service militaire simuler la contracture des doigts, de la jambe et du rachis. — *Contracture des doigts*. On peut parvenir à recourber un ou plusieurs doigts en les tenant pendant long-temps dans un état continuel de flexion, au moyen d'un bandage approprié ; quelquefois même, pour mieux faire prendre le change, on brûle une portion de la peau sur le trajet des tendons des muscles fléchisseurs. On peut soupçonner la ruse, si on trouve les muscles de l'avant-bras tendus et contractés, et si le membre est bien nourri. Alors on peut avoir recours au moyen proposé par Percy et Laurent, qui leur a parfaitement réussi dans deux circonstances. Après avoir appliqué un bandage roulé et très serré autour de l'avant-bras, on fit passer le membre par l'un des trous d'une guérite, et, à l'aide d'une sonde à séton, on passa sous les doigts contractés un ruban auquel on suspendit un poids de 3 kilog. ; la main et le bras ne tardèrent pas plus de six minutes à trembler ; et au bout de quatre heures le poids tomba, et les doigts furent redressés. Il y aurait de l'inhumanité à faire de pareilles tentatives dans le cas où la contracture serait évidemment l'effet d'une brûlure ; les suites de cet accident seraient facilement reconnues à la maigreur de la main et des doigts, aux cicatrices, au soulèvement et à la tension des tendons, etc. — *Contracture de la jambe*. On a vu des hommes faire usage pendant long-temps d'un talon très élevé, pour que le genou fût porté en avant, exercer ensuite une compression prolongée sur la jambe, pour en déterminer l'amaigrissement, et simuler ainsi une maladie dont ils attribuaient la cause à une fracture ancienne, à un rhumatisme, etc. Souvent on a découvert la supercherie en mesurant comparativement les deux membres, depuis l'os des îles jusqu'au gros orteil, et en redressant celui qui paraissait courbé au moyen d'une forte pression exercée sur le genou ; d'autres fois il a suffi de dire aux assistans qu'il était facile d'étendre la jambe, mais que rien ne la pouvait empêcher de se contracter de nouveau pour que le fourbe qui avait été dupe de ce propos étendît sa jambe aussitôt qu'on pressait sur le genou. Il est des circonstances où l'individu contractait les muscles avec une telle force, qu'il a fallu appliquer sur la cuisse un bandage roulé bien serré et mouillé, pour empêcher les fléchisseurs de la jambe de se contracter ; enfin, il a été souvent possible de démasquer l'imposture en plaçant l'individu sur un piquet un peu élevé, et en le forçant de se tenir en équilibre sur la bonne jambe ; le membre contracté ne tardait pas alors à trembler et à s'allonger. « Douze hommes soumis à cette dernière épreuve, disent Percy et Laurent, n'ont pu y résister. — *Contracture du rachis*. Les chirurgiens militaires ont été souvent trompés par des personnes qui simulaient un lumbago avec courbure du rachis, et qui avaient enduré des vésicatoires, des moxas, etc., sans avouer leur stratagème. On est parvenu quelquefois à redresser ces fourbes en les piquant par derrière avec une longue aiguille au moment où ils s'y attendaient le moins.

Obstipation, c'est-à-dire tête penchée d'un côté. Si elle est simulée, le muscle sterno-cléido-mastoïdien du côté opposé à celui qui est penché est tendu ; il ne l'est pas, au contraire, dans l'obstipation réelle ; d'ailleurs il est difficile que l'imposteur puisse tourner les yeux du côté opposé à la courbure, ce qui n'a pas lieu lorsque la maladie n'est pas simulée. Il suffit de faire quelques légers efforts pour ramener la tête à sa position naturelle, dans les cas de stratagème. J'ajouterai que, lorsque cette déviation de la tête existe depuis très long-temps, la face s'est développée d'une manière vicieuse ; le côté incliné paraît atrophié, tandis que l'autre présente un grand développement.

Convulsions. On distingue facilement les convulsions simulées de celles qui sont réelles, parce que dans les premières les muscles ne se raidissent pas, et qu'ils sont loin de se contracter avec la même énergie et la même promptitude que dans les autres ; il suffira donc, pour découvrir la fraude, d'agir avec force sur les muscles anagonistes.

Tremblement. Il est extrêmement aisé d'imiter cette affection, mais il est facile de découvrir la ruse en surveillant attentivement les individus au moment où ils croient être seuls.

Douleurs nerveuses, *rhumatismales*, etc. Il est difficile d'en imposer à un observateur attentif, lorsqu'on dit éprouver des douleurs dans les poumons, dans la plèvre, dans l'estomac ou dans tout autre viscère important, parce que les prétendus malades ne simulent aucun des autres symptômes dont les lésions de ces organes s'accompagnent presque constamment, tels que la toux, la difficulté de respirer, l'expectoration, les nausées, la fièvre, etc. Il n'en est pas de même des douleurs rhumatismales, de la sciatique, etc., qui peuvent ne pas déterminer de changement sensible dans les fonctions de l'économie animale : aussi combien de fois la sagacité des gens de l'art n'a-t-elle pas été mise en défaut par les imposteurs !

Un homme simule une douleur fixe et profonde au genou gauche ; il supporte à plusieurs reprises le vésicatoire et le moxa, la jambe se contracte peu-à-peu ; on l'envoie aux eaux, et il n'obtient sa réforme qu'après avoir été infructueusement secouru dans les hôpitaux pendant quatre ans ; à peine voit-il que son but est rempli, qu'il jette au feu la jambe de bois dont il avait fait usage pendant trois ans, et il se vante d'avoir trompé ceux qui l'avaient soigné (Percy et Laurent).

On ne saurait donc être trop sur ses gardes ; c'est ici le cas de ne négliger aucun des moyens propres à intimider le plaignant lorsqu'on a des motifs de le soupçonner d'imposture.

Nostalgie. Cette maladie n'est point considérée comme un cas de réforme, quoiqu'il soit avéré que ceux qui en sont profondément atteints périssent si on ne les renvoie près des personnes et des lieux qu'ils regrettent : elle est pourtant simulée assez souvent par les militaires qui espèrent sans doute obtenir un congé. Le faux nostalgique affecte toujours de demander à revoir son pays, et il ne parvient jamais à feindre l'ensemble des phénomènes que l'on observe dans la vraie nostalgie : savoir, une tristesse profonde, à laquelle succède une mélancolie sombre, la taciturnité et un désir extrême de rester seul, une grande indifférence pour tout ce qui ne rappelle pas les objets qu'il regrette, un serrement spasmodique de l'estomac, l'anéantissement du corps et de l'esprit, le marasme, etc. (*Voy. la descrip-*

tion de la nostalgie, dans les ouvrages de pathologie interne). D'ailleurs les médecins peuvent soumettre les malades à des épreuves auxquelles ils résistent difficilement. «Vous reconnaîtrez le faux nostalgique, dit Sagar, qui avait été atteint de cette maladie, à la force et à l'égalité du pouls, à la bonne couleur du visage, et à l'aversion pour une diète sévère et pour les sétons.» Les chirurgiens ordonnent à ces individus, et à prendre souvent, une poudre composée d'aloès, de chamœpitis et d'absinthe; et comme ils ont de la répugnance à en faire usage, ils demandent à sortir de l'hôpital et se disent guéris (*Syst. morb.*)

Folie (*Voyez* page 351).

L'*épilepsie* est une des affections que l'on simule le plus souvent, soit que l'on veuille exciter la commisération publique, soit que l'on cherche à se soustraire au service militaire. Lorsqu'on est témoin de l'accès, on parvient à découvrir la ruse en ayant égard à l'ensemble des caractères suivans : 1° dans l'épilepsie vraie, le malade n'est presque jamais averti de l'invasion de l'attaque, et tombe indistinctement sur tous les corps, tandis que le fourbe a soin de se préparer à la chute pour se faire le moins de mal possible; il évite tout ce qui pourrait le blesser, et il choisit rarement pour lieu de la scène l'endroit où se trouvent les médecins qui sont chargés de l'examiner : toutefois, comme certains accès d'épilepsie vraie s'annoncent par des prodromes, ce caractère est insuffisant pour décider la question, vu qu'alors les malades ont le temps de prendre les mêmes précautions que les prétendus épileptiques. 2° La sensibilité est complétement éteinte lorsque la maladie est réelle; on a beau faire du bruit, mettre en usage les substances les plus odorantes, chercher à exciter la douleur au moyen de caustiques, etc., le malade n'aperçoit rien; aussi conseille-t-on avec raison d'intimider celui que l'on soupçonne d'imposture, soit en déchargeant une arme à feu sans qu'il en soit prévenu, soit en proposant de le cautériser avec un fer rouge, ou en annonçant qu'on va mettre le feu aux quatre coins du lit.

On trouve dans l'article SIMULATION déjà cité, qu'un villageois fut effrayé, pendant qu'il simulait un accès d'épilepsie, d'entendre le chirurgien demander les instrumens nécessaires pour opérer la castration, moyen qu'il regardait comme infaillible pour guérir radicalement l'épilepsie : le fourbe ne tarda pas à se réveiller et à demander pardon.

L'action inattendue sur les narines, du gaz acide sulfureux, de l'ammoniaque, le châtouillement imprévu de cette partie et de la plante des pieds, ont été quelquefois suffisans pour trahir les faux épileptiques, parce qu'ils ont donné des marques de sensibilité. Quant à l'emploi réel des caustiques, je pense qu'il doit être proscrit, parce qu'il est inhumain, et qu'il a souvent été infructueux.

On lit dans Mahon qu'une femme de vingt ans, dont parle de Haen, avait soutenu l'épreuve du feu sans que cela eût pu la forcer à se démasquer ; mais depuis, étant détenue en prison pour meurtre, elle avoua sa simulation, et imita si bien l'accès en présence de Van-Swieten et de Haen qu'ils crurent que ces accès de commande étaient devenus réels.

3° La pupille est dilatée et l'iris immobile dans l'épilepsie vraie, comme on peut s'en assurer en approchant soudainement de l'œil une bougie allumée : toutefois il est difficile de constater ce caractère lorsque les yeux sont roulans dans l'orbite, chez un malade agité de mouvemens convulsifs. 4° La face est gonflée, violette ou noirâtre pendant l'accès, la bouche est assez souvent écumeuse, et la langue poussée jusqu'au dehors et serrée entre les mâchoires. Il est vrai que les faux épileptiques cherchent à imiter la turgescence et la couleur rouge de la face en appliquant autour du cou une ligature serrée qu'ils ont soin de cacher ; mais il suffit d'être prévenu pour découvrir la ruse : d'ailleurs comment simuleront-ils la pâleur qui remplace l'état dont je parle, dès que les convulsions cessent ? On sait également que l'écume est souvent imitée à l'aide d'un morceau de savon placé dans la bouche. 5° Les dents sont quelquefois usées par l'effet du grincement convulsif qui accompagne l'épilepsie ; cette usure se remarque plus souvent sur la face antérieure des incisives inférieures ; elle peut devenir un caractère important, si le sujet de l'observation est encore assez jeune pour qu'on ne puisse pas raisonnablement la faire dépendre des progrès de l'âge. 6° Dans l'épilepsie vraie, la respiration est gênée, et les battemens du cœur sont tumultueux et forts, phénomènes qu'il n'est pas facile de feindre. 7° Les poignets et le pouce sont fléchis pendant l'attaque ; et si l'on parvient à les étendre, ils ne se fléchissent plus, tandis que, suivant Marc, l'imposteur cède au plus léger effort, et croit n'avoir rien de mieux à faire que de fléchir de nouveau ces parties lorsqu'il ne sent plus de résistance. 8° A la fin d'une attaque réelle, on observe un ronflement soporeux, beaucoup de lassitude, des vertiges, une altération de l'intelligence, et un état d'étonnement et d'hébétement qu'il suffit d'avoir vu pour être convaincu qu'il ne peut être simulé qu'avec la plus grande difficulté.

A ces caractères, qui me paraissent d'une grande importance pour résoudre la question dont il s'agit, plusieurs auteurs en ont ajouté d'autres d'une valeur moindre. Les yeux, a-t-on dit, sont entr'ouverts dans l'épilepsie vraie, de manière à ne laisser apercevoir que le blanc, ou ils sont entièrement ouverts : dans ce dernier cas, ils sont fixes ou d'une mobilité effrayante ; on observe enfin des clignotemens des paupières, qu'il est difficile d'imiter sans que l'iris ne paraisse. — Le pouls est ordinairement petit, spasmodique et irrégulier à la fin d'un accès d'épilepsie, et lorsque la maladie est feinte, il est tout au plus accéléré, à moins que des ligatures appliquées sur quelque partie du bras n'aient apporté des modifications dans le battement de l'artère.— La peau des faux épileptiques est chaude et couverte de sueur à la fin de l'attaque, tandis qu'elle est ordinairement froide si la maladie est réelle. — L'urine est pâle et aqueuse après un accès d'épilepsie vraie. — Les attaques simulées sont en général de longue durée, ce qui n'arrive pas souvent dans l'épilepsie réelle.

Marc dit avoir déterminé des accès d'épilepsie chez trois malades, en mettant sous les narines un morceau d'asa fœtida ; ce moyen, qui avait déjà été mis en usage par quelques médecins allemands, serait précieux pour découvrir la ruse, si ses effets étaient constans ; mais des observations faites postérieurement par Hébréard, sur l'invitation de Marc, n'ont point fourni les mêmes résultats, en sorte qu'il est nécessaire de recueillir de nouveaux faits avant d'accorder à cette épreuve la valeur que les premiers essais semblaient devoir lui donner.

L'homme de l'art sera beaucoup plus embarrassé pour distin-

guer l'épilepsie vraie de celle qui est simulée, lorsqu'il n'est pas
témoin de l'accès. Des questions adroitement posées sur les causes qui ont pu déterminer la maladie, sur l'époque où elle a paru
pour la première fois, sur l'état qui précède et qui suit les accès,
sur la durée de ceux-ci, sur les moyens mis en usage pour les
faire cesser, la recherche scrupuleuse des motifs qui pourraient
porter l'individu à feindre cette affection, la physionomie et l'état
du malade ; tels sont les principaux objets auxquels il est nécessaire de faire attention. Les vrais épileptiques présentent, en effet, un ensemble de caractères que l'on ne doit point dédaigner :
si les accès ont été fréquens, la tête est penchée en avant ou sur
les côtés, par suite de l'affaiblissement des muscles qui doivent la
soutenir ; les paupières supérieures tendent à s'abaisser par la
même raison, tandis que le malade semble faire des efforts pour
les relever ; la peau du visage, d'une couleur terne, offre souvent
des cicatrices, résultat des chutes précédentes ; il n'est pas rare
aussi de la voir parsemée, en différens sens, de rides produites
par les mouvemens convulsifs ; les veines jugulaires et temporales
sont gonflées, les ailes du nez élargies, les lèvres et quelques
parties des pommettes plus colorées que chez les autres hommes ;
la pupille est dilatée, la conjonctive blanchâtre et humide ; les
dents incisives inférieures sont usées en biseau à leur face antérieure ; l'ensemble de la physionomie annonce la tristesse et la
timidité.

*Rapport sur un cas d'épilepsie chez un accusé, par le docteur
Varéliaud, médecin de la Maison de justice.*

Le 4 mars 1830, le docteur Varéliaud fut requis par le procureur général de la cour royale de Paris, pour examiner à plusieurs
reprises si le nommé C., qui devait être jugé aux assises, était ou
non épileptique. L'accusé, après avoir été surveillé nuit et jour
pendant un mois environ, fut l'objet d'un rapport remarquable,
que je crois devoir transcrire :

C. est âgé de vingt-deux ans ; son tempérament est sanguin et nerveux ;
son système musculaire est très développé ; il est turbulent et querelleur ;
il souffre impatiemment les plaisanteries de ses compagnons de captivité.

Il est entré à la Conciergerie le 24 février 1830, et a été placé le même jour dans l'infirmerie. Le lendemain il a eu une attaque d'épilepsie. A partir du 27, il a éprouvé presque chaque jour un accès, quelquefois deux, le plus souvent le matin, mais plusieurs fois le soir. Le plus long intervalle entre les accès a été de trois jours; tous les autres n'ont été suspendus que pendant vingt-cinq ou vingt-six heures. Leur plus forte durée a été de deux heures un quart; la plus courte de vingt minutes; la durée moyenne de trente-cinq minutes. Ils ont tous eu à-peu-près la même violence, et présenté les mêmes symptômes.

Ils s'annoncent par un malaise particulier. C. se hâte d'avertir les personnes qui l'entourent; celles-ci s'empressent de le porter sur son lit, où sont disposés les liens qui doivent le maintenir. Il est couché sur le dos; on l'attache. Ses membres sont encore flexibles, ses yeux hagards et sans mouvement; *l'iris reste immobile quelle que soit l'intensité de la lumière qui le frappe*, ou bien la pupille est cachée sous la paupière supérieure. Son front se crispe; il pousse un cri; ses cheveux se hérissent; les paupières sont agitées par un tremblement continuel. Le visage se gonfle et devient livide : tous les muscles de cette partie, en se contractant, produisent d'horribles grimaces. Ses lèvres se couvrent d'une salive écumeuse abondante; leurs commissures, en s'éloignant, donnent à la bouche une largeur démesurée. Le grincement des dents est si fort, qu'on croirait qu'elles broient des cailloux ou qu'elles se brisent. Tous les muscles sont contractés; les mains, les doigts, les pieds, les orteils participent à ces contractions, qu'aucune force ne saurait vaincre. Le pouls est petit et inégal. C. est silencieux, et ne fait entendre que de sourds gémissemens, mêlés de quelques cris aigus qu'accompagne une violente agitation convulsive. Bientôt il parle, mais avec une véhémence extrême, et ne dit que des choses extravagantes. Tout-à-coup il se tait; la scène change, il a poussé un profond soupir; le calme est revenu. C. demande que ses liens soient ôtés; il se lève, mais horriblement fatigué, et portant encore sur sa figure décomposée, les empreintes des convulsions qu'il vient d'éprouver.

Y a-t-il réalité ou simulation dans ces attaques d'épilepsie? C. est réellement épileptique. S'il y avait simulation, la force et la durée des attaques seraient à-peu-près les mêmes. C. en choisirait le moment, le lieu et même les témoins; il se croirait dispensé de donner chaque jour à ses compagnons de captivité, le spectacle d'un ou de deux accès fatigans, pénibles, pendant lesquels ses membres et tout son corps sont étreints par des liens qui les compriment douloureusement. Il ne pourrait commander à-la-fois à tous les muscles de la vie animale, des actions si diverses et si désordonnées. Comment, par la seule force de la volonté, imprimer à la face cet aspect hideux, cette teinte livide, ce boursouflement que ne provoque aucune ligature? Le pouls serait le même avant et pendant les accès; *la rétine serait sensible à l'impression de la lumière.* C. n'a que vingt-deux ans : ses dents sont usées sur presque tous les points où celles de la mâchoire supérieure peuvent être en contact avec celles de la mâchoire inférieure ; les incisives d'en bas sont usées en biseau à leur face antérieure ; l'usure de ces os dans un âge aussi peu avancé, est l'effet de leur grincement convulsif, et une preuve certaine que la maladie existe depuis plusieurs années.

C. peut-il être mis en jugement, et à quelle époque? De légères contrariétés l'ont jeté plusieurs fois dans les convulsions épileptiques ; la moindre secousse morale les fait naître à l'instant. C. ne peut donc être mis en jugement dans ce moment. Pourra-t-il l'être plus tard? Il est dans un état voisin de la démence ; il finira probablement par y tomber tout-à-fait.

Le soussigné pense que C. est réellement épileptique ; qu'aucune des attaques qu'il a observées n'était feinte, et que l'épilepsie dont il est atteint est incurable, quoiqu'il soit possible d'améliorer sa situation, en le plaçant dans une infirmerie (*Annales d'hygiène publique et de médecine légale*, numéro de juillet 1830).

Déglutition difficile. On a vu des personnes qui se plaignaient de ne pouvoir avaler, rendre par le nez les boissons qu'elles venaient de prendre ; cependant on est parvenu à découvrir la ruse, parce qu'il n'y avait aucun signe de dépérissement, ce qui n'aurait pas manqué d'arriver si la déglutition eût été difficile, et surtout en les surveillant attentivement et en les surprenant à table. Si des tumeurs placées sur le trajet ou dans les parois de l'œsophage causaient la dysphagie, il serait facile d'en constater l'existence par la simple exploration avec les doigts ou la sonde œsophagienne. On sait encore qu'une affection du cerveau peut causer la paralysie des nerfs qui se rendent au pharynx ; mais dans ce cas, la source de la dysphagie est reconnue aux signes de la lésion cérébrale.

Vomissement. Il n'est pas rare que des individus simulent le vomissement ; assez souvent ils se bornent à rejeter les matières alimentaires peu de temps après les avoir prises ; on a vu une femme avaler des excrémens et les vomir ensuite. Un examen attentif de l'état d'embonpoint ou d'amaigrissement du corps, la présence ou l'absence des symptômes qui devaient caractériser une maladie de l'estomac, et surtout une surveillance extrême, finissent par prouver que tous ces fourbes abusent de la faculté qu'ils ont de vomir à volonté.

Maladies de l'anus. On a simulé la *fistule*, en pratiquant une incision à la marge de l'anus et en introduisant dans la plaie un fragment de racine de tithymale ou d'ellébore, dans le dessein de développer quelques callosités et d'arrondir l'ouverture : la présence de ces racines suffit pour découvrir l'imposture. Il est des cas où des simulateurs moins habiles ne présentent qu'une légère cicatrice ou un trajet sans callosités, ce qui ne peut en imposer qu'à ceux qui n'ont jamais observé la maladie.

Renversement du rectum. On a vu des mendians et des conscrits chercher à imiter cette maladie, par des moyens qu'il suffira de faire connaître pour que l'on n'en soit pas dupe.

Une femme grasse et bien portante, du fondement de laquelle pendait un boyau de 18 centim. de long, demandait l'aumône ; le docteur Flécelle l'accueillit à coups de pied, et fit tomber le boyau qu'elle avait introduit dans le rectum par un bout, et qu'elle avait rempli de sang et de lait qui s'écoulaient par les petits trous pratiqués à l'extrémité de ce boyau *(Ambroise Paré*, liv. xxv, chap. 23). Un soldat employait un canal contenant une petite vessie d'agneau qu'il retirait au moyen d'un piston; il introduisait ce canal dans le rectum, en faisait sortir la vessie, qu'il laissait pendre hors de l'anus, puis il retirait le canal (Art. SIMULATION déjà cité).

Anévrysme du cœur et *phthisie pulmonaire.* On parvient quelquefois, à l'aide des ligatures serrées appliquées autour du cou, à imiter le gonflement et la coloration des lèvres et de la face, que l'on remarque souvent dans l'anévrysme du cœur; mais il faut ignorer complètement l'histoire de cette maladie pour ne pas apercevoir au plus léger examen qu'elle est simulée. J'en dirai autant de la *phthisie pulmonaire* : qu'importe que des personnes dont le dos était voûté, et dont la conformation extérieure était semblable à celle de la plupart des phthisiques, aient présenté, comme preuves de la réalité de la maladie, l'amaigrissement déterminé par une abstinence volontaire, des cautères établis dans le dessein d'en imposer, des crachats dans lesquels on voyait nager des fragmens de poumons *de veau* qu'elles avaient avalés? Quel est le médecin assez peu clairvoyant pour se laisser tromper par de pareilles apparences, surtout lorsqu'il s'agit d'une maladie dont les caractères doivent être d'autant mieux connus, qu'elle devient de plus en plus commune, et que les modes d'exploration approchent de plus en plus de la perfection?

Hémorrhagies. Hémoptysie, etc. On cherche à simuler cette maladie, qui exempte du service militaire, en se piquant le fond du gosier, les gencives, les doigts, etc. ; on suce le sang des plaies faites ailleurs que dans la bouche, puis on le rend mêlé avec de la salive, après avoir toussé pendant quelque temps : d'autres mettent dans la bouche des pastilles colorées par le carmin et préparées avec des substances âcres qui excitent la salivation, telles que la racine de pyrèthre ; il en est, comme l'indique J.-B. Sylvaticus, qui prétendent imiter cette maladie à l'aide d'un morceau de bol d'Arménie, mis sous la langue ; on en a vu, enfin, qui avaient introduit dans la bouche un instrument en argent contenant une éponge imbibée de sang. Aucun de ces individus ne présente les véritables symptômes de l'hémoptysie ; il est d'ailleurs facile de reconnaître l'imposture en les forçant de cracher sans tousser, car alors la salive sera colorée en rouge, tout comme s'ils avaient toussé ; on doit aussi leur faire rincer la bouche avec de l'eau et du vinaigre, et examiner si le bol d'Arménie ou les pastilles dont j'ai parlé ne se trouveraient point dans ce liquide. — *Hématémèse*. Le vomissement de sang a été simulé en introduisant dans la bouche ou dans l'estomac, des matières rouges, du sang de bœuf, etc.

Haguenot a vu une jeune fille qui avait envie de sortir, à quelque prix que ce fût, du monastère où elle était détenue, feindre d'avoir un vomissement de sang violent, et rendre même quelques kilogrammes de ce liquide en sa présence, et pendant plusieurs jours ; on découvrit enfin qu'elle buvait tous les jours de sang de bœuf qu'on lui apportait en cachette (Sauvage, *Nosol. méthodique*, t. VIII, page 84, édition de 1772).

Il suffit de l'absence des symptômes qui caractérisent l'hématémèse, et de connaître les moyens que les simulateurs mettent en usage, pour ne pas s'en laisser imposer. — *Hématurie*. Si l'urine a été rougie par des betteraves, du figuier d'Inde, de la garance, etc., substances que l'on aurait pu avaler dans le dessein de colorer ce liquide, on reconnaîtra qu'elle ne contient pas de sang, en la faisant bouillir ; car l'urine mêlée de sang fournit alors un caillot brun et reprend sa couleur jaune ; mais si, comme il est arrivé quelquefois, on avait injecté du sang par dans la vessie, il faudrait examiner si le malade douteux présente les divers symptômes qui caractérisent l'hématurie : dans tous les cas, le médecin devrait exiger que l'individu urinât en sa présence.

22.

Hémorrhoïdes. On a quelquefois imité les tumeurs hémorrhoïdales en introduisant dans l'anus un ressort auquel on avait attaché quelques petites vessies de rat, pleines d'air et colorées avec du sang : il suffit de piquer ces prétendues hémorrhoïdes avec une aiguille fine pour les affaisser.

Incontinence d'urine. Lorsqu'on sait combien cette maladie est rare chez les adultes, on doit être convaincu qu'elle est souvent simulée, puisque les conscrits s'en plaignent souvent. Dans l'incontinence vraie, la verge et le gland sont pâles et comme macérés par l'urine qui sort goutte à goutte ; et lorsqu'on essuie l'orifice de l'urètre avec un linge, on voit sortir une goutte de ce liquide, ce qui n'a pas lieu quand la maladie est feinte, à moins que le fourbe ne fasse beaucoup d'efforts. On peut d'ailleurs observer ces prétendus malades pendant la nuit, essayer de leur mettre une sonde dans la vessie, exercer sur la verge une compression plus ou moins forte, et ils ne tarderont pas à avouer leur stratagème.

On administra une vingtaine de coups de nerf de bœuf à un homme qui disait avoir une incontinence d'urine, et lorsqu'il apprit que ce moyen devait être mis en usage pendant plusieurs jours pour fortifier les reins, il se déclara guéri (Percy et Laurent). Dans une épidémie d'incontinence d'urine simulée, Fodéré fit lier la verge à tous ceux qui s'en plaignaient, et ordonna qu'on mît sur les nœuds un cachet que le gendarme de garde devait rompre chaque fois que les malades voulaient uriner : cet expédient réussit à merveille ; la verge, qui se serait gonflée rapidement si l'incontinence eût été réelle, n'augmenta presque pas de volume, et l'on ne fut obligé d'ôter les ligatures que pour uriner au temps ordinaire (Tome ii, page 482).

M. Bégin cite d'autres faits dans lesquels on voit que la peur de l'application d'un cautère actuel au périnée avait complétement démasqué l'imposture.

Perte des testicules. On a vu des individus dont les testicules rentraient à volonté dans l'abdomen, faire valoir leur absence comme un motif de réforme. J'ai exposé ailleurs les caractères à l'aide desquels on pourra reconnaître les eunuques, les crypsorchides, et les personnes qui ont été châtrées à l'âge adulte (*Voy.* p. 178).

Coloration insolite de la peau. L'ictère a été simulé en appliquant sur la peau une décoction de racine de curcuma, une teinture de rhubarbe, les fleurs de genêt, les graines de carthame, les étamines de lis, etc.; il est aisé de reconnaître la fraude, parce que les fourbes ne songent pas à jaunir la conjonctive et l'urine, et si quelques-uns ont voulu colorer les yeux avec du tabac, ils n'y sont jamais parvenus ; d'ailleurs, il suffit assez souvent de faire de légères lotions avec de l'eau et du savon, pour enlever ces matières colorantes. On peut en dire autant des ecchymoses factices obtenues à l'aide d'un mélange de suie et d'huile. La *pâleur* de la peau produite par le soufre qui brûle, par la fumée de cumin, par la digitale pourprée, par l'habitude que contractent certains individus de s'évanouir, par l'abus de l'émétique et des purgatifs, par des fatigues excessives, etc., peut quelquefois en imposer au point de faire croire que la personne est réellement malade ; mais il suffit de l'observer pendant quelques jours, et de la soustraire à l'action de ces causes, pour mettre la vérité dans tout son jour.

Dartres, teigne et *ulcères*. Il est des individus chez lesquels l'ingestion de quelques alimens, tels que le fromage salé, les moules, les huîtres, etc., est bientôt suivie d'une éruption qui ressemble souvent à une affection herpétique ; mais presque toujours cette éruption est de courte durée, tandis que les plaques et les pustules dartreuses persistent pendant long-temps ; il faudrait donc, s'il était difficile de constater la supercherie à l'aide des symptômes, faire surveiller attentivement le malade douteux. On a également cherché à imiter la *teigne* en faisant tomber quelques gouttes d'acide azotique sur les cheveux, dans le dessein de les détruire ; on ne tarde pas, dans ce cas, à voir paraître des croûtes jaunes : mais il n'est guère possible de s'en laisser imposer, parce que dans la teigne véritable, la tête exhale une odeur nauséabonde qui lui est particulière, les cheveux, rares au front, sont menus et clairsemés partout ailleurs, et la physionomie porte ordinairement l'empreinte de la cachexie. Quant aux *ulcères,* on sait qu'ils ont été souvent le produit de l'application des vésicatoires, des sucs d'euphorbe, de clématite ou de renoncule, de l'écorce de garou, de la thapsie, etc.; quelquefois des mendians ont cru devoir faire usage de peau de grenouille, d'un morceau de rate, dont ils recouvraient la jambe ; il en est qui, pour aggraver l'ulcération dont ils étaient véritablement atteints, employaient le tabac mâché, la cendre de cette plante, ou d'autres irritans. Il importe, lorsqu'on soupçonne la ruse, de retenir les malades au lit, et de les empêcher de porter les mains sur la partie affectée, soit en les enfermant dans une bottine ou dans une boîte de bois, soit en appliquant un bandage roulé dont les doloirs seraient marqués avec de l'encre pour s'assurer qu'il n'a pas été dérangé. « Dans les vieux ulcères, disent Percy et Laurent, si l'épiderme est glabre, luisant et violet, sa couleur se fond peu-à-peu avec celle de la peau saine, au lieu qu'après l'application réitérée des vésicaus, elle est circonscrite et bornée par un cercle facile à reconnaître ; si le sujet a une bonne carnation, de l'embonpoint, l'œil bon, les dents saines, point de glandes engorgées au cou, et que les bords de l'ulcère soient ronds, bruns, le fond ardent, violet, les environs enflammés avec des taches ou des ampoules, on devra soupçonner de la fraude, car les hommes attaqués de ces ulcères rebelles sont cachectiques, leur peau est sèche et écailleuse, et la jambe malade presque toujours atrophiée » (Art. SIMULATION).

Transpiration puante. Lorsqu'on se frotte la peau avec du cambouis dans lequel on a incorporé du vieux fromage très fétide, avec du poisson pourri, l'huile de Dippel, etc., on répand une odeur infecte que l'on peut faire disparaître en lavant avec soin les parties enduites de ces matières ; il est rare que l'on ne parvienne pas à découvrir la supercherie par ce moyen, à moins que le corps ne soit imprégné de ces odeurs, par suite de frottemens réitérés auxquels l'individu serait soumis depuis longtemps.

Enflures. On sait que, pour exciter la commisération publique, des mendians ont acquis un volume monstrueux en injectant de l'air entre les tégumens et les muscles ; d'autres ont voulu imiter des *hernies* ou l'*hydrocèle*, en insufflant de l'air dans la région inguinale ou dans le scrotum ; il suffit, dans ces différens cas, d'examiner attentivement la surface du corps ; on ne tardera pas à découvrir la petite plaie par laquelle l'air a été introduit ; elle est ordinairement bouchée par un emplâtre qui, étant enlevé, permet à l'air de s'échapper, et le prétendu malade est guéri. Il est des individus qui, à force de tiquer, déterminent un *ballonnement* énorme du ventre; une fois réformés, ils expulsent l'air par haut et par bas, et se félicitent d'avoir trompé les hommes de l'art chargés de les visiter: cette fourberie ne peut être soupçonnée qu'autant que l'individu ne présente aucun symptôme qui puisse faire croire qu'il n'est pas atteint de la maladie qu'il simule. Dans d'autres circonstances, les jeunes conscrits appliquent un lien plus ou moins serré à la partie supérieure de la jambe, qu'ils laissent pendre hors du lit pendant la nuit, pour feindre un *gonflement* qui les exempterait du service s'il était réel; on doit chercher alors à découvrir l'empreinte du lien, et faire usage d'un bandage en prenant les précautions indiquées à l'occasion des faux ulcères (*Voy*. page 341).

Rage. On concevra difficilement que l'on ait porté l'audace jusqu'à simuler la rage pour se faire réformer: ce stratagème n'a jamais réussi, lorsqu'on a donné l'ordre d'étouffer le faux enragé entre deux matelas: on conçoit, en effet, que le fourbe s'est trouvé guéri comme par enchantement. Il y a quelques années un charlatan, qui prétendait guérir la rage, parvint à faire nommer une commission de professeurs de la Faculté de médecine pour examiner l'efficacité de l'arcane de son invention; on imagine bien que l'occasion de faire des expériences ne tarda pas à se présenter: un drôle, qui était son complice, simule la rage; on l'amène à l'hôpital de la Charité; mais on veut examiner le breuvage qui jouit de la propriété de guérir miraculeusement la rage: on reconnaît qu'il contient de l'ail, du vinaigre, etc.; aussitôt on prépare une composition analogue avec l'asafœtida, du vinaigre, de l'extrait de quinquina, de l'absinthe, etc., et on l'administre adroitement, le lendemain, au lieu de donner celle du prétendu guérisseur: le simulateur, après avoir fait mille grimaces, semble éprouver du bien-être, et ne tarde pas à être guéri. Fier du succès qu'il crut avoir obtenu, le médicastre ne savait comment exprimer sa joie, lorsque l'autorité jugea convenable d'en arrêter les élans en le faisant enfermer ainsi que son complice: *Discite moniti.*

Scorbut. Parmi les symptômes du scorbut, ceux qui ont rapport à l'état des gencives peuvent être parfaitement simulés, et l'ont été souvent par de jeunes conscrits qui avaient appliqué sur cette partie des caustiques plus ou moins actifs : le meilleur moyen de découvrir la ruse consiste à attendre pendant quelque temps et à visiter l'individu inopinément au bout de quelques jours ; probablement on trouvera les gencives dans un très bon état.

Scrofules. C'est encore à l'aide de caustiques, que l'on a souvent voulu imiter les cicatrices et les ulcères scrofuleux que l'on remarque particulièrement au cou ; et, pour mieux faire prendre le change, on a déterminé le gonflement et la rougeur des paupières, du nez et des lèvres, en appliquant sur ces parties du suc d'euphorbe. On parviendra à démasquer l'imposteur, en se rappelant que le *facies* des véritables scrofuleux présente presque toujours un caractère particulier, généralement connu, et que les cicatrices qui succèdent aux ulcères dans cette maladie sont profondes, ordinairement adhérentes, violettes, inégales, calleuses et à bords arrondis.

§ II.

DES MALADIES SIMULÉES PAR PROVOCATION.

On désigne ainsi les maladies qui sont l'effet de l'artifice, et qui ont été provoquées dans le dessein d'en imposer et de faire croire à l'existence d'une affection dont la durée est plus ou moins longue : les principales de ces affections sont, la *cataracte*, l'*ophthalmie*, la *paralysie des paupières*, la *perte des dents*, des blessures, et quelquefois l'*épilepsie*.

« Ici, dit Ollivier (d'Angers) (*Annales d'hygiène publique et de médecine légale*, tome xxv, page 102), le problème qu'il s'agit de résoudre est le plus souvent une question d'étiologie ; en effet, dans les cas de ce genre, une lésion matérielle existe, il y a un état morbide manifeste, et la mission du médecin-expert est de rechercher si la cause de cet état ne réside pas dans des manœuvres coupables. »

Cataracte. L'acide azotique étendu d'eau a été appliqué à plusieurs reprises sur la conjonctive, et a fini par déterminer une légère opacité du cristallin, qui ne pouvait en imposer qu'à un observateur inattentif : il suffit d'adresser au malade quelques questions sur la marche de la maladie depuis son invasion, sur ce qu'il éprouve actuellement, etc., pour reconnaître la véritable nature de l'affection ; on sait, par exemple, que dans le début de la cataracte vraie, le malade aperçoit mieux les objets à une lumière faible qu'au grand jour, et que l'inverse a lieu lorsque la maladie a déjà fait des progrès, etc.

Ophthalmie. L'application volontaire de poudres irritantes sur la conjonctive est constamment suivie d'une ophthalmie, et l'on a souvent vu des conscrits qui, pour mieux simuler cette affection, s'arrachaient encore les cils et cautérisaient les bords des paupières. La cautérisation de la conjonctive oculaire (Ollivier (d'Angers), *loc.cit.*) a été pratiquée par un misérable sur un conscrit qui voulait s'exempter du service militaire, et qui perdit la vue presque complétement. La ruse est difficile à démasquer. Dans les premiers cas, toutefois, on doit se rappeler que, dans l'ophthalmie ancienne, que l'on a principalement en vue de simuler, les paupières sont ridées, de couleur naturelle, relâchées et boursouflées ; on remarque aussi la patte-d'oie qu'a produite le clignotement souvent répété des yeux.

Clignotement. Un corps étranger placé sous la paupière supérieure peut causer ce phénomène ; mais dans ce cas, la rougeur de la conjonctive annonce que la maladie est provoquée et non spontanée.

Paralysie des paupières. On a des exemples d'individus qui se sont coupés ou à qui on a coupé le nerf sus-orbitaire, dans le dessein de déterminer la paralysie de la paupière supérieure : il est facile de reconnaître le stratagème, car la section de ce nerf ne peut pas occasionner la chute de la paupière supérieure ; en sorte que cette chute ne peut être dans cette hypothèse que simulée. Il faudrait, pour donner lieu à cette paralysie, que l'instrument pénétrât dans l'orbite et atteignît le muscle releveur de la paupière supérieure ou le nerf qui l'anime ; toujours est-il que, dans la chute de la paupière supérieure, quand elle est simulée, on ne voit pas le strabisme en dehors qui en est presque toujours inséparable.

La paralysie de la paupière inférieure peut être provoquée par la lésion du nerf facial, et il serait toujours facile de constater l'affection sur un point du trajet de ce nerf.

Taies de la cornée. L'azotate d'argent a été souvent employé à les produire. L'œil est privé du brillant et du poli qu'il offre dans l'état sain ; mais dans l'espace de quelques jours la taie disparaît, à moins qu'une kératite intense ne se soit développée, que des ulcérations se soient produites, et qu'elles se soient terminées par des albugo ou des leucoma.

Alopécie. On sait que l'application de pommades dans lesquelles entrent certains acides ou certains alcalis provoque la chute des cheveux ; mais cette alopécie ne peut être que passagère.

Gale. Souvent des prisonniers simulent la gale, afin d'être envoyés dans les infirmeries : c'est au moyen de piqûres qu'ils obtiennent de petites plaies dont l'apparence est à-peu-près celle des vésicules écorchées. Mais jamais on n'aperçoit de véritables vésicules, et d'ailleurs on n'en pourrait point retirer l'acarus.

Perte des dents. Plusieurs conscrits se sont fait arracher des dents, d'autres les ont détruites à l'aide de caustiques, il en est enfin qui les ont fait limer ; dans ce dernier cas, on voit, en portant le doigt sur les gencives, que la racine des dents est au niveau de l'alvéole.

Épilepsie. On sait que des personnes ont fini par être épileptiques, à force de simuler les accès de cette maladie. Metzger et de Haen en rapportent des exemples. On conçoit qu'il serait impossible de découvrir en pareil cas la véritable cause de la maladie, si l'on n'avait aucun renseignement sur ce qui a précédé.

Tympanite. On cite des individus qui ont la faculté d'avaler de l'air et parviennent ainsi à distendre leur estomac et leurs intestins. Cette tympanite est distincte de celle qui est réelle, en ce que celle-ci est liée à un état morbide du tube digestif, qui donne lieu à une sécrétion de gaz très abondante, et à un état général qui présente les phénomènes d'une nutrition incomplète. La tympanite provoquée aurait lieu malgré l'embonpoint et la parfaite santé de l'individu. Quoi qu'il en soit dans certains cas, il paraît difficile de pouvoir distinguer l'affection réelle de celle qui est simulée.

Gastrite. Cette affection est produite habituellement par des substances irritantes, des liqueurs stimulantes. Elle disparaît avec la cause qui lui a donné naissance.

DES MALADIES PRÉTEXTÉES.

On désigne sous le nom de *maladies prétextées*, celles que l'on veut faire servir à l'accomplissement d'un but qui consiste ordinairement à se décharger d'une fonction plus ou moins pénible, ou à obtenir un avantage quelconque. Ainsi, un homme est appelé par l'autorité à remplir un devoir, il refuse le service, en donnant pour prétexte la maladie dont il est atteint ; le médecin requis pour juger le fait déclare que l'affection est trop légère pour servir d'excuse. Un autre individu attribue la maladie plus ou moins grave dont il est actuellement attaqué, à une légère violence exercée contre lui, à la terreur que lui a inspirée l'annonce d'un événement fâcheux, à la mauvaise nourriture à laquelle il a été soumis par les personnes chargées de veiller à sa subsistance, aux travaux excessifs auxquels on l'a forcé de se livrer, à l'action des médicamens dont il a fait usage par ordre du médecin, etc. ; et si quelquefois il ne rapporte pas la maladie à ces causes, du moins les considère-t-il comme ayant aggravé singulièrement son état ; en conséquence, il demande des dommages-intérêts. Ici, le médecin devra juger la valeur du prétexte allégué par le plaignant.

« Un ramoneur atteint d'un tremblement mercuriel, dit Marc, accusa un doreur dont il avait ramoné la cheminée, d'avoir, *en profitant de son ignorance,* occasionné sa maladie. Bien que le rapport entre la cause et l'effet nous parût très-plausible, nous crûmes néanmoins devoir nous assurer si de pareils résultats s'étaient déjà rencontrés, et nos recherches dans les hôpitaux confirmèrent amplement la validité de la cause alléguée par le ramoneur » (Art. DÉCEPTION du *Dictionnaire de Médecins,* en 30 vol.).

Les difficultés de la constatation des maladies prétextées, dit Ollivier (d'Angers) (*Annales d'hygiène publique et de médecine légale,* tome XXV, p. 102), proviennent de ce que les symptômes supposés sont ordinairement de ceux qui peuvent exister sans aucun résultat apparent, sans modification matérielle dans la région indiquée comme étant le siège du mal.

Ces maladies sont habituellement des névralgies, des douleurs articulaires ou musculaires, sans trace d'inflammation locale. Quelquefois des individus allèguent des affections qui sont des symptômes consécutifs à une maladie qui peut avoir existé antérieurement, ou bien c'est une impossibilité plus ou moins complète des mouvemens de la totalité ou d'une partie d'un membre, ou des douleurs plus ou moins vives déterminées dans certains mouvemens.

Voici les préceptes généraux propres à servir de guide aux gens de l'art :

1° On comparera avec soin la cause prétextée avec l'effet, c'est-à-dire avec la maladie. Dans un très grand nombre de cas, le plus léger examen suffira pour établir qu'il n'existe aucun rapport, et que la réclamation du plaignant ne mérite aucune considération : ajouterait-on foi, par exemple, à la déclaration d'un homme qui attribuerait la fracture du tibia et du péroné à un coup de badine qu'il aurait reçu sur la jambe ?

2° On aura égard aux causes prédisposantes. L'âge, la saison, le sexe, le tempérament, le climat, l'état de grossesse, etc., doivent être regardés comme des motifs capables de développer ou d'aggraver quelquefois certaines maladies que l'on n'aurait pas observées dans des circonstances opposées : ainsi, personne ne révoque en doute les effets funestes de la frayeur chez les femmes enceintes, chez celles qui sont récemment accouchées ou qui ont leurs règles, tandis que la même cause peut à peine produire quelques désordres chez une personne qui n'est pas dans les mêmes conditions.

3° On tiendra compte de la moralité de l'individu, des motifs qu'il peut avoir pour induire les médecins en erreur, des témoignages rendus par des personnes impartiales.

4° On examinera avec soin la nature des maladies régnantes ; on conçoit, en effet, que si l'affection qui fait le sujet de l'observation est semblable à celle qui sévit épidémiquement depuis quelque temps, tout portera à croire que la cause prétextée par le malade peut bien avoir été l'*occasion* du développement de la maladie, ou des accidens qui sont survenus, mais qu'ils ne doivent pas lui être attribués. On sait que Rémer, chargé de prononcer si un coup de bâton donné à une servante était la cause d'une pneumonie violente qui se manifesta trois jours après, déclara que ce coup ne pouvait être considéré que comme une des causes occasionnelles, fondé sur ce qu'il régnait alors une épidémie pneumonique très intense, dans le pays qu'habitait la malade.

5° Enfin, on ne prononcera qu'après avoir bien étudié les différentes circonstances relatives au régime, à l'état particulier de l'atmosphère, etc., qui ont pu influer d'une manière nuisible sur le plaignant.

DES MALADIES DISSIMULÉES.

On désigne ainsi les maladies et les infirmités que l'on cache. Ces maladies, beaucoup plus nombreuses qu'on ne le croirait au premier abord, sont : la *syphilis*, les *dartres*, la *gale*, la *teigne*, la *phthisie pulmonaire*, l'*épilepsie*, la *folie*, etc. On a quelquefois aussi le plus grand intérêt à dissimuler certains états qui ne constituent pas, à proprement parler, des maladies ; tels sont la menstruation, la défloration, la grossesse, l'alactie (manque de lait), l'impuissance, etc. Il doit être maintenant aisé de deviner les motifs qui portent à cacher de pareils états ; il est des individus qui se croiraient déshonorés en avouant des maladies que le vulgaire regarde comme honteuses ; on conçoit aussi que la pudeur empêche souvent de déclarer des affections dont on ne saurait constater la nature qu'en visitant les organes de la génération ; mais, ce qui paraîtra beaucoup plus naturel, c'est qu'une personne cherche à cacher le fruit d'un amour illicite, surtout lorsqu'elle est entourée de parens dont elle ambitionne l'affection. La cupidité est un des motifs les plus communs de dissimulation ; ne voit-on pas, en effet, tous les jours, des femmes qui se proposent comme nourrices, cacher artificieusement tout ce qui pourrait déceler leur inaptitude ; des jeunes gens ne se présentent-ils pas comme remplaçans, lorsqu'ils sont atteints d'une maladie ou d'une infirmité qu'ils n'accusent pas, et qui les rend impropres au service ? Il serait facile de citer encore quelques exemples, si ceux que je viens d'indiquer n'établissaient point d'une manière irrévocable que la dissimulation de certaines maladies est contraire à l'ordre social et doit être réprimée.

L'homme de l'art chargé de découvrir que l'on cache une maladie, doit avoir égard, 1° aux motifs qui peuvent porter la personne à dissimuler ; 2° aux manœuvres que l'on sait avoir été mises en usage jusqu'à ce jour pour atteindre ce but ; 3° aux symptômes de l'affection que l'on veut dissimuler, et dont il peut constater l'existence sans l'aveu du malade : admettez, par exemple, qu'une femme chez laquelle la sécrétion du lait se fait à peine se propose pour nourrice, et dissimule l'ataxie dont elle est atteinte : on se rappelle qu'en pareil cas, pour mieux en imposer, on se garde bien de présenter son enfant s'il est faible et chétif, pour en montrer un autre bien constitué ; on le dit plus jeune qu'il n'est, afin qu'on ne trouve pas le lait trop ancien ; on mouille les langes pour faire croire que l'enfant urine continuellement, et qu'il est par conséquent bien nourri ; et, pour que le volume des seins paraisse plus considérable qu'il n'est réellement, on ne donne pas à téter pendant les vingt-quatre heures qui précèdent le moment de la visite, etc. La connaissance de ces manœuvres ne suffirait pas pour déceler l'imposture : on doit alors visiter la femme, et recueillir soi-même les caractères propres à mettre la vérité dans tout son jour : si le sein est mal conformé, la glande mammaire d'un petit volume, le mamelon peu ou point érectile ; si par la pression le lait ne jaillit pas abondamment en plusieurs rayons ; si, au lieu d'être légèrement sucré, inodore, d'un blanc bleuâtre et assez consistant, ce liquide présente des caractères opposés ; si, par exemple, il ne forme point une gouttelette lorsqu'on le reçoit sur l'ongle que l'on incline légèrement, on déclare que la femme ne réunit point les qualités voulues. Je suppose maintenant qu'il s'agisse d'un phthisique qui se destine à remplacer un conscrit, et qui cache soigneusement sa maladie, quel est le médecin qui ne découvrira pas la dissimulation, en ayant égard à la conformation du col, des épaules et de la poitrine, à la couleur rouge des pommettes, au son de la voix, à la chaleur de la peau, et surtout de la paume des mains, à la fréquence du pouls, à l'amaigrissement du corps, aux signes fournis par l'auscultation et la percussion, etc. ? Sans doute qu'on n'aura pas toujours occasion d'observer l'ensemble des symptômes qui caractérisent la maladie que l'on dissimule ; mais on pourra souvent rassembler assez de données pour soupçonner au moins qu'elle existe. Il faut également être prévenu que, dans certaines circonstances, les malades ne dissimulent qu'une partie des signes de l'affection dont ils sont atteints, dans l'espoir que la maladie sera jugée moins grave.

DES MALADIES IMPUTÉES.

On donne le nom de *maladies imputées* à celles qu'un individu prétend exister chez un autre qui n'en est pas affecté. Ici la mission de l'homme de l'art est extrêmement facile à remplir : qu'importe que l'on accuse une personne d'imbécillité, de folie, ou d'avoir une maladie vénérienne, etc., si les symptômes de ces affections manquent ? Il est évident qu'on ne doit juger les maladies que par les phénomènes qui les caractérisent ; l'absence de ces phénomènes autorise le médecin expert à déclarer que la maladie est imputée.

BIBLIOGRAPHIE.

Des maladies simulées, dissimulées, etc.

GALIEN (C.). Liber, quomodo morbum simulantes sint deprehendendi. Paris, 1578, et opp. omn.

HOFFMANN (Fr.). De morbis fictis. Halle, 1700, in-4, et in opp. cmn.

WALDSCHMIED (W. H.). Resp. C. F. LOTHER. De morbis simulatis ac dissimulatis. Kiel, 1728, in-4.

BOECLER. Epistola occasione fraudulentæ mulieris, quæ per totam fere vitam ficto monstroso ventre omnium decepit oculos. Strasbourg, 1728.

VOGEL (R. A.). Resp. J. J. IANSEN. De morbis simulatis, et quomodo eos dignoscere liceat. Gottingue, 1769, in-4.

KANNEGIESSER (G. H.). Resp. C. F. SARAUW. De morbis dissimulatis et fictis. Kiel, 1759 et 1769, in-4.

BALDINGER (E. G.). Resp. MACKPHAILL. De morbis dissimulatis. Gottingue, 1774.

SCHNEIDER (J. F. Th.). De morborum fictione. Francfort-sur-l'Oder. 1794.

MALADIES MENTALES (1).

Les questions médico-légales qui se rattachent à ces maladies sont nombreuses et souvent très difficiles à résoudre.

(1) Ce n'est que depuis peu de temps que nous avons en France des travaux sur ce sujet. Ils ont pour titre :

Examen des procès criminels des nommés Léger, Papavoine, etc., dans lesquels

Le législateur a prévu un grand nombre de cas où l'homme étant privé plus ou moins d'instruction, de raison, de liberté morale, le caractère légal de ses actions est modifié ; l'homme est privé, en tout ou en partie, de l'exercice de ses droits civils, et les actes répréhensibles qu'il commet ne le rendent plus responsable de la même manière devant les tribunaux.

Je ne veux point engager ici une discussion métaphysique sur la *raison* et sur la *liberté morale*. Ce sont des faits connus de tout le monde. Chacun sent combien l'homme, dont les facultés mentales sont saines, peut délibérer ses actions, apprécier les motifs qui peuvent influencer son jugement, prendre la résolution qui est plus conforme à sa raison et à ses sentimens ; en un mot, se décider avec discernement et volonté pour tel acte plutôt que pour tel autre. Mais personne n'ignore, non plus, qu'une foule de causes peuvent affaiblir ou troubler l'intelligence, altérer les sentimens naturels, exciter des penchans et des désirs insolites, gêner ou détruire la liberté, faire fléchir la volonté ou même la forcer irrésistiblement.

Ce sont ces causes que je dois étudier ici dans leurs rapports avec les lois ; les unes sont des maladies, d'autres sont des états d'exaltation passagère et naturelle ; quelques-unes se rapportent à une sorte d'imperfection de l'entendement. Je les comprendrai toutes sous les titres suivans : 1° Folie ou aliénation mentale ; 2° dé-

l'aliénation mentale a été alléguée comme moyen de défense, suivi de quelques considérations médico-légales sur la liberté morale ; par Georget, 1825.

Discussion médico-légale sur la folie ou aliénation mentale, suivie de l'examen du procès criminel d'Henriette Cornier, et de plusieurs autres procès dans lesquels cette maladie a été alléguée comme moyen de défense ; par le même, 1826.

Observations médico-légales sur la monomanie homicide ; par le docteur Brierre de Boismont, 1827.

Nouvelle discussion médico-légale sur la folie ou aliénation mentale, par Georget, 1827.

Médecine légale relative aux aliénés, aux sourds-muets, etc., ou les lois appliquées aux désordres de l'intelligence ; par Hoffbauer, docteur en droit et en philosophie, professeur à l'université de Halle, 2° édition ; traduite de l'allemand par le docteur Chambeyron, avec des notes de N. Esquirol sur les aliénés, et d'Itard sur les sourds-muets.

Les ouvrages purement médicaux pourront être également consultés Tels sont le traité de Pinel sur l'aliénation mentale, les travaux d'Esquirol, et le *Traité pratique et médico-légal sur la Folie,* par Georget, 2° édit.

lire fébrile, assoupissement ; 3° surdi-mutité ; 4° somnambulisme. Dans l'article consacré à la folie, je dirai un mot des passions et du fanatisme, de la faiblesse d'esprit des enfans et des vieillards, de l'épilepsie, de l'hypochondrie, de l'hystérie, des désirs insolites chez quelques femmes enceintes, et de l'ivresse.

§ Ier.

FOLIE OU ALIÉNATION MENTALE.

Un sage, dans le sens des lois et des jurisconsultes, est celui qui peut mener une vie commune et ordinaire ; un insensé est celui qui ne peut pas même atteindre jusqu'à la médiocrité des devoirs généraux (D'Aguesseau). L'homme en démence est celui qui ne remplit pas les devoirs les plus ordinaires de la vie civile. S'écarter de la raison sans le savoir, parce qu'on est privé d'idées, c'est être *imbécille;* s'écarter de la raison le sachant, mais à regret, parce qu'on est esclave d'une passion violente, c'est être *faible;* mais s'en écarter avec confiance, voilà ce qu'on appelle être *fou.* Le fou est celui qui ne peut pas remplir la destination humaine ; celui-là est sage, qui la remplit entièrement ; celui-là est moins sage, qui la remplit moins parfaitement ; mais celui-là est constamment un fou, un insensé, qui ne la remplit en aucune manière, qui ne sait ni suivre l'instinct de la nature, ni se soumettre aux lois de la société et de la morale (1).

Comme on le voit, les jurisconsultes, dans les définitions qu'ils ont données de la folie, ont plutôt cherché les caractères de la maladie dans son influence sur les actions de l'homme que dans la nature du désordre de l'entendement.

L'aliénation mentale présente des états si divers de l'entendement, qu'il est à peu-près impossible de la faire connaître par une définition claire et précise. Le malade qui est privé complétement d'idées et de sentimens, dont les sensations et les besoins sont presque nuls, ne ressemble guère à celui dont l'esprit, devenu plus actif, enfante continuellement des idées, et ressemble encore moins à cet autre dont l'entendement est sain, excepté

____

(1) *Répertoire de jurisprudence,* art. DÉMENCE.

dans un point très limité. L'un n'a point de jugement ni de connaissances, l'autre a la tête remplie d'idées fausses, et le troisième conserve en grande partie l'intégrité de sa raison. J'étudierai d'abord les genres et les espèces de l'aliénation mentale, afin de pouvoir mieux déterminer les caractères généraux de cette maladie. J'insisterai particulièrement sur les circonstances qui ont le plus de rapport avec les lois.

Dans le droit romain et dans l'ancien droit français, les aliénés, *dementes*, sont partagés en deux classes; dans l'une sont ceux dont l'intelligence est faible ou nulle, *mente capti*; dans l'autre sont les malades agités et furieux, *furiosi*. On trouve dans nos codes, répétées dans différens endroits, les *expressions de démence, d'imbécillité* et de *fureur*, sans aucune définition de ces termes. Un jurisconsulte dit que l'imbécillité est un affaiblissement de toutes les facultés morales, que la démence est un dérangement de ces mêmes facultés, et que la fureur est une démence portée à l'excès; ordinairement, ajoute-t-il, l'imbécillité est perpétuelle (1).

Le Code prussien présente cette même division de la folie (2).

Les lois d'Angleterre reconnaissent trois espèces d'aliénation mentale : l'*idiotisme*, la *folie* et le *lunatisme*. La première est définie aliénation mentale naturelle ou venant de naissance, causée par un vice primitif d'organisation; les deux dernières sont causées par accident; l'une dure continuellement, l'autre revient par accès. Le testament d'un lunatique est valable, s'il est prouvé qu'il a été fait dans un intervalle lucide. Les idiots et les fous ne peuvent jamais tester (3).

Je suivrai la division de Pinel, heureusement modifiée par Esquirol.

A. Sous les noms d'*idiots* et d'*imbécilles*, je traiterai des individus dont l'intelligence ne s'est jamais développée, ou ne s'est développée que d'une manière incomplète.

B. Sous les noms de *fous* et d'*aliénés*, seront compris les individus dont l'intelligence s'est troublée, affaiblie ou éteinte ac-

(1) Delvincourt, *Cours de Code civil*, t. I, p. 75, 1810.
(2) Hoffbauer.
(3) *Medical jurisprudence*, by *Paris et Fonblanque*, London, 1823.

cidentellement, et après avoir acquis son développement. La folie ou l'aliénation mentale sera divisée en *monomanie, manie* et *démence*, suivant que le délire sera *partiel, général avec excitation, général avec affaiblissement des facultés.*

A. *De l'idiotie et de l'imbécillité.*

Depuis l'absence complète de l'intelligence et des sensations, jusqu'au degré qui représente l'état ordinaire d'un individu sain, on observe un grand nombre de degrés et de variétés.

Parmi les *idiots*, les uns sont presque réduits à l'existence des végétaux; les mieux partagés éprouvent des sensations, ont un petit nombre d'idées relatives aux objets qui les entourent, conservent quelques souvenirs, témoignent du plaisir ou de la douleur, montrent de la reconnaissance pour les personnes qui les servent; mais ils ne savent point s'habiller; ils n'ont pour langage que quelques sons mal articulés, des cris ou des gestes peu nombreux. Généralement ces êtres sont difformes, petits, leur tête est mal conformée, disproportionnée avec le volume du corps. Presque tous sont scrofuleux, rachitiques ou épileptiques; leur physionomie est sans expression ou n'exprime que la stupidité; ils sont presque tous très malpropres. L'idiotie est innée.

Je conserve le nom d'*imbécilles* à ceux chez qui on observe un certain nombre d'idées simples, un usage borné de la parole, un peu de mémoire, à ceux enfin qui peuvent comprendre des intérêts peu élevés et commettre quelques actes motivés. Ces imbécilles sont employés dans les hospices à divers travaux grossiers, moyennant une faible rétribution. Les notions complexes de société, morale, religion, justice, leur sont à-peu-près étrangères; quelques-uns sont très rusés et enclins au vol, ce qui fait qu'on leur suppose souvent beaucoup plus d'intelligence qu'ils n'en ont réellement. On sait que plusieurs de ces êtres disgraciés peuvent apprendre à lire et à écrire et qu'ils peuvent faire de la musique. D'après Hoffbauer, les imbécilles pourraient être partagés en cinq catégories : 1° ceux qui, sans pouvoir juger les objets nouveaux, ont la faculté de juger ceux avec lesquels ils sont en contact journalier; 2° ceux qui confondent le présent avec le passé, prennent un étranger pour une personne qu'ils connaissent, oublient les temps, les lieux, les circonstances ; 3° ceux qui sont impropres aux actions qui exigent plus qu'une attention machinale, ont le sentiment de la supériorité des autres, du penchant à la dévotion et qui n'ont pas de mémoire ; 4° ceux dont l'entendement est complétement obtus, l'insensibilité profonde ; 5° ceux enfin dont l'intelligence est nulle, les facultés de l'âme éteintes, sans passions, sans désirs, mangeant comme des brutes.

Les idiots et les imbécilles sont quelquefois très dangereux ; il en est qui ont commis sans motif ou par plaisir, ou sous le plus léger prétexte, des incendies ou des homicides. On cite plusieurs exemples d'actes semblables, commis par ces êtres disgraciés de la nature ; beaucoup d'idiots particulièrement sont sujets à des accès passagers d'agitation et de fureur.

On trouve dans la société des êtres qui se rapprochent des imbécilles par un développement médiocre de l'entendement, des *demi-imbécilles* dont les connaissances sont très bornées, et qui n'ont que des notions fort imparfaites des grandes vérités sur lesquelles repose l'ordre social. Dans les classes inférieures, ces individus peuvent se livrer à beaucoup d'occupations qui n'exigent pas de grandes combinaisons d'idées ; quelques-uns apprennent mêmes des arts mécaniques faciles. S'ils ne passent point tout-à-fait pour des imbécilles parmi leurs égaux, ils sont regardés comme des êtres singuliers, comme ayant l'esprit faible ; on les tourmente de mille façons, et l'on se moque d'eux. Beaucoup de ces demi-imbécilles n'étant retenus par aucun motif puissant, s'adonnent au vin, deviennent paresseux, ivrognes, débauchés ; enfin il en est plus qu'on ne pense qui finissent par tomber entre les mains de la justice. Ils commettent des vols avec adresse, et on les suppose très intelligens ; ils recommencent dès qu'ils sont sortis de prison, et on leur croit une perversité opiniâtre ; ils sont violens, emportés, et pour le plus léger motif ils commettent des meurtres et des incendies ; ceux qui ont un penchant prononcé pour l'union sexuelle se rendent facilement coupables d'outrages à la pudeur. J'ai eu occasion de voir dans les prisons plusieurs individus de cette espèce, qui avaient été jugés raisonnables, et dont la demi-imbécillité m'a paru manifeste (1).

Dans les classes aisées, ces demi-imbécilles ayant reçu de l'éducation, ayant eu continuellement sous les yeux de bons exemples, étant constamment l'objet d'une grande surveillance, peuvent mieux éviter de tomber dans de pareils excès ; seulement ils deviennent souvent la dupe des fripons qui les entourent, si on leur laisse la libre disposition de leur fortune.

Je ferai remarquer qu'il est impossible de tracer la limite qui sépare les imbécilles des hommes doués de facultés suffisantes pour comprendre toute l'étendue des devoirs sociaux. C'est par des degrés insensibles et infinis que l'on s'élève de l'idiotie la la plus complète jusqu'au plus parfait développement de l'intelligence.

B. *De la folie (aliénation mentale)*.

Je comprends sous le titre de folie, la *monomanie*, la *manie* et la *démence*.

De la monomanie.

La monomanie est une idée déraisonnable, une passion ou une affection morale maladive, exclusive ou dominante.

Le désordre de l'entendement est parfois si bien limité, et l'intelligence tellement libre sous tout autre rapport, que le malade pense et agit raisonnablement toutes les fois qu'il ne dirige point son attention vers l'objet de son erreur. Plusieurs de ces aliénés peuvent même se livrer à des occupations sérieuses : tel était Pascal, qui s'imaginait voir toujours un précipice à côté de lui. Le plus souvent, le délire exclusif s'accompagne de divers autres désordres dans les idées, les sentimens et les actions ; les malades sont préoccupés, peu capables de se livrer à des occupations suivies ; ils ont des préventions et des haines injustes ; beaucoup ont plusieurs idées ou des séries d'idées exclusives ; cependant ces mêmes aliénés peuvent soutenir des conversations

____

(1) Voyez les *écrits cités*.

très sensées sur les objets étrangers au délire ; ils peuvent lire , jouer très bien à divers jeux. Enfin d'autres monomanes, en même temps qu'ils ont une idée ou une passion dominante, déraisonnent plus ou moins complétement sur tout autre objet.

Les idées dominantes varient à l'infini ; mais la plupart peuvent être rapportées à certaines passions et à certaines facultés. Parmi les monomanes, on trouve des rois et des reines, des dieux et des déesses, des hommes qui possèdent des milliards, des mines de diamant, des royaumes ou toute la terre (*Monomanie avec chœromanie*) ; on voit des aliénés qui ont conçu une folle passion pour des êtres surnaturels, ou pour des personnes qu'ils ne connaissent que de nom ; et d'autres qui sont poursuivis par des terreurs religieuses, par des chagrins imaginaires, par des craintes chimériques (*Monomanie avec lypémanie*) ; quelques-uns ont des idées ridicules sur l'état de leurs organes : ils se croient morts, pleins d'animaux, près de se dissoudre, changés en d'autres individus ; un homme se croit femme, et réciproquement ; d'autres sont le jouet d'illusions des sens, soit qu'ils se trompent sur les qualités des corps, soit qu'ils éprouvent des *hallucinations* ou des sensations sans impression sur les sens, et voient des objets, entendent des voix, goûtent des saveurs, sentent des odeurs sans que les yeux, le nez ou la bouche soient excités pour agir. Un petit nombre de ces malades éprouvent une violente propension à l'union sexuelle ; quelques monomanes s'imaginent avoir un talent supérieur, et travaillent avec ardeur pour produire quelque chose d'extraordinaire. Les funestes penchans au suicide et à l'homicide, et le penchant au vol sont aussi des symptômes de monomanie. Plusieurs de ces idées et de ces passions, souvent réunies, sont la conséquence les unes des autres.

Suivant la nature des idées et des passions qui dominent l'esprit du malade, celui-ci est triste ou gai, bavard ou sombre et taciturne ; la physionomie est naturelle, ou présente les signes de l'exaltation, du contentement, de la préoccupation, de la méfiance, de la crainte ou de l'abattement ; le malade est tranquille, ou colère et emporté, et même furieux.

Envisagée sous le rapport médico-légal, l'histoire de la *mono-*

manie constitue un des articles les plus impórtans de cet ouvrage ; il ne s'agit de rien moins en effet que d'arracher à l'échafaud ou à d'autres peines infamantes, des malheureux que l'on
serait tenté de regarder comme criminels, tandis qu'ils ne sont que
fous. Déjà les tribunaux allemands, grâce aux travaux de Henke,
de Mende, de Meckel, de Masius, de Klein, de Platner, de Vogel,
de Gau, de Schlegel, ont souvent admis l'existence de la monomanie
chez un grand nombre d'inculpés, qu'ils sont parvenus à faire acquitter de crimes qu'ils avaient commis, en se bornant à les faire
enfermer dans des maisons d'aliénés. Mais il n'en a pas été toujours de même en France ; les magistrats admettent difficilement
qu'une action criminelle puisse être le résultat d'une monomanie ;
plusieurs médecins, peu familiarisés avec ce genre d'études, ne
reconnaissent pas cette variété de folie toutes les fois qu'elle
existe, et à plus forte raison le jury se laisse-t-il souvent égarer
par les plaidoyers du ministère public, qui, tout en agissant de
bonne foi, provoque une punition sévère là où certes il réclamerait l'indulgence des juges, si l'affection dont je parle lui était
mieux connue. On pourra se faire une idée de la manière dont
quelques magistrats sont disposés à envisager cette question par
les deux citations suivantes. L'un disait, il y a peu d'années, à
Marc : *Si la monomanie est une maladie, il faut, lorsqu'elle
porte à des crimes capitaux, la guérir en place de Grève,
c'est-à-dire par la guillotine* (*Annales d'hygiène*, octobre 1833, page 361). Un autre imprimait en 1826 : *La monomanie est une ressource moderne ; elle serait trop commode
pour arracher, tantôt les coupables à la juste sévérité des
lois, tantôt pour priver un citoyen de sa liberté. Quand on
ne pourrait pas dire qu'il est coupable, on dirait il est
fou, et l'on verrait Charenton* (maison de fous) *remplacer
la Bastille* (prison avant la révolution de 1789). On a de la
peine à croire à la réalité de pareilles assertions dans un pays qui
revendique à juste titre l'honneur d'avoir fixé le premier l'attention des savans sur la *monomanie* ; en effet, quoique *Plater*
d'abord, et *Muller* ensuite, eussent tracé quelques lignes sur ce
sujet, c'est à Pinel qu'appartient la gloire d'avoir décrit avec soin
cette forme de l'aliénation mentale ; depuis, Esquirol, Fodéré,

Georget, MM. Ferrus, Leuret, etc., en France, par leurs intéressans travaux, n'ont pas peu contribué au perfectionnement de cette branche de la médecine légale. Il serait absurde aujourd'hui de mettre en doute la réalité de cette affection, dont on est forcé d'accepter les conséquences, c'est-à-dire qu'il serait révoltant de condamner un inculpé qui aurait commis un crime, s'il était monomaniaque. Je ne me dissimulerai pas combien il pourra être quelquefois difficile de se prononcer sur l'existence de la monomanie, et combien il serait dangereux pour l'ordre social d'appliquer d'une manière abusive le principe que je défends; c'est aux lumières et à la probité des médecins que doit être *exclusivement* réservé le droit de juger chaque espèce, et de donner aux tribunaux les seuls élémens sur lesquels puissent être raisonnablement fondés des jugemens équitables. Je ne saurais donc assez engager les magistrats à renoncer à cet égard aux idées erronées dont ils sont imbus, à suivre la marche et les progrès de la science, et surtout dans chaque espèce, à consulter les médecins consciencieux qui se sont particulièrement voués à l'étude des aliénations mentales. Ces médecins se pénétreront de cette vérité, que rien ne nuit autant à la propagation d'une doctrine nouvelle et vraie, comme de chercher à trop étendre son domaine; en voulant voir des monomaniaques partout, ils arriveront à ce qu'on n'en voie nulle part; ils sentiront qu'une seule fausse application suffirait pour affaiblir la valeur de leur doctrine, et inspirer de la défiance en sa réalité; ils n'oublieront pas surtout ce précepte établi par Marc dans une brochure intitulée: *Considérations médico-légales pour Henriette Cornier*, Paris, 1826. « Lorsque dans un procès criminel, le médecin est consulté, il doit, en exposant son avis, se placer entre l'accusation et la défense, oublier si son opinion est réclamée par le ministère public ou par le défenseur; et lorsque ce dernier, dans l'intérêt de la défense, a cru devoir recourir à ses lumières, il doit gémir et se taire quand les élémens médico-légaux du procès fortifient l'accusation.

Les faits recueillis jusqu'à ce jour me portent à admettre avec Marc deux sortes de *monomanie*; l'une qu'il appelle *raison-*

nante, l'autre *instinctive* (1) (*V.* son excellent mémoire, inséré dans le numéro d'octobre 1833 des *Annales d'hygiène publique et de médecine légale*). Dans la première beaucoup plus facile à constater que l'autre, il y a eu association d'idées, un raisonnement a précédé, et l'on peut en juger la rectitude; rarement le malade cherche à nier ou à déguiser l'acte qu'il a commis, et qui en a été la conséquence; rarement aussi il témoigne le moindre regret de ce qu'il a fait. La *monomanie instinctive* porte l'individu, par sa volonté malade, à des actes automatiques, naissant d'un instinct irrésistible, sans qu'aucun raisonnement ait précédé. « La raison peut, en pareil cas, conserver toute son activité; elle peut abhorrer l'acte que l'instinct commande, et pourtant elle ne peut s'y opposer. Souvent même, elle est forcée de le favoriser en suggérant les moyens de l'accomplir. Dès que l'instinct s'est exalté au point de rendre l'acte inévitable, la raison peut en effet, comme dans la manie raisonnante, fournir pour son exécution toutes les combinaisons qui caractérisent le crime; intention, but, préparatifs, astuce même, l'acte étant commis, afin d'en décliner la responsabilité. À côté de ces circonstances, les phénomènes de l'état maladif sont bien souvent si légers, qu'ils peuvent échapper inaperçus à l'observateur le plus attentif, ainsi qu'au malade lui-même. Si l'on ajoute à ce qui vient d'être dit que, dans certains cas, l'accomplissement de l'acte devient une sorte de crise, suivie d'une guérison brusque, on se fera aisément une idée des difficultés qui parfois rendent le diagnostic à-peu-près impossible (Marc). »

L'observation suivante, consignée dans les *Annales* de Henke, par le docteur Mende, en 1821, présente un exemple de monomanie instinctive homicide, dans lequel se trouve peint l'enchaînement progressif de la volonté normale et un dérangement nerveux auquel on peut rattacher la monomanie.

Catherine Olhaven, âgée de trente-trois ans, nourrice du fils du docteur

(1) Marc ne se dissimule pas que la dénomination de monomanie instinctive n'aura pas l'approbation générale, parce qu'on pourra admettre, avec le docteur Henke, que dans cette variété de monomanie, comme dans toute autre forme de l'aliénation mentale, il n'y a pas lésion de la volonté, mais bien suspension de la raison et par conséquent de la liberté morale.

S**, fut prise le mercredi 20 et le samedi 24 octobre 1822, de fortes coliques, qui se prolongèrent jusqu'au dimanche, quoique à un degré moindre. Elle éprouvait en même temps, mais passagèrement, une sorte de mouvement dans l'estomac et de l'anxiété. Le dimanche soir, pendant que nous étions sortis, que la cuisinière était occupée dans sa cuisine, et que la nourrice était seule dans une chambre avec les deux enfans, elle aperçoit un couteau sur la table, et à l'instant même, la pensée s'empare d'elle de couper le cou à son nourrisson, qu'elle tient sur ses genoux. Elle a déclaré avoir éprouvé dans ce même instant un mouvement particulier dans l'estomac, une espèce de gargouillement avec des bouffées de chaleur vers la tête. Il lui a semblé que quelqu'un lui disait qu'elle était obligée de tuer l'enfant. Cette pensée la fait frémir, elle le couche aussitôt sur le lit, et descend avec rapidité à la cuisine, tenant le couteau à la main ; elle le jette de côté et supplie la cuisinière de sortir avec elle et de ne pas l'abandonner, attendu qu'elle est tourmentée par de mauvaises pensées. La cuisinière lui répond qu'elle ne peut quitter son ouvrage, et que d'ailleurs elle sera bientôt obligée de s'absenter. La nourrice retourne auprès des enfans, où la même pensée l'obsède de nouveau. Elle cherche à y faire diversion, en chantant tout haut et en dansant avec les enfans, qu'elle finit par coucher. La cuisinière étant revenue, elle la supplie de rester auprès d'eux, et de lui permettre d'aller chercher ses maîtres à sa place. La cuisinière ayant refusé et étant partie, Catherine se couche ; mais à peine s'est-elle endormie qu'elle se réveille en sursaut, et que l'envie de tuer l'enfant, dont le berceau est près de son lit, se manifeste en elle avec une force irrésistible. Heureusement la porte s'ouvre dans ce moment, et nous arrivons. Cette circonstance calme un peu Catherine, qui sait que ma femme et ma belle-sœur doivent coucher dans la même chambre qu'elle ; mais elle dort peu ; son sommeil est agité, et vers trois heures de la nuit, l'horrible idée du meurtre la maîtrise au point qu'elle se met à crier et réveille ma belle-sœur, à laquelle elle se plaint d'être très incommodée et tourmentée par de mauvaises pensées, sur la nature desquelles elle ne donne toutefois aucun renseignement. En même temps, elle se parle quelquefois à elle-même, comme si elle délirait. Tantôt elle s'écrie : « Grand Dieu ! quelles horribles, quelles affreuses pensées ! » Tantôt elle dit : « Mais, c'est ridicule, affreux, épouvantable ! » Tantôt elle s'informe avec anxiété de l'enfant, demande s'il est réellement auprès de sa mère, et l'appelle d'une voix tendre et carressante, jusqu'à ce qu'après avoir pris un peu d'infusion de camomille, elle devient un peu plus calme et s'endort vers six heures du matin. Le jour suivant, elle se sent très fatiguée, abattue, et continue d'être en proie à des accès de l'idée qui la domine. Elle reste assise, sans parler et comme absorbée. Son regard est souvent fixe, farouche et sa face est très rouge. Contre son usage, elle ne s'occupe plus de l'enfant. Vers cinq heures du soir, après avoir pris trois fois d'une potion qui lui a été prescrite, elle éprouve du calme et du soulagement. Une seule fois seulement, dans la nuit du lundi au mardi, la pensée fatale se présente encore ; mais Catherine saute aussitôt de son lit et prend de la potion, dont elle obtient du calme. A dater de ce moment, elle n'a plus eu d'accès, et dans la matinée du mardi, elle a avoué à ma femme, en versant d'abondantes larmes, tout ce qui s'était passé en elle. Aujourd'hui, elle est aussi bien portante et gaie qu'elle l'était avant.

« Il serait difficile de découvrir une cause morale de cet événement. Catherine n'a jamais éprouvé chez nous de contrariétés ni d'autres émotions vives. Son humeur paraît gaie et calme. Seulement elle a eu, peu de temps après son accouchement, un accès épileptique. Il m'a été dit que, dans son enfance, elle avait beaucoup souffert des vers, mais nous ne nous en sommes pas aperçus. L'allaitement l'a sensiblement fatiguée, elle en convient, et déclare même que jamais elle ne se replacera comme nourrice. Elle a constamment témoigné à l'enfant la plus vive tendresse. Il est enfin à remarquer que sa mère, lorsqu'elle était en couches d'elle, a éprouvé un semblable accès.

« J'ajouterai à ce récit, dit M. Mende, que l'accès homicide qui vient d'être décrit, n'a nullement coïncidé avec l'apparition des règles, et qu'on n'a même pu lui assigner la moindre cause occasionnelle. Les remèdes qui ont été administrés à la malade, consistent en une potion de Rivière avec de l'essence de castor, un vomitif qui a déterminé de copieux vomissemens bilieux, un léger purgatif et une infusion de valériane, de feuilles d'oranger, de guy de chêne, avec du castoréum. On laissa l'enfant à sa nourrice, qui fut néanmoins soigneusement surveillée. »

M. Mende donne ici une description de la maladie de l'enfant, qui succomba le 12 novembre dans des convulsions, puis il continue :

« Pendant cette scène déchirante, la nourrice ne cessa de tenir l'enfant dans ses bras, avec l'expression d'une douleur morne et profonde ; mais lorsque la mort arriva, cette douleur se convertit en un véritable désespoir, qui néanmoins fit bientôt place à une tristesse sombre. Aujourd'hui, l'état de Catherine est ce qu'il était lorsqu'elle se portait bien. Elle s'acquitte avec activité et contentement des travaux domestiques de la maison, où elle a continué de demeurer. Aucun accès épileptique ne s'est manifesté depuis. »

Supposons maintenant que le désordre physique, déjà peu saillant chez Catherine Olhaven, l'eût été moins encore, et qu'aucun incident heureux n'eût empêché la *volonté lésée* de s'exalter jusqu'à l'accomplissement de l'acte qu'elle commandait, comment eût-on jugé ce dernier ? Avec les idées reçues pendant longtemps dans nos tribunaux, avec l'inattention de médecins peu exercés aux investigations relatives à l'état mental, on eût dit :

Catherine n'a jamais donné de signes de désordre intellectuel ; elle n'en donne pas non plus depuis le crime ; donc elle a agi *volontairement* ; donc elle est coupable (Marc).

A cet exemple de monomanie instinctive, je pourrais en joindre d'autres du même genre relatifs à des monomanies instinctives suicides et incendiaires.

J'examinerai actuellement les trois genres de monomanie qui ont plus particulièrement rapport à la justice criminelle ; je veux parler de l'aliénation mentale qui conduit au *vol*, à l'*homicide* et à l'*incendie*.

Monomanie avec penchant au vol. Pinel dit qu'il pourrait citer plusieurs exemples d'aliénés de l'un et de l'autre sexe, connus d'ailleurs par une probité sévère durant leurs intervalles de calme, et remarquables pendant leurs accès par un penchant à dérober et à faire des tours de filouterie (1). Esquirol a donné des soins à un aliéné qui avait un pareil penchant extrêmement actif (2). Gall et Fodéré citent également des exemples de personnes bien élevées, qui avaient un penchant irrésistible à dérober, et qui ne prenaient que des objets de peu de valeur (3). J'ai observé un aliéné qui volait dès qu'il pouvait le faire sans être vu, allait cacher soigneusement ce qu'il avait dérobé, et niait avec force si on venait à l'accuser.

Monomanie homicide. Cette terrible variété de l'aliénation mentale n'est bien connue des médecins que depuis les travaux de Pinel. Ce médecin a publié plusieurs exemples remarquables de cette maladie ; Esquirol, Gall, Fodéré, etc., en ont fait connaître de très curieux. Georget a rassemblé tous ces faits et je renvoie aux tomes xvi, xviii, xix, xxiii, xxiv et xxvii des *Annales d'hyg. publique et de méd. légale*, où sont relatés des cas de monomanie homicide, avec le jugement des tribunaux qui ont livré les malheureux atteints de cette infirmité à la disposition de l'autorité administrative. La plupart de ces malades sont poussés à répandre le sang humain par des motifs imaginaires qui agissent puissamment sur leur esprit, motifs qui sont déterminés

---

(1) *Traité de l'aliénation mentale*, p. 101.
(2) *Dict. des sc. méd.*, art. Foliz.
(3) Gall, *sur les fonctions du cerveau*, t. iv, in-8°. Fodéré, *Méd. lég.*, t. i, p. 235.

par des illusions des sens sans cesse présentes, comme on peut
en lire deux observations curieuses dues à Ollivier (d'Angers)
(*Annales d'hyg. publique et de méd. légale,* tome XXIII, page
204). Quelques-uns seulement éprouvent un instinct sanguinaire, une impulsion plus ou moins violente et souvent irrésistible à l'homicide, avec conscience de leur état. Les premiers
tuent pour se venger de prétendus ennemis, d'espions, de gé-
nies malfaisans, de diables, pour obéir à une voix intérieure, à
un commandement de Dieu, pour arracher d'innocentes créatures à la corruption de ce monde, à la méchanceté des hommes,
à une misère affreuse imaginaire, ou bien dans le dessein de les
faire jouir par avance de la béatitude céleste; pour obtenir la
mort qu'ils n'ont pas le courage de se donner, qu'ils ne veulent
pas se donner eux-mêmes dans la crainte d'offenser Dieu, ou
pour avoir le temps de se préparer à mourir en attendant l'effet
de la justice humaine, etc. Il en est enfin qui ont un penchant
prononcé pour le suicide (*Ann. d'hyg. pub. et de méd. légale,*
t. XVI, p. 123, Cazauvieilh). Des exemples feront mieux connaître
cette maladie.

1° Un aliéné de Bicêtre, dit Pinel, avait périodiquement des accès d'une
fureur forcenée qui le portaient, avec un penchant irrésistible, à saisir un
instrument ou une arme offensive pour assommer le premier qui s'offrait à
sa vue, sorte de combat intérieur qu'il disait sans cesse éprouver entre
l'impulsion féroce d'un instinct destructeur et l'horreur profonde que lui
inspirait l'idée d'un forfait. Nulle marque d'égarement dans la mémoire,
l'imagination ou le jugement. Il faisait l'aveu, durant son étroite réclusion,
que son penchant pour commettre un meurtre était absolument forcé et involontaire; que sa femme, malgré sa tendresse pour elle, avait été sur le
point d'en être la victime, et qu'il n'avait eu que le temps de l'avertir de
prendre la fuite. Les intervalles lucides ramenaient les mêmes réflexions
mélancoliques, la même expression de remords, et il avait conçu un tel
dégoût de la vie, qu'il avait plusieurs fois cherché, par un dernier attentat,
à en terminer le cours. Un jour il parvint à se saisir d'un tranchet de cor-
donnier, et il se fit une profonde blessure à la poitrine et au bras. Son funeste penchant était dirigé quelquefois contre le surveillant de l'hospice
dont il n'avait qu'à se louer. « Quelle raison, disait-il, aurais-je d'égorger
le surveillant, qui nous traite avec tant d'humanité? Cependant, dans mes
momens de fureur, je n'aspire qu'à me jeter sur lui comme sur les autres,
et à lui plonger un stylet dans le sein (1). »

(1) *Ouvrage cité,* p. 102 et 457.

2° Un autre aliéné de Bicêtre était enchaîné lorsque les brigands visitèrent les prisons pour massacrer les uns et délivrer les autres. Cet aliéné, interrogé par eux, ne tint que des propos très raisonnables. Le surveillant leur dit en vain qu'il est très redoutable par sa fureur aveugle, que d'autres malades sont dans le même cas ; ils l'emmènent en triomphe ; mais bientôt sa fureur se ranime, il se saisit du sabre d'un voisin, frappe à droite et à gauche, fait couler le sang, est saisi et ramené à Bicêtre (1).

3° Gall parle d'un soldat qui tous les mois avait un accès de convulsions, précédé d'un penchant immodéré à tuer ; il demandait lui-même avec instance qu'on le mit dans l'impossibilité de faire le mal, et indiquait le moment où on pouvait lui rendre la liberté (2).

4° Une domestique demande à quitter ses maîtres, parce que toutes les fois qu'elle déshabillait leur enfant, elle éprouvait le désir presque irrésistible de l'éventrer (3).

5° Une jeune dame, observée par Marc dans une maison de santé de Paris, éprouvait des désirs homicides dont elle ne pouvait indiquer les motifs. Elle ne déraisonnait sur aucun point, et chaque fois qu'elle sentait renaître sa funeste propension, elle se faisait mettre la camisole jusqu'à ce que l'accès fût passé. Cet accès durait quelquefois plusieurs jours (4).

6° Le même auteur a vu un chimiste distingué, tourmenté du désir de tuer, venir lui-même se faire enfermer dans une maison d'aliénés. Lorsqu'il sentait que sa volonté allait fléchir sous l'empire de ce penchant, il se faisait attacher ; il a fini par exercer une tentative d'homicide sur un gardien (5).

7° J'ai vu une femme, mère de quatre enfans, éprouver pendant trois mois environ une violente propension à tuer ses enfans, quoiqu'elle les chérisse, dit-elle, plus qu'elle-même. Pour éviter de commettre un pareil forfait, elle se sépara de ses enfans. Elle n'était influencée par aucun motif imaginaire, et son jugement n'offrait aucune apparence de lésion.

Je ne multiplierai pas davantage les exemples de cette *manie sans délire ;* il ne peut rester de doute sur l'existence de cette affreuse maladie. Dans tous ces cas, un excepté, les malades ont conservé assez de liberté pour éviter de céder à leur penchant ; ils ont été enfermés parmi les fous, et l'on ne peut leur supposer d'intention criminelle (*Voyez* des observations du même genre dans les numéros de janvier, d'avril, de juillet et décembre

(1) *Ouvrage cité*, p. 150.
(2) *Idem*, t. IV, p. 99.
(3) *Consultation médico-légale pour Henriette Cornier*, par le docteur Marc.
(4) *Consultation médico-légale.*
(5) *Idem.*

1830, d'avril 1833 et de janvier 1834, des *Annales d'hygiène publique et de médecine légale*).

Voici plusieurs cas de fureur homicide, dans lesquels on n'a point noté de motifs imaginaires ; mais ces faits ont été publiés dans les journaux, et il est possible que les observations aient été incomplètes.

8° Un voiturier s'étant mis en route après s'être renfermé avec ses trois chevaux sans leur donner à manger, commence par maltraiter une femme qu'il rencontre ; plus loin il donne quelques coups de hache à une autre femme, et la laisse étendue dans un fossé ; bientôt il fend la tête à un jeune garçon ; peu après il enfonce le crâne à un jeune homme, dont il répand la cervelle sur le chemin, et qu'il mutile avec sa hache ; il abandonne cet instrument, attaque successivement encore trois personnes, et est enfin arrêté. Conduit en présence des cadavres, il dit : « Ce n'est pas moi qui ai commis ces meurtres, c'est mon mauvais esprit » (1).

9° Un ouvrier maréchal, après avoir déjeuné fort paisiblement avec ses parens, s'en va chez le maître d'école du lieu qu'il habitait, lui fait plusieurs questions, et tout-à-coup lui plonge dans le sein un couteau fraîchement aiguisé ; il rentre chez lui, aiguise son couteau, va chez un notaire qu'il frappe d'un coup de cet instrument, se rend ensuite chez une autre personne, et lui en assène un coup sur la tête ; se voyant poursuivi, il se blesse au cou (2).

10° Un individu qui avait déjà donné des signes d'une fureur aveugle à la suite de plusieurs attaques d'épilepsie est pris un jour de cet état, se livre d'abord à plusieurs actes de violence chez lui et dans une église, s'échappe dans la campagne, menace un voiturier, poursuit à coups de pierres un cultivateur, atteint un vieillard qu'il terrasse et qu'il tue en le frappant à la tête avec une grosse pierre, aborde plus loin un homme qui bêchait, le renverse à coups de pierres, et le tue à coup de bêche, rencontre un homme à cheval, auquel il lance des pierres qui l'atteignent et le renversent, poursuit plusieurs enfans qui lui échappent, arrive à un de ses parens qui bêchait, et le tue en le frappant avec sa bêche. Arrêté et conduit dans une prison, il dit qu'il se rappelle fort bien avoir tué trois hommes, et surtout l'un de ses parens qu'il regrettait beaucoup ; que, dans son excès de frénésie, il voyait partout des flammes, et que le sang flattait sa vue. Il demandait qu'on le fît mourir. Sa fureur étant revenue de nouveau, il se jeta avec rage sur le concierge qui lui apportait à manger, et brisa tout ce qui se trouvait autour de lui (3).

(1) *Aristarque français* du 13 avril 1820.
(2) *Journal des Débats* du 1ᵉʳ avril 1825.
(3) *Gazette des tribunaux* du 24 juin 1826.

Je vais rapporter maintenant des observations d'aliénés qui ont été portés à l'homicide par des illusions de l'esprit, plutôt que par un instinct sanguinaire.

11° Un vigneron crédule, dit Pinel, dont l'imagination avait été fortement ébranlée par de fougueuses déclamations et l'image effrayante des tourmens de l'autre vie, se croit condamné aux brasiers éternels, et s'imagine qu'il ne peut empêcher sa famille de subir le même sort, que par un *baptême de sang* ou martyre. Il essaie d'abord de tuer sa femme ; bientôt après il immole de sang-froid deux enfans en bas âge. Mis en prison, il égorge un criminel, toujours dans la vue de faire une œuvre expiatoire ; renfermé à Bicêtre, il se dit *la quatrième personne de la Trinité*, et chargé de la mission spéciale de sauver le monde par le baptême de sang. Excepté en matière de religion, il parut jouir de la raison la plus saine. Plus de dix années de réclusion avaient ramené les apparences d'un état plus calme, et permis qu'on lui donnât un peu de liberté ; quatre nouvelles années de tranquillité semblaient rassurer, lorsqu'on vit tout-à-coup les idées sanguinaires se reproduire, et une veille de Noël, il forme le projet de faire un sacrifice expiatoire sur tout ce qui tomberait sous sa main. Il se procure un tranchet, en porte un coup au surveillant, et coupe la gorge à deux aliénés qui étaient à ses côtés. Il fut enfin saisi et renfermé (1).

12° Un ancien moine, dont la raison avait été égarée par la dévotion, crut, une certaine nuit, avoir vu en songe la Vierge entourée d'esprits bienheureux, et avoir reçu l'ordre exprès de mettre à mort un homme qu'il traitait d'incrédule. Ce projet homicide eût été exécuté si l'aliéné ne se fût trahi par ses propos, et s'il n'eût été prévenu par une réclusion sévère (2).

13° Un aliéné, dit Esquirol, devient tout-à-coup très rouge, il entend une voix qui lui crie aussitôt : *Tue, tue ! c'est ton ennemi ! tue et tu seras libre* (3) !

14° Le même auteur cite l'exemple d'une aliénée qui, s'imaginant qu'elle va être arrêtée, jugée et conduite à l'échafaud, et désespérée de causer du chagrin à son mari, forme le projet de le tuer et de se tuer après (4).

15° Ce médecin rapporte encore le cas d'une malade qui, ayant le désir de mourir, mais n'ayant pas le courage de se donner la mort, forma le projet de tuer quelqu'un pour la mériter ; elle essaya de tuer sa mère et ses enfans (5).

16° Gall a observé chez une femme des accès périodiques durant lesquels elle éprouvait la tentation de se détruire et de tuer son mari et ses

---

(1) *Ouvrage cité*, p. 118.
(2) *Ouvrage cité*, p. 165.
(3) *Dict. des sc. méd.*, art. Manie.
(4) *Idem*, art. Suicide.
(5) *Dict. des sc. méd.*, art. Suicide.

enfans. Depuis long-temps elle n'avait plus le courage de baigner le plus jeune d'entre eux, parce qu'une voix intérieure lui disait sans relâche : *Laisse-le couler, laisse-le couler* (1).

17° Un aliéné, pressé de jouir de la vie future, songea à commettre un meurtre pour mériter la mort, et avoir le temps de faire sa paix avec Dieu. Un jour il attire deux petites filles chez lui, coupe la gorge à l'une d'elles, se rend aussitôt en prison, et dort très bien toute la nuit (2).

18° Un individu s'imagine que depuis douze ans deux femmes l'ont rendu malheureux par les artifices de l'astrologie, l'ont privé de sa raison, ont endurci son cœur, l'ont tourmenté par des souffrances physiques et des visions épouvantables le jour et la nuit, même pendant de longs voyages qu'il avait entrepris pour se soustraire à l'influence de ces femmes. Un jour, dans un lieu public, il les blesse grièvement, en s'écriant : Voilà celles qui m'ont assassiné ! Il reste tranquillement en place et se laisse arrêter (3).

19° Une aliénée conçoit le projet de tuer un enfant, et voici son raisonnement : *Cette enfant est fille unique ; moi aussi je suis unique, et j'a toujours été très malheureuse. Un semblable sort est peut-être réservé à cette enfant, il vaut autant que ce soit elle que je tue qu'une autre* (4).

20° Une autre femme tue un enfant, après avoir ainsi raisonné : *Tu dois tuer cet enfant, car il devient un ange et échappe aux séductions du monde* (5).

21° Un individu s'imagine que sa femme le trahit, il voit un rival dans le premier qui l'approche, il soupçonne ses propres frères, il change quatre ou cinq fois de résidence, il croit qu'il existe dans sa commune un complot formé contre ses jours, et voit dans chaque habitant un ennemi armé pour sa destruction. Tourmenté de l'idée que sa femme est toujours prête à le quitter pendant la nuit pour voler dans les bras d'un amant, il avait l'habitude de placer un tranchet sous le chevet de son lit, et menaçait de lui couper la tête si elle cherchait à s'échapper. Une première fois il tenta de l'étrangler ; une seconde fois il lui fit des blessures graves avec un instrument tranchant. On l'arrête, on lui reproche son action ; mais loin d'en témoigner du repentir, il ne manifeste d'autre regret que celui de n'avoir pu faire usage d'une hache, et de n'avoir pas tué sa femme (6).

Avant de faire quelques réflexions sur tous ces faits, je parlerai d'un autre penchant atroce observé chez des aliénés.

Monomanie avec penchant à l'incendie, ou *pyromanie*.

(1) Édition in-8°, t. 1, p. 457.
(2) *Psycological Magazine*, t. vii.
(3) Gall, même volume.
(4) Marc, *consultation citée*.
(5) Hoffbauer, p. 112.
(6) *Courrier français* du 25 juillet 1824.

Fodéré dit avoir vu des malades qui s'entretenaient dans leurs intervalles de calme de choses étonnantes et extraordinaires, comme d'*incendies*, d'inondations, de combats, de vols.

Gall rapporte le fait suivant :

En 1802, une femme âgée de quarante-cinq ans, fut décapitée dans une ville d'Allemagne. Elle avait mis le feu à douze maisons dans l'espace de cinq années. Douée de facultés intellectuelles bornées, malheureuse dans son ménage, elle chercha des consolations dans la religion, et s'adonna à l'eau-de-vie. Il éclata dans son endroit un incendie auquel elle n'avait pris aucune part. Depuis qu'elle avait vu cet effrayant spectacle, il était né en elle le désir de mettre le feu aux maisons, et ce désir dégénérait en un penchant toutes les fois qu'elle avait bu de l'eau-de-vie. Elle ne savait donner d'autre raison ni indiquer d'autre motif d'avoir mis le feu jusqu'à douze fois à des maisons, que ce penchant qui l'y poussait. Malgré la crainte, la terreur et le repentir qu'elle éprouvait chaque fois après avoir commis le crime, elle le commettait toujours de nouveau. Les médecins qui l'examinèrent dirent qu'il n'existait chez elle aucun indice d'aliénation (1).

Georget a publié les deux faits suivans :

Un individu qui a été acquitté par la cour d'assises de Metz pour cause de folie, offrait entre autres signes de cette maladie, des accès d'emportemens et de fureur qui le rendaient dangereux pour son père et sa sœur. Un jour, dans un moment de fureur, il annonce qu'il mettra le feu à la maison et qu'il se suicidera. Peu après, en effet, la maison est en flammes. Le feu avait été mis dans plusieurs endroits à-la-fois. Le furieux avait été se coucher ; il ne quitta son lit que lorsqu'on vint l'arrêter. Les bâtimens incendiés lui appartenaient en partie, et les denrées qu'ils contenaient constituaient pour le moment sa principale fortune (2).

Un jeune jardinier, âgé de seize ans, dans l'espace d'une quinzaine de jours mit successivement huit fois le feu à différens objets, tels qu'un tas de paille, une malle remplie d'effets, un panier de charbon, de la toile, un lit, le propre lit de l'incendiaire. Il aidait à éteindre le feu. Conduit en prison, il trouva le moyen de mettre des charbons ardens dans son lit, et se coucha par dessus. Ainsi, dit son défenseur, la passion de l'incendie le domine, le subjugue, le transporte. Cet individu était, en outre, au moins un demi-imbécille, et avait donné différentes fois des signes d'égarement de l'esprit. Il fut condamné, mais sa peine fut commuée (3).

Ces malheureux, comme on le voit, ont commis des incendies

(1) *Ouvrage cité*, t. IV, p. 158.
(2) *Discussion médico-légale.*
(3) *Discussion médico-légale.*

sans intérêt, sans intention criminelle, sans être dirigés par la vengeance ou la cupidité.

Je pourrais ajouter une foule de cas analogues qui ont été insérés dans le numéro de juillet 1834 des *Annales d'hygiène publique et de médecine légale*, et dans le mémoire déjà cité de Marc, auquel je renvoie le lecteur. Je pourrais encore rapporter les deux observations de monomanie incendiaire insérées dans le vingt-cinquième volume des *Annales* par M. Etoc-Demazy, médecin de l'asile des aliénés du Mans. Mais il ne sera pas sans intérêt d'extraire du travail de Marc les principales considérations puisées par lui dans la *Médecine légale* de Henke. Cet auteur, frappé de la fréquence du crime d'incendie commis par de jeunes sujets en Allemagne (1), a cherché à se rendre compte de la cause qui pourrait faire naître chez eux cette monomanie. Voici les principaux résultats de ses recherches, qui ont également pour but de faire connaître les règles propres à guider les médecins chargés de résoudre les questions de pyromanie : 1° l'envie du feu et la propension incendiaire qui se manifestent fréquemment chez de jeunes sujets, sont souvent l'effet d'un état physique anormal, et résultent particulièrement d'une évolution organique irrégulière, *à l'époque ou à l'approche de la puberté ;* 2° la pyromanie, chez les jeunes sujets, s'observe *le plus ordinairement* entre la douzième et la vingtième année ; 3° s'il existe en général des symptômes, des indices d'un développement irrégulier, des signes de mouvemens critiques marqués, au moyen desquels la nature cherche à parfaire l'évolution, ils devront être saisis en faveur de l'inculpé ; 4° s'il a existé, avant l'exécution de l'acte incendiaire, des symptômes de développement dans l'appareil génital, comme par exemple chez les jeunes filles, des efforts de menstruation, ces symptômes mériteront la plus grande attention ; ils rendront d'autant plus vraisemblable que le travail du développement sexuel aura troublé les fonctions du cerveau, qu'ils seront étayés d'autres symptômes dont il va être incessamment question ; 5° il faut surtout fixer l'attention

______

(1) En France, sur 124 crimes d'incendie, 26 ont été commis par des individus âgés de 8 à 20 ans. La proportion est encore plus forte pour les incendies qui ont eu lieu en Allemagne.

24.

sur les signes qui pourraient exister, d'un trouble dans le système circulatoire sanguin et dans les fonctions du système nerveux. Les désordres de la circulation, de forts accès d'orgasme, l'irrégularité du pouls, un afflux prononcé du sang vers la tête, de la céphalalgie, des vertiges et un état de stupeur, des congestions vers la poitrine avec oppression et angoisses, tels sont les symptômes qui indiquent un arrêt ou un trouble du développement des facultés sexuelles. Le tremblement, les mouvemens involontaires des muscles, des spasmes, des convulsions, l'épilepsie et même la catalepsie, constituent autant d'accidens qui annoncent un trouble dans l'action nerveuse. Lorsque ces symptômes ont lieu, il se produit assez ordinairement des indices de désordre dans les fonctions intellectuelles, mais qui ne sont pas toujours appréciés, surtout lorsqu'ils ne sont que passagers ; 6° l'absence de signes positifs d'un désordre mental, ainsi que la présence de ceux qui paraîtraient établir l'intégrité de la raison, ne devront pas dérouter ou égarer le médecin ; en effet, il est un état où, malgré l'absence de la liberté morale, la raison ne paraît pourtant pas être troublée : et cet état se rencontre souvent chez de jeunes incendiaires : ainsi, lorsque, avant d'avoir incendié, il ne s'est manifesté chez eux aucune trace évidente d'aliénation mentale, qu'ils étaient au contraire capables de se livrer à leurs occupations habituelles, que dans leurs interrogatoires, ils ont toujours répondu d'une manière convenable aux questions qui leur ont été adressées, qu'ils ont même avoué que le désir de la vengeance avait motivé leur conduite, il ne faudrait pas encore en conclure, avec certitude, qu'ils étaient en puissance de toute leur liberté morale, et qu'en conséquence, ils avaient encouru toute la rigueur de la pénalité. Dans ces circonstances, une seule idée fixe peut en effet avoir dominé ces infortunés, et n'être découverte qu'après l'exécution de l'acte. La pyromanie fondée sur une cause pathologique, peut très bien s'exalter en même temps que cette cause, par exemple, lorsque les règles paraissent, et se convertir alors brusquement en une propension irrésistible, suivie d'exécution.

Tout en admettant que la doctrine de M. Henke est conforme à un très grand nombre de faits recueillis jusqu'à ce jour, je ne pense pas qu'il faille l'appliquer sans une extrême réserve à la médecine légale, les exemples d'incendie commis par de jeunes sujets *non pyromanes* n'étant point rares; ne sait-on pas en effet que la colère, la haine, la soif de la vengeance, l'envie, etc., ont porté des enfans à incendier des bâtimens? Ces questions, il faut le dire, présentent quelquefois des difficultés insurmontables dans leur solution.

Objections contre la monomanie et contre le système qui établit que les monomaniaques ne doivent pas être punis autrement que par la réclusion, des crimes qu'ils ont pu commettre. Les questions de monomanie homicide s'étant présentées dans plusieurs procès célèbres, dans un court espace de temps, des discussions importantes ont eu lieu sur ce sujet.

Les uns ont dit « que la monomanie est une affection bizarre imaginée par les novateurs, un fantôme qu'on veut faire descendre dans la lice, une ressource commode, tantôt pour arracher les coupables à la juste sévérité des lois, tantôt pour priver arbitrairement un citoyen de sa liberté. »

Cette assertion absurde n'avait pas besoin de réponse.

Je rapporterai cependant ici un fait consigné dans les *Mémoires de l'Estoile,* et qui prouve que la fureur homicide n'est point une *invention moderne.*

« Dans le mois d'octobre 1574, un pauvre insensé, gardé en la maison des jésuites à Cologne, étant retourné en son bon sens pour l'espace de cinq à six jours, et par ainsi mis en liberté, tua trois des premiers dudit collége (1). »

Ils ont ensuite nié l'existence de la monomanie homicide, ou plutôt on a voulu écarter l'idée de maladie, et rattacher ce funeste penchant à quelques vices horribles, quelques instincts de férocité native, quelques goûts de cruauté bizarre, quelques affreux caprices de misanthropie, poussés jusqu'à une sorte de rage contre des individus plus heureux ; à une haine invétérée contre les hommes, transformée en un instinct de férocité et une soif du sang : d'où l'on a conclu que l'homicide commis sans intérêt, sans motif, sans passion criminelle, par des individus hon-

(1) Tome 1, p. 104, édition de 1825.

nêtes jusque-là, rentrait dans le domaine du crime, et devait attirer sur l'auteur toute la sévérité des lois. On a même été jusqu'à dire que l'homicide étant constaté, et l'auteur convaincu, la justice n'avait pas besoin de rechercher la cause de l'événement, et en savait assez pour déterminer le caractère moral de l'acte imputé. D'ailleurs, a-t-on dit encore, si l'on admet des penchans irrésistibles, cette doctrine renversera les lois de la morale, et le précepte, *ne sois pas homicide*, se réduira à ces mots : *ne sois pas malade*. Dans tous les crimes, il y a autant de déraison que de perversité. On verra donc de l'aliénation partout ; on excusera ainsi les plus grands crimes.

J'ai longuement combattu ces pernicieuses assertions. Si leurs auteurs avaient pris les faits pour guide, ils auraient davantage respecté la vérité, et se seraient épargné beaucoup de peine. Y a-t-il une monomanie homicide? Des faits incontestables répondent à cette question ; d'ailleurs, ce n'est pas prouver la non-existence de cette maladie que de lui donner un autre nom. Les magistrats constatent-ils beaucoup d'homicides commis par des personnes honnêtes, sans motifs réels, sans intérêt, sans esprit de vengeance ou de cupidité? Tout le monde peut répondre que ces cas fort rares ne sont que des exceptions au nombre considérable de crimes ou l'homicide est *un moyen* et non *un but*. N'est-ce point calomnier l'espèce humaine, que de supposer ainsi l'homme bien portant capable de commettre d'horribles forfaits, par l'unique plaisir de se baigner les mains dans le sang de ses semblables?

L'on objecte qu'il serait possible qu'on ne découvrît pas les motifs d'un crime, quoique ces motifs existassent ; c'est encore là une supposition démentie par l'expérience des juges. Ensuite, l'absence de motifs doit rarement être le seul indice de l'existence d'une maladie mentale ; du moins, dans tous les cas qui se sont présentés récemment devant les tribunaux, les accusés avaient donné une multitude de signes de cette maladie.

Enfin, on a dit qu'on pouvait punir un aliéné dans l'intérêt de la société, que, d'ailleurs, le fou qui tue ne saurait être comparé à un homme entièrement innocent. Je reviendrai sur ces questions en traitant de la législation criminelle relative à la folie.

Lorsqu'il s'agit de vol, le cas peut devenir un peu plus difficile, attendu qu'on ne peut pas dire qu'il y ait absence de motif intéressé, à moins que la chose dérobée ne soit d'une faible valeur eu égard à la position de celui qui l'a prise. L'aliénation mentale a des caractères propres à la faire connaître, et dont il faudrait prouver l'existence pour alléguer cette maladie comme moyen de défense.

L'incendie peut, comme l'homicide, avoir été commis sans intérêt, sans passion criminelle.

Plusieurs autres variétés de monomanie peuvent conduire à des actes nuisibles à autrui ou aux aliénés eux-mêmes. Des malades s'imaginent être suivis, espionnés, injuriés, tournés en ridicule par les personnes qui les entourent et qu'ils ne connaissent pas ; de là des propos et des voies de fait. Ceux qui croient posséder des trésors immenses, qui ont la manie de dépenser, de faire des heureux, peuvent compromettre leur fortune en peu de temps.

Monomanie par imitation. Avant de terminer tout ce qui a trait à cette variété de l'aliénation mentale, il importe d'examiner jusqu'à quel point la *monomanie peut se déclarer par imitation*. Ce sujet a été traité avec beaucoup de sagacité par le docteur Prosper *Lucas* dans une dissertation inaugurale, imprimée à Paris en 1833, intitulée : *De l'imitation contagieuse ou de la propagation sympathique des névroses et des monomanies.* Les faits recueillis par ce médecin ne permettent pas de douter que la monomanie homicide ne puisse reconnaître pour cause, le spectacle de la mort violente d'un homme ou le meurtre d'un animal, un spectacle qui se borne seulement à en réveiller l'idée, la réminiscence d'un crime, la publicité qu'il doit aux débats judiciaires, etc. Voici quelques exemples :

1° Un idiot, après avoir vu tuer un cochon, crut pouvoir égorger un homme, et l'égorgea (Gall, *Fonctions du cerveau*, tome IV, page 99). 2° Un homme mélancolique assista au supplice d'un criminel ; il fut saisi tout-à-coup du désir le plus véhément de tuer, tout en conservant l'appréhension la plus vive de commettre un crime ; il pleurait amèrement, se frappait la tête, se tordait les mains et criait à ses amis de se sauver ; il les remerciait de la résistance qu'ils lui opposaient (*Ibid.* p. 100). 3° Un malade, dans des accès périodiques de fureur, avait le désir irrésistible de sucer le sang qu'il croyait voir couler dans les veines, et de déchirer les membres de l'individu à belles dents pour rendre la succion plus facile. (Pinel, *Aliénation mentale*, t. II, p. 369). 4° Un enfant de six à huit ans étouffe son plus jeune frère ; le père et la mère rentrent, reconnaissent le crime et l'auteur et lui en demandent la cause. L'enfant se jette en pleurant dans leurs bras, et répond qu'il ne l'a fait que pour imiter le diable, et qu'il avait vu étrangler Polichinelle (Prosper Lucas). 5° Une femme observée par M. Barbier d'Amiens, sujette à des maux de tête et d'estomac, dès qu'elle apprit le fait de la fille Cornier (1), fut saisie de l'envie de tuer son propre enfant, quoiqu'elle l'aimât beaucoup. Plusieurs fois elle chercha à exécuter son dessein. Un soir, prête à succomber à cette horrible tentation, elle eut l'idée de crier au feu pour attirer les voisins, auxquels elle déclara son projet horrible, en disant qu'elle l'exécuterait, si on ne la mettait pas dans l'impossibilité de le faire. Elle s'est rendue d'elle-même à l'hôpital d'Amiens. 6° Jamais, dit Georget, il n'est venu à ma connaissance autant de faits de monomanie homicide, que depuis que les journaux répètent sans cesse les détails des dernières affaires, où il a été question de cette maladie, et en particulier de celle d'Henriette Cornier. En peu de temps, Esquirol a été consulté pour trois cas de ce genre. Un mari a subitement été pris du désir de tuer sa femme, quoiqu'il n'eût contre elle aucun sujet de mécontentement ; sa raison conservait encore assez d'empire, lorsqu'il a consulté Esquirol, pour sentir la nécessité de rester éloigné de chez lui jusqu'à une parfaite guérison. — Une dame a été tourmentée de l'idée de tuer un de ses propres enfans ; cette malade est maintenant à Charenton. — Une autre dame, également mélancolique, est constamment assaillie depuis quelque temps par l'idée qu'elle doit tuer quelqu'un ; elle dit sans cesse : j'ai envie de tuer, je tuerai mon mari, j'égorgerai l'enfant de mon fils ; je suis une méchante, etc. Elle croit quelquefois avoir commis ces actes, et craint qu'on ne vienne la chercher pour la conduire au supplice. M. Serres a vu une femme qui, peu après avoir entendu le récit de l'homicide commis par H. Cornier, a éprouvé pendant quelques semaines une violente impulsion à tuer son enfant ; elle entendait une voix qui lui commandait cet attentat (*Discussion médico-légale sur la folie*, p. 111). 7° Un habitant de la province vient se fixer à Paris, et amène avec lui une jeune fille de 22 ans, qui aimait passionnément l'aîné de ses enfans. Elle se porte bien six mois, et ne donne aucun symptôme de folie. Le septième mois, sa santé se dérange, elle devient pâle, perd l'appétit, et éprouve de violens maux de tête et des attaques nerveuses. Son maître la surprend en pleurs, la presse de questions qu'elle cherche à éluder, et obtient enfin d'elle l'épouvantable aveu qu'elle lui fait en ces termes : « Je lavais ma vaisselle, votre fils était à côté de moi ; il me vint la pensée de lui couper la tête. J'essuyai mon hacheret et le lui posai sur le cou ; il s'en-

(1) Cette fille qui, sans motif, coupa le cou à un jeune enfant fut jugée pour ce fait et condamnée aux travaux forcés à perpétuité.

fuit épouvanté. Mais je le rappelai en lui disant de n'avoir pas peur ; je lui pris de nouveau la tête, et lui posai encore le couteau sur le cou. J'allais... il pleura ; ses pleurs me rendirent la raison, et je jetai loin de moi mon hacheret en songeant à la fille Cornier. Depuis cette époque, j'ai eu cent fois le désir d'achever ce que j'avais commencé. » Cette fille fut renvoyée en province, et entra au service d'une dame : peu de jours après on lui surprit l'aveu qu'elle avait le désir de trancher la tête à l'enfant le plus jeune de sa maîtresse, sans cependant que ce désir dégénérât, dit-elle, *en une passion violente*. Elle croyait que l'exemple d'H. Cornier avait été salutaire pour elle, en l'arrêtant dans l'exécution, tandis qu'il était au contraire la cause de son affreux penchant (*Gazette des Tribunaux*, 24 juin 1826).

La monomanie incendiaire est également susceptible de s'éveiller et de s'étendre par l'exemple. On lit dans la *Gazette nationale allemande* de 1802, que Marie Franck, âgée de 52 ans, fut décapitée à Schwabmemchen pour avoir mis le feu, dans l'espace de 5 ans, à douze maisons du bourg qu'elle habitait. Il éclata dans son bourg un incendie auquel elle n'avait eu aucune part. Depuis qu'elle avait vu cet effrayant spectacle, il naquit en elle le désir de mettre le feu aux maisons, et ce désir dégénérait en un penchant irrésistible, toutes les fois qu'elle avait bu un peu d'eau-de-vie. Elle ne savait donner d'autre raison, ni indiquer d'autre motif d'avoir mis jusqu'à douze fois le feu à des maisons, que le penchant qui l'y poussait.

Serait-il impossible que les mystérieux incendies qui ont désolé plusieurs provinces de France en 1830, reconnussent *en partie* pour cause la propagation contagieuse que je signale ?

De la manie.

La manie est un délire général, variable, roulant sur toute sorte d'objets, avec excitation intellectuelle, production rapide d'idées fausses et incohérentes, illusions des sens, hallucinations, dispositions à parler beaucoup, à crier, à s'emporter et souvent à se mettre en fureur. Dans le plus haut degré de la manie, le malade semble étranger à tout ce qui l'entoure ; on ne peut parvenir à fixer son attention, toutes ses idées sont déraisonnables, confuses ; il crie, il chante, il parle seul, il marche, il saute, il menace, il injurie, il frappe, casse et brise. Dans cet état, les malades sont ordinairement très sales ; ils oublient leurs besoins, et sentent à peine, ou pas du tout, la douleur, le froid et le chaud. Dans un second degré, l'agitation est moindre, on peut fixer l'attention, avoir du malade des réponses justes, ou même suivre un raisonnement sensé, pourvu qu'il soit court; mais dès que l'esprit du malade est abandonné à lui-même, ou bien si l'on veut converser trop longuement, ce sont des divagations sans fin, des propos extravagans, des idées incohérentes, des jugemens erronés, des emportemens, des ris, des chants, de la fureur.

Enfin, dans un troisième degré se trouve ce que Pinel a fait connaître sous le nom de *folie raisonnante*. Suivant ce médecin, cette espèce de manie est marquée par des actes d'extravagance, ou même de fureur, avec une sorte de jugement conservé dans toute son intégrité, si l'on s'en rapporte aux propos. L'aliéné fait les réponses les plus justes et les plus précises aux questions des curieux; ou n'aperçoit aucune incohérence dans ses idées; il fait des lectures, il écrit des lettres comme si son entendement était parfaitement sain; et cependant par un contraste singulier, il met en pièces ses vêtemens, déchire quelquefois ses couvertures ou la paille de sa couche, et trouve toujours quelque raison plausible pour ses écarts et ses emportemens (1).

J'ai observé une dame, âgée de 40 ans environ, qui, après avoir été pendant à-peu-près une année dans un état habituel de tristesse sans motif, d'indifférence ou même de dégoût pour tout ce qui l'intéressait auparavant, d'apathie et de désœuvrement insurmontables, sans délire, vit sa maladie changer de forme; une exaltation mentale, une suractivité intellectuelle et une agitation continuelle remplacèrent l'état opposé.

Cette malade ne déraisonnait point du tout, faisait les réponses les plus justes, tenait des discours très sensés lorsqu'elle voulait bien fixer son attention sur les objets de la conversation; mais en même temps elle se mouvait et parlait sans cesse, se plaignait de tout, était continuellement exaspérée et en colère, au point que ses veines jugulaires acquirent un volume considérable et que sa voix s'altéra. Elle se disputait pour la plus faible contrariété, injuriait, criait; elle faisait une foule d'actes inconvenans, quoi que l'on fît pour l'en empêcher, et toujours elle prétendait se justifier par quelque raison plausible en apparence. Elle était toujours brûlante, son pouls était fréquent, et le sommeil difficile et de courte durée; cet état a persisté pendant près d'un an.

Un ancien jurisconsulte qui, toute sa vie, avait été apathique et ne s'était point mêlé de ses affaires, est pris vers l'âge de 60 ans, d'une suractivité intellectuelle maladive; il se livre avec excès au travail, fait des lec-

___

(1) *Ouvrage cité*, p. 93.

tures, des extraits, et prétend mettre au jour d'importans ouvrages ; il veut gérer lui-même sa fortune, et se propose de l'augmenter beaucoup par des spéculations ; tout ce qu'il dit sous ces différens rapports ne paraît pas toujours déraisonnable, et même lorsqu'il raisonne mal, il y a plutôt inconvenance qu'erreur. Il propose à quelqu'un de lui acheter fort cher une propriété qui ne lui convient pas du tout, il achète continuellement des objets qui lui sont inutiles. Un jour il s'échappe de la maison de santé où il a été retenu : à sa place un homme sensé serait allé de suite trouver un magistrat ou un avocat pour porter plainte et conserver sa liberté ; il ne fait rien de cela, et le lendemain il est reconduit par un seul domestique ; du reste il cause très bien, et l'on aperçoit tout au plus de l'exagération dans ses idées lorsqu'il parle de sa fortune, des dépenses qu'il peut faire. Ce malade est revenu à son état de santé habituelle, et ne songe plus ni à composer des ouvrages, ni à gérer sa fortune.

Ce degré de la manie est surtout marqué par un changement dans les goûts, les habitudes, la conduite du malade, par des actes extravagans ou mal motivés, plutôt que par une lésion du jugement. Lorsque ces malades sont tranquilles, comme dans le dernier exemple, on ne s'apercevrait pas du dérangement des facultés, si l'on n'était prévenu des goûts et des habitudes antérieurs pour pouvoir établir un point de comparaison.

La manie est un genre de folie où l'on observe le plus l'agitation, les emportemens, la fureur ; les malades ont souvent besoin d'être contenus, soit simplement par l'appareil de la force, ou bien par la camisole pour être mis hors d'état de commettre des actes répréhensibles, de briser, de maltraiter, de tuer ; leur volonté est maîtrisée par des illusions des sens, par des erreurs de jugement, et c'est pour échapper à des dangers ou pour se venger de prétendues offenses qu'ils prennent ces déterminations violentes.

La manie ne se décèle pas seulement par les propos des malades ; leurs gestes, leurs mouvemens, leur physionomie expriment l'excitation, l'agitation ou la fureur qui les dominent. Les plus tranquilles ont ordinairement quelque chose dans leur maintien, leurs gestes et leur physionomie qui n'est pas naturel.

De la démence.

La *démence* est caractérisée par la faiblesse ou la nullité des facultés intellectuelles et des qualités morales. Dans la démence complète, le malade est réduit à quelques sensations imparfaites; il ne reconnaît plus personne, ne dit rien, ne demande rien, ne comprend plus aucune question. A un degré moins avancé de la maladie, ces aliénés déraisonnent tranquillement, prononcent des mots sans suite, rient ou pleurent sans motif réel; ils sont crédules, imprévoyans, d'une grande indifférence pour ce qui leur était cher; leur mémoire est très infidèle relativement aux impressions récentes, tandis qu'elle reproduit ordinairement fort bien les souvenirs anciens; ils offrent parfois un état d'agitation ou même de fureur. Lorsqu'on fixe l'attention de ces malades, comme les maniaques du second degré, ils peuvent faire des réponses fort justes, donner avec précision des détails sur des événemens qu'ils ont connus, exposer leurs connaissances, jouer à certains jeux, faire de la musique, etc. Enfin la démence peut être beaucoup moins avancée, consister moins en des idées incohérentes et fausses et des illusions des sens, qu'en une faiblesse très grande de l'intelligence inaperçue du malade, qui ne lui permet plus de remplir ses devoirs de citoyen, de gérer ses affaires, et lui fait commettre beaucoup d'actions mal motivées, extravagantes, nullement en rapport avec sa position, ses goûts et ses habitudes. J'ai observé plusieurs malades qui étaient dans cet état; c'étaient de grands enfans fort dociles, qui ajoutaient foi à toutes les raisons qu'on leur donnait pour les priver de leur liberté, et les empêcher de s'occuper de leurs affaires, pleurant facilement, riant de même, s'occupant avec des jouets, portant sur leur physionomie l'expression de la faiblesse intellectuelle et morale, ayant peu de pénétration, et n'apercevant point des choses qui frappent les yeux les moins clairvoyans, par exemple, l'extravagance des discours d'autres aliénés et leurs actions insensées; conservant, du reste, toute leur connaissance, parlant avec exactitude de ce qu'ils savaient et se conduisant fort bien avec les personnes qu'ils fréquentaient. On pourrait appeler *démence raisonnante* cette espèce de folie.

Ces espèces de démence se développent lentement; les deux premières ne sont souvent que la terminaison funeste des deux autres genres de l'aliénation mentale, la manie et la monomanie;

elles sont fréquemment le résultat de l'épilepsie. La démence raisonnante est primitive.

Esquirol a appelé *démence aiguë* (*stupidité* ou *stupeur* de Georget), un état complet de démence primitive dans lequel les malades semblent privés de besoins, d'idées, de sensibilité, et ne font rien de ce qu'on veut leur faire faire. Revenus à la raison, ils disent qu'ils avaient une *existence machinale*. Cet état mérite surtout d'être distingué de la démence progressive en ce que celle-ci est presque toujours incurable, tandis que la stupeur peut souvent être guérie.

Les aliénés en démence portent sur leur physionomie l'expression de la faiblesse ou de la nullité de leur vie morale ou intellectuelle ; c'est un caractère qui ne trompe personne, surtout lorsque la démence est très avancée.

Si l'on fait un rapprochement entre la classification des aliénés en *furiosi* et *mente capti*, et la division que j'ai suivie, on verra facilement les imperfections de la première. En effet, d'une part, tous les aliénés, les idiots eux-mêmes, peuvent avoir des accès de fureur ; la fureur n'est qu'un symptôme, plus fréquent, à la vérité, dans la manie que dans la monomanie, mais qui n'est pas rare chez les idiots, et qu'on observe dans la démence. D'autre part, quoique les effets de l'idiotie et de l'imbécillité de naissance, sous le rapport de la médecine légale, soient à-peu-près les mêmes que ceux de la démence, ces états offrent pourtant une différence assez importante ; l'imbécillité étant le résultat d'un vice d'organisation plutôt qu'une maladie, l'intelligence de l'imbécille ne s'altère pas, ou plutôt elle se perfectionne un peu par les rapports sociaux, et partout les *demi-imbécilles* peuvent se marier, pourvu qu'ils sachent ce qu'ils font ; dans les pays de cretins, beaucoup de ces derniers peuvent contracter l'union conjugale. Au contraire, la démence étant une maladie presque toujours incurable, et qui fait continuellement des progrès vers une terminaison fâcheuse, le mariage ne saurait être permis à ceux qui en sont atteints.

Au reste, je dois faire observer que les caractères des divers genres de folie ne sont pas toujours aussi tranchés que je les ai présentés ; le même malade peut quelquefois offrir des signes de démence et de monomanie, de manie et de monomanie; en sorte qu'il serait difficile de placer sa maladie plutôt dans un genre que dans un autre. Mais cette confusion n'est importante en médecine légale que sous le rapport de la curabilité de la maladie.

Caractères ou signes généraux de l'aliénation mentale. Cette maladie présente, 1° un état de perversion des penchans, des affections, des passions, des sentimens naturels; la manifestation de penchans, d'affections, de passions et de sentimens opposés à ceux qui existaient avant la maladie; 2° un état d'aberration des idées, de trouble dans les combinaisons intellectuelles, la manifestation d'idées extravagantes, d'illusions des sens ou de l'esprit, de jugemens erronés et de raisonnemens insensés. Ces deux ordres de phénomènes sont ordinairement compris sous les noms de *lésions de la volonté*, et de *lésions de l'intelligence ou délire*.

Un malade est devenu indifférent pour les plus chers objets de ses affections, il ne songe plus à eux, ou bien il les a pris injustement en aversion, au point de les repousser, les injurier, les maltraiter; on voit la haine, la jalousie, la colère, la méchanceté, la crainte, la terreur, le dégoût de la vie, le penchant à détruire et à tuer remplacer le naturel le plus égal, le plus calme, le plus doux. Voilà des lésions des sentimens ou de la volonté.

Un malade prend des personnes qu'il n'a jamais vues pour des personnes de sa connaissance, des domestiques pour des princes, des malades comme lui pour des parens ou des amis ou pour des ennemis; il se croit roi, empereur, pape; ses idées sont incohérentes, ses raisonnemens extravagans, sa tête est pleine d'illusions, de perceptions fausses, son intelligence est exaltée ou elle est affaiblie; ce sont là des lésions de l'intelligence ou des signes de délire.

Ordinairement ces deux élémens de l'aliénation mentale se trouvent, à des degrés différens, réunis chez le même malade; en même temps qu'il déraisonne, il présente des changemens remarquables dans ses penchans, ses goûts, ses affections, en un mot, dans ses qualités morales. Il est rare, en effet, que des idées fausses et des jugemens erronés ne fassent pas naître des sentimens insolites, et que des penchans soient dénaturés sans communiquer du désordre à l'intelligence.

Mais souvent l'un ou l'autre de ces deux ordres de phénomènes prédomine; quelquefois même l'un existe seul, ou à-peu-près seul.

J'ai cité plusieurs exemples remarquables de monomanie homicide, consistant uniquement en une violente impulsion à tuer, à répandre le sang d'êtres chéris, sans idées fantastiques, sans jugemens erronés, en un mot sans lésion de l'intelligence.

A. *Il y a donc des folies sans délire, des lésions exclusives des penchans et des sentimens ou de la volonté, qui provoquent à des actes insensés ou atroces que la raison réprouve, dont elle empêche l'exécution tant qu'elle est la plus forte.*

Cette proposition si vraie, si bien démontrée par des faits irrécusables, est généralement combattue par les gens du monde; elle les épouvante, ils s'obstinent à placer sur la même ligne des actes répréhensibles fort rares, commis *sans intérêt, souvent même avec une horreur profonde*, et des crimes atroces consommés par des scélérats pour satisfaire de viles passions; ils s'imaginent faussement qu'en excusant les uns, c'est prononcer l'absolution des autres.

Pour les gens du monde, il n'y a de folie que lorsque l'intelligence offre de profonds désordres. Ainsi, dans plusieurs actes d'accusation, on a voulu prouver que des individus n'étaient point fous en disant qu'ils raisonnaient bien, que leurs interrogatoires étaient des modèles de dialectique, qu'on n'observait aucun trouble dans leurs idées, aucune illusion dans leur esprit. Dans l'un de ces actes, on s'exprime ainsi : « La nature des réponses extraordinaires faites par ***, le *défaut absolu de motifs pour un crime aussi atroce*, l'absence de toute émotion au moment où elle fut ramenée auprès du cadavre, et *l'état de stupeur*, on pourrait même dire de *stupidité*, où elle était plongée constamment, fixèrent l'attention; mais on ne remarqua en sa personne *aucun signe de démence*; ses réponses se suivaient d'ailleurs parfaitement, et quoique faites péniblement à voix basse, elles étaient cohérentes et précises. » Ainsi, un homicide commis sans motif, suivi d'une insensibilité morale profonde, d'une sorte de torpeur de l'intelligence, ce ne sont point là des signes d'aliénation mentale !

B. *A très peu d'exceptions près, les aliénés n'ont point conscience du désordre de leurs facultés, et sont persuadés de la réalité des illusions qui troublent leur esprit.*

Rien ne peut convaincre un fou qu'il est dans l'erreur ; les faits, les raisonnemens n'ont aucune prise sur lui. Les malades qui ont conscience de leur état ne sont point les maîtres de diriger leur pensée et quelquefois leurs actions. J'ai cité des exemples de monomanie homicide offrant ce caractère. Leur esprit était assailli par d'horribles idées, et la volonté fortement influencée, mais pas encore tout-à-fait maîtrisée dans la plupart des cas.

Si les aliénés se trompent sur leur état mental, sous tout autre rapport ils jouissent de la plénitude de leur conscience, toutes les fois qu'ils conservent la connaissance.

Leurs actes les plus insensés, les plus ridicules, et qui paraissent faits sans dessein, sans volonté, sont pourtant motivés et voulus.

Après leur guérison, ces malades rendent très bien compte de leur état de maladie, des motifs de leurs actions, des observations qu'ils ont faites sur les objets qui les entouraient, et auxquels ils paraissaient souvent ne pas faire la moindre attention.

Quelques malades prétendent, lorsqu'ils sont guéris, ne plus avoir aucun souvenir du désordre de leur intelligence. Mais ces malades sont en très petit nombre, et il est peut-être permis quelquefois de supposer que leur oubli du passé est feint, qu'il n'est mis en avant que pour éviter des questions indiscrètes, ou pour paraître ignorer entièrement des scènes désagréables, des propos indécens, des actes répréhensibles.

Dans la folie sans délire, les malades donnent pour motifs de leurs propos et de leurs actions, un penchant automatique qui les influence et les domine.

Un individu (Papavoine), accusé d'avoir homicidé deux jeunes enfans, interrogé sur ce qui s'était passé en lui lorsqu'il avait commis un pareil forfait, répondit : « J'avais la tête tellement embarrassée, le sang me portait tellement au cerveau, j'étais tellement agité, que je ne puis me rendre compte de ce qui s'est passé. » Cette explication est en contradiction avec presque tous les faits connus, et il serait d'autant plus extraordinaire qu'elle fût vraie, que ce même individu avait toute sa connaissance avant et après le peu de minutes qu'il a mis à donner la mort à ses victimes.

C. *Des aliénés peuvent dissimuler leur état, et commettre des actes avec ruse, calcul, combinaison, sang-froid et toutes les précautions que prendrait un homme raisonnable.*

Les gens du monde se font ordinairement une idée fausse de l'état des aliénés, en prenant pour terme de comparaison la manie la plus intense, avec déraison complète, emportemens, disposition habituelle à la fureur et aux actes de violence, ou bien l'abolition de toutes les facultés; ils ne peuvent concevoir que dans la plupart des cas, l'intelligence n'est qu'incomplétement altérée, et que beaucoup de malades dont la manie ou la démence est légère, ou qui ne déraisonnent que sur un ou plusieurs points, puissent tenir des discours sensés, et se conduire sous beaucoup de rapports avec toutes les apparences de la raison. C'est pourtant ce qu'on voit tous les jours dans les maisons de fous; dans certains cas de *manie raisonnante* ou de monomanie, ces malades soutiennent avec un art infini leur manière de voir, passent adroitement les circonstances qui les compromettent ou sur lesquelles on s'appuie pour les dire malades, donnent de la vraisemblance à leurs explications, et trouvent toujours quelque prétexte plausible pour justifier leurs actions extravagantes ou leurs projets insensés.

Dans ces derniers temps, on a soutenu dans différens procès, ou ailleurs, qu'un acte commis avec préméditation, ruse, calcul, combinaison, volonté, par un individu qui nie ensuite en être l'auteur, excluait l'idée d'aliénation mentale. « Un intérêt compris, a-t-on dit, des moyens combinés, un plan de conduite, supposent la raison ; et il n'y a point de paradoxe à soutenir que la conscience de la folie exclut la folie. »

J'ai prouvé par des faits la fausseté de cette dernière assertion, qui n'admet point la folie sans délire ou les impulsions automatiques et quelquefois irrésistibles, et d'autres espèces de folie dont le malade a parfaitement la conscience.

J'ai dit que les actes des aliénés, même les actes les plus bizarres, sont quelquefois motivés et voulus.

Les aliénés qui ont conscience de leur état peuvent souvent dissimuler le désordre de leur esprit, par une conversation sensée et par une apparence de calme qui en impose aux personnes qui ne les voient point habituellement. A la vérité, cette contrainte ne saurait être durable. Quant à ceux qui n'ont point conscience de leur maladie, on ne saurait se faire une idée de la dissimulation, de la ruse et du calcul que quelques-uns d'entre eux mettent en usage pour exécuter un projet, comme de s'évader, de se tuer ou de tuer quelqu'un, si l'on n'a souvent été témoin de pareils faits. Des aliénés-suicides, par exemple, usent d'une adresse incroyable pour se procurer et cacher les moyens de se détruire ; ils feignent d'avoir renoncé à leurs projets, indiquent adroitement des promenades vers les lieux favorables à leurs desseins, envoient leurs gardiens quelque part, et au moment où l'on s'y attend le moins, ces malades font ou renouvellent des tentatives de suicide.

On soutient surtout que les aliénés ne prévoyant pas les suites de leurs actes répréhensibles, ou n'ayant aucune crainte des peines prononcées contre ces actes, ne cherchent point à prendre la fuite, à se cacher, et que, loin de nier de les avoir commis, ils en font de suite un aveu circonstancié : cela est généralement vrai, mais cela n'est pas constant.

Ainsi, dans les maisons de fous, il arrive souvent que des malades commettent des actes blâmables ou répréhensibles, et opposent une dénégation opiniâtre aux preuves qui leur sont présentées, comprenant très bien que s'ils sont convaincus, ils seront réprimandés ou recevront une punition. D'ailleurs on verra que des accès se terminent subitement après une forte commotion morale, que le calme renaît souvent lorsque les malades sont parvenus à mettre à exécution les projets auxquels ils attachent une grande importance. On conçoit que dans ces cas, la crainte des châtimens qui n'existait pas au moment de l'agitation, puisse très bien succéder à celle-ci ; cela n'empêche pas la plupart de ces malades de tout avouer, de ne pas fuir les poursuites de la justice : ils disent qu'ils méritent bien d'être punis pour avoir commis des actes atroces. Plusieurs aliénés homicides m'ont fourni précédemment des exemples de ce fait, mais il ne faut pas en conclure que cela doive toujours être ainsi.

Le jurisconsulte dont j'ai parlé (page 378), comme étant atteint d'une folie raisonnante, conçoit le projet d'obtenir sa sortie de la maison de santé où il est retenu, en menaçant et frappant le maître de la maison ; il demande à lui faire une visite, cache une bûche sous sa redingote, se rend dans son cabinet, demande sa sortie d'un ton impérieux, ferme la porte et se dispose à frapper. Heureusement qu'il était le plus faible. En reconduisant ce malade à sa chambre, on lui adresse des reproches, il répond tranquillement : « Eh bien ! quand même je l'aurais tué, il n'en aurait été que cela, puisqu'on dit que je suis fou. » Certes, ce malade avait bien su user de ruse et d'adresse pour arriver à son but, et, de plus, il avait peut-être prévu les suites légales de sa conduite. Et cependant on peut remarquer que ce malade faisait un acte de folie qui amenait tout le contraire de ce qu'il s'imaginait obtenir.

Hoffbauer cite l'exemple d'un paysan qui ayant été mis dans une maison de fous pour avoir fait plusieurs extravagances, s'y montre fort raisonnable, ne laisse voir aucune apparence de folie, ne commet aucun acte de violence ; quelque temps après il trouve moyen de s'évader, arrive dans sa famille et paraît raisonnable ; dans la nuit il tue ses enfans et sa femme qu'il soupçonnait, mais sans motif, d'infidélité (1). Ici la ruse, la dissimulation, le calcul, ne sont pas douteux.

D. *Sommeil. Sensations. Besoins. Fonctions nutritives.* L'insomnie opiniâtre à laquelle sont sujets quelques aliénés, pourrait fournir un caractère important dans certains cas ; la disposition au sommeil ne saurait être surmontée pendant longtemps. Le phénomène contraire, une tendance continuelle au sommeil s'observe dans d'autres cas.

On a dit que les fous pouvaient supporter le froid le plus rigoureux sans en souffrir ; cela n'est vrai que pour un très petit nombre.

Des aliénés paraissent avoir oublié leurs besoins ; ils ne demanderaient point à boire ni à manger si on ne leur présentait

____

(1) *Ouvrage cité*, p. 133.

25.

des alimens; d'autres refusent obstinément de prendre de la nourriture, soit qu'ils prétendent se laisser mourir de faim, soit que quelque idée chimérique les porte à prendre ce parti. Il est très douteux que des personnes raisonnables puissent résister avec tant d'opiniàtreté au besoin de boire et de manger, surtout à la soif; le nombre de celles qui se sont laissées périr de la sorte est très petit, et encore n'est-il pas certain que parmi ces personnes, il n'y en avait pas qui eussent l'esprit malade. Presque tous les condamnés à mort subissent leur peine plutôt que de s'ôter la vie, et surtout plutôt que de chercher à se laisser mourir de faim.

Les fonctions nutritives ne fournissent aucun signe propre à faire reconnaître l'aliénation mentale ; ces fonctions s'exécutent généralement bien ; il n'y a pas de fièvre. Il ne faut pourtant pas oublier de noter les dérangemens que le *corps* présenterait, car ils prouveraient déjà un changement survenu dans l'état de l'individu. Le teint change quelquefois d'une manière très remarquable dans quelques cas de folie avec prédominance des affections morales tristes : il devient terne, jaunàtre, brun et quelquefois comme cuivreux.

E. *Développement, marche, durée et terminaisons de l'aliénation mentale.* Dans le plus petit nombre des cas, la folie éclate tout-à-coup, au bout de peu de minutes, de quelques heures ou de peu de jours; la démence et la manie furieuse des épileptiques suivent immédiatement l'attaque des convulsions ou une contrariété plus ou moins vive. J'ai cité précédemment l'exemple d'un épileptique qui fut pris ainsi de deux accès de fureur homicide.

Georget a donné des soins à une jeune épileptique, âgée de 13 ans, qui éprouvait par instans, et hors le temps de ses attaques, tantôt une aberration mentale momentanée, tantôt un état d'irritation morale qui la rendait très colère, et la portait sous le plus léger prétexte à commettre des actes de violence, à casser ce qui lui tombait sous la main, et à frapper les personnes qui l'entouraient; une fois cette disposition passée, cette jeune personne était fort douce.

Dans plusieurs cas de monomanie homicide rapportés plus haut, la fureur a paru se développer subitement et sans avoir été précédée d'aucun trouble apparent.

Le plus ordinairement, la folie se développe lentement, progressivement, et reste des mois et des années inaperçue des personnes qui voient habituellement le malade ; ce n'est que lorsque le désordre mental est évident, que ces personnes se rappellent un grand nombre d'indices qui annonçaient depuis long-temps un dérangement dans les fonctions intellectuelles et morales, tels que des changemens notables dans les goûts, l'humeur, les habitudes, les affections du malade, dans son aptitude pour le travail; il était gai, communicatif; il est devenu, sans sujet, triste, morose, peu communicatif; il était rangé, économe, il est devenu prodigue et fastueux, il néglige ses affaires ; la modération est remplacée par des opinions exagérées, l'irréligion fait place à une dévotion excessive, la confiance à la jalousie, l'attachement à l'indifférence ou à l'aversion, etc. Déjà même les idées sont souvent en désordre, mais le malade conserve encore assez d'empire sur lui-même pour cacher le trouble qui l'agite. On ne sait à quoi attribuer ces changemens ; on prend pour des caprices, pour des méchancetés, pour des vices, pour de la mauvaise volonté, ce qui n'est que l'effet d'une maladie qui se décèlera plus tard. Lorsqu'un malade a déjà eu un ou plusieurs accès de folie, on ne se trompe point sur la valeur de ces signes avant-coureurs.

Cette période de la maladie encore cachée ou non encore arrivée à son complet développement, peut offrir quelques considérations sous le rapport de la médecine légale. Ainsi, un testament fait peu auparavant la manifestation entière de la folie, mais lorsqu'il existait déjà plusieurs des phénomènes que je viens d'indiquer, pourrait très bien être attaqué pour cause de démence.

Une demoiselle, âgée de 22 ans, est conduite, le 15 février, dans une maison de santé, atteinte d'une démence complète, profonde, sans la plus faible lueur de raison ; elle meurt le 28 mars. Le 26 janvier, elle avait, par testament olographe, donné sa fortune à un jeune homme dont elle était éperdument amoureuse depuis cinq années, qui avait abusé de sa faiblesse, et qui ne se pressait pas de réparer sa faute. L'avocat du légataire soutient que la testatrice était saine d'esprit à l'époque où elle a fait ses dernières dispositions, et rapporte à l'appui de son opinion des lettres écrites à la même époque, et qui sont très bien faites, pleines de sens et de raison. L'avocat qui demande la nullité du testament, offre de prouver que mademoiselle *** a tenu des propos insensés et commis des actes extravagans antérieurement au 26 janvier. Si l'on remarque, d'une part, que le 15 février, la démence était profonde, complète, sans le plus faible reste de raison; de l'autre, que depuis long-temps la jeune malade était tourmentée par un amour malheureux, par des chagrins, peut-être par des remords, on admettra sans peine que chez elle l'intelligence s'est progressivement troublée, et qu'elle l'était déjà depuis long-temps lorsque la folie est devenue évidente pour tout le monde.

Supposez que, dans cet état incertain et ignoré de maladie mentale, un individu commette un acte répréhensible : comment découvrir le véritable mobile de sa conduite?

Un aliéné, plusieurs mois avant que sa maladie fût déclarée, était d'une telle irascibilité, qu'il ne pouvait supporter la moindre contradiction sans se mettre en colère; quelquefois il se portait à des actes de violence ; un jour il eût assommé un charretier qui ne se dérangeait pas assez vite pour le laisser passer, s'il n'eût pas été le plus faible. Personne ne comprenait rien à un changement aussi grand dans le caractère de ce malade.

Dans ces cas difficiles, le juge doit examiner si l'acte est suffisamment expliqué par des motifs d'intérêt ou de vengeance; et lorsque ces motifs sont faibles ou nuls, surtout si le prévenu a donné des preuves d'un changement survenu dans son état moral, je crois qu'il est équitable d'user d'indulgence.

La marche de la folie n'est point toujours égale; cette maladie peut changer de caractère, offrir des rémissions, des intervalles lucides et des intermissions.

Elle *change de caractère* lorsqu'un état de stupeur fait place à l'agitation maniaque.

Il y a *rémission* lorsque la maladie diminue d'intensité, sans qu'il y ait retour à la raison.

Dans les *intervalles lucides* et les *intermissions*, il y a retour à la raison, le malade a conscience de sa position, et reconnaît très bien qu'il sort d'un état de folie. On a observé des aliénations mentales intermittentes, régulières, quotidiennes, mensuelles, annuelles. Des malades sont un jour bien et un jour mal, quinze jours aliénés et quinze jours raisonnables, six mois guéris et six mois fous, ou au moins ils ont un accès de deux jours l'un, chaque mois, chaque année, ou moins souvent. On appelle plus particulièrement intervalles lucides, les retours irréguliers à la raison. Dans cet état, les malades conservent souvent du malaise, du trouble dans les idées, de la faiblesse dans l'intelligence, dont ils rendent très bien compte, et qui les empêche de pouvoir fixer long-temps leur attention sur un objet, s'occuper sérieusement à lire, à écrire ou à se remettre à leurs affaires.

Les jurisconsultes n'admettent pas d'intervalles lucides chez les *mente capti*, mais seulement chez les *furiosi*, parce que, suivant eux, les premiers ont un mal habituel qui ne se guérit presque jamais. Cette distinction est juste en général. Les intervalles de raison ne s'observent guère que dans la manie ; ordinairement la monomanie est guérie dès que le malade a reconnu la fausseté de son idée fixe ; l'idiotie et l'imbécillité de naissance sont incurables ; la démence guérit rarement.

La *durée* de la folie est très variable. Esquirol a connu une dame qui avait un accès de folie de dix-huit à vingt-quatre heures, toutes les fois qu'elle assistait à une représentation de l'opéra de Nina. Elle y est allée quatre fois pour s'habituer à cette impression et en détruire les effets, sans pouvoir y réussir. Les attaques d'épilepsie sont suivies de la perte de la raison, ordinairement sous forme de démence, plus rarement sous forme de manie, qui dure le plus souvent depuis quelques minutes, un quart d'heure à une heure, et se prolonge quelquefois plusieurs jours, une, deux ou trois semaines. La folie causée par l'ivresse est en général de courte durée ; elle se dissipe avant quinze ou vingt jours. Dans le plus grand nombre des cas, la guérison se fait attendre plus long-temps. D'après un tableau publié par Esquirol, on voit que sur 269 maniaques, 27 ont guéri dans le premier mois, 32 le deuxième mois, 18 le troisième, 30 le quatrième, 24 le cinquième, 20 le sixième, 20 le septième, 19 le huitième, 12 le neuvième, 17 le dixième, 23 après une année, 18 après deux ans. D'après un autre tableau du même auteur, sur 1,223 guérisons, 604 ont eu lieu dans la première année, 502 la deuxième, 86 la troisième, 41 dans les sept années suivantes. On a vu des malades recouvrer la raison après dix et vingt ans. Les onze douzièmes des guérisons s'opèrent pendant les deux premières années de la maladie. Mais suivant un relevé des guérisons opérées à Bicêtre et à la Salpêtrière en 1822, 1823 et 1824, publié par Desportes, 746 ont eu lieu dans la première année de l'admission, et 118 seulement de la deuxième à la septième année.

La guérison de la folie, comme son invasion, s'opère le plus souvent peu-à-peu, progressivement, et quelquefois subitement, après une forte commotion morale, une douleur violente, une hémorrhagie, etc.

Pinel cite l'exemple d'un homme de lettres qui, dans un accès de monomanie suicide, résolut de s'aller jeter dans la Tamise. Arrivé sur un pont, il est attaqué par des voleurs, il se défend vigoureusement, reste maître du terrain, oublie le but de sa course, s'en retourne guéri, et n'a plus eu depuis un pareil accès (1). Esquirol rapporte, dans une note de l'ouvrage d'Hoffbauer (p. 152), deux exemples de guérison subite, produite par une vive impression morale. Le même auteur a vu l'éruption des règles être suivie du même résultat (*Id.*, page 83).

Ces faits sont très importans en médecine légale. On a vu, chez des aliénés, le calme et la raison suivre immédiatement l'exécution de projets atroces ; « l'étonnement, l'horreur produite par le sang qui coule, par l'aspect du cadavre, jette quelquefois les maniaques dans le désespoir, après s'être livrés a leur fureur (*Id.*, p. 146). L'appareil de la force armée qui veut l'arrêter, l'isolement et le régime de la prison, l'instruction judiciaire, la crainte d'un jugement, d'un châtiment, peuvent produire une forte diversion sur l'esprit d'un malade, et contribuer pour beaucoup à le ramener à la raison.

Les rechutes sont plus fréquentes dans cette maladie que dans beaucoup d'autres. Elles s'observent sur 1/24ᵉ, 1/20ᵉ, 1/7ᵉ, 1/6ᵉ des cas, suivant différens relevés. La maladie se reproduit sans cause, par des causes légères, ou sous l'influence de causes ordinaires.

Le juge demande, dans un cas donné : 1° *si la folie est curable, et si elle doit durer long-temps ; 2° si la guérison est certaine.*

Le juge désire savoir si un aliéné doit guérir ou s'il est incurable ; si la durée de sa maladie sera longue ou sera courte, lors-

____

(1) *Ouvrage cité*, p. 231.

qu'il s'agit de procéder à une interdiction ; en effet, si cette mesure n'est point urgente, et si l'on peut espérer de guérir le malade en assez peu de temps, dans l'intérêt même du malade et de
ses enfans, il est convenable d'attendre. Mais il n'est pas toujours facile de prononcer avec certitude sur l'issue probable de la
maladie, et plus particulièrement sur sa durée, sur l'époque de la
guérison. Voici quelques considérations qui serviront à éclairer
le jugement du médecin.

Dans les établissemens publics de Paris, on guérit environ un
tiers des malades. On en guérit beaucoup plus au-dessous de cinquante ans qu'au-dessus, relativement au nombre total des malades. Sur 1,698 aliénés âgés de moins de cinquante ans, 689 ont
été guéris ; tandis que sur 809 âgés de plus de cinquante ans, 75
seulement, c'est-à-dire moins du quart, ont recouvré la raison
(Desportes).

Les idiots et les imbécilles de naissance ne guérissent point.

La démence est presque toujours incurable. Lorsqu'elle est
accompagnée de paralysie générale, les malades ne vivent pas
long-temps.

La manie et la stupeur guérissent plus facilement que les autres
genres de folie.

La monomanie est bien plus difficile à guérir que la manie et
la stupeur.

La folie qui éclate brusquement à la suite d'une cause violente,
est beaucoup plus facile à guérir que lorsque la raison s'est altérée insensiblement par une influence continue ou souvent ré-
pétée.

L'hérédité, plusieurs accès antérieurs, les excès de liqueurs
alcooliques, l'abus du coït ou de la masturbation, un caractère
prononcé sous un rapport et dans le sens du délire, sont autant
de circonstances fâcheuses.

On ne peut point avoir la certitude qu'un aliéné se rétablira.
Dans les cas les plus favorables, on se servira de cette expression : ce malade doit guérir, car il se trouve dans les circonstances les plus favorables à la guérison.

On peut encore moins fixer positivement l'époque du retour à
la raison. On sait seulement que le printemps et l'automne offrent

plus de chances favorables que l'hiver et l'été. Lorsqu'il y a eu un accès antérieur semblable, on peut espérer que le dernier se terminera comme le premier. S'il y en a eu plusieurs, on doit craindre l'incurabilité.

Dans beaucoup de cas l'incurabilité est certaine, et l'on peut sans crainte le certifier.

Lorsqu'un état de manie, de stupeur ou de monomanie dure depuis deux ans, on peut dire qu'il y a peu d'espoir de guérison.

Enfin, l'on ne risque rien de manifester du doute. Si l'interdiction est prononcée, et que le malade recouvre promptement la raison, on en sera quitte pour prendre la mesure contraire. Si l'interdiction est différée, cela prouve que les intérêts du malade et de sa famille ne sont point en péril; après un délai suffisant on pourra prononcer avec plus de certitude.

La guérison s'annonce par la disparition des désordres de l'intelligence et des sentimens, et par le retour aux goûts, aux habitudes, aux affections, aux dispositions qui existaient antérieurement. Le malade a recouvré la conscience de son état, il assure que les illusions de son esprit ont disparu, sa physionomie a repris son expression ordinaire, il s'occupe avec intérêt de ses affaires, il reçoit avec plaisir les personnes qu'il avait oubliées, ou contre lesquelles il avait conçu une aversion mal fondée, le sommeil est bon, la tête est libre, non douloureuse; cette amélioration s'est maintenue pendant plusieurs semaines, plusieurs mois, le malade n'a point éprouvé de rechute après de semblables intervalles de raison; tout porte à penser qu'il est guéri. Néanmoins on peut attendre encore avant de lever l'interdiction, si elle a été prononcée, à moins que la position du malade n'exige le prompt exercice de ses droits civils.

Mais tant que l'aliéné ne reconnaît pas qu'il a eu la raison égarée, s'il conserve d'injustes préventions contre sa famille, ses amis, contre ceux qui lui ont prodigué des soins; s'il conserve quelque chose d'insolite dans sa manière d'être, dans ses goûts, ses habitudes, son aptitude pour le travail, la guérison n'est encore ni complète ni certaine; il faut attendre, peut-être n'est-ce qu'un intervalle lucide, et une rechute est-elle imminente.

Des aliénés ne recouvrent qu'en partie l'usage régulier de

leurs facultés intellectuelles, et sont incapables de jouir de leurs droits civils ; d'autres conservent beaucoup de faiblesse dans l'esprit, et ne pourraient gérer leurs affaires sans risque, s'ils n'étaient assistés d'un conseil judiciaire ; enfin quelques-uns, tout en jouissant de leur raison, présentent des singularités dans l'intelligence et le caractère qui les font remarquer dans le monde, et rappellent sans cesse leur maladie passée.

Le Code civil, art. 489, statue *que l'interdiction sera prononcée lors même que l'aliéné aurait des intervalles lucides.* On peut demander de fixer le terme où finit l'intervalle lucide et l'intermission, et où commence la guérison. Cette question est délicate, considérée sous le rapport de la médecine légale. Il me semble qu'un individu qui aurait un ou plusieurs accès chaque année, serait dans le cas prévu par l'article cité. Si les accès étaient plus éloignés, mais se répétaient, tous les deux ou trois ans par exemple, il y aurait lieu au moins, suivant moi, à la nomination d'un conseil judiciaire. Il s'agit toujours des cas où des intérêts majeurs seraient en péril. Une personne âgée de cinquante-sept ans, sujette depuis l'âge de quinze ans à des accès de folie qui durent deux ou trois mois, et qui reviennent tous les deux, trois, quatre ou cinq ans, est assistée d'un conseil judiciaire depuis qu'elle possède des propriétés. Durant ses accès, elle se plaint vivement des entraves apportées à la jouissance de ses droits civils, de son conseil judiciaire, de sa famille et de ses amis qui la font enfermer. Mais à peine est-elle guérie qu'elle se loue de toutes les mesures qu'on a prises, et particulièrement de l'assistance d'un conseil judiciaire, sans lequel elle ferait beaucoup de sottises, et compromettrait sûrement sa fortune et l'avenir de ses enfans.

Moyens de reconnaître l'aliénation mentale ; caractères qui la distinguent de différens états de l'entendement. La folie se manifeste extérieurement par le langage, par les actes, par le témoignage du malade. Dans un très grand nombre de cas, la maladie est évidente, et son existence est facilement constatée, même par les gens du monde ; mais la folie a quelquefois des caractères moins saillans, et il faut une certaine habitude de voir des aliénés pour pouvoir la reconnaître.

Trois moyens peuvent être employés pour arriver à ce but : l'interrogatoire, l'enquête et une observation suivie.

Interrogatoire. Avant de procéder à l'interrogatoire, il est bon de s'informer du genre de maladie de l'aliéné, de ses idées habituelles et dominantes, des questions qu'il faut particulièrement lui adresser pour le faire délirer. Il faut noter soigneusement le maintien du malade, l'expression de sa physionomie, sa manière de se présenter. L'interrogatoire suffit dans un très grand nombre de cas pour s'assurer de l'existence de la folie. Mais ce genre d'épreuve est quelquefois tout-à-fait inutile, ou plutôt, si l'on s'en tenait à son résultat, on pourrait croire très raisonnable un malade dont la raison serait profondément altérée, dont la volonté serait entièrement pervertie.

Lorsque le malade a de longs intervalles lucides et de courts accès, il faut saisir le moment de l'existence du délire.

Les malades qui ont conscience de leur état et qui conservent encore de l'empire sur eux-mêmes, répondront juste aux questions qu'on leur adressera, et ne feront point connaître leur état s'ils ont intérêt à le cacher.

Des monomanes qui savent qu'on trouve leurs idées dominantes ridicules, et qu'elles servent de prétexte aux mesures dirigées contre eux, peuvent très bien éluder les questions qui se rapportent à ces idées, et même déclarer qu'ils n'y songent plus.

Dans la folie raisonnante sans grande agitation, le malade peut paraître devant celui qui l'interroge avec calme, répondre très juste à toutes les questions, et expliquer d'une manière plausible les actions extravagantes qui lui sont imputées.

Georget a vu un aliéné qui était dans un tel état de démence, qu'il lâchait ses excrémens dans sa culotte partout où il se trouvait ; il ne pensait point à ses affaires, son jugement était d'une extrême faiblesse. Le juge vient l'interroger, et il répond assez juste aux questions qui lui sont adressées. Pourquoi ne vous occupez-vous pas de vos affaires ? — Parce qu'on me retient ici. — Qui vous y a conduit ? — Mon frère. — Pourquoi vous y a-t-on conduit ? — Je n'en sais rien. — Vous avez été malade ? — Oui, mais je ne le suis plus (dans le principe la démence était accompagnée d'une maladie fébrile). — Que faites-vous ici ? — Rien. — Êtes-vous bien ? — — Oui. D'autres questions reçurent de semblables réponses. Le tribunal ordonna une enquête, à la suite de laquelle l'interdiction fut prononcée. Des demi-imbéciles pourraient se trouver dans le même cas.

L'interrogatoire peut donc être insuffisant pour constater l'existence de la folie dans certains cas où cette maladie est manifeste. « Quand même les interrogatoires que l'on ferait subir à M. l'abbé d'Orléans, dit d'Aguesseau, seraient sages et pleins d'une raison apparente, pourraient-ils jamais effacer cette multitude prodigieuse de faits qui forment une image si vive du caractère de son esprit?... Pourraient-ils effacer tous les faits qui sont contenus dans les dépositions des témoins (1)? » Ce magistrat appuie son opinion de l'exemple d'un aliéné qui avait subi trois interrogatoires en différens temps, tous pleins de raison et de sagesse; il n'y en avait qu'un seul où il était convenu d'une action peu sensée, qu'il avait faite, disait-il, par pénitence. Cependant, malgré la sagesse de ses réponses, son interdiction fut confirmée, et cela sur des faits contenus dans ses lettres, que ses interrogatoires n'avaient pu détruire.

On ne doit pas manquer de demander aux aliénés qui conservent une grande portion de leur raison et qui sont dans une maison de fous, ce qu'ils pensent de leur position nouvelle et des personnes avec lesquelles ils vivent. Beaucoup sont si mauvais observateurs, ou ont si peu de pénétration, qu'ils ignorent la destination de leur retraite et l'état de leurs commensaux, quoiqu'ils les voient faire des extravagances et débiter des propos ridicules.

Ces questions doivent être à la portée du malade, doivent rouler sur les choses ordinaires de la vie; sans cela l'ignorance pourrait être prise pour de l'imbécillité.

Observation suivie. Lorsque l'état mental d'un individu est douteux, le médecin qui est appelé à l'examiner peut demander qu'il soit placé dans un lieu convenable, et faire plusieurs visites, attendre plusieurs semaines ou quelques mois avant de faire son rapport; il vient le voir sans en être attendu, il le fait observer sans qu'il s'en doute, il interroge les personnes qui vivent avec lui, il cause avec lui et le questionne sur les motifs qu'on

______

(1) *OEuvres complètes*, t. iii, p. 595.

allègue pour le traiter comme un fou ; il lui fait écrire des lettres ou des mémoires pour exposer ses moyens de défense et se plaindre aux autorités. Si toutes ces épreuves ne suffisent pas pour éclairer le jugement du médecin, il peut demander des renseignemens sur l'état antérieur de l'individu, et consulter les pièces de la procédure, s'il y en a. Mais ceci a plus de rapport avec l'enquête, dont il me reste à parler.

Enquête. Dans beaucoup de cas, on aurait de la peine à découvrir le genre de folie d'un malade conduit dans une maison de santé, si l'on n'avait été prévenu par ses parens ou ses amis. La surprise, la vue d'étrangers lui donnent de la retenue ; il cause peu, il ne se livre point ; ce n'est souvent qu'après quelques jours que cette première impression étant passée, il ne craint plus de manifester ses folles idées ; et dans certains cas de folie raisonnante, l'observation suivie pourrait bien ne pas fournir des données suffisantes pour prononcer avec certitude ; il faut que les malades soient libres pour marquer plus facilement leur conduite par des actes d'extravagance ; des mémoires et des lettres écrits pour se défendre, peuvent être faits avec beaucoup de suite et de raison, ou ne contenir que des inconvenances peu remarquables.

L'enquête consiste à recueillir des renseignemens sur l'état de l'aliéné antérieur à la maladie présumée, sur les causes qu'on soupçonne d'avoir troublé sa raison, sur son état depuis l'invasion de la maladie ; on a recours au témoignage des personnes qui l'ont approché dans ces circonstances, qui ont causé avec lui, qui ont pu l'observer de près, qui ont connaissance de ses actions insensées, de ses propos déraisonnables ; on consulte les écrits qu'il a faits. On a surtout bien soin de demander aux témoins des faits plutôt que leur opinion. On s'informe si l'individu a des fous dans sa famille, s'il a de tout temps présenté de l'originalité dans le caractère et dans l'esprit, de l'exaltation sous certains rapports ; s'il a été soumis à l'influence de causes puissantes, telles que des chagrins, des contrariétés vives et répétées, des revers de fortune, etc. ; s'il a, sans motif réel, changé dans ses goûts, ses habitudes, ses affections ; toutes circonstances qui précèdent si souvent le développement de la folie. Enfin, on fait raconter les propos entendus, les gestes, les actes faits, et les écrits composés uniquement sous l'influence des idées qui préoccupent le malade. On est quelquefois tout surpris de lire des lettres d'une déraison complète, écrites par des aliénés qui causent assez bien et qu'on ne croirait pas aussi malades. Les fous dont l'intelligence est affaiblie, mais qui conservent encore beaucoup de connaissance et de raison, oublient très souvent, en écrivant, des lettres et des mots, font des fautes d'orthographe qui ne leur seraient point échappées en bonne santé.

Ce n'est donc qu'en connaissant pour ainsi dire toute la vie d'un individu, c'est en pesant et comparant tous les faits, que dans quelques cas on peut parvenir à prononcer avec certitude sur son état moral actuel ; c'est en interrogeant le passé qu'on acquiert la connaissance du présent.

Dans plusieurs procès criminels, notamment dans celui d'Henriette Cornier (1), les magistrats ont commis des médecins pour déterminer l'*état moral actuel* des accusés, uniquement pour savoir si ceux-ci pouvaient supporter les débats. Les magistrats ont prétendu que les médecins ne devaient point prononcer sur le caractère moral des actes imputés aux accusés ; que ce droit n'appartenait qu'aux jurés ; qu'en agissant autrement les médecins rempliraient les fonctions de juges et de jurés, qui ne leur sont point attribuées par la loi.

Les médecins n'auraient point dû se charger d'une pareille mission ; ils devaient déclarer de suite, comme ils l'ont fait dans leur rapport, « que pour juger de l'état actuel d'un individu, il faut nécessairement le comparer avec sa manière d'être antérieure (2). » Pourquoi s'engager à résoudre des questions scindées et qui à cause de cela peuvent être insolubles? D'ailleurs cette jurisprudence n'est pas générale ; lorsque le juge civil demande au médecin un rapport sur l'état mental d'un individu dont on provoque l'interdiction, et qu'il fonde son jugement sur l'opinion de l'expert, ce qui se fait tous les jours, peut-on dire

(1) *Voyez* travail de Georget sur ce sujet.

(2) Malgré cette déclaration, les experts n'osèrent pas s'expliquer sur la nature de l'acte imputé à la fille Cornier ; et cependant c'était précisément cet acte qui fournissait le caractère le moins équivoque de la folie de cette femme.

qu'il y ait infraction aux lois, usurpation de fonctions? Tous les jours, au criminel, les jugemens ne sont-ils pas rendus d'après les éclaircissemens donnés par les médecins, par exemple, dans les cas d'infanticide, d'empoisonnement? En démontrant aux magistrats ou aux jurés que tel acte imputé à un accusé offre tous les caractères de la folie, le médecin ne juge point, mais il éclaire la conscience de ceux qui doivent prononcer le jugement. Comment peut-on prétendre que des hommes étrangers à la médecine, qui n'ont peut-être jamais vu d'aliénés, restent sans guide dans des cas difficiles, même pour les gens de l'art! Cela n'est pas soutenable; et cependant on voit chaque jour des procès jugés sans que des médecins soient consultés, quoique la folie soit alléguée dans la défense, et appuyée de preuves qui doivent au moins commander le doute.

Ainsi, lorsqu'on demande aux médecins un rapport sur l'état actuel d'un accusé, ils doivent, dans l'examen de sa conduite antérieure, comprendre l'acte qui lui est imputé, si cela est nécessaire pour motiver leur opinion.

Dans un rapport on ne doit pas se borner à émettre une opinion sur l'état de la personne qui en fait le sujet; il faut entrer dans des détails sur les faits observés, pour qu'une pareille pièce puisse être soumise à l'examen de nouveaux experts, s'il y a lieu.

L'emploi des moyens d'investigation indiqués ne conduit pas toujours à un résultat positif; on est quelquefois forcé de rester dans le doute. J'ai indiqué les cas où les caractères de la folie n'étant pas très saillans, ne sont pas toujours faciles à saisir; d'autres difficultés naissent de certains rapports qui existent entre cette maladie et quelques états de l'entendement que je vais signaler.

Folie simulée. Je ne crois pas qu'un individu, qui n'aurait point étudié les fous, pût simuler la folie au point de tromper un médecin qui connaîtrait bien cette maladie. Comme on se fait, dans le monde, une idée très fausse des aliénés, celui qui simulera la folie d'après cette idée, fera à chaque instant des actes contradictoires et nullement vrais; ainsi, il prétendra ne point se rappeler sa conduite passée, méconnaîtra les personnes qu'il connaît beaucoup, ne fera pas une seule réponse juste aux questions qui lui seront adressées, dira des injures ; ses traits n'auront point l'expression d'un état si violent, il ne pourra pas long-temps s'empêcher de dormir ; il fera le fou particulièrement lorsqu'il se croira observé ; enfin, sa maladie prétendue ne se sera probablement développée que depuis qu'il craint les poursuites de la justice ; elle n'aura point été précédée de ces bizarreries de caractère, de ces symptômes peu marqués, de ces secousses morales que l'on observe dans le plus grand nombre des cas. J'ajouterai que les actes répréhensibles de notre soi-disant fou ont été commis avec intérêt, avec passion criminelle. L'exemple suivant me paraît très propre à donner une idée de la folie simulée.

Un ancien notaire, nommé Jean-Pierre, poursuivi pour faux et pour escroquerie, fait le fou peu après son arrestation ; auparavant il avait toujours paru fort sensé et même fort intelligent en affaires. Envoyé à Bicêtre pour y être observé, il s'évade avec un autre prétendu fou également accusé, dans le moment où tout le monde est occupé à éteindre un incendie qui s'est manifesté dans le quartier des aliénés : il est encore accusé d'avoir commis ce crime. Voici son interrogatoire aux débats :

D. Quel âge avez-vous ?

R. Vingt-six ans (Il en a quarante-trois).

D. Avez-vous eu des relations d'affaires avec MM. Pellènes et Desgranges (deux de ses dupes) ?

R. Je ne les connais pas.

D. Reconnaissez-vous le prétendu acte notarié que vous avez remis au témoin ?

R. Je n'entends pas cela.

D. Devant le commissaire de police vous avez reconnu cet acte.

R. C'est possible.

D. Pourquoi, le jour de votre arrestation, avez-vous déchiré un billet de 3,800 fr. ?

R. Je ne me le rappelle pas.

D. Vous avez dit dans vos précédens interrogatoires que c'était parce que le billet avait été acquitté.

R. C'est possible.

A diverses dépositions l'accusé répond qu'il ne se souvient de rien.

D. Reconnaissez-vous le témoin (la portière de la maison qu'il habitait.)

R. Je ne connais pas cette femme-là.

D. Pourriez-vous indiquer quelque personne qui ait été détenue en même temps que vous à la Force, et qui puisse rendre compte de votre situation mentale à cette époque ?

R. Je ne comprends pas cela.

D. Vous vous êtes évadé de Bicêtre ?

R. Est-ce que vous y avez été, vous ?

D. A quelle heure vous êtes-vous évadé ?

R. A minuit, une heure, trois heures.

D. Sur quelle route avez-vous été ?

R. Sur celle de Meaux en Brie (Il avait pris celle de Normandie).

D. Pourriez-vous indiquer quel a été l'auteur de l'incendie de Bicêtre?

R. Je ne sais pas ce que vous voulez me dire.

D. Vous avez écrit une lettre au capitaine Trogoff le lendemain de votre sortie de Bicêtre ?

R. Je n'ai point écrit de lettre (Cette pièce est bien de son écriture).

Dans un moment où l'on accuse Jean-Pierre d'avoir commis l'incendie de Bicêtre, il se livre à d'horribles imprécations. Il interrompt sans cesse le défenseur et l'avocat général dans leurs plaidoiries, par des dénégations, des observations ridicules, des emportemens et des injures.

Parmi les aliénés qui n'ont pas encore perdu complétement la raison, et Jean-Pierre n'est pas dans ce cas, on n'en verrait probablement pas un qui méconnaîtrait les personnes avec lesquelles il aurait eu des rapports, qui ne comprendrait pas ce que c'est qu'un acte notarié, qui aurait perdu le souvenir de ses actions, qui ne saurait pas ce qu'on voudrait lui dire lorsqu'on lui rappellerait un événement mémorable, et qui ferait les autres réponses bizarres que j'ai rapportées. Ce sont autant de contradictions, de contre-sens extrêmement choquans pour celui qui observe les aliénés.

Lorsque les fous sont complétement déraisonnables, ou bien ils ne répondent pas du tout, ou bien ils extravaguent sur des objets qui n'ont aucun rapport avec les questions qu'on leur fait. J'ai vu des malades dont l'intelligence était réduite à quelques sensations isolées, et qui reconnaissaient et nommaient leurs parens, leurs amis ; d'autres, il est vrai, ne veulent reconnaître personne, mais ils ne feraient certainement pas toutes les réponses ci-dessus énoncées, et les désordres de leur intelligence seraient bien autrement caractérisés.

Hoffbauer prétend qu'il est rare qu'un individu simule la manie pour éviter une peine qu'il aurait encourue, surtout s'il sait que, dans le cas où la fraude ne serait pas découverte, il sera enfermé comme dangereux pour la société ; il pense d'ailleurs que la plupart des hommes aimeraient mieux périr que de passer pour être atteints d'*erreur de sentiment* (*monomanie*), que le vulgaire confond avec la manie ; d'où il conclut que celui-là est réellement maniaque qui, pour se soustraire à la peine, se laisse considérer comme affecté d'erreur de sentiment (1). Il est rare, en effet, que des coupables simulent la manie, mais c'est parce que cette simulation est fort difficile, et ne réussirait point lorsque les motifs du crime sont évidens, et non pas parce que l'homme préfère la mort plutôt que de passer pour fou ; ce caractère de la manie me paraît donc illusoire.

Caractères singuliers, imaginations déréglées, idées bizarres. On rencontre à chaque instant dans le monde des individus qui passent pour être des esprits superficiels, étourdis, brouillons, distraits, extravagans (le Ménalque de La Bruyère) ; pour être doués d'une imagination vive, mobile, déréglée, impossible à tenir en repos ; pour avoir des idées singulières, bizarres, une manière de voir particulière et extraordinaire, des manies, des lubies, des travers dans l'esprit ; pour être irritables, impérieux, emportés ; pour être tourmentés des désirs vagues, par des inquiétudes et un ennui sans sujet, par un état de perplexité et d'indécision, par des terreurs paniques. On entend dire tous les jours de différentes personnes qu'elles sont à moitié folles, qu'elles ont l'esprit timbré, qu'elles sont insensées, extravagantes.

Après avoir cité l'exemple d'un homme qui ne déraisonnait que sur un seul point tellement isolé, qu'il s'écoulait quelquefois plusieurs mois sans qu'on pût apercevoir en lui la moindre trace d'aliénation, le médecin anglais Cox se demande s'il n'y a pas encore des délires plus bornés, et si les façons de penser et d'agir extraordinaires et bizarres, sur quelques objets particuliers, des personnes réputées sages, ne ressemblent pas beaucoup aux marottes des aliénés. Mais il faudrait convertir des cités en maisons d'insensés, si l'on prétendait renfermer tous les fous de cette

(1) Page 161.

26.

espèce qui jouissent du commerce de la société ; tous ces *originaux* peuvent mener *une vie commune et ordinaire, remplir les devoirs de la vie civile* ; c'est tout ce qu'on peut exiger d'eux. Sans doute, il en est qui sont près des dernières limites de la raison ; quelques-uns ont déjà probablement franchi ces limites ; d'autres, enfin, finiront par perdre entièrement la raison ; mais jusque-là ils sont réputés sages suivant les lois.

Je pourrais citer ici l'exemple de perversion passagère des facultés morales chez une jeune fille de quinze ans, inculpée de vol et de tentative d'incendie, et dont Ollivier (d'Angers) a rapporté l'histoire (Voy. *Annales d'hygiène publique et de médecine légale*, tome xxv, page 140). Bien que Catherine Lambert, conclut ce médecin légiste, ne soit pas atteinte d'aliénation mentale, il est vraisemblable que cette jeune fille a agi sans discernement, sans avoir apprécié la portée et les conséquences de ses actes. Les conclusions du rapport adoptées, l'accusée fut rendue immédiatement à la liberté.

Ignorance, préjugés. Le médecin anglais Haslam définit la folie une association d'*idées familières,* incorrectes, indépendamment des *préjugés de l'éducation.* Ainsi, dit-il, un paysan qui prétendrait aller à cheval en Amérique, pourrait bien jouir de tout son bon sens, tandis que l'habile navigateur qui aurait une pareille idée serait certainement aliéné. De même, l'homme éclairé qui croirait aux sorciers, aux revenans, qui s'imaginerait être ensorcelé, tourmenté par des êtres invisibles, aurait perdu la raison ; tandis que ces croyances sont encore très répandues dans les villages. J'ai connu un pauvre jardinier qui avait la ferme persuasion que les bateleurs ne font pas de tours d'adresse comme on le croit, et que ce n'est qu'à l'aide de fascinations qu'ils surprennent la bonne foi des spectateurs.

Ainsi les mêmes idées ridicules peuvent être chez les uns un signe de folie, et chez d'autres le résultat de l'ignorance. Cette distinction devient de la plus haute importance, lorsque ces idées ont été la cause d'actes répréhensibles qui conduisent leurs auteurs devant les tribunaux ; en effet, la folie est exclusive du crime, tandis que les préjugés ne sont pas même admis comme motif d'excuse par la loi. Il arrive souvent encore que de pauvres villageois, atteints de maladies de longue durée, se croyant *ensorce-lés* et, s'imaginant être sous l'influence de *sorts* ou de *charmes*, exercent sur les prétendus sorciers des actes de cruauté pour les forcer à cesser leurs maléfices, ou bien ils les tuent pour se venger. Les journaux quotidiens ont rapporté plusieurs procès pour crimes de cette nature (1). Dans l'un, les témoins ont présenté la victime comme une femme exerçant la sorcellerie, et dont la famille l'avait exercée de tout temps ; un individu a assuré avoir reçu lui-même, ainsi que son épouse et ses enfans, un maléfice que lui jeta cette femme, tant ces croyances absurdes sont encore répandues. L'accusé n'a été condamné, par la cour d'assises de Valence, qu'à deux années de prison, comme coupable d'*homi-cide involontaire*. Dans un second procès, deux accusées ne furent condamnées qu'à la réclusion, quoiqu'elles fussent réellement coupables d'une tentative effroyable d'homicide. Dans d'autres cas, les jurés ont été moins indulgens, et les accusés ont été condamnés aux travaux forcés à perpétuité, ou même à la peine de mort.

Sans doute, la loi ne doit pas admettre des préjugés semblables comme motifs d'excuse ; ce serait encourager le crime. Mais les magistrats et les jurés doivent, dans beaucoup de cas au moins, considérer ces préjugés comme des circonstances atténuantes, et user d'indulgence envers des hommes simples et honnêtes , mais victimes d'une profonde ignorance. Il faut alors rapprocher leur sotte croyance des idées fixes des aliénés ; du moins elle produit les mêmes résultats. J'ai rapporté précédemment l'exemple d'un fou qui blessa grièvement deux femmes, parce qu'il s'imaginait qu'elles altéraient sa santé par leurs maléfices.

Passions violentes, besoins impérieux, fanatisme. Un président de cour d'assises a adressé les questions suivantes à des médecins : 1° Si un homme, possédé d'une passion dominante et exclusive, peut tomber dans une espèce de monomanie au point d'être privé de ses facultés intellectuelles, et être hors d'état de réfléchir ; 2° si une passion extraordinaire n'est pas par elle-même un signe de monomanie ; 3° si une passion dominante et

(1) *Constitutionnel* du 18 août 1824 et du 30 juin 1825.

exclusive peut exciter chez un individu un dérangement d'idées qui aurait tous les caractères de la démence (1). Ces questions ont évidemment pour but de déterminer, *si l'on peut assimiler les effets des passions à ceux de l'aliénation mentale, la fureur de l'homme en proie à la colère, à la jalousie ou au désespoir, à la fureur d'un aliéné; ou bien si, durant l'action d'une passion violente, l'homme ne peut pas être considéré comme atteint de folie.*

Les avocats qui défendent un meurtrier dont le crime est évident, et lorsque l'homicide a été dicté par la colère, le désir de se venger d'une injure sanglante, la jalousie, etc., soutiennent ordinairement que les passions violentes sont de véritables *monomanies*, et invoquent, en faveur de l'accusé, le bénéfice de l'article 64 du Code pénal, qui déclare non criminels tous les actes répréhensibles des aliénés. Dans un cas de ce genre (2), Bellart cherche à prouver que l'homicide a été commis sans véritable volonté. « Il est, dit-il, diverses espèces de fous ou d'insensés : ceux que la nature a condamnés à la perte éternelle de leur raison et ceux qui ne la perdent qu'instantanément par l'effet d'une grande douleur, d'une grande surprise, ou de toute autre cause pareille. Au reste, il n'est de différence entre ces deux folies que celle de la durée ; et celui dont le désespoir tourne la tête pour quelques jours ou pour quelques heures est aussi complétement fou, pendant son agitation, que celui qui délire pendant beaucoup d'années. Cela reconnu, ce serait une suprême injustice de juger et surtout de condamner l'un ou l'autre de ces deux insensés pour une action qui leur est échappée pendant qu'ils n'avaient pas l'usage de leur raison (3). »

Cette opinion, qui assimile les effets des passions à ceux de l'aliénation mentale, est erronée et dangereuse, en confondant deux états différens, en plaçant sur la même ligne l'immoralité et le malheur, les assassins et les aliénés.

(1) Il s'agissait d'un homme qui, devenu éperdument amoureux de la fille de sa concubine, et constamment rebuté pendant plusieurs années, finit par tuer l'objet de sa passion criminelle.

(2) L'accusé avait tué sa maîtresse dans un violent accès de jalousie.

(3) Plaidoyer pour Joseph Gras.

Il y a bien un grand trouble dans l'esprit lorsqu'il est agité par la colère, tourmenté par un amour malheureux, égaré par la jalousie, accablé par le désespoir, anéanti par la terreur, perverti par le désir impérieux de la vengeance, etc.; souvent alors, ainsi qu'on le dit communément, *l'homme n'est presque plus maître de lui; il n'y est plus, sa raison est égarée, ses idées sont en désordre, il est comme un fou.* Mais, dans tous ces cas, l'homme ne perd point connaissance des rapports réels des choses; il peut exagérer son malheur, mais ce malheur est réel; et s'il le porte à commettre un acte criminel, cet acte est parfaitement bien motivé. La folie est plus ou moins indépendante de la cause qui l'a produite; elle existe d'elle-même; les passions cessent avec leur cause, la jalousie disparaît avec l'objet qui la provoque, la colère dure à peine quelques instans en l'absence de celui qui l'a fait naître par une injure grave; le désir de la vengeance ne subsiste qu'autant qu'il peut être satisfait, etc. Les passions violentes obscurcissent le jugement, mais ne le faussent point par des illusions et des chimères comme on en observe dans la folie; elles excitent momentanément des sentimens de cruauté, mais ne causent point cette *perversion morale profonde*, qui porte l'aliéné à immoler, *sans motif*, l'être qu'il chérit le plus.

Mais si les passions ne constituent pas un état d'aliénation mentale, néanmoins, lorsqu'elles sont violentes, elles affaiblissent considérablement la liberté morale, maîtrisent puissamment la volonté, et peuvent quelquefois la forcer comme irrésistiblement à exécuter des actes criminels dont l'homme ne saurait plus être responsable. C'est ce que nos lois pénales reconnaissent, en déclarant excusable, dans le cas d'adultère, l'homicide commis par l'époux sur son épouse et sur le complice à l'instant où il les surprend en flagrant délit dans la maison conjugale (1), ainsi que le crime de castration, s'il a été immédiatement provoqué par un outrage à la pudeur (2), en ne punissant que des travaux forcés à perpétuité l'homicide commis sans préméditation, et dans un premier mouvement de colère.

(1) Code pénal, art. 324.
(2) *Idem*, art. 325.

Les hommes, chargés de juger leurs semblables, donnent souvent, et avec raison, de l'extension à ces dispositions de la loi pénale, en faveur d'hommes honnêtes jusque-là, mais victimes d'un moment d'égarement ; tantôt ils déclarent l'homicide commis involontairement, et l'accusé n'est condamné qu'à une peine correctionnelle (1) ; plus souvent ils se bornent à écarter la question de préméditation pour sauver l'accusé de la peine de mort. Ici, comme pour les préjugés, le glaive doit rester suspendu sur la tête de tous les coupables ; mais il est des cas malheureux dans lesquels il est juste d'user d'indulgence.

Dans certains cas, la passion de la jalousie serait peut-être difficile à distinguer de la monomanie avec jalousie, car dans l'une et l'autre circonstance les soupçons peuvent être sans fondement, et la passion peut conduire à la maladie. On examinerait s'il n'existe pas d'autres phénomènes de l'aliénation mentale, des illusions des sens ou de l'esprit, des préventions dénuées de toute vraisemblance, des inquiétudes tout-à-fait chimériques, etc. ; dans le doute le juge devrait, suivant moi, prononcer en faveur de l'accusé.

La loi qui punit de mort l'infanticide était éludée par les jurés dans le plus grand nombre des cas ; souvent ils ne pouvaient se décider à envoyer à la mort de pauvres filles ordinairement victimes de la séduction, réduites au désespoir, à la misère, à l'opprobre, et qui détruisent la cause visible de leur malheur au moment de l'accouchement, c'est-à-dire lorsqu'elles viennent d'être troublées, et, en quelque sorte, anéanties par d'horribles souffrances physiques et morales. Une nouvelle loi donne à la cour le pouvoir de n'appliquer que la peine des travaux forcés à perpétuité, s'il existe des circonstances atténuantes (2). C'est une amélioration.

Le fanatisme, aussi bien que les passions, égare quelquefois l'esprit au point d'exciter des sentimens cruels, et de porter des hommes honnêtes à commettre les crimes les plus atroces. L'histoire est remplie de faits de cette nature. Le suivant donnera une

(1) Code pénal, art. 310.
(2) Loi du 23 juin 1825.

idée des effets du fanatisme réuni à la superstition, et montrera que quelquefois on ne doit pas faire une application rigoureuse de la loi.

Une secte sanguinaire de *mommiers* désolait la Suisse il y a quelques années, et répandait le sang humain pour le salut des hommes. Dans l'une des scènes qui ont eu lieu, une fille du peuple, âgée de 28 ans, faisait des prédications auxquelles assistaient sa famille et quelques autres personnes. Un jour elle annonce à ses crédules auditeurs que l'heure était venue où *le sang devait être répandu pour sauver une multitude d'âmes* : elle assomme un de ses frères à coups de maillet, elle tue une de ses sœurs de la même manière, puis elle se fait crucifier, son sang coule de toutes parts, et elle expire après s'être fait mutiler. Les cadavres sont soigneusement gardés pendant quelques jours en attendant la résurrection qui en avait été prédite par la prophétesse. Onze accusés furent arrêtés; ils se laissèrent charger de fers en bénissant la main de Dieu qui les frappait ; le ciel , disaient-ils, les avait réservés à de glorieuses épreuves, et ils aspiraient à monter sur l'échafaud pour mériter la palme des martyrs. Le tribunal de Zurich a reconnu que le crime, quoique offrant une réunion de circonstances éminemment graves, n'en présentait cependant aucune qui fût de nature à donner lieu à l'application de la peine de mort. Les accusés furent condamnés à la réclusion dans une maison de correction, depuis six mois jusqu'à seize ans, suivant la part que chacun avait prise au meurtre (1). Cette sentence est pleine de sagesse et d'une saine politique.

Suicide. Le suicide est-il un acte de folie? Cette question est jugée diversement, les uns la résolvant par la négative, et les autres par l'affirmative. « Est-ce un désir de sortir de la vie, est-ce une sorte de maladie noire qui a porté Henriette Cornier à commettre cet assassinat, et n'y a-t-elle cherché qu'une voie pour se débarrasser de l'existence? Il est certain d'abord qu'un pareil motif ne saurait ni excuser ni même atténuer son crime (2).» D'après cela, la monomanie suicide, si commune dans les maisons de fous, n'est plus une variété de l'aliénation mentale ; ceux qui fondent le désir de mourir sur des motifs imaginaires, qui tuent pour mériter la mort, ces malheureux ne sont point des aliénés ! D'un autre côté, Esquirol et Fodéré soutiennent que le

(1) Relation des atrocités commises dans le canton de Zurich, en 1823, par une association de fanatiques. Genève, 1824.

(2) Acte d'accusation.

suicide est toujours un acte de folie, lors même qu'il est le funeste résultat des passions. Telle est aussi l'opinion de M. Leuret (V. *Annales d'hygiène*, janvier 1834). Ces deux manières de voir, surtout la première, peuvent avoir de graves conséquences. Si le suicide n'est point un acte de folie, la monomanie suicide n'aura plus les suites légales de l'aliénation mentale, l'interdiction, la nullité d'un testament, la non-culpabilité pour des actes répréhensibles ; ces malheureux dont j'ai rapporté les exemples, qui, croyant mériter la mort, ont commis des homicides pour être débarrassés du fardeau de l'existence, seront condamnés à la peine due au crime ! Au contraire, si le suicide est toujours un acte de folie, un testament fait peu de temps auparavant sera constamment nul.

Ces deux opinions me paraissent erronées, parce qu'elles sont trop exclusives. Le suicide dicté par des illusions de l'esprit, des craintes chimériques ou des chagrins imaginaires, est un acte évident de folie. L'homme qui en tue un autre pour recevoir la mort de la main du bourreau est un aliéné. Mais le suicide fondé sur des motifs réels, tels qu'un revers subit de fortune, la perte d'un objet aimé, une situation déshonorante, en un mot, le suicide qui est le résultat des passions n'est pas plus un acte d'aliénation mentale que les crimes qu'elles font naître. L'homme qui souffre au point de désirer la mort n'a pas sans doute l'esprit bien calme, et avant d'arrêter la funeste résolution de se détruire, avant surtout de se porter le coup mortel, il doit être en proie aux plus vives angoisses, si la raison n'est pas aliénée ; mais quel que soit en ces instans le trouble de ses facultés mentales, il apprécie la gravité des circonstances qui le pressent, et calcule les résultats de l'action qu'il médite. L'homme qui se tue pour échapper à une mort ignominieuse et certaine, pour se débarrasser de maladies douloureuses, d'infirmités dégoûtantes qu'il croit incurables, pour prévenir un genre de mort qui emporterait la confiscation de ses biens et en priverait sa famille, etc., un tel homme peut-il être comparé à un aliéné qui fonde ses déterminations sur des erreurs manifestes ? Il est néanmoins plus que probable qu'il y a parmi les individus qui deviennent homicides d'eux-mêmes beaucoup plus d'aliénés qu'on ne pense communément.

Le complice du suicide peut-il être considéré comme ayant commis volontairement un homicide? Celui qui fait une grave blessure à autrui sur sa prière, instance ou ordre, peut-il être puni comme celui qui fait cette blessure par malveillance et contre le vœu du blessé?

Une femme accusée d'avoir donné la mort à son mari, se défend en disant qu'elle lui a seulement fourni les moyens pour s'ôter la vie. Le jury déclare cette femme coupable de meurtre avec préméditation, mais en ajoutant l'explication donnée par l'accusée. Elle est condamnée à la peine de mort. La cour de cassation annulle cet arrêt, « parce que la déclaration du jury caractérise dans le même fait à-la-fois le crime d'assassinat et la complicité d'un fait de suicide qui n'est puni par aucune loi, d'où résultait une contradiction qui ne laissait plus d'élémens pour asseoir un arrêt, soit de condamnation, soit d'absolution (1). »

En 1816, un homme distingué, las de la vie, paie une fille publique pour qu'elle lui ôte la vie; elle ne lui fait qu'une blessure grave dont il guérit. Il déclare que l'accusée l'a toujours dissuadé de mettre à exécution son funeste projet, qu'il l'a enivrée pour la faire céder, que la voyant résolue de ne point se rendre à ses vœux, il lui avait pris la main avec violence et l'avait ainsi contrainte de lui enfoncer un couteau dans le sein. Le défenseur alléguait les motifs du précédent arrêt, qui déclare que le suicide n'est point un acte condamné par les lois, et que l'auteur ni le complice ne sauraient être punis. Cette fille a néanmoins été condamnée à dix ans de réclusion pour blessures graves (2).

Ces deux femmes étaient coupables. Mais en est-il de même de deux individus de sexe différent, qui, épris l'un de l'autre et contrariés dans leur inclination, se veulent réciproquement donner la mort en même temps, et ne parviennent point entièrement à leur but? Qui oserait condamner le survivant au dernier supplice?

Les besoins impérieux de la faim et de la soif, poussés à l'extrême, peuvent porter un individu aux plus grands excès; dans cet état des hommes se sont dévorés entre eux. De pareils actes sont tout-à-fait irrésistibles et hors de toute responsabilité. Le vol commis uniquement pour satisfaire ces besoins dans le moment est-il punissable? Personne ne le pensera.

(1) *Journal des audiences de la Cour de cassation*, t. xv.
(2) *Ibid.*

Jusqu'à quel point un homme à qui on aurait fait prendre certaines drogues excitant *des désirs vénériens*, serait-il excusable s'il commettait un outrage à la pudeur?

La *dépravation* de quelques instincts par suite d'une éducation vicieuse, de mauvais exemples, d'habitudes criminelles, ou d'une organisation défectueuse, donne naissance à des caractères cruels qui commettent avec indifférence ou même avec plaisir des actes atroces. Des scélérats qui ont commis une multitude d'homicides pour voler plus aisément ou pour se débarrasser de témoins accusateurs, racontent leurs forfaits avec une sorte de satisfaction, et n'ont ni remords ni repentir.

On cite quelques exemples d'anthropophagie chez les nations civilisées.

M. Lacretelle rapporte, dans son *Histoire de France* (1), que le comte de Charolais, frère du duc de Bourbon-Condé, manifestait dans les jeux de son enfance un instinct de cruauté qui faisait frémir. Il se plaisait à torturer des animaux ; ses violences envers ses domestiques étaient féroces; on prétend qu'il aimait à ensanglanter ses débauches, qu'il commit plusieurs homicides sans intérêt, sans vengeance, sans colère : il tirait sur des couvreurs pour avoir le plaisir barbare de les voir précipiter du haut des toits.

Ces faits d'anthropophagie et de caractères naturellement sanguinaires sont trop rares pour qu'on puisse porter un jugement sur ces monstruosités morales. Il est néanmoins très-présumable que les individus chez lesquels on les observe sont des imbécilles ou des demi-imbécilles.

La cour d'assises de Metz a condamné, en novembre 1821, un parricide âgé de 17 ans, qui avait montré dès sa plus tendre enfance des dispositions à la méchanceté et même à la férocité ; dès cette époque on l'appelait *le fou*. Dans plusieurs querelles qu'il avait eues avec sa belle-sœur, il lui avait souvent fait des blessures graves. Quelque temps avant de tuer son père, il engage un de ses cousins à s'asseoir sur le bord d'un étang; aussitôt il le précipite dans l'eau, et se met à rire des efforts que sa victime faisait pour se retirer ; il lui donne ensuite un coup de couteau dans la poitrine, après l'avoir prié d'entr'ouvrir ses étemens pour voir s'il était mouillé. Le père de ce misérable était à s'occuper ayant la tête baissée, il lui assène

____

(1) Tome II, p. 59.

un coup de hache et l'étend sans connaissance. Il dit que c'était sans doute le diable qui l'avait poussé à commettre ce crime; il avoua que toutes les fois qu'il voyait un instrument, soit hache, couteau, etc., il éprouvait le désir de s'en emparer pour blesser ou pour tuer le premier individu qui se serait présenté devant lui; du reste, il s'était toujours fait remarquer par une profonde piété et des habitudes religieuses. Sa tête était mal conformée, rétrécie et aplatie au front, comme chez beaucoup d'idiots et d'imbécilles parmi lesquels il me semble devoir prendre place (1).

Ce qui distingue cette dépravation de sentiment d'avec la monomanie homicide, c'est que celle-ci survient *accidentellement*, et qu'elle se trouve tout-à-fait en opposition avec les mœurs, les habitudes, les affections ordinaires des malades qui en sont atteints; tandis que la perversité est le résultat d'une mauvaise éducation ou d'une organisation défectueuse. L'une est une *maladie*, l'autre est un *vice horrible* chez les scélérats, chez ceux qui, étant raisonnables, s'il en existe, ressemblent au comte de Charolais, elle est une *disgrâce de la nature* chez les imbécilles; ces derniers rentrant dans la classe des aliénés, leurs actes répréhensibles ne sont point punissables.

1° Une dame, appartenant à la classe supérieure de la société, riche, tient une conduite scandaleuse, et finit par venir à Paris mener la vie d'une fille publique; la famille veut la faire renfermer pour cause de folie sans pouvoir y parvenir. 2° Une demoiselle bien élevée, renfermée dans une pension jusqu'à sa majorité, parce qu'on prévoit qu'elle s'abandonnera au premier venu si elle reste libre, en sort à cette époque, et ne justifie que trop les craintes de sa famille; on demande son interdiction motivée, suivant les père et mère, sur l'incapacité morale de leur fille et sur son inconduite.

Ce genre de dépravation pourrait-il être considéré comme une variété de la folie sans délire? Cette question est fort délicate et me parait d'une solution difficile. En général, le libertinage ne saurait être rangé parmi les phénomènes d'aliénation mentale; mais dans les cas rares tels que ceux qui ont été cités plus haut, où des personnes bien nées, bien élevées et au-dessus du besoin, oublient leur dignité, leurs devoirs, leurs affections, l'intérêt et l'honneur de leur famille, au point de descendre sans remords ou même avec plaisir au rang des plus viles créatures, dans ces

(1) *Discus. méd.-lég.*, p. 146.

cas ne pourrait-on pas, à la rigueur, motiver l'interdiction et la séquestration sur une *perversion morale profonde*, autant que sur la dépravation du penchant à l'union sexuelle? Je ne crois pas pouvoir résoudre cette question d'une manière générale.

Cependant je n'abandonnerai pas ce sujet sans relater les conclusions d'un mémoire sur cette question (V. *Annales d'hygiène publique et de médecine légale* tome XVIII, page 446).

1° La nymphomanie, dit M. Bayard qui en est l'auteur, est une variété de la folie sans délire, une monomanie.

2° Lorsque les désordres sont tels, que la malade, *entraînée contre sa volonté* à commettre des actes répréhensibles, conserve cependant l'entière faculté des jouissances de l'entendement, l'intervention judiciaire n'est pas nécessaire, et le médecin seul doit être chargé du traitement hygiénique et moral.

3° Les lésions des facultés affectives et de plusieurs des facultés de l'entendement nécessitent une séquestration temporaire ou prolongée; dans ce dernier cas, l'institution de quelques mesures législatives paraît devoir être provoquée.

4° La nymphomanie peut être une cause d'interdiction, lorsque la lésion des facultés affectives et intellectuelles, s'accompagne de signes de manie générale (fureur) ou de démence.

5° Dans ces divers degrés, l'examen des actes de folie étant nécessaire pour les classer, la pertinence des faits doit être admise.

Etat des facultés intellectuelles dans l'enfance et la vieillesse. L'intelligence se développe graduellement, et les connaissances nécessaires au commerce de la société ne s'acquièrent qu'avec le temps; c'est pourquoi le législateur a fixé différentes époques du jeune âge auxquelles sont attachées la jouissance des droits civils et la responsabilité des actes répréhensibles. La disposition de la loi qui fixe à seize ans la responsabilité entière des actions est certainement trop rigoureuse pour beaucoup d'individus sans éducation, habitant des villages isolés, des maisons perdues dans les bois. Le fait suivant peut donner une idée de la stupidité de certains de ces individus. Un berger, âgé de 16 ans, mais simple d'esprit, avait vu, près de lui, des enfans *jouer le mort,* enterrer une petite fille de six ans malgré ses cris et ses pleurs ; et non-seulement il ne s'est pas opposé à cette scène horrible, mais il ne l'a dénoncée à l'autorité que lorsqu'une récompense eût été promise. Cet événement est arrivé en Hollande (1).

L'extrême vieillesse amène souvent la faiblesse, l'altération ou la perte des facultés mentales ; avant même que les vieillards soient en démence, *en enfance*, comme on dit vulgairement, souvent ils ont l'esprit faible, la mémoire très infidèle pour les impressions du moment, ils ont quelquefois de légères absences, ils s'attendrissent et pleurent aisément, ils sont crédules, faciles à influencer dans leurs jugemens, leurs actions, leurs affections. Néanmoins ils conservent la connaissance de leurs intérêts, et assez de raison pour faire de sages dispositions dans le sens des lois, s'ils sont restés libres d'agir d'après leur propre volonté. Mais cet état de leur esprit les rend susceptibles d'être influencés par des moyens de *suggestion* et de *captation*, ce qui rend leurs actes de dernière volonté quelquefois susceptibles d'être annulés.

Les individus qui restent paralytiques à la suite d'attaques d'apoplexie, lorsqu'ils ne sont pas en démence, présentent souvent la faiblesse d'esprit que je viens de signaler.

Épilepsie. Il résulte d'un relevé publié par Esquirol, sur l'état mental des épileptiques, que sur 339 de ces malades admises à la Salpétrière, il y avait 2 monomanes ; 64 maniaques, dont 34 furieuses ; 145 en démence, dont 129 après l'attaque seulement, et les 16 autres d'une manière continue ; 8 idiotes, 50 habituellement raisonnables, mais avec des absences de mémoire, de l'exaltation dans les idées, quelquefois un délire fugace, une tendance vers la démence ; 60 qui ne présentent aucune aberration de l'intelligence, mais qui sont d'une grande susceptibilité, irascibles, entêtées, difficiles à vivre, capricieuses, bizarres, ayant toutes quelque chose de singulier dans le caractère. Ce que je dois surtout faire remarquer encore ici, c'est que la perte de la raison, la démence ou la fureur, ne durent très souvent que quelques minutes, une ou plusieurs heures, et qu'alors cet état ne pourrait plus être constaté peu de temps après qu'un acte répréhensible

(1) *Journal des Débats* du 14 mars 1825.

aurait été commis, autrement que par le témoignage des personnes qui vivent habituellement avec le malade.

M. Legraverend (1) pense que l'épilepsie ne doit pas empêcher de poursuivre, de juger et de condamner à la peine qu'il aurait encourue, l'individu qui aurait commis un crime ou un délit, quoique auparavant et depuis il eût éprouvé des attaques de cette maladie. Il me semble qu'il y a ici une distinction à faire entre les crimes vils, longuement prémédités, tels que le vol, l'homicide suivi du vol, et les crimes commis dans un premier mouvement de colère, d'emportement; les premiers doivent être sévèrement punis, même chez les épileptiques raisonnables; pour les seconds, il est évident que l'état mental de ces malades doit être pris en grande considération.

La cour royale de Colmar, par un arrêt rendu le 2 prairial an XIII, a décidé que la faiblesse d'esprit unie à l'épilepsie, ne constitue pas l'état d'imbécillité qui autorise à provoquer l'interdiction (2). Cet énoncé est trop vague pour qu'on puisse en tirer quelque induction. Seulement je puis dire qu'avant la perte totale de la raison, la faiblesse d'esprit qui la précède peut nécessiter au moins la nomination d'un conseil judiciaire.

Hypochondrie, hystérie. Les hypochondriaques se font surtout remarquer par l'exagération de leurs inquiétudes sur l'état de leur santé, et les folles idées qu'ils émettent souvent pour expliquer leurs souffrances. Ils ont en général l'humeur très inégale, ils passent presque sans motif de l'espérance au désespoir, de la tristesse à la gaîté, des emportemens à la douceur, des ris aux pleurs; beaucoup sont timides, pusillanimes, craintifs, ombrageux, irascibles, inquiets, défians, difficiles à vivre, tourmentant et fatiguant tout le monde; ils sont faciles à émouvoir, un rien les contrarie, les agite, leur cause des craintes, des tourmens, des terreurs paniques, des accès de désespoir; la plupart présentent un changement très marqué dans leurs affections, ils sont égoïstes; les motifs les plus légers les font passer tour-à-tour de l'attachement à l'indifférence ou à la haine; ils éprouvent souvent de l'exaltation dans l'esprit, ou de l'abattement, une suc-

(1) *Traité de la législation criminelle en France*, 1816.
(2) Sirey, *Tab vicennal*, p. 477.

cession rapide d'idées et d'émotions les plus diverses, sans que la volonté puisse maîtriser la pensée.

Mais ces malades jugent très bien tout ce qui a rapport à leurs intérêts, et généralement tout ce qui est étranger à leur santé, à moins qu'il ne finissent par perdre la raison, ce qui est fort rare. Seulement les dispositions que je viens de signaler doivent rendre les hypochondriaques plus susceptibles de céder à la crainte, et plus faciles à contracter des engagemens déclarés nuls par l'article 1109 du Code civil; les moyens de suggestion et de captation doivent avoir beaucoup d'influence sur leur esprit; ils cherchent plus facilement que d'autres à révoquer les donations pour les causes d'ingratitude spécifiées en l'article 995 du Code civil; enfin le caractère jaloux, soupçonneux, irritable, emporté, de ces pauvres malades, serait une circonstance atténuante s'ils commettaient un acte répréhensible dans un premier mouvement.

Ce qui précède touchant l'état mental des hypochondriaques, est applicable dans beaucoup de cas d'hystérie.

Désirs insolites chez quelques femmes enceintes. La grossesse exerce souvent une influence très marquée sur les phénomènes de la sensibilité, détermine des changemens dans le caractère, l'humeur, les affections, les goûts, les appétits. Quelques femmes enceintes ont des envies extraordinaires, des désirs bizarres, des appétits dépravés; par exemple, elles mangent avec avidité des choses détestables, des fruits verts, du poivre, du plâtre, du charbon; elles prennent plus que d'ordinaire du vin, du café, des liqueurs fortes. Mais cet état insolite peut-il servir d'excuse aux actes répréhensibles qui seraient commis pendant la grossesse? Alberti rapporte qu'une semblable question ayant été soumise à la faculté de Halle, cette faculté répondit qu'elle ne pouvait émettre d'opinion relativement au fait pour lequel elle était particulièrement consultée (il s'agissait d'une femme qui avait volé), attendu qu'elle ne connaissait aucune des circonstances propres à motiver une décision quelconque, mais qu'on pouvait résoudre par l'affirmative la question de savoir si la grossesse peut produire chez certaines femmes une envie irrésistible de commettre différens excès, notamment le vol (1).

(1) *Système de jurispr. méd.*, tome v, p. 576.

Roderic à Castro parle d'une femme enceinte qui, ayant vu l'épaule d'un boulanger, voulait absolument en manger. C'est là sans doute un conte populaire. Langius rapporte qu'une femme qui désirait, durant sa grossesse, manger de la chair de son mari, le tua et en sala une grande partie pour prolonger son plaisir. Ce fait me paraît aussi peu vraisemblable que le précédent. Le fait suivant est probablement aussi un conte fait à plaisir : Vives dit, dans ses Commentaires sur saint Augustin, qu'une femme serait avortée si elle ne fût parvenue à mordre un jeune homme au cou. Baudelocque citait, dans ses cours d'accouchement, l'exemple d'une femme enceinte qui ne mangeait rien avec tant de plaisir que ce qu'elle pouvait dérober lorsqu'elle allait faire ses provisions au marché ; elle portait la subtilité jusqu'à tromper les yeux les plus vigilans (1). Marc a connu une femme enceinte qui ne put s'empêcher, en passant près de la boutique d'un rôtisseur, d'enlever une volaille, qu'elle avait le désir de manger. Une femme de Mons, mère de cinq enfans, et grosse de cinq mois, a précipité dans un puits trois de ses enfans, et s'y est ensuite jetée elle-même ; elle avait fait demander celui de ses enfans qui était en nourrice, et elle avait envoyé au cinquième, qui était en pension, un gâteau empoisonné (2).

Dans tous les cas de ce genre, il s'agit de déterminer si la femme est atteinte d'aliénation mentale, c'est-à-dire si les actes commis par une force prétendue irrésistible n'ont point été dictés par la cupidité, la haine, la vengeance, ou toute autre passion criminelle, et si, au contraire, les victimes d'un penchant sanguinaire n'étaient point des objets chéris. Ainsi la femme de Mons était évidemment une aliénée. Quant au vol, comme je l'ai déjà dit, il est plus difficile de distinguer le crime d'un acte de folie, attendu qu'ici on ne peut jamais dire qu'il y ait absence de motif intéressé ; seulement, lorsque l'objet dérobé est de peu de valeur, qu'il est destiné à être mangé pour satisfaire un goût particulier, il n'y a pas grand inconvénient à excuser le délit. Dans tout autre cas, je ne crois pas qu'on dût avoir égard à l'état de grossesse d'une prévenue si elle ne présentait aucun signe de folie.

Je ferai observer d'ailleurs que les délits et les crimes, où l'on fait valoir un pareil motif d'excuse, sont extrêmement rares.

Ivresse. L'homme n'a plus ni jugement, ni liberté, ni volonté réfléchie lorsqu'il est complétement ivre ; à un degré moins

(1) Capuron, *Médecine légale relative aux accouchemens.*
(2) *Journal de Paris* des 11, 12 et 13 avril 1810.

avancé de l'ivresse, la raison est encore considérablement troublée, et le caractère souvent perverti ; tel est naturellement doux qui devient alors querelleur et méchant. Cependant nos lois ne font point mention de l'ivresse, soit comme motif d'excuse pour les délits et les crimes, soit comme cause de rescision des conventions ; la jurisprudence des cours et tribunaux n'est pas moins sévère. Le 15 octobre 1807, la cour d'assises du département du Cher ayant posé une question relative à l'ivresse, proposée par l'accusé, la Cour de cassation improuva cette manière de voir, « attendu que l'ivresse étant un fait volontaire et répréhensible, ne peut jamais constituer une excuse que la loi et la morale permettent d'accueillir (1). » La cour royale de Colmar a admis « que lorsque l'ivresse est l'effet du dol ou de la fraude, elle est une cause de rescision des conventions, et que la preuve en peut être faite par témoins (2). » Il paraît au contraire que dans la loi romaine l'ivresse était un motif d'excuse : *per vinum*, etc., *capitalis pœna remittenda est* (3). L'empereur Joseph II a admis ce principe, « lorsque le fait a eu lieu dans un état d'ivresse involontaire, et que celle-ci n'a été occasionnée que par un cas fortuit, sans avoir été accompagnée d'aucune intention déterminée et relative à l'action criminelle, ou lorsque, par un trouble involontaire des sens, l'auteur n'a pas pu avoir l'idée de l'action qu'il a commise (4). »

La question de savoir si un homme ivre est responsable ou non de ses actions appartient autant à la philosophie générale qu'à la médecine. Il me semble que la loi de Joseph est la plus équitable. En effet, l'homme qui s'enivrerait volontairement, avec l'intention de commettre un acte répréhensible, est évidemment coupable. Il serait présumé avoir eu cette intention, si l'acte était dicté par une passion criminelle, tel que le vol, l'homicide commis par un esprit de vengeance, existant antérieurement à l'ivresse, etc. Mais l'homme qui, dans un état d'ivresse, « atta-

(1) Sirey, *Recueil des lois et des arrêts*, 2ᵉ partie, p. 26, 1808.
(2) Arrêt rendu le 27 août 1819. Sirey, *Tabl. vicenn.*
(3) Liv. vi, § 7, *de re militari.*
(4) Réglement provisionnel pour la procédure criminelle dans les **Pays-Bas** autrichiens.

27.

querait et maltraiterait indistinctement tous ceux qu'il rencontrerait, homiciderait plusieurs personnes sans être mu par aucune des passions qui caractérisent le crime, mais par une fatale frénésie qui le porterait à verser le sang de qui que ce fût (1); » un tel homme doit-il être traité suivant toute la rigueur des lois? Ce serait le punir un peu sévèrement pour s'être enivré, sans que par là on pût espérer de prévenir de pareils actes, attendu que l'homme en délire ne raisonne pas. A plus forte raison devrait-on user d'indulgence envers un homme qu'on aurait enivré presque à son insu, en mettant de l'opium ou du suc de baies de stramonium dans son vin, ou bien qui aurait perdu la raison en se tenant au milieu d'une atmosphère d'alcool, comme cela arrive quelquefois dans les lieux où s'opère la fermentation vineuse.

Mais l'ivresse présente des considérations purement médicales, et qui peuvent être d'une grande importance en médecine légale.

L'ivresse cause quelquefois un court accès de délire ou de manie, auquel on a donné le nom de *delirium tremens*. Cet accès peut durer depuis quelques jours, peut-être moins, jusqu'à plusieurs semaines. Il diffère de l'ivresse en ce que celle-ci disparaît au bout de peu de temps, douze ou quinze heures au plus, si elle n'est pas renouvelée par la boisson. L'homme qui est pris de ce délire n'est certainement pas responsable de ses actions. Que si l'on prétendait encore punir à cause de l'immoralité du premier mobile de l'acte répréhensible, il faudrait aussi punir beaucoup d'aliénés.

L'ivresse est aussi un des effets de la folie, et peut s'observer au début de la maladie, lorsque la raison n'est point encore complétement égarée. On est seulement surpris de voir qu'une personne qui était habituellement sobre ait tout-à-coup changé de goûts, se soit mise à boire et à s'enivrer. Bientôt l'existence de la folie n'est plus douteuse; et lorsque cette maladie revient par accès, on est averti de son invasion par le retour du goût pour les boissons alcooliques et de l'habitude de l'ivresse. Les méde-

(1) Expressions d'un arrêt de la chambre des mises en accusation de la cour royale de Riom, qui déclare n'y avoir lieu à poursuivre criminellement contre un fou. *Gazette des Tribunaux* des 14 et 21 juillet 1826.

cins allemands ont signalé une autre variété de la folie ou du *delirium tremens*, caractérisée dans tout son cours par un besoin irrésistible de prendre de l'eau-de-vie, par du délire, des tremblemens, de la fureur, des excès horribles si le besoin n'est pas satisfait, ou s'il n'est pas trompé par quelque autre boisson forte. Cette *dipsomanie,* c'est le nom qu'ils donnent à cette variété du délire, peut durer quelques jours ou plusieurs semaines, être continue ou intermittente, se terminer par le retour à la santé ou par la démence incurable (1). Dans tous ces cas, l'homme ne saurait être rendu responsable de sa conduite ; l'ivresse n'est plus volontaire, elle est le résultat d'une véritable maladie ; au criminel comme au civil on doit, ce me semble, appliquer les lois relatives aux aliénés.

Je viens de passer en revue différens états de l'entendement qui, quoique différens de l'aliénation mentale, présentent néanmoins quelquefois des points de ressemblance avec cette maladie, et qui souvent modifient le caractère moral des délits et des crimes. Il existe des cas douteux où il est bien difficile de découvrir la vérité, de savoir si l'on a affaire à un aliéné ou à un individu qui ne l'est pas ; dans ces cas douteux, quoi qu'on en puisse dire, si un acte répréhensible a été commis sans un motif qui en donne une explication satisfaisante, cette seule circonstance rend l'existence de la folie très probable, sinon certaine. L'homme ne commet point un crime avec volonté libre, avec discernement, sans un intérêt quelconque ; il vole pour augmenter son bien-être, il tue par esprit de vengeance, de jalousie, de cupidité, etc. Ce n'est point là une idée spéculative, c'est une vérité démontrée chaque jour par les procédures criminelles ; dans tous les cas, le mobile du délit ou du crime est évident.

Le doute et l'embarras devraient être grands, particulièrement s'il existait en même temps quelques signes d'imbécillité ou de folie et un motif d'intérêt, une passion criminelle qui expliqueraient plus ou moins bien l'acte criminel. Ces cas sont probablement plus fréquens qu'on ne pense, et on y fait peu ou point d'attention. Parmi les criminels il y a de ces demi-imbéciles qui,

---

(1) Voyez *Dictionnaire de médecine*, art. DELIRIUM TREMENS.

pour peu de chose, se laisseront entraîner, par des scélérats plus adroits qu'eux, à commettre les plus grands forfaits.

Hoffbauer dit que celui que la crainte du châtiment détourne d'une action criminelle, est libre aux yeux de la loi ; que celui-là, au contraire, n'est pas libre sur qui cette crainte ne saurait agir, soit parce qu'il n'a pas la faculté de concevoir la peine comme une suite nécessaire de son action, tel est l'imbécille ; soit parce qu'il est dominé par une impulsion irrésistible, tel est l'homme attaqué de la rage (l'auteur aurait pu citer également la manie ou la monomanie) (1). Ce principe est généralement vrai, mais il souffre des exceptions ; ainsi, tous les jours, dans les maisons de fous, les aliénés sont contenus par la crainte d'éprouver certaines privations ou de légères punitions ; d'autre part, on voit des scélérats consommés également familiarisés avec le crime et les châtimens humains, qui finissent par craindre à peine de risquer de perdre leur liberté ou même la vie ; on voit aussi des hommes dominés à un tel point par leurs passions, surtout la jalousie, pour ne pas craindre de braver l'échafaud, plutôt que de ne pas les satisfaire (2).

Le même auteur dit que la réflexion mise dans l'exécution d'une action contraire aux lois, avec l'intention d'éviter la peine et pour l'éviter, est une preuve de la culpabilité ; mais que si la recherche des moyens d'éviter la peine se montre seulement après l'action, on ne peut pas en conclure que le prévenu aurait pu être détourné par la crainte du châtiment, attendu que le retour à la raison peut être la suite de l'exécution du projet (3). Tout cela est vrai en général, mais il n'en faudrait pas faire une règle de conduite invariable. J'ai dit que dans des maisons de fous, des aliénés commettent avec adresse des actes répréhensibles, et font tout ce qu'ils peuvent pour n'être pas découverts,

(1) Page 25.

(2) On sait combien sont fréquens en Corse les meurtres pour *vendetta*, même dans les familles honorables du pays, et combien sont impuissantes les lois qui punissent ces crimes. Certes, ces meurtriers ne sont pas des fous. (*Voyez* les journaux quotidiens du 23 mai 1826, qui rapportent une séance de la Chambre des députés dans laquelle il a été question de ce sujet.)

(3) Pages 145 et 17.

dans la crainte d'être punis. D'un autre côté, laisserez-vous impuni l'homicide commis publiquement par esprit de vengeance ou de jalousie, parce que l'auteur a tout bravé pour exécuter son projet? Il me semble que tout en faisant une sérieuse attention à ces observations, qui sont généralement vraies, il faut surtout tenir compte des motifs de l'acte répréhensible, de l'existence ou de l'absence d'un intérêt et de passions criminelles.

Les juges civils éprouvent aussi parfois de l'incertitude lorsqu'ils ont à prononcer sur des demandes en interdiction et en nullité de testament pour cause de démence. Je vais revenir sur ce sujet.

Législation et jurisprudence criminelle relative à l'aliénation mentale.

Notre Code pénal ne contient qu'une seule disposition relative à cette maladie : « Il n'y a ni crime ni délit lorsque le prévenu était en démence au moment de l'action (1). » Cet article est clair et précis, il ne saurait donner lieu à aucune interprétation ; les fous ne peuvent devenir criminels, ils ne sont ni coupables ni punissables lorsqu'ils commettent des actes répréhensibles.

Cependant la question de savoir si des fous peuvent être coupables et punissables a été agitée non-seulement par des hommes étrangers à la médecine et à la science des lois, mais encore par des médecins, des jurisconsultes et des magistrats qui l'ont résolue dans un sens contraire à notre Code pénal. Et comme les jurés ne sont tenus qu'à déclarer si un acte a été commis avec ou sans volonté, sans faire mention de la démence, il est bien évident que ceux qui partageront cette opinion pourront facilement éluder la loi et prononcer la condamnation d'accusés qui étaient atteints de folie au moment de l'action.

Lord Hale, grand justicier d'Angleterre, dit que la *démence partielle*, qui ne prive pas entièrement de l'usage de la raison, semble ne pas devoir excuser les crimes que commettent ceux qui en sont atteints, *même en ce qui en fait l'objet princi-*

_____
(1) Article 64.

pal ; et cependant il admet qu'en pareil cas les actes civils doivent être annulés, quoiqu'ils n'aient aucune relation avec les circonstances qui causent la démence, et qui auraient pu influer sur la conduite du malade. Ce jurisconsulte pousse la sévérité jusqu'à trouver coupables les aliénés qui, ayant un accès de folie chaque jour, commettraient un acte répréhensible dans les intervalles lucides de la journée (1).

Un avocat général s'appuyant de l'opinion de lord Hale, a soutenu que la folie générale peut seule arracher un criminel à la vindicte des lois, et que la folie partielle ne pourrait servir d'excuse admissible (2).

Hoffbauer pense que dans les délires partiels, les malades n'étant réellement aliénés que dans les circonstances où l'idée exclusive est mise en jeu, et agissant pour tous les objets étrangers à cette idée comme s'ils n'étaient pas aliénés, leurs actes doivent conserver, en droit civil, leur validité, et leur culpabilité en droit criminel, toutes les fois qu'ils n'ont aucun rapport avec le délire. «Il est donc très important, dit-il, de reconnaître l'idée dominante, de déterminer quelle influence elle exerce sur l'intelligence du malade, sur ses actions en général, sur l'idée qu'il se fait de lui-même et de ses rapports avec les autres (3). »

Le même auteur admet que le degré le plus élevé de la manie détruit toute responsabilité, mais que les degrés inférieurs peuvent ne pas même l'atténuer. « Quand le maniaque, dit-il, ne peut avoir une notion exacte des conséquences de ses actions, ni être détourné des unes par la crainte des autres, toute culpabilité cesse ; dans le cas contraire, quoique le degré de la maladie rende difficile la résistance à l'impulsion, la punition (le traducteur dit la *culpabilité*) doit être augmentée, quelque paradoxal que cela paraisse au premier abord. — Mais si la peine la plus terrible que le législateur puisse établir est inefficace, l'individu n'est en aucune façon punissable (4). »

Fodéré pense que dans les folies partielles, «il convient d'exa-

(1) *Hist. des plaid. de la couronne.*
(2) *Relation de l'affaire Papavoine*, p. 82.
(3) Pages 103 et 106.
(4) Pages 141 et 144.

miner la relation ou le rapport qui peut exister entre le délit commis et l'objet du délire du délinquant (1). » Il ajoute que « lorsqu'il s'agit d'un délit indépendant de l'objet de la folie, le prévenu s'en repent et cherche à le cacher ; au lieu que dans l'autre cas, il s'en applaudit, et même il insiste sur la beauté et la nécessité de l'action qu'il vient de commettre (2). »

J'ai cherché à prouver que *la folie partielle doit exclure l'idée d'action criminelle ou de culpabilité, et ôte ainsi à celui qui en est atteint la responsabilité de sa conduite, quels que soient l'étendue et le genre de délire* (3). J'ai fondé mon opinion à cet égard sur plusieurs faits bien connus : 1° l'idée dominante peut changer ou varier d'objet, et faire naître de nouvelles idées déraisonnables ; 2° des idées dominantes peuvent être tenues cachées pendant des mois et des années, et n'être avouées du malade que lorsqu'il est guéri ; 3° presque toujours le délire le moins étendu s'accompagne de changemens profonds dans le caractère, les sentimens, les affections, les goûts et les habitudes des malades, changemens qui seuls pourraient les rendre dangereux pour eux-mêmes, pour leurs parens et pour la société. C'est ainsi que la *folie raisonnante* se décèle souvent plutôt par la conduite et les actions que par un désordre mental : d'une part on ne pourrait que très difficilement *présumer* qu'un acte répréhensible est étranger au délire ; de l'autre, tel acte réellement étranger à l'idée dominante, eût-il été commis sans le désordre moral qui accompagne cette idée?

Des difficultés semblables se présentent relativement à la manie *incomplète*. J'ai déjà fait voir que la crainte de la peine est un mauvais moyen d'apprécier le degré de raison et de liberté que possède l'individu qui commet un acte répréhensible. Hoffbauer n'a pas bien distingué la folie d'avec les passions ; il confond même souvent ces deux états, et cette erreur en a causé d'autres. Ce n'est qu'aux effets funestes des passions que l'on doit opposer la crainte des châtimens ; c'est en pareil cas que

______

(1) *Médecine légale*, tome 1er, p. 300.
(2) *Médecine légale*, tome 1er, p. 301.
(3) *Discuss. méd.-lég.*

l'influence de la crainte de la peine peut donner la mesure de la force qui pousse au crime et du degré de liberté qui donne le moyen de résister à l'impulsion criminelle.

La loi française est donc d'accord avec les faits. Peut-être épargne-t-elle quelques coupables ; mais à coup sûr une règle contraire, en faisant naître chaque fois d'interminables discussions sur l'étendue et l'influence du délire, sur ses rapports avec l'acte imputé, ferait commettre, en résultat, des injustices plus nombreuses et autrement graves.

Il est plus difficile d'établir un principe fixe relativement aux intervalles lucides. A cet égard, Hoffbauer avance 1° que quand la durée des accès surpasse de beaucoup celle des intervalles, le malade a bien la connaissance de son état présent dans ses rapports avec les circonstances actuelles, mais non dans ses rapports avec son état antérieur ; 2° que lorsque les accès sont fort courts et très éloignés, le malade est, pendant l'intervalle lucide, dans la position d'un homme dont les facultés sont intactes ; 3° que si l'accès et l'intervalle sont égaux et fort courts, l'état du malade peut être regardé comme continu (1). Si l'on se rappelle ce que j'ai dit, sur l'invasion lente, obscure de la folie, sur les traces qu'elle laisse souvent après la guérison, et sur l'état incertain de la raison dans les intervalles lucides, on concevra toute la difficulté qu'il y aurait à prononcer avec certitude en pareil cas. Ajoutez à cela « qu'il n'est pas aisé de déterminer précisément où commence et où finit l'intervalle lucide (2). » Je n'ose pas proposer de règle générale à ce sujet ; c'est dans chaque cas qu'il faudrait prendre en considération, pour établir la culpabilité ou l'innocence, l'étendue de l'intermission comparée à la durée des accès, l'état de la raison et des sentimens à cette époque, et les motifs de l'acte imputé. Il me semble que si les intervalles n'étaient pas au moins de plusieurs mois, et beaucoup plus longs que les accès, l'innocence devrait toujours être présumée.

Quelques personnes lèvent toutes ces difficultés, en proposant

(1) Pages 101 et 102.
(2) Esquirol (ouvr. d'Hoffbauer, p. 100).

de traiter les aliénés homicides « comme des animaux possédés de la rage, que l'on extermine avec raison pour délivrer la société des maux inévitables qu'elle souffrirait de leur évasion, si l'on se contentait de les renfermer, ou de leur grand nombre, s'ils se multipliaient; » de considérer la monomanie homicide « comme une fureur meurtrière dont il faut purger le monde (1).» On a dit, en parlant de l'auteur d'un attentat horrible, « que si l'on n'a pas dû le condamner comme coupable, on a bien pu le tuer comme une bête féroce, comme un chien enragé, comme un malheureux pestiféré qui franchit le cordon sanitaire (2). » On a soutenu qu'il fallait délivrer la société de la présence de ces malheureux, attendu qu'ils pourraient trouver des victimes jusque dans les maisons de fous (3). On soutient encore la même cause par des raisons moins barbares : on espère prévenir par des châtimens exemplaires le renouvellement d'actes atroces (4); on craint que des acquittemens pour cause de folie ne fussent de dangereux exemples d'impunité, et ne fissent souvent proposer et accepter une pareille excuse; enfin, l'on avance qu'aucune loi n'autorisant la réclusion des aliénés après leur guérison, l'on doit redouter le retour de nouveaux accès de fureur homicide tout aussi dangereux que le premier.

Quelques-unes de ces assertions méritent à peine d'être réfutées, tant elles sont à-la-fois inhumaines et absurdes. « Lorsqu'un maniaque a causé quelque grand malheur, dit Bellart, il est à craindre sans doute, il faut le surveiller, il faut le garrotter, l'enfermer peut-être; c'est justice et précaution : mais il ne faut pas l'envoyer à l'échafaud, ce serait cruauté (5). » Ce magistrat soutient, avec raison, que la vengeance qu'on tirerait de l'acte commis dans l'excès de la fureur serait un exemple nul, qui n'empêcherait point les furieux de commettre des actes répréhensibles, non plus que la mort donnée à un fiévreux n'empêcherait personne d'avoir la fièvre; que dès-lors le châtiment

(1) Docteur Grand, sur *la monomanie homicide*, chez Gabon.
(2) *Journal des Débats* du 18 février 1826.
(3) *Gazette de France* du 19 décembre 1825.
(4) Plaidoyer d'un avocat général. Voyez *Discuss.-méd. lég.*, p. 96.
(5) *Plaidoyer cité.*

serait une barbarie (1). Oublie-t-on que le Code pénal admet des excuses qui sont souvent proposées dans la défense, et cela sans aucun danger pour la sécurité publique? Qu'importe, d'ailleurs, que tous les accusés allèguent la folie, si ce moyen n'empêche pas leur condamnation.

Quant à la dernière objection, la seule qui ait quelque valeur, je ferai observer que beaucoup d'aliénés peuvent inspirer de semblables craintes, et que pourtant on ne songe pas à prolonger leur réclusion ; qu'on n'a pas de raison d'être plus rassuré à l'égard d'un fou dont le penchant homicide connu à temps n'a pu avoir aucun résultat, qu'à l'égard du malade qui a commis un malheur ; tous deux ont la même affection, tous deux sont également sujets aux rechutes : pourquoi les traiter d'une manière si différente? Que si, cependant, on veut traiter plus sévèrement les aliénés homicides, que du moins on les distingue des assassins, en ajoutant un article au Code pénal, par lequel ces malades seront passibles d'une séquestration à temps ou perpétuelle dans une maison de fous. Jusque-là on n'a pas le droit de les flétrir par une condamnation et de déshonorer leurs familles. D'ailleurs, les faits de ce genre qui retentissent dans les tribunaux ont un grand inconvénient, celui d'exciter vivement l'attention publique, et de faire naître dans des imaginations déjà malades les mêmes idées qui ont conduit à l'homicide. C'est un fait mis hors de doute par Esquirol, que tous les grands événemens, toutes les opinions dominantes ont donné naissance à des folies, ou plutôt ont déterminé le caractère particulier de cette maladie. Il est donc important de terminer ces sortes d'affaires dans les chambres de mise en prévention ou de mise en accusation, sur la déposition des témoins, et surtout d'après un rapport fait par des gens de l'art. « Les juges et fonctionnaires publics, dit M. Legraverend, chargés d'instruire les procédures doivent cesser toute poursuite aussitôt que le fait de dérangement d'esprit est bien établi (2). »

Il y a d'ailleurs un grave inconvénient à condamner les imbé-

(1) *Plaidoyer cité.*
(2) Législation criminelle en France.

cilles et les demi-imbécilles, au lieu de les envoyer dans une maison de fous ; renfermés pendant quelque temps dans une prison, ils y contractent des vices qui les rendent beaucoup plus dangereux pour la société ; retenus au contraire dans une maison de fous pour le reste de leurs jours, si leur famille ne peut les entretenir et les faire surveiller, ils sont mis pour toujours à l'abri de la séduction et des mauvais exemples.

Dans le Code des délits et des peines qui a précédé le Code pénal actuel, l'aliénation mentale était rangée au nombre des motifs d'excuse ; mais l'excuse supposant l'existence du crime, il est évident que cette disposition de la loi ancienne était moins philosophique que celle de la loi nouvelle, qui ôte tout caractère de criminalité aux actes des fous, et ne tend plus à confondre ces infortunés avec des malfaiteurs. Mais je ne pense pas que cette nouvelle doctrine, quoique fondée sur la nature des choses, soit aussi favorable aux accusés que la jurisprudence du Code des délits et des peines.

En considérant la folie comme un motif d'excuse, le président de la cour d'assises pouvait poser une question relative à l'existence de cette maladie ; maintenant, cette question se trouve confondue avec celle qui est relative à la volonté ; la démence étant une circonstance morale exclusive du crime, les jurés doivent, s'ils sont convaincus que l'accusé en était affecté lors du fait par lui commis, déclarer *qu'il n'a pas agi volontairement;* ce qui équivaut à un acquittement. Mais la plupart des jurés sont étrangers à l'étude de la métaphysique, et s'élèveront difficilement jusqu'à la distinction de la *volonté libre* et de la *volonté de l'homme aliéné.* En voici une preuve frappante : malgré la nouvelle jurisprudence, un président de cour d'assises crut devoir poser une question relative à la démence ; le jury fit la réponse suivante : 1° oui, l'accusé est coupable d'avoir commis un homicide ; 2° oui, cet homicide a été commis *volontairement* et avec préméditation ; 3° oui, l'accusé *était en démence* au moment où il a commis l'homicide. Cette déclaration contradictoire, dénoncée à la Cour suprême, n'a point été annulée ; la Cour l'entend en ce sens, que l'accusé est matériellement auteur du fait, mais qu'il n'y a apporté qu'une volonté d'*homme en démence*, une volonté *quasi-animale*, et qui est exclusive de toute culpabilité légale (1). Ainsi, sans la position de la dernière question, qui était illégale d'après la nouvelle jurisprudence, l'accusé, quoique en démence, était condamné à mort, et portait peut-être sa tête sur l'échafaud. Les jurés n'ont pas compris que la démence doit être considérée comme étant exclusive de la volonté : c'est que les aliénés sont en effet doués de cette dernière faculté ; seulement elle est faussée par des idées déraisonnables, maîtrisée par des penchans désordonnés.

Que si l'on trouve contradictoire à la disposition de l'article 64 de poser une question relative à l'aliénation mentale, toutes les fois que le président en est requis par les conseils de l'accusé, il me semble que l'on préviendrait l'erreur funeste que je viens de signaler, en rédigeant ainsi la question de volonté : l'accusé a-t-il commis le fait *volontairement et avec discernement ?*

Le fait suivant vient peut-être encore à l'appui de mon opinion, à moins qu'il ne soit une preuve que le jury ait été influencé par les considérations exposées plus haut sur la nécessité de condamner des fous.

La cour d'assises de Vaucluse a jugé en 1827 le nommé Castanier, assassin de sa fille, encore enfant, dont le cadavre a été trouvé dans un puits, avec une pierre au cou et percé de deux coups de couteau. Les débats et les dépositions des témoins ont paru établir que Castanier, atteint d'une manie superstitieuse, n'avait point agi avec discernement. Le ministère public a partagé cette opinion ; néanmoins les jurés l'ont déclaré coupable d'assassinat sans préméditation ; il a été en conséquence condamné aux travaux forcés à perpétuité (2).

Un homme atteint d'imbécillité ou de folie, dit M. Legraverend, ne doit pas être mis en jugement pour les crimes ou délits qu'il est prévenu d'avoir commis, parce qu'il serait ridicule de juger un fou (3). On suspend l'instruction jusqu'au retour de la raison. De même si un individu devenait fou après sa condamnation, l'arrêt ne serait pas mis à exécution avant sa guérison.

(1) Arrêt rendu le 4 janvier 1817. Sirey, *Tab. viccun.*, p. 499.
(2) *Journal de Paris* du 23 mai 1827.
(3) *Ibid.*

Un aliéné a cependant été jugé et condamné par le tribunal correctionnel de Paris, comme complice d'un délit d'adultère, « les juges ne pensant pas que le prévenu fût fou au moment du délit (1). » J'ai relu plusieurs fois le compte rendu de ce procès, craignant à chaque fois de m'être trompé, et ne pouvant concevoir qu'on pût mettre en jugement un aliéné, c'est-à-dire un individu peu capable de se défendre, et qui pourrait quelquefois s'accuser d'actes qu'il n'aurait pas commis ; mais les faits de folie rapportés par le journal, et qui se sont passés à l'audience même, ne laissent aucun doute sur l'existence de la maladie.

Des aliénés peuvent-ils servir de témoins ? Hoffbauer admet que la déposition des imbécilles, et des aliénés en démence est nulle si la maladie existe à un haut degré ; mais que dans le cas contraire ces malades peuvent très bien observer des faits simples et en rendre compte ; il en est tout autrement quand il s'agit de faits pris collectivement, d'affaires compliquées. Suivant le même auteur, dans la monomanie avec illusion des sens, l'imagination créant des chimères, transformant les objets, on ne pourrait avoir de confiance dans les récits des malades. S'il n'existe pas d'illusion des sens, le malade n'étant aliéné que sur un point, et jugeant pour tout le reste comme ferait un autre dans les mêmes conditions, sa déposition peut être reçue ; cependant comme son erreur l'occupe trop souvent pour qu'il accorde une attention spéciale à ce qui se passe autour de lui s'il n'y est obligé par quelque circonstance, cela doit influer sur l'authenticité du témoignage. La déposition d'un maniaque est authentique, si le fait sur lequel il témoigne a eu lieu pendant un intervalle lucide (2).

Fodéré pense que si le délire partiel a quelque rapport avec l'objet pour lequel va témoigner le malade, ce témoignage doit être frappé de nullité ; que dans tous les cas, et dans toutes espèces de folie, il faut que le fait ait eu lieu depuis peu, car s'il s'est passé depuis plusieurs jours, il sera raconté d'une manière infidèle ; que dans la folie périodique, si l'accès est survenu depuis

(1) *Gazette des tribunaux*, des 14 et 21 juillet 1820.
(2) § 244 à 248.

l'acte observé, il est probable qu'il n'en restera qu'une idée très confuse ; enfin que dans la folie partielle, il est toujours à craindre que le malade n'associe l'objet réel avec l'objet illusoire, de façon que dans ses réponses il confonde l'un avec l'autre (1).

Cette question présente de très grandes difficultés ; chaque jour, dans les maisons de fous, on entend des malades se plaindre, soit de leurs serviteurs, soit de leurs commensaux ou des maîtres de la maison, et très-souvent on est forcé de rester dans le doute sur la valeur de leurs récits et des témoignages contradictoires de ceux qu'ils accusent. Les rapports de quelques malades n'inspirent aucune confiance, soit parce que ces malades sont très portés au mensonge ou à la méchanceté, soit parce que les illusions de leur esprit colorent, dénaturent, transforment les choses, ou enfantent des chimères ; ce qui ne veut pas dire, néanmoins, que leur témoignage n'est jamais vrai. D'autres rendent un compte exact de ce qui leur arrive et de ce qu'ils observent autour d'eux, toutes les fois que cela est étranger au délire ; on les écoute, on ajoute pleinement foi à ce qu'ils disent ; des observations nombreuses ont prouvé qu'ils ne cherchent point à en imposer. Entre ces deux extrêmes, se trouvent beaucoup de cas dans lesquels on démêle dans les assertions des malades des choses vraies et fausses ; on entrevoit la vérité plutôt qu'on ne la découvre. Il faut, comme on le voit, connaître le malade, son genre de folie, ses rapports habituels avec les objets qui l'entourent, ses habitudes, pour savoir quel degré de confiance méritent ses assertions. J'ajouterai, 1° que la plupart du temps, les aliénés, même les moins déraisonnables, sont préoccupés, concentrés en eux-mêmes, et pourtant assez peu disposés à bien observer ce qui se passe autour d'eux ; 2° que si le fait a quelque rapport avec leur délire, ou avec leur personne, leur témoignage devra être de peu de valeur ; il sera beaucoup plus important si l'acte est tout-à-fait étranger au délire et aux intérêts du malade ; l'événement sur lequel un aliéné est appelé à déposer doit être tout-à-fait récent, ainsi que le remarque Fodéré ; autrement le souvenir peut en être confus, l'imagination

(1) Page 302.

peut en avoir dénaturé les circonstances ; 3° que dans la démence, la mémoire est ordinairement peu fidèle pour les impressions récentes, et que beaucoup de vieillards sont dans le même cas (1). Mais dans aucun cas on ne devrait s'en rapporter uniquement au témoignage d'aliénés ; leurs dépositions ne devraient être considérées que comme des renseignemens plus ou moins vraisemblables, et non comme des preuves suffisantes de l'existence d'un fait.

Législation et jurisprudence civiles relatives à la folie.

« Le majeur qui est dans un état habituel d'imbécillité, de démence ou de fureur, doit être interdit, même lorsque cet état présente des intervalles lucides (2). En rejetant la demande en interdiction, le tribunal pourra néanmoins, si les circonstances l'exigent, ordonner que le défendeur ne pourra désormais plaider, transiger, emprunter, recevoir un capital mobilier ni en donner décharge, aliéner ni grever ses biens d'hypothèques, sans l'assistance d'un conseil qui lui sera nommé par le même jugement (3). Cette espèce d'interdiction partielle est applicable aux prodigues (4). Les actes antérieurs à l'interdiction pourront être annulés, si la cause de l'interdiction existait à l'époque où ces actes ont été faits » (5) ; « l'interdit est assimilé au mineur pour sa personne et pour ses biens » (6) ; « pour faire une donation entre vifs ou un testament, il faut être sain d'esprit » (7) ; « après la mort d'un individu, les actes par lui faits pourront être attaqués pour cause de démence si l'interdiction avait été provoquée, ou si la preuve de la démence résulte de l'acte même qui est attaqué » (8) ; « pour prévenir les événemens fâcheux qui pourraient être occasionnés par les insensés ou les furieux laissés en liberté, l'autorité municipale est revêtue du droit de faire enfermer ces individus dans une maison de force (9) : telles sont les principales dispositions de nos lois civiles relatives aux aliénés.

De l'interdiction. Pour motiver l'interdiction, dit un juris-

(1) Hoffbauer cite, d'après Pyle, l'exemple d'une femme qui, à chaque époque menstruelle, oubliait tout ce qui lui était arrivé pendant la période précédente.

(2) *Code civil*, art. 489.

(3) *C. de civil*, art. 499.

(4) *Idem*, art. 513.

(5) *Idem*, art. 503.

(6) *Idem*, art. 509.

(7) *Idem*, art. 901.

(8) *Idem*, art. 504.

(9) Loi du 24 août 1770, tit. II, art. 3.

consulté (1), il faut que l'absence de la raison soit relative aux affaires ordinaires de la vie civile, au gouvernement de la personne et des biens de l'individu ; celui qui s'égare dans les idées spéculatives, ajoute-t-il, d'une fausseté palpable, un homme à visions ne devrait pas être interdit, si par ailleurs il gouvernait bien ses affaires, et que le public n'eût rien à craindre de sa démence ; par exemple, le fou d'Horace, qui croyait toujours assister à un spectacle. Je ne crois pas cette opinion fondée ; on ne peut jamais se fier à un aliéné. Il faudrait au moins donner un conseil judiciaire à un fou comme celui qu'on vient de citer. En rejetant la demande en interdiction formée contre le fameux plaideur Selves, le tribunal de la Seine déclara qu'il ne suffisait pas qu'un homme fût tracassier dans sa famille, processif dans le monde, irrévérencieux envers les magistrats, vainement dépensier, ni même imbu d'erreurs plus ou moins graves, ou d'illusions, pour qu'il fût permis de l'interdire ou de lui donner un conseil ; que la liberté civile ne peut être enchaînée *ou restreinte* qu'au cas d'imbécillité, de démence ou de fureur (2). Il me semble qu'un individu qui présenterait tous ces travers, et tel était M. Selves, devrait au moins être pourvu d'un conseil judiciaire ; si la liberté civile doit être environnée de garanties, la conservation des droits des familles mérite aussi d'être assurée. Il est même douteux que la disposition de la loi qui autorise la nomination d'un conseil judiciaire ne soit applicable qu'aux cas de démence, d'imbécillité ou de fureur ; l'art. 499 statue, en effet, qu'en rejetant la demande en interdiction, le tribunal pourra, *si les circonstances l'exigent*, etc. Or, le tribunal ne se refuse à prononcer l'interdiction que parce qu'il ne trouve pas que le défendeur soit en état d'imbécillité, de démence ou de fureur : et pourtant, si les circonstances l'exigent, il peut lui donner un conseil judiciaire.

Hoffbauer ne veut pas, non plus, que l'interdiction doive être prononcée dans tous les cas de folie ou d'imbécillité. Suivant cet auteur, certains imbécilles peuvent conserver l'administration de

<hr>

(1) Toullier, *le droit civil français*, etc. 1811.
(2) Sirey, *Tab. vic.*, p. 477.

leurs biens, à moins de quelque circonstance particulière, ayant rapport au caractère de l'individu, ou à la difficulté de gérer ses intérêts ; quand l'erreur dominante n'entraîne pas la subversion totale de l'intelligence, et qu'elle ne peut porter le malade ni à la dissipation de sa fortune, ni à des actions préjudiciables à lui-même ou aux autres, il n'y a aucune raison d'instituer une curatelle ni une surveillance spéciale ; si la manie n'est pas liée à une faiblesse de l'entendement et à une erreur de sentiment qui rendent le malade incapable de gérer lui-même ses affaires, il n'y a aucun motif de le priver de l'administration de ses biens, ni de la faculté d'en disposer par testament, et cela, lors même qu'on aurait été contraint de lui ôter sa liberté physique (1).

La plupart des aliénés ne sont point interdits ; ceux qui ne possèdent rien et les femmes en puissance de mari, n'ont point de fortune à compromettre. Quelques malades gèrent leur fortune eux-mêmes ; pour le plus grand nombre, les membres des familles s'entendent, et un parent muni d'une procuration a soin des affaires du malade. Cependant, lorsque l'état de folie est habituel et présumé incurable, ou lorsque de graves intérêts pourraient être compromis en peu de temps, il est beaucoup plus convenable de faire interdire les fous, ou au moins de faire donner un conseil judiciaire aux moins déraisonnables, et même aux demi-imbécilles. Des tribunaux ont trouvé, dans la loi sur les absens (2), un moyen de conservation pour la fortune des aliénés qu'on ne veut point faire interdire avant d'avoir essayé de les guérir ; un administrateur provisoire est nommé pour représenter le malade dans différentes circonstances.

La loi exige « un *état habituel* d'imbécillité, de démence ou de fureur, » pour motiver l'interdiction. Quel sens doit-on donner ici à l'expression *état habituel?* Combien de semaines, combien de mois, combien d'années faut-il que dure la folie, pour être devenue habituelle, dans le sens de la loi? Cette maladie étant ordinairement de longue durée, même lorsqu'elle est curable, peut-on dire que l'aliéné qui recouvre la raison après le laps

(1) *Ouvrage cité*, p. 73, 110 et 150.
(2) *Code civil*, art. 112 et 113.

28.

de temps le plus ordinaire, cinq ou six mois, par exemple, soit habituellement fou ? Le législateur n'a pas dû avoir en vue seulement la conservation de la fortune des fous ; il a sans doute songé aussi à leur réputation, à leur état, à l'honneur des familles. Or, il est bien certain qu'il existe contre les aliénés et leurs enfans, des préjugés qui ne sont pas sans fondement ; qu'ainsi l'interdiction, par la publicité qu'elle donne à la maladie, et en ne laissant plus aucun doute sur son existence, peut nuire à ceux qui ont eu le bonheur de guérir, et compromettre l'avenir de leurs enfans. J'ajouterai que les formalités prescrites par la loi pour prononcer et surtout pour lever l'interdiction, agissent souvent d'une manière très fâcheuse sur l'état des malades. Il est donc convenable de ne prendre cette mesure que le plus tard possible, et lorsqu'elle est devenue tout-à-fait indispensable. A Paris, les juges qui vont interroger les aliénés dans les maisons de fous, reçoivent la déclaration du médecin sur le caractère de la folie de l'individu dont on poursuit l'interdiction, sur la durée, les effets du traitement, et la terminaison probable ou certaine de la maladie ; si le médecin déclare que la guérison est très probable et peut n'être pas éloignée, et s'il n'est pas tout–à-fait urgent de prononcer l'interdiction, elle est ordinairement ajournée.

Tout parent est recevable à provoquer l'interdiction (1) ; dans le cas de fureur, elle peut être provoquée par le procureur du roi, si la famille ne prend pas cette détermination ; le ministère public a le même droit dans tous les cas de folie, lorsque le malade n'a point de parens connus (2).

Les faits de folie doivent être articulés par écrit, les pièces et les témoins présentés à l'appui ; un conseil de famille donne son avis sur l'utilité de la mesure ; le défendeur est interrogé par un juge assisté du procureur du roi ; si l'interrogatoire et les pièces produites sont insuffi-ans, le tribunal peut ordonner une enquête (3). Les mêmes formalités sont exigées pour la levée de l'interdiction.

Je ne reviendrai pas sur ce que j'ai dit précédemment de l'interrogatoire, de l'enquête et de l'observation médicale prolongée.

---

(1) *Code civil*, art. 490.
(2) *Idem*, art. 491.
(3) *Idem*, art. 492, 494 et 496 ; *Code de procédure civile*, art. 893.

Nullité d'actes provoquée pour cause de folie, après le décès d'un individu. Les tribunaux avaient d'abord appliqué à toute espèce d'actes l'art. 504 du Code civil, qui statue *qu'aucun acte ne peut être attaqué après le décès de la personne, à moins que l'interdiction n'eût été provoquée, ou que la démence ne résultât de l'acte lui-même.* La jurisprudence a changé à cet égard, d'après la disposition de l'art. 901, qui porte que *pour faire un testament ou une donation entre vifs, il faut être sain d'esprit ;* de sorte que ces derniers actes peuvent être attaqués pour cause de folie du testateur ou du donateur, quoique ces actes ne contiennent aucune preuve de folie, que l'interdiction n'ait point été provoquée, et même que le notaire et des témoins aient déclaré le donateur sain d'esprit. Dans tous les temps, les actes par lesquels plusieurs personnes s'engagent réciproquement (contrats, conventions, etc.) ont été plus protégés par la loi que les donations et testamens.

On conçoit combien il doit être souvent difficile de constater l'état de folie d'un individu, après sa mort. L'enquête est le seul moyen auquel on puisse avoir recours. Le médecin est quelquefois consulté pour donner son avis sur le caractère d'un ou de plusieurs actes plus ou moins singuliers ; le plus souvent les juges s'en rapportent à leurs propres lumières. On verra, par les jugemens suivans, que les tribunaux annullent difficilement les testamens pour cause de folie.

Pour qu'un testament, et surtout un testament olographe, entouré de toute la faveur de la loi, puisse être annulé pour cause de démence, il faut que les faits, articulés et prouvés, démontrent que le testateur avait totalement perdu l'usage de la raison, et qu'il n'avait aucun intervalle lucide (1).

La cour royale d'Aix, par arrêt du 14 février 1808, a jugé que le testament d'un sieur Beauquaire, soumis à la surveillance d'un curateur sans lequel il ne pouvait ni aliéner, ni tester en justice, à raison de l'administration et de la jouissance de ses revenus, et qui même avait été momentanément frappé d'interdiction, était

---

(1) Arrêt de la cour royale d'Orléans, du 11 août 1823. *Journal du Palais*, tome III, 1823.

valable nonobstant tous les faits de démence articulés. Pour être privé de tester, dit l'arrêt, il faut être incapable d'avoir une volonté. Si le sieur Beauquaire n'avait pas la tête aussi forte que le commun des hommes, il y a loin de cet état à un état habituel de démence et d'imbécillité ; et c'est dans un cas pareil seulement, qu'il est permis de priver l'homme mourant de la consolation de disposer à son gré de sa fortune. Dans les causes de ce genre, les tribunaux se sont toujours montrés protecteurs du droit de tester, prenant en considération et l'état de l'esprit du testateur, et les dispositions en elles-mêmes du testament attaqué (1).

Il n'y a pas présomption légale d'aliénation d'esprit dans un testateur, par cela seul qu'il lègue à ses domestiques la totalité d'une immense fortune (2).

Esquirol, consulté en juillet 1829 sur la validité du testament d'un homme atteint d'hémiplégie, avec affaiblissement de l'intelligence, répondit : un homme peut ne savoir ni lire ni écrire ; il peut, à cause de ses infirmités, être incapable d'écrire, de dicter, et cependant il peut lire, comprendre, être sain d'esprit. La faiblesse dans laquelle est tombé progressivement le testateur, le fourmillement, le tremblement spasmodique de tout le membre thoracique et abdominal gauche, la dureté de l'ouïe, la faiblesse de la vue, la prononciation difficile et *voilée*, l'hémiplégie, sont des signes de lésion cérébrale, mais des lésions qui n'entraînent pas nécessairement la perte de l'intelligence. L'expérience journalière prouve qu'on peut être asthmatique, hémiplégique, impotent et raisonnable. Sans doute lorsque le corps est accablé d'infirmités la raison n'a point l'énergie et l'activité dont elle brille dans l'âge viril, mais l'homme peut conserver le sentiment du moi et peut vouloir. En conséquence le testateur qui est le sujet de la consultation a pu volontairement disposer de sa fortune envers autrui, surtout n'ayant succombé à cette maladie aiguë que deux mois après la rédaction du testament. La loi n'*exige* pas qu'il ait écrit ou dicté son testament ; rien ne prouve qu'il n'a pu ni lire, ni comprendre l'acte déposé. Le testateur n'était pas interdit. Il ne résulte pas de l'acte qu'il ait été en état de démence. Lorsque le testateur a fait le dépôt du testament mystique, s'il n'avait pas joui de sa raison, le notaire et les sept témoins n'auraient pu attester le dépôt légal du testament (*Annales d'hygiène publique et de médecine légale*, janvier 1832).

Le même médecin, appelé dans une autre circonstance pour statuer sur

(1) Sirey, tome VIII, deuxième partie, page 315.
(2) Arrêt de la cour de Caen, octobre 1809. Sirey, tome x, p. 315.

l'état mental du testateur, jugé d'après les actes de ses dernières volontés, conclut que le sieur Z. était dans un état de démence (panophobie) lorsqu'il rédigea les quatre actes par lesquels il institua Mme*** sa légataire universelle, et M. V., son exécuteur testamentaire. Cette conclusion est fondée sur ce que les écrits de M. Z., qui pourraient, si on les examinait isolément, ne pas présenter des traces évidentes de délire, donnent, *par leur ensemble*, une preuve incontestable de l'égarement d'esprit dans lequel était leur auteur. En effet, M. Z. commença son testament en dépeignant l'horrible situation de son esprit et de son cœur ; en dénonçant ceux qu'il appelait ses ennemis, et en les accusant de sa mort, il fit un grand nombre de legs à des personnes qu'il désigna comme des amis auxquels il voulait donner des preuves de son affection. Mais les noms de la plupart des personnes désignées dans ce testament furent successivement rayés dans les trois codiciles, dont l'un a été fait le 5 janvier, six jours avant la mort *volontaire* du testateur : les mêmes personnes qui, dans le testament, étaient désignées comme des amis auxquels le testateur faisait un legs en témoignage de son affection, affection qu'il exprimait dans les termes les plus positifs, ces mêmes personnes non-seulement furent effacées dans les codiciles, mais le testateur leur retint les legs faits par le testament, avec des expressions de haine, et les accusant de s'être laissé corrompre et d'être devenues ses ennemis. Il est remarquable qu'à chaque codicile nouveau, le nombre des légataires a diminué. Enfin cet égarement de la raison a conduit le testateur au suicide, dernier symptôme de la plus douloureuse et de la plus déplorable des folies (Esquirol, *Annales d'hygiène*, avril 1831).

M. de B., âgé de soixante ans, fait une tentative de suicide, par suite de craintes chimériques ; une légère blessure au cou en est le résultat. Quelques heures après il écrit son testament, et le remet à une personne avec l'injonction de le faire connaître après sa mort. Ce malade est de suite conduit dans une maison de santé pour y être soigné. Après plusieurs mois de traitement, il se trouve mieux et il promet de ne plus attenter à ses jours, ajoutant qu'*ayant eu le courage de supporter la vie pendant soixante ans* il pourrait bien *supporter l'ennui de quelques jours encore*. Pendant trois années il tient sa promesse et ne donne aucun signe de déraison. L'auteur du Mémoire dans lequel je puise ces détails ne dit pas à quelle maladie M. de B. a succombé. Les dispositions testamentaires étaient fort raisonnables. On demande si M. de B. était *sain d'esprit* lorsqu'il a rédigé ses dernières volontés (1).

Il est évident que cette question doit être résolue négativement, puisque M. de B. a eu un accès de folie, que l'acte de suicide était ici bien positivement le résultat de cette maladie, et que c'est immédiatement après une tentative de suicide que le testament a été fait.

(1) *Mémoire pour M. de Margeot.* Lizieux, imprimerie de Tissot, 1825.

De l'impossibilité où se trouve un aliéné de donner son consentement au mariage de ses enfans (1). Lorsque l'aliéné n'est point interdit, et que son état l'empêche de remplir cette formalité, un certificat du médecin qui constate cet empêchement suffit pour lever toute difficulté.

Mariage. La famille peut s'opposer au mariage d'un de ses membres, en alléguant un état de démence, mais à la condition de provoquer l'interdiction (2).

Service militaire. La folie n'est point un cas d'exemption, surtout si la maladie survient après l'entrée au service. Si le malade guérit, il reprend l'exercice de ses fonctions. Cependant, si l'on fait attention à la rigueur nécessaire des lois sur la discipline militaire, et en même temps à l'irritabilité que conservent beaucoup d'aliénés guéris, on conviendra que ces derniers supporteront plus difficilement le joug de la subordination, et pourront devoir au reste de leur ancien état mental de commettre des actes qui n'ont de gravité que par la position des personnes, et qui néanmoins sont punis avec une grande sévérité. L'existence antérieure de la folie devrait au moins être un motif d'indulgence.

Révocation d'une donation entre vifs pour cause d'ingratitude (3). Les aversions injustes, les haines sans motif que les aliénés peuvent concevoir contre les personnes qu'ils chérissaient le plus, jointes aux illusions de leur esprit, les porteraient aisément à de fausses accusations d'ingratitude telle qu'elle est spécifiée par la loi, de même qu'ils se rendraient coupables d'excès blâmables envers leurs bienfaiteurs mêmes. Dans l'un et l'autre cas, la maladie expliquerait la conduite des malades ; et l'ingratitude n'existant pas, ou n'étant que l'effet de la maladie, ce ne serait plus le cas prévu par la loi citée. Mais j'ai dit que la folie n'offre pas toujours les caractères connus généralement ; que quelques-unes de ses variétés ne se décèlent à tous les yeux que long-temps après l'invasion des désordres, que même alors

(1) *Code civil*, art. 149.
(2) *Code civil*, art. 174.
(3) *Idem*, art. 955.

l'existence de la maladie n'est pas certaine aux yeux de tout le monde. J'ai insisté sur ce point pour qu'on se tienne en garde contre l'erreur.

Incapacité et destitution de la tutelle. Les interdits sont exclus de la tutelle; mais il existe, dans la société, des fous qui jouissent de leurs droits et qu'il serait difficile d'interdire à certaines époques de leur maladie; cependant il y aurait du danger à les laisser gérer la fortune de mineurs. Il serait probablement facile de les priver de la tutelle en interprétant les articles du Code civil qui donnent comme motifs de décharge ou d'exclusion de cette fonction une infirmité grave, une inconduite notoire ou l'incapacité (1).

Séquestration des aliénés. Notre législation ne traite de ce sujet important qu'accessoirement et en déterminant les attributions de l'autorité municipale à laquelle est départi « le soin d'obvier ou de remédier aux événemens fâcheux qui pourraient être occasionnés par les insensés ou les furieux laissés en liberté (2). » Le Code civil dit simplement que l'interdit est assimilé au mineur pour sa personne et pour ses biens (3); or, le mineur ne peut être enfermé que pendant un temps déterminé, pour inconduite, sur la demande de son père, ce qui n'a aucun rapport avec la question présente.

Dans quelques établissemens on ne reçoit pas d'aliénés qu'ils ne soient interdits, à moins que l'interdiction ne soit provoquée immédiatement. Mais dans le plus grand nombre, dans tous ceux de Paris, la séquestration des aliénés n'est soumise qu'à certaines formalités prescrites par l'autorité, pour s'assurer que les personnes admises dans les maisons destinées à recevoir des fous sont bien réellement atteintes de folie.

On s'est élevé, dans ces derniers temps, contre ces *détentions administratives;* on a prétendu « que nos lois autorisent l'emprisonnement par voie civile, après défense publique à l'audience, mais non par voie d'emprisonnement indéfini, dont la cause n'a

(1) *Code civil*, art. 434 et 444.
(2) Loi du 24 août 1790.
(3) *Code civil*, art. 509.

pas été dûment et contradictoirement vérifiée en justice (1). »
On a bien reconnu à l'autorité municipale le droit de faire enfermer les fous dangereux, mais à la seule condition que la justice interviendrait aussitôt pour procéder à une interdiction.

Mais, d'abord, la loi n'est point aussi impérative qu'on le dit ; elle se tait sur l'intervention de la justice, sur la durée de la séquestration, ou plutôt elle entend qu'elle sera prolongée aussi long-temps que le nécessitera l'état du malade. La loi de police n'a eu en vue que la sûreté publique, tandis que la loi civile n'a eu pour objet que la conservation de la fortune des malades. Cela est si vrai, que l'interdiction n'est prescrite que pour le *majeur*, c'est-à-dire pour celui qui peut disposer de ses biens ; et cependant des mineurs sont imbécilles ou fous, et pour cela renfermés dans les maisons de force. Des jurisconsultes disent que les mineurs peuvent être interdits, mais c'est « parce qu'à seize ans ils peuvent exercer différens actes de la vie civile (2), » ce qui vient à l'appui de mon opinion. A la vérité, l'obligation imposée au procureur du roi de poursuivre d'office l'interdiction des furieux, si les parens ne le font pas, semble avoir pour but la séquestration des malades, attendu que les intérêts des furieux ne sont pas plus gravement compromis, et même le sont beaucoup moins que ceux de beaucoup d'aliénés dont la folie est moins évidente ; cependant il est des malades qui n'ont pas de fureur, et dont la réclusion dans une maison de fous n'est pas moins urgente que celle des furieux : tels sont ceux qui ont du penchant au suicide ou à l'homicide.

J'ai déjà dit que la loi exige un état habituel de folie pour motiver l'interdiction.

Mais si la loi avait voulu qu'aucun aliéné ne pût être privé de sa liberté sans être interdit, il faudrait se hâter de la refaire ; car, outre qu'elle serait contraire à l'intérêt bien entendu des malades et des familles, il serait très souvent impossible d'en faire l'application. Empêcherez-vous une famille de retenir de

(1) Dupin, *Gazette des Tribunaux* du 13 juin 1828.
(2) Delvincourt, *Cours de code civil*, tome 1ᵉʳ, p. 476, 1819 ; et Locré, *Esprit du Code civil*, tome v, p. 327.

férée un fou dans sa maison et de l'y faire soigner? Esquirol
a très bien démontré que dans ces cas il est convenable de laisser un pouvoir assez étendu aux familles (1).

Il faut sans doute prendre des mesures efficaces pour que la
liberté individuelle ne soit pas compromise sans motif légitime,
pour qu'on n'abuse pas du droit de séquestration. J'ai déjà signalé des lacunes importantes dans les réglemens administratifs
sur ce sujet (2). Je pense qu'il ne suffit pas de s'assurer que le
malade est atteint de folie lorsqu'il entre dans une maison de
santé, mais encore qu'il faudrait que, par des visites générales
faites une ou plusieurs fois l'année, un magistrat constatât qu'aucun malade n'est retenu plus long-temps qu'il ne doit l'être. De
plus, la séquestration n'étant privative d'aucun droit civil, et
les malades étant obligés de faire gérer leurs biens par procuration, on conçoit qu'il peut en résulter des inconvéniens. La nomination d'un administrateur provisoire, *pour cause d'absence*,
pourrait remédier à ces inconvéniens; on pourrait encore
avoir recours à une sorte d'interdiction provisoire prononcée par
le juge de paix, sur la demande de plusieurs proches parens du
malade, et de l'avis d'un ou de plusieurs médecins; la levée en
serait faite de même.

Mais ce que l'on peut dire de rassurant pour ceux qui pensent,
avec raison qu'on ne saurait entourer la sûreté individuelle de
trop de garanties, c'est qu'on renferme journellement des milliers
d'aliénés sans les faire interdire, et qu'après leur guérison, il
n'en est point qui s'avisent de porter plainte contre ceux qui leur
ont rendu le service de les faire soigner; que les familles se
décident difficilement à avoir recours à la séquestration, et que
par l'effet de cette répugnance beaucoup de malades restent
libres, qui devraient être privés de leur liberté, aussi bien dans
leur intérêt que pour la sécurité publique; que dans les gouver-
nemens libres, il serait difficile de commettre une injustice de
cette nature qui ne parvînt pas à la connaissance du public, et
qui n'attirât pas sur ses auteurs une punition justement méritée.

(1) *Dict. des sc. méd.*, art. SÉQUESTRATION.
(2) *Examen*, p. 107.

En Angleterre, la séquestration des aliénés est indépendante de leur interdiction (1).

Circonstances morales qui font présumer qu'un individu s'est donné la mort.

Tous les jours le médecin est appelé à décider si un individu s'est donné la mort, ou s'il a été privé de la vie par quelqu'un. Dans les articles consacrés aux blessures, à la submersion, à la pendaison, on trouvera les signes propres à faire reconnaître si l'accident a eu lieu avant ou après la mort, par la volonté de celui qui l'a éprouvé ou par l'effet de violences exercées sur sa personne. Je ne veux retracer ici que les circonstances morales qui ordinairement provoquent ou précèdent le suicide, et dont l'existence ou l'absence peut concourir à fixer l'opinion de l'homme de l'art.

Du suicide.

Le suicide s'observe très rarement avant l'époque de la puberté, peu communément chez les vieillards, et moins souvent chez les femmes que chez les hommes. Cet acte est favorisé par une disposition héréditaire ; par les opinions des auteurs célèbres, qui ont présenté l'action de se détruire comme noble, courageuse et permise ; par les principes de ceux qui ne voient dans l'existence de l'homme aucun but moral et surhumain ; par l'exemple de personnes qui exercent une certaine influence. Il est bien avéré, au contraire, que les préceptes religieux qui défendent le suicide, sous peine des punitions les plus sévères dans une autre vie, peuvent enchaîner la main homicide de l'homme

(1) **M.** Ferrus a publié sous le titre de *Considérations sur les aliénés*, un ouvrage dans lequel, de concert avec Breton, il s'est proposé de combler un certain nombre de lacunes relatives à la liberté individuelle et à la conservation des biens. J'engage le lecteur, et surtout les magistrats et les chefs d'administration municipale et de la police à méditer attentivement le chapitre de ce traité qui a rapport à cette question, ainsi que le *projet des dispositions légales* proposé par MM. Ferrus et Breton (V. chapitre v, page 267, année 1834). Je les invite aussi à lire un mémoire remarquable d'Esquirol sur *l'isolement des aliénés*, publié en 1833 dans les *Annales d'hygiène ;* mais il est surtout indispensable de prendre connaissance

accablé sous le poids du malheur, et souvent même alors qu'il n'est plus guidé par les lumières de la raison.

Les causes occasionnelles du suicide les plus ordinaires sont

de *la Loi sur les aliénés*, promulguée le 6 juillet 1838, et par conséquent, plusieurs années après la rédaction de cet article par Georget. Voici le texte de cette loi :

LOI SUR LES ALIÉNÉS.

Au palais de Neuilly, le 30 juin 1838.

(Promulguée le 6 juillet 1838.)

LOUIS-PHILIPPE, Roi des Français, à tous présents et à venir salut.

Nous avons proposé, les Chambres ont adopté, nous avons ordonné et ordonnons ce qui suit :

TITRE PREMIER. — *Des établissemens d'aliénés.*

Article 1er. Chaque département est tenu d'avoir un établissement public, spécialement destiné à recevoir et soigner les aliénés, ou de traiter, à cet effet, avec un établissement public ou privé, soit de ce département, soit d'un autre département.

Les traités passés avec les établissemens publics ou privés devront être approuvés par le ministre de l'intérieur.

Art. 2. Les établissemens publics consacrés aux aliénés sont placés sous la direction de l'autorité publique.

Art. 3. Les établissemens privés consacrés aux aliénés sont placés sous la surveillance de l'autorité publique.

Art. 4. Le préfet et les personnes spécialement déléguées à cet effet par lui ou par le ministre de l'intérieur, le président du tribunal, le procureur du roi, le juge de paix, le maire de la commune, sont chargés de visiter les établissemens publics ou privés consacrés aux aliénés.

Ils recevront les réclamations des personnes qui y seront placées, et prendront, à leur égard, tous renseignemens propres à faire connaître leur position.

Les établissemens privés seront visités, à des jours indéterminés, une fois au moins chaque trimestre, par le procureur du roi de l'arrondissement. Les établissemens publics le seront de la même manière, une fois au moins par semestre.

Art. 5. Nul ne pourra diriger ni former un établissement privé consacré aux aliénés sans l'autorisation du gouvernement.

Les établissemens privés consacrés au traitement d'autres maladies ne pourront recevoir les personnes atteintes d'aliénation mentale, à moins qu'elles ne soient placées dans un local entièrement séparé.

Ces établissemens devront être, à cet effet, spécialement autorisés par le gouvernement, et seront soumis, en ce qui concerne les aliénés, à toutes les obligations prescrites par la présente loi.

Art. 6. Des réglemens d'administration publique détermineront les conditions auxquelles seront accordées les autorisations énoncées en l'article précédent, les cas où elles pourront être retirées, et les obligations auxquelles seront soumis les établissemens autorisés.

Art. 7. Les réglemens intérieurs des établissemens publics consacrés, en tout ou

les suivantes : des affections morales fortes et pénibles, telles que le désespoir, un chagrin profond et prolongé, l'amour contrarié, les humiliations de l'amour-propre et de l'orgueil, les

en partie, un service des aliénés, seront, dans les dispositions relatives à ce service, soumis à l'approbation du ministre de l'intérieur.

TITRE II. — *Des placemens faits dans les établissemens d'aliénés.*

SECTION 1re. — *Des placemens volontaires.*

Art. 8. Les chefs ou préposés responsables des établissemens publics et les directeurs des établissemens privés et consacrés aux aliénés ne pourront recevoir une personne atteinte d'aliénation mentale, s'il ne leur est remis :

1° Une demande d'admission contenant les noms, profession, âge et domicile, tant de la personne qui la formera que de celle dont le placement sera réclamé, et l'indication du degré de parenté ou, à défaut, de la nature des relations qui existent entre elles.

La demande sera écrite et signée par celui qui la formera, et, s'il ne sait pas écrire, elle sera reçue par le maire ou le commissaire de police, qui en donnera acte.

Les chefs, préposés ou directeurs, devront s'assurer, sous leur responsabilité, de l'individualité de la personne qui aura formé la demande, lorsque cette demande n'aura pas été reçue par le maire ou le commissaire de police.

Si la demande d'admission est formée par le tuteur d'un interdit, il devra fournir, à l'appui, un extrait du jugement d'interdiction ;

2° Un certificat de médecin constatant l'état mental de la personne à placer, et indiquant les particularités de sa maladie et la nécessité de faire traiter la personne désignée dans un établissement d'aliénés, et de l'y tenir renfermée.

Ce certificat ne pourra être admis, s'il a été délivré plus de quinze jours avant sa remise au chef ou directeur ; s'il est signé d'un médecin attaché à l'établissement, ou si le médecin signataire est parent ou allié, au second degré inclusivement, des chefs ou propriétaires de l'établissement, ou de la personne qui fera effectuer le placement.

En cas d'urgence, les chefs des établissemens publics pourront se dispenser d'exiger le certificat du médecin ;

3° Le passeport ou toute autre pièce propre à constater l'individualité de la personne à placer.

Il sera fait mention de toutes les pièces produites dans un bulletin d'entrée, qui sera renvoyé, dans les vingt-quatre heures, avec un certificat du médecin de l'établissement, et la copie de celui ci-dessus mentionné, au préfet de police à Paris, au préfet ou au sous-préfet dans les communes chefs-lieux de département ou d'arrondissement, et aux maires dans les autres communes. Le sous-préfet, ou le maire, en fera immédiatement l'envoi au préfet.

Art. 9. Si le placement est fait dans un établissement privé, le préfet, dans les trois jours de la réception du bulletin, chargera un ou plusieurs hommes de l'art de visiter la personne désignée dans ce bulletin, à l'effet de constater son état mental et d'en faire rapport sur-le-champ. Il pourra leur adjoindre telle autre personne qu'il désignera.

Art. 10. Dans le même délai, le préfet notifiera administrativement les noms,

mécomptes de l'ambition, les revers de fortune inattendus, etc.; le dégoût physique et moral, l'apathie intellectuelle, sans espoir de guérison, état fâcheux qui suit souvent l'abus prématuré des

profession et domicile; tant de la personne placée que de celle qui aura demandé le placement, et les causes du placement, 1° au procureur du roi de l'arrondissement du domicile de la personne placée; 2° au procureur du roi de l'arrondissement de la situation de l'établissement : ces dispositions seront communes aux établissemens publics et privés.

Art. 11. Quinze jours après le placement d'une personne dans un établissement public ou privé, il sera adressé au préfet, conformément au dernier paragraphe de l'article 8, un nouveau certificat du médecin de l'établissement; ce certificat confirmera ou rectifiera, s'il y a lieu, les observations contenues dans le premier certificat, en indiquant le retour plus moins fréquent des accès ou des actes de démence.

Art. 12. Il y aura dans chaque établissement un registre coté et paraphé par le maire, sur lequel seront immédiatement inscrits les noms, profession, âge et domicile des personnes placées dans les établissemens, la mention du jugement d'interdiction, si elle a été prononcée, et le nom de leur tuteur, la date de leur placement, les noms, profession et demeure de la personne, parente ou non parente, qui l'aura demandé. Seront également transcrits sur ce registre : 1° le certificat du médecin, joint à la demande d'admission; 2° ceux que le médecin de l'établissement devra adresser à l'autorité, conformément aux articles 8 et 11.

Le médecin sera tenu de consigner sur ce registre, au moins tous les mois, les changemens survenus dans l'état mental de chaque malade. Ce registre constatera également les sorties et les décès.

Ce registre sera soumis aux personnes qui, d'après l'article 4, auront le droit de visiter l'établissement, lorsqu'elles se présenteront pour en faire la visite; après l'avoir terminée, elles apposeront sur le registre leur visa, leur signature et leurs observations, s'il y a lieu.

Art. 13. Toute personne placée dans un établissement d'aliénés cessera d'y être retenue aussitôt que les médecins de l'établissement auront déclaré, sur le registre énoncé en l'article précédent, que la guérison est obtenue.

S'il s'agit d'un mineur ou d'un interdit, il sera donné immédiatement avis de la déclaration des médecins aux personnes auxquelles il devra être remis, et au procureur du roi.

Art. 14. Avant même que les médecins aient déclaré la guérison, toute personne placée dans un établissement d'aliénés cessera également d'y être retenue dès que la sortie sera requise par l'une des personnes ci-après désignées, savoir :

1° Le curateur nommé en exécution de l'article 38 de la présente loi;

2° L'époux ou l'épouse;

3° S'il n'y a pas d'époux ou d'épouse, les ascendans;

4° S'il n'y a pas d'ascendans, les descendans;

4° La personne qui aura signé la demande d'admission, à moins qu'un parent n'ait déclaré s'opposer à ce qu'elle use de cette faculté sans l'assentiment du conseil de famille;

6° Toute personne à ce autorisée par le conseil de famille.

S'il résulte d'une opposition notifiée au chef de l'établissement par un ayant-

jouissances de toutes sortes ; le passage trop brusque d'une vie
active et laborieuse à une oisiveté complète, les excès prolongés
des plaisirs vénériens et des boissons alcooliques, la crainte de

droit qu'il y a dissentiment, soit entre les ascendans, soit entre les descendans, le
conseil de famille prononcera.

Néanmoins, si le médecin de l'établissement est d'avis que l'état mental du malade pourrait compromettre l'ordre public ou la sûreté des personnes, il en sera
donné préalablement connaissance au maire, qui pourra ordonner immédiatement
un sursis provisoire à la sortie, à la charge d'en référer, dans les vingt-quatre
heures, au préfet. Ce sursis provisoire cessera de plein droit à l'expiration de la
quinzaine, si le préfet n'a pas, dans ce délai, donné d'ordres contraires, conformément à l'article 21 ci-après. L'ordre du maire sera transcrit sur le registre tenu en
exécution de l'article 12.

En cas de minorité ou d'interdiction, le tuteur pourra seul requérir la sortie.

Art. 15. Dans les vingt-quatre heures de la sortie, les chefs préposés ou directeurs en donneront avis aux fonctionnaires désignés dans le dernier paragraphe de
l'article 8, et leur feront connaître le nom et la résidence des personnes qui auront
retiré le malade, son état mental au moment de sa sortie, et autant que possible,
l'indication du lieu où il aura été conduit.

Art 16. Le préfet pourra toujours ordonner la sortie immédiate des personnes
placées volontairement dans les établissemens d'aliénés.

Art. 17. En aucun cas l'interdit ne pourra être remis qu'à son tuteur, et le mineur qu'à ceux sous l'autorité desquels il est placé par la loi.

SECTION II. — Des placemens ordonnés par l'autorité publique.

Art. 18. A Paris, le préfet de police, et, dans les départemens, les préfets ordonneront d'office le placement, dans un établissement d'aliénés, de toute personne
interdite ou non interdite, dont l'état d'aliénation compromettrait l'ordre public ou
la sûreté des personnes.

Les ordres des préfets seront motivés et devront énoncer les circonstances qui
les auront rendus nécessaires. Ces ordres, ainsi que ceux qui seront donnés conformément aux articles 19, 20, 21 et 23, seront inscrits sur un registre semblable à
celui qui est prescrit par l'article 12 ci-dessus, dont toutes les dispositions seront
applicables aux individus placés d'office.

Art. 19. En cas de danger imminent, attesté par le certificat d'un médecin ou
par la notoriété publique, les commissaires de police à Paris, et les maires dans les
autres communes, ordonneront, à l'égard des personnes atteintes d'aliénation mentale, toutes les mesures provisoires nécessaires, à la charge d'en référer dans les
vingt-quatre heures au préfet, qui statuera sans délai.

Art. 20. Les chefs, directeurs ou préposés responsables des établissemens, seront
tenus d'adresser aux préfets, dans le premier mois de chaque semestre, un rapport
rédigé par le médecin de l'établissement sur l'état de chaque personne qui y sera
retenue, sur la nature de sa maladie et les résultats du traitement.

Le préfet prononcera sur chacune individuellement, ordonnera sa maintenue
dans l'établissement ou sa sortie.

Art. 21. A l'égard des personnes dont le placement aura été volontaire, et dans
le cas où leur état mental pourrait compromettre l'ordre public ou la sûreté des

réprimandes ou de punitions sévères chez les jeunes gens; des maladies longues et douloureuses, des infirmités dégoûtantes, pour lesquelles le malade n'a pu obtenir de soulagement; les

personnes, le préfet pourra, dans les formes tracées par le deuxième paragraphe de l'article 18, décerner un ordre spécial, à l'effet d'empêcher qu'elles ne sortent de l'établissement sans son autorisation, si ce n'est pour être placées dans un autre établissement.

Les chefs, directeurs ou préposés responsables, seront tenus de se conformer à cet ordre.

Art. 22. Les procureurs du roi seront informés de tous les ordres donnés en vertu des articles 18, 19, 20 et 21.

Ces ordres seront notifiés au maire du domicile des personnes soumises au placement, qui en donnera immédiatement avis aux familles.

Il en sera rendu compte au ministre de l'intérieur.

Les diverses notifications prescrites par le présent article seront faites dans les formes et délais énoncés en l'article 10.

Art. 23. Si, dans l'intervalle qui s'écoulera entre les rapports ordonnés par l'article 20, les médecins déclarent, sur le registre tenu en exécution de l'article 12, que la sortie peut être ordonnée, les chefs, directeurs ou préposés responsables des établissemens seront tenus, sous peine d'être poursuivis, conformément à l'article 30 ci-après, d'en référer aussitôt au préfet, qui statuera sans délai.

Art. 24. Les hospices et hôpitaux civils seront tenus de recevoir provisoirement les personnes qui leur seront adressées en vertu des articles 18 et 19, jusqu'à ce qu'elles soient dirigées sur l'établissement spécial destiné à les recevoir, aux termes de l'article 1er, ou pendant le trajet qu'elles feront pour s'y rendre.

Dans toutes les communes où il existe des hospices ou hôpitaux, les aliénés ne pourront être déposés ailleurs que dans ces hospices ou hôpitaux. Dans les lieux où il n'en existe pas, les maires devront pourvoir à leur logement, soit dans une hôtellerie, soit dans un local loué à cet effet.

Dans aucun cas, les aliénés ne pourront être ni conduits avec les condamnés ou les prévenus, ni déposés dans une prison.

Ces dispositions sont applicables à tous les aliénés dirigés par l'administration sur un établissement public ou privé.

SECTION III. — Dépenses du service des aliénés.

Art. 25. Les aliénés dont le placement aura été ordonné par le préfet, et dont les familles n'auront pas demandé l'admission dans un établissement privé, seront conduits dans l'établissement appartenant au département, ou avec lequel il aura traité.

Les aliénés dont l'état mental ne compromettrait point l'ordre public ou la sûreté des personnes y seront également admis, dans les formes, dans les circonstances et aux conditions qui seront réglées par le conseil général, sur la proposition du préfet, et approuvées par le ministre.

Art. 26. La dépense du transport des personnes dirigées par l'administration sur les établissemens d'aliénés sera arrêtée par le préfet sur le mémoire des agens préposés à ce transport.

sensations bizarres et pénibles des hypochondriaques, le délire des maladies aiguës et l'aliénation mentale. Lors donc qu'aux circonstances qui éloignent l'idée d'un crime commis sur la personne

La dépense de l'entretien, du séjour et du traitement des personnes placées dans les hospices ou établissemens publics d'aliénés sera réglée d'après un tarif arrêté par le préfet.

La dépense de l'entretien, du séjour et du traitement des personnes placées par les départemens dans les établissemens privés sera fixée par les traités passés par le département, conformément à l'article 1er.

Art. 27. Les dépenses énoncées en l'article précédent seront à la charge des personnes placées ; à défaut, à la charge de ceux auxquels il peut être demandé des alimens, aux termes des articles 205 et suivans du Code civil.

S'il y a contestation sur l'obligation de fournir des alimens ou sur leur quotité, il sera statué par le tribunal compétent, à la diligence de l'administrateur désigné en exécution des art. 31 et 32.

Le recouvrement des sommes dues sera poursuivi et opéré à la diligence de l'administration de l'enregistrement et des domaines.

Art. 28. A défaut, ou en cas d'insuffisance des ressources énoncées à l'article précédent, il y sera pourvu sur les centimes affectés, par la loi des finances, aux dépenses ordinaires du département auquel l'aliéné appartient, sans préjudice du concours de la commune du domicile de l'aliéné, d'après les bases proposées par le conseil général sur l'avis du préfet, et approuvé par le gouvernement.

Les hospices seront tenus à une indemnité proportionnée au nombre des aliénés dont le traitement ou l'entretien était à leur charge, et qui seraient placés dans un établissement spécial d'aliénés.

En cas de contestation, il sera statué par le conseil de préfecture.

SECTION IV. — *Dispositions communes à toutes les personnes placées dans les établissemens d'aliénés.*

Art. 29. Toute personne placée ou retenue dans un établissement d'aliénés, son tuteur, si elle est mineure, son curateur, tout parent ou ami, pourront, à quelque époque que ce soit, se pourvoir devant le tribunal du lieu de la situation de l'établissement, qui, après les vérifications nécessaires, ordonnera, s'il y a lieu, la sortie immédiate.

Les personnes qui auront demandé le placement, et le procureur du roi, d'office, pourront se pourvoir aux mêmes fins.

Dans le cas d'interdiction, cette demande ne pourra être formée que par le tuteur de l'interdit.

La décision sera rendue, sur simple requête, en chambre du conseil et sans délai : elle ne sera point motivée.

La requête, le jugement et les autres actes auxquels la réclamation pourrait donner lieu, seront visés pour timbre et enregistrés en débet.

Aucunes requêtes, aucunes réclamations adressées, soit à l'autorité judiciaire, soit à l'autorité administrative, ne pourront être supprimées ou retenues par les chefs d'établissemens, sous les peines portées au titre III ci-après.

Art. 30. Les chefs, directeurs ou préposés responsables, ne pourront, sous les

d'un individu trouvé mort, on peut joindre l'existence d'une ou
de plusieurs des causes ordinaires du suicide, le médecin n'est
pas embarrassé pour porter son jugement ; souvent même la

peines portées par l'article 120 du Code pénal, retenir une personne placée dans un
établissement d'aliénés, dès que sa sortie aura été ordonnée par le préfet, aux
termes des articles 16, 20 et 23, ou par le tribunal, aux termes de l'article 29, ni
lorsque cette personne se trouvera dans les cas énoncés aux art. 13 et 14.

Art. 31. Les commissions administratives ou de surveillance des hospices ou
établissemens publics d'aliénés exerceront, à l'égard des personnes non interdites
qui y seront placées, les fonctions d'administrateurs provisoires. Elles désigneront
un de leurs membres pour les remplir : l'administrateur, ainsi désigné, procèdera
au recouvrement des sommes dues à la personne placée dans l'établissement, et
à l'acquittement de ses dettes ; passera des baux qui ne pourront excéder trois
ans, et pourra même, en vertu d'une autorisation spéciale accordée par le président du tribunal civil, faire vendre le mobilier.

Les sommes provenant, soit de la vente, soit des autres recouvremens, seront
versées directement dans la caisse de l'établissement, et seront employées, s'il y a
lieu, au profit de la personne placée dans l'établissement.

Le cautionnement du receveur sera affecté à la garantie desdits deniers, par
privilège aux créances de toute autre nature.

Néanmoins les parens, l'époux ou l'épouse des personnes placées dans des établissemens d'aliénés dirigés ou surveillés par des commissions administratives, ces
commissions elles-mêmes, ainsi que le procureur du roi, pourront toujours recourir aux dispositions des articles suivans.

Art. 32. Sur la demande des parens, de l'époux ou de l'épouse, sur celle de la
commission administrative ou sur la provocation, d'office, du procureur du roi, le
tribunal civil du lieu du domicile pourra, conformément à l'article 497 du Code
civil, nommer, en chambre du conseil, un administrateur provisoire aux biens
de toute personne non interdite placée dans un établissement d'aliénés. Cette nomination n'aura lieu qu'après délibération du conseil de famille, et sur les conclusions du procureur du roi. Elle ne sera pas sujette à l'appel.

Art. 33. Le tribunal, sur la demande de l'administrateur provisoire, ou à la diligence du procureur du roi, désignera un mandataire spécial à l'effet de représenter en justice tout individu non interdit et placé ou retenu dans un établissement
d'aliénés, qui serait engagé dans une contestation judiciaire au moment du placement, ou contre lequel une action serait intentée postérieurement.

Le tribunal pourra aussi, dans le cas d'urgence, désigner un mandataire spécial
à l'effet d'intenter, au nom des mêmes individus, une action mobilière ou immobi-
lière. L'administrateur provisoire pourra, dans les deux cas, être désigné pour mandataire spécial.

Art. 34. Les dispositions du Code civil, sur les causes qui dispensent de la tutelle, sur les incapacités, les exclusions ou les destitutions des tuteurs, sont applicables aux administrateurs provisoires nommés par le tribunal.

Sur la demande des parties intéressées, ou sur celle du procureur du roi, le jugement qui nommera l'administrateur provisoire pourra en même temps constituer
sur ses biens une hypothèque générale ou spéciale, jusqu'à concurrence d'une
somme déterminée par ledit jugement.

29.

personne trouvée morte a parlé du désir qu'elle avait de se tuer, ou a déjà fait plusieurs tentatives ; on a observé que depuis telle ou telle époque elle était soucieuse, morose, préoccupée, inat-

Le procureur du roi devra, dans le délai de quinzaine, faire inscrire cette hypothèque au bureau de la conservation : elle ne datera que du jour de l'inscription.

Art. 35. Dans le cas où un administrateur provisoire aura été nommé par le jugement, les significations à faire à la personne placée dans un établissement d'aliénés seront faites à cet administrateur.

Les significations faites au domicile, pourront, suivant les circonstances, être annulées par les tribunaux.

Il n'est point dérogé aux dispositions de l'art. 173 du Code de commerce.

Art. 36. A défaut d'administrateur provisoire, le président, à la requête de la partie la plus diligente, commettra un notaire pour représenter les personnes non interdites placées dans les établissemens d'aliénés, dans les inventaires, comptes, partages et liquidations dans lesquelles elles seraient intéressées.

Art. 37. Les pouvoirs conférés en vertu des articles précédens cesseront de plein droit dès que la personne placée dans un établissement d'aliénés n'y sera plus retenue.

Les pouvoirs conférés par le tribunal en vertu de l'art. 32 cesseront de plein droit à l'expiration d'un délai de trois ans : ils pourront être renouvelés.

Cette disposition n'est pas applicable aux administrateurs provisoires qui seront donnés aux personnes entretenues par l'administration dans des établissemens privés.

Art. 38. Sur la demande de l'intéressé, de l'un de ses parens, de l'époux ou de l'épouse, d'un ami, ou sur la provocation d'office du procureur du roi, le tribunal pourra nommer en chambre de conseil, par jugement non susceptible d'appel, en outre de l'administrateur provisoire, un curateur à la personne de tout individu non interdit placé dans un établissement d'aliénés, lequel devra veiller, 1° à ce que ses revenus soient employés à adoucir son sort et à accélérer sa guérison ; 2° à ce que ledit individu soit rendu au libre exercice de ses droits aussitôt que sa situation le permettra.

Ce curateur ne pourra être choisi parmi les héritiers présomptifs de la personne placée dans un établissement d'aliénés.

Art. 39. Les actes faits par une personne placée dans un établissement d'aliénés, pendant le temps qu'elle y aura été retenue, sans que son interdiction ait été prononcée ni provoquée, pourront être attaqués pour cause de démence, conformément à l'article 1304 du Code civil.

Les dix ans de l'action en nullité courront, à l'égard de la personne retenue qui aura souscrit les actes, à dater de la signification qui lui en aura été faite, ou de la connaissance qu'elle en aura eue après sa sortie définitive de la maison d'aliénés :

Et, à l'égard de ses héritiers, à dater de la signification qui leur en aura été faite, ou de la connaissance qu'ils en auront eue, depuis la mort de leur auteur.

Lorsque les dix ans auront commencé de courir contre celui-ci, ils continueront de courir contre les héritiers.

Art. 40. Le ministère public sera entendu dans toutes les affaires qui intéresse-

tentive, privée d'appétit et de sommeil, qu'elle maigrissait et perdait de sa fraîcheur. Quelquefois cependant il est difficile d'acquérir la connaissance des chagrins qui ont précédé le suicide ; les peines domestiques des femmes, les obstacles entrevus par des amans à une union ardemment désirée, les regrets des vieilles filles qui n'ont pu se marier, etc., sont souvent fort difficiles à pénétrer, et l'acte désespéré du suicide en est quelquefois le premier signe : on voit en outre des personnes qui ont tout l'extérieur de l'indifférence ou même d'un caractère jovial, et qui n'en sont pas moins profondément affectées par les contrariétés et les peines qu'elles éprouvent.

Suicide par imitation. J'ai déjà dit que le suicide était favorisé par l'exemple de personnes qui exercent une certaine influence. Esquirol, Falret, Lucas, etc., n'hésitent pas à

ront les personnes placées dans un établissement d'aliénés, lors même qu'elles ne seraient pas interdites.

TITRE III. — *Dispositions générales.*

Art. 41. Les contraventions aux dispositions des art. 5, 8, 11, 12, du second paragraphe de l'art. 13 ; des art. 15, 17, 20, 21, et du dernier paragraphe de l'art. 29 de la présente loi, et aux réglemens rendus en vertu de l'art. 6, qui seront commises par les chefs, directeurs ou préposés responsables des établissemens publics ou privés d'aliénés, et par les médecins employés dans ces établissemens, seront punis d'un emprisonnement de cinq jours à un an, et d'une amende de cinquante francs à trois mille francs, ou de l'une ou l'autre de ces peines.

Il pourra être fait application de l'article 463 du Code pénal.

La présente loi, discutée, délibérée et adoptée par la Chambre des pairs et par celle des députés, et sanctionnée par nous ce jourd'hui, sera exécutée comme loi de l'État.

Donnons en mandement à nos cours et tribunaux, préfets, corps administratifs, et tous autres, que les présentes ils gardent et maintiennent, fassent garder, observer et maintenir, et, pour les rendre plus notoires à tous, ils les fassent publier et enregistrer partout où besoin sera ; et, afin que ce soit chose ferme et stable à toujours, nous y avons fait mettre notre sceau.

Fait au palais de Neuilly, le 30ᵉ jour du mois de juin, l'an 1838.

Signé LOUIS-PHILIPPE.

<table>
<tr><td>Vu et scellé du grand sceau :
Le Garde des Sceaux de France,
Ministre Secrétaire d'État au
département de la justice et
des cultes,</td><td>Par le Roi :
Le Pair de France, Ministre Se-
taire d'État au département de
l'Intérieur.</td></tr>
<tr><td>Signé Barthe.</td><td>Signé Montalivet.</td></tr>
</table>

établir que le suicide est contagieux et même épidémique. Tout en admettant que les causes occasionnelles du suicide, telles que je les ai indiquées, agissent distinctes ou réunies, et déterminent une propension à se détruire, ces médecins pensent avec raison, que la cause *déterminante* est presque constamment alors dans l'imitation ; c'est toujours à la suite d'un premier exemple que ces élémens complexes entrent en fermentation, et que l'épidémie éclate. M. Falret fait observer encore que la mélancolie suicide est peut-être l'espèce de folie la plus susceptible d'être transmise aux descendans. Et, chose remarquable, comme le dit M. Lucas, l'imitation dans le suicide affecte en général la plus bizarre fidélité dans la reproduction de l'acte qu'elle copie. Cette fidélité ne s'étend pas seulement au choix des mêmes moyens, mais souvent au choix du même lieu, du même âge, et à la plus minutieuse représentation de cette scène de démence. Voici des faits à l'appui de ces assertions :

1° A Milet, les femmes et les filles des hommes que la guerre tenait éloignées, se pendaient à l'envi les unes des autres, et se donnaient la mort jusque dans les bras de leurs gardes (Plutarque, *Traité des vertus des femmes*). 2° Après l'invasion espagnole, les Péruviens et les Mexicains se tuèrent en si grand nombre, qu'au récit des historiens il en périt plus par leurs propres mains que par le fer de l'ennemi (Esquirol, art. Suicide du *Dictionnaire des Sciences médicales*). 3° Dans le mois de juin de l'année 1697, on observa un grand nombre de suicides à Mansfeld (Sydenham). Il en fut de même à Rouen en 1806 , à Stuttgard l'été de 1811. Dans le petit village de Saint-Pierre Monjau, dans le Valais, M. Desloges, médecin à Saint-Maurice, observa en 1813, une épidémie semblable. Une femme s'était pendue ; l'exemple prit sur les autres femmes un empire contagieux ; les exhortations religieuses du curé le comprimèrent (*Gazette de santé*, 24 mai 1843). 4° J'ai vu à la Salpétrière, dit M. Falret, une fille qui a fait trois tentatives pour se noyer : sa sœur s'était noyée quelques années auparavant (*De l'Hypocondrie et du Suicide*, p. 6). 5° Un individu s'était donné la mort dans une maison de Paris. Son frère, qui vient assister à ses funérailles, s'écrie en voyant le cadavre : Quelle fatalité. Mon père et mon oncle se sont tués, mon frère les imite, et moi-même, j'ai eu vingt fois la pensée de me jeter dans la Seine pendant mon voyage (*Ibid.*). 6° Un homme d'une profession sérieuse, d'un âge mûr, d'une conduite régulière, n'ayant point de passion, étant au-dessus de l'indigence, se tua. Son père et son frère s'étaient tués chacun au même âge que lui (Voltaire, *Dict. phil.*, t. II, art. Caton et Suicide). 7° Sous l'empire, un soldat se tue dans une guénie; plusieurs autres choisissent la même guérite pour se tuer : on brûle la guérite et l'imitation cesse. Un invalide se pend à une porte; dans l'espace d'une quinzaine de jours, deux invalides se pendent à la même porte; par le conseil de Sabatier, le gouvernement la fait murer : la porte disparue, personne ne se pend plus. 8° Il a existé à Berlin un club du suicide; il était composé de six personnes qui cherchaient par tous les moyens à se faire des prosélytes; trois se tuèrent d'abord conformément aux statuts de la société, et successivement les autres les imitèrent. Un club du même genre a existé à Paris; on y comptait douze personnes; le réglement portait qu'on élirait tous les ans celui de ses membres qui se donnerait la mort (Prosper Lucas, *Thèse citée*, p. 32).

§ II.

DÉLIRE FÉBRILE ; ASSOUPISSEMENT ; PERTE DE LA PAROLE.

L'homme privé de l'usage de ses facultés mentales par le délire, l'assoupissement profond, une attaque de convulsions ou d'apoplexie, etc., est évidemment incapable de faire un testament ou une donation entre vifs. Mais peut-on dire qu'un malade qui est dans un état habituel de rêvasserie ou d'assoupissement léger, et qui recouvre sa connaissance aussitôt qu'on l'excite, qu'on lui parle, soit *sain d'esprit*, et puisse dicter librement des dispositions testamentaires? Je ne le pense pas. Dans ces cas, la tête est toujours embarrassée, douloureuse, et l'exercice des facultés intellectuelles ne se soutient pendant un certain temps qu'avec peine et par une excitation factice : aussitôt qu'on cesse d'exciter le malade, il retombe dans ses rêvasseries ou dans l'assoupissement. Durant les intervalles lucides qui succèdent au délire, aux convulsions ou à l'assoupissement, l'homme est-il sain d'esprit, aux termes de l'article 901 du Code civil? Un arrêt du parlement de Dijon, du 24 juillet 1670, confirme un testament fait dans un bon intervalle, par un homme attaqué de la rage (1). Lorsque le délire, les convulsions ou l'assoupissement ne reviennent qu'avec l'exacerbation fébrile du soir ou de la nuit, et ne reparaissent point le reste du jour, je crois que l'on peut consi-

____

(1) *Répert. gén. de Jurisp.*, tome XII, art. TESTAMENT.

dérer le malade comme sain d'esprit pendant tout le temps qu'il conserve l'usage de ses facultés. Mais si ces accidens sont presque continus, et ne laissent que des intervalles lucides irréguliers et de peu de durée, je ne pense pas que la raison soit assez complète pour que le malade soit déclaré sain d'esprit, et puisse dicter, avec pleine connaissance, des dispositions testamentaires.

La loi veut que les dispositions d'un testament fait par acte public soient dictées par le testateur. Il est bien évident qu'un malade qui aurait la langue paralysée, et qui à cause de cela ne pourrait pas prononcer distinctement, serait incapable de faire un pareil acte. Cet accident est surtout fréquent à la suite des attaques d'apoplexie, et peut persister quelque temps après que le malade a recouvré toute sa connaissance.

§ III.

SOMMEIL; SOMNAMBULISME.

Hoffbauer cite l'exemple d'un homme qui s'éveillant en sursaut à minuit, croit dans le premier instant voir un fantôme épouvantable debout auprès de lui. Il crie deux fois d'une voix peu assurée : Qui va là ? Point de réponse. Le fantôme semble s'avancer vers lui. Ne se possédant plus, il s'élance hors de son lit, saisit une hache qu'il avait d'ordinaire auprès de lui, et immole avec cette arme sa femme qu'il prenait pour un spectre. Le bruit que fait cette infortunée en tombant, et un gémissement sourd qu'elle fait entendre, éveillent tout-à-fait l'auteur de l'homicide, qui reconnaît alors son malheur et est saisi d'un désespoir profond. Cet homme, dit Hoffbauer, ne jouissait point du libre usage de ses sens au moment de l'action, et ne pouvait en être responsable (1).

On conçoit que pour qu'une excuse fût admissible, il faudrait qu'il y eût absence complète de motif intéressé ou de passion criminelle ; car il n'y a aucun moyen de constater la réalité d'un pareil état des facultés mentales, à moins qu'il ne se soit répété plusieurs fois.

Les réglemens militaires punissent sévèrement le soldat qui s'endort étant en faction. Mais ne devrait-on pas distinguer,

(1) *Ouvrage cité*, p. 55 et 205.

dans certains cas, le sommeil naturel, de l'espèce d'assoupissement provoqué par une forte chaleur ou par un froid excessif?

Le somnambulisme est un phénomène peu commun, et que l'on a rarement occasion d'observer. On pense généralement que les somnambules ont une certaine activité d'esprit qui leur permet de se livrer à quelques actes d'une exécution plus ou moins difficile, tout en ayant les sens extérieurs fermés aux impressions comme pendant le sommeil. Les somnambules se croient éveillés, et hors de l'accès la plupart ont oublié tout ce qu'ils ont fait pendant l'accès, ou bien ils ne se le rappellent que comme on se souvient d'un rêve.

Hoffbaüer place les somnambules sur la même ligne que les aliénés affectés d'*erreur de sentiment* (espèce de monomanie), mais il ne pense pas que les actes des premiers doivent être excusés, quoiqu'ils ne jouissent pas du plein exercice de leurs sens, et qu'ils n'aient pas la conscience de leur état, attendu que devant connaître leur maladie, ils tombent en faute s'ils ne prennent pas d'avance toutes les précautions nécessaires pour les empêcher de nuire aux autres. D'ailleurs, ajoute le même auteur, il est possible que les actions des somnambules trouvent leur source dans la profonde attention avec laquelle leur esprit était fixé sur l'objet durant la veille (1).

Fodéré pense qu'un homme qui aurait fait une mauvaise action durant son sommeil ne serait pas tout-à-fait excusable, parce que, d'après le plus grand nombre des observations, il n'aurait fait qu'exécuter les projets dont il se serait occupé durant la veille. Loin de considérer ces actes d'un somnambule comme un effet du délire, Fodéré les regarde comme les plus indépendans qui puissent être dans la vie humaine (2).

Dans un ouvrage anonyme, généralement attribué à feu Brillat-Savarin, conseiller à la Cour de cassation (3), l'auteur rapporte un fait très curieux de somnambulisme observé chez un religieux,

(1) Pages 166, 169 et 171.
(2) *Ouvrage cité*, p. 259.
(3) *Physiologie du goût*, t. II, p. 5, 1825.

et qui lui a été raconté par le prieur même du couvent, témoin oculaire.

Un soir, fort tard, ce somnambule entre dans la chambre du prieur ; ses yeux étaient ouverts, mais fixes ; l'éclat de deux lampes ne fit aucune impression sur lui ; il avait la figure contractée et les sourcils froncés, il tenait un grand couteau à la main ; il va droit au lit, a l'air de vérifier si le prieur y est, puis frappe trois grands coups qui transpercent les couvertures et une natte servant de matelas. En s'en retournant son visage était détendu ; il y régnait quelque air de satisfaction. Le lendemain, le prieur demanda au somnambule à quoi il avait rêvé la nuit précédente. Celui-ci avoua qu'ayant cru en songe que sa mère avait été tuée par le prieur, et son ombre lui ayant apparu pour lui demander vengeance, il avait été à cette vue transporté de fureur, et avait couru aussitôt poignarder l'assassin de sa mère ; que peu après il s'éveilla tout en sueur et très content de n'avoir fait qu'un rêve.

L'auteur ajoute ces mots : «Si, dans cette circonstance, le prieur eût été tué, le moine somnambule n'eût pas été puni, parce que c'eût été de sa part un meurtre involontaire.»

Cette opinion est certes la plus conforme aux règles de la morale et de l'équité.

Le somnambulisme pourrait être simulé dans un but criminel ; si le prévenu n'avait jamais été sujet à cet état mental, et si l'acte imputé était motivé par quelque intérêt suffisant ou par une passion criminelle, l'excuse serait difficilement admise, si même elle l'était jamais. Dans les cas contraires, si un somnambule connu pour tel commettait sans motifs un acte répréhensible, l'excuse ne pourrait être rejetée.

Le somnambulisme n'est point assez bien connu pour qu'on établisse sûrement ses caractères distinctifs. Peut-on dire, par exemple, avec Fodéré, que si un individu qui prétend être somnambule se détourne pour éviter un obstacle opposé exprès à sa marche, ses sens sont éveillés et le somnambulisme supposé (1)?

Il existe un singulier état de l'entendement qui a quelque rapport avec le somnambulisme, et qui, s'il se présentait en justice, pourrait causer un grand embarras.

J'ai déjà parlé, d'après Hoffbauer, d'une femme qui, à chaque

(1) Page 315.

époque menstruelle, oubliait tout ce qui lui était arrivé pendant la période précédente.

1° Esquirol fut consulté, il y a quelques années, pour une dame qui, à la suite d'attaques convulsives hystériques, paraissait être dans son état naturel, remplissant tous les devoirs sociaux, mais qui, au bout de huit ou dix jours, perdait complétement le souvenir de ce qu'elle avait pensé ou fait pendant ce temps, et se croyait au moment où l'attaque avait commencé.

2° Georget a également observé un fait de ce genre chez une fille hystérique : on l'aurait crue complétement revenue à elle-même, elle faisait usage de ses sens, elle causait, mangeait, travaillait, personne ne soupçonnait un état anormal ; il y avait seulement un peu d'exaltation ; on ne s'apercevait point du retour à la conscience ordinaire ; il y avait alors oubli entier du passé.

3° M. le docteur Pochon, de Louhans, a connu, pendant huit mois, un étudiant en médecine qui avait des accès particuliers, dans lesquels il conservait tellement l'usage de ses sens et de ses facultés mentales, que les personnes qui ne le voyaient point habituellement ne s'apercevaient d'aucun changement ; il voyait, entendait, parlait, suivait une conversation, même en changeant de sujet, assistait aux leçons, rédigeait ce qu'il avait appris, jouait, etc. Ce qui distinguait l'accès de l'état ordinaire, c'était souvent un cri dès l'invasion, un ton de voix brusque et élevé, un caractère irritable, impatient, querelleur, facile à s'emporter, quelquefois des illusions véritables de l'esprit qui le portaient à se lever la nuit et à parcourir les rues étant en chemise. Pour faire cesser l'accès, on saisissait brusquement ce jeune homme par le corps ; il revenait à lui en faisant des efforts pour s'échapper, ou bien l'accès finissait de lui-même. Le retour subit à la conscience ordinaire était marqué par l'étonnement, et par un oubli complet de tout ce qui s'était passé. Mais dans l'accès suivant, il se rappelait tout ce qu'il avait fait dans le précédent, et néanmoins il se croyait dans son état habituel, en sorte que c'était comme deux existences différentes. Les accès étaient plus ou moins fréquens : ils revenaient plusieurs fois chaque jour, ou bien il y avait entre eux des intervalles d'une semaine ou deux ; ils étaient souvent excités par un léger bruit, par une affection morale, par une attention soutenue.

Le père de cet individu était somnambule ; une nuit, étant dans une auberge, il crie au voleur ; on ouvre la porte de sa chambre ; on lui demande ce qu'il a... « Ah ! c'est toi, coquin ! répondit-il en tirant un coup de pistolet. Poursuivi pour cet acte, il ne fut acquitté qu'en prouvant qu'il était sujet au somnambulisme (1). »

Le tribunal correctionnel de Paris a jugé et condamné pour

(1) *Archives générales de médecine*, t. xiv, 1827.

exercice illégal de la médecine, une de ces somnambules qui donnent des consultations (1). Mais ici, que le somnambulisme fût réel ou simulé, le délit existait, puisque la prévenue savait, dans l'état de veille, qu'elle traitait habituellement des malades, sans avoir aucun titre légal.

§ IV.

SURDI-MUTITÉ.

Cette infirmité est un grand obstacle au développement de l'intelligence et aux rapports sociaux de ceux qui en sont atteints.

Les sourds-muets sans instruction, dit un médecin qui a fait une étude spéciale de ces infortunés, n'ont qu'un développement incomplet des facultés mentales ; chez eux les acquisitions de l'esprit et les sentimens du cœur sont renfermés dans un cercle fort étroit (2). Suivant Hoffbauer, il leur est difficile, pour ne pas dire impossible, de s'élever aux abstractions des objets dont les individualités ne frappent aucun des sens : tels sont les notions du droit, de l'obligation, de la possibilité, de la nécessité, etc. (3). Itard prétend même qu'il y a peu de différence entre l'idiot et le sourd-muet non instruit (4) ; le rapprochement me paraît un peu forcé, l'idiot étant incapable d'apprendre, et le sourd-muet, au contraire, pouvant recevoir une éducation presque complète, pouvant acquérir beaucoup de connaissances usuelles seulement dans sa famille ; et si le sourd-muet non instruit ne connaît pas toutes les conséquences de certaines actions criminelles, il ne tarde pas à apprendre que ces actions sont répréhensibles, et que même elles sont punies. Ainsi Itard fait remarquer qu'au bout de quelques mois de séjour dans l'institution dont il a été le médecin, presque tous les sourds-muets savent d'autant mieux que voler est un mal, et que le voleur est puni de différentes manières, qu'ils ont une idée très nette de la pro-

(1) *Gazette des Tribunaux*, du 28 avril 1826.
(2) *Traité des maladies de l'oreille et de l'audition*, par Itard, t. II.
(3) Hoffbauer, p. 186.
(4) *Idem*, note de la page 197.

priété ; qu'il ne leur faut pas beaucoup plus d'instruction pour savoir parfaitement que le meurtre est un grand crime, qui expose le coupable à de sévères châtimens ; mais que l'idée de la préméditation et la connaissance positive des lois criminelles ne s'acquièrent que beaucoup plus tard, et après quelques études spéciales (1).

L'éducation des sourds-muets est difficile et longue ; Itard assure qu'on ne peut la regarder comme complète qu'au bout de dix ou douze ans (2).

Les rapports des sourds-muets avec les autres hommes sont toujours difficiles, leurs signes n'étant compris que par un très petit nombre de personnes. Les communications par le moyen de l'écriture peuvent néanmoins être suffisantes dans la gestion des affaires.

Les sourds-muets sont très enclins à la colère, à la fureur, à la jalousie (Itard) (3) ; la plus légère cause d'excitation leur fait perdre leur empire sur eux-mêmes et la conscience de leur état présent (Hoffbauer) (4). Cependant Itard assure que cette disposition du sourd-muet à l'emportement, à une colère aveugle, s'affaiblit ordinairement par l'éducation, et que chez celui en qui elle est complète, cette idiosyncrasie morale ne saurait être admise comme cause atténuante (5).

Hoffbauer pense que les sourds-muets doivent rester en tutelle comme des mineurs, jusqu'à ce qu'on se soit assuré qu'ils ont des idées exactes de la vie civile, et qu'ils peuvent se servir de l'écriture dans la gestion de leurs intérêts. D'après les dispositions des lois relatives aux testamens, il est bien évident que ces actes ne peuvent être faits par les sourds-muets que dans la forme olographe, c'est-à-dire seulement par ceux qui savent écrire. Suivant le même auteur, la surdi-mutité modifie singulièrement la responsabilité en matière criminelle, 1° parce que le défaut de culture de l'intelligence du sourd-muet équivaut, pour le résultat,

(1) Hoffbauer, p. 197 et 219.
(2) *Idem*, p. 137.
(3) *Idem*, p. 211.
(4) *Idem*, p. 219.
(5) *Ibidem*.

aux divers degrés de l'imbécillité ; 2° parce que le sourd-muet peut ignorer la loi ; 3° parce qu'il est possible qu'il soit entraîné à une action par des causes qu'on ne saurait admettre chez d'autres personnes. Itard croit qu'on ne peut faire valoir l'ignorance de la loi qu'en faveur du sourd-muet non instruit. Ce médecin ajoute que lorsque l'éducation a été complète, qu'elle a duré dix ou douze ans dans une grande institution, on ne peut plus considérer le sourd-muet comme placé par son infirmité hors de toute responsabilité légale ; que même, pour certains délits, tels que le vol, il n'est pas nécessaire que l'éducation ait été aussi avancée pour que les sourds-muets soient rigoureusement justiciables de nos lois (1).

Il s'agit, dans tous les cas, de déterminer la capacité intellectuelle du sourd-muet, l'étendue de ses connaissances et la nature de ses sentimens, pour le mettre en tutelle ou lui donner la jouissance des droits civils, ou pour apprécier le degré de responsabilité dont il est susceptible en matière criminelle. On a recours au témoignage des personnes qui vivent habituellement avec lui, à celui des maîtres qui ont fait son éducation, enfin à un interrogatoire fait par questions écrites, si le sourd-muet sait écrire, ou par signes, s'il ignore ce moyen de communiquer ses pensées (2). Dès qu'il est en état de comprendre les questions qu'on lui adresse par écrit, dit Itard, c'est à-peu-près un homme ordinaire placé devant ses juges, et dont ils peuvent d'autant plus facilement obtenir les révélations, qu'il ignore les voies par lesquelles la justice parvient à les arracher au coupable (3). Ce médecin propose un moyen d'empêcher que le sourd-muet ne déguise son instruction dans l'espoir de se faire de son ignorance un motif d'excuse : c'est de l'accuser d'un délit plus grave, et tout autre que celui qu'il est présumé avoir commis ; dès-lors, dit Itard, si le sourd-muet sait écrire, il aura vivement recours à ce moyen pour se justifier, et montrera ainsi toute la portée de son intelligence (4).

(1) *Ouvrage cité*, p. 197, 218 et 219.
(2) *Code d'instruction criminelle*, art. 332.
(3) Ouvrage d'Hoffbauer, p. 223.
(4) *Ibid.*

Les sourds-muets peuvent être en même temps idiots ou imbécilles, à des degrés différens.

Mais suffit-il qu'un sourd-muet sans instruction ou dont l'éducation n'a point été complète, sache que tel acte est répréhensible, et entraîne une punition, pour qu'on doive le traiter suivant toute la rigueur des lois; n'est-il pas équitable, en pareil cas, de prendre en considération l'absence ou la faiblesse de différens motifs qui exercent souvent une puissante influence sur l'esprit et la volonté de l'homme, tels que la honte attachée au crime et au châtiment, la crainte du déshonneur, le besoin de l'estime publique, et autres motifs moraux ou religieux? Autrement, les sourds-muets, déjà si disgraciés de la nature, seraient traités par leurs semblables avec plus de sévérité que ceux qui jouissent de l'intégrité de tous leurs sens.

Un sourd-muet sans instruction a été condamné pour vol, en 1815, à un an et un jour de prison; il a été jugé en 1823 pour le même délit et acquitté; enfin il a été également jugé et acquitté en 1826, quoique le vol fût constant, et avoué par l'accusé. Un interprète lui adresse par signes des questions, fait des épreuves pour s'assurer s'il a quelques idées de la propriété, du vol, de la honte qui s'attache à une action blâmable, pour connaître la manière dont il s'y est pris pour cacher et emporter les objets dérobés. Il a bien compris cette sorte d'interrogatoire, et a prouvé par ses réponses qu'il n'était point étranger aux notions du bien et du mal; il se cachait pour voler et pour vendre les objets volés; il fait un geste de honte et d'humiliation, lorsque l'interprète lui désigne les gendarmes, qu'il représente un homme qui a les mains liées, qui est sous les verroux, et qu'il lui montre le public. L'avocat du roi dit que l'accusé ne peut point argumenter de son ignorance, puisqu'il a déjà été condamné pour vol. Lorsque un signe lui a appris qu'il était acquitté, il a montré la joie la plus vive (1).

Il me semble que cet individu méritait au moins une légère punition.

Un arrêt de la cour de Lyon, du 14 janvier 1812, porte que, quoique le sourd-muet ne puisse être interdit pour raison de son infirmité, il y a lieu néanmoins de lui nommer un curateur, surtout si, ne sachant ni lire ni écrire, il a requis lui-même cette nomination (2). Un arrêt de la cour d'appel de Nimes, du

(1) *Gazette des tribunaux* du 7 juillet 1826.
(2) Sirey, t. XIII, deuxième partie, p. 12.

3 janvier 1811, décide que l'article 511 du Code civil, qui veut que lorsqu'il est question du mariage de l'enfant d'un interdit, les conventions matrimoniales soient réglées par un avis du conseil de famille, est applicable aux enfans des sourds-muets (1). Un arrêt du parlement de Toulouse, du mois d'août 1679, juge que le sourd-muet de naissance peut tester s'il sait écrire, et s'il est capable d'affaires par l'écriture (2). Cette jurisprudence est suivie dans un arrêt de la cour de Colmar, du 17 janvier 1815 (3).

Après avoir traité des vices de l'entendement qui peuvent modifier le caractère moral des actions humaines, le médecin-légiste s'occuperait encore avec fruit des systèmes de pénalité mis en usage pour prévenir les crimes, pour les réprimer et pour améliorer l'état moral des condamnés qui conservent la vie. Mais cette tâche a été jusqu'ici réservée aux philosophes, aux moralistes, aux jurisconsultes ; je ne l'entreprendrai pas, je crois seulement devoir parler d'une question médicale adressée à des gens de l'art, sur le résultat d'un nouveau châtiment. M. Levingstone, jurisconsulte de la Nouvelle-Orléans, chargé par la législature de son pays de rédiger un projet de Code pénal, propose de remplacer la peine de mort par une *réclusion* absolue et perpétuelle ou un emprisonnement solitaire, de telle façon que le prisonnier ne puisse aucunement communiquer avec ses semblables. Mais avant d'arrêter définitivement son opinion sur ce point, Levingstone a désiré savoir si un pareil isolement ne pourrait pas finir par altérer les facultés mentales du réclus, et le jeter dans la démence, accident qui, aux yeux du jurisconsulte américain, serait presque aussi funeste que la perte de la vie. Esquirol, l'un des médecins consultés, a répondu premièrement, qu'il ne pensait pas que la peine de la réclusion absolue pût être rigoureusement mise à exécution ; secondement, qu'il ne pouvait résoudre par aucun fait qui lui fût personnel la question proposée, mais que si l'on s'en rapportait aux exemples de séquestration solitaire observés autrefois dans des couvens ou dans des prisons d'état, et rapportés par quelques

(1) Sirey, *Tab. vicen.*, p. 740.
(2) *Répert. gén. de Jurispr.*, art. TESTAMENT.
(3) Sirey, t. xv, deuxième partie, p. 265.

historiens, ce genre de supplice affaiblit le corps et l'esprit, **sans** produire l'aliénation mentale (*Voyez* le projet de M. Leving-stone, publié à Paris en 1824 ou 1825, par M. Taillandier, et la discussion de la loi sur l'emprisonnement cellulaire en 1844.

Déterminer si un individu qui meurt dans les vingt jours de la date d'un contrat de rente viagère, était atteint, au moment de la passation de ce contrat, de la maladie qui l'a fait périr.

Il n'y a pas encore long-temps que les tribunaux ont été saisis d'une affaire qui se rattache naturellement à ce sujet, et qui mérite d'autant plus de fixer l'attention, qu'elle était entièrement du ressort de la médecine légale. Voici le fait :

Le sieur Fried, de Strasbourg, passe le 11 mars 1809 un contrat de rente qui renferme une constitution de rente à fonds perdus à son profit : cet homme était hémiplégique depuis dix ans, à la suite d'une attaque d'apoplexie ; il meurt le deuxième jour après la passation du contrat de rente, d'une attaque d'apoplexie accidentellement survenue à la suite d'une alter-cation. On veut savoir si, le jour de la passation de l'acte, il était déjà at-teint de la maladie à laquelle il a succombé ; ou, en d'autres termes, on demande si l'hémiplégie qui existait depuis dix ans, et l'attaque d'apoplexie qui l'a fait périr le deuxième jour de la passation du contrat, ne forment qu'une seule et même maladie. Les débats sont motivés sur les articles 1974 et 1975 du Code civil, dans lesquels on trouve : « Que tout contrat de rente viagère créé sur la tête d'une personne qui était *morte au jour* du contrat, ne produit aucun effet, et qu'il en est de même du contrat par le-quel la rente a été créée sur la tête d'une personne atteinte de *la maladie dont elle est décédée dans les vingt jours* de la date du contrat. »

Plusieurs professeurs des facultés de Paris, de Montpellier et de Stras-bourg, ainsi que d'autres médecins distingués, sont consultés, et les opi-nions qu'ils expriment dans leurs rapports ou dans leurs consultations mé-dico-légales ne s'accordent point : les uns pensent que le sieur Fried n'a pas cessé d'être attaqué d'apoplexie, dont les symptômes concomitans ont reparu trois fois, et ils attribuent sa mort à cette maladie, dont il était at-teint lors de la passation du contrat de vente de sa maison ; les autres sont d'un avis contraire, comme on peut le voir par les conclusions suivantes du docteur Ristelhueber, l'un des médecins, qui, dans cette occasion, me pa-raît avoir fait preuve de plus de talent : 1° Fried est mort d'une apoplexie non déterminée par la même cause qui avait donné lieu à la première at-taque, mais provoquée par un accès de colère. 2° L'accès de colère qui a produit l'attaque d'apoplexie doit être considéré comme une cause occasionnelle et déterminante, car elle a réduit en acte la disposition à l'apoplexie qui existait chez Fried ; elle a converti son infirmité en une apoplexie foudroyante, et, pour parler avec plus de précision, en une autre maladie qui n'existait pas au jour du contrat. 3° Il n'est pas vrai que Fried, hémiplégique depuis dix ans, soit mort de la maladie ou infirmité dont il était atteint le jour qu'il a passé le contrat ; car Fried, hémiplégique au jour du contrat, ne présentait aucun symptôme d'une attaque d'apoplexie ; il n'est donc pas mort de l'hémiplégie qui existait, mais de l'apoplexie survenue à la suite d'une altercation (*Rapports et Consultations de médecine légale*, par J. Ristelhueber ; Paris, 1821).

Il est aisé de voir qu'il est impossible d'établir des règles générales propres à résoudre les questions analogues qui pourraient se présenter par la suite ; les divers problèmes de ce genre peuvent être accompagnés de circonstances tellement différentes, qu'il est indispensable de les juger individuellement. Toutefois j'admettrai avec le docteur Ristelhueber, que, pour que le contrat soit nul, il faut que la personne meure de la maladie ou de l'attaque dont elle était atteinte au jour du contrat, et non au jour de la récidive de l'une ou de l'autre. Ne serait-il pas absurde, en effet, de frapper de nullité un contrat passé le jour même où un homme éprouve une attaque d'hémoptysie, par cela seul qu'il meurt à la suite d'une autre attaque, au dix-neuvième jour après la passation de l'acte, tandis qu'il s'était bien porté dans l'intervalle des deux accès ? Il est évident que l'individu dont je parle n'est pas mort de l'attaque qu'il avait eue au jour du contrat, mais bien de la dernière : ce qui le prouve, c'est qu'il n'a pas été sensiblement malade dans l'intervalle des accès ; et l'on conçoit que l'attaque qui l'a fait périr aurait aussi bien pu avoir lieu après les vingt jours, qu'au dix-neuvième jour après la passation de l'acte.

BIBLIOGRAPHIE RELATIVE AUX ALIÉNÉS (*Médecine légale*).

§ Ier.

Traités généraux.

PLATNER (E.). Quæstiones medicinæ forensis. Leipzig, 1787-1811. Junctium edidit Choulant, Leipzig, 1824, in-8.

HOFFBAUER. Die Psychologie in ihrer Hauptanwendung auf die Rechtspflege, nach den allgemeinen Gesichtspuncten der Gesetzgebung, oder die sogenannte gerichtliche Arzneiwissenschaft nach ihrem psychologischen Theile. Halle, 1808, 2° éd., 1823, in-8 — Médecine légale relative aux aliénés et aux sourds-muets, ou les Lois appliquées aux désordres de l'intelligence, par Hoffbauer; traduit de l'allemand par Chambeyron, avec des notes par Esquirol et Itard. Paris, 1827, in-8.

HASLAM. Medical jurisprudence, as it relate to insanity, according to the Law of England. Londres, 1817, in-8

HEINROTH. System der psychisch-gerichtlichen Medicin, oder theoretischprakt. Anweisung zur wissenschaftl. Erkenntniss und gutachtlichen Darstellung der krankhaften persœnlichen Zustænde, welche vor Gericht in Betracht kommen. Leipzig, 1823, in-8.

GEORGET. Des maladies mentales considérées dans leurs rapports avec la législation civile et criminelle. Paris, 1829, in-8.

§ II.

De la législation relative aux aliénés.

THOMASIUS. De præsumptione furoris atque dementiæ. Halle, 1719-1741, in-4.—CAMERARIUS, annotationes ad Thomasii disputationem de præsumptione furoris. Tubingue, 1730.

HEBENSTREIT. Diss. de homicidâ delirante, ejusque criteriis. Leipzig, 1733, in-4.

LEYSER. Resp. LENPOLDT. Quo usque imbecillitas mentis homicidam excuset. Wittemberg, 1747, in-4.

RIVINUS. Programma de homicidio quatenus a furioso commisso pœna capitali puniendo. Leipzig, 1740.

PITSCHMANN, præs. STOLZE. De eo quod justum est in defensione inquisiti ex capite imbecillitate mentis, et quæstiones quo usque excuset, etc., Leipzig, 1743.

BOSE. Resp. DEUTRICH. Diss. de morbis mentis delicta excusantibus. Leipzig, 1774. Recus. in FRANK, Delect. opuscul. med., t. IX.

GRUNER. Diss. de causis melancholiæ et maniæ dubiis in medicinâ forensi cauté admittendis. Iéna, 1782 Recus. in SCHLEGEL, syllog. opusc. ad med. forens. t. IV.

GRUNER. Program. de fontibus melancholiæ et maniæ forensibus. Iéna, 1784.

MITTERMAIER. Disquisitio de alienationibus mentis, quatenus ad jus criminale spectant. Heidelberg, 1825.

FROEHLICH. Ueber Begriff und Eintheilung der Seelenkrankheiten, besonders zum medicinisch-gerichtl. Behufe. In Henke's Zeitschrift für Staatsarzneikunde. 10 Ergænzungsheft, p. 120.

Henke. Von den psychischen Krankheitszustænden, in Bezug auf gerichtliche Medicin. In Horn's Archiv für med. Erfahrung, etc., 1818, Sept. oct., p. 193.

Ferrus. *Considérations sur les aliénés*, Paris, 1834, 1 vol. in-8.

Loi française du 6 juillet 1838.

§ III.

Examen medico-légal des aliénés.

Fieliz, præs. Seiler. Diss. de exploranda dubia mentis alienatione in hominibus facinorosis. Wittemberg, 1802.

Elwert. Uber ærztliche Untersuchung des Gemüthszustandes. Tubingue, 1840.

Henke. Ueber die gerichtærztliche Beurtheilung der psychischen Krankheitszustænde zum Behufe d. Rechtspflege. In seinen Abhandlungen aus dem Gebiete der gerichtlichen Medicin. Bamberg, 1816, t. ii, p. 165.

Kausch. Ueber die Untersuchung der Gemüthszustandes zu gerichtlichen und polizeilichen Zwecken. In Kausch Memorabilien d. Heilk., t. ii, p. 1-53.

Nasse. Ueber die richterliche Fragstellung an den Artz zur Beurtheilung psychischer Zustænde. In Nasse, Zeitschrift für psychische Aerzte, 1826, p. 316.

Clarus. Beitræge zur Erkenntniss und Beurtheilung zweifelhafter Seelenzustænde. Leipzig, 1828.

Nasse. Gegen Hrn. Hofrath Clarus in Leipzig. In Nasse Jahrbuch für Anthropolog., 1830, t. i, p. 313.

Wildberg. Einige praktische Erinnerungen, die gerichtærztlichen Untersuchungen zweifelhafter Seelenzustænde betreffend. In Wildberg, Magazin für gerichtl. Arzneiwissenschaft, 1831, t. i.

§ IV.

De la compétence des médecins dans les questions judiciaires relatives aux aliénés.

Platner. Progr. quo ostenditur medicos de insanis et furiosis audiendos esse. Leipzig, 1740. Recus. in Schlegel. Syllog. opusc. ad med. leg. spect., t. ii.

Metzger. Beweis dass es den Aerzten allein zukommt, über Wahnsinn und Verstandeszerrüttung zu urtheilen. In Metzger neuen vermischt. medicin. Schriften, t. i, 1800.

Regnault. Du degré de compétence des médecins dans les questions judiciaires relatives aux aliénations mentales, et des théories physiologiques sur la monomanie. Paris, 1828, in-8.

Regnault. Nouvelles réflexions sur le degré de compétence des médecins dans les questions judiciaires, Paris, 1829, in-8.

Mende. Ist die Klage gegründet, dass die gerichtl. Medicin das peinliche Recht verwirrt und die peinliche Rechtspflege von den Aerzten abhængig mache? In Mende, Zeitschrift für Geburtshülfe und gerichtl. Medic., t. v, p. 3.

Brebart. De competentia medicorum in solvendis quæstionibus judiciariis ad alienationem mentalem spectantibus, nec non de monomania homicida Diss. Gand, 1830.

Heinroth. Quæstio medicinæ forensis, de facinore aperto ad medicorum judicium non deferendo. Leipzig, 1830.

§ V.

A

De la liberté morale et de la responsabilité des actions.

Schott. Diss. de momento libertatis et imputationis. Tubingue, 1764.

Georget. Remarques médico-légales sur la liberté morale; dans les Archives générales de médecine, 1825, t. viii, p. 317.

Groos. Ueber Spontaneitæt, moralische Freiheit und Nothwendigkeit. In Nasse, Zeitschrift, etc., 1824, p. 23.

Groos. Der Skepticimus in der Freiheits-Lehre in Beziehung zur strafrechtlichen Theorie der Zurechnung. Heidelberg, 1830.

Luther. Ueber die Zurechnungsfæhigkeit bei gezetzwidrigen Handlungen überhaupt, und besonders in Beziehung auf die neuern Grundsætze in der gerichtlichen Arzneiwissenschaft. Eisenach, 1824.

Vogel. Ein Beitrag zur gerichtærztlichen Lehre von der Zurechnungsfæhigkeit. Zum Gebrauche für Rechtsgelehrte und Aerzte. 2e ed. Stendal, 1825.

Grooss (Fried.). Untersuchungen über die moralischen und organischen Bedingungen des Irreseyns und der Lasterhaftigkeit. Aerzten und Rechtsphilosophen zur Würdigung vorgelegt. Heidelberg, 1825, in-8. — Hufeland und Osann, Bibliothek, etc., 1828, n° 1, p. 52. — Groos, ein Nachwort über Zurechnungsfæhigkeit : als Antikritik über die in der Bibliothek von Hufeland und Osann enthaltene Recension, etc., Heidelberg, 1825, in-8.

Neuss. Diss. de imputabilitate. Gottingue, 1831.

B

Liberté morale, responsabilité des aliénés.

Hufeland. Ueber Monomanie, Unfreiheit und Zurechnungsfæhigkeit : in Hufeland's Journal der praktischen Heilkunde, 1829, février, p. 100.

Leviseur. Ueber Monomanie, Unfreiheit und Zurechnungsfæhigkeit; Bemerkungen zu d. Aufsatze gleicher Ueberschrift von Hufeland, etc.,

Archiv für med. Erfahrung, 1829, nov. et décemb., p. 991, trad. en franç., et insérée dans le *Journal complémentaire des Sciences médic.*, t. XXXVIII, p. 48 (sans indication de la source).

SANDER. Physiologisch-psychologische Aphorismen über Zurechnungsfæhigkeit der Verbrechen. Archiv für med. Erfahrung, 1829, nov. et déc., p. 945, trad. dans le *Journal complémentaire du Dictionnaire des Sciences médicales*, t. XXXVIII, p. 28 (sans indication de la source).

FLEMMING. Erœrterungen über die Frage der Zurechnungsfæhigkeit bei zweifelhaften Gemüthszustænden. Archiv. für med. Erfahrung, 1830, juillet, août.

AMELUNG. Ueber die Grænzen der Zurechnungsfæhigkeit : mit Anmerkungen von Henke. In Henke, Zeitschrift für Staatsarzneikunde, 1827, n° 1.

HENKE. Ueber die angemessenen Bestimmungen der Strafgesetzbücher, die durch psychische Krankheiten aufgehobene Zurechnung betreffend. In Henke, Zeitschrift für Staatsarzneikunde, 1827, n° 1, a. 194.

§ VI.

Aliénation latente (Insania occulta).

PLATNER (E.). Quæst. medicinæ forensis de amentiâ occultâ Leipzik, 1797, part. 1-3.

PLATNER. Program. De melancoliâ senili occultâ observatio. Leipzig, 1806.

BURKARD. Dissertatio de insaniâ occultâ. Bonn, 1831.

KUTTLINGER. Zur Lehre über die Beurtheilung versteckter Seelenkrankheiten. In Henke, Zeitschrift für Staatsarzneikunde, 1829.

§ VII.

Manie sans délire.

PINEL. De la manie ou aliénation mentale. Paris, 1800, in-8.

REIL. Ueber die Erkenntniss und Kur der Fieber, t. IV, p. 356. Hall, 1802.

REIL. Rhapsodien über die Anwendung de psychischen Kurmethode auf Geisteszerrüttungen, p. 389.

HENKE. Ueber die von REIL angenommene Wuth ohne Verkehrtheit des Verstandes nach den von PINEL, REIL, HAINDORF. u. A. mitgetheilten Beobachtungen. In Henke, Zeitschrift für Staatsazeikunde, 1822.

CONRADI. Commentatio de mania sine delirio. Gottingue, 1827.

HENKE. Zur Lehre von der sogenannten Wuth ohne Verstandeszerrüttung (Wuth ohne Wahnsinn, mania sine delirio) in Bezug auf Psychologie, gerichtliche Medicin und Gesetzgebung. In Henke, Zeitschrift für Staatsarzneikunde, 1829.

Gnoos. Die Lehre von der Mania sine delirio physiologisch untersucht und in ihrer Beziehung zur strafrechtlichen Theorie der Zurechnung betrachtet. Heidelberg, 1830, in-8.

§ VIII.

Monomanie homicide.

Georget. Examen médical des procès criminels des nommés Léger, Feldtmann, Lecouffe, Jean-Pierre et Papavoine, dans lesquels l'aliénation mentale a été alléguée comme moyen de défense. *Archives générales de médecine*, t. VIII, p. 149.

Michu. Discussion médico-légale sur la monomanie homicide, à propos du meurtre commis par H. Cornier. Paris, 1826, in-8.

Esquirol. Note sur la monomanie. Paris, 1827, in-8°.

Brierre de Boismont. Observations médico-légales sur la monomanie homicide. Paris, 1827, in-8.

Tessier (de l'Ardèche). Mémoire sur la monomanie homicide, et Réflexions sur quelques procès criminels. Paris, 1829, in-8.

Rapport sur deux homicides commis par un homme atteint de monomanie avec hallucinations, par Esquirol et Ferrus, dans les *Annales d'Hygiène publique et de Médecine légale*, 1829.

Regnault. Nouvelles réflexions sur la monomanie homicide, le suicide et la liberté morale. Paris, 1830, in-8.

DE LA MORT.

Tout être organisé a une fin. La durée de l'existence, variable suivant les espèces et les individus, a donc un terme, et ce terme, c'est la mort. Je ne m'arrêterai pas ici à chercher une définition. Dire que la mort est la cessation des conditions qui entretenaient la vie, c'est reculer la difficulté qui se présente dans la définition de la vie. Je ne vois pas d'ailleurs l'intérêt direct qui se rattache à ces questions dans un traité de médecine légale. Quelques considérations physiologiques dont l'importance est grande pour le médecin légiste, doivent seules m'occuper ici.

La mort est nécessaire ou accidentelle. La première, appelée aussi normale ou naturelle, est celle qui a lieu en vertu d'une loi générale de la nature, et qui ne dépend point de circonstances fortuites. Elle a, dit Burdach, son fondement dans l'essence de l'organisme, de manière qu'après une certaine durée de la vie individuelle, elle arrive, même au milieu des conditions extérieures les plus favorables. La seconde est celle qui, amenée par des circonstances particulières, frappe l'individu plus tôt que ne le comporte le caractère de l'espèce.

Deux ordres de causes peuvent produire la mort ; celles-ci, en effet, sont extérieures ou intérieures ; leur variété, leur nombre expliquent pourquoi chez l'homme la mort accidentelle arrive à des époques si différentes : de là des morts accidentelles qui surviennent après quelques jours, quelques semaines, quelques mois ou plusieurs années de maladie ; de là aussi cette variété désignée sous le nom de *mort subite*, qu'il ne faut pas prendre comme entièrement synonyme de *mort accidentelle*.

Dans les morts subites la cause qui a agi réside nécessairement dans les organes centraux qui président aux conditions fondamentales de la vie, tels que le cœur, le poumon ou le cerveau. Supposez une altération quelconque dans l'un de ces organes ; les divers appareils ne recevront plus le sang, ni l'innervation nécessaire à l'exercice de leurs fonctions, et celles-ci seront immédiatement suspendues. Aujourd'hui la physiologie est parvenue à spécifier quelles sont les conditions organiques et matérielles de la vie, et la part que prend à leur établissement chacun des trois organes centraux qui y président, et qui forment, suivant l'expression ancienne, le trépied de la vie ; aussi distingue-t-on ces morts subites suivant qu'elles arrivent par une altération du poumon, du cœur ou du cerveau. Les lésions observées à l'ouverture du corps sont les suivantes :

Mort subite par défaut d'action des poumons. Souvent la langue est engagée entre les arcades dentaires ; souvent aussi les deux mâchoires sont croisées, l'inférieure sous la supérieure. Les tégumens et la face sont livides ; toutes les parties regorgent de sang, et ce sang, qui est ordinairement noir, fluide, non coagulé, est surtout accumulé dans le système vasculaire à sang noir. Le système artériel est, au contraire, vide ou ne contient qu'une petite quantité de sang. La membrane muqueuse laryngienne, trachéale et bronchique, est fort injectée, et quelquefois d'un rouge intense.

Les poumons remplissent complétement la cavité des plèvres ; leur surface extérieure est ardoisée ; on voit une arborisation vasculaire à leur périphérie ; le parenchyme est d'un rouge brique de plus en plus foncé d'avant en arrière. Les vaisseaux veineux étant coupés, il en coule en nappe un sang noir épais de plus en plus abondant, à mesure que l'instrument atteint plus profondément le parenchyme du poumon. Les cavités droites du cœur contiennent toujours une quantité beaucoup plus considérable de sang que les cavités gauches, et ce sang y est presque toujours liquide, tandis qu'il est plus épais dans ces dernières. Les veines-caves et les vaisseaux qui s'y rendent sont gorgés de sang ; l'aorte et ses premières divisions en renferment peu.

Mort subite par défaut d'action du cœur. Les morts subites par défaut d'action du cœur comprennent celles qui résultent : 1° de plaies et de ruptures de cet organe ; 2° d'anévrysmes terminés par rupture ; 3° de syncopes hémorrhagiques ou de syncopes purement nerveuses ; 4° enfin de l'introduction de l'air dans le système circulatoire. Le médecin-expert reconnaîtra facilement les plaies, les ruptures du cœur et les anévrysmes, qui ont pu déterminer la mort. Quant aux caractères anatomiques de la mort par syncope nerveuse admise aujourd'hui ils sont assez tranchés pour que dans les recherches médico-légales ils doivent être pris en considération. Aux trois observations rapportées par M. Devergie, on pourrait ajouter celle dont la femme M... a été l'objet, et qui a été insérée dans l'article MORT du *Dictionnaire en 30 volumes* (page 240).

Ces caractères sont surtout l'absence de congestion dans les organes, l'existence d'une grande quantité de sang dans les cavités droites et gauches du cœur, et la distension de ces cavités par des caillots.

Dans le cas où la mort est due à l'introduction de l'air dans les veines, on a pu constater sur des animaux soumis à des expériences la distension de l'oreillette et du ventricule droits du cœur, et la présence dans les cavités de cet organe d'un sang rouge mêlé à une grande quantité d'air et complétement *mousseux*.

Mort subite par défaut d'action du cerveau. La cause de la mort est ici la cessation de l'innervation. Dans ce cas, l'autopsie révèle souvent une congestion ou une apoplexie, soit cérébrale, soit méningée. Il existe en même temps une congestion pulmonaire, mais beaucoup moins prononcée que lorsque la mort a lieu par le poumon. Les cavités droites du cœur renferment plus de sang que les cavités gauches ; mais celles-ci en contiennent, et il en existe aussi une certaine quantité dans les principaux troncs artériels.

Les questions médico-légales que l'on peut rattacher à l'histoire de la mort sont aussi variées qu'importantes ; en effet, elles sont relatives : 1° aux moyens propres à faire distinguer si la mort est réelle ou apparente ; 2° aux maladies qui peuvent produire la mort apparente et exposer aux inhumations précipitées ; 3° aux épreuves que l'on a proposées pour constater si la mort est réelle ; 4° aux altérations des tissus et des fluides qui sont le résultat de la mort, et qui pourraient être attribuées à des violences exercées sur les individus vivans, ou à des maladies antécédentes ; 5° aux précautions que l'on doit prendre avant, pendant et après l'ouverture des cadavres ; 6° aux exhumations juridiques ; 7° à l'infanticide ; 8° à l'avortement, à l'exposition, à la suppression, à la substitution et à la supposition du part ; 9° à l'asphyxie par submersion, par strangulation, etc. ; 10° à la mort par abstinence, etc. ; 11° aux blessures ; 12° aux présomptions de survie ; 13° à l'empoisonnement.

S'il est vrai que, dans quelques-uns des cas énoncés, la mort n'est pas toujours une suite nécessaire de l'acte qui aurait pu la déterminer, comme on le voit dans certaines blessures, dans quelques empoisonnemens, etc., il ne l'est pas moins de dire que presque toujours la solution médico-légale des problèmes qui se rapportent à ces cas repose sur l'examen des cadavres, tandis que le contraire a le plus souvent lieu pour les questions dont j'ai parlé jusqu'ici.

ARTICLE PREMIER.

Moyens propres à faire connaître si la mort est réelle ou apparente.

Des observations nombreuses rapportées par Bruhier, Lancisi, Zacchias, Philippe Peu, Misson, Guillaume Fabri, Pechlin, Falconnet, Rigaudeaux, etc. ; l'histoire généralement connue de

François de Civille, qui fut enterré trois fois, et qui se qualifiait dans les actes de *trois fois mort, trois fois enterré, trois fois ressuscité par la grâce de Dieu;* celle du célèbre Winslow, que l'on ensevelit deux fois, et les méprises qui peuvent se commettre journellement, m'autorisent à consacrer quelques pages à l'examen de cette question, d'autant plus que les dispositions législatives actuellement en vigueur, relatives aux inhumations, en supposant même qu'elles soient rigoureusement observées, peuvent ne pas empêcher, dans certains cas, que l'on n'enterre des individus vivans. Voici les articles de nos codes concernant cet objet :

« Aucune inhumation ne sera faite sans une autorisation, sur papier libre et sans frais, de l'officier de l'état civil, qui ne pourra la délivrer qu'après s'être transporté auprès de la personne décédée, pour s'assurer du décès (ou sur le rapport d'un officier de santé commis par lui pour le constater), et que vingt-quatre heures après le décès, hors les cas prévus par les réglemens de police » (Code civil, art. 77).

« Ceux qui, sans l'autorisation préalable de l'officier public, dans le cas où elle est prescrite, auront fait inhumer un individu décédé, seront punis de six jours à deux mois d'emprisonnement, et d'une amende de 16 francs à 50 francs, sans préjudice de la poursuite des crimes dont les auteurs de ce délit pourraient être prévenus dans cette circonstance. La même peine aura lieu contre ceux qui auront contrevenu, de quelque manière que ce soit, à la loi et aux réglemens relatifs aux inhumations précipitées » (Code pénal, art. 356).

« En cas de décès dans les hôpitaux militaires, civils ou autres maisons publiques, les supérieurs, directeurs, administrateurs ou maîtres de ces maisons, seront tenus d'en donner avis dans les vingt-quatre heures à l'officier de l'état civil, qui s'y transportera pour s'assurer du décès, et en dressera l'acte sur les déclarations qui lui auront été faites, et sur les renseignemens qu'il aura pris » (Code civil, art. 80).

« En cas de décès dans les prisons ou maisons de réclusion et de détention, il en sera donné avis sur-le-champ, par le concierge ou gardien, à l'officier de l'état civil, qui s'y transportera, comme il est dit en l'art. 80, et rédigera l'acte de décès » (Code civil, art. 84).

« Lorsqu'il y aura signes ou indices de mort violente, ou d'autres circonstances qui donnent lieu de la soupçonner, on ne pourra faire l'inhumation qu'après qu'un officier de police, assisté d'un docteur en médecine ou en chirurgie, aura dressé procès-verbal de l'état du cadavre et des circonstances y relatives, ainsi que des renseignemens qu'il aura pu recueillir sur les prénoms, nom, âge, profession, lieu de naissance et domicile de la personne décédée » (Code pénal, art. 81).

« Quiconque aura recélé ou caché le cadavre d'une personne homicidée ou morte des suites de coups ou blessures, sera puni d'un emprisonnement de six mois à deux ans, et d'une amende de 50 francs à 400 francs, sans préjudice de peines plus graves, s'il a participé au crime » (Code pénal, art. 359).

J'examinerai successivement : 1° les signes de la mort réelle ; 2° les maladies qui peuvent produire la mort apparente et exposer aux inhumations précipitées ; 3° les épreuves que l'on a proposées pour constater si la mort est réelle.

§ I.

Des signes de la mort réelle.

Les signes indiqués par les auteurs comme propres à distinguer la mort réelle de la mort apparente, sont assez nombreux. Ils n'offrent pas tous la même valeur, et doivent par conséquent être examinés séparément.

1° *La face est cadavéreuse.* Voici comment Hippocrate a décrit cet état de la face, désigné par quelques auteurs sous le nom d'*hippocratique* (*De morbis*, liv. II, sect. V) : Front ridé et aride ; yeux caves ; nez pointu, bordé d'une couleur noirâtre ; tempes affaissées, creuses et ridées ; oreilles retirées en haut ; lèvres pendantes ; pommettes enfoncées ; menton ridé et racorni ; peau sèche et livide ou plombée ; poils des narines ou des cils parsemés d'une sorte de poussière d'un blanc terne ; visage d'ailleurs quelquefois fortement contourné et méconnaissable. » S'il est vrai que la face de la plupart des cadavres présente plusieurs de ces caractères, il est également certain qu'ils manquent souvent chez les personnes mortes subitement ou à la suite d'une maladie de courte durée ; d'ailleurs les malades âgés qui succombent à une affection chronique, ceux qui s'effraient facilement et qui redoutent la mort, ceux qui sont en proie à des névroses ou à des affections carotiques, la plupart des criminels que l'on conduit au supplice, etc., offrent quelque temps avant la mort, une altération semblable dans quelques-uns des traits de la face : ce serait donc à tort que l'on regarderait ce signe comme caractéristique.

2° *Le refroidissement du corps* est un phénomène cadavérique qui ne manque jamais ; mais il n'a lieu que graduellement, et il n'est ordinairement complet qu'au bout de quinze à vingt heures ; on observe même que chez la plupart des malades les extrémités et la surface du corps commencent à se refroidir avant la mort. Plusieurs circonstances concourent à accélérer ou à retarder le refroidissement, et il importe de les connaître. *a. Le genre de maladie :* il est beaucoup plus lent lorsque la mort est produite par l'apoplexie et par les maladies aiguës, que lorsqu'elle est le résultat d'une maladie chronique, d'une hémorrhagie ; les cadavres des asphyxiés par la vapeur du charbon et par suite de la strangulation, conservent la chaleur pendant longtemps, tandis que, dans l'asphyxie par submersion, le refroidissement ne tarde pas à avoir lieu. *b. L'état d'obésité et d'amaigrissement :* plus le corps est gras, plus il met de temps à se refroidir, tout étant égal d'ailleurs. *c. L'âge :* la chaleur se dissipe plus lentement chez les adultes que chez les vieillards. *d. La saison et le climat :* plus la température du milieu qui environne le corps est élevée, moins le refroidissement est rapide ; aussi la chaleur se conserve-t-elle plus long-temps lorsqu'on plonge les cadavres dans un bain chaud. *e. L'état plein ou vide de l'estomac au moment de la mort.* Ollivier (d'Angers) a rapporté, dans le tome xxx° des *Archives générales de médecine*, un cas de mort violente survenue au moment où le travail de la digestion s'opérait, dans lequel la cavité abdominale s'était conservée chaude plus long-temps que les autres parties. Si l'on ajoute à ces considérations que, dans la première période de certaines maladies, comme dans la dernière période de l'hystérie, et dans la fièvre intermittente pernicieuse algide, le corps est très froid, on sera forcé de conclure que si le refroidissement est un phénomène cadavérique constant, il est loin, lorsqu'il n'est pas réuni à d'autres signes, de pouvoir servir à distinguer la mort réelle de la mort apparente.

3° *La couleur de la peau et des autres organes.* On sait qu'après la mort le sang s'accumule dans les veines caves, dans les cavités droites du cœur, dans les vaisseaux du poumon, et dans le système capillaire de cet organe ; aussi en trouve-t-on à peine dans les cavités gauches du cœur, dans les artères et dans le système capillaire général ; le défaut de sang dans ce dernier système produit le plus ordinairement la décoloration de la peau, qui devient quelquefois jaunâtre ou terreuse, celle des tissus qui doivent leur couleur au sang, et des membranes muqueuses, comme on le voit surtout aux paupières, aux lèvres, dans la bouche et dans les fosses nasales ; les surfaces suppurantes deviennent blanches et blafardes, etc. ; les congestions sanguines, particulièrement celles qui affectent les organes membraneux, sont en partie effacées après la mort. Toutefois on aurait tort d'attacher à ce caractère plus d'importance qu'il n'en mérite : ne voit-on pas la pâleur de la mort chez des individus vivans qui ont été soumis à l'action d'un froid intense et qui sont sous l'influence d'une vive affection de l'âme ou de quelque maladie nerveuse, tandis qu'on observe que certains cadavres, au lieu d'être pâles, présentent une couleur rougeâtre ou livide très marquée, et que plusieurs organes retiennent une assez grande quantité de sang pour en paraître gorgés, comme je le dirai plus tard ? La couleur de la peau des cadavres n'offre-t-elle pas d'ailleurs des nuances différentes, suivant le temps qui s'est écoulé depuis la mort ? Enfin dans les cas d'empoisonnement par la vapeur du charbon, la peau n'offre-t-elle pas dans quelques cas des taches rouges ?

4° *La perte de la transparence de la main et des doigts.* Ce signe ne peut être d'aucune utilité, parce qu'il est aisé de s'assurer que les doigts des cadavres placés entre l'œil et la flamme d'une bougie sont transparens, lors même que l'expérience se fait un ou deux jours après la mort.

5° *La flexion de la première phalange du pouce.* Quand la mort est réelle, dit M. Villermé, les quatre premiers doigts de la main sont rapprochés et fléchis, et le pouce recouvert par eux, est presque toujours dirigé dans le creux de la main, vers la racine du petit doigt ; les deux phalanges, dont la première se trouve dans la flexion, sont ordinairement étendues l'une sur l'autre. Mais s'il est vrai que l'on observe quelquefois ce signe après la mort, et qu'il offre une assez grande valeur quand il existe, il n'est pas moins certain qu'il manque souvent, et que dans le cas où il peut être constaté, il suffit d'une force extérieure accidentelle pour écarter le pouce des autres doigts, ou pour étendre ceux-ci, et faire par conséquent disparaître le caractère (*Annales d'hygiène,* numéro de décembre 1830).

6° *L'obscurcissement et l'affaissement des yeux.* On remarque sur la plupart des cadavres que la cornée transparente est obscurcie par un enduit glaireux et comme membraneux, facile à détacher et à fendre. Quelques heures suffisent pour que les yeux deviennent flasques et mous, après la formation de cette toile. Le célèbre Louis s'exprime ainsi à l'occasion de ces altérations : « La perte du brillant des yeux et de la toile glaireuse ne sont point des signes certains de la mort, car on remarque que les yeux se ternissent dans plusieurs occasions, et j'ai souvent vu un enduit de matière glaireuse sur la cornée dans certaines maladies des paupières. Mais les yeux des morts deviennent flasques et mous en fort peu d'heures ; il n'y a aucune révolution dans le cœur humain vivant qui soit capable d'opérer un pareil changement. Ce signe est vraiment caractéristique, et j'ose le donner pour indubitable. L'affaiblissement et la mollesse des yeux dispensera d'attendre la putréfaction » (*OEuvres diverses de chirurgie, quatrième lettre, de la certitude des signes de la mort,* page 139).

J'admettrai avec cet auteur que dans beaucoup de circonstances la flaccidité des yeux est un phénomène cadavérique ; mais je ne partagerai pas son opinion lorsqu'il veut faire regarder ce signe comme caractéristique de la mort : en effet, on sait que des personnes asphyxiées dont les yeux étaient flasques, enfoncés et recouverts d'une toile glaireuse, ont été rappelées à la vie ; que chez d'autres qui avaient succombé à une apoplexie, à l'asphyxie par la vapeur du charbon, ces organes conservaient leur brillant et leur intégrité long-temps après la mort. Il pourrait même arriver que les yeux des cadavres qui d'abord auraient été affaissés et ternis, devinssent éclatans et plus volumineux au bout de quelques heures ou de quelques jours ; ce phénomène, dont Louis n'a pas fait mention, tient à l'accumulation du sang après la mort dans les cavités droites du cœur, et à son refoulement vers les veines de la tête, de la face et de l'*œil*, parce que l'estomac a été distendu par des gaz et a poussé le diaphragme de bas en haut.

7° *L'immobilité du corps.* On sait que les diverses parties d'un cadavre abandonnées à elles-mêmes cèdent à leur propre poids et retombent lorsqu'on les soulève ; aussi la pointe du pied est-elle tournée en dehors, la mâchoire inférieure est pendante, les paupières entr'ouvertes, les joues et les tempes affaissées, etc. Le transport des matières alimentaires et même des vers qui étaient contenus dans l'estomac jusque dans la bouche, dans la trachée-artère et dans les bronches, l'expulsion des matières fécales par l'anus, loin de prouver la contraction de l'estomac, de l'œsophage et des intestins, annoncent le relâchement et l'immobilité de ces parties, puisqu'ils dépendent d'un effet mécanique, savoir de la pression exercée par les gaz qui distendent l'abdomen sur ces organes. Toutefois, il ne serait pas exact de dire que les cadavres ne présentent aucun indice de contraction ; la contractilité musculaire ne cesse en effet que quelque temps après la mort ; elle s'éteint d'abord dans le ventricule gauche du cœur, puis dans les organes musculeux, puis dans les muscles proprement dits, et enfin dans l'oreillette droite du cœur : l'utérus, dans certaines circonstances, n'a-t-il pas conservé cette propriété à un assez haut degré pour expulser le produit de la conception, s'il faut en croire la plupart des auteurs ? N'a-t-on pas vu les muscles qui meuvent les os, contractés sur le cadavre comme ils l'étaient chez l'individu vivant, et la mâchoire inférieure n'est-elle pas quelquefois tellement rapprochée de la supérieure après la mort, que l'on a beaucoup de peine à la séparer ? De Haen a vu, dans un cas de tétanos, la rigidité de l'os maxillaire inférieur durer au moins pendant quarante-huit heures, puisqu'à cette époque il lui fut impossible d'en déterminer l'abaissement. Je pourrais encore ajouter que les muscles extérieurs sont susceptibles de se contracter et de mouvoir les os, lorsqu'on les irrite peu de temps après la mort avec un instrument piquant, ou lorsqu'on les soumet à l'action de la pile électrique ; on observe le même phénomène, quand, au lieu d'exciter directement un muscle, on irrite le nerf qui s'y distribue.

Mais si, d'une part, l'immobilité du cadavre est soumise à un certain nombre de restrictions, d'un autre côté on sait que dans la syncope et dans une foule de maladies, il peut y avoir abolition de tout mouvement musculaire ; il serait donc déraisonnable de vouloir distinguer la mort réelle de celle qui n'est qu'apparente, à l'aide de ce seul caractère.

8° *Défaut de mouvement de la mâchoire inférieure que l'on a abaissée.* Si la mort n'est qu'apparente, dit Bruhier, et que l'on abaisse la mâchoire inférieure, elle ne reste point dans la situation qu'on lui a fait prendre, et se rapproche spontanément de la supérieure (*De l'incertitude des signes de la mort*). Ce caractère, regardé par des savans recommandables, comme ayant beaucoup de valeur, est loin de pouvoir être considéré comme tel : non-seulement il est impossible de le constater dans certains cas, parce qu'on ne peut pas abaisser l'os maxillaire inférieur qui a été luxé, ou parce que la bouche est restée béante par suite de la paralysie des adducteurs ou du spasme des abducteurs, mais encore, en supposant que l'on parvînt à déterminer l'abaissement, ne pourrait-il pas se faire que le rapprochement des deux os eût lieu en vertu d'un reste de contractilité dont seraient doués les muscles crotaphyte et masseter, comme je l'ai dit en parlant de l'immobilité du cadavre?

9° *Défaut d'action des organes des sens et des facultés intellectuelles.* Il suffira de dire que dans les affections comateuses et dans un très grand nombre de névroses, il y a abolition de l'exercice de ces sens et de ces facultés, pour que l'on n'attache aucune importance à ce signe.

10° *Absence de la circulation et de la respiration.* S'il était toujours facile de reconnaître que ces deux fonctions ne s'exécutent plus, et si leur exercice ne pouvait être suspendu dans certaines maladies, telles que la syncope et l'asphyxie, on aurait raison de regarder ce caractère comme un des plus propres à résoudre le problème : mais il n'en est pas ainsi ; nous verrons bientôt combien les épreuves proposées pour juger s'il y a absence de circulation et de respiration sont insuffisantes dans certains cas, et l'on sait d'une manière péremptoire, que plusieurs personnes chez lesquelles il y avait suspension de ces deux fonctions ont été rappelées à la vie. Haller et quelques autres auteurs ont cité même des exemples d'individus qui pouvaient suspendre à volonté les mouvemens circulatoires et respiratoires.

Il me reste encore à parler de deux autres signes, les plus importans de tous, savoir : la *rigidité des membres* et la *putréfaction* ; je vais les examiner successivement sous deux titres spéciaux.

De la rigidité des membres.

La raideur des membres a été regardée par le célèbre Louis comme un signe de l'anéantissement de l'action vitale. Voici comment il s'exprime dans sa quatrième lettre, page 119 (ouvrage cité) : « Des recherches faites avec toute l'exactitude dont j'ai été capable, et que j'ai suivies pendant plusieurs années sans interruption, m'ont fait voir sur plus de cinq cents sujets, qu'à l'instant de la mort, c'est-à-dire au moment de la cessation absolue des mouvemens qui animent la machine du corps humain, les articulations commencent à devenir raides, même avant la diminution de la chaleur naturelle : il résulte de cette remarque, que la flexibilité des membres est un des principaux signes par lesquels on peut juger qu'une personne n'est pas morte, quoiqu'elle ne donne d'ailleurs aucun signe de vie. » Cette assertion, appuyée d'un assez grand nombre de faits, n'a pas empêché Mahon et quelques autres médecins de déclarer depuis, que la raideur des membres était un signe incertain de la mort.

On doit à Nysten une suite d'observations sur la rigidité. Sommer a étendu par ses recherches les notions que la science possédait, et Mende (*Ausfuehrliches handbuch der gerichtlichen Medicin*) nous a fait connaître des particularités nouvelles et pleines d'intérêt. Ces observations ont pour objet, 1° la raideur considérée sous le rapport du phénomène lui-même et des circonstances qui en font varier la force et la durée ; 2° le siége et la cause de cette raideur ; 3° enfin les caractères qui la distinguent de celle que l'on remarque quelquefois chez le vivant.

Rigidité considérée sous le rapport du phénomène lui-même ; circonstances qui en font varier la force et la durée. Si l'on en excepte les os, tous les tissus du corps humain éprouvent un relâchement marqué après la mort : ainsi la peau est flasque et paraît amincie ; le tissu cellulaire sous-cutané est moins consistant ; les muscles ont moins de fermeté que pendant leur inaction chez le vivant ; leurs fibres se déchirent sans peine ; le cœur, le cerveau, la rate et la plupart des viscères sont mous et affaissés. A ce relâchement succède la *rigidité* désignée sous le nom de cadavérique, *phénomène constant de la mort*, qui n'a été nié que parce qu'on avait observé les cadavres à une époque trop rapprochée ou trop éloignée de celle où la mort avait eu lieu ; c'est à cette rigidité qu'il faut attribuer l'inflexibilité des membres, la résistance que l'on éprouve lorsqu'on veut leur donner une autre direction, résistance assez marquée dans certains cas pour qu'on puisse soulever le cadavre tout d'une pièce en saisissant une de ses extrémités.

Suivant Sommer, la rigidité cadavérique commence ordinairement au cou et à la mâchoire inférieure, d'où elle gagne les membres supérieurs, de haut en bas, puis les membres pelviens. Il est rare qu'elle débute par ces derniers, ou qu'elle envahisse les quatre membres à-la-fois. Sur deux cents cas, Sommer n'en a vu qu'un seul où elle ne commençât pas au cou. Tous les muscles sont plus fermes et plus denses. Selon Nysten, les membres devenant rigides conservent la position qu'ils avaient auparavant ; Sommer, au contraire, prétend qu'ils subissent un léger mouvement ; il a observé que la mâchoire inférieure se rapprochait fortement de la supérieure à l'invasion de la raideur cadavérique, dans le cas où la bouche était ouverte au moment de la mort ; le pouce s'applique contre la paume de la main, et l'avant-bras se fléchit un peu.

En se dissipant, la rigidité cadavérique suit la même marche qu'elle avait présentée dans son apparition.

Plus la rigidité tarde à se manifester après la mort, plus sa durée est considérable, et *vice versâ*. Nysten ne l'a vue cesser complétement qu'au bout de six à sept jours chez des individus d'une constitution athlétique, où elle n'avait commencé, suivant lui, que seize ou dix-huit heures après la mort.

Le genre de mort étant le même, la rigidité est plus forte et dure d'autant plus que le système musculaire est plus développé et a éprouvé moins d'altération.

31.

Elle est très forte après la mort produite par les gastro-entérites aiguës, les poisons narcotiques et corrosifs, et par l'inspiration des gaz délétères qui ne portent aucune atteinte à la contractilité, comme le chlore , l'ammoniaque, le bi-oxyde d'azote.
Sa durée est moindre, et elle est moins forte à la suite des maladies longues, comme le scorbut, le cancer de l'estomac, la cachexie, l'inspiration du gaz acide sulfhydrique, et dans tous les
cas où l'épuisement est considérable et le système musculaire af-
faibli ; il n'est pas rare alors de la voir se manifester peu de
temps après la mort, pour se dissiper au bout de deux ou trois
heures.

Si la force musculaire n'était point affaiblie avant la mort
comme chez les asphyxiés, la raideur se déclare plus tard et
dure davantage. Après les maladies aiguës qui abattent les forces, elle se manifeste plus promptement (Muller) ; ainsi on peut
la constater au bout de quinze à vingt minutes dans le typhus.
Son apparition est aussi plus rapide , sa durée plus longue,
quand la mort a été soudaine. Hunter et Himly ne l'avaient point
observée chez un sujet frappé de la foudre ; cependant Sommer
l'a vu apparaître tout aussi promptement sur un chien qu'il avait
tué au moyen d'une décharge électrique. Dans les cadavres des
individus qui ont succombé à l'apoplexie, elle est aussi forte du
côté qui a été hémiplégié que de l'autre.

Ce fait, avancé par Nysten, est confirmé par Sommer, mais il
ajoute qu'il ne faut pas que la paralysie ait entravé la nutrition
des muscles, car une fois il a vu dans un cas pareil la rigidité
cadavérique manquer complétement dans le membre paralysé.
Chez un individu mort à la suite d'un tétanos, Sommer dit que la
raideur des mâchoires avait succédé immédiatement à leur spasme
tétanique, contrairement à l'opinion de Nysten, qui avait annoncé
que le spasme cesse au moment de la mort, et que le corps est
quelque temps flexible.

Nysten assure que la raideur ne commence à se manifester
que quand la chaleur vitale a cessé, et qu'elle dure moins long-
temps dans un air humide et chaud que dans un air froid et
sec ; cependant il est des cas où elle arrive presque immédiatement après la mort et lorsque le corps est encore chaud (Mor-

gagni, *De causis et sedibus morborum*). N'avons-nous pas vu, dans le choléra asiatique, quelques heures après la mort, les membres excessivement raides, tandis que les muscles de ces mêmes membres étaient encore très chauds? D'ailleurs Sommer l'a observée, non-seulement dès avant le refroidissement, mais encore dans des cas où la chaleur naturelle avait une durée extraordinaire. D'après lui une différence de 12 à 22 degrés dans la température atmosphérique n'exerce aucune influence sur son apparition et un bain chaud ne l'empêche pas de se manifester.

D'après les nombreuses expériences de cet auteur, la raideur cadavérique ne survient jamais plus tôt que 10 minutes, ni plus tard que sept heures après la mort. Chez les enfans nouveau-nés elle commence, dit Mende (*Ausfuerliches Handbuch der gerichtlichen medicin*, t. III, page 405), à se manifester six heures après la mort, mais elle est plus faible et dure moins longtemps que chez les adultes. Elle est bien moins considérable encore chez les enfans non venus à terme, et les fœtus de sept mois n'en offrent aucune trace. Chez les enfans qui ont respiré, elle est plus forte que chez les enfans mort-nés (Mende, loc. cit.).

Dès que la raideur a commencé, les muscles cessent de pouvoir être stimulés par les agens extérieurs. Quant à ce qui concerne l'influence des centres nerveux sur la manifestation de la raideur cadavérique, Sommer confirme les observations de Nysten qui avance qu'elle en est indépendante tant pour son invasion que pour son degré et sa durée.

Rigidité considérée sous le rapport de son siége et de la cause. Le siége de la rigidité est dans les muscles, car elle survient alors même que la peau a été enlevée, ou que les ligamens articulaires ont été coupés et les capsules synoviales vidées ou remplies d'eau, tandis qu'on ne l'observe pas quand les muscles ont été coupés en travers, de manière que les articulations demeurent extensibles après la section des muscles fléchisseurs, et flexibles après celle des extenseurs. Nysten regarde la raideur cadavérique comme un effet spasmodique de la force musculaire, et l'a fait dépendre de la contractilité organique des fibres du muscle. Sommer l'attribue à la contractilité physique et non organique : car, dit-il, elle se manifeste quand tous les phénomènes vitaux ont perdu de leur énergie; généralement parlant, la raideur cadavérique survient d'autant plus tôt que l'irritabilité des muscles s'éteint plus vite. C'est à la coagulation du sang que la rapportent Béclard et Tréviranus.

Caractères qui distinguent la rigidité cadavérique, de celle que l'on remarque quelquefois chez le vivant. L'inflammation du cerveau et de ses membranes, l'apoplexie, le tétanos, et d'autres maladies convulsives, l'asphyxie, la congélation, etc., donnent quelquefois lieu pendant la vie à une raideur que l'on serait tenté de confondre, au premier abord, avec la rigidité cadavérique. Voici les caractères propres à faire éviter toute méprise.

Lorsque la raideur est un symptôme d'une *affection nerveuse,* de l'*inflammation* du cerveau ou de ses membranes, elle précède toujours la mort apparente, et le corps conserve une chaleur sensible au thermomètre; reconnaissant pour cause un état convulsif des muscles où elle réside, elle est très forte; et si l'on parvient à imprimer au membre un mouvement quelconque, il retourne promptement, et souvent avec violence, à la direction qu'il affectait avant d'avoir été forcé. Si l'individu succombe, la raideur *convulsive* peut persister encore pendant une heure ou deux : la chaleur se dissipe par degrés, et la rigidité cadavérique ne tarde pas à se manifester. Ces considérations doivent suffire pour distinguer la raideur convulsive de celle qui est le résultat de la mort ; en effet cette dernière a dû être précédée des signes de la mort ; elle n'a dû se montrer le plus ordinairement qu'après l'extinction de la chaleur vitale ; et si l'on a employé une force suffisante pour la faire cesser, elle ne reparaît plus quand on abandonne le membre à lui-même. La raideur cadavérique est donc un phénomène qui ne se manifeste qu'une fois. Sommer assure que le seul cas dans lequel elle reparaît et se développe davantage est celui dans lequel on a triomphé d'elle, alors qu'elle n'était pas encore arrivée à son *summum* d'intensité ; mais, dans cette hypothèse, sa réapparition est lente. Avouons toutefois qu'il est des circonstances où l'on pourrait être induit en erreur, si on se bornait à un examen superficiel : que l'on suppose, par exemple, un cas de syncope produit par une affection morale vive, par une saignée, etc., les fonctions intellectuelles, la respiration et la circulation commenceront par être suspendues, le corps paraîtra d'abord plus chaud et ne tardera pas à se refroidir : peu de temps après les membres deviendront raides ; la mort apparente ne semble-t-elle pas précéder ici le refroidissement et la rigidité ? Il faut alors examiner attentivement la manière dont les phénomènes se succèdent ; en effet, la suppression des fonctions est presque immédiatement suivie de la raideur qui est portée de suite au plus haut degré, et le tronc conserve une chaleur sensible pendant que les membres sont rigides ; telle n'est pas la marche de la raideur cadavérique : non-seulement les fonctions du cerveau, du cœur et des poumons n'ont pas cessé subitement et en même temps, mais encore l'intervalle qui sépare la suspension de ces fonctions et l'apparition de la raideur à une durée assez considérable, pendant laquelle le corps se *refroidit* dans la plupart des cas ; d'ailleurs, la rigidité cadavérique ne se développe que par degrés, et ne parvient au plus haut degré d'intensité qu'au bout d'un certain temps.

La raideur qui accompagne quelquefois l'asphyxie pourrait également en imposer. Si l'asphyxie a eu lieu depuis quelques minutes seulement, on peut hardiment conclure que la rigidité n'est point cadavérique ; en effet, l'asphyxie fait périr en très peu de temps ; or, il est à-peu-près constant que la raideur cadavérique tarde beaucoup à se manifester après l'asphyxie ; il est donc évident que la rigidité dans ce cas est un symptôme de l'asphyxie, et que la personne n'est probablement pas morte : en d'autres termes, il est difficile d'admettre que dans douze à quinze minutes, il y ait à-la-fois asphyxie, mort et rigidité cadavérique. Si l'homme de l'art n'est appelé pour apprécier la nature de la raideur que long-temps après l'accident, ou s'il manque de renseignemens sur l'heure à laquelle la maladie s'est manifestée, il tâchera de découvrir quelle a été la cause de cette affection ; s'il apprend qu'elle a été produite par des gaz non respirables, ou par la strangulation, et que le corps soit froid, il pourra conclure que la rigidité est cadavérique, parce qu'on sait que dans ces sortes d'asphyxies la chaleur du corps est encore très marquée au bout de douze heures, et qu'il est difficile d'admettre qu'une personne puisse être rappelée à la vie après douze heures d'asphyxie. On aurait tort de négliger dans ce cas l'expérience dont j'ai fait mention en parlant de la raideur convulsive, et qui consiste à changer brusquement la position du membre rigide (*voyez* page 486); ce moyen devrait encore être mis en usage dans le cas d'asphyxie par submersion.

La raideur qui est le résultat de la congélation pendant la vie, sera facilement distinguée de la rigidité cadavérique, parce qu'on saura que l'individu a été soumis à l'action d'un froid intense, parce que la peau, les glandes, les mamelles et l'abdomen seront rigides, tandis qu'ils présentent un certain degré de souplesse dans la rigidité cadavérique; parce qu'enfin, en déplaçant les membres congelés, on entendra un bruit semblable au *cri de l'étain,* produit par la fracture des petits glaçons.

Les détails dans lesquels je viens d'entrer prouvent, dès qu'il n'est point permis de confondre la raideur qui est le résultat de la mort, avec celle qui survient quelquefois chez le vivant, qu'elle doit être regardée comme un des signes les plus certains pour distinguer la mort réelle de la mort apparente, surtout si les muscles affectés de cette rigidité, soumis à l'influence de la pile électrique, ne donnent aucun signe d'irritabilité.

De la putréfaction.

La putréfaction est un signe certain de mort. On donne le nom de putréfaction, dans son acception la plus générale, à la décomposition qui s'établit spontanément, et sous l'influence de certaines conditions, au sein des corps organisés privés de vie; cette décomposition est accompagnée de la production de substances nouvelles, et surtout de vapeurs et de gaz remarquables par leur fétidité.

Tout mouvement spontané qui s'excite dans un corps, et qui donne naissance à des produits qui n'y existaient pas, est regardé en chimie comme une *fermentation.* Ces deux conditions sont réunies dans la décomposition des êtres organisés; aussi n'a-t-o vu dans ce travail qu'une espèce de fermentation : on la nomme *fermentation putride;* on l'avait aussi désignée sous le nom de *fermentation ammoniacale;* mais, l'ammoniaque n'en étant pas l'unique produit, cette dénomination est vicieuse.

La putréfaction a été l'objet des études de Bacon, Bœcher, Pringle, Boissieu, Godard et Bordenave; mais on ne pouvait guère en saisir la théorie avant les découvertes qui ont changé la face de la chimie. L'art de recueillir et d'analyser les gaz, et la connaissance de la composition de l'air atmosphérique étaient des conditions indispensables à l'explication de la fermentation putride. Fourcroy fit la plus heureuse application de ces progrès récens à l'étude de la putréfaction à l'air libre. Enfin Vauquelin, Thouret, Georges Smith, Gibbes, Guntz, Gay-Lussac, Chevreul, Mateucci, Moscati, Boussingault ont plus ou moins éclairé ce sujet par leurs recherches; moi-même j'ai présenté dans mon *Traité des exhumations juridiques* le résultat de travaux nombreux, dont je donnerai bientôt les faits principaux.

J'examinerai d'abord d'une manière générale : 1° les circonstances qui peuvent accélérer, retarder, ou arrêter la putréfaction; 2° la théorie de la putréfaction; 3° si la putréfaction peut se développer dans les corps jouissant de la vie.

I. *Des circonstances qui peuvent accélérer, retarder, ou arrêter complétement la putréfaction.* Elles sont relatives : 1° à la température; 2° à l'état hygrométrique du milieu dans lequel le corps est plongé; 3° à son état électrique; 4° à l'état actuel de ce corps; 5° à la nature du milieu.

A. *Influence de la température.* Une chaleur modérée est une des conditions les plus favorables à la décomposition putride. C'est surtout de 15° à 25° que son influence s'exerce avec le plus d'avantage. La chaleur agit en diminuant la cohésion qui réunit les élémens des substances animales; elle les livre à de nouvelles combinaisons. Si la chaleur est plus forte, elle cesse de favoriser la putréfaction, parce qu'elle produit l'évaporation rapide des liquides, et qu'elle tend à dessécher la partie. Or, nous verrons plus loin que l'humidité est nécessaire à la fermentation putride. A une température plus élevée encore, à 50+0 et au-dessus, ce phénomène ne se manifeste plus. La chaleur n'agit pas, dans ce cas, uniquement en favorisant l'évaporation, car l'immersion des substances animales dans des liquides dont on a élevé la température, arrête leur putréfaction et les rend moins propres à l'éprouver de nouveau. La chaleur a sans doute, à ce degré, pour effet, de coaguler l'albumine, et de donner naissance à des composés moins putrescibles. Une température peu élevée, de 3° à 4° + 0°, par exemple, retarde constamment l'invasion de la putréfaction et en ralentit la marche. Lorsque le thermomètre est au-dessous de 0°, la putréfaction est complétement arrêtée, et les substances animales peuvent se conserver indéfiniment. Des animaux entiers placés dans ces conditions par des révolutions de la surface de notre globe, se sont conservés pendant plus de six mille ans. Du reste, il est à noter que les cadavres gelés se putréfient promptement aussitôt que la température s'élève autour d'eux.

Que penser de l'action de la *lumière* dans le phénomène de la putréfaction? Dans l'état actuel de la science, on ne peut, malgré l'expérience de Léfébure qui prétend avoir développé de l'hydrogène en exposant à la lumière de la matière cérébrale plongée dans l'eau, exprimer que des doutes.

B. *Influence de l'état hygrométrique.* L'humidité exerce une puissante influence sur le développement de la putréfaction, on peut même dire que son intervention est indispensable. Je ferai remarquer à ce sujet, que, dans le cas même où le milieu dans lequel est le corps qui se décompose ne contient pas d'eau en quantité notable, l'humidité naturelle de la partie rétablit cette condition. Comment agit l'eau pour favoriser la putréfaction? Elle ramollit les tissus organiques, elle diminue leur cohésion, elle peut d'ailleurs solliciter la décomposition par la tendance qu'elle a à s'unir avec quelques-uns des produits de la fermentation putride. L'eau ne paraît pas se décomposer; l'espèce de *deliquium* dans lequel tombent les corps qui se putréfient indique, au contraire, qu'il s'en forme une nouvelle quantité. Si l'humidité est extrême, elle cesse de hâter la putréfaction, mais cela rentre dans les cas où le corps est submergé, et j'y reviendrai plus loin.

C. *Influence de l'électricité.* L'électricité accélère le développement de la putréfaction ; on sait avec quelle rapidité, les substances organiques animales se décomposent dans les temps d'orage ; l'électricité atmosphérique imprime alors aux tissus une modification particulière qu'il est impossible de préciser, mais qui est certaine. Si l'on soumet, au contraire, le corps d'un muscle à un courant électrique, on peut analyser le phénomène ; quand l'action de ce fluide a été prolongée pendant un temps suffisamment long, les sels sont décomposés ; les oxydes se rendent au pôle négatif et les acides au pôle positif. L'expérience suivante de M. Matencci est fort intéressante, relativement à ce sujet. Des morceaux de viande ayant été placés sur des plaques de zinc se sont conservés frais pendant long-temps ; la matière organique s'était électrisée positivement et avait repoussé l'oxygène, corps éminemment électro-négatif, dont l'action sur la putréfaction est si grande, tandis que la plaque de métal était chargée d'électricité négative.

D. *Différences provenant de l'état du cadavre.* Les corps de plusieurs individus qui ont cessé de vivre à la même heure, transportés dans la même salle, exposés aux mêmes conditions de température et d'humidité, présentent quelquefois des différences considérables dans l'époque et la marche de leur décomposition putride. Quelques-unes des circonstances auxquelles ces variétés se rattachent sont parfaitement appréciables, quelques autres ne peuvent être ni calculées ni prévues. Voici ce que l'observation et le raisonnement apprennent à ce sujet : lorsque la mort a été prompte, lorsqu'elle est survenue après une maladie aiguë, le cadavre se putréfie, toutes choses égales d'ailleurs, plus promptement que si elle est survenue après une maladie chronique qui a exténué le corps. Les cadavres des jeunes enfans se putréfient plus facilement que ceux des adultes, ceux-ci plus rapidement que ceux des vieillards. Les cadavres d'individus replets se décomposent beaucoup plus rapidement que ceux des individus maigres. Il est facile de se rendre compte de ces faits par ce qui précède ; il est évident que la prédominance des humeurs sur les solides du corps chez les hommes replets et les enfans, explique suffisamment leur décomposition rapide. C'est en raisonnant toujours d'après ces données que l'on comprend pourquoi la putréfaction s'empare plus lentement du cadavre d'un individu mort par hémorrhagie que de celui dont les vaisseaux sont distendus par le sang, comme on le voit après quelques asphyxies ; pourquoi les parties dans lesquelles l'irritation, l'inflammation avaient attiré le sang se pourrissent promptement, pourquoi le même phénomène se développe avec plus de vitesse dans les organes contus, ecchymosés, engorgés. La putréfaction marche aussi plus rapidement dans les régions qui ont éprouvé des solutions de continuité, soit que les plaies aient été faites pendant la vie ou après la mort, comme on le verra par les expériences dont les résultats seront consignés plus loin.

La destruction des cadavres est encore avancée dans plusieurs cas par les larves qui proviennent de la ponte de quelques insectes, et notamment de la mouche carnière.

E. *Influence de la nature du milieu dans lequel le corps est plongé.* J'examinerai successivement ici l'action de l'air atmosphérique, de l'oxygène, de l'azote, de l'acide carbonique, de l'hydrogène, du chlore, du bi-oxyde d'azote et de l'acide sulfureux. Et d'abord la putréfaction peut-elle s'opérer dans le vide ? C'est une question que M. Gay-Lussac résout négativement, tandis que Fourcroy et Guntz adoptent une opinion affirmative. Quoi qu'il en soit, il est certain que la présence de l'air atmosphérique est une des conditions les plus favorables au développement de la fermentation putride ; il agit par l'oxygène qu'il renferme ; suivant Bœckman et Hildebrand, de tous les gaz l'oxygène est celui qui favorise le plus la putréfaction. A l'oxygène ajoutez l'azote, la décomposition est encore plus rapide ; de là l'influence de l'air atmosphérique ; cependant l'azote est antiseptique, car des matières animales plongées dans ce gaz se conservent long-temps ; il agit donc quand il est mélangé avec l'oxygène, en dissociant les molécules de celui-ci pour favoriser son action. Ce que j'ai dit de l'azote s'applique entièrement à l'acide carbonique comme Hildebrand l'a constaté dans ses expériences. L'hydrogène même saturé d'humidité, augmente la cohésion de la chair, et retarde la putréfaction. Le chlore, le bioxyde d'azote et l'acide sulfureux, s'opposent puissamment à la production de ce phénomène. Les corps plongés dans l'eau se décomposent moins rapidement que ceux qui sont exposés à l'air (Voyez plus loin pour les divers phénomènes de la putréfaction dans l'eau).

II. *Théorie de la putréfaction.* Quatre substances simples sont les élémens des matières animales, l'oxygène, l'hydrogène, le carbone et l'azote. Le soufre, le phosphore, quelques autres corps simples et quelques sels s'y trouvent aussi dans certaines parties. Ces élémens réunis par l'action organique, dans des proportions variées, mais toujours telles que la nature inorganique ne nous les offre jamais, constituent les corps qu'on nomme principes immédiats des animaux, qui, à leur tour, entrent dans la composition des humeurs et des solides organiques. Les quatre premiers corps élémentaires que j'ai nommés, mis en présence les uns des autres, hors de l'influence de la vie, ne se combineraient jamais que dans des proportions définies, et de manière à donner naissance surtout à des composés binaires, comme l'oxygène avec l'hydrogène pour faire de l'eau, l'azote avec l'hydrogène pour faire de l'ammoniaque, le carbone avec l'oxygène pour faire de l'acide carbonique, etc. ; ou si ces produits devenaient plus complexes, ils résulteraient de la réunion encore en quantités définies de deux composés binaires en un seul, comme l'ammoniaque avec l'acide carbonique, etc. Dans les corps organisés, au contraire, la force assimilatrice luttant contre les affinités chimiques, réunit trois à trois, quatre à quatre, et d'une manière qui nous est peu connue, les élémens primitifs pour donner naissance aux principes immédiats. Ceux-ci sollicités à-la-fois et par le mouvement nutritif qui tend à les maintenir, et par les lois physiques qui tendent à les dissoudre, céderont à la dernière de ces forces, lorsque la mort aura anéanti l'action de la première ; leurs molécules constituantes engagées dans de nouvelles combinaisons retourneront à la classe des corps inertes dont elles avaient cessé de faire partie, et qu'elles abandonneront peut-être encore pour jouir d'une existence éphémère dans quelque nouvel organisme. Macbride, chirurgien de Dublin, avait donné une autre théorie, ingénieuse pour l'époque à laquelle elle parut ; le dégagement abondant de gaz pendant la putréfaction lui avait paru prouver que la décomposition était due à ce que l'*air fixe* (acide carbonique) abandonne les matières animales; la restitution de ce gaz aurait pu, suivant lui, opérer la restauration des chairs pourries. Il est évident que Macbride a pris l'effet pour la cause, et qu'en outre il s'est trompé en ne faisant mention que du dégagement d'acide carbonique. Cette théorie a eu de l'influence sur l'étiologie et la thérapeutique de quelques maladies. C'est ainsi que la gangrène fut regardée comme une conséquence du dégagement de l'air fixe, et l'on trouve dans les mémoires et les prix de l'Académie de chirurgie plusieurs articles rédigés dans l'esprit de cette doctrine.

III. *La putréfaction peut-elle se développer au milieu des corps jouissant de la vie ?* Il faut considérer ici les solides et les liquides. On ne peut supposer que les premiers puissent éprouver les phénomènes de la décomposition avant que leur action vitale soit anéantie. Ceux qui pensent que la décomposition du corps peut précéder la cessation de la vie, ont cité les observations faites sur certains agonisans dont l'abdomen paraissait verdâtre avant qu'ils eussent rendu le dernier soupir; mais ces observations, eussent-elles été recueillies avec le plus grand discernement, prouveraient tout au plus qu'une mort partielle a été suivie d'un commencement de décomposition partielle avant la mort et la décomposition générale. Mais qui ne sait que la couleur verte et même l'odeur cadavérique ne sont pas des signes constans de putréfaction ? Quant à la question de l'altération putride des liquides pendant la vie, elle exige que l'on établisse une distinction entre ceux qui sont entraînés plus ou moins rapidement par le mouvement circulatoire, comme le sang, la lymphe, le chyle, et ceux qui séjournent dans des cavités muqueuses, séreuses ou accidentelles. L'altération putride des premières humeurs admise à diverses époques, était encore la base sur laquelle les médecins fondaient, et la pathogénie et la thérapeutique des affections les plus redoutables, lorsque les écrits de Pinel, en dirigeant les esprits vers le solidisme, firent presque entièrement rejeter les maladies humorales et surtout la possibilité de la putréfaction des liquides avant la mort. L'observation, le raisonnement, les expériences nous ramènent cependant, sinon aux théories des anciens, sur les maladies putrides, au moins à l'admission des altérations des humeurs ; altérations qui, il faut l'avouer, opposent à la thérapeutique des obstacles qu'elle ne pourra guère surmonter que par l'empirisme, et à la médecine considérée comme science, une borne qu'elle ne dépassera peut-être jamais. Les liquides qui séjournent dans les cavités muqueuses y sont quelquefois exposés à la putréfaction ; la décomposition de l'urine précède quelquefois son excrétion, surtout chez les personnes affectées d'inflammation chronique des voies urinaires ; l'urine est alors ammoniacale, et cette circonstance est une des causes qui favorisent la formation de certains calculs. Cette opinion, qui est déjà énoncée dans ma *Dissertation inaugurale*, a reçu d'un des travaux du célèbre Prout, une confirmation complète ; l'ammoniaque devenue libre alors, diminue la solubilité des phosphates contenus dans l'urine, en leur enlevant une partie de leur acide, ce qui entraîne la décomposition de ces sels dans la vessie.

Les liquides sécrétés accidentellement dans des cavités closes de toutes parts, comme les membranes séreuses ou les kystes, se décomposent rarement, tant que l'air extérieur n'a pas accès dans la cavité qui les recèle ; c'est même une propriété remarquable, que cette force conservatrice dont sont douées les parties animées, à l'égard des humeurs qui sont en contact avec elles. Cependant la putréfaction s'empare quelquefois de ces dernières sans le contact de l'air. Le pneumo-thorax, sans communication de la cavité des plèvres avec les divisions bronchiques, pourrait bien, dans quelques cas, reconnaître pour cause la décomposition des matières exhalées pendant une pleurésie chronique. Laennec admet cette cause du pneumo-thorax. Le pus accumulé dans un foyer non ouvert y subit quelquefois des altérations sensibles. La putréfaction se développe constamment, lorsque l'air pénètre dans les sinuosités d'un abcès froid ou d'un abcès par congestion. Tous les chirurgiens ont signalé l'influence funeste de la décomposition et de l'absorption du pus de ces abcès.

La putréfaction s'établit encore au sein de l'économie animale, et toujours avec des résultats défavorables, dans beaucoup d'autres circonstances sur lesquelles je ne puis pas m'arrêter. Je me bornerai à citer : 1° celle qui s'empare des membranes couenneuses qui recouvrent le gosier dans quelques angines, de manière à simuler la gangrène de ces parties ; 2° celle qui, chez des individus dont les fosses nasales sont mal conformées, donne au mucus cette odeur repoussante qui constitue une des espèces d'ozène ; 3° celle qui se développe dans les matières du canal digestif sous l'influence de certaines maladies graves, et qui, suivant quelques pathologistes, serait la cause occasionnelle des ulcérations intestinales qu'on remarque si fréquemment chez les individus qui succombent à ces maladies ; 4° celle qui suit l'extravasation de quelques matières irritantes, comme l'urine, les matières fécales liquides, et qu'accompagne un dégagement assez abondant de gaz, d'où résulte une crépitation marquée dans les parties qui en sont le siège. On observe encore cet emphysème dans quelques inflammations de mauvaise nature ; mais il pourrait bien plutôt alors être le résultat d'une sécrétion gazeuse, que de la putréfaction des liquides que l'irritation a altérés ; 5° celle qui décompose la portion de l'épichorion qui reste dans l'utérus après l'accouchement, et à laquelle on attribue l'odeur spécifique des lochies ; 6° celle enfin qu'on voit s'établir dans les polypes de l'utérus ou de la gorge après que leur pédicule a été étranglé par une ligature.

Divers états d'un individu vivant, qu'on serait tenté de confondre avec la putréfaction. On pourrait être souvent induit en erreur, si l'on jugeait qu'un corps est putréfié, seulement d'après l'odeur qu'il exhale et d'après la coloration de la peau ; car on sait relativement à l'odeur : 1° qu'elle varie considérablement suivant le milieu dans lequel est plongé le corps qui se décompose ; 2° que quelquefois elle est à peine sensible ; 3° que dans beaucoup de circonstances, l'odeur du milieu domine tellement, qu'il est impossible de saisir celle qui appartient à la matière animale putréfiée ; 4° que pendant la putréfaction à l'air libre, l'odeur est presque nulle à une certaine époque, et qu'il existe un moment où elle n'est pas désagréable ; 5° qu'il est des individus vivans qui répandent une odeur infecte ; il pourrait donc arriver que ces individus fussent dans un état de mort ap-

fosse, le membre inférieur d'un enfant à terme, mort la veille ; ce membre était attaché à un cordon, à l'aide duquel on pouvait le retirer facilement pour l'examiner ; la cuisse et la jambe du côté opposé ont été laissées à l'air atmosphérique et placées à 6 centimètres environ au-dessus d'un baquet rempli d'eau, afin de prévenir leur dessiccation, et de rendre l'atmosphère qui les entourait à peu-près aussi humide que celle du gaz de la fosse.

Expérience commencée le 24 juillet. Air atmosphérique. 25 juillet, peau d'une couleur vert sale, par parties ; odeur fade ; la plaie est brune, sèche et couverte d'œufs de mouches (température, 14° th. centig.). 27 juillet, tendance à la dessiccation ; couleur plus verte : plaie couverte de larves ; épiderme du pied soulevé par ces animaux , partout ailleurs il se détache facilement ; ongles d'une couleur livide , légère odeur de putréfaction (temp. 13°). 28 juillet, les parties dépouillées d'épiderme sont brunes et sèches ; les larves ont gagné l'intérieur du membre ; l'odeur putride est beaucoup plus sensible (temp. *idem*). 30 juillet, la peau est brune et sèche ; l'épiderme entièrement boursouflé ressemble à des mucosités desséchées, et se réduit presque en poussière ; les larves sont encore dans la peau qui leur sert pour ainsi dire d'étui (temp. 25°). 2 août, dessiccation complète ; il ne reste plus que les os dans la peau ; les larves sont mortes ou tombées dans l'eau (temp. 16°). 4 août, *idem. Gaz des fosses d'aisances.* 25 juillet, peau d'un blanc sale, excepté dans quelques points où elle offre une teinte verdâtre ; plaie couverte d'œufs ; point d'odeur. 26, couleur verte très prononcée ; larves peu volumineuses et nombreuses ; l'épiderme qui recouvre les parties vertes se détache facilement ; les ongles du pied sont légèrement livides ; le membre est à peine odorant. 27, les portions dépourvues d'épiderme sont brunes : partout où il existe, il est altéré par les larves. 28, ramollissement considérable ; odeur putride très manifeste ; chair en partie détruite par les larves. 29, larves grosses, chairs presque entièrement détruites ; odeur plus forte. 30, il n'y a plus d'épiderme ; le genou et le pied ne tiennent plus que par les ligamens et les tendons ; l'odeur est insupportable. 2 août, il ne reste plus que les os, les tendons et une petite quantité de peau ; presque toutes les larves sont mortes. 4 août, on ne retire de la fosse qu'un fragment de peau.

PUTRÉFACTION DANS LA TERRE.

L'étude de la putréfaction des cadavres dans la terre est d'autant plus importante, que le médecin légiste est souvent appelé par le ministère public à faire des exhumations juridiques. Elle a été pour moi l'objet de longues recherches (1), et j'ai cru, pour

(1) Ce qui sera dit désormais sur la putréfaction dans les différens milieux est extrait du *Traité des exhumations juridiques* que nous avons publié en 1831 , M. Lesueur et moi.

traiter convenablement ce sujet, devoir examiner successivement
la putréfaction des cadavres ensevelis dans des fosses particulières, et de ceux qui sont entassés dans des fosses communes.

§ Ier.

*Putréfaction des cadavres ensevelis dans des fosses
particulières.*

J'ai pris en considération les circonstances diverses qui peuvent apporter quelques modifications dans les résultats de l'observation, et j'ai étudié

1° La putréfaction des cadavres de vieillards nus ou enveloppés d'une serpillière, et enterrés au cimetière de Bicêtre ;

2° La putréfaction des cadavres de vieillards enterrés au même
cimetière dans des bières de sapin neuf de 4 à 6 millimètres
d'épaisseur ;

3° La putréfaction des cadavres de vieillards enveloppés d'une
serpillière ou d'un drap, et enterrés au même cimetière dans des
bières de sapin neuf de 27 millim. d'épaisseur ;

4° La putréfaction des cadavres d'enfans âgés de quelques
jours, enveloppés d'une serpillière ou d'un drap, et enterrés au
même cimetière dans des bières de sapin neuf de 27 millim. d'é-
paisseur, ou dans des boîtes plus minces ;

5° La putréfaction des cadavres d'adultes nus ou renfermés
dans des bières de 4 à 6 millim., et enterrés dans un coin
du jardin de l'hospice de la Faculté de médecine de Paris ou
ailleurs ;

6° La putréfaction comparée de fragmens des cuisses d'un
même cadavre dans des terres de différente nature.

Voici les expériences que nous avons faites, M. Lesueur et
moi, pour éclairer ce sujet :

NÉCROPSIE Ire.

Lançon, âgé de quatre-vingts ans, mort le 5 mars 1840, à la suite d'une
double pneumonie, et inhumé le 8 du même mois au cimetière de Bicêtre,
fut exhumé le 23, quinze jours après l'inhumation ; *il avait été simplement
enveloppé dans une serpillière,* sorte de grosse toile claire, bien différente,

par conséquent, des draps ordinaires (1). Quelque temps avant d'enterrer ce cadavre on avait tiré un coup de pistolet à bout portant dans la bouche, pour savoir jusqu'à quel point l'os maxillaire inférieur pouvait se fracturer.

La serpillière est entière et recouvre tout le corps, excepté à la partie antérieure et moyenne du thorax, où ses bords sont légèrement écartés ; sa couleur est un peu plus brune qu'avant l'inhumation, et elle résiste encore beaucoup quand on veut la déchirer.

Le cadavre est également entier ; mais en relevant la serpillière on détache, dans quelques endroits, de petits lambeaux d'épiderme, dont quelques-uns adhèrent à peine à cette toile, et que l'on peut facilement en séparer : ces lambeaux offrent les caractères de l'épiderme qui est encore attaché à la peau, et dont je parlerai bientôt. La partie antérieure du corps est couverte de terre qui y adhère çà et là, et y est comme massée ; on ne peut l'enlever qu'en détachant l'épiderme sous-jacent.

La coloration générale de cette partie du cadavre, débarrassée de terre, est d'un blanc jaunâtre tirant légèrement sur le rose dans certains points ; toutefois l'abdomen est d'un vert clair ; en arrière, la couleur est violette. On trouve quelques vers sur le ventre, mais particulièrement au dos. Le corps exhale une odeur assez fétide.

L'*épiderme* existe presque partout ; il est ridé, très légèrement soulevé, et facile à détacher en petits lambeaux, excepté dans certaines parties où il ne peut être séparé que sous forme d'un enduit ; ces lambeaux sont minces, translucides, d'un blanc grisâtre, même lorsqu'ils proviennent de l'abdomen, qui est coloré en vert, comme je l'ai déjà dit ; on voit toutefois à la partie interne et inférieure de la jambe gauche un de ces lambeaux d'un vert pré, et la peau sous-jacente est bleuâtre et comme ecchymosée. L'épiderme de la face plantaire des pieds est très adhérent, plus sec et plus mat que partout ailleurs ; celui de la face dorsale n'offre rien de remarquable. La paume des mains et les doigts sont recouverts par cette cuticule qui ressemble assez à celle de la face plantaire des pieds ; la face dorsale du carpe et du métacarpe en est presque entièrement dépourvue. Les *ongles* s'arrachent avec facilité ; ils sont assez élastiques, un peu ramollis et à peine translucides ; la peau qu'ils recouvrent offre déjà une teinte rosée et même rougeâtre dans certains points.

La *peau*, colorée, comme il a été dit en parlant de la coloration générale du corps, est dans l'état naturel, si ce n'est qu'elle est un peu ramollie. Le tissu *cellulaire* sous-cutané et intermusculaire ne diffère pas de l'état normal, excepté à la partie postérieure du crâne et à la partie moyenne et supérieure du dos, où il est sensiblement ramolli sans être infiltré, et à la partie inférieure du dos, où il est le siége d'une infiltration sanguinolente qui lui donne l'aspect d'une gelée rouge.

(1) Pendant ces quinze jours, la température avait presque constamment été de 10° à 14° thermomètre centigrade, à midi.

Les *muscles* sont en général d'un rouge pâle, ramollis et faciles à déchirer ; ceux de l'abdomen sont de couleur livide et verdâtre ; ceux de la partie inférieure du dos sont plus ramollis, infiltrés de sérosité sanguinolente, et rougeâtres.

Les *nerfs*, les *tendons*, les *aponévroses*, les *cartilages* et les *ligamens* sont dans l'état naturel.

Tête. La tête est couverte de cheveux gris assez adhérens. La face est encore très reconnaissable ; elle est de couleur jaunâtre au front, au menton et à droite : la partie latérale gauche est légèrement verdâtre, comme ecchymosée. Les orbites paraissent pleins ; les paupières sont appliquées sur la partie antérieure des globes oculaires qui est un peu affaissée ; elles sont entières, un peu amincies et légèrement ramollies. Les yeux offrent encore toutes les parties qui les composent ; la cornée transparente est la seule membrane qui soit affaissée ; elle est notablement obscurcie ; l'humeur vitrée présente une teinte bistre clair ; à cela près, les membranes et les humeurs de l'œil paraissent dans l'état naturel. Les muscles destinés à mouvoir les globes oculaires sont pâles et ramollis, tandis que le paquet graisseux qui les environne est à l'état normal. Le nez est entier et de couleur jaunâtre ; ses ailes sont légèrement déprimées. La bouche est largement ouverte. Les lèvres sont ramollies, amincies, d'un gris verdâtre à gauche, et d'une teinte plus claire à droite. Le menton et les joues sont couverts de barbe blanche ; les os maxillaires offrent encore quelques dents. Les oreilles sont en partie dépouillées d'épiderme ; le derme, mis à nu, est d'un rouge vif. La peau du crâne, débarrassée de cheveux, est d'un rouge vif tirant sur le violet ; celle des régions temporales est d'un rouge moins foncé : lorsqu'on l'incise, on voit qu'elle adhère encore fortement, et que le tissu cellulaire sous-jacent est humide et a une grande tendance à s'infiltrer, surtout en arrière et aux parties postérieures latérales.

Le cerveau, si ce n'est qu'il est un peu ramolli, est dans l'état naturel ; le ramollissement est plus marqué dans la substance grise. Le cervelet, dans lequel on trouve proportionnellement beaucoup plus de substance grise, est sensiblement plus ramolli ; la protubérance annulaire a également perdu de sa consistance ; toutefois, ces divers organes sont assez bien conservés pour pouvoir servir à l'étude anatomique. La moelle épinière est à-peu-près dans l'état naturel.

Thorax. La partie antérieure du thorax est couverte de poils gris qui y sont peu adhérens. Les deux cavités du thorax renferment une assez grande quantité de sérosité sanguinolente ; il y a des adhérences, surtout à gauche. Les poumons, d'un volume et d'un aspect ordinaires, nagent sur l'eau, sont crépitans, excepté dans certaines parties du lobe moyen droit, qui sont rouges, dures et au premier degré d'hépatisation, et dans une grande partie du lobe supérieur gauche, qui est le siége de l'hépatisation grise. Les plèvres, aux adhérences près, dont j'ai parlé, sont dans l'état naturel. La membrane muqueuse de la trachée-artère est d'un vert noirâtre plus foncé du côté des bronches et dans les divisions de celles-ci, que du côté du larynx, où elle est à peine colorée en gris rougeâtre et piquetée de quelques points noirs. L'intérieur du larynx et la face inférieure de l'épiglotte sont d'un gris légèrement violacé et parsemés çà et là de taches noirâtres. La membrane muqueuse laryngo-trachéale n'est pas sensiblement ramollie ; le tissu cellulaire qu'elle recouvre, surtout à la base de l'épiglotte, est infiltré. Les cartilages du larynx et de la trachée-artère sont dans l'état naturel.

Le péricarde, légèrement ramolli, contient quelques décagrammes de sérosité jaunâtre ; du reste, il est à l'état normal. Le cœur, très volumineux, renferme beaucoup de sang noir, en partie coagulé, et n'offre rien de remarquable ; les valvules sigmoïdes sont ossifiées. L'aorte et les autres artères contiennent du sang noir en partie coagulé ; leur membrane interne, de couleur naturelle, ne présente encore aucun indice de cette teinte rouge qui annonce une imbibition cadavérique. La veine cave inférieure renferme aussi du sang noir fluide, et n'est pas plus colorée que les artères.

Le diaphragme est dans l'état naturel.

Canal digestif. Il y a dans la cavité de l'abdomen une certaine quantité d'un liquide comme bilieux. La bouche offre, dans presque toute l'étendue de la voûte palatine, une couleur bleuâtre qui correspond à l'endroit par lequel avait pénétré la balle du pistolet. Le voile du palais, ses piliers, la luette et le pharynx sont d'un rose violacé, tirant sur le pâle, et présentent çà et là de petites taches bleuâtres, dues peut-être à des grains de poudre. La langue, d'une couleur violacée pâle, est sensiblement ramollie ; on voit, vers sa partie postérieure, des taches noirâtres comme celles qui existaient au voile du palais. L'œsophage, légèrement ramolli, paraît à l'état normal, si ce n'est qu'on y remarque à l'intérieur plusieurs petites tumeurs variqueuses remplies de sang noir liquide, tumeurs qui constituent évidemment une lésion pathologique. L'*estomac* contient environ deux cuillerées d'un liquide brunâtre assez épais et fétide ; la membrane muqueuse, dans sa partie pylorique, présente une large plaque d'un *gris bleuâtre*, semblable à l'onguent mercuriel, qui s'étend jusqu'à 6 centimètres au-delà du pylore ; dans les autres parties, elle est jaunâtre, excepté toutefois vers le grand cul-de-sac, et dans l'étendue d'environ 9 centimètres carrés, où elle est rougeâtre et piquetée d'un rouge vif, sous forme d'une arborisation extrémement fine, ce que l'on doit attribuer à une lésion existant avant la mort. On remarque aussi au-dessous des autres parties de cette membrane muqueuse, qui ne sont pas colorées en gris bleuâtre, l'arborisation vasculaire qui s'y trouve habituellement ; du reste, cette membrane est sensiblement ramollie, surtout dans sa partie splénique. La tunique musculeuse est grisâtre et ne participe nullement de la teinte bleue que l'on remarque près du pylore. La membrane séreuse est jaunâtre, et d'un jaune rose par places. Les *épiploons* sont un peu plus gris qu'à l'état naturel. Les *intestins* grêles, d'un gris légèrement rougeâtre à l'extérieur, n'offrent que la première de ces couleurs à leur face interne; on n'y découvre aucune trace de rougeur; leur membrane muqueuse est un peu ramollie; les valvules conniventes sont très apparentes. Les gros intestins sont dans l'état naturel.

Le *foie*, de couleur verte à l'extérieur, surtout à droite, est un peu ramolli et ne présente rien d'extraordinaire. La vésicule biliaire est distendue par une grande quantité de bile. La *rate* et le pancréas sont un peu ramollis.

Organes urinaires et génitaux. Les *reins* sont à l'état normal; il en est de même de la *vessie*, qui renferme beaucoup d'urine. La *verge* est très molle; les corps caverneux sont affaissés et ne contiennent point de sang. Le scrotum est dans l'état naturel et couvert de poils, ainsi que le pubis. Les testicules, quoique ramollis, ont conservé leur forme, leur structure; il en est de même des épididymes, des cordons testiculaires et des vésicules séminales.

Remarque. Cette observation est remarquable par la teinte noirâtre de la membrane muqueuse de la partie moyenne et inférieure de la trachée-artère et des bronches, teinte qui n'est certainement pas le résultat d'une lésion qui aurait existé avant la mort; d'une autre part, elle ne me paraît pas devoir être considérée comme un phénomène cadavérique, puisque je ne l'ai jamais constatée, et qu'au contraire les cadavres qui sont restés quinze, vingt-cinq ou quarante jours dans la terre, offrent une coloration rougeâtre de la membrane muqueuse des voies aériennes. Tout porte à croire que cette couleur est due à l'introduction dans le larynx et dans la trachée-artère, de la portion la plus fluide des matières noirâtres que l'arme à feu avait laissées dans la bouche; ces matières, ramollies par les mucosités et la salive, auraient cheminé vers les bronches, comme l'eau pénètre lorsque les cadavres sont plongés dans ce liquide, comme la terre s'y introduit elle-même lorsque les corps sont ensevelis tout nus.

NÉCROPSIE 2e.

N***, âgé de soixante-dix ans, mort le 5 mars 1830 à la suite d'une pneumonie qui avait duré quatorze jours, fut inhumé le 7 du même mois au cimetière de Bicêtre, à la profondeur d'un mètre, après avoir été simplement enveloppé dans une serpillière. L'exhumation eut lieu le 12 avril, trente-sept jours après l'inhumation. Un thermomètre centigrade, laissé pendant quelques minutes à 33 cent. environ au-dessous de l'endroit où reposait le corps, marquait 9° + 0°, tandis qu'il s'élevait à 10° dans l'atmosphère; mais je ferai observer que la température, qui avait été de 18° à 22° therm. cent., avait notablement baissé depuis deux jours. La température moyenne, pendant le mois de mars avait été de 8,9 + o° therm. centigr., et pendant les douze premiers jours d'avril, de 13 à 22° à midi. Le cadavre est entier, couvert de terre et d'une grande partie de la serpillière, les autres portions de cette toile ayant été détruites; plusieurs des lambeaux restans peuvent être facilement séparés; d'autres, au contraire, et ils sont assez nombreux, sont entièrement mélangés avec la terre avec laquelle ils sont comme massés, et adhèrent tellement au corps, que pour les enlever il faut gratter assez fortement avec le scalpel, et alors on détache aussi de larges plaques d'épiderme qui restent étroitement unies avec le mélange de terre et de serpillière dont il s'agit. L'odeur qu'exhale le cadavre est assez fétide; son aspect est humide et luisant; on ne découvre ni vers ni mouches à sa surface. Sa partie antérieure offre une teinte générale d'un jaune sale tirant sur le rose; cependant on remarque plusieurs plaques vertes à la partie antérieure des jambes et aux aines, et d'autres d'un rouge assez foncé disséminées çà et là; l'abdomen est vert dans toute sa moitié inférieure; il est jaunâtre, plaqué de vert dans sa partie sus-ombilicale; les parties latérales et inférieures du thorax, surtout à gauche, sont d'un gris verdâtre. En arrière, le tronc est rougeâtre, parsemé de plaques vertes et d'un rouge foncé.

L'*épiderme* existe partout, excepté dans les portions que l'on a été obligé de gratter fortement pour enlever la serpillière et la terre; mais il se détache avec la plus grande facilité par longs lambeaux d'un blanc grisâtre, translucides, se déchirant par la plus légère traction; toutefois, celui qui recouvre la paume des mains et la plante des pieds est presque opaque, beaucoup plus épais et d'un blanc tirant légèrement sur le jaune; sa face interne, dans quelques parties, est colorée en rouge ou en vert par un liquide séreux que l'on entraîne par le lavage, et alors on voit reparaître la couleur blanche du tissu. Les portions d'épiderme détachées avec la serpillière ne peuvent plus en être séparées que sous forme d'un enduit extrêmement mince, rouge, brun ou verdâtre. Les *ongles* qui recouvrent encore la plupart des doigts et tous les orteils, s'enlèvent aisément à l'aide de pinces; ils sont de couleur ordinaire, faciles à couper, comme s'ils avaient été trempés dans l'eau, et translucides; le derme qu'ils recouvrent est d'un rouge cerise, humide et luisant.

La *peau*, diversement colorée suivant les régions où on l'examine, offre les mêmes teintes que la surface du corps; du reste, elle ne diffère de l'état naturel que par un certain degré d'amincissement. Le tissu cellulaire n'est pas saponifié; il est un peu ramolli, moins élastique et plus sec; aussi forme-t-il, entre la peau et les parties sous-jacentes, une couche moins épaisse que de coutume; sa couleur est à-peu-près la même qu'à l'état naturel; celui de la partie inférieure et postérieure des jambes est infiltré par une sérosité rougeâtre qui lui donne un aspect gélatineux.

Les *muscles* sont ramollis, d'un rouge pâle aux cuisses, aux bras, aux avant-bras, mais surtout au thorax, ou les grands pectoraux sont presque décolorés ; ceux des jambes et des pieds sont d'un rouge un peu plus foncé ; dans les portions de l'abdomen qui correspondent aux parties que j'ai dit être vertes, ils sont d'un rouge assez pâle ; enfin, ceux du dos sont encore plus ramollis, infiltrés de sérosité sanguinolente et d'un rouge plus foncé que partout ailleurs.

Les *tendons* et les *ligamens* sont dans l'état naturel ; il en est de même des *cartilages*, si ce n'est qu'ils offrent une couleur rosée dans quelques points. Les os n'ont éprouvé aucun changement notable ; toutefois, à la face interne des tibias, ils sont rosés, ce qui tient sans doute à ce que la peau qui les recouvrait était plaquée de rouge foncé.

Tête. La face est reconnaissable, en sorte que l'identité pourrait être constatée ; elle est généralement d'un rouge sale dans son milieu, et d'un rouge violacé sur les côtés. Le front est jaune, plaqué de rouge cerise ; les paupières sont d'un blanc grisâtre rosé, amincies, entières, dépourvues de cils. Les globes oculaires sont très affaissés et paraissent vides au premier abord : la cornée transparente est notablement obscurcie ; cependant on trouve dans ces organes toutes les membranes parfaitement reconnaissables aux caractères qui leur sont propres, et toutes les humeurs ; à la vérité, parmi ces dernières, le cristallin seul a conservé sa forme et ses propriétés ; les autres sont remplacées par un fluide peu consistant, de couleur bistre qui semble être due à la choroïde. Les paquets graisseux qui occupent le fond des orbites sont imprégnés d'une matière huileuse jaunâtre, et nullement saponifiés. Les muscles destinés à mouvoir les yeux sont tellement pâles et ramollis, qu'on a de la peine à apercevoir leurs fibres. Le nez est entier et fortement déprimé sur les côtés ; la peau qui recouvre les os propres est d'un brun noirâtre ; dans le reste de son étendue, elle est d'un blanc jaunâtre. Les lèvres sont entières aussi, un peu ramollies et d'un jaune terreux ; la bouche est ouverte ; la membrane gingivale est d'un blanc grisâtre et presque décolorée ; les os maxillaires sont encore garnis de quelques dents. Le menton est d'un jaune terreux ; les joues sont jaunâtres dans leur moitié antérieure, et d'un rouge violacé en arrière et en haut. Les oreilles sont entières, en partie dépouillées d'épiderme, et de couleur jaune rougeâtre sale ; la gauche est sèche, la droite est humide et assez ramollie. Des cheveux sont accolés sur la peau du crâne, mais on les enlève facilement ; après avoir gratté dans cette région avec un scalpel et avoir détaché les cheveux et l'épiderme, on voit que la peau est lie de vin ; le tissu cellulaire est humide et légèrement infiltré par un liquide rougeâtre à la partie postérieure et inférieure ; du reste, on distingue très bien l'aponévrose crânienne.

Le *cerveau* ne remplit pas la cavité du crâne ; il est réduit à-peu-près aux sept huitièmes de son volume, et il existe entre lui et la dure-mère des gaz assez fétides. Il semble réduit en une bouillie d'un violet verdâtre à l'extérieur ; en l'incisant, on s'assure qu'il est en effet très ramolli, et qu'il coule comme une bouillie très épaisse, d'un gris violacé dans quelques parties, d'un gris de fer dans d'autres et d'une grande fétidité. On peut encore distinguer les deux substances grise et blanche, mais avec peine, et il serait impossible de reconnaître aucun des organes qui entrent dans la composition des ventricules, etc. Le cervelet est encore plus mou et plus putréfié que le cerveau. Les nerfs sont d'un gris rosé et très résistans. La dure-mère est entière, de couleur bleue tirant sur le vert à l'extérieur, et d'un violet verdâtre à sa face interne ; sa structure et sa consistance ne paraissent point changées.

Thorax. Il existe dans les cavités des plèvres une petite quantité d'un liquide sanguinolent ; ces membranes sont un peu ramollies et grisâtres. L'intérieur du larynx, de la trachée-artère et des bronches est de couleur olive clair, surtout à l'épiglotte et sur les cerceaux cartilagineux ; quand on lave la membrane muqueuse, la teinte verdâtre diminue d'intensité et semble prendre un reflet livide ; en enlevant cette membrane, on voit que la tunique musculaire est rougeâtre et ramollie ; les cartilages du larynx et de la trachée-artère se coupent et se cassent facilement. Les poumons sont mous, emphysémateux, crépitans, excepté dans quelques parties, de couleur et de volume ordinaires, et nageant sur l'eau ; leur partie postérieure est gorgée de sang, ce qui dépend en grande partie d'un engorgement qui avait eu lieu pendant la vie ; quelques portions de cette même région présentent les caractères de l'hépatisation rouge et grise ; du reste, dans toutes les autres parties, la structure de cet organe est parfaitement reconnaissable. Le péricarde renferme un peu de sérosité sanguinolente ; il est légèrement rougeâtre, par suite de l'imbibition du sang, et se déchire assez facilement. Le cœur, de volume et d'épaisseur ordinaires, est ramolli et contient du sang en partie fluide, en partie coagulé, la couleur de ses parois internes est un peu plus foncée qu'à l'état naturel ; la valvule tricuspide présente quelques taches noirâtres, qui sont aussi l'effet de l'imbibition, et qu'on pourrait, jusqu'à un certain point, confondre avec celles que déterminent certains poisons ; du reste, on reconnaît toutes les parties qui composent l'organe dont je parle. L'aorte, l'artère et les veines pulmonaires renferment du sang moitié liquide, moitié coagulé ; leurs parois internes sont à peine colorées en rougeâtre clair, et cette teinte peut s'enlever en grande partie par le lavage ; les tuniques sont ramollies et se séparent facilement les unes des autres. Les artères des membres contiennent aussi du sang noir épais ; leur membrane interne est beaucoup moins rouge que celle des veines correspondantes, et se détache avec la plus grande facilité. Les veines des membres renferment également un peu de sang noir épais ; leur tunique interne est d'un rouge assez foncé, même après avoir été lavée ; du reste, elle est lisse, et paraît dans l'état naturel. Le *diaphragme* est un peu ramolli et de couleur ordinaire.

Canal digestif. La membrane muqueuse de la bouche est d'un gris légerement verdâtre, surtout en arrière ; en avant, sa couleur est un peu plus claire ; du reste, elle est ramollie. La langue a perdu beaucoup de sa consistance ; elle est d'un vert pré plaqué de livide en haut dans sa moitié postérieure, tandis qu'elle est d'un gris rouge antérieurement ; sa face inférieure est pâle dans toute son étendue ; sa structure ne paraît avoir subi aucun changement. L'arrière-bouche offre aussi une teinte verdâtre. L'œsophage est d'un rouge cerise à l'extérieur ; intérieurement il est d'un vert pré sale, comme la langue dans son tiers supérieur ; la membrane muqueuse est au contraire d'un rouge pâle dans ses deux tiers inférieurs ; on voit çà et là, dans toute son étendue, des taches ou plutôt de petites élevures comme lenticulaires noirâtres, qui sont de véritables ecchymoses formées par du sang épanché et coagulé entre les membranes muqueuse et musculeuse ; cette dernière tunique est d'un rouge violacé, et peut être facilement séparée des autres, qui sont toutes sensiblement ramollies. Il est évident, d'après ce qui précède, que l'œsophage ne saurait être considéré comme étant le siége d'une inflammation.

L'*estomac* renferme à peine une cuillerée d'un liquide lie de vin ; il est rouge à l'extérieur, surtout en bas dans une assez grande étendue de la grande courbure ; cette surface externe est très lisse ; la membrane muqueuse, après avoir été lavée, est généralement grise, tirant un peu sur le rose ; dans les parties qui correspondent à la grande courbure, elle est d'un rouge assez foncé. Près du pylore, on remarque une injection vasculaire très fine d'un rouge cerise vif ; on y voit aussi de grosses veines remplies de sang noir ; cette arborisation est un effet évident d'une lésion de l'estomac ; du reste, la membrane muqueuse gastrique est encore assez adhérente et peu ramollie. On ne voit pas, dans la région pylorique, ces plaques vertes tirant sur l'ardoise, que j'ai constatées dans d'autres nécropsies (*V.* page 507). La membrane muqueuse est un peu ramollie et de couleur naturelle ; la tunique séreuse paraît à l'état normal. Les *épiploons* sont aussi un peu plus mous ; quelques-uns de leurs vaisseaux sont gorgés de sang noir. Le canal intestinal est très distendu par des gaz ; sa couleur extérieure est naturelle, excepté dans les portions qui correspondent au foie et à la rate, où elle se rapproche de celle de ces deux organes ; la membrane muqueuse est grisâtre ; dans certaines parties, cependant, elle est rosée et même violacée ; là où elle est couverte par des excrémens, elle offre une teinte jaunâtre ; mais quand on la lave, on détache un enduit de cette couleur, et on voit qu'elle est aussi grisâtre, mêlée de violet et de rose.

La *rate* est noire, extrêmement ramollie, au point qu'on la déchire en l'enlevant ; il n'est plus possible de reconnaître sa structure. Le *foie* ressemble tout-à-fait à celui des cadavres que l'on ouvre peu de temps après la mort, si ce n'est qu'il est un peu plus mou et d'une couleur plus brune. La vésicule du fiel est à l'état normal ; la bile qu'elle renferme est épaisse, jaunâtre, et communique cette teinte à la tunique interne.

Organes urinaires et génitaux. Les *reins* sont très ramollis ; on en sépare aisément la membrane externe ; ils sont d'une couleur foncée, mais on y distingue encore bien les trois substances. La vessie est ample et d'une couleur rosée à l'intérieur ; du reste, elle ne paraît pas avoir subi d'altération. La verge est entière, ramollie, en partie dépouillée d'épiderme ; son extrémité libre est violacée ; on distingue parfaitement la structure des corps caverneux, du canal de l'urètre, des testicules, etc., mais ces organes sont très ramollis ; la tunique albuginée est très légèrement violacée.

NÉCROPSIE 3e.

T*** âgé de soixante-huit ans, mort le 19 janvier 1830, d'une attaque d'apoplexie, fut inhumé tout nu le surlendemain au cimetière de Bicêtre, dans une fosse particulière, creusée à 1 mètre et demi environ : depuis longtemps cet individu était en proie aux symptômes d'une hypertrophie du cœur. L'exhumation eut lieu le 9 mars 1830 à dix heures du matin, c'est-à-dire quarante-sept jours après celui de l'inhumation. La température moyenne de l'atmosphère avait été, du 24 au 31 janvier, de 1,6 — 0° ; pendant le mois de février, de 1°,2 — 0° (1), et pendant les neuf premiers jours de mars, de 10,2 + 0° au *maximum*. *Examen du corps.* Le cadavre est entier, ni affaissé ni tuméfié, un peu humide et couvert de terre qui est comme massée à sa surface. On enlève cette terre avec précaution à l'aide d'un scalpel, et quelque soin que l'on prenne, on détache presque partout en même temps des lambeaux d'épiderme. Lorsque le corps est ainsi débarrassé de la terre qui le recouvrait, on voit que la face est assez peu altérée pour qu'on puisse constater l'identité, que la couleur générale du cadavre est d'un blanc pâle antérieurement, si l'on en excepte la partie latérale du thorax et de l'abdomen, qui est d'un rose légèrement violacé ; cette couleur est d'autant plus foncée que l'on s'approche davantage du dos : on remarque aussi aux parties internes des cuisses, des jambes, des bras et des avant-bras, des plaques d'un rouge violet. En somme, au premier abord, l'aspect de ce cadavre diffère à peine de celui d'un sujet mort depuis peu de jours, et qui n'a pas encore commencé à se putréfier. La partie postérieure du tronc est couverte, comme la partie antérieure, de terre massée, mais plus humide ; la peau de cette région est d'un blanc rosé tacheté de violet à sa partie supérieure ; partout ailleurs elle est violette.

L'épiderme tient à peine au derme et a été enlevé presque partout avec la terre qui couvrait le cadavre. En examinant les portions de terre massée, qui font pour ainsi dire corps avec les lambeaux de l'épiderme, on voit que celui-ci ne saurait être séparé de la terre, et que sa surface libre, celle qui correspondait à la peau, est grise, sillonnée et légèrement humide ; il

---

(1) Sur ces quarante jours, le thermomètre centigrade marqua, pendant vingt-deux jours, depuis 1 jusqu'à 16° au-dessous de zéro.

semblerait que dans toutes ces parties l'épiderme a déjà éprouvé une altération qui l'a rendu légèrement graisseux, et qui aurait probablement fini par former cet enduit que l'on aperçoit plus tard à la surface de la peau, et dont je ferai mention en temps opportun. Les parties où l'on trouve encore l'épiderme sont les paumes des mains, les plantes des pieds, entre les doigts et les orteils; tandis que la face dorsale des mains, des doigts, des pieds et des orteils, en est complétement dépouillée, excepté toutefois vers les dernières phalanges des doigts et des orteils, où l'on en trouve encore quelques lambeaux. Cet épiderme est soulevé à la paume des mains; il est rugueux, plissé et semblable à celui de la même partie sur lequel on aurait appliqué pendant long-temps un cataplasme émollient : du reste, il est blanc, sillonné, épais, légèrement translucide, et se déchire à la plus légère traction. À la plante des pieds, il est beaucoup plus soulevé qu'aux mains, et prêt à tomber : son aspect est le même. Les *ongles* existent partout et se détachent avec la plus grande facilité; ils sont légèrement ramollis; le derme qu'ils couvrent est d'une couleur rouge semblable à celle de la gelée de groseille.

La *peau* de couleur naturelle, si ce n'est aux parties déjà mentionnées en parlant de la coloration extérieure du corps, offre la même consistance et le même aspect qu'à l'état normal. Le tissu *cellulaire* et les *muscles* sont dans l'état naturel, si ce n'est que le tissu cellulaire de la partie postérieure du crâne est infiltré d'une assez grande quantité de sérosité sanguinolente; que celui de la région lombaire est encore plus infiltré, et offre un aspect comme gélatineux; que les muscles fessiers et les portions de ceux qui sont à la partie inférieure du dos, sont livides; et qu'il en est de même de ceux de la partie postérieure des cuisses qui sont d'une couleur beaucoup plus foncée que ceux de la partie antérieure. Les *tendons*, les *aponévroses*, les *ligamens* et les *os* sont à l'état normal. Les *nerfs* présentent une teinte rosée; du reste, ils ressemblent parfaitement à ceux des cadavres récens.

La tête est garnie de cheveux que l'on peut enlever facilement. Les orbites sont fermés par les paupières qui sont rapprochées et enfoncées, en sorte qu'au premier abord les cavités orbitaires ne paraissent qu'à moitié pleines. En écartant les paupières qui sont amincies, et auxquelles sont encore attachés quelques cils, on aperçoit le globe de l'œil très affaissé, et dont la cornée transparente est singulièrement obscurcie; du reste, on reconnaît toutes les parties qui le composent, ainsi que les muscles et le paquet graisseux qui sont logés dans les orbites. Le *nez* n'est que très légèrement affaissé. Les lèvres, les joues, le menton sont dans l'état naturel, si ce n'est qu'ils sont légèrement ramollis, et que leur couleur, lorsqu'on en a bien enlevé la terre qui les recouvre, est d'un gris jaunâtre. La *bouche* est béante, et renferme de la terre très humide. Les oreilles sont entières, ramollies et à peine déformées. Le *cerveau* est mou, surtout du côté gauche, où le ramollissement semble dépendre d'une lésion pathologique; en effet, en levant l'hémisphère de ce côté par tranches, on voit, après avoir séparé les parties les plus extérieures qui sont saines, que près du ventricule latéral correspondant, il existe une certaine quantité de sérosité sanguinolente, et que la masse encéphalique est jaunâtre et comme pultacée : on trouve aussi une grande quantité de sérosité sanguinolente à la base du crâne ; les vaisseaux cérébraux sont en grande partie gorgés de sang noir. La dure-mère est dans l'état naturel ; il en est de même du cervelet, qui paraît seulement un peu ramolli par suite de la décomposition putride.

Thorax. Il n'y a point de sérosité épanchée dans les cavités des plèvres ; on ne voit non plus aucune trace d'adhérences : au premier abord, les organes renfermés dans ces cavités paraissent à l'état normal. Les *poumons* sont gris, marbrés de rose et de noir en avant ; ils sont légèrement emphysémateux, crépitans, et leur structure n'offre rien d'extraordinaire. Postérieurement ils sont d'un violet foncé, ce qui semble tenir autant à ce que le cadavre s'est refroidi étant couché sur le dos, qu'à la difficulté avec laquelle la circulation pulmonaire s'était exercée pendant les derniers temps de la vie ; du reste, la structure de cette partie postérieure des poumons diffère un peu de celle des autres parties : en effet, ils sont plus denses, d'un rouge homogène, un peu gorgés de sang, tandis qu'il y en avait à peine en avant : on dirait que postérieurement les poumons avaient subi un commencement d'hépatisation avant la mort. Quoi qu'il en soit, ces organes sont dans un état de conservation tel, qu'on reconnaîtrait parfaitement toutes les altérations pathologiques dont ils pourraient être le siège.

Le *larynx* et la *trachée-artère* sont entiers et à l'état normal, si ce n'est que la membrane muqueuse qui les tapisse intérieurement a une couleur rouge foncé, surtout entre les cerceaux cartilagineux. On trouve à l'intérieur de ces organes et jusqu'aux divisions bronchiques une quantité *notable de terre imbibée de liquide* et en bouillie, qui a pénétré par la bouche. Le péricarde ne renferme pas de liquide. Le cœur, très volumineux, est légèrement ramolli, et contient dans ses ventricules comme dans ses oreillettes du sang noir en partie coagulé ; les parois du ventricule gauche offrent à-peu-près 20 millim. d'épaisseur, et sont évidemment *hypertrophiées* ; la couleur intérieure de ce ventricule est naturelle, tandis que celle du ventricule droit est d'un violet foncé ; cette teinte semble même pénétrer toute l'épaisseur de ses parois. On ne remarque aucune granulation à la surface de cet organe, dans lequel, du reste, on reconnaît à merveille toutes les parties. La crosse de l'*aorte* contient du sang en partie coagulé ; sa membrane interne est d'un rouge clair, effet de l'imbibition qui ne s'étend cependant pas au-delà de cette membrane. Les artères des membres renferment du sang coagulé ; leur membrane interne est légèrement rosée. La veine cave contient du sang noir à moitié coagulé ; elle est rougeâtre à l'intérieur, ce qui tient encore à une imbibition cadavérique. Le diaphragme est dans l'état naturel.

Organes de la digestion. La langue est entière, ramollie, dépourvue d'épiderme ; on y remarque encore les papilles lenticulaires qui se trouvent à la partie postérieure de sa face supérieure , et qui forment le V, dont la pointe est tournée en arrière. Entre la base de la langue et l'épiglotte , on voit une certaine quantité de terre imbibée de liquide et en bouillie, qui pénètre dans le larynx, comme je l'ai déjà dit. L'*œsophage* renferme dans sa moitié supérieure de la terre molle et en bouillie ; sa membrane muqueuse est d'un gris rougeâtre , plaquée et piquetée de violet ; la moitié inférieure de ce conduit musculo-membraneux ne contient point de terre , et la tunique muqueuse qui entre dans sa composition est un peu plus rouge qu'à la partie supérieure ; du reste, elle est lisse partout : les diverses teintes dont je parle s'étendent aux autres membranes. L'*estomac* renferme environ deux cuillerées d'un liquide brun rougeâtre ; sa membrane muqueuse , généralement d'une couleur aurore tirant un peu sur celle de l'ocre , est grisâtre dans certains points et de couleur vert-bouteille tirant sur le bleu près du pylore , où l'on voit une plaque longue de 80 millim., offrant cette dernière couleur ; cette tunique interne est ramollie et se détache très facilement : ainsi enlevée, elle présente les diverses teintes dont je viens de parler. Rien dans cette coloration n'annonce une inflammation, tandis qu'à l'extérieur ce viscère est généralement rouge, surtout dans les parties correspondantes aux portions intérieures de couleur aurore : cette rougeur pourrait simuler jusqu'à un certain point une inflammation. L'intérieur du *duodénum* est d'un rouge brun jaunâtre , tandis que le jéjunum est grisâtre , excepté dans quelques points où il est jaune ; ces portions jaunes sont emphysémateuses et soulevées par des gaz épanchés dans le tissu cellulaire sous-muqueux , de manière à simuler au premier aspect de petits paquets graisseux. La membrane muqueuse des autres intestins est d'un gris légèrement jaunâtre. A l'extérieur, tout le paquet intestinal offre une teinte grise légèrement rosée, teinte qui s'est surtout manifestée depuis que l'air atmosphérique a agi sur les viscères de l'abdomen. Les gros intestins contiennent des matières fécales.

Le *foie* , la vésicule biliaire, les épiploons sont dans l'état naturel. La *rate* est un peu ramollie , le pancréas un peu plus gris qu'à l'état normal.

Organes urinaires et génitaux. Les reins et la vessie qui est vide , sont dans l'état naturel. La peau du pubis est couverte de poils qui s'enlèvent avec beaucoup de facilité. La verge est ramollie, flasque, mais entière ; on y reconnaît toutes les parties qui la composent. Les testicules, leurs enveloppes , les cordons testiculaires et les vésicules séminales sont dans l'état naturel , si ce n'est qu'ils sont légèrement ramollis.

Remarques. Cette observation me paraît devoir fixer mon attention sous plusieurs rapports. 1° Le cadavre, quoique enterré nu dans un terrain qui hâte beaucoup la décomposition des corps, s'est parfaitement conservé, ce qui dépend en grande partie de l'abaissement notable de la température pendant une grande partie du temps qu'a duré l'inhumation ; 2° l'introduction d'une certaine quantité de terre jusqu'aux divisions des bronches et jusqu'à la moitié de l'œsophage ; 3° la possibilité de constater encore les diverses altérations pathologiques du cerveau, du cœur, des poumons, etc. ; 4° la rougeur de la membrane interne du larynx, de l'œsophage et de l'extérieur de l'estomac, et l'engorgement des poumons ; celui-ci paraît reconnaître pour cause à-la-fois le genre de mort auquel le sujet avait succombé, et l'inhumation prolongée.

NÉCROPSIE 4e.

N..., âgé de soixante-dix ans, mort à la suite d'une péricardite chronique, le 20 janvier 1830, inhumé le lendemain au cimetière de Bicêtre, après avoir été simplement enveloppé d'une serpillière, fut exhumé le 16 mars suivant, cinquante-quatre jours après l'inhumation. La température moyenne de l'atmosphère pendant ce temps a été marquée à la page 513.

Le cadavre est entier et couvert de terre humide et comme massée. Lorsqu'on enlève la majeure partie de cette terre, on voit que la serpillière est détruite sur les parties latérales des bras, des jambes, à l'abdomen et à la partie postérieure du tronc ; les portions de toile qui restent et qui sont appliquées sur le corps, ne peuvent être détachées sans enlever en même temps l'épiderme sous-jacent. Le cadavre, débarrassé de toute la terre et des débris de la serpillière, est maigre ; l'abdomen est notablement enfoncé, au point que les fosses iliaques sont parfaitement dessinées ; la face, quoique déformée, est encore assez reconnaissable pour qu'on puisse constater l'identité. On ne découvre ni vers ni mouches ; l'odeur n'est pas très fétide. La coloration générale de la partie antérieure est rosée ; cependant l'abdomen et la partie interne de la jambe gauche sont d'un bleu verdâtre, et l'on remarque des plaques assez larges, d'un rouge vif, vers les malléoles internes, à la partie interne des genoux et des cuisses, vers le haut de la poitrine, sur les deux côtés du col et vers la région zygomato-maxillaire droite. La partie postérieure du tronc offre également une couleur gris rosé, excepté à la région lombaire du côté gauche, où il existe une plaque verdâtre, ayant à-peu-près 10 centim. carrés.

Épiderme. La majeure partie de l'épiderme, ainsi que je l'ai déjà dit, a été enlevée avec la serpillière, partout où celle-ci existait. Cet épiderme peut encore être détaché de la serpillière à l'aide du scalpel, et alors on voit qu'il présente différentes nuances qui peuvent être réduites aux couleurs grise, rosée et pelure d'oignon rouge : il est translucide, ramolli et très facile à déchirer. Dans les parties que la serpillière ne recouvre plus, et dans celles qu'elle recouvre sans adhérer à la surface du corps, l'épiderme existe encore : ainsi, on le trouve à l'abdomen, à la partie interne des cuisses, sur les parties latérales du thorax et internes des bras et avant-bras : il est à noter que les membres thoraciques étaient immédiatement appliqués contre le thorax, et le touchaient par conséquent. On trouve encore l'épiderme à la plante des pieds et entre les orteils, où il est soulevé en grande partie et prêt à se détacher ; sa couleur est blanche, tirant légèrement sur le verdâtre ; sa consistance moindre que dans l'état naturel ; les portions qui ne sont pas encore enlevées sont ridées et plissées. Les paumes des mains et les doigts aussi sont entièrement couverts par cette cuticule, qui est d'un blanc mat, ridée, fortement plissée, et semblable à celle qui aurait été pendant long-temps en contact avec des cataplasmes émolliens. Lorsqu'on cherche à séparer l'épiderme de la face, on n'en obtient que de très petits lambeaux, et on le détache sous forme d'un enduit gris rosé, comme onguentacé.

Les *ongles* existent, mais ils adhèrent assez faiblement aux doigts et aux orteils pour pouvoir être séparés par la plus légère traction ; ils sont ramollis et la peau qu'ils recouvrent est rouge comme de la gelée de groseille.

La *peau* diversement colorée, comme je l'ai déjà dit, laisse apercevoir les empreintes de la serpillière partout où celle-ci adhérait et pressait : aussi remarque-t-on, par exemple, à la partie antérieure des cuisses, sur la poitrine, etc., des lignes transversales et parallèles aussi rapprochées l'une de l'autre que le sont les fils de la serpillière. Dans plusieurs parties privées d'épiderme, et notamment à la partie antérieure des cuisses, la peau offre un luisant remarquable, qui, au premier abord, paraît dépendre exclusivement d'un enduit graisseux qui la recouvre, mais qui tient réellement à la peau elle-même, puisqu'il persiste après avoir enlevé cet enduit. Du reste, la peau ne diffère pas, par ses autres propriétés, de ce qu'elle est à l'état normal chez des individus maigres.

Le *tissu cellulaire* sous-cutané est dans l'état naturel, excepté à la partie inférieure du dos, à la région massetérienne, temporale et cervicale droite, et à la partie postérieure et latérale de la tête, où il est rougeâtre et même livide et infiltré de sérosité sanguinolente.

Les *muscles* des cuisses, et surtout ceux des *jambes*, sont un peu ramollis et offrent une teinte livide tirant légèrement sur le vert ; ceux de l'abdomen sont encore plus ramollis et d'une couleur semblable à ceux de la jambe ; ceux du thorax et des membres thoraciques sont moins altérés, et paraissent même dans l'état naturel ; leur couleur est d'un rouge vif, et leur ramollissement à peine marqué : il en est de même de ceux du col, excepté toutefois à la partie latérale droite, où ils sont très ramollis et livides, parce que la tête a été penchée de ce côté pendant tout le temps de l'inhumation ; ceux de la partie supérieure du dos sont à l'état normal, tandis qu'inférieurement et dans les régions fessières ils sont infiltrés, livides et très ramollis.

Les *tendons* et les *aponévroses* sont à l'état naturel : il en est de même des *nerfs*, des *ligamens* et des *cartilages*, si ce n'est qu'ils offrent un légère teinte rosée.

Tête. Elle est couverte de cheveux gris, assez peu adhérens pour qu'on les enlève facilement avec le scalpel, longs d'environ 3 centim., entremêlés de moisissure blanche, fine, qui est aussi en partie appliquée sur eux. La peau du crâne, dépouillée de cheveux, est d'un jaune rosé au front, d'un rouge vif au sommet de la tête et à la région occipitale, où la couleur est même plus foncée : du reste, elle n'offre rien de remarquable. Ainsi que je l'ai déjà dit, le tissu cellulaire sous-jacent est infiltré d'une sérosité sanguinolente, notamment à la partie latérale droite. Les *sourcils* sont entiers, noirs. Les *paupières* ne sont que légèrement déprimées et enfoncées ; en sorte que les orbites paraissent presque pleins : elles sont amincies et de couleur rose pâle, excepté au grand angle de l'œil, où elles sont d'un rouge livide : la droite est dépourvue de cils, tandis qu'on en observe encore quelques-uns à la gauche. Les *globes oculaires* sont affaissés, ternes, mais entiers ; on y reconnaît toutes les parties qui les composent : la cornée transparente, qui est particulièrement obscurcie, offre de légères granulations ; le paquet graisseux qui se trouve à la partie postérieure de la cavité orbitaire est dans l'état naturel ; les muscles de l'œil sont ramollis et pâles. Le *nez* est entier et de couleur grisâtre ; ses parties latérales sont un peu déprimées. Les *lèvres* sont également entières, jaunâtres, rapprochées l'une de l'autre et ramollies. La bouche est fermée ; les os maxillaires sont garnis de dents ; le menton, qui est d'un jaune légèrement rosé, est couvert de barbe, ainsi que la lèvre supérieure. Les oreilles sont entières aussi : la droite, dépouillée d'épiderme, est d'un rouge livide, humide et comme infiltrée ; la gauche est affaissée, comme desséchée, jaunâtre, et enduite d'une espèce de pommade : cette différence tient, comme je l'ai déjà dit, à ce que la tête était penchée du côté droit. La joue droite est jaunâtre en haut, d'un blanc grisâtre en bas, et rosée vers le milieu ; elle est humide et luisante ; les régions parotidienne, temporale et auriculaire du même côté sont tuméfiées, d'un rouge cerise, humides et infiltrées d'une grande quantité de sérosité sanguinolente, tandis qu'à gauche toutes ces parties, en y comprenant la joue, sont d'un blanc jaunâtre, comme desséchées et ternes, excepté vers la commissure, où l'on remarque une petite partie humide et un peu luisante.

Le cerveau remplit la cavité du crâne ; le sinus longitudinal supérieur paraît fortement injecté. Après avoir incisé la dure-mère, on aperçoit les vaisseaux qui rampent à la surface du cerveau, et qui sont fort injectés ; coupé par tranches, cet organe paraît ramolli, surtout à la partie antérieure des hémisphères, où la substance grise offre déjà une teinte verdâtre ; toutefois, ce ramollissement est encore loin d'être porté au point de rendre la masse cérébrale diffluente : partout ailleurs les deux substances, parfaitement distinctes, sont de couleur naturelle. Les deux ventricules latéraux ne renferment aucun corps étranger, et l'on y distingue tellement bien les parties qui les composent, que l'on pourrait faire servir cet organe à l'étude de l'anatomie. Le *cervelet* est entier, mais beaucoup plus ramolli, surtout inférieurement et postérieurement où il est livide ; toutefois, il n'est pas diffluent, et on peut encore y reconnaître les deux substances. La dure-mère et les deux autres membranes de l'encéphale semblent dans l'état naturel.

Thorax. Sa conformation est ordinaire ; lorsqu'on l'ouvre, on voit qu'il est presque entièrement rempli par les viscères, qui, au premier abord, paraissent dans l'état naturel. Les poumons, de volume ordinaire, d'un gris ardoisé à leur partie antérieure, sont d'un vert-bouteille en arrière ; ils sont crépitans, légèrement emphysémateux et gorgés de sang ; dans quelques-unes de leurs parties, surtout à la base, ils offrent la densité et l'aspect d'un poumon au premier degré d'hépatisation : du reste, et partout ailleurs, leur structure est parfaitement reconnaissable. Les plèvres sont dans l'état naturel ; il n'y a aucun liquide épanché dans leurs cavités ; on observe seulement quelques légères adhérences. Le larynx et la trachée-artère sont entiers, et ne contiennent point de terre comme chez le sujet de la nécropsie 3ᵉ (*voy.* page 515) ; mais il faut noter que chez celui-ci la tête était encore entière, enfermée dans la serpillière au moment de l'exhumation, tandis que l'autre cadavre avait été inhumé tout nu. La membrane muqueuse qui tapisse ces organes est rougeâtre, surtout dans les parties qui correspondent aux cerceaux cartilagineux : cette rougeur est un effet évident de la putréfaction.

Le péricarde est entier et distendu par 380 gr. environ d'un liquide séro-sanguinolent ; sa surface externe n'offre rien de remarquable ; mais à l'intérieur il est le siège d'une multitude de fausses membranes ayant beaucoup d'analogie avec celles que je vais décrire en parlant du cœur. Cet organe, d'un volume considérable, est d'un rose pâle ; les parois du ventricule gauche sont à peine épaissies ; le ventricule droit est aminci et très dilaté ; l'un et l'autre renferment un peu de sang en partie coagulé ; intérieurement, surtout à droite, les cavités du cœur offrent une couleur rouge assez foncée, ce qui est le résultat d'une imbibition cadavérique : du reste, on ne remarque aucune granulation sur cet organe. Sa surface externe est recouverte, dans toute son étendue, d'une couche épaisse de 2 à 4 millim., d'apparence et de nature plastique, d'une couleur blanche jaunâtre, analogue, pour la coloration, à la couenne qui se forme souvent à la surface du sang tiré de la veine d'un individu affecté de certaines phlegmasies aiguës ; seulement sa consistance paraît plus grande ; elle adhère partout au cœur. A la surface qui correspond à la cavité du péricarde, elle est villeuse et surmontée d'une grande quantité de petites éminences coniques, semblables aux papilles de la langue

des chats. Cette couche pseudo-membraneuse s'étend également a la surface des gros vaisseaux revêtus par le feuillet séreux du péricarde. Sur
le feuillet pariétal de cette enveloppe, on remarque également cette même
fausse membrane ; seulement elle offre dans cette partie de son trajet
moins de résistance, parce que son épaisseur est d'environ moitié moindre. Sa surface est aussi chagrinée d'une autre manière ; au lieu d'éminences coniques, ce sont des saillies qui forment des cloisons laissant
entre elles des enfoncemens réguliers et à-peu-près égaux, qui donnent à
cette fausse membrane l'aspect ridé de la membrane muqueuse de la vésicule biliaire, ou mieux, ce qui lui donne en petit l'aspect de la face interne de la panse du bœuf.

Cette production pseudo-membraneuse est évidemment le résultat
d'une péricardite bien développée. Le laps de temps écoulé depuis la mort
de l'individu jusqu'à l'ouverture du corps, ne semble avoir altéré en rien
les caractères anatomiques de cette inflammation.

Au quatrième jour de l'exposition de la pièce au contact de l'air, la
fausse membrane a perdu sa couleur, ses formes, s'est détachée d'elle-
même des surfaces auxquelles elle adhérait, et est tombée en déliquium
putride. A cette époque, le péricarde a paru lisse et résistant encore à la
putréfaction. Sa couleur, ainsi que celle de la surface interne du cœur,
était d'un violet livide.

L'*aorte*, à son origine, ne diffère de son état naturel que par une couleur
rosée de sa membrane interne ; les artères des membres, qui renferment
une certaine quantité de sang noir fluide, sont également colorées à leur
intérieur. La *veine cave* inférieure contient aussi du sang noir, en partie fluide et en partie coagulé, et offre la coloration rougeâtre dont j'ai
parlé, surtout dans leur membrane interne. Le diaphragme est dans l'état
naturel.

Abdomen et canal digestif. Ainsi que je l'ai déjà dit, les parois abdominales sont verdâtres ; après les avoir incisées, on s'assure que les
viscères remplissent toute la cavité abdominale, qu'ils présentent une
teinte générale d'un gris rougeâtre, et qu'il n'y a aucun liquide épanché,
ni aucune trace d'adhérence. La bouche, la langue, le voile du palais, le
pharynx, sont verdâtres, parsemés de plaques livides ; tous ces tissus
sont sensiblement ramollis. L'*œsophage* est d'un gris verdâtre supérieurement ; à sa partie moyenne, et inférieurement, cette teinte est piquetée de
rouge et de violet. L'*estomac* est rougeâtre à l'extérieur ; il est d'un vert
foncé sale à l'intérieur ; cette teinte n'intéresse que la membrane muqueuse qui est ramollie, surtout vers le grand cul-de-sac et à la grande
courbure : toutefois la couleur verte dont je parle est marbrée, surtout à l'extrémité splénique, de taches d'un rouge brun, qui, au premier
abord, pourraient faire croire à une inflammation, et qui sont évidemment un effet cadavérique. Les tuniques musculeuse et séreuse sont d'un
gris rosé. Les *épiploons* sont également rosés et dans l'état naturel. Les

intestins offrent cette même couleur à l'extérieur ; leur surface interne, au contraire, est diversement colorée : dans les premiers intestins grêles elle est grisâtre, parsemée de points rouges ; dans ceux de ces intestins qui répondent à la partie droite du cadavre, elle est d'un rouge livide, uniforme, qui simule au premier aspect une inflammation intense ; mais on n'y voit aucune arborisation, aucune trace de vaisseaux injectés : on trouve aussi des portions des gros intestins dont la membrane interne est colorée en violet ; toutes les parties ainsi colorées sont enduites d'une petite quantité d'un liquide épais couleur lie de vin, que l'on peut enlever sans que la membrane muqueuse perde sa couleur.

Le *foie*, à peine ramolli, est dans l'état naturel, si ce n'est que la membrane péritonéale se détache facilement. La vésicule biliaire est à l'état normal.

La *rate* est entière, ramollie, d'un gris ardoise à l'extérieur, et d'un rouge brun à l'intérieur. Le pancréas est grisâtre.

Organes urinaires et génitaux. Les reins, un peu ramollis, sont dans l'état naturel, si ce n'est que les bassinets paraissent un peu plus dilatés. La *vessie* est distendue et contient une assez grande quantité d'urine sanguinolente ; elle est de couleur rosée à l'extérieur et à l'intérieur ; les fibres de la membrane musculeuse sont réunies en colonnes cylindriques entrecroisées, d'un jaune rosé, semblables jusqu'à un certain point aux colonnes charnues du cœur ; en un mot, c'est ce qu'on appelle vulgairement *une vessie à colonnes*. La verge, quoique ramollie, présente toutes les parties qui la composent, et dans leur rapport naturel ; les testicules sont entiers, notablement ramollis aussi, et de couleur livide ; on peut également reconnaître les vésicules spermatiques et les cordons testiculaires.

Remarque. Cette observation est remarquable par la conservation du péricarde et du cœur, des poumons et de la vessie, dont les lésions ont pu être appréciées et décrites, aussi bien qu'elles l'eussent été deux ou trois jours après la mort : ce fait répond suffisamment à ceux des auteurs qui ont prétendu que les exhumations juridiques tentées long-temps après la mort ne pouvaient être d'aucune utilité.

NÉCROPSIE 5e.

A***, âgé de soixante-dix-huit ans, mort le 28 novembre 1828, fut enterré sans bière, et enveloppé seulement d'une serpillière, le 29, vingt-quatre heures après la mort ; il avait succombé à une pneumonie qui avait duré un mois. L'exhumation eut lieu le 3 avril 1829, quatre mois quatre jours après l'inhumation. La température moyenne de l'atmosphère avait été en décembre de 4,5+0° ; en janvier, de 2+0° ; en février, de 2,7+0° ; en mars, de 5,7 +- 0° therm. cent.

Le cadavre est entier ; la tête, renversée en arrière, est penchée sur le côté droit ; la face est couverte de terre à un point tel qu'on ne peut distinguer ni ses cavités ni ses saillies, excepté celle qui est formée antérieurement par une partie du bord alvéolaire supérieur ; l'os maxillaire inférieur, séparé de la tête, est resté dans la fosse. La cavité buccale est remplie de terre molle, humide. Des cheveux assez nombreux sont accolés aux os du crâne, sur lesquels il y a à peine des traces de parties molles.

Il existe encore au cou une certaine épaisseur de parties molles, d'une couleur gris fauve sur les parties antérieure et moyenne, et livide verdâtre sur les parties latérales ; la coloration gris fauve représente un triangle dont la base, de 8 ou 10 centim. de large, est en haut, et correspond à 6 ou 8 millim. au-dessus de l'os hyoïde, et le sommet à la jonction des muscles sterno-cléido-mastoïdiens, près de la fourchette du sternum. La coloration livide verdâtre des parties latérales offre aussi une forme triangulaire dont la base occupe les deux tiers internes de la clavicule, et dont le sommet s'élève jusqu'à la hauteur de la partie supérieure du larynx, à 55 millim. à-peu-près en dehors de cet organe.

Le larynx et la trachée-artère sont presque entièrement dénudés au cou ; les clavicules sont à nu, excepté à la partie interne du côté droit, où l'on voit une couche extrêmement mince d'une matière ramollie, comme graisseuse, dans laquelle on ne trouve plus de traces ni de fibres ni de peau.

Le thorax est entier, affaissé ; la partie supérieure du sternum, et l'extrémité interne de la première et de la seconde côtes, sont entièrement dénudées. Les autres côtes sternales sont couvertes par une membrane très mince, un peu humide, qui est évidemment le reste des parties molles qui les couvraient dans l'état ordinaire ; on n'y découvre plus de fibres musculaires. Les parties latérales, qui correspondent aux deux tiers externes des muscles pectoraux, présentent une coloration livide tirant sur le vert-bouteille ; il existe aussi sur d'autres parties du thorax, et surtout latéralement, un enduit d'un jaune fauve visqueux, semblable à de la pommade.

Les parois abdominales sont déprimées, appliquées sur la colonne vertébrale, et entières, excepté à la partie droite, où elles présentent, au niveau des deux dernières fausses côtes, une ouverture irrégulière qui a 3 centimètres de diamètre environ ; dans presque toute leur étendue, elles ont une couleur verdâtre, à-peu-près analogue à celle que j'ai déjà signalée pour la région thoracique externe et supérieure ; cette couleur est remplacée, vers l'ombilic, dans une étendue ovalaire, de 12 à 15 centimètres dans son diamètre vertical, et de 6 à 8 centimètres dans le transversal, par une teinte d'un gris jaunâtre. L'épiderme n'existe plus sur ces parties.

Les pubis sont dépourvus de poils ; on en voit quelques-uns d'une couleur blanche, accolés aux parties latérales du scrotum. Il est facile de distinguer le sexe auquel appartient le cadavre. On ne remarque sur la partie antérieure des crêtes iliaques qu'une membrane mince semblable à du périoste épaissi.

Aspect extérieur des membres. Les cuisses sont entièrement recouvertes de parties molles, très affaissées, nullement infiltrées, plissées longitudinalement, et d'une couleur verte livide. Les rotules sont à nu vers leur partie moyenne et antérieure. Les tibias sont entièrement dénudés à leur partie antérieure et latérale interne ; il existe encore des parties molles en dehors et en arrière ; mais elles sont en partie détruites dans les espaces interosseux, surtout en avant ; il n'y a plus de traces de peau. Les jambes et les pieds sont couverts, dans quelques parties, de terre et de quelques *brins* de serpillière pourrie. Les pieds sont entiers, si ce n'est que les dernières phalanges des orteils, du côté gauche, sont tombées, et que le gros orteil du côté droit, est le seul qui soit conservé : il existe encore sur ces parties des membres inférieurs, des restes de la peau très visibles vers la plante, où l'on trouve de larges portions épidermiques séparées du derme par une substance molle, demi-fluide, roussâtre. Les bras sont accolés aux parties latérales du thorax ; les avant-bras en demi-flexion s'avancent sur l'abdomen, de manière que les mains sont appuyées sur les pubis ; les uns et les autres sont recouverts de parties molles, la grosse tubérosité de l'humérus gauche est la seule partie de cet os qui soit dénudée. Les mains sont entières, dénudées aussi à leur face postérieure ; on y trouve cependant encore les tendons durcis et desséchés. La face palmaire est pourvue de peau sans épiderme.

Les différentes articulations des membres supérieurs et inférieurs ont parfaitement conservé leurs rapports ; elles tiennent encore assez fortement entre elles.

Le corps, en général, surtout là où il existait encore de la peau, avait un aspect luisant et humide.

Tête. Les os du crâne sont presque entièrement dénudés ; toutefois, à la partie antérieure ou coronale, on aperçoit une membrane mince qui est évidemment formée par les restes de la peau et du muscle *occipito-frontal*, et sur laquelle il y a quelques cheveux blancs accolés.

Les fosses temporales sont vides ; les os y sont à nu et couverts de quelques cheveux ; il n'y a plus de traces de peau ni de muscles. Le bord supérieur des apophyses zygomatiques est tout-à-fait à découvert.

Après avoir enlevé la terre qui couvrait la face, on trouve des sourcils gris, qui tiennent à peine à une membrane mince qui recouvre la fosse orbitaire ; les yeux n'existent plus, et on n'aperçoit dans la fosse orbitaire, qui est en partie vide, qu'une masse ayant la forme d'un cône creux, dont la base est en avant, réduite en gras de cadavre, et au milieu de laquelle on voit quelques fibres d'un rouge pâle, indice des parties musculeuses qui entourent ordinairement l'œil.

Sur la région molaire et canine de l'os maxillaire supérieur, on trouve une membrane demi-dénudée, reste des parties molles, que l'on détache avec facilité, et dans laquelle on ne peut reconnaître d'organisation; le bord alvéolaire et les apophyses montantes sont à nu; il n'existe plus de dents; les alvéoles sont oblitérées.

Le nez est réduit à ses os propres, qui sont en partie recouverts par une membrane mince, reste de la peau, et que la plus légère traction fait tomber. Les fosses nasales sont remplies de terre; il n'y a plus de cavité buccale, l'os maxillaire inférieur étant tombé. On ne voit aucun reste de la langue : cette disposition permet d'apercevoir la face antérieure des corps des vertèbres supérieures.

Cou. Une membrane peu épaisse, molle, humide, débris des parties molles qui unissaient l'os hyoïde et le maxillaire inférieur, se trouve comme plissée au-dessus du premier de ces os; il est impossible d'y distinguer des traces de muscles, mais la peau y est bien manifeste. On y voit aussi quelques fibres d'un blanc grisâtre, assez résistantes, semblables à des restes de portions celluleuses épaissies; cette membrane est d'une couleur brunâtre en dedans; vers la portion qui correspond à la partie inférieure du pharynx, on y remarque aussi quelques vers blancs.

L'os hyoïde existe encore en entier, et tient au larynx par une membrane celluleuse, blanchâtre, au-devant de laquelle on ne trouve pas de fibres musculaires.

Sur la partie latérale droite du cou, on découvre les restes du tendon du digastrique, dont les fibres musculaires ne sont plus visibles.

Le larynx est entier, en partie recouvert par une membrane mince, nullement musculaire, assez molle, humide, reste évident des parties qui couvraient cet organe. Le cartilage thyroïde, qui est entièrement ossifié, est comme vermoulu au centre de ses faces latérales. Le cartilage cricoïde est également ossifié, et se brise avec la plus grande facilité; il est uni à la trachée-artère et au cartilage thyroïde par une membrane sèche qui ne ressemble plus à celle qui unit le cartilage thyroïde à l'os hyoïde. Celle-ci était molle, humide, d'un blanc grisâtre, semblable en quelque sorte par la couleur à la face interne d'un morceau de peau qui a macéré pendant longtemps; l'autre était sèche et d'une couleur jaunâtre assez foncée.

La *trachée-artère* est entièrement à nu à sa partie antérieure; on distingue parfaitement les anneaux qui la composent; quelques-uns ne tiennent plus entre eux; et dans les endroits où la membrane inter-annulaire existe, elle est considérablement amincie. En séparant la partie latérale gauche de la trachée-artère des parties molles qui y sont accolées, on distingue très bien l'œsophage, qui est aminci, mais intact. Les parties latérales du cou sont recouvertes par la peau qui a une couleur verdâtre, luisante, humide; les parties sous-jacentes sont formées par des débris de matière celluleuse, et d'autres parties molles, humides, comme infiltrées, brunâtres, qui sont évidemment des restes de muscles, mais au milieu desquelles on ne reconnaît qu'imparfaitement la structure fibreuse. Toutefois, on distingue bien la partie inférieure du muscle sterno-cléido-mastoïdien; on voit très bien aussi, après avoir éloigné le larynx et la trachée-artère de la colonne vertébrale, les muscles longs du cou, dont la structure fibreuse est on ne peut plus évidente. L'artère carotide du côté droit est bien visible; sa membrane interne est très friable et s'enlève par le plus léger frottement en fragmens membraneux, que l'on écrase entre les doigts comme de la graisse; la carotide gauche est détruite.

Les parties molles qui recouvrent supérieurement la face antérieure de la colonne vertébrale, s'enlèvent avec la plus grande facilité, et les os restent à nu. Presque tous les corps des vertèbres cervicales sont soudés entre eux.

Thorax. Les parois thoraciques sont formées par une partie des muscles grands et petits pectoraux, et par les côtes, qui sont en partie recouvertes par une membrane mince d'un jaune fauve un peu foncé; les espaces intercostaux ne sont pas perforés, ils sont remplis par la membrane dont je viens de parler, par les débris membraneux des muscles intercostaux, dont il n'existe plus que des traces très imparfaites de fibres musculaires, et par la plèvre qui est lisse à l'intérieur, légèrement humide et d'une couleur verdâtre sur les parties latérales et un peu postérieures. La surface interne du thorax est aussi légèrement colorée en verdâtre. La portion qui reste des muscles pectoraux est très amincie, verdâtre à l'extérieur comme à l'intérieur, et d'une structure évidemment fibreuse. En ouvrant le thorax, on s'assure que les clavicules tiennent encore au sternum par des parties ligamenteuses très peu résistantes et desséchées.

Poumons. Les poumons sont aplatis et légèrement crépitans, ce qui est sans doute dû à des gaz produits par la putréfaction, et dont quelques bulles soulèvent la plèvre pulmonaire; ils ont une couleur verdâtre, livide, beaucoup plus foncée du côté droit que du côté gauche : on ne peut reconnaître leur organisation. Lorsqu'on ouvre le poumon gauche, sa substance peu humide est cependant loin d'être desséchée, et présente une surface d'un vert bleuâtre, un peu ardoisé, et des filamens blanchâtres entrecroisés. Le poumon droit offre au contraire surtout vers la base, lorsqu'on le coupe, un aspect gélatineux d'un bleu livide mêlé de rouge lie de vin : il est très humide, et il s'en écoule un liquide brun noirâtre. Les diverses parties des poumons surnagent, à l'exception de celles qui sont coupées à la base du poumon droit.

A l'intérieur, la trachée-artère a une coloration légèrement verdâtre, et renferme des granulations grisâtres, comme graisseuses, de la grosseur de deux têtes d'épingle à-peu-près, de forme irrégulière, et qui semblent dues à une réunion de granulations beaucoup plus petites. On suit avec facilité les divisions des bronches, dont la face interne est colorée en rouge livide. Il n'existe pas de liquide dans le côté gauche de la poitrine, tandis que dans le droit il y a environ trois ou quatre cuillerées d'un liquide brun noirâtre épais, qui occupe la partie inférieure.

Le péricarde est intact, d'une couleur rouge livide, claire à l'extérieur; sa consistance est à-peu-près celle qu'il a ordinairement : cependant il est un peu moins résistant ; il renferme deux cuillerées environ de sang épanché, fluide et noir : sa surface interne est d'une couleur rouge brunâtre, surtout vers la partie inférieure et postérieure qui a été le plus en rapport avec le sang épanché.

Le cœur est aplati et flasque ; il est encore assez volumineux ; sa surface externe, colorée en rouge foncé par le sang contenu dans le péricarde, présente peu de graisse ; les cavités sont vides, d'une couleur brune, tirant sur le chocolat ; les colonnes charnues sont bien manifestes, et ont dans certains endroits une couleur moins foncée ; le ventricule gauche présente vers la partie inférieure une perforation dont il est difficile d'assigner la cause, et qui certainement a donné passage au liquide qui se trouvait dans le péricarde.

L'aorte renferme une certaine quantité de sang noir qui a communiqué une couleur brunâtre à sa surface interne ; celle-ci est comme ulcérée dans une grande partie de son étendue ; les trois membranes qui forment les parois de ce vaisseau peuvent être facilement séparées.

Abdomen. Les parois abdominales sont entièrement conservées, à l'exception de l'ouverture dont j'ai déjà parlé. Elles offrent peu de graisse, sont peu épaisses et assez souples ; on y reconnaît très bien la peau, sans épiderme, des aponévroses, des fibres musculaires et la membrane péritonéale.

La cavité abdominale renferme peu de graisse ; les intestins sont entièrement conservés et aplatis, encore assez humides à leur surface. Il n'existe pas de liquide dans cette cavité.

L'estomac se déchire avec facilité ; ses parois sont amincies ; il contient une petite quantité d'un liquide brunâtre, épais, fétide. Il n'a pas été possible d'en séparer les trois membranes ; mais on en a trouvé deux bien distinctes. La surface de cet organe, d'une couleur grisâtre vers la partie moyenne, est verdâtre à droite ; cette coloration est due à l'imbibition de la bile.

L'intestin grêle présente une coloration analogue vers son commencement ; il est parfaitement intact, humide, et renferme une matière brune visqueuse, verdâtre, moins foncée et plus épaisse que celle qui existe dans l'estomac. Les valvules sont bien conservées. Les parois très amincies de cet intestin, beaucoup moins épaisses que celles de l'estomac, peuvent néanmoins être divisées facilement en deux feuillets membraneux.

Les gros intestins contiennent une certaine quantité d'une matière demi-fluide, jaune, verdâtre, reste des fèces ; ils sont aussi bien conservés que les précédens. Pour mieux faire juger de l'état d'intégrité du canal intestinal, je dirai qu'il n'a pas été très difficile de l'enlever dans toute son étendue, à l'exception de l'estomac qui a été déchiré.

La *rate* est en bouillie noire, très foncée, semblable à du cambouis; cette bouillie imprègne un peu les parties voisines, et leur communique une couleur semblable à la sienne.

Le *foie* est très ramolli; sa membrane externe est en partie détruite, et ce qui en reste se déchire avec la plus grande facilité. La substance de l'organe, d'une couleur vert foncé, ne présente plus de traces de son organisation primitive. La vésicule biliaire est entière et presque pleine d'un liquide ayant la couleur ordinaire de la bile, mais plus épais et moins visqueux.

Les reins sont très ramollis, en partie dépourvus de membrane extérieure, et se déchirent avec la plus grande facilité; leur coloration est généralement rosée, excepté supérieurement, et surtout à gauche où ils sont noirâtres. Les bassinets et les calices sont faciles à reconnaître; mais les substances corticale et tubuleuse sont entièrement confondues.

Les uretères qu'il est facile de suivre jusqu'à la vessie, sont diminués de volume, et leurs parois très amincies.

Vessie. Elle est distendue par des gaz, et renferme environ deux cuillerées d'un liquide jaunâtre, fétide, dans lequel nagent quelques mucosités; elle est blanchâtre, ou du moins à peine colorée, et présente à-peu-près le même aspect qu'elle a dans l'état sain; elle est un peu amincie dans quelques parties; on y reconnaît très bien des fibres charnues.

La *verge* est flasque et aplatie; le gland et les corps caverneux, à leur terminaison, sont tombés en putrilage, et de couleur lie de vin; lorsqu'on coupe la verge transversalement, on y distingue parfaitement l'orifice urétral, et la membrane fibreuse qui sert de cloison et d'enveloppe aux corps caverneux : ceux-ci sont petits, d'un brun foncé; leur structure spongieuse n'est plus apparente.

Les testicules extrêmement petits ne présentent rien qui dénote leur organisation primitive; l'épididyme, au contraire, est dans un état presque complet de conservation; cependant il est un peu moins volumineux que dans l'état naturel; mais la conservation, ici, contraste d'une manière bien tranchée avec l'exiguïté du testicule.

Membres supérieurs. Ils tiennent encore au tronc par des parties molles, musculeuses, tendineuses et ligamenteuses. La capsule articulaire scapulo-humérale est déchirée et en partie détruite. La peau, dépourvue d'épiderme, molle, assez résistante, recouvre d'autres parties molles, formées par des muscles, des fibres aponévrotiques, etc. Les vaisseaux et les nerfs sont parfaitement conservés; on pourrait facilement suivre le trajet des troncs principaux; ils forment, dans les aisselles, les plexus qu'on y remarque ordinairement : il en est de même à l'avant-bras. Les os des mains, comme je l'ai déjà dit, sont entièrement dénudés à la face dorsale; ils sont seulement recouverts en partie par des tendons desséchés et dénudés également. En incisant la peau privée d'épiderme qui se trouve à la face palmaire, on aperçoit des tendons, des parties musculeuses, des nerfs et des vaisseaux. Les extrémités des doigts sont dépourvues d'ongles.

Les articulations de l'épaule avec le bras, du bras avec l'avant-bras, et celles du poignet, sont maintenues par les parties molles et des fibres ligamenteuses moins résistantes que dans l'état normal. Les surfaces articulaires sont encroûtées de cartilages amincis.

Membres inférieurs. La peau des cuisses est dans le même état qu'aux bras et aux avant-bras ; seulement la couleur en est plus foncée. Lorsqu'on incise, on trouve les muscles ramollis, diminués de volume, humides, de couleur plus foncée que celle des tégumens ; du reste, ils ont conservé leur aspect fibreux. Les vaisseaux et les nerfs sont très distincts. La rotule, dont une portion est à nu, tient encore au reste du membre par les ligamens. Les jambes sont en partie dénudées, dépourvues de peau ; mais il existe des parties molles dans les espaces interosseux, et un peu en dehors sur le péroné ; elles sont moins foncées que celles de la cuisse ; mais elles sont tellement pourries qu'on ne peut y distinguer positivement des fibres musculaires. Les tendons sont très évidens. Les pieds sont dans un état analogue à celui des mains ; ils sont moins entiers. La partie dorsale est sèche, dénudée ; on y voit des tendons également desséchés, qui sont appliqués à la surface. La peau existe encore à la région plantaire, où l'on trouve aussi des portions d'épiderme, qui, il est vrai, ne tiennent plus au derme ; les parties sous-cutanées diffèrent à peine de celles qui existaient sous la paume de la main.

Les articulations sont dans un état semblable à celles des membres supérieurs : les ligamens croisés sont conservés, mais facilement déchirables.

Les vertèbres, en partie dénudées, sont presque toutes soudées ; celles qui ne le sont pas tiennent peu entre elles.

Partie postérieure du tronc. Elle est d'un vert livide peu foncé, et presque entièrement couverte par la peau qui est détruite dans quelques parties. Les tissus sous-jacens sont ramollis, infiltrés d'un liquide rougeâtre et de gaz, ce qui donne un aspect gélatineux aux parties musculaires ; celles-ci sont de couleur lie de vin, mêlée de vert foncé. Les tendons sont très distincts.

Cavité crânienne. La masse encéphalique occupe les trois quarts de la cavité crânienne ; la dure-mère est bien conservée et a une couleur verdâtre livide. Le cerveau est très mou, fétide, d'un gris verdâtre plus foncé à l'extérieur qu'au centre, ce qui fait qu'on distingue les deux substances. Le *cervelet* est entièrement réduit en bouillie d'un vert grisâtre. Il est impossible de reconnaître sa forme et son organisation.

Les os se cassent assez facilement ; ils sont un peu moins humides que dans l'état ordinaire ; la substance médullaire est plus jaune que dans l'état naturel.

§ II.

Putréfaction de cadavres de vieillards, enterrés au cimetière de Bicêtre, dans des bières de sapin neuf, de 5 à 8 millimètres d'épaisseur.

NÉCROPSIE 6ᵉ.

N***, âgé de soixante-cinq ans, d'un embonpoint médiocre, connu pour son ivrognerie, fit une chute le 4 octobre 1827, étant dans un état complet d'ivresse. Le 7 du même mois, il éprouva du malaise, se dirigea vers le cabaret, où il s'enivra de nouveau avec de l'eau-de-vie. Il mourut subitement dans la journée avec tous les signes extérieurs d'une apoplexie foudroyante. Il fut enterré le lendemain, après avoir été placé dans une bière de sapin neuf.

Exhumation le 22 décembre 1827, à midi, deux mois quatorze jours après l'*inhumation*. La température moyenne avait été en octob. 13,1 +6°; en novembre, 5,8, et en décembre, 6,9 th. c. La bière, en sapin assez mince, est entière, de couleur naturelle à l'extérieur, si ce n'est à sa partie inférieure, où l'on voit plusieurs taches noirâtres produites par l'humidité qui a transsudé de l'intérieur; sa face interne et inférieure, d'un gris noirâtre, est enduite d'une sorte de moisissure, notamment sur la partie où reposent la tête et le dos; là aussi il existe une assez grande quantité d'une bouillie brunâtre très fétide, recouverte elle-même çà et là de vers, de larves, d'œufs.

On reconnaît encore parfaitement la *serpillière*, qui est couverte dans plusieurs points d'œufs, de larves, d'insectes, et de la même sanie dont j'ai déjà parlé : cette bouillie brunâtre forme, notamment au niveau du cou, de la tête et des épaules, des espèces de plaques noires, semblables à de la poix fluide, ou grisâtres comme de la sanie purulente mêlée de poix liquide. Du reste, la serpillière se déchire assez facilement, surtout vers la tête, où elle est presque en lambeaux. En général, les effets que je signale sont beaucoup plus marqués à la partie supérieure de la face postérieure du corps, qu'en avant et en bas.

Examen du cadavre. Le cadavre est entier, recouvert de peau, excepté dans certaines parties de la tête, qui est sensiblement penchée du côté gauche. L'altération des traits de la face, et surtout la destruction de quelques-unes de ses parties, empêchent de reconnaître l'individu.

La *tête* est presque entièrement dépouillée de cheveux qui restent adhérens à la serpillière; on en voit cependant quelques-uns, de couleur grisâtre, à la partie postérieure et inférieure, près l'occipital, et à la portion correspondante à la tempe droite. La *peau du crâne* est détruite depuis l'arcade sourcilière gauche jusqu'à 6 centim. au-dessus, et dans l'étendue transversale, de 9 centim. : dans cet endroit, le coronal est enduit d'une légère couche d'une matière comme graisseuse, couleur de bistre. La portion de peau qui reste de ce même côté se détache facilement en lambeaux mous, d'un vert noirâtre à l'extérieur, d'un rouge grisâtre à l'intérieur. On voit entre cette surface interne de la peau, encore reconnaissable à sa teinte, et les os du crâne, une bouillie très liquide, d'un vert noirâtre. Le muscle temporal de ce côté, et le périoste qu'il recouvre, s'enlèvent avec facilité. Du *côté droit*, la *peau du crâne* recouvre les os dans toute leur étendue; elle est vert noirâtre à l'intérieur, comme desséchée, et semblable par sa consistance à de la peau qui commencerait à se tanner : si on l'incise, on voit qu'elle est violette dans une certaine étendue, et qu'au-dessous il y a une couche de gras de cadavre, d'un blanc grisâtre, d'environ 8 millim. d'épaisseur. L'*aponévrose occipito-frontale* adhère au gras dont je viens de parler, et fait tellement corps avec lui, qu'il est impossible de l'apercevoir; les fibres du muscle du même nom sont transformées en gras. Les cartilages de l'*oreille droite*, recouverts de peau en arrière, sur le lobule, et un peu à la partie supérieure et antérieure, sont dénudés partout ailleurs, peu consistans et couleur de bistre. L'*oreille gauche* est presque entièrement détruite; la portion qui reste est verdâtre et transformée en gras.

Face. Le *front* est dépouillé. Les *paupières droites* sont presque entièrement détruites; on n'aperçoit que des traces de matière grasse. Le périoste de l'orbite se détache avec la plus grande facilité. L'œil de ce côté est vidé : on en distingue quelques vestiges, entre autres une portion de la choroïde et de la sclérotique. Les muscles droits et obliques, quoique transformés en gras, laissent encore apercevoir çà et là des fibres rosées ; le nerf optique est très reconnaissable et d'une couleur rosée : on dirait qu'il a une tendance à passer au gras. Les *paupières gauches* existent sous forme de deux lames assez épaisses, d'un vert noirâtre, recouvertes d'une matière de même couleur, de consistance de cambouis. L'œil de ce côté est moins altéré que l'autre ; quoique vidé, on distingue parfaitement la cornée transparente, la sclérotique et la choroïde ; les muscles et le nerf optique sont dans le même état que de l'autre côté. Il n'y a point de larves dans les orbites. Les parties molles du *nez* sont entièrement détruites; la portion antérieure de la cloison est en lambeaux pultacés, couleur de lie de vin, mêlée de vert. La *lèvre supérieure* est également détruite dans toute sa moitié droite; la partie qui reste est amincie, couleur de bistre, mêlée de vert-bouteille, et très facile à déchirer. La *lèvre inférieure*, entière, est amincie, desséchée vers la commissure droite, humide vers la gauche; sa couleur est analogue à celle de la peau fumée. La *joue droite*, affaissée, sèche, couverte de poils gris (restes des favoris et de barbe), et d'une grande quantité d'œufs, conserve assez bien les reliefs habituels de cette partie de la face, comme la saillie de la pommette, l'angle de la mâchoire, etc. ; la peau peut en être disséquée, et alors on voit au-dessous les fibres musculaires d'une couleur rosée, mêlées de beaucoup de *gras*. La *joue gauche* fait saillie ; elle est humide, molle, recouverte d'un enduit vert noirâtre à la surface, et lie de vin un peu au-dessous : si on détache cette couche lie de vin, on trouve du gras de cadavre d'un blanc rosé. La peau de la partie supérieure de cette joue est détruite, tandis qu'elle est encore visible à la partie inférieure, où elle est parsemée de poils grisâtres. La peau du *menton* est desséchée, comme tannée, couleur d'ochre sale ; on reconnaît la barbe.

Depuis le cou jusqu'aux genoux, la peau de la partie antérieure du corps offre une teinte ochracée, tachée çà et là, surtout au cou, par des plaques violettes, brunes, dont quelques-unes présentent la même couleur que les *momies*. Les jambes sont déjà de cette dernière nuance. Les parties *latérales* du thorax et la partie interne des bras conservent leur couleur et leur apparence partout où elles répondent les unes aux autres. *Postérieurement*, la peau du tronc, de couleur ordinaire, est recouverte de taches et de plaques noires très larges, enduites d'une matière visqueuse brune : on y voit aussi les traces de la serpillière ; dans plusieurs parties des cuisses et des jambes la peau est détruite ; dans d'autres elle est transformée en gras. L'*épiderme* est soulevé et se détache par lambeaux dans les parties humides, telles que les aisselles, les parties latérales du tronc et la partie interne des bras ; celui des pieds s'enlève en totalité : du reste, il ne présente rien de remarquable. Les parties du corps qui sont sèches semblent en être privées. On remarque encore quelques *ongles* aux pieds et aux mains ; mais on peut les détacher avec la plus grande facilité.

Muscles. On reconnaît très bien les muscles du tronc et des membres à leur structure et à leur couleur, qui cependant est beaucoup moins vive : dans plusieurs points déjà les fibres musculaires sont séparées par du gras de cadavre. Les *tendons* et les *aponévroses* paraissent dans l'état naturel ; quelques-unes de ces dernières, toutefois, se confondent avec le gras et avec la peau. Les *articulations* sont sèches, les cartilages souples, peu élastiques et de couleur légèrement jaunâtre. Les *ligamens* sont de couleur naturelle.

Organes génitaux. La verge est aplatie, semblable à une peau d'anguille, n'offrant nullement l'aspect de cet organe. Les poils sont nombreux, très visibles et faciles à arracher. Le scrotum est très développé et desséché comme une vessie (1). Les testicules sont entièrement transformés en gras : on ne peut plus distinguer leur structure.

Ouverture du thorax et de l'abdomen. Lorsqu'on incise les parois de la poitrine et de l'abdomen, on remarque un vide considérable produit par l'affaissement des organes : ce vide est au moins des quatre cinquièmes. Il n'y a point de liquide épanché ; au contraire, les divers viscères paraissent dans un état de dessiccation remarquable.

(1) Cet individu avait une hernie inguinale épiploïque du côté gauche, et il était aisé de la reconnaître à la présence d'une partie de l'épiploon dans le scrotum.

Appareils digestif et urinaire. La langue dépasse les arcades dentaires d'environ 1 centimètre ; la portion qui fait saillie est d'un vert bouteille, et assez consistante ; on y remarque des traces de papilles : le muscle lingual, quoique rosé et taché d'olivâtre, peut être facilement aperçu ; on voit çà et là du gras de cadavre sous la membrane muqueuse. L'autre portion, celle qui est dans la bouche, est d'un jaune sale : la membrane muqueuse qui la recouvre se détruit et tombe en putrilage. Les *dents* sont dans l'état naturel ; celles de la mâchoire supérieure, en petit nombre, sont mobiles ; celles de l'autre mâchoire, qui existent toutes ne le sont pas, excepté les incisives. Le *pharynx* est olivâtre et couvert d'un enduit de même couleur. L'*œsophage* est noir dans sa partie supérieure, tandis que plus bas il offre une couleur grise légèrement rosée. L'*estomac* est vide, affaissé, de couleur ordinaire, excepté dans les parties correspondantes au foie et à la rate, qui sont d'un vert ardoisé ou couleur de cambouis. La membrane muqueuse, d'une teinte rosée, est enduite vers le grand cul-de-sac d'une bouillie couleur de lie de vin foncée. On distingue bien les trois membranes ; l'interne est soulevée dans certains points par des gaz qui forment des bulles du volume de têtes d'épingle. Les *intestins* sont vides, très distincts, secs dans plusieurs points, humides dans d'autres, grisâtres à l'extérieur, excepté vers les parties qui correspondent à la vésicule du fiel, et qui sont jaunes. La membrane muqueuse des intestins grêles est colorée en jaune, surtout celle du duodénum et du jéjunum, ce qui paraît dépendre de la bile : on peut séparer cette tunique de la musculeuse, et celle-ci de la séreuse. On remarque çà et là quelques points emphysémateux. Les gros intestins contiennent des matières fécales, reconnaissables à l'odeur et à la couleur : du reste, leur membrane muqueuse semble dans l'état normal. L'*épiploon* et le *mésentère* offrent l'aspect ordinaire, si ce n'est que dans plusieurs points ils sont déjà transformés en gras. Le *foie* est affaissé, d'un vert-bouteille foncé : on ne distingue plus les deux substances qui le composent ; mais on aperçoit très bien les gros vaisseaux qui sont enduits intérieurement d'une sanie lie de vin foncée ; il n'y a point de sang. La *vésicule biliaire*, revenue sur elle-même et vide, est d'un jaune très foncé, surtout à sa face interne. La *rate* n'offre plus l'aspect ordinaire, mais bien celui d'une bouillie d'un vert noirâtre, semblable à la boue d'égout.

Les *reins* conservent leur forme ; ils sont ramollis, de couleur livide ; mais on distingue bien les trois substances qui les composent. La *vessie* paraît dans l'état naturel, si ce n'est qu'elle est un peu rétractée, et que sa membrane muqueuse est soulevée par des gaz, de manière à former une grosse ampoule : on distingue très bien le trigone vésical.

Appareils de la respiration et de la circulation. A l'intérieur, le thorax est d'un vert olive à droite, rosé à gauche, d'un vert-bouteille très foncé en arrière et blanc en avant. La plèvre costale, transparente et de couleur naturelle, existe dans toute son étendue. Il n'y a aucun liquide épanché dans la cavité des plèvres. Le *poumon* droit est très affaissé, aplati, comme membraneux, d'un vert noirâtre, peu crépitant dans quelques points seulement, et tapissé par la plèvre ; il ne contient point de sang. Le gauche est moins affaissé, de même couleur que le droit, si ce n'est en arrière, où il est violet : on y remarque une cavité qui était remplie de gaz (1) : du reste, ce poumon était aussi recouvert par la plèvre, et n'offrait aucune trace d'emphysème. Coupés par petits fragmens et mis sur l'eau, ces poumons surnagent, si l'on excepte quelques parties qui vont au fond du vase. La membrane muqueuse bronchique est ramollie, d'un vert olive, foncé, mêlé de petites plaques noires ; elle est lisse et sans la moindre apparence de liquide ni de gaz à sa surface. Les cerceaux de la *trachée-artère* conservent leur forme et leur aspect ordinaires ; ils sont un peu ramollis. Le *larynx* offre la même coloration à l'intérieur que les bronches ; on n'aperçoit plus la *glotte*. L'*épiglotte* est bien conservée, amincie, d'une couleur olive foncée, et se laisse couper facilement. Le *diaphragme*, très aminci, présente la souplesse d'un parchemin humecté ; il est blanc à ses deux faces, et a une tendance manifeste à passer au gras. Le *cœur* est vide, ramolli, affaissé, de couleur livide ; on reconnaît toutes les parties qui le composent ; quelques-unes des colonnes charnues sont rosées : on voit à la face interne de l'oreillette droite et de la veine cave quelques petites granulations blanches, semblables à du sablon. Le péricarde est un peu ramolli et légèrement rougeâtre. Le système *artériel*, de couleur légèrement rosée, est vide, excepté toutefois dans une portion de l'aorte thoracique, où l'on trouve une petite quantité d'un liquide rosé. Le système *veineux*, également vide, présente à l'intérieur, dans quelques gros troncs, et çà et là, des taches et des stries noirâtres.

Appareils nerveux. Le crâne se brise très facilement : on remarque un vide très considérable, suite de l'affaissement du cerveau. La surface externe de la *dure-mère* présente différentes couleurs ; ici elle est blanche, là elle est ochracée, verdâtre ; sa texture est fibreuse, comme dans l'état naturel, sa consistance un peu moindre ; à l'intérieur, elle est enduite d'une bouillie couleur de lie de vin très pâle. L'*arachnoïde* et la *pie-mère* sont réduites en lambeaux putrilagineux très mous. Le *cerveau* et le *cervelet* sont diffluens et tellement mous, qu'ils se détachent par leur poids, et tombent, lorsqu'on penche la tête, sous forme d'une bouillie épaisse, couleur de lie de vin ; dans quelques parties seulement, par exemple dans les lobes postérieurs, on peut encore distinguer les deux substances. On voit çà et là dans la masse de l'encéphale, des filamens entourés de granulations graisseuses, qui semblent être des vaisseaux. On aperçoit les nerfs optiques au moment de leur entrecroisement. La *moelle allongée* et la partie supérieure de la *moelle épinière* offrent la même consistance et la même couleur que le cerveau et le cervelet. Les *nerfs* ne diffèrent guère de l'état naturel que par une couleur tirant un peu sur le rose.

(1) Cette cavité n'est pas le résultat de la putréfaction, mais bien d'une maladie du poumon.

N***, âgé de soixante-dix ans, mort le 6 février 1828, à dix heures du matin, à la suite d'une hypertrophie du cœur et d'un catarrhe pulmonaire avec *infiltration* considérable des extrémités inférieures, fut enveloppé dans un drap blanc de toile assez fine, et inhumé le 7 du même mois, à sept heures du matin. L'exhumation eut lieu le 24 avril 1828, à huit heures du matin, deux mois dix-sept jours après l'inhumation. La température atmosphérique, pendant ce temps, a été en moyenne de $3° + 0°$.

Bière et drap. La *bière*, en sapin mince, était entière et avait conservé sa couleur ; le bois était humide et offrait à peine de l'altération. Le *drap* était entier et ses coutures intactes ; il était mouillé par une assez grande quantité d'un liquide sanguinolent qui existait entre lui et le cadavre ; à sa surface interne, dans toute la moitié supérieure et dans toute la portion sur laquelle reposait le cadavre, adhéraient des matières putrides de couleur variée, rouges, bleues, jaunes, fauves, verdâtres, grisâtres, recouvertes çà et là de matières semblables, pour la couleur et la consistance, à celles que l'on voyait à l'extérieur du cadavre ; ces sortes de taches, épaisses en plusieurs endroits de 1 centim., pouvaient être enlevées, tantôt par couches mollasses, tantôt sous forme de matières diffluentes. En plusieurs endroits, cette espèce d'enduit, attaché au linge, était évidemment formé par l'épiderme altéré : c'était surtout sensible à la partie du drap qui correspondait aux pieds, dont les orteils étaient comme dégantés. Ce drap n'avait conservé sa blancheur que dans la portion qui répondait aux jambes, et encore présentait-il les mêmes taches dans la partie postérieure de cette région. Extérieurement, on voyait dans plusieurs points une matière humide, molle, comme glutineuse, jaune, rougeâtre, résultat de la putréfaction, qui avait transsudé, et qui affectait la double forme de *boutons lenticulaires confluens*, de *stalactites*, etc., ce qui donnait à la surface externe du drap une apparence singulière.

Extérieur du cadavre (*Voy.* planche 2e). Le cadavre baigne dans un liquide sanguinolent, très fluide, dont la surface présente des *gouttes d'huile jaune* ; une partie de ce liquide s'est écoulée, et ce qui reste encore, à partir des épaules jusqu'aux jambes, offre à-peu-près 1 centim. 3 millim. de hauteur. La putréfaction est très avancée ; toutes les parties extérieures sont ramollies et humectées ; elles sont de couleur aussi variée que celles qui imprégnaient le drap, d'un aspect luisant, dépouillées d'épiderme en certains endroits, et de peau en d'autres ; cet épiderme, simplement soulevé par places, unit entre elles les parties du cadavre qui se touchent, comme par exemple les flancs et les bras. On n'aperçoit aucune trace de vers ni de gras de cadavre : le corps exhale une odeur des plus infectes.

La *tête* tient au tronc par les parties molles du corps qui sont entières ; les cheveux, en partie détachés, adhèrent au drap ; il y en a même un assez grand nombre d'implantés dans la peau du crâne. En quelques endroits, et particulièrement à la partie antérieure et supérieure, le cuir chevelu est réduit à une membrane épaisse de 1 millimètre, qui se détache facilement, et qui laisse à nu le crâne, d'une blancheur éclatante. En arrière, il existe, dans l'épaisseur de la peau du crâne, une infiltration abondante de sérosité sanguinolente, que l'on trouve aussi entre le péricrâne et les os, et qui est le résultat de la situation du cadavre sur le dos ; là, par conséquent, les parties molles se détachent très facilement, quoique les tégumens aient encore assez de consistance.

Les *paupières*, très amincies, se déchirent à la plus légère traction, et laissent un vide au fond duquel se voit l'œil réduit à ses membranes ; les muscles et le tissu cellulaire qui l'environnent sont transformés en gras. On aperçoit aussi sur les paupières quelques traces de cils et de sourcils.

Nez. Des peaux informes sont les seuls restes des parties molles du nez, et les cartilages de cet appareil sont détruits. L'*oreille* externe est altérée et en putréfaction ; cependant elle conserve en partie ses formes. Les parties molles, musculeuses et cutanées, qui unissent les deux os maxillaires, et qui constituent les *joues*, sont conservées, moins humides et moins putréfiées que le reste. Les poils de la barbe apparaissent, mais ils s'enlèvent avec l'épiderme au moindre frottement, et cet épiderme a un aspect mollasse et comme huileux ; au-dessous est le chorion, très résistant. La *bouche* est grandement ouverte ; la lèvre inférieure est enfoncée et repliée sur le bord alvéolaire ; la lèvre supérieure est en partie détruite. La langue est mollasse, portée en arrière, et couverte supérieurement d'une sorte de pommade couleur de chair. L'ensemble de la face est marbré de jaune fauve, de vert pistache clair, et de rougeâtre mêlé de gris.

Le *cou* est vert bronze à droite, et la peau existe de ce côté sans épiderme ; à gauche, il est revêtu d'une matière de consistance de pommade, d'un rose briqueté, qui, étant soulevée, laisse voir le derme coloré aussi en bronze, et sur lequel il existe un très grand nombre de petits grains, adhérens, d'un blanc grisâtre, et comme lichénoïdes.

La partie antérieure du *thorax* est marbrée de bleu et de vert bronze, si ce n'est à gauche, depuis la troisième côte sternale jusqu'aux dernières côtes asternales, où elle est d'un rose jaunâtre, beaucoup plus humide, et couverte de cet enduit épais et huileux dont j'ai déjà parlé. A la surface du thorax, et surtout près du sternum, on remarque une quantité prodigieuse de ces petits grains blanc grisâtre, que j'ai dit exister au cou.

Les *bras* sont entiers, attachés au torse, adhérens aux flancs par des lambeaux d'épiderme ; ils offrent la même teinte vert bronze mêlée de rose. Les *mains*, posées sur le devant du bassin, présentent, à la région des doigts, le soulèvement de l'épiderme, et pour quelques doigts, le détachement des ongles : leur couleur est jaune et rouge ochracée par places.

L'abdomen est affaissé ; mais ses parois sont intactes et de couleur jaunâtre, marbrée de vert du côté du thorax : il n'y a d'épiderme que depuis le pubis jusqu'à l'ombilic.

Organes génitaux. On reconnaît facilement le sexe. Le pénil est couvert de poils. La verge est excessivement molle, aplatie, sans épiderme ; le scrotum est presque détruit ; on distingue à merveille le gland, le prépuce, les corps caverneux, le canal de l'urètre et les testicules. Ceux-ci, très mous, de couleur rougeâtre et peu volumineux, présentent encore les vaisseaux séminifères et les épididymes.

Membres abdominaux. Les parties charnues des *cuisses*, considérablement affaissées et comme macérées dans le liquide sanguinolent qui baigne le cadavre, semblent se toucher en dedans et constituent une masse humide, vert bronze, dans laquelle on aperçoit la verge et les poils des parties génitales ; l'épiderme se soulève au moindre contact. Extérieurement, les cuisses présentent cette même couleur vert bronze, et plusieurs petits grains blanc grisâtre comme ceux qui existaient au thorax et au cou ; et chose remarquable, là où le cadavre baigne dans le liquide, la peau a toutes ses apparences, si ce n'est qu'elle manque d'épiderme. Les *jambes* sont comme les cuisses, c'est-à-dire que les parties molles sont de même affaissées, et que les deux tibias saillent comme saillaient les deux fémurs, et ne sont couverts que par la peau. Celle-ci est d'un jaune fauve, sauf quelques taches rares d'un vert bronze. Aux *pieds*, quelques orteils sont dépouillés d'épiderme et d'ongles. A la plante de ces pieds, l'épiderme n'est que soulevé ; leur couleur est d'un jaune fauve foncé, et ils sont recouverts çà et là de cette matière humide, molle, glutineuse, affectant la forme de boutons, dont j'ai parlé à l'occasion du drap. On remarquait aussi *quelques-uns de ces boutons* à la partie supérieure du thorax et du cou.

La partie postérieure du tronc est privée d'épiderme ; la peau, d'un vert bronze olivâtre à droite, est nuancée de rose brique à gauche ; cependant à la partie inférieure elle est à-peu-près de couleur naturelle à droite, et lie de vin à gauche ; elle offre aussi quelques-unes de ces granulations grisâtres que j'ai dit exister au thorax et au cou. La peau des membres est beaucoup moins colorée en arrière.

Muscles, nerfs, cartilages, ligamens, os. Le tissu musculaire est infiltré de sérosité sanguinolente, vert dans beaucoup de parties, violet dans d'autres, et dans quelques-unes d'un vert violet ; il est très ramolli, facile à déchirer et à reconnaître, et n'offre aucune apparence de gras de cadavre. Les *nerfs* sont bien conservés. Les *ligamens*, les *cartilages* et les os présentent à-peu-près la même consistance et la même texture que dans l'état naturel.

État des viscères. — *Tête.* Il existe peu de vide dans le crâne ; la dure-mère est d'un bleu verdâtre ; les vaisseaux sont vides, affaissés. La substance blanche du cerveau est grisâtre, l'autre est verdâtre ; elles peuvent être facilement distinguées l'une de l'autre. Le ramollissement de l'encéphale est très considérable ; le cervelet est presque diffluent. Il existe de la sérosité sanguinolente dans les ventricules latéraux du cerveau.

Thorax. Les parties molles thoraciques externes se détachent avec facilité des os sous-jacens quand on les incise ; les muscles sont d'un vert bronze ; le sternum étant soulevé laisse voir la cavité thoracique vide d'un tiers ; les viscères sont très reconnaissables par leur forme, leur situation et leur apparence. Les *poumons* sont d'un vert-bouteille, très humides et glaireux à la surface, crépitans, emphysémateux, faciles à déchirer, plus légers que l'eau ; ils renferment un liquide brun couleur de bistre. Le *larynx* est entier, d'un jaune verdâtre supérieurement et à sa face interne, d'un vert-bouteille très foncé à sa partie inférieure, ainsi que dans tout l'intérieur de la trachée-artère. On trouve çà et là, sur la membrane muqueuse laryngée et trachéale, des petits grains blanchâtres non adhérens et assez durs ; cette membrane ne se détache pas en lames pultacées, comme cela avait lieu dans la nécropsie suivante (*Voyez* p. 541). Le *péricarde*, ouvert, ne contient point de liquide ; il est de couleur lie de vin à l'intérieur, et verdâtre à l'extérieur. Le *cœur* est mou, affaissé, ramolli, d'un violet foncé, et reconnaissable dans toutes ses parties ; il renferme un peu de sang noir dans les ventricules, mais il ne présente aucune trace de granulation. Le *diaphragme* est aminci ; on y distingue les fibres aponévrotiques et musculeuses.

Abdomen. Les intestins, refoulés vers la partie postérieure, offrent à-peu-près l'aspect naturel ; ils ne renferment qu'une petite quantité de gaz. L'estomac contient environ un verre d'un liquide noirâtre, semblable à de la boue délayée ; sa membrane muqueuse, de couleur vert-bouteille, est emphysémateuse par places. Le foie est très ramolli, d'un vert-bouteille foncé ; sa membrane externe se détache facilement ; il est impossible de distinguer les diverses substances qui le composent. La vésicule biliaire est presque vide ; le peu de liquide qu'elle renferme est épais et d'un vert olive. La rate est tellement diffluente, qu'on ne peut la reconnaître qu'à sa situation ; elle ressemble à du sang décomposé. Les reins sont très ramollis, de couleur un peu verdâtre par places, violacée dans d'autres endroits ; on ne peut pas bien apercevoir les substances corticale et mamelonnée, mais on reconnaît bien les calices et le bassinet. Les uretères ne paraissent qu'un peu ramollis. La vessie est très ample ; on n'y trouve qu'une cuillérée à café environ d'un liquide bistre ; du reste, elle est dans l'état naturel. Le *bassin* contient environ un verre d'un liquide jaune safrané clair, surnagé par beaucoup d'huile.

L'aorte thoracique et abdominale contient assez de sang noir, en partie coagulé. La veine cave descendante est vide : du reste, les parois internes de ces vaisseaux sont d'un rouge violacé, effet de l'imbibition sanguine (1).

(1) Ce cadavre ressemblait, *sous plusieurs rapports*, à ceux des individus qui,

NÉCROPSIE 8°.

P***, âgé de soixante-six ans, atteint depuis cinquante jours d'une pneumonie à laquelle il succomba, le 25 janvier 1828, au soir, fut inhumé le surlendemain matin.

Exhumation le 49 avril 1828, à onze heures du matin, deux mois vingt-quatre jours après l'inhumation. La température moyenne de l'atmosphère avait été, pendant le mois de février, de $5°,2 + 0°$; en mars, de $7 + 0°$; et en avril, de $10,8 + 0°$ therm. cent.

La *bière*, en sapin assez mince, est entière, peu altérée, et à peine moisie, si ce n'est dans son fond, où elle est recouverte d'une couche de matière brunâtre, humide. La *serpillière* est entière, de couleur presque naturelle, excepté à la partie postérieure du corps, où elle est noirâtre, et à la portion correspondante à la partie antérieure du thorax, qui est couverte de moisissures blanches; du reste, elle est humide et se déchire avec assez de facilité. On n'aperçoit de *vers* ni dans la bière, ni sur la serpillière.

Le *cadavre* est entier, d'une odeur infecte, et d'un aspect qui annonce que la décomposition a fait déjà beaucoup de progrès dans les parties extérieures; cependant toutes ces parties sont encore liées entre elles.

Tête. Le cuir chevelu existe et forme une couche épaisse jusqu'aux os; on peut, par la dissection, y distinguer la peau, les couches musculaires et aponévrotiques qui le forment. La peau, dans certains points, manque d'épiderme, à la place duquel on trouve une couche putride, rougeâtre, semblable à celle dont je parlerai plus bas, et que je dirai affecter une forme boutonneuse à la partie supérieure du thorax.

La *face* est couverte d'une moisissure blanche, humide, cotonneuse, mêlée en plusieurs points de débris de serpillière, à travers laquelle sortent les sourcils et les favoris. Les yeux, au premier abord, ne paraissent plus exister dans les orbites, où l'on trouve une matière molle et humide, comme membraneuse, formée par les deux paupières collées, munies encore de leurs cils et enfoncées. En fendant cette membrane, on trouve à droite l'œil vidé, affaissé et réduit à ses trois membranes concentriques; à gauche, les paupières, à peine collées, n'offrent presque pas de cils, et sont en partie détruites; l'œil est comme le précédent, si ce n'est que la cornée n'existe qu'en partie, et que l'on y aperçoit encore le cristallin; les muscles des deux yeux commencent déjà à se transformer en gras de cadavre. Le *nez* est comme écrasé, ses ailes amincies et déformées; les ouvertures des na-

____

après avoir été submergés, se sont pourris dans l'eau; toutefois, il n'y avait pas identité parfaite. La ressemblance que je signale tenait sans doute à ce que l'individu qui fait le sujet de cette nécropsie était mort dans un état d'anasarque, et que le corps était resté plongé dans une certaine quantité de liquide.

rines sont très visibles. La *bouche*, largement ouverte, laisse voir la *langue* entière, d'un vert noirâtre, mollasse, acculée au fond de la cavité, à raison de la position du cadavre ; l'intérieur de cette cavité est d'un vert parsemé de brun, de jaune et de blanc ; le voile du palais est très ramolli et aminci ; on y voit les quatre piliers et la luette. Les *lèvres* sont enfoncées et minces ; on y distingue encore quelques fibres du muscle orbiculaire ; on trouve aussi les parties molles de la face, et quand on les dissèque, on peut reconnaître la peau, le tissu cellulaire, les muscles zygomatique, buccinateur, etc.; mais ces muscles présentent déjà un commencement d'altération putride, caractérisée par plus de mollesse, par une couleur rouge vineux et une infiltration d'une sorte de matière sanguinolente *qui simule une contusion :* lorsqu'on lave ces muscles ainsi imbibés, ils conservent leur couleur violette et se déchirent facilement. Les *oreilles*, dont on n'aperçoit que des traces, sont déformées et humides ; on les reconnaît surtout à leur situation et à la saillie qu'elles forment : toutefois, on peut bien distinguer le pavillon et toutes les parties qui les constituent, après avoir enlevé une couche de matière putride, brunâtre, qui les recouvrait, et qui en masquait les apparences extérieures. L'articulation *temporo-maxillaire* est conservée, et ne se sépare pas par une traction assez forte. Les muscles qui forment la paroi inférieure de la bouche, et qui unissent l'os maxillaire inférieur au cou, sont également conservés ; cependant le moindre effort les sépare de l'os que l'on peut ainsi dénuder. Le *cou* est humide, dépouillé d'épiderme, de couleur rouge vineux dans certains points, jaunâtre dans d'autres ; les muscles sous-jacens ont l'aspect vineux et l'apparence d'une partie *contuse.* La partie supérieure et antérieure du *torse*, jusqu'au milieu du sternum, ainsi que la partie antérieure et latérale des bras, sont couvertes de moisissures blanches et d'une couche de matière humide, comme glutineuse, jaune rougeâtre, disposée sous forme de *boutons lenticulaires, confluens,* mous, s'enlevant facilement avec le scalpel, et qui est évidemment le résultat de la putréfaction. Sur cette partie du torse, on détache facilement des plaques d'épiderme, recouvertes et de cette moisissure et de cette matière que je viens de décrire ; ces plaques d'épiderme sont d'un rouge hyacinthe à leur face interne ; le reste du thorax et la partie supérieure de l'abdomen sont d'un vert bronze, et plus ou moins humides. Les deux bras, placés sur les côtés du corps, se croisent sur l'abdomen de manière que chacune des mains repose sur le pubis, et qu'entre les deux mains se trouvent les parties génitales : aux côtés du torse, sur lesquels appuient les bras, la peau a conservé à-peu-près sa couleur naturelle. Partout où les membres thoraciques touchent le corps, comme au thorax, à l'abdomen et au pubis, il existe une mucosité gluante, rougeâtre, qui semble unir ces parties, et lorsqu'on vient à les séparer, l'épiderme se détache ; les poignets, là où ils se croisent, semblent également unis entre eux par cette sorte de glu. La partie extérieure des hanches, d'un rouge cerise foncé, est dépouillée d'épiderme et humide ; les cuisses sont entières, et recouvertes entièrement de la même moisissure et des *boutons* déjà indiqués ; à leur face interne, la peau est à nu, d'un gris verdâtre. Les jambes sont comme les cuisses, c'est-à-dire moisies à leurs parties antérieure et externe, et verdâtres à l'intérieur. Les poils des membres inférieurs sont très apparens. Un des pieds est dépouillé d'épiderme, qui a été probablement enlevé lorsqu'on a ôté la serpillière ; l'autre pied en est presque entièrement couvert, mais il forme des plis comme s'il était prêt à se détacher.

Partie postérieure du cadavre. Le cuir chevelu est détaché du crâne, et on trouve de la *sérosité sanguinolente* semblable à de l'eau rougie, entre le crâne et le périoste, et entre celui-ci et les parties molles qui le recouvrent. On pourrait aisément confondre cette altération cadavérique avec les résultats de certaines contusions faites pendant la vie. La peau existe sur toutes les autres parties de cette région du corps ; elle est de couleur brune, tachetée çà et là en jaune d'ochre ; on y voit une multitude de petits grains comme sablonneux, dont on ne peut pas assigner l'origine, qui ont quelque rapport avec ceux que je dirai exister sur le foie et sur le cœur, et qui certainement ne viennent pas du dehors. Lorsqu'on incise la peau, on aperçoit les muscles encore plus imbibés de sang, plus ramollis et plus faciles à déchirer que ceux de la partie antérieure du corps, ce qui tient évidemment à la situation du cadavre. Au dos, par suite du travail de la putréfaction, la peau s'est presque décollée d'avec les parties sous-jacentes, et paraît leur former une poche, comme le fait la peau du crapaud.

Nulle part on ne découvre sous la peau, ni dans les muscles, *de matière saponifiée*, si toutefois on en excepte les orbites.

Encéphale. La dure-mère est conservée et intacte ; quand elle est fendue, on voit le cerveau très ramolli, mais formant encore un tout, d'une couleur gris verdâtre plus foncé que dans l'état naturel ; on distingue parfaitement des circonvolutions, ainsi que les deux substances médullaire et corticale, bien qu'altérées l'une et l'autre ; la première est grisâtre et l'autre olivâtre ; l'altération putride est assez grande pour qu'il ne soit plus permis de reconnaître les diverses parties qui composent le cerveau ; il serait également impossible de pouvoir constater une apoplexie, un ramollissement, une arachnitis, qui auraient existé pendant la vie. Le cervelet est plus altéré que le cerveau, à raison de sa position plus déclive ; il en est de même de la moelle épinière. Les nerfs sont parfaitement conservés.

Thorax. En ouvrant le thorax, on voit que toutes les articulations des côtes et du sternum sont intactes, que les muscles, surtout à droite, sont d'un rouge vineux et comme imbibés de sang. Les poumons et le cœur, ainsi que le médiastin, présentent leurs apparences et leurs volumes ; cependant les poumons sont un peu affaissés et de couleur verdâtre ; ils sont crépitans, plus mous, plus faciles à déchirer, et plus imbibés d'un fluide sanguinolent que dans l'état naturel. La trachée-artère et le larynx sont entiers; leur membrane muqueuse, notablement altérée par la putréfaction, est d'un rouge lie de vin foncé dans presque toute son étendue, et se détache en lames pultacées d'un *gris verdâtre* dans certains endroits : ces lames, formées seulement par l'épithélium, présentent çà et là l'apparence de grumeaux, que l'on pourrait prendre de prime abord pour des corps étrangers introduits du dehors, comme de la boue, par exemple. Le cœur est flasque, affaissé, de couleur brunâtre, plus mollasse, plus facile à déchirer et plus imbibé de sang qu'à l'ordinaire ; on voit çà et là, à sa surface, quelques petits grains de consistance et de couleur de gravier, gros en général comme de petites têtes d'épingle. Le ventricule gauche contient une *assez grande quantité de sang* épais, d'un rouge amaranthe foncé : on aperçoit encore la membrane interne de ce viscère. Les gros vaisseaux veineux et artériels contenus dans le thorax et dans l'abdomen contiennent également du sang, qui a teint en rouge la tunique interne de ces vaisseaux. Le *diaphragme* est plus mince qu'à l'ordinaire ; on y reconnaît parfaitement les parties aponévrotiques et musculeuses. Il est aisé de conclure de ce qui précède, qu'un assez grand nombre des affections des organes thoraciques auraient pu être reconnues.

Abdomen. En ouvrant cette cavité, on voit que les viscères ne diffèrent pas de ce qu'ils sont lorsqu'on fait l'ouverture quelques jours après la mort : seulement les intestins sont très distendus par des gaz, et leurs formes par conséquent bien dessinées : ils sont vides. L'estomac n'est point distendu ; il ne contient point de liquide ; sa membrane muqueuse est tapissée d'une couche peu épaisse d'un liquide couleur de bistre qui, étant détaché par le lavage, laisse voir cette membrane d'une couleur rougeâtre, effet d'une imbibition cadavérique ; on distingue parfaitement aussi les tuniques musculeuse et séreuse. L'*épiploon* paraît dans l'état naturel. La *rate* est d'un vert-bouteille foncé, très ramollie, et comme pultacée ; le fluide qui l'infiltre, de couleur de bistre très foncé, en est facilement exprimé. Le *foie* est entier, ramolli, et d'un vert-bouteille foncé ; on en sépare facilement la membrane externe, sur laquelle on remarque plusieurs petits grains semblables à ceux que j'ai dit exister sur le cœur : il est impossible de reconnaître les diverses substances qui composent ce viscère. La *vésicule* du fiel contient de la bile couleur de safran. Les *reins* sont dans l'état naturel, mais un peu ramollis ; leur membrane externe se sépare facilement. Les uretères et la vessie ne présentent rien de remarquable.

Organes génitaux. On reconnaît facilement le sexe ; le pénil est couvert de poils. La verge est molle, aplatie, sans épiderme ; on y aperçoit le gland, le prépuce, les corps caverneux et leur cloison médiane, ainsi que le canal de l'urètre, qui peut même être sondé. Le scrotum est presque entièrement détruit. Les testicules, très ramollis, de couleur vineuse, sont réduits à un plus petit volume. On distingue très bien les vaisseaux séminifères et les épididymes.

Membres. Toutes les articulations sont conservées ; les ligamens et les tendons ne paraissent pas avoir subi d'altération.

On n'a pas découvert un seul ver dans aucune partie du corps (1).

NÉCROPSIE 9ᵉ.

N. âgé de cinquante-cinq ans, dans un état d'imbécillité profonde , très maigre, mort le 4 septembre 1827, des suites d'une pneumonie, fut inhumé le 18 du même mois , dans un état de putréfaction assez avancé. Une des *jambes* avait été *enlevée*, et une des *joues* dépouillée de la *peau*.

Exhumation le 5 janvier 1828, à onze heures , trois mois dix-huit jours après l'inhumation. La température moyenne de l'atmosphère avait été , pendant le mois de septembre , de 16°,2+0°; en octobre, de 13,1+0°; en novembre, de 5,8, et en décembre, de 6,9, therm. cent. La *bière*, en sapin assez mince, est de couleur naturelle à l'extérieur, excepté à sa face inférieure , qui est brun noirâtre dans toute son étendue. En l'ouvrant , on remarque que ses parties latérales sont déjetées en dehors et comme pliées, qu'elles sont brunâtres, grisâtres par plaques, et en quelque sorte tapissées de larves ; que le fond est perforé en plusieurs endroits , et comme rongé par des vers ; que la couleur générale de ce fond est brunâtre , que dans les environs des parties perforées le bois offre un aspect gras et la couleur du charbon ; que plusieurs parties de cette face inférieure sont enduites d'une matière brillante moins brune , quelquefois grisâtre , comme graisseuse et mêlée de larves ; qu'enfin on découvre, au milieu de ce fond , une quantité innombrable de vers ayant environ 12 millimètres de long.

La *serpillière* très lâche est loin d'être remplie par le cadavre. Postérieurement, on voit une quantité considérable de gros vers blancs, peu de larves et de nombreuses chrysalides rougeâtres. La partie qui correspond au tronc est enduite d'une matière de consistance de cambouis, noire au dos, et couleur de terre d'ombre vers les lombes ; à la tête et au cou elle est brunâtre ; sa couleur est presque naturelle à la partie correspondante à la jambe qui manque, tandis qu'elle est brunâtre et graisseuse derrière le membre qui n'avait pas été amputé : du reste, cette toile se déchire facilement, surtout dans les endroits où elle est plus humide et graisseuse. Antérieurement, elle est beaucoup moins altérée ; aussi sa couleur est généralement moins foncée, et sa consistance un peu moins faible ; on voit sur la partie correspondante à la région hypogastrique un très grand nombre de chrysalides.

Examen du cadavre. En incisant la serpillière, on est frappé de l'aspect du cadavre, qui n'est plus qu'un squelette en partie désarticulé, et recou-

____

(1) S'il est vrai qu'il n'aurait pas été facile de constater l'identité de ce sujet d'après l'état de la face, il n'en est pas moins certain que l'on aurait pu reconnaître plusieurs blessures, l'empoisonnement, etc.

vert çà et là de quelques débris de parties molles. La peau est détruite, excepté au pouce droit où elle est brune, comme tannée, et appliquée immédiatement sur l'os. On voit aussi un lambeau d'épiderme sur la portion de serpillière correspondante au pied, cet épiderme est demi-transparent, couleur de bistre clair, et se déchire facilement. Il n'est plus possible de reconnaître un seul muscle ; seulement on trouve çà et là quelques anciens restes de masses musculaires, sous forme de membranes et de filamens, d'une couleur brunâtre. La plupart des os des membres, des côtes, les vertèbres, les clavicules, une partie de la tête, etc., sont recouverts d'un enduit graisseux de couleur cendrée, et comme pulvérulent à sa surface, brun à l'intérieur, débris évident des muscles qui ont été détruits.

Tête. La face est réduite à l'état de squelette ; il n'y a plus de nez, de joues, de lèvres ni d'yeux ; la mâchoire inférieure est détachée ; on y voit quelques dents que l'on peut facilement enlever. Il n'y a plus de périoste, excepté à gauche vers la région temporale, où l'on voit aussi une grande portion de l'aponévrose de ce nom : on remarque çà et là quelques cheveux bruns, qui adhèrent à la surface des os. Le crâne tient tellement peu à la colonne vertébrale, qu'on le sépare facilement à l'aide d'un seul doigt. La cavité de cette boîte osseuse n'est remplie qu'à moitié par le cerveau et le cervelet. Ces organes, d'une fétidité extrême, sont d'un gris ardoisé, humides, pultacés à l'extérieur ; ils sont plus ramollis à gauche qu'à droite (c'est sur le premier de ces côtés qu'était couché le corps). Une coupe étant faite à droite, on distingue *très nettement* les deux substances : la grise, comme je l'ai déjà dit, est ardoisée ; la blanche, beaucoup plus consistante qu'elle, a presque sa couleur naturelle : du reste, la destruction est assez avancée pour qu'on ne puisse apercevoir aucun des organes qu'on y voit à l'état normal ; et chose remarquable, on ne trouve plus que quelques légers débris des méninges, tandis que dans les autres parties du corps les tissus fibreux et ligamenteux étaient assez bien conservés (1).

Rachis. Le rachis est tellement peu solide, qu'on peut séparer les vertèbres avec la main : ces pièces ne tiennent entre elles que par le moyen des cartilages inter-vertébraux, les ligamens de ce nom étant amincis et peu résistans. La gouttière vertébrale est à nu, et à la place des muscles qu'elle loge dans l'état normal, on trouve une matière noirâtre, semblable à du cambouis, au milieu de laquelle on voit une grande quantité des tendons appartenant à ces muscles. Il n'y a plus de vestiges de moelle épinière.

A la place du *larynx* et de la *trachée-artère*, on ne découvre que les cartilages cricoïde et thyroïde, séparés l'un de l'autre, comme vermoulus, demi-transparens, de couleur jaunâtre, spongieux, cassans, et quelques anneaux de la trachée-artère, flexibles comme des cartilages, et d'un brun jaunâtre.

Le *thorax* est tellement affaissé, que le sternum semble toucher à la

(1) Le cerveau dont il s'agit était beaucoup moins altéré que celui du sujet ouvert le 22 décembre, qui mourut apoplectique (*Voyez* Nécropsie 6ᵉ, page 534).

colonne vertébrale ; on enlève facilement cet os avec la main. La deuxième, la troisième et la quatrième côtes gauches sont séparées de leurs cartilages ; les autres tiennent assez bien aux cartilages correspondans. Les espaces intercostaux, surtout à droite, sont occupés par une membrane grisâtre, sèche, qui réunit une côte à l'autre, et qui est le débris de la plèvre que l'on reconnaît encore très distinctement dans plusieurs points, et de quelques portions de muscles intercostaux déjà méconnaissables. La plèvre, isolée des parties environnantes, est mince, transparente, d'un jaune sale, et facile à déchirer. Le corps des vertèbres dorsales est à nu.

L'intérieur du thorax paraît vide ; il est tapissé d'une sorte de membrane ressemblant, par sa couleur et sa consistance, à du papier gris mouillé, sans que l'on puisse dire au juste de quels organes cette membrane est le débris. Il n'existe ni poumons, ni cœur, ni bronches ; on voit sur les côtés et au-devant de la colonne vertébrale, dans le fond du thorax, une matière grasse, noirâtre, comme du cambouis, reste évident d'une partie des organes qui manquent. Le diaphragme existe sous forme d'une membrane qui s'attache aux côtes et à la colonne vertébrale ; il est aminci, desséché, brun, et présente des *traces* de fibres musculaires dans un grand état de dessiccation : on remarque à son centre et supérieurement un prolongement membraneux, qui paraît appartenir au péricarde, et qui entoure une quantité notable de cette matière ayant l'aspect du cambouis, reste évident du cœur. Au travers du diaphragme passe l'aorte, que l'on peut suivre depuis la cinquième vertèbre dorsale jusqu'à la deuxième lombaire ; elle est recouverte, à sa face antérieure, de la même matière noire dont j'ai déjà parlé tant de fois : la face qui correspond aux vertèbres est jaunâtre : après avoir lavé ce vaisseau pour lui enlever la matière qui le salit, on voit qu'il est jaunâtre, qu'il se déchire facilement, et qu'on peut encore en séparer les trois tuniques qui le composent.

Abdomen. A la place des parois de l'abdomen, on trouve une membrane brunâtre, assez mince, *largement déchirée* çà et là, reste évident de cette paroi, sur laquelle il y a une multitude de chrysalides ; cette membrane qui, étant soulevée, laisse voir le vide du bassin et de l'abdomen, adhère en bas à tout le corps du pubis, en haut au bord inférieur des côtes asternales, et latéralement à la crête des os des îles, surtout du côté droit ; elle est formée par le péritoine, et peut-être par des portions des muscles droits et obliques fortement desséchées, et en quelque sorte méconnaissables. On ne distingue aucun des viscères de l'abdomen. A la place du foie, il existe tout au plus gros comme un abricot de bouillie noirâtre, mêlée d'une autre bouillie jaunâtre, semblable par sa couleur à certains sédimens de l'urine. Les reins et la rate sont également remplacés par de petites quantités de bouillie noirâtre, semblable à du cambouis. On voit sur le côté gauche des dernières vertèbres dorsales et des trois premières lombaires, une masse membraneuse de couleur grisâtre, qui, examinée avec soin, se trouve être le reste des intestins et probablement de l'estomac, du mésentère et de l'épiploon. Les intestins peuvent être reconnus dans une étendue de 6 centim., quoique affaissés sur eux-mêmes et réduits à la tunique péritonéale ; on s'assure que dans cette portion ils forment un cylindre dont la cavité est distincte et sans aucune trace de fibre musculaire : du reste, la membrane séreuse qui les constitue est grisâtre, transparente et facile à déchirer.

Bassin. Le bassin tient au tronc, et est comme fermé par la membrane que j'ai dit être le débris de la paroi abdominale. On remarque dans l'intérieur la portion du péritoine qui se replie sur la vessie, et qui est brunâtre et facile à déchirer. La vessie, de couleur vert olive, est, sans contredit, l'organe intérieur le mieux conservé ; on distingue les trois tuniques, quoique très amincies, et l'orifice de l'urètre qui est ouvert ; sa cavité est remplie par des milliers de vers ; il n'y a aucune trace d'emphysème.

Au-devant des *parties génitales* on aperçoit les os du carpe , du métacarpe et des phalanges de la main droite, séparés en grande partie les uns des autres, et suspendus à leurs tendons qui sont amincis, peu résistans, de couleur brune en dehors , comme s'ils étaient desséchés, mais dont on reconnaît la texture tendineuse en les coupant.

Parties génitales. La verge est méconnaissable : on juge que c'est elle seulement d'après sa situation : en effet, elle est sous forme d'une languette très aplatie, mince, desséchée à sa partie supérieure, humide inférieurement : lorsqu'on l'incise, on voit qu'elle se réduit à un tube d'un tissu consistant, dont les parois sont appliquées l'une sur l'autre, et qui étant écartées, le réduisent à un cylindre creux de 3 centim. de diamètre. Il est difficile de dire si ce cylindre est formé à-la-fois par l'enveloppe fibreuse du corps caverneux et par la peau ; mais le premier en fait certainement partie, puisqu'on en aperçoit très bien la cloison intérieure. Les poils du pénil, conservés, imprègnent toute la masse qui représente les organes de la génération. On ne trouve à la place du scrotum et des testicules qu'une matière molle, brunâtre, humide, offrant çà et là quelques lambeaux comme membraneux, et recouverte d'un enduit visqueux, noirâtre, et de beaucoup de vers.

Os et articulations. En général , les diverses surfaces articulaires ont conservé leurs formes , et sont pourvues de cartilages. Les os sont entiers. La clavicule est détachée ; l'omoplate est dépouillée. L'articulation scapulo-humérale persiste, et est recouverte de quelques débris de parties molles. L'humérus, le radius et le cubitus, ainsi que les os de la main , sont détachés et épars en grande partie sur le bassin du cadavre. On remarque à l'attache du deltoïde des fibres tendineuses qui offrent encore leur brillant et leur aspect.

Les deux articulations coxo-fémorales, bien qu'en partie dépouillées, persistent. Le ligament capsulaire de l'articulation droite est détruit en partie, tandis qu'il est entier à gauche ; la cuisse est complétement dénudée en avant, où le fémur est à nu : en arrière, on voit une masse moitié filamenteuse, moitié membraneuse, brun verdâtre, seul débris des parties molles de cette région, qui, étant examinée avec soin, se trouve formée des tendons des muscles fléchisseurs de la cuisse et du nerf sciatique ; celui-ci est de couleur rosée, mais enduit d'une matière verdâtre ; il est encore assez consistant.

L'articulation tibio-fémorale se détacherait par le plus léger tiraillement, si les ligamens croisés n'opposaient une certaine résistance : toutefois, il suffit d'une traction moyenne pour séparer le fémur des os de la jambe. Les cartilages articulaires sont très amincis, de couleur jaunâtre ; les semi-lunaires sont détruits postérieurement et latéralement ; la portion restante est jaunâtre, amincie et moins élastique que dans l'état normal. Les ligamens croisés se déchirent avec assez de facilité ; ils ont encore l'aspect ligamenteux, et sont entourés d'une assez grande quantité de matière grasse, blanche, comme savonneuse. La rotule, le tibia et le péroné ne sont plus articulés. Il en est de même des os du tarse, du métatarse et des phalanges. Le calcanéum présente les débris du tendon d'Achille entourés extérieurement d'une matière ayant l'aspect et la consistance d'un cerveau qui aurait été broyé, tandis qu'à l'intérieur cette masse est assez consistante : on distingue encore dans le tendon dont il s'agit les apparences du tissu fibreux.

Le cadavre n'exhale pas une odeur très fétide, si l'on en excepte la matière cérébrale.

NÉCROPSIE 10e.

F., âgé de soixante-seize ans, atteint d'une gastro-entérite chronique, était à l'infirmerie depuis cinq semaines ; il mourut le 23 avril 1827, à neuf heures du matin : on l'inhuma le lendemain à cinq heures du soir.

Exhumation le 12 janvier 1828, à onze heures du matin, *huit mois douze jours* après l'inhumation.

Bière : elle est en sapin assez mince ; son couvercle est enfoncé et brisé en quatre portions ; sa face interne est très humide et brunâtre. Les parties latérales, déjetées en dehors, disjointes, sont couvertes de moisissure à l'intérieur ; mais on n'y voit point de larves. Le fond est rempli de vers, de chrysalides, de mouches et de terre qui a pénétré par les brisures et disjonctions dont j'ai parlé ; il est d'un brun noirâtre dans presque toute son étendue, et considérablement moisi, surtout à l'intérieur.

La serpillière est détruite en beaucoup d'endroits, savoir, vers le thorax, la face, la partie externe des jambes et aux pieds ; elle est, au contraire, conservée sur les parties latérales du cadavre, au cou, aux épaules, mais elle se déchire avec la plus grande facilité ; sa couleur ressemble à celle du tan ; en beaucoup d'endroits elle est couverte de terre. La partie de cette toile qui correspond au fond de la bière est déchirée et adhérente à ce fond, de couleur presque naturelle, excepté dans la moitié supérieure , où elle est brune et parsemée de moisissures blanches.

Examen du cadavre. Les débris de la serpillière étant enlevés , le cadavre est assez altéré pour ne pouvoir être reconnu. Il est réduit à un très petit volume ; son poids est aussi fort peu considérable ; il n'exhale pas une odeur très désagréable. Sur beaucoup de points la serpillière ne se détache qu'avec assez de difficulté de la surface du corps. Celle-ci est en grande partie dépouillée de chairs, couverte d'une quantité considérable de terre, surtout à l'abdomen et entre les jambes, où elle est comme massée, et fait corps avec les extrémités. Le sternum est enfoncé et détaché des côtes , moins des deux premières. Les extrémités supérieures sont placées de manière à ce que les mains reposent sur le pubis ; celles-ci paraissent entièrement décharnées ; il n'en est pas de même des bras qui sont recouverts en outre d'une moisissure semblable à de la gelée blanche ; des traces de cette moisissure restent adhérentes à la face interne de la serpillière enlevée. Les membres inférieurs paraissent entiers, quoique dépouillés dans quelques endroits de parties molles.

Tête. La face est décharnée à sa partie antérieure. Les orbites sont complétement vides. Les deux mâchoires largement séparées et dégarnies de dents , laissent voir l'apophyse basilaire de l'occipital , à cause de la destruction de toutes les parties molles : cependant l'os maxillaire inférieur n'est point détaché , parce qu'il existe encore des débris de parties molles sur les côtés de la face ; ainsi, sur l'arcade zygomatique, sur la fosse temporale , sur la branche montante de l'os maxillaire inférieur et sur l'apophyse mastoïde *du côté gauche* , l'on aperçoit une sorte de membrane épaisse de 8 millim. , couverte extérieurement de terre , de débris de serpillière, de quelques poils, et qui est d'un gris brunâtre, et parsemée de traces de la moisissure blanche déjà indiquée : cette membrane ne peut être qu'un débris de la peau et des muscles de cette région, bien que l'altération ne permette pas d'y faire extérieurement la distinction de l'une et des autres. Lorsqu'on la soulève, elle se détache avec facilité des surfaces osseuses, qu'elle laisse nettement dépouillées , et l'on voit alors à sa face interne une masse noirâtre, reste évident du muscle temporal, puisqu'elle passe sous l'arcade zygomatique , et se prolonge jusqu'à l'apophyse coronoïde ; d'ailleurs , examinée avec soin , cette masse laisse apercevoir des fibres tendineuses. A la partie latérale *droite* de la face, la fosse temporale est tellement dépouillée, que l'os est à nu ; les régions zygomatique et parotidienne sont recouvertes d'une masse membraneuse analogue à celle du côté gauche , dont elle diffère cependant, parce qu'elle est parsemée d'une plus grande quantité de moisissures blanches , et parce que les filamens qui la forment, au lieu d'être réunis pour constituer une membrane serrée , sont épars , disjoints et comme spongieux ; la surface externe de cette masse offre des poils châtains qui sont les débris des favoris : on remarque une portion membraneuse semblable, également recouverte de poils, vers l'angle inférieur droit de la mâchoire : cet os tombe dès qu'on a enlevé la couche membraneuse qui était sur les parties latérales de la face : alors on voit le sommet du rachis séparé de l'occipital et correspondant au milieu de la base du crâne. La tête ne tient au tronc que par les débris des parties molles qui sont sur le côté gauche du cou : ces débris s'étendent d'une part depuis l'apophyse mastoïde et la partie gauche de la crête occipitale, et d'autre part depuis l'arcade zygomatique, jusque vers le milieu du cou, où ils se confondent avec ceux des parties molles de cette région ; ils offrent une couleur gris noirâtre, et sont parsemés de la même moisissure blanche dont j'ai parlé : quand on les coupe, on voit qu'ils sont formés par une membrane d'un gris blanchâtre, de 8 millim. d'épaisseur, fort dense, fort résistante, multifoliée, et sous laquelle sont des débris de muscles en forme de filamens bruns, comme chevelus, semblables à de l'écorce de bois qui se pourrit. La plus légère traction suffit pour déchirer ces parties et séparer la tête. On voit alors que le crâne est dépouillé de périoste, mais qu'il est sali par des restes de serpillière, par de la terre et par de la moisissure blanche dans certains points, et d'un jaune serin dans d'autres : on juge au poids, et en regardant par le trou occipital, qu'il est aux trois quarts vide. En l'ouvrant, on s'assure en effet qu'il n'y a guère que le quart de la masse cérébrale, qui est diffluente comme de la bouillie gris verdâtre, d'une fétidité extrême : lorsqu'on la coupe, on peut encore, à l'aide de la couleur, faire la distinction des deux substances. La dure-mère est la seule des méninges qui puisse être reconnue ; elle offre la couleur et l'apparence fibreuse qui la caractérisent, quoiqu'elle soit beaucoup moins résistante qu'à l'état normal.

Le cou n'est pas réduit au squelette et conserve évidemment beaucoup de parties molles massées, d'un brun noirâtre, comme du bitume, et recouvertes d'une grande quantité de moisissures blanches. On remarque sur la ligne médiane la saillie du larynx ; en détachant cet organe, on voit qu'il forme un tout dans lequel on distingue presque toutes les parties qui le constituent : sur le cartilage thyroïde, à droite, existe une couche membraneuse noire, assez résistante, débris de la peau et des muscles, qui, étant enlevée, laisse apercevoir le cartilage de couleur brunâtre et vermoulu : on découvre une couche semblable sur le cartilage cricoïde ; l'un des cartilages aryténoïdiens et les membranes qui unissent les diverses pièces du larynx, sont conservés ; mais ces dernières sont peu résistantes et se détachent facilement. L'intérieur du larynx est couvert de moisissures blanches. En arrière de cet organe, on voit les débris du pharynx, formant un tuyau membraneux affaissé. La masse dont je parle étant enlevée, on aperçoit les vertèbres du cou, qui sont disjointes par la destruction des cartilages intervertébraux, et qui ne tiennent plus entre elles que par les parties molles qui sont sur le côté du cou : celles-ci, plus considérables à gauche qu'à droite, constituent une masse noirâtre, membraneuse et dense, à l'extérieur, parsemée de moisissures blanches, qui, étant incisée ou tiraillée, se montre filamenteuse, surtout profondément. Les muscles de la partie postérieure du col sont réduits à une substance sèche, d'un brun noirâtre, comme arborisée, qu'on ne peut mieux comparer qu'aux ramifications coralliformes de certains polypiers. Le canal rachidien est vide.

Thorax. Latéralement les côtes, presque entièrement décharnées, sont unies entre elles par les débris des muscles intercostaux, desséchés, amincis, brunâtres et parsemés de moisissures blanches. En avant, le sternum est presque entièrement détaché des côtes, enfoncé, brun, et recouvert de la même moisissure ; les cartilages sternaux sont presque tous séparés du sternum et des côtes ; ceux qui restent sont noirs, percés de trous, encore souples et faciles à enlever ; on n'éprouve pas beaucoup de difficulté à les casser, et alors on entend un léger bruit. La face postérieure du thorax, presque décharnée, est noirâtre et couverte d'un grand nombre de petites mouches ; les gouttières vertébrales sont remplies par cette sorte de membrane noirâtre dont j'ai déjà parlé tant de fois, et sous laquelle il y a une quantité innombrable des mêmes mouches. La masse molle répondant aux muscles de ces gouttières, étant incisée, laisse apercevoir des vides, produits évidens de la destruction de ces muscles, dont il ne reste que quelques portions filandreuses.

En cherchant à soulever le sternum, on voit qu'il adhère au médiastin antérieur, dont les attaches laissent à la face interne de cet os des débris filamenteux d'un blanc éclatant : de chaque côté de ce médiastin se remarquent deux grands vides dans les cavités du thorax : ces cavités sont parsemées de moisissures ; à droite, quelques-uns des intervalles intercostaux sont à jour, par suite de la destruction des parties qui les remplissaient : au fond de chacune de ces cavités, près de la colonne vertébrale, on voit une sorte de membrane très blanche, adhérente d'une part aux côtes, et de l'autre au médiastin ; cette membrane, comme je le dirai plus bas, n'est autre chose que le poumon.

Le péricarde et le médiastin antérieur ne font qu'un, et le tout constitue une cavité qui semble formée d'une membrane bifoliée, brune à l'intérieur comme à l'extérieur, et qui, étant incisée, laisse voir le cœur, très aplati, réduit à une sorte de languette épaisse d'un centimètre, large et haute de 12 centim., de couleur brun noirâtre et souple : lorsqu'on la coupe, on peut, à l'aide des doigts, écarter les parois de manière à reconnaître les deux ventricules ; l'organe ressemble alors à une double poche de gomme élastique : on ne distingue plus la texture du cœur ; toutefois, on découvre çà et là quelques brides noirâtres qui doivent être les restes des colonnes charnues de l'intérieur des ventricules.

La *trachée-artère* fait encore corps avec le larynx et avec les poumons ; elle a la forme d'un tuyau noirâtre béant, dans lequel on distingue parfaitement tous les cerceaux cartilagineux, qui sont d'un brun jaunâtre.

Les deux *poumons* existent et ont l'apparence de deux membranes très aplaties, d'un petit volume, collées contre les parties latérales de la gouttière vertébrale; ils sont noirs en arrière et couverts de moisissure blanche en avant: ce sont eux qui constituent cette partie blanchâtre dont j'ai déjà parlé à l'occasion des cavités thoraciques; leur structure, leur couleur et leur forme, diffèrent tellement de l'état normal, qu'on ne peut les reconnaître que par leur situation: en pénétrant dans leur substance, on les partage en feuillets noirâtres, presque desséchés et séparés par beaucoup de chrysalides rougeâtres. La face interne du thorax est tapissée par la *plèvre* qui est brunâtre, demi transparente, presque desséchée et facile à déchirer. On voit l'*aorte* thoracique sous forme d'un tuyau brunâtre, vidé, mince, sec, dont on ne peut séparer que deux membranes. Le *diaphragme* occupe la place ordinaire; il est membraneux, mince d'un brun foncé, desséché, perforé à droite dans la partie correspondante à la portion où les muscles intercostaux sont à jour.

Abdomen. La paroi abdominale est réduite à une couche membraneuse, mince, desséchée, brune, couverte de terre et de moisissure, très facile à déchirer, collée surtout inférieurement à la colonne vertébrale et au bassin. Lorsqu'on l'enlève, on remarque un vide considérable sur les deux côtés de cette colonne et dans le bassin, qui, du reste, contient une quantité prodigieuse de chrysalides et de mouches. Il est impossible de distinguer, à la première vue, les différens viscères abdominaux: toutefois, il y a une apparence de *colon transverse*; car on découvre, au lieu qui est habituellement occupé par cet intestin, une sorte de cylindre membraneux, à la vérité peu distinct; en cherchant sous le diaphragme, à droite, on trouve le *foie*, réduit à une masse aplatie, épaisse de 15 millimètres, d'un brun noirâtre, légèrement desséchée, qui, étant coupée, se subdivise en feuillets, dans l'intervalle desquels il y a une matière solide, brune, comme bitumineuse: on reconnaît aussi dans cette masse une portion jaune qui répond à la *vésicule biliaire*: celle-ci est en effet distincte, et contient plusieurs *calculs* de cholestérine. A gauche, sous le diaphragme, on voit la *rate*, aplatie, sorte de languette, ayant 2 millimètres d'épaisseur, d'un brun noirâtre, et d'une forme tellement différente de celle qu'elle présente dans les cadavres ordinaires, qu'il serait impossible de la reconnaître autrement que par la situation. Au-dessous de la rate et du flanc gauche, existe un amas de tuniques membraneuses, affaissées, débris évidens de l'*estomac* et des *intestins*; car, en les écartant, on refait la cavité du premier et une partie des autres: du reste, ces tuniques, sèches, d'un brun noirâtre, amincies et perforées dans certains points, ne permettraient pas, ni à beaucoup près, de refaire toute la longueur du canal digestif, non plus que d'en distinguer les diverses parties ni les tuniques constituantes, et encore moins les altérations morbides , si la maladie qui a déterminé la mort était de nature à en produire (1).

Les *reins*, probablement très aplatis aussi, sont perdus dans ces débris, au point qu'on ne peut pas les trouver ; la veine *cave* et l'*aorte abdominale*, les veines et les artères iliaques sont brunâtres et sous forme de tuyaux aplatis, mais très reconnaissables et vides.

On aperçoit dans le *bassin* une membrane brunâtre, mince, qui forme une cloison derrière le pubis, et qui étant incisée laisse un vide assez considérable, qui par cela même ne paraît pas répondre à la *vessie* : du reste, on ne découvre point cet organe. Le *pubis* est garni de poils châtains : la verge, aplatie, desséchée, semblable à une languette, n'est plus reconnaissable extérieurement ; lorsqu'on la coupe, on distingue à l'intérieur diverses couches concentriques, de couleur différente, mais qu'on ne peut écarter de manière à réformer les cavités des corps caverneux ; les testicules et le scrotum ne sont plus reconnaissables.

Membres supérieurs. Les mains, situées sur les pubis, décharnées, forment encore un tout, bien que les os du métacarpe de la *main gauche* soient désunis et entièrement dénudés : les doigts sont repliés, blancs, et présentent, sur les phalanges qui les constituent, et qui se tiennent encore entre elles, une couche fort dense, sèche, très résistante, débris évident de la peau et des terminaisons tendineuses des muscles ; l'articulation carpo-métacarpienne est détruite, en sorte que les os du carpe ne tiennent plus au métacarpe, quoique les uns et les autres conservent leur situation respective. L'avant-bras gauche est collé à la portion de l'abdomen sur laquelle il repose ; l'articulation radio-carpienne persiste : le radius et le cubitus tiennent encore entre eux, et sont recouverts seulement d'une couche desséchée, épaisse de 2 millim., grisâtre, parsemée çà et là de moisissures blanches, se détachant assez facilement, et pouvant être subdivisée en deux lames, dont la plus externe semble devoir être la peau, et l'interne la partie aponévrotique. L'espace interosseux est occupé par une couche semblable, mais plus épaisse, et dans laquelle on voit le reste des tendons. L'avant-bras tient encore au bras. Au coude, comme dans toute la longueur du bras, on trouve une masse spongieuse, filandreuse, de couleur d'amadou desséché, de 15 millimètres d'épaisseur dans plusieurs endroits, dans laquelle on ne peut distinguer ni nerfs ni vaisseaux, quoiqu'elle soit évidemment un reste des parties molles. Le bras est collé au thorax : en l'écartant doucement, on remarque très distinctement les débris du grand pectoral, sous forme d'une membrane brunâtre, moisie çà et là. L'articulation cubito-humérale est conservée ; les diverses pièces qui la composent tiennent beaucoup entre elles, et l'on peut reconnaître tous les ligamens ; mais il n'y a plus de cartilage, et les surfaces articulaires sont

______

(1) Le canal digestif était dans un état tel qu'il aurait été possible de retrouver une substance vénéneuse dans quelques-uns des points de sa cavité.

très desséchées : l'articulation scapulo-humérale est solide, à cause des parties molles extérieures qui existent en assez grande abondance et qui sont desséchées, et comme membraneuses : la capsule fibreuse est presque intacte ; on retrouve encore un peu de tissu cartilagineux, à la vérité, fortement desséché et d'un jaune brun.

La *main droite* est étendue, recouverte de terre et de moisissure, qui remplissent en outre l'intervalle des doigts ; elle est comme incrustée dans la masse terreuse que j'ai déjà dit exister entre les membres inférieurs : en la détachant de cette masse, on voit que les doigts sont comme collés entre eux par le mélange déjà indiqué de moisissure et de terre ; ils sont blanchâtres à l'extérieur, et quelques-unes de leurs phalanges sont encore recouvertes de la couche dense dont j'ai parlé à l'occasion de la main gauche ; dans certains doigts, ces phalanges tiennent entre elles ; les articulations du métacarpe et du carpe sont intactes. L'avant-bras est moins collé à l'abdomen que celui du côté opposé ; mais il est plus dépouillé que lui ; le radius est séparé du cubitus, et tous les deux ont abandonné l'humérus : on voit à leur surface quelques débris de parties molles, comme à l'autre avant-bras, mais en moindre quantité : le bras, de ce côté, est à-peu-près comme le gauche, si ce n'est que la portion qui représente le muscle pectoral est moins considérable ; l'articulation scapulo-humérale est moins solide, plus dépouillée que l'autre ; cependant elle tient assez fortement, à cause des parties molles qui restent ; les cartilages sont plus détruits que de l'autre côté.

Membres inférieurs. Ils sont presque entiers, encore articulés, et conservent beaucoup de parties molles ; celles-ci sont imprégnées de terre, de moisissure blanche, de débris de la serpillière, et dont l'apparence d'une matière solide sous laquelle on sent des vides, matière qui dans quelques endroits laisse les os à nu. En incisant on voit que cette masse molle est constituée extérieurement par une couche membraniforme, épaisse de 6 à 8 millimètres, assez résistante, sous laquelle est un tissu spongieux, filandreux comme au bras. Les articulations sont plus solides dans toute la longueur de ces membres que dans les extrémités supérieures, parce que les masses charnues étant plus considérables ont dû laisser plus de débris. La destruction est d'autant plus marquée, que les articulations sont plus inférieures ; aussi les dernières phalanges des pieds sont-elles tombées. La rotule tient encore à l'articulation, mais elle s'en détache avec facilité ; les surfaces articulaires du fémur et du tibia présentent encore des restes de cartilage jaune rougeâtre ; le ligament semi-lunaire interne existe ; l'autre est presque entièrement détruit, les ligamens croisés sont desséchés et faciles à déchirer. On ne distingue plus de trace d'épiderme au pied ni ailleurs ; les ongles sont desséchés et probablement perdus dans la masse terreuse dont j'ai parlé tant de fois.

NÉCROPSIE 11°.

P..., âgé de 83 ans, mort le 27 mars 1827, à neuf heures du matin, à la suite d'une dysenterie qui avait duré cinq semaines, inhumé le 30 du même mois, à cinq heures du soir, fut *exhumé* le 17 janvier 1828, neuf mois dix-huit jours après l'inhumation.

Bière. La bière était entière au moment où on la découvrit, mais elle était assez détruite pour se rompre supérieurement et sur ses côtés pendant les efforts nécessaires pour la retirer de terre (1). Les divers fragmens de ces trois faces, surtout à l'intérieur, offraient des teintes variées, jaune, blanche, noire, vineuse, etc., et en certains lieux ressemblaient, par leur coloration, à l'intérieur d'un vieux tonneau; on voyait aussi çà et là des moisissures. Ces fragmens se rompaient à la main aussi facilement que du bois pourri. Le fond de la bière était entier, résistant, et de couleur noire à la portion correspondante au dos.

Serpillière. Les parties latérales de la bière et le couvercle étant enlevés, laissent voir le cadavre, couvert en quelques points seulement de débris de la serpillière, qui est beaucoup plus altérée que dans les nécropsies précédentes; elle est mêlée de terre en beaucoup d'endroits, et s'enlève en fragmens; elle est couleur de fumier aux extrémités inférieures, et noire au torse, où elle est humide et comme enduite d'une matière ayant l'aspect bitumineux. On trouve dans les intervalles qui la séparent de la bière, surtout le côté droit du cadavre, et notamment au membre inférieur et à la tête, beaucoup de terre, qui est comme massée et qui fait corps avec ses débris. La partie de cette serpillière qui répond au dos, est imprégnée d'un enduit noirâtre, qui sera signalé en parlant du thorax, et qui recouvre aussi cette partie du fond de la bière.

Aspect extérieur du cadavre. Le cadavre apparaît entièrement décharné et réduit au squelette; celui-ci est altéré et désuni en plusieurs points, d'une couleur jaune foncée, sale à la tête et aux membres, noire au thorax, et d'une odeur de moisi peu désagréable.

Tête. La face et le crâne sont dépouillés de parties molles; ce dernier est recouvert en arrière d'un magma, qui est un mélange de terre et de cheveux gris, parfaitement reconnaissables encore. Lorsqu'on enlève ce magma, on aperçoit les os d'une couleur bistre clair, tachés çà et là, surtout à la partie postérieure, de larges plaques d'un brun foncé: en râclant ces parties noircies, on détache la matière qui formait ces plaques et qui est poisseuse. Vers la bosse pariétale gauche, un peu en arrière, cette plaque noire s'enlève sous forme d'un feuillet membraneux très mince, demi-

---

(1) Cela tient à ce que les planches de ces trois faces ont à peine 5 millimètres d'épaisseur et sont beaucoup plus minces que celles du fond et des deux extrémités.

transparent, qui est évidemment un reste des parties molles extérieures du crâne. La tête se sépare du cou à la moindre traction, l'articulation atloïdo-occipitale étant détruite comme toutes les autres articulations. Le crâne est lourd, et l'on peut voir par le trou occipital, qu'il contient encore des débris de l'encéphale dans la moitié de sa capacité environ. Les orbites et les fosses nasales sont vides ; la mâchoire supérieure n'offre qu'une dent que l'on peut enlever avec le doigt; elle est jaune, demi-transparente, et sa racine se laisse couper avec effort comme de la corne très dure. La voûte palatine, transparente, se brise au moindre choc ; l'os maxillaire inférieur, séparé du supérieur, est tombé sur le devant des vertèbres cervicales ; il existe un intervalle de plus de 3 centim. entre son condyle et la cavité glénoïde ; on y voit aussi quelques dents ayant les mêmes caractères que la précédente, et se laissant arracher avec le doigt. Le crâne étant brisé, on trouve le cerveau réduit au tiers de son volume, et renfermé encore dans la dure-mère ; il est transformé en une matière très molle, non encore pultacée, de couleur azurée, d'une fétidité extrême, dans laquelle on distingue évidemment deux teintes, et où il ne serait plus possible d'apercevoir aucune des parties décrites par les anatomistes. Quant à la dure-mère, elle est reconnaissable, de couleur naturelle et assez résistante. Il n'y a plus de trace de moelle épinière.

Le cou est réduit à la colonne vertébrale, dont les vertèbres se détachent au moindre effort, les cartilages intervertébraux étant presque complétement détruits, et un vide entre chacune des pièces du rachis annonçant cette destruction. Les vertèbres cervicales supérieures sont d'un jaune terreux, les inférieures sont noires : cette dernière teinte est due à ce qu'elles sont imprégnées d'une matière comme huileuse, que cependant l'eau enlève. Le tissu de ces os ne semble pas altéré encore, comme on peut s'en assurer en les sciant ; seulement ils paraissent plus légers et plus faciles à briser. On remarque au point d'adhésion de la vertèbre avec le fibro-cartilage du corps, un commencement de destruction de la substance compacte ; là le corps de la vertèbre est comme criblé ; mais on ne peut pas dire que cette altération, qui se retrouve aussi sur le corps des vertèbres dorsales et lombaires, soit plutôt l'effet de la décomposition putride que d'une affection morbide de l'os, parce qu'on trouve dans quelques points de la colonne vertébrale des prolongemens osseux, sorte de petites exostoses qui semblent annoncer une maladie de la partie solide du rachis : sur la partie antérieure et supérieure du cou, on découvre les débris osseux du larynx, et l'on peut encore reconnaître les cartilages cricoïde et thyroïde.

Thorax et abdomen. La cage thoracique est détruite. Le sternum, détaché des côtes et séparé en deux pièces, est dans la cavité du thorax. Les côtes, détachées aussi de la colonne vertébrale, sont couchées les unes sur les autres sur les parties latérales du cadavre ; une seule, la première, séparée postérieurement du rachis, tient encore en avant, et des deux côtés, au fragment supérieur du sternum. Ces diverses côtes sont enduites d'une matière noire semblable à un extrait végétal mouillé, et qui est évidemment un reste des parties molles détruites ; lorsqu'on les lave, elles perdent à-peu-près toute leur couleur, ainsi que l'enduit qui les revêtait : on voit alors qu'elles ne sont pas plus fragiles que dans l'état naturel ; mais leur intérieur est très sec et très poreux. Deux d'entre elles conservent encore antérieurement leur cartilage sternal, qui n'est plus reconnaissable à l'extérieur comme cartilage ; il est beaucoup plus souple et cependant assez difficile à déchirer dans certains points ; il est recouvert d'un enduit brunâtre un peu moins foncé que celui dont je viens de parler ; lavé, il est d'un gris olivâtre et comme vermoulu par places ; il semble qu'une portion de sa substance intérieure soit détruite, d'où il résulte que la coupe paraît plus poreuse. Les vertèbres dorsales et lombaires se détachent les unes des autres, et sont enduites, surtout en avant, de la matière noirâtre déjà désignée.

On ne découvre aucune trace de viscères ni de muscles dans *le thorax* ni *dans l'abdomen ;* on voit seulement sur les côtés du rachis, et adhérente à ses os, qui en sont teints, une matière noire, humide, avec le luisant du cambouis, formant en quelques endroits des masses épaisses de 12 millimètres, qui sont évidemment des débris des parties molles ; car en examinant avec soin leur intérieur, on y découvre des feuillets membraneux multiples, que l'on peut encore séparer en certains points : cette matière noire est recouverte çà et là de moisissure d'un blanc verdâtre, sous forme de petits globules, et de plaques ressemblant beaucoup à ces lichens d'apparence terreuse qu'on trouve sur les vieux troncs d'arbres.

Bassin. Les articulations coxo-fémorales, les symphyses du pubis et sacro-iliaques sont désarticulées et désunies ; la symphyse du pubis offre un écartement d'environ 12 centim., tandis que cet écartement n'est que de 3 centim. à la symphyse sacro-iliaque. Le sacrum décharné, de couleur très brune, et séparé du coccyx, contient dans sa concavité une couche très épaisse de matière analogue au cambouis, mais moins foncée, et mêlée de chrysalides et de mouches : on voit aussi quelques insectes blancs à la face postérieure de cet os, qui du reste est le seul organe du cadavre où l'on ait remarqué des animaux. L'os des îles offre une masse épaisse de 4 à 5 millimètres, humide, noirâtre, mélange de terre, de débris de serpillière, et des parties molles de cette portion du membre, qui sont méconnaissables. Les surfaces articulaires correspondantes des tibias et des fémurs offrent encore un peu de cartilage brun, humide, aminci. Les *fémurs* ne sont à nu que dans leur cinquième inférieur : dans le reste de leur étendue, antérieurement et latéralement, ils sont recouverts par une masse feuilletée, et comme cartonnée à l'extérieur, épaisse de 8 centim. au moins en dedans et postérieurement, plus mince en dehors, plus sèche inférieurement et superficiellement, plus humide postérieurement et profondément : cette masse est un débris évident des muscles de la cuisse, lesquels se laissent même reconnaître à leur couleur et à leur mollesse vers la partie supérieure et extérieure du bassin, où l'on ne saurait les couper sans qu'il en sorte une quantité considérable de vers et de mouches. Lorsqu'on a incisé cette masse dans quelques-uns de ses points, on voit qu'elle présente à sa surface une croûte d'environ 4 à 5 millimètres d'épaisseur, formée par du gras de cadavres d'un blanc jaunâtre, sorte d'écorce qui est appuyée sur les portions desséchées et feuilletées auxquelles sont réduits les muscles, et qui évidemment n'ont pas l'aspect de ce gras. Ailleurs, les muscles de la cuisse apparaissent sous forme d'une spongiosité filandreuse, d'un gris brunâtre, comme si la masse musculaire proprement dite avait été détruite, et que l'organe fût réduit à ses élémens fibreux et aponévrotiques. Les débris épais dont je parle maintiennent le fémur dans son articulation coxale : partout où ils sont humides et d'apparence musculeuse, ils exhalent une odeur acide et putride fort désagréable. A la cuisse droite, tout est sous forme feuilletée et cartonnée ; rien n'a conservé la nature musculaire humide et rouge, qui, à gauche, existait à la hauteur de la fosse iliaque externe.

Membres supérieurs. Les mains apparaissent sur le devant du pubis, réduites au squelette ; celle de gauche a conservé assez bien sa forme, surtout dans la région métacarpienne, pour pouvoir être reconnue. Les os de ces mains, mêlés de débris de serpillière et de terre, sont déjà désunis, ou se désunissent au moindre effort ; toutefois, quelques-uns de ceux qui entrent dans la composition du carpe sont comme adhérens à l'avant-bras par un magma qui est un mélange de terre et de débris des parties molles. Les avant-bras, dont le droit est séparé de l'humérus, sont appliqués sur les côtés de l'abdomen, et paraissent réduits aux deux os ; cependant il existe encore dans l'espace interosseux quelques débris de parties molles, feuilletées, desséchées, jaunâtres à l'intérieur, brunâtres à l'extérieur, et semblables à ceux de la cuisse. Du côté gauche, l'avant-bras tient encore au bras par quelques restes de parties molles, légèrement humides. L'humérus, de ce côté, n'est nulle part à nu ; il est revêtu d'une couche de débris de parties molles souillées extérieurement de terre, et offrant le même aspect feuilleté, filandreux, non musculeux, déjà décrit : l'épaisseur de cette couche est de 3 cent. en dedans, où elle adhère aux parois externes de la poitrine, et de moitié plus mince en dehors ; elle maintient l'articulation huméro-scapulaire, où l'on trouve même un reste de cartilage brun, mince, et un peu humide. L'humérus droit est dépouillé dans sa moitié inférieure et à l'articulation scapulo-humérale : les débris des parties molles qui l'entourent en avant, et qui l'attachent au thorax, ressemblent à ceux de l'autre côté, si ce n'est qu'ils sont un peu plus humides et plus bruns.

Système osseux. Les os longs sont d'un jaune brun foncé dans certains endroits, et d'un jaune plus clair dans d'autres ; ils sont un peu humides et couverts d'un enduit limoneux peu épais ; ils ne diffèrent point de l'état normal par leur texture et leur dureté. Les os courts sont spongieux, secs et jaunâtres à l'intérieur.

NÉCROPSIE 12e.

X***, âgé de soixante-deux ans, mort le 26 mars 1827, à dix heures du matin, à la suite d'une apoplexie foudroyante, enterré le 27 du même mois, à deux heures, fut exhumé et ouvert le 21 janvier 1828, à onze heures du matin, neuf mois vingt-cinq jours après l'inhumation.

Bière. Au moment de l'inhumation, le couvercle étant perdu, fut remplacé par des planches mal jointes, de sorte que la terre avait pénétré dans l'intérieur, et remplissait les vides entre ses parois latérales et le cadavre, et couvrait les jambes, la bouche et les orbites. Les parois latérales de cette bière, d'environ 10 à 12 millimètres d'épaisseur, étaient entières, quoique brisées inférieurement au côté droit ; l'humidité les avait fait déjeter en dehors seulement dans la partie inférieure, et les avait tellement ramollies qu'elles se rompaient par le plus léger effort de la main ; la terre les imprégnait presque partout, et il n'y avait de moisissures et de colorations noires que dans les points où la terre manquait. Le couvercle, ou, pour mieux dire, les planches qui en tenaient lieu étaient maculées de noir et parsemées de moisissures blanches, comme dans les nécropsies précédentes.

Serpillière. Elle était presque entièrement détruite ; les portions restantes s'enlevaient facilement en filamens comme du fumier.

Aspect extérieur du cadavre (*Voyez* planche 3e). Le cadavre n'est pas réduit au squelette, si ce n'est au crâne et à la partie supérieure de la face ; mais les chairs restantes sont imprégnées de terre dans certains endroits ; ces parties molles forment un magma sec, et comme cartonné dans plusieurs points, un peu plus humide dans d'autres : çà et là, cependant, les os sont en partie dénudés, savoir : au sternum, à l'extrémité sternale des côtes, aux clavicules, aux radius, et à une partie des mains, qui sont appliquées sur la région pubienne, aux rotules et aux tibias. La teinte générale de la partie antérieure du cadavre est d'un jaune terreux brun, parsemé de maculations noirâtres, et de moisissures vertes et blanches ; la face postérieure noirâtre et d'un vert foncé, beaucoup plus humide que celle-ci, est remplie de vers ; les muscles des gouttières vertébrales humides, souples et réduits à leur partie aponévrotique sont reconnaissables comme muscles, et contrastent sous ce point de vue avec les autres muscles du corps, que j'ai dit être desséchés et comme cartonnés.

Tête. La tête, penchée sur l'épaule gauche, est dépouillée de parties molles, excepté à la partie inférieure de la face ; le crâne est couvert en arrière de cheveux blancs, imprégnés de terre et mêlés de débris de la serpillière, qui forment une sorte de magma appliqué seulement aux os

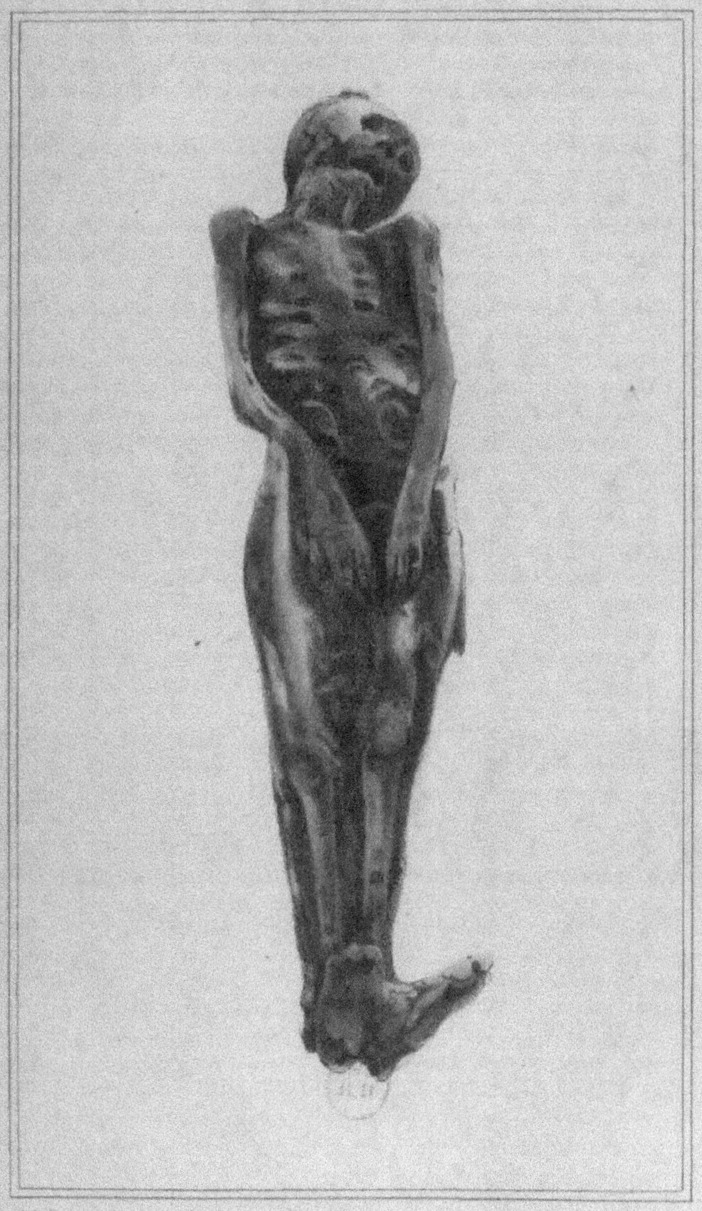

Cadavre inhumé le 27 Mai 1827,
et exhumé le 21 Janvier 1828.

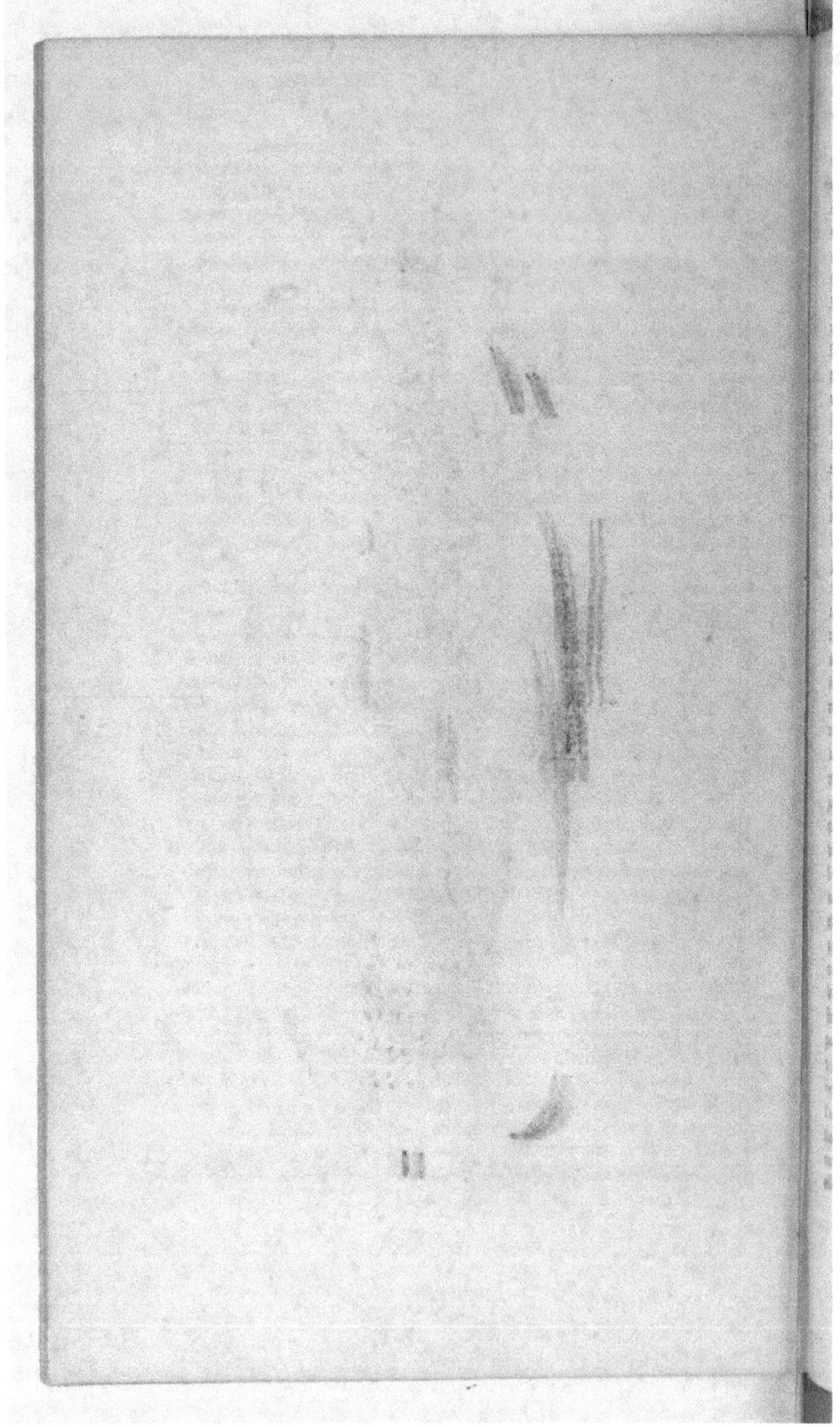

de cette partie, sans y adhérer. Toute la surface de ce crâne est souillée de terre ; on en détache en plusieurs endroits une pellicule blanchâtre et lisse intérieurement, d'un jaune brun à l'extérieur, où elle est garnie de cheveux qui y sont implantés et non collés ; cette pellicule, qui a l'épaisseur et la consistance du parchemin, est évidemment le débris des parties molles de la région qu'elle occupe. Les orbites, les fosses nasales et la bouche sont remplis de terre : aux fosses temporales, les parties molles qui y existent sont réduites à une masse membraneuse d'un brun peu foncé, poreuse, filandreuse, assez desséchée et qui se continue sur l'arcade zygomatique aussi bien qu'en dessous : il est impossible de reconnaître dans cette masse chacune des parties molles dont elle provient ; l'arcade surcilière est dépouillée ; la fosse canine droite présente quelques débris de parties molles, mêlées de terre, et toujours sous la forme de cette masse brunâtre dont je viens de parler, et qui se continue jusqu'à la région parotidienne du même côté, où elle offre extérieurement les poils des favoris qui y sont implantés ; la fosse canine gauche, dépouillée, est de couleur noirâtre ; la bouche est grandement ouverte ; il n'y a plus de lèvres : on trouve dans sa cavité une portion membraneuse brunâtre, desséchée, qui y est tombée, et qui est un reste de la joue droite, car on voit à sa surface les poils des favoris. Au fond de la bouche apparaît la colonne vertébrale, recouverte en partie d'une couche membraneuse de même nature et aspect, et provenant aussi des parties molles de cette cavité. La mâchoire inférieure est dépouillée dans sa branche montante droite, recouverte encore d'une couche brune membraneuse, mollasse, garnie de barbe dans sa branche horizontale droite, tandis que les deux branches montante et horizontale gauches sont dénudées. Cette mâchoire présente deux dents, que l'on arrache facilement, et qui sont jaunes et demi-transparentes ; leurs racines se laissent couper avec effort comme de la corne très dure. L'articulation temporo-maxillaire est détruite, et les débris des parties molles seuls retiennent l'os. En enlevant l'os maxillaire inférieur, on trouve derrière les apophyses ptérygoïdes une matière noirâtre, plus légère que de l'éponge, semblable à des flocons de suie, et qui provient évidemment des parties musculaires de cette région, car on distingue encore dans l'intérieur des feuillets membraneux organiques. Le *cerveau* et le *cervelet* occupent à-peu-près les deux tiers de la cavité du crâne, sous forme d'une masse excessivement fétide, diffluente, pultacée, de couleur verte et noire par places, dans laquelle il est possible de distinguer çà et là, mais avec peine, les deux substances. Il n'est plus permis de reconnaître le cervelet, ni à plus forte raison les divers organes qui composent l'encéphale : on ne trouve plus de traces de l'apoplexie foudroyante qui avait causé la mort. La dure-mère existe sous forme d'une membrane d'un aspect nacré, de couleur bleuâtre et d'une consistance assez ferme : on dirait presque qu'elle est à l'état normal ; elle est séparée de l'encéphale par une quantité innombrable de vers blancs, d'environ 12 à 14 cent. de long. Il n'y a plus de *moelle épinière*.

Col. Les vertèbres cervicales supérieures sont visibles, quoiqu'en partie recouvertes par une légère couche membraneuse de couleur d'ochre : au niveau de la sixième de ces vertèbres existe une masse brunâtre, faisant saillie, dans laquelle on trouve les cartilages cricoïde et thyroïde, ainsi que les parties molles internes du larynx saponifiées. Depuis cette saillie jusqu'au sternum, et dans les plis et vides latéraux qui séparent le col des clavicules et de la partie supérieure du thorax, on voit des débris de parties molles, d'un brun foncé, noirâtres, desséchées et feuilletées à gauche, tandis qu'à droite elles sont d'une couleur moins foncée et offrent dans certains points des plaques blanches, comme plâtreuses. Ces diverses masses enlevées, on aperçoit à la partie inférieure du col une ouverture parfaitement ronde, qui correspond à la *trachée-artère* dont on trouve à peine des traces.

Thorax. Le sternum est enfoncé inférieurement; il conserve supérieurement, en apparence, ses attaches aux clavicules et aux côtes, dont on peut le séparer avec facilité. La paroi latérale gauche du thorax est entière; les muscles intercostaux, réunis aux côtes et desséchés, simulent une sorte de cartonnage : la paroi latérale droite est plus dépouillée, et l'intérieur du thorax paraît à jour dans plusieurs points; les côtes de ce côté sont séparées, pour la plupart, les unes des autres par la destruction des muscles intercostaux; les cartilages sternaux sont souples, noirs à l'extérieur, gris et humides à l'intérieur; lorsqu'on les casse, on voit qu'ils sont criblés de petits trous, et qu'une portion de leur substance intérieure est détruite.

Les deux côtés de la poitrine paraissent vides, si ce n'est qu'ils renferment un peu de terre et beaucoup de petites mouches. Ils sont noirâtres, comme enfumés et charbonnés : on trouve sur la saillie des vertèbres dorsales une pellicule noire, mince, se prolongeant sur les côtés comme si elle allait tapisser la cavité; lorsqu'on la soulève, on voit qu'elle offre plus d'épaisseur au fond de la poitrine, et qu'elle se subdivise en plusieurs feuillets, percés de trous, qui leur donnent l'aspect de lames minces d'éponges qui auraient été noircies; la portion qui occupe le côté gauche est plus épaisse, et les feuillets qui la composent sont plus humides, et ressemblent à du cambouis noirâtre et luisant : du reste, il est impossible de retrouver dans cette pellicule un vestige reconnaissable des viscères thoraciques dont à coup sûr elle provient. Là où les parois sont mieux conservées, c'est-à-dire à gauche, sous la pellicule noirâtre dont je viens de parler, et en contact immédiat avec les os, on remarque une membrane humide dans certains points, sèche dans d'autres, qui doit être la plèvre : elle est grise par plaques, brune dans quelques parties, demi-transparente et peut être facilement séparée des muscles intercostaux desséchés. Les articulations postérieures des côtes sont détruites et ses os ne sont maintenus dans leurs rapports que par les débris des parties molles. Les vertèbres tiennent entre elles, bien que plusieurs offrent des écartemens entre leurs corps.

Abdomen. Il est affaissé, recouvert de terre, de débris de serpillière et de chrysalides antérieurement, il est de couleur jaune brun, excepté aux fosses iliaques, où l'on voit des moisissures blanches. La paroi abdominale antérieure est collée au rachis; on la détache sur les côtés, où elle existe sous forme d'une couche membraneuse, feuilletée, d'un rouge noirâtre à l'intérieur et encroûtée de gras de cadavre à l'extérieur. Les organes abdominaux, considérablement diminués de volume, ne sont nullement reconnaissables au premier abord; on les trouve dans chacun des côtés de l'abdomen, sous forme d'une masse feuilletée, desséchée, excepté à l'intérieur, où elle est un peu humide et remplie de vers, et que l'on peut réduire en filamens coralliformes : dans un point de cette masse seulement, on peut découvrir encore comme un commencement du tube intestinal.

Bassin. Les parties génitales sont détruites au point qu'on ne peut reconnaître le sexe. Le pubis est couvert de poils, qui sont accolés à cette masse feuilletée et carbonée à laquelle sont partout réduites les parties molles. Il n'est pas plus possible de distinguer dans la cavité du bassin les viscères qui y sont contenus, qu'on ne l'a fait dans la cavité abdominale; ils sont en effet transformés aussi en cette matière feuilletée et desséchée, déjà signalée tant de fois.

Membres supérieurs. Ces membres sont placés sur les côtés du corps de manière à ce que les avant-bras et les mains reposent sur l'abdomen, sur les os des îles, sur la partie antérieure du pubis et sur le haut des cuisses. Les épaules, les bras, l'avant-bras et les mains tiennent ensemble : les clavicules sont maintenues dans leur position par les parties molles, qui sont réduites à une sorte de cartonnage; des portions membraneuses, ayant cette même apparence cartonnée et filandreuse, débris évidens des muscles adducteurs du bras, unissent ces membres au thorax. *A gauche*, l'articulation scapulo-humérale, l'humérus et l'articulation cubito-humérale sont recouverts d'une couche filandreuse, comme celluleuse, grasse au toucher, de 3 centim. d'épaisseur dans beaucoup d'endroits, laquelle, extérieurement, a comme une croûte formée par du gras de cadavre, et qui intérieurement ressemble à du bois pourri, si ce n'est que les filamens sont plus humides, et qu'il est possible de distinguer çà et là qu'ils sont de nature animale. Les os de l'avant-bras sont également couverts d'une couche semblable, mais plus mince et sans croûte savonneuse, et dans l'intérieur de laquelle on distingue des tendons desséchés, jaunâtres et transparens : la surface de cette couche est parsemée de moisissures blanches. La main, comme incrustée, sur la partie du bassin où elle repose, paraît entière, d'un gris bleuâtre mêlé de brun et de moisissures blanches : quand on veut la détacher ses divers os se séparent, et l'on voit qu'il existe dans leurs intervalles du gras de cadavre sec, jaunâtre, qui les liait entre eux, et dans lequel on trouve quelques débris membraneux : ces os laissent au-dessous d'eux les parties molles de la main, formant une masse unique, membraneuse, dont une portion est transformée en gras, et qui se réduisent en plusieurs feuillets secs, dans lesquels on reconnaît des tendons. *A droite*, la main est de couleur plus foncée, et déjà plusieurs de ses os sont séparés. Les diverses articulations du membre droit ne sont maintenues que par les parties molles environnantes, analogues à celles du côté gauche, mais qui sont un peu moins desséchées. L'articulation scapulo-humérale présente évidemment l'attache de la longue portion du biceps, tandis qu'on ne remarque rien de semblable de l'autre côté. On trouve encore dans quelques articulations du membre droit des parties de cartilage.

Membres inférieurs. Ils sont entiers en apparence et tiennent ensemble : on voit à la partie supérieure et latérale de la cuisse une masse musculaire desséchée, offrant la même structure qu'aux bras, recouverte aussi d'une croûte de gras, avec cette différence qu'on y trouve de la moisissure blanche, d'un vert bouteille et même vert-de-gris. Le fémur est à nu antérieurement et vers son milieu ; la rotule et les tibias des deux côtés sont également dénudés ; les masses musculaires restantes en assez grande quantité à la partie postérieure des jambes, sont beaucoup moins desséchées qu'à la cuisse. Les articulations du genou sont remplies de vers ; les ligaments croisés, de couleur jaune, ont encore assez de résistance. On trouve des traces de cartilages sur les surfaces articulaires ; ils sont assez consistans dans certains points, tandis que dans d'autres, ils sont réduits à une sorte de bouillie brune. Les cartilages semi-lunaires sont en partie détruits. Le pied droit existe tout entier jusqu'aux phalanges ; les os qui le composent, unis par des portions filamenteuses, membraneuses, saponifiées, d'un blanc jaunâtre à l'extérieur, se détachent très facilement. Il en est de même pour le pied gauche, qui cependant présente encore les deux premières phalanges.

Système osseux. Les os longs, d'un jaune brun à l'extérieur, sont de couleur naturelle à l'intérieur ; ils ont conservé leur structure et leur consistance. On trouve dans le canal médullaire une substance blanche, molle et grasse. Les os courts ne sont pas plus spongieux qu'à l'état normal ; mais ils sont plus secs à l'intérieur.

NÉCROPSIE 43e.

N***, âgé de quatre-vingt-trois ans, mort le 17 mars 1827, à cinq heures du soir, à la suite d'une pleuro-pneumonie qui avait duré vingt jours ; inhumé le 19 du même mois à deux heures, fut exhumé le 26 janvier 1828, à onze heures, dix mois huit jours après l'inhumation.

Bière. Elle est en sapin mince, surtout dans les ais latéraux, qui n'ont guère plus d'un centim. d'épaisseur. Au moment où on la découvre, le couvercle s'enfonce, et on ne peut la sortir de terre sans que les planches latérales ne se séparent en plusieurs fragmens, et sans qu'une quantité considérable de terre ne pénètre dans l'intérieur : ces divers fragmens se rompent avec une extrême facilité ; ils sont comme charbonnés à l'extérieur ; l'intérieur est maculé de gris, de noir, et surtout de rouge vineux, ce qui lui donne dans plusieurs parties l'aspect d'un vieux tonneau. La séparation de ces fragmens de bière laisse voir le corps, dont la surface est dans beaucoup de points couverte de terre. La tête se détache aussitôt qu'on cherche à retirer le cadavre. Le sternum est enfoncé dans ses deux tiers inférieurs ; en sorte que l'on aperçoit le vide de la poitrine, dans laquelle il y a beaucoup de terre. On trouve çà et là sur les côtés, et inférieurement, les débris de la *serpillière* sous forme de fumier. On enlève la terre avec précaution ; dans quelques endroits elle se détache avec facilité ; dans d'autres, elle est comme massée et adhérente à la surface du corps : cette terre, du reste, est humide et offre le liant et la ductilité de l'argile.

Aspect du cadavre. Le cadavre n'est pas réduit au squelette ; on trouve même aux parois abdominales, aux fesses et au dos, beaucoup plus de débris de parties molles qu'on ne l'aurait cru, d'après les nécropsies précédentes. La partie antérieure présente une couleur généralement brune. Le dos conserve surtout une grande quantité de débris musculaires d'une couleur brune, et même noirâtre, dans presque toute son étendue ; il est couvert de vers blancs, longs d'un centimètre, et offre une coloration toute différente lorsqu'il est incisé : on voit alors que les parties molles sont d'un blanc jaunâtre ou d'un blanc rosé ; elles ne sont ni cartonnées, ni desséchées, mais humides et très fétides : on y distingue facilement des tendons et beaucoup de fibres musculaires rosées, séparées dans plusieurs points les unes des autres par du gras de cadavre jaunâtre ; il existe aussi entre les diverses couches qui composent ces parties molles du dos, une quantité innombrable de vers.

Tête. La tête, comme je l'ai déjà dit, a été séparée du tronc au moment de l'exhumation. Le crâne est entièrement dépouillé de parties molles ; on n'y voit que quelques cheveux gris, non altérés et accolés à la surface des os : cette surface, souillée de terre, de moisissure blanche et verte, est d'une couleur brun foncé, et même noirâtre par places. La face est couverte de terre qui remplit à droite l'orbite, la fosse nasale et le vide de l'arcade zygomatique ; il n'y a plus de parties molles, et les os ont une couleur beaucoup plus foncée qu'au crâne, surtout dans les orbites. La mâchoire supérieure est dégarnie de dents : on ne trouve plus l'os maxillaire inférieur, ni les deux premières vertèbres du col, qui auront été perdus pendant l'exhumation. Le poids de la tête n'est pas très considérable, et en regardant par le trou occipital, on voit que la cavité du crâne est aux deux tiers vide. Il n'y a plus de dure-mère reconnaissable. Le cerveau et le cervelet, réduits à-peu-près au tiers de leur volume, ne forment qu'une bouillie grise à l'extérieur, offrant çà et là quelques points rosés et blanchâtres dans son intérieur : cette bouillie, d'une fétidité remarquable, ressemble à un cambouis homogène. Il n'y a plus de moelle épinière.

Col. La région cervicale du rachis apparaît de suite ; complétement dépouillée en avant, elle n'est formée que de cinq vertèbres cervicales, et ne présente plus de traces de larynx ni de pharynx ; à la partie inférieure existe l'ouverture de la trachée, dont cependant on ne retrouve pas les anneaux. Sur les côtés du col sont des débris musculeux, noirs à l'extérieur, et amenés à cet état spongieux et filandreux dont j'ai déjà parlé tant de fois.

Thorax. Le sternum est enfoncé dans ses deux tiers inférieurs. La cavité du thorax apparaît, remplie en partie par de la terre. Du côté droit, les intervalles des côtes sont libres en avant ; le même effet a lieu de l'autre côté, mais d'une manière moins marquée : dans le reste de la poitrine, des débris musculeux, d'une couleur brune, réduits à un état filandreux et spongieux, maintiennent les côtes entre elles, les recouvrent, et font que les parois thoraciques ferment les parties latérales et postérieures du thorax. Les cartilages des côtes, presque entièrement ossifiés, ne se séparent pas de leurs os ; ils sont poreux, vermoulus et fragiles. La paroi interne du thorax est noire : on remarque profondément sur les deux côtés du rachis deux masses de la même couleur, que l'on peut partager en feuillets presque desséchés, spongieux, qui sont le reste des poumons, mais que l'on ne peut reconnaître que par leur situation. Sur le devant du rachis, on voit une languette aplatie, épaisse d'un centim., large et haute de 8 à 10 centim., de couleur brun noirâtre et souple : cette languette, déchirée déjà dans quelques points, et très amincie dans d'autres lorsqu'elle est coupée, laisse voir deux cavités dont on peut écarter les parois de manière à reconnaître les deux ventricules du *cœur*, qui ressemble alors à une double poche de gomme élastique souple ; mais il est impossible de distinguer la texture de l'organe dont cette masse est le débris. On trouve encore une portion d'aorte thoracique, amincie, d'un brun foncé, composée de trois membranes parfaitement distinctes. A la place du diaphragme, on ne découvre qu'une sorte de membrane, légèrement humide, n'offrant plus ni la forme ni la texture de ce muscle.

Abdomen. La paroi antérieure de l'abdomen est entière et couverte de vers et de chrysalides, là où appuyaient les avant-bras ; elle est d'un brun noirâtre, extérieurement comme intérieurement. Coupée et soulevée, on voit qu'elle a de 5 à 10 millim. d'épaisseur ; et qu'elle se partage en feuillets, dans l'intervalle desquels il y a beaucoup de vers : ces feuillets humides, d'un blanc jaunâtre, n'ont pas l'aspect desséché de la plupart des parties molles des membres. La cavité de l'abdomen est moins vide que dans les nécropsies précédentes, et renferme beaucoup de mouches et de vers. Les parties contenues forment une masse en apparence unique, homogène, dans laquelle on ne peut distinguer au premier abord non-seulement aucun des organes abdominaux, mais même la forme d'aucun ;

cette masse d'un jaune brunâtre, d'un aspect gras, paraît sèche au toucher, et offre çà et là des moisissures blanches. Quand on l'enlève pour voir en quoi elle consiste, on reconnaît qu'elle est composée de plusieurs couches membraneuses légèrement humides, qui sont les restes des viscères abdominaux, surtout de l'estomac, des intestins, des épiploons et du mésentère sans doute méconnaissables dans leur forme, dans leur structure, mais moins altérés que chez d'autres sujets qui étaient restés inhumés quelques jours de moins que celui-ci : en effet, on retrouve dans quelques points de cette masse des portions de cylindre, et même une cavité membraneuse qui, par son ampleur, ne peut être que l'estomac : du reste, ces organes, réduits à une seule membrane, ne sont reconnus qu'à leur situation. On aperçoit sur les côtés de la colonne vertébrale deux languettes aplaties, noires et comme spongieuses à la surface, membraneuses et humides à l'intérieur, qui doivent être les reins, car elles tiennent aux uretères, qui sont enveloppés de gras de cadavre et encore perméables. A la place du foie et de la rate, on ne découvre qu'une masse aplatie, peu volumineuse, coralliforme, noire, légèrement humide, se séparant très facilement en fragmens par le plus léger effort.

Bassin. La cavité du bassin paraît vide ; cependant, on y voit la vessie desséchée, de 3 millim. d'épaisseur, de la capacité d'un œuf, noirâtre à l'intérieur, couverte de moisissures blanches à l'extérieur, contenant beaucoup de chrysalides dans sa cavité. Le pubis offre quelques débris des poils des parties génitales. Il n'y a plus de traces de parties molles sur le trou ovalaire.

Organes génitaux. Dans la masse qui existe à la partie supérieure et moyenne des membres inférieurs, on ne discerne rien qui ressemble aux parties génitales ; seulement cette masse graisseuse et mêlée de terre offre également à sa surface une grande quantité de poils.

Membres inférieurs. Les différens os du pied sont désunis et perdus dans une masse de terre et de débris de serpillière, de telle manière qu'il n'est plus possible de reconnaître la forme de cette partie, ni de retrouver tous les os qui la composent. Un des calcanéums présente sur la face qui appuyait sur le fond de la bière un enduit gris brunâtre, humide, épais, seule trace des parties molles de cette région, sauf toutefois quelques débris ligamenteux et tendineux qui unissent encore quelques os. Les *jambes*, au premier aspect, sont réduites aux deux os ; les rotules se détachent : inférieurement, les pieds en sont séparés ; les tibias et les péronés ne tiennent plus entre eux ; mais les tibias tiennent encore un peu aux fémurs par les ligamens croisés qui se rompent à la plus légère traction. La partie antérieure de la jambe est sèche et réduite au squelette, la partie postérieure et externe présente quelques feuillets desséchés faciles à détacher ; plusieurs portions de ces os, surtout extérieurement, sont teintes en noir, tandis que d'autres sont couvertes de moisissures blanches et jaunes ; aucun d'eux ne paraît altéré dans sa structure. La tête du fémur est parsemée de moisissures vertes et blanches ; le cartilage y existe encore , mais il est imprégné de ce cambouis noirâtre que l'on trouve partout où il y a des masses considérables de parties molles ; on voit autour du cou et des trochanters de semblables débris sous forme de pellicules très-minces , dans lesquelles il est encore possible de découvrir des filamens : le corps du fémur est d'un jaune sale , moisi çà et là ; lorsqu'on le râcle , on en détache , surtout inférieurement, une pellicule mince comme une pelure d'oignon de couleur brune ; il reste encore entre les deux tubérosités un peu de cartilage : l'os est très solide.

Aux membres supérieurs, les os du métacarpe, du carpe et des doigts, sont épars sur le bassin en avant et en dedans. Les os de l'avant-bras n'adhèrent plus entre eux, et sont séparés du carpe et de l'humérus ; celui-ci ne tient plus au scapulum ni à la clavicule : du reste , ces différens os présentent la consistance ordinaire, et un aspect analogue à celui du fémur.

Système osseux. Les os longs sont d'un jaune brun foncé dans certains endroits, et d'un jaune plus clair dans d'autres ; ils sont un peu humides, et couverts d'un enduit limoneux peu épais ; ils ne diffèrent point de l'état normal par leur dureté. Les os courts sont spongieux , secs et jaunâtres à l'intérieur.

NÉCROPSIE 14ᵉ.

P***, âgé de soixante-quinze ans , mort le 20 décembre 1826 , à dix heures du soir, à la suite d'une gastro-entérite qui n'avait duré que six jours ; inhumé le 22 du même mois à cinq heures de l'après-midi, fut exhumé le 22 janvier 1828, à deux heures, treize mois après l'inhumation.

Bière et *serpillière*. La bière , en sapin mince , surtout dans les parties latérales, ne peut être retirée de terre entière ; le couvercle et les ais latéraux se séparent en plusieurs fragmens , lesquels sont eux-mêmes très fragiles. L'intérieur de cette boîte est diversement coloré en gris , en noir et surtout en rouge de vin , comme un vieux tonneau ; l'extérieur, au contraire, offre une teinte généralement noire et comme charbonnée ; le fond, surtout dans la partie qui correspond au torse, présente en quelques points une bouillie d'un gris brunâtre, et même noire , qui est mêlée de terre et de débris de *serpillière*. Celle-ci, détruite dans beaucoup d'endroits, laisse ailleurs des filamens qui s'enlèvent comme du fumier ; toutefois on en trouve encore d'assez bien conservée dans la partie du fond de la bière qui correspond aux jambes. Quoi qu'il en soit , on parvient à retirer la bière sans faire pénétrer, ni à beaucoup près, autant de terre que dans la nécropsie précédente.

Aspect du cadavre (Voyez pl. 5). Le cadavre est réduit au squelette ; là où les os ne sont point en rapport avec des viscères parenchymateux, avec des parties molles vasculaires riches en fluides, ils sont de couleur jaune d'ochre : tels sont les os des îles, le sacrum et les vertèbres lombaires

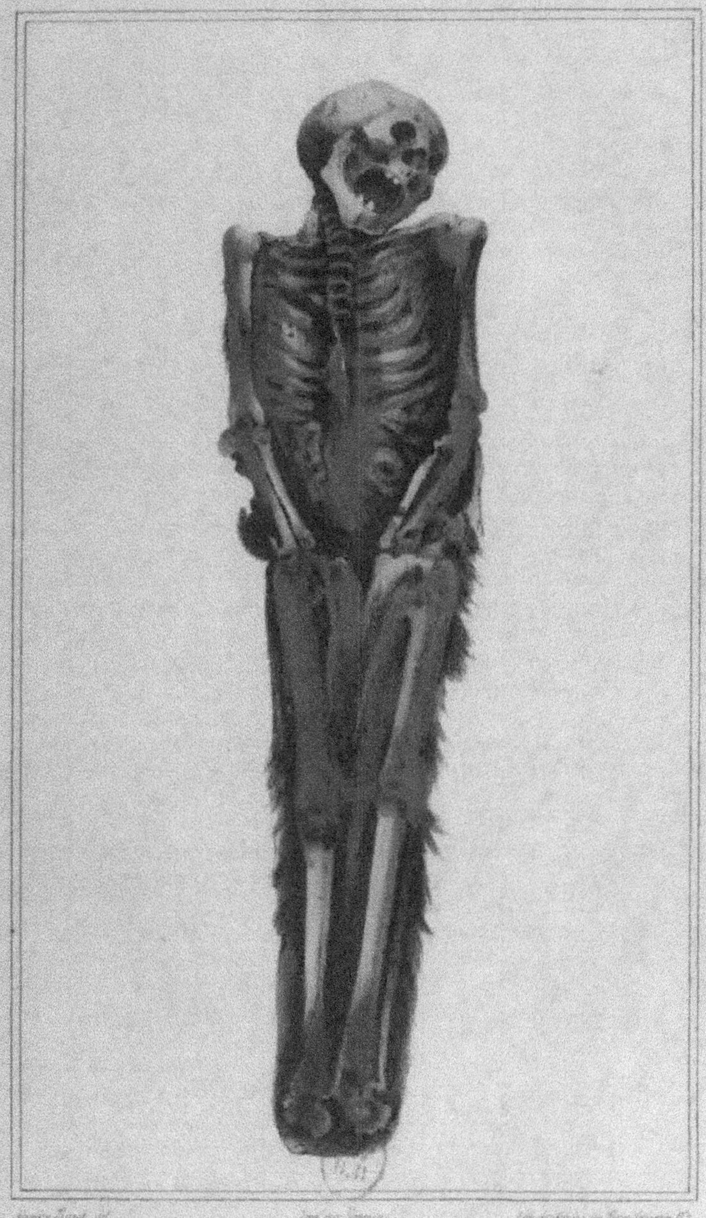

Cadavre inhumé le 22 Décembre 1826,
et exhumé le 2ᵉ Janvier 1828.

en avant, la mâchoire inférieure, la face, etc.; ailleurs, au contraire, ils sont généralement d'un brun pourpre ou noirs. On ne trouve plus un seul viscère dans le thorax, dans l'abdomen ni dans le bassin.

Tête. La tête, penchée sur le côté gauche, était séparée du rachis, quoiqu'au premier abord on pût penser qu'elle y tenait encore. La face et le crâne sont décharnés; on voit encore sur ce dernier quelques cheveux gris qui y sont accolés; il est noirâtre à sa partie postérieure, et jaune d'ochre en avant; cette couleur est aussi celle de la face. L'os maxillaire inférieur est désarticulé, et les surfaces articulaires sont éloignées les unes des autres; il y a encore à cette mâchoire quelques dents que l'on peut enlever au moindre effort, et qui sont d'un jaune de cire, transparentes, et beaucoup plus faciles à couper qu'à l'état naturel, quoique dures. La tête est assez légère, et paraît vide aux deux tiers, lorsqu'on regarde par le trou occipital; et en effet, le crâne brisé, on reconnaît que l'encéphale n'occupe guère que le tiers de la cavité crânienne : du reste, cet organe est méconnaissable : réduit à une bouillie d'un bleu azuré, présentant dans son intérieur des points roses et d'autres blanchâtres, il ressemble à un cambouis homogène d'une fétidité remarquable. On ne découvre plus ni *dure-mère*, ni *moelle épinière*.

Rachis. On enlève avec la plus grande facilité toutes les vertèbres du rachis qui sont désunies, mais qui conservent encore leurs rapports. Les vertèbres dorsales, surtout latéralement et en avant, sont enduites d'une couche noire, comme bitumineuse, qui s'enlève facilement par le lavage, et qui est évidemment le produit de la décomposition des viscères thoraciques : cette couleur contraste avec celle de la partie antérieure des vertèbres lombaires, qui est jaune d'ochre : au-devant des vertèbres cervicales on trouve le cartilage thyroïde entièrement dépouillé de parties molles.

Côtes et sternum. Les côtes, affaissées sur les côtés et complétement denudées, sont désarticulées en arrière et se séparent au moindre effort; leur moitié postérieure est recouverte d'un enduit noir, semblable à celui qui tapisse les vertèbres dorsales et qui reconnaît la même origine. Le sternum, détaché du thorax, est tombé dans la poitrine, où on le trouve sur les côtés du rachis; il est en deux pièces : on voit aussi, dans cette cavité, quelques cartilages costaux séparés du sternum et des côtes; ils sont d'un vert-bouteille foncé, et enduits d'une matière comme huileuse épaissie.

Bassin. La symphyse du pubis est écartée de 5 centim. supérieurement, et au moindre effort l'os iliaque se détache de chaque côté du sacrum, à cause de la destruction des symphyses sacro-iliaques. Le sacrum, contigu au rachis, n'y adhère plus; sa face postérieure est enduite d'une bouillie épaisse, d'un gris brunâtre.

Membres inférieurs. Aux pieds on ne trouve qu'un calcanéum et un scaphoïde, parce que les autres os ont été perdus lors de l'exhumation : les jambes ne sont formées que par les os qui se détachent les uns des autres, ainsi que des fémurs; dans leurs corps les tibias et les péronés sont d'un jaune clair, tandis que leurs extrémités sont d'un brun foncé; il n'y a plus de cartilages sur les surfaces articulaires de ces os : les cuisses sont réduites aux fémurs, qui sont d'un violet tirant sur le pourpre, dans leur corps, surtout à droite, et d'un brun noirâtre aux extrémités ; les articulations coxo-fémorales qui sont en place, et autour desquelles on trouve de légers débris de la serpillière et un peu de terre, sont désunies et se séparent avec facilité : on aperçoit à la partie antérieure des cols des deux fémurs quelques os des deux métacarpes. Les têtes des fémurs sont enduites en partie par une couche de cambouis brun et en partie par un cartilage brun verdâtre que l'on peut couper par lames, et qui ressemble assez au caoutchouc.

Membres supérieurs. Les mains n'existent plus ; quelques-uns de leurs os se trouvent dans l'intervalle des cuisses, sur le fond de la bière, sur la partie antérieure de l'articulation coxo-fémorale et sur le devant du col du fémur. Les avant-bras et les bras sont également réduits au squelette ; leurs os sont séparés et éloignés les uns des autres ; il existe 15 millim. d'intervalle entre chacune de leurs articulations : la couleur des os de l'avant-bras est celle des os de la jambe ; celle des humérus ressemble à celle des fémurs.

Système osseux. Les os longs ne diffèrent point par leur structure et leur dureté de ceux des vieillards dont les cadavres seraient examinés le lendemain de la mort ; mais leurs cavités intérieures offrent moins de parties médullaires : les os courts sont beaucoup plus spongieux, d'un brun verdâtre à l'extérieur, secs et jaunâtres à l'intérieur.

NÉCROPSIE 15e.

N*** âgé de quatre-vingts ans, mort le 13 novembre 1826, à huit heures moins un quart, à la suite d'une pneumonie, qui avait succédé à un catarrhe pulmonaire; inhumé le 14 du même mois à midi, fut exhumé le 19 décembre 1828, à deux heures, treize mois six jours après l'inhumation.

Bière et *serpillière.* La bière est tellement altérée qu'elle se brise au moindre effort et qu'il est impossible de la retirer en entier : les fragmens que l'on en obtient sont très fragiles, diversement colorés en noir, en brun, en rouge, plus ou moins moisis et humectés par une bouillie d'un gris brunâtre. La *serpillière*, comme réduite en un fumier noirâtre, remplit tous les vides de la face, des orbites, des fosses nasales, etc. ; on en trouve aussi çà et là quelques vestiges sur d'autres parties du corps auxquelles elle adhère ; mais on voit qu'elle manque en grande partie, ce qui dépend probablement de ce que ses débris ont été perdus dans la terre qui a pénétré dans la bière au moment de l'exhumation.

Cadavre. On ne peut retirer le cadavre entier et d'une seule pièce que jusqu'aux genoux ; mais il faut beaucoup de précaution, et encore la tête se détache-t-elle du tronc : du reste, l'adhésion des parties qui le composent tient autant à la terre qui l'imprègne qu'à ces parties elles-mêmes : sa couleur est brune ; seulement on voit sur une *grande partie* de sa surface des moisissures blanches. Il ne reste plus de parties molles à l'extérieur, et au premier aspect le corps semble réduit au squelette.

Les os du *crâne* sont recouverts d'un magma qui les salit et qui est sec par places, mollasse et bitumineux dans d'autres endroits, d'une couleur bistre, brune ou jaunâtre, et qui paraît être un débris de serpillière, de cheveux et de parties molles, mêlé de terre. Quelques fibres du muscle masseter, méconnaissables autrement que par leur situation, attachent encore, surtout à droite, les deux os maxillaires : en enlevant ces restes des parties molles, qui offrent l'apparence d'un feuillet desséché et brun, on voit qu'elles s'étendent jusqu'à la fosse temporale, que l'on met ainsi complétement à nu. L'os maxillaire inférieur n'offre plus de dents, mais on remarque un grand nombre de poils blanchâtres provenant de la barbe. Le *cerveau* est réduit au tiers de son volume à-peu-près, et se présente sous forme d'une masse pultacée, très fétide, d'un gris verdâtre, dans laquelle on peut encore distinguer çà et là des parties blanches, qui sont probablement le reste de la substance médullaire ; mais on ne saurait reconnaître aucun des nombreux organes qui le composent : la dure-mère *est parfaitement conservée*, si ce n'est qu'elle est légèrement ramollie.

Le *thorax* est à moitié ouvert par la rupture des côtes et de la partie inférieure du sternum, à laquelle reste attachée une portion de la *paroi abdominale*, desséchée et affaissée sur le rachis : en coupant cette paroi on voit qu'elle offre 7 millim. d'épaisseur, que sa texture est très serrée, et qu'intérieurement elle est rougeâtre, indice des masses musculaires qui la composaient. On ne découvre aucun viscère dans le thorax ni dans l'abdomen ; toutefois on trouve de chaque côté de la saillie des vertèbres dorsales et lombaires, une masse ayant l'aspect d'une éponge usée, blanche et moisie, grise, noire par places, desséchée, feuilletée, filandreuse, et qui est évidemment le débris des divers viscères de la poitrine et de l'abdomen, quoiqu'il soit impossible d'y rien distinguer (1). Les espaces intercostaux sont remplis par une matière semblable, très sèche, qui réunit les côtes : les vertèbres ne tiennent entre elles aussi que par les débris des parties molles, réduites à cette sorte de cartonnage.

Le *bassin* ne contient aucun viscère ; il n'y a plus d'apparence de parties génitales : seulement on remarque quelques poils à la région des pubis.

Les diverses articulations des membres supérieurs et inférieurs tiennent encore par les débris des parties molles qui sont desséchées, multifoliées, et comme cartonnées dans plusieurs points, et humides dans d'autres ; ces

---

(1) Si l'individu dont il s'agit fût mort à la suite de l'introduction d'un poison dans l'estomac, il n'aurait pas été impossible de démontrer qu'il y avait eu empoisonnement, en traitant convenablement les débris feuilletés dont je parle.

derniers permettent de reconnaître, sinon leur diverse nature, au moins leur origine animale : on aperçoit même dans quelques endroits la couleur rougeâtre des fibres. Du reste, il n'existe des membres supérieurs que jusqu'aux coudes, et des membres inférieurs que jusqu'aux genoux.

Système osseux. Les os ne diffèrent pas, par leur consistance, leur structure, etc., de ceux qui ont été décrits dans la nécropsie précédente (*Voyez* page 568). Les ligamens existent encore et conservent leurs apparences, mais ils sont très desséchés.

NÉCROPSIE 16e.

F***, âgé de soixante-huit ans, mort le 28 novembre 1826, à la suite d'une pneumonie qui avait duré deux jours, inhumé le 30 du même mois, à midi, fut exhumé le 5 novembre 1828, à midi, vingt-trois mois cinq jours après l'inhumation.

Bière. On examine la bière avant qu'elle soit retirée de la terre ; le couvercle est fracturé en huit ou dix morceaux ; il en est de même des ais latéraux, qui sont un peu déjetés ; la paroi inférieure sur laquelle repose le squelette est bien conservée, et est la seule que l'on puisse retirer en entier. Les fragmens de cette bière sont secs, peu résistans, d'une couleur lie de vin à leur surface interne, et sans aucune trace de cet enduit gras et humide que j'ai signalé dans beaucoup d'autres ouvertures ; extérieurement ils sont également secs, d'un gris foncé et recouverts d'une légère couche de terre. Le cadavre est entièrement caché par de la terre sèche ; on n'aperçoit que le coronal, qui est complétement dépouillé de parties molles : lorsqu'on cherche à sortir le fond de la bière, sur lequel se trouve le squelette, on éprouve beaucoup de difficulté ; une partie de la terre qui couvrait le corps tombe dans la fosse avec les os des membres thoraciques, qui sont séparés les uns des autres, et autour desquels on ne remarque aucune partie molle ; il est impossible d'apercevoir les os des mains.

Serpillière. Le corps étant placé avec précaution sur une table, et la terre qui le couvre ayant été enlevée en grande partie, on voit des restes de serpillière ressemblant à des brins de fumier noirâtre ; elle remplit les fosses orbitaires et nasales, ainsi que la bouche, où elle est mêlée avec de la terre sèche et des chrysalides rougeâtres ; il existe encore un peu de serpillière, mêlée de terre, sur les parties latérales du cou, entre les membres inférieurs et au-dessus des malléoles ; ici le mélange est plus humide que partout ailleurs.

Cadavre. La tête n'offre plus de parties molles ; les os qui la composent sont entièrement dénudés ; on trouve des cheveux gris, collés aux os de la partie postérieure du crâne. Comme je l'ai déjà dit, les fosses nasales et orbitaires, ainsi que la cavité buccale, sont remplies par un mélange de terre et de débris de serpillière ; on n'y découvre pas non plus de traces de parties molles : l'os maxillaire inférieur, garni de quelques dents molaires et incisives, vacillantes, n'étant retenu par aucun ligament, tombe au moindre contact. La tête tient encore au tronc, au moyen d'une sorte de membrane, comme tannée, qui est évidemment le reste de la peau et de quelques feuillets d'un brun bistre, semblables à de l'amadou peu sec : ces diverses parties résistent au scalpel et à des tractions assez fortes, et renferment des chrysalides rougeâtres dans leur intérieur ; il suffit de les couper pour que la tête se sépare du tronc, auquel elle n'est attachée par aucun ligament.

Le cavité du crâne renferme à-peu-près le quart de la masse cérébrale ; la surface de cette masse est comme spongieuse ; incisée, elle offre la consistance de la terre glaise ochreuse humectée : on y voit des couches d'un vert grisâtre, séparées par des stries plus ou moins épaisses, d'un rouge d'ochre : en un mot, cette substance ressemble à de la glaise ochreuse.

On ne découvre à la partie antérieure du cou que les débris du larynx ; cependant le cartilage thyroïde est entier ; on ne trouve plus l'os hyoïde : ces parties sont couvertes d'un mélange de terre et de serpillière. Les clavicules, séparées des omoplates, ne tiennent plus au sternum que par un prolongement membraneux comme tanné, qui maintient en outre réunies deux portions osseuses qui forment le sternum : celui-ci est entièrement séparé des côtes dont les cartilages n'existent plus à leur place ordinaire, et que l'on retrouve en partie dans le thorax.

Thorax. Il ne reste guère que la cage osseuse : les muscles intercostaux sont réduits à des fibres fauves, semblables à de l'amadou, parmi lesquelles on distingue des débris de serpillière : toutefois, ces filamens n'occupent pas toute l'étendue des espaces intercostaux, qui sont en grande partie à jour. La cavité du thorax est presque entièrement remplie par de la terre et des débris de serpillière qui ont pénétré à travers ces mêmes espaces. On y voit aussi des feuillets membraneux presque desséchés, seules traces des organes thoraciques situés sur la colonne vertébrale, dont les vertèbres tiennent encore entre elles par des fibres ligamenteuses d'un gris noirâtre. Le diaphragme est complétement détruit.

Abdomen. On reconnaît encore la presque totalité de la paroi antérieure de l'abdomen, qui est réduite à une membrane comme tannée, au milieu de laquelle on aperçoit l'enfoncement ombilical, et à laquelle adhèrent des feuillets de couleur bistre, plus ou moins humides ; ceux qui le sont davantage offrent une couleur noirâtre, comme celle des feuilles de tabac préparées et humectées. Ces feuillets sont réunis entre eux par des filamens mous, semblables à de l'amadou, et se déchirant avec facilité. Il n'y a plus de traces de viscères : les vertèbres de cette région ne sont pas encore désarticulées ; toutefois les deux dernières lombaires ne tiennent plus entre elles que par trois ou quatre fibres ligamenteuses desséchées.

Bassin. Le bassin contient également des feuillets appliqués les uns sur les autres, en général plus desséchés que les précédens, au milieu desquels on aperçoit une cavité qui semble être celle de la vessie, dont il n'est plus possible de distinguer les diverses parties.

Organes génitaux. La verge se présente sous forme d'un prolongement aplati, desséché, long de 8 à 9 centimètres, sans apparence de gland, et qui étant coupé transversalement laisse apercevoir des feuillets entre lesquels existe une sorte de substance médullaire, comme formée de filamens de tissu cellulaire desséchés, et très fins, et qui paraît être le débris des corps caverneux. On découvre vers la partie inférieure et moyenne de la section transversale dont je parle une petite ouverture demi-béante, de 2 millim. de diamètre environ, qui appartient évidemment à l'urètre. A la place du scrotum on trouve une membrane desséchée double, entre les feuillets de laquelle on aperçoit de chaque côté un corps brunâtre desséché, semblable à une petite figue sèche (débris du testicule), et au sommet duquel est fixé un faisceau composé de fibres sèches, assez résistantes, d'un *jaune fauve*, se dirigeant vers le pubis. On voit encore quelques poils peu adhérens au scrotum (1).

Membres inférieurs. Ils ne tiennent plus au bassin que par une membrane desséchée, comme tannée, qui est évidemment le reste de la peau, et qui s'étend le long des parties latérales et postérieures de la cuisse, jusqu'à la partie supérieure de la jambe ; au-dessous de cette sorte de membrane on trouve des feuillets ayant la couleur et la consistance de l'amadou, et dont quelques-uns sont formés de filamens qui ont une direction semblable à celle des fibres musculaires dont ils paraissent être les débris ; plusieurs de ces feuillets se déchirent avec la plus grande facilité ; ils sont plus humides et plus foncés en arrière que sur les côtés. Antérieurement, les os de la cuisse sont à découvert : les articulations coxo-fémorales sont dépourvues de cartilages et de ligamens ; il en est de même de l'articulation fémoro-tibiale droite ; la gauche présente encore des ligamens croisés, desséchés, réunis en un seul faisceau brunâtre, facile à déchirer : le fémur est sec, recouvert d'une poussière grisâtre, semblable à de la cendre, mais qui n'adhère nullement à l'os. Le tibia et le péroné sont séparés l'un de l'autre ; à droite comme à gauche, ils sont couverts d'un mélange de terre et de débris de serpillière, qui, étant enlevé, laisse apercevoir un enduit visqueux, brunâtre, peu épais. Les os des pieds ont été séparés et sont probablement restés dans la fosse.

A la partie postérieure du tronc on trouve çà et là des restes de la peau, d'un brun noirâtre, recouvrant des feuillets membraneux de la même couleur, plus humides que partout ailleurs, se déchirant avec facilité, restes évidens des muscles et des parties aponévrotiques ; des chrysalides en assez grande quantité remplissent les espaces qui séparent les lames de ces feuillets ; c'est surtout vers les régions fessières que ces feuillets sont nom-

---

(1) Il aurait été très facile, dans ce cas, de constater le sexe de l'individu exhumé.

breux; mais ici ils ont une couleur moins foncée et sont un peu moins humides qu'au dos.

Système osseux. Les os longs se brisent sans beaucoup de difficulté; ils sont plus secs et moins blancs que dans l'état naturel; il en est de même des os courts, qui sont très spongieux.

§ III.

Putréfaction des cadavres des vieillards et d'un adulte, enveloppés d'une serpillière ou d'un drap, et enterrés au cimetière de Bicêtre, dans des bières de sapin neuf de 27 millim. d'épaisseur.

NÉCROPSIE 17e.

X..., âgé de soixante-dix ans, entré à l'infirmerie de Bicêtre le 19 novembre 1827, mort le 6 février 1828, à onze heures du soir, à la suite d'une hypertrophie du cœur et d'une bronchite; enterré le 8 du même mois, à neuf heures du matin, fut exhumé le 27 novembre de la même année, neuf mois dix-neuf jours après l'exhumation. Le cadavre était enveloppé dans un *drap assez fin*, et la *bière* qui le contenait était en sapin neuf de 27 millim. environ d'épaisseur.

La *bière* est entière et paraît neuve; lorsqu'on enlève les clous qui tiennent les diverses pièces entre elles, on voit que la partie *interne* et *inférieure* de ses parois latérales est humide et d'un jaune bistre : on remarque sur un des ais latéraux une grande quantité de larves blanchâtres, et un enduit d'un brun noirâtre, comme graisseux; la face interne de la paroi inférieure, sur laquelle repose le corps, est plus humide et singulièrement tachée en jaune, en rouge, en lie de vin et en brun, et contient un très grand nombre de larves.

Le *drap* enveloppe tellement le cadavre, qu'on est obligé, pour voir le corps, de couper les fils avec lesquels on avait cousu la toile; celle-ci offre une teinte fauve, plus foncée par places; on y remarque aussi quelques taches noirâtres; toutefois elle conserve sa couleur blanche au-dessus de la tête et au-delà des pieds, où elle avait été nouée; sa surface externe est presque entièrement couverte de larves d'un blanc jaunâtre, encore vivantes, qui la rendent comme lanugineuse; lorsqu'on cherche à l'enlever, on voit qu'elle adhère au thorax, mais surtout aux parties externes des membres supérieurs et des cuisses. Il y a sur la partie qui correspond à la main gauche quatre lames cornées qui y adhèrent, et qui sont évidemment des ongles : partout où le drap est fortement accolé au corps, on trouve des lambeaux mous, presque poisseux, qui semblent formés par l'épiderme altéré. La portion de ce drap qui est appliquée sur le fond de la bière est beaucoup plus humide et plus tachée; les taches brunes, jaunâtres et lie de vin, sont d'autant plus foncées qu'on se rapproche davantage de la tête; la portion qui correspond aux membres inférieurs est en outre recouverte d'une moisissure jaunâtre; il existe enfin, dans l'intérieur de cette portion du drap, beaucoup de larves qui s'agitent en tous sens, et un enduit graisseux, jaunâtre, semblable à celui dont j'ai déjà parlé. Dans plusieurs parties, ce drap est comme pourri, et se déchire avec la plus grande facilité.

Extérieur du cadavre (*Voyez* pl. 4°). Le cadavre, placé sur le dos, est entier et ressemble assez, au premier aspect, à une momie : sa face antérieure est recouverte de parties molles dans presque toute son étendue ; il exhale une odeur particulière, à peine fétide ; il est diversement coloré dans les divers points : ainsi, les membres sont d'un brun violet à leur partie externe, tandis que le tronc est fauve foncé, verdâtre et gris par places; des larves blanchâtres et brunâtres, appliquées sur presque toute la surface du corps, donnent à celui-ci un aspect lanugineux: la face postérieure du cadavre est presque entièrement décharnée ; il ne reste que quelques débris des tégumens et des muscles : ces parties molles sont très minces et se déchirent avec facilité : on aperçoit çà et là des portions brillantes qui sont évidemment le reste des tendons des muscles ; les fibres de ceux-ci ne sont distinguées qu'avec peine.

La *tête*, inclinée à gauche, est dépouillée de parties molles dans plusieurs de ses points : la moitié droite du coronal est dénudée ; l'autre moitié est recouverte en bas et en avant d'une sorte de membrane mince, brunâtre, se détachant avec facilité, reste évident de la peau, sur laquelle on voit l'empreinte du drap et quelques poils : la face interne de cette membrane est d'un gris jaunâtre. Sur les autres parties du crâne on trouve çà et là des lambeaux d'une membrane analogue, mais plus foncée, et plus adhérente au crâne, au moyen du tissu cellulaire ; elle est garnie de cheveux blancs : le périoste s'enlève avec la plus grande facilité. Les deux arcades surcilières sont couvertes de tégumens semblables aux précédens, et offrent quelques poils qui n'y sont qu'accolés. Les os propres du nez, ceux de la pommette, et les extrémités supérieures des apophyses montantes des os maxillaires sont presque à nu ; les paupières sont entièrement détruites ; on voit dans les orbites une masse de gras de cadavre, ayant la forme d'un cône creux, reste évident des yeux et des parties environnantes. Les portions de la face qui sont recouvertes, le sont par une membrane demi-desséchée, d'un jaune brun, au-dessous de laquelle il n'existe des traces musculaires qu'au niveau des branches de l'os maxillaire inférieur; là, les fibres des muscles sont d'une couleur roussâtre. On trouve des poils accolés sur la peau, au menton et en arrière des joues. Les parties molles qui composent le nez sont entièrement détruites. La bouche est grandement ouverte et laisse apercevoir un appendice membraneux, desséché, mince, aplati, reste de la langue : les alvéoles sont garnies de quelques dents vacillantes que l'on arrache avec facilité ; le pavillon de l'oreille est entièrement détruit à droite ; à gauche, on peut encore le reconnaître ; mais il est très ramolli, et il n'y a que la partie cartilagineuse.

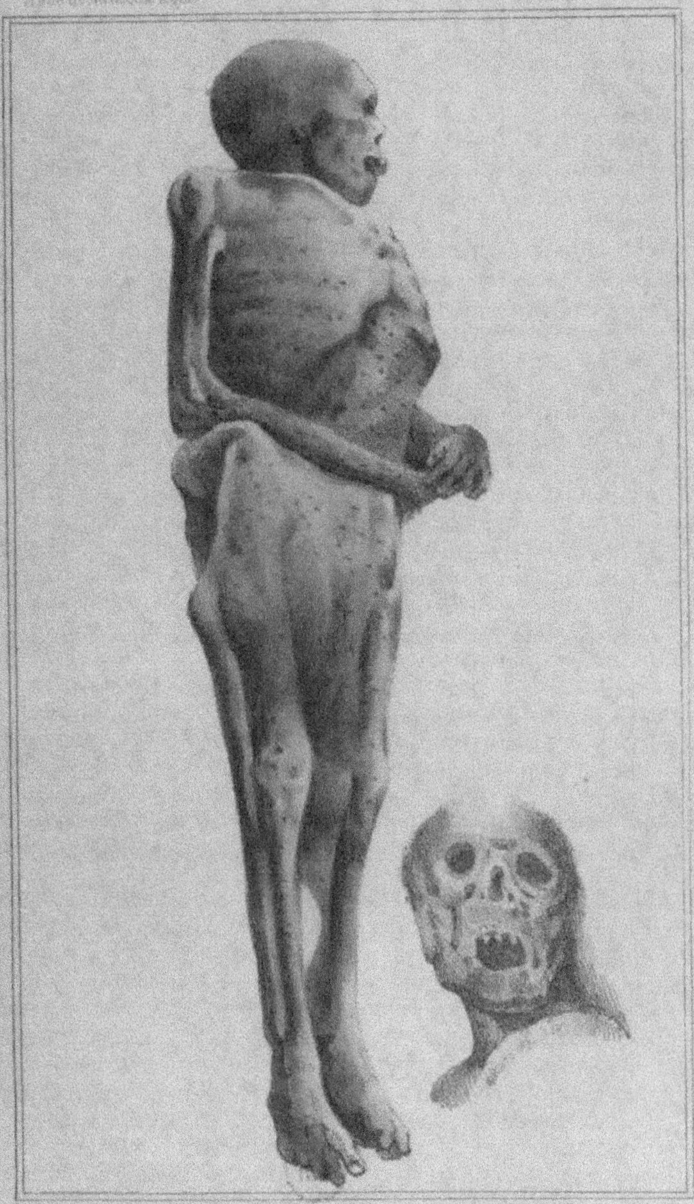

Cadavre inhumé le 3 Février 1828.
et exhumé le 27 Novembre 1828.

La capacité du *crâne* est remplie dans les deux tiers environ ; la substance du *cerveau* diffluente, d'un gris verdâtre, très fétide, présente çà et là quelques stries blanchâtres et d'un rose lie de vin. Il est impossible de distinguer les différentes parties qui composent cet organe. La dure-mère est parfaitement reconnaissable.

On trouve encore les enveloppes de la *moelle épinière* ; mais il ne reste que fort peu de cette moelle, qui est grisâtre, diffluente et très fétide.

Col. La tête tient au cou par une assez grande quantité de parties molles desséchées. En avant, on distingue bien la saillie du larynx, qui est entièrement recouvert par une membrane desséchée, brunâtre, au-dessous de laquelle il est impossible de découvrir aucune trace musculaire : les membranes crico-thyroïdienne et thryro-hyoïdienne existent encore ; les cartilages thyroïde et cricoïde sont entiers et comme vermoulus ; il ne reste plus que des débris des aryténoïdiens.

La trachée-artère conserve sa forme et est parfaitement reconnaissable ; elle est d'un vert noirâtre à l'intérieur comme à l'extérieur ; une membrane mince, semblable à celle qui recouvre le larynx, est appliquée sur la trachée-artère. On n'a pas trouvé de corps thyroïde : les parties molles du reste du cou sont formées de feuillets membraneux et celluleux, grisâtres et presque secs ; toutefois, en arrière, ces feuillets sont humides et comme graisseux.

Thorax. Le thorax est recouvert par des tégumens et des restes de parties molles, excepté au niveau des cartilages des deuxième, troisième et quatrième côtes gauches, et des troisième et quatrième droites ; les cartilages des trois premières côtes asternales gauches sont également à nu : la portion tégumentaire qui correspond au sternum est d'un jaune brun moucheté de blanc, ce qui est dû à une infinité de petites larves et à des petites taches semblables à des lichens. Les parties latérales du thorax sont d'un brun verdâtre, également piquetées de blanc, mais moins que la partie moyenne : du reste, ce thorax n'est affaissé que dans sa portion sternale. En arrière, presque tous les espaces intercostaux sont à jour, et la partie postérieure des côtes qui correspondent au foie est imprégnée d'une matière noire comme du cambouis, semblable à celle qui colore cet organe (*Voyez* plus bas).

Les parties molles qui recouvrent les os du thorax se réduisent d'abord à une membrane au-dessous de laquelle se trouvent les feuillets couleur d'amadou, faciles à séparer les uns des autres, quoique dans certains points ils offrent assez de consistance ; plus en dedans on distingue aussi, et toujours sous forme de membrane, deux couches musculaires, ainsi que la plèvre costale : les côtes sont recouvertes de leur périoste, qui est desséché et facile à enlever. Le thorax est presque entièrement vide. Les *poumons*, appliqués sur les parties latérales de la colonne vertébrale, constituent deux masses aplaties, d'épaisseur inégale dans les différens points, mais n'offrant que 8 millim. environ dans la partie la plus épaisse, de couleur jaune foncé , tachetées de noir à l'extérieur, et même d'une couleur semblable à celle de la boue des égouts dans la portion qui est appliquée sur les parois thoraciques ; leur consistance est molle, leur odeur assez fétide , et leur surface parsemée de petits points blancs formés par des larves : lorsqu'on les coupe, on aperçoit l'orifice des gros troncs bronchiques et des vaisseaux pulmonaires : ces organes nagent sur l'eau et ne sont plus crépitans.

Le *cœur*, singulièrement ramolli et affaissé , conserve assez de sa forme pour qu'on puisse y distinguer facilement toutes les cavités et les parties qui le composent ; il est très fétide : il est vert et rosé, violacé par places à l'extérieur, tandis qu'il est d'un vert-bouteille noirâtre à l'intérieur des cavités droites , et d'un vert un peu moins foncé dans les cavités gauches : les colonnes charnues qui tiennent aux parois du ventricule gauche sont d'un rouge brun violacé. On aperçoit à l'intérieur, comme à l'extérieur du cœur, et çà et là, des petits points blancs non adhérens qui sont des larves. L'*aorte* thoracique, très distincte, quoique ramollie, est d'un rouge brun à l'intérieur, et renferme une petite quantité d'un liquide rouge foncé , qui paraît être du sang liquéfié : on peut facilement séparer les trois membranes qui la composent. La face interne des portions des côtes qui avoisinent la colonne vertébrale est enduite d'une couche noire semblable à celle qui colore la face correspondante des poumons. Du reste, il n'y a aucun liquide épanché dans le thorax.

Abdomen. La paroi abdominale antérieure est entière , mais tellement déprimée, qu'elle paraît appliquée sur la colonne vertébrale dans sa moitié inférieure ; les flancs sont également déprimés : de cette disposition résulte un creux très prononcé, à partir de l'appendice xyphoïde jusqu'un peu au-dessous de l'ombilic ; la coloration de la partie moyenne et des parties latérales de cette paroi est semblable à celle du thorax. En arrière sur les côtés et inférieurement, les parois abdominales sont détruites.

L'abdomen ouvert, on aperçoit au devant et sur les côtés de la colonne vertébrale une masse comme feuilletée, desséchée à l'extérieur, et presque demi-transparente, dans laquelle on distingue assez facilement l'estomac et les intestins ; l'extérieur de cette masse est d'un blanc jaunâtre , semblable à des boyaux à demi desséchés ; on y voit quelques petites larves ; l'intérieur est plus humide. La membrane muqueuse de l'estomac et des intestins, d'un gris blanchâtre , nullement injectée , facile à détacher, offre à-peu-près l'aspect naturel : on y trouve çà et là quelques petites larves non adhérentes ; toutefois, une portion de la membrane interne des intestins grêles est teinte en jaune par de la bile ; le rectum est distendu par des matières fécales. Il est évident , d'après ce qui précède, qu'une substance vénéneuse contenue dans ce canal digestif au moment de la mort , aurait été facilement retrouvée lors de l'exhumation. Le *foie* est encore reconnaissable par la place qu'il occupe, plus que par sa forme et sa structure ; il est aplati, ramolli , de couleur noire , semblable à celle de la face postérieure des poumons ; on n'y distingue plus les substances qui le composent , mais on voit çà et là, en le coupant, les ouvertures de quelques vaisseaux. La vésicule du fiel amincie , ratatinée , ne saurait être méconnue , et présente intérieurement la couleur jaune et l'aspect qui lui sont propres. On trouve sous le péritoine, dont il ne reste que quelques débris , une matière graisseuse brunâtre, semblable à du vieux oing, qui paraît être le résultat de la décomposition des muscles et du tissu cellulaire graisseux des parties environnantes. Au milieu de cette masse, sont comme ensevelis les *reins*, qui sont très ramollis, violacés, et dans lesquels on ne peut plus distinguer les diverses substances. La *rate* est tellement fluide, qu'elle ne forme plus un organe.

Organes génitaux. Le sexe est très reconnaissable. Le scrotum est raccourci , desséché , comme membraneux , de couleur brune ; les testicules à moitié détruits peuvent encore être reconnus par la manière dont ils sont attachés aux cordons , et par leur position ; mais ils ne présentent plus la structure qui leur est propre. La verge est aplatie , desséchée ; à la place des corps caverneux, on ne trouve que des filamens celluleux entrelacés , formant ainsi des cellules, au-dessous desquelles est placé l'orifice du canal de l'urètre. Le pénil est garni de poils roux.

Membres. Les clavicules sont recouvertes par une membrane mince presque sèche, d'un brun d'autant plus foncé qu'on l'examine plus près de la partie externe de ces os. Les articulations du bras avec le tronc ne tiennent plus que par une sorte de membrane épaisse formée par la peau et par les parties molles sous-jacentes , dont on ne peut plus reconnaître la structure musculeuse. Les bras , placés à une certaine distance du tronc, sont violets à leur partie externe : au fond du vide qui les sépare du tronc, on trouve une grande quantité de larves qui forment sur le drap une couche à-peu-près de 3 cent. d'épaisseur : on remarque à la partie inférieure de ces bras une couche assez épaisse de parties molles, très humides et très fétides , d'un rouge foncé , offrant encore l'aspect musculaire ; on y voit aussi des portions tendineuses, peut-être un peu moins brillantes et nacrées que dans l'état naturel. Rien, dans ces organes , n'annonce d'une manière évidente la présence du gras des cadavres. L'avant-bras droit est appliqué en partie sur les côtés du thorax et de l'abdomen ; le gauche est libre ; l'un et l'autre sont colorés en brun violet, et tachés de gris jaunâtre ; ils sont presque entièrement recouverts de parties molles , comme desséchées, réduites à un petit volume, et qui , étant coupées, ressemblent assez à du jambon fumé : les tendons ont conservé leurs caractères. Les doigts de la main gauche croisent ceux de la droite, et les deux mains sont appliquées sur le pubis : du reste, elles sont entières, si ce n'est que les ongles de la main gauche sont séparés en entier ; elles sont presque entièrement dénudées , surtout la gauche , et de couleur jaunâtre comme les os ; les parties recouvertes sont d'un jaune brunâtre , et semblables à des tégumens des-

I.

séchés. Ces mains tiennent beaucoup aux avant-bras, au point qu'il faut employer l'instrument tranchant pour les séparer.

Les *membres abdominaux* laissent entre eux un espace au milieu duquel on trouve une couche d'un blanc jaunâtre, épaisse de 15 millim. environ, de consistance caséeuse, recouverte de larves grises et de cette matière comme lanugineuse, dont j'ai dit que le drap était enduit dans plusieurs de ses points. La cuisse droite est presque entièrement enveloppée en avant de parties molles d'un brun violacé, tirant plus ou moins sur le violet ; à gauche et en avant, le fémur est légèrement dénudé : on aperçoit encore sur les parties molles de ces régions, et en dehors, la marque de la trame du drap ; lorsqu'on incise, on trouve les muscles réduits à un très petit volume, mous, et de couleur verdâtre ; leurs fibres sont séparées par un peu de graisse, et dans quelques endroits par un liquide fétide, comme huileux. L'articulation coxo-fémorale est assez fortement maintenue par les parties molles ; cependant le ligament rond se déchire facilement lorsqu'on tire la cuisse en bas. Le tissu cellulaire du jarret et l'articulation tibio-fémorale contiennent une grande quantité de ce liquide huileux fétide dont je viens de parler ; les ligamens croisés sont très reconnaissables, mais faciles à déchirer. Les régions fessière et postérieure de la cuisse sont extrêmement ramollies, et enduites par places d'un liquide comme huileux et d'une substance grisâtre semblable à du fromage pourri. On trouve aussi sur la presque totalité de la face postérieure des membres abdominaux une couche de larves qui donnent à ces parties un aspect lanugineux.

Les tibias sont presque entièrement dépouillés de parties molles, et là où l'on découvre encore quelques restes de peau sous forme de membranes minces, desséchées, on trouve au-dessous d'elles, lorsqu'on les racle, des fibres blanchâtres formées par le périoste. Les parties molles sont moins humides que celles des cuisses, si ce n'est tout-à-fait en arrière, où elles sont comme macérées et d'une couleur verdâtre ; en avant et sur les côtés, elles existent sous forme de feuillets desséchés, entre lesquels on aperçoit une grande quantité de petites larves blanches.

Les pieds tiennent encore aux membres inférieurs par des parties membraneuses et tendineuses, entièrement desséchées ; les os du pied gauche, excepté les phalanges, sont recouverts par ces parties desséchées ; ceux du pied droit, au contraire, sont pour la plupart dénudés ; ils tiennent faiblement entre eux, excepté les phalanges qui sont séparées les unes des autres, et qui sont tombées dans le drap qui enveloppait le cadavre.

Les os se fracturent avec facilité ; leur substance médullaire n'est pas très desséchée.

NÉCROPSIE 18°.

N***, âgé de soixante-quinze ans, mort le 10 février 1828, à midi, à la suite d'une pneumonie, qui avait duré quinze jours ; inhumé le 11 février

1828, à quatre heures de l'après-midi, fut exhumé le 11 avril 1829, à dix heures du matin, quatorze mois après l'inhumation. La bière était en *sapin neuf, de 3 centimètres d'épaisseur*, et le cadavre avait été enveloppé d'une serpillière.

Bière. La bière est entière, mais en la retirant, le couvercle se fend en deux fragmens ; elle est légèrement humide en haut et sur les côtés, où se trouve un enduit léger de terre mollasse glaiseuse, d'une couleur grise qui diffère à peine de celle du bois sec ; la face inférieure du couvercle offre une teinte brunâtre, semblable à celle du bois qui se pourrit, mais qui s'étend peu dans l'épaisseur du bois, et qui peut être enlevée avec facilité par le simple grattage : alors le bois paraît avec la couleur qui lui est naturelle. La face interne des parties latérales présente en général une teinte analogue ; mais dans certaines parties, surtout dans celles qui se trouvent vers la moitié inférieure de la longueur de cette boîte, on trouve une légère couche de moisissure blanche, mêlée d'un couche de moisi gris de terre, semblable par la couleur et la consistance à celui qui couvre la croûte de certains vieux fromages durs ; près du fond de la bière, ces parties latérales sont enduites d'une matière graisseuse dont je parlerai plus bas. Ce fond offre la couleur naturelle du bois en dehors ; sa face interne est recouverte par ce même enduit graisseux ; toutefois, dans la portion qui correspond à la tête et au cou, cet enduit est d'un brun foncé et couvert de vers blancs, au lieu d'avoir la couleur grise mêlée de rose et de vert qu'il présente ailleurs.

Serpillière. Elle est entière, excepté à la partie antérieure du thorax et moyenne de l'abdomen, où elle est détruite ; partout elle se déchire avec la plus grande facilité ; elle est peu humide en avant, entièrement pourrie, et de couleur de fumier ; dans la partie qui avoisine le cou, elle est recouverte de moisissure semblable à une légère couche d'une poudre blanche très fine et légère : on trouve encore de cette moisissure dans les portions qui correspondent en avant des membres supérieurs et inférieurs ; mais elle est peu épaisse et en petite quantité. La partie de cette toile qui touche au fond de la bière est enduite de la substance graisseuse sur laquelle repose le cadavre, et qui sera décrite à la page 580 (*voyez partie postérieure du corps*) : on y trouve aussi quelques vers blancs.

Le cadavre ressemble à une momie, à cause de la dessiccation de presque toutes les parties antérieures du corps. Il n'existe pas de terre à sa surface ; il est en général d'une couleur jaune bistre plus ou moins claire, moins foncée au thorax qu'au cou, à l'abdomen et aux membres inférieurs. Pour bien voir cette couleur, il faut enlever sur les parties latérales et supérieures du thorax, sur les côtés de l'abdomen, sur le côté externe des membres supérieurs, et çà et là sur les parties antérieures du membre inférieur une *moisissure d'un blanc éclatant, semblable à du coton très divisé, très fin, qui a environ 2 millim. d'épaisseur*. En avant et dans presque toute son étendue, le cadavre est sec ; le thorax, l'abdomen, les

37.

faces antérieures et latérales des membres semblent être enveloppés par une lame de carton; lorsque l'on frappe sur ces parties, on entend un bruit tout-à-fait semblable à celui que produirait une percussion sur des moules creux faits avec cette substance. Les parties latérales du tronc sont légèrement humides dans les portions qui se rapprochent du fond de la bière; il en est de même de la partie postérieure des membres supérieurs et inférieurs, qui sont en rapport en arrière avec une bouillie fétide, de la consistance de la frangipane ou de l'axonge, grasse au toucher, nullement granuleuse, d'une couleur grise mêlée de vert et de jaune, rosée à sa surface, et laissant écouler une huile jaunâtre qui surnage lorsqu'on la met dans l'eau, à la manière des huiles grasses. L'écoulement de cette huile est favorisé par la séparation des deux parties qui formaient le fond de la bière, et qui ont été divisées par les efforts que l'on a faits pour abattre ses parties latérales, et mettre le cadavre bien à découvert.

Tête. La tête est penchée à droite, et tient au tronc; on trouve sur les parties latérales du cou des enveloppes rougeâtres de chrysalides semblables à celles que j'ai signalées dans les premières descriptions. Les os du crâne sont recouverts, à gauche et dans toute leur étendue, de restes de parties molles, qui forment une membrane ayant presque 2 millim. d'épaisseur postérieurement, plus mince antérieurement, dense, assez résistante, dans laquelle on ne découvre plus de traces de muscles, mais où l'on voit çà et là des cheveux qui y sont accolés; et là où il n'en existe pas, on trouve une moisissure blanche floconneuse, beaucoup moins épaisse que celle que je décrirai en parlant du thorax. La surface interne de cette membrane est en partie jaune, et en partie d'un brun rougeâtre, ce qui lui donne assez l'aspect de la face interne d'une peau de mouton desséchée à l'air: on peut séparer aisément cette membrane des os. Quelques portions de la surface des os du côté droit du crâne sont dénudées; celles qui ne le sont pas sont recouvertes par des restes de parties molles nullement musculeuses, sous forme d'une membrane brunâtre, humide, sur les deux faces de laquelle rampent des vers blancs. Les os du crâne sont d'une couleur rouge brun du côté droit (partie qui se trouvait en rapport avec la bière), et d'une couleur lie de vin claire, mêlée de plaques jaunâtres au côté gauche, là où les tégumens étaient comme tannés et desséchés. Les muscles temporaux n'existent plus; on voit à leur place une membrane mince, rougeâtre, accolée à un reste de la peau.

Les yeux manquent. Les cavités orbitaires contiennent des chrysalides rougeâtres, vides, sèches, et quelques débris membraneux informes, brunâtres, restes de parties molles. Sur les pommettes, il existe une membrane à-peu-près semblable à celle que l'on a trouvée sur le côté gauche du crâne, excepté que sa surface interne est d'une couleur grisâtre. Les os propres du nez sont presque entièrement dénudés, cependant on y aperçoit encore des débris de parties molles. Les os maxillaires supérieurs sont entièrement à nu: ils ont une couleur brun foncé à droite, et jaune foncé à gauche, comme celle des os desséchés depuis peu. Les parties molles de la joue gauche sont extrêmement amincies et desséchées, d'une couleur peu foncée, et composées de feuillets membraneux non adhérens aux os, et dans lesquels on trouve des fibres aplaties, luisantes, qui sont évidemment des restes de portions tendineuses des muscles temporaux et masseters : quant aux fibres musculaires, il n'y en a plus de traces ; la surface externe de ces joues offre des poils courts, raides, et un peu de moisissure blanche peu épaisse. A droite, ces parties sont très brunes, humides, comme floconneuses, réduites en filamens qui forment une masse aréolaire, au milieu de laquelle on trouve des chrysalides et des vers blancs : sur quelques parties de ce côté, on aperçoit encore des poils. La mâchoire supérieure est garnie de quatre dents molaires vacillantes. Les fosses nasales sont vides et réduites à leurs parties dures. L'os maxillaire inférieur, dénudé antérieurement, se détache avec facilité, et ne tient plus à la tête que par les restes des parties molles que j'ai dit exister à la place des joues (1). Il n'y a plus de traces de langue. On découvre à gauche quelques débris de l'oreille ; celle du côté droit est entièrement détruite.

Cerveau. Les restes de cet organe remplissent un quart de la cavité crânienne ; il est impossible de les distinguer du cervelet ; la substance cérébrale est réduite à une bouillie d'un gris verdâtre, mêlée de parties rougeâtres et d'autres plus blanches ; ces dernières se trouvent au centre de cette bouillie, qui est on ne peut plus fétide : il existe encore des lambeaux de la dure-mère.

Cou. Les parties molles antérieures comprises entre le larynx et l'os maxillaire, sont entièrement détruites, et on ne voit à leur place qu'une substance semblable à du fumier, noirâtre, demi-desséchée, appliquée sur la colonne vertébrale, et au milieu d'elles des détritus de l'os hyoïde. Les muscles sterno-cleido-mastoïdiens sont presque entièrement détruits : on n'en aperçoit quelques débris qu'inférieurement, où ils sont confondus avec les tégumens externes, et comme transformés en une membrane dans laquelle il est impossible de découvrir des fibres bien distinctes. Les parties latérale et antérieure du larynx sont à nu ; ses cartilages sont ossifiés, et comme vermoulus ; ils ont une couleur jaune bistre. Sur les côtés du cou, les parties molles ne sont qu'un assemblage de feuillets membraneux brunâtres, parmi lesquels on ne découvre plus de traces de fibres musculaires, et dont l'extérieur est évidemment formé par les restes de la peau : on n'y distingue ni nerfs ni vaisseaux. Dans les intervalles de ces feuillets membraneux, il existe une assez grande quantité de chrysalides rougeâtres, vides et sèches.

Thorax. Il est très bombé, comme dans l'état naturel (*Voyez* plus haut pour la coloration et l'aspect général). Les clavicules sont recouvertes par

---

(1) On voit dans la cavité qui se trouve entre les deux mâchoires quelques débris de parties molles, filamenteuses, presque noires, semblables à du terreau.

une membrane humide, grasse, comme filamenteuse dans quelques endroits, assez résistante, présentant çà et là de la moisissure blanche : elles ne tiennent plus au sternum par les ligamens, et sont maintenues en position seulement par les restes desséchés des parties molles. Le thorax est entier, couvert dans une grande partie de son étendue par cette moisissure d'un blanc éclatant, semblable à ces flocons de neige très fine, dont j'ai parlé ; on voit sur la ligne médiane une certaine quantité de poils qui y sont accolés. Les tégumens sont desséchés, on ne peut y reconnaître d'épiderme ; ils sont comme tannés et durs. Il n'y a plus de muscles ; toutefois, il existe encore quelques traces du grand pectoral, qui est réduit à une membrane mince, comme graisseuse, molle, sur laquelle on aperçoit des sillons qui affectent la direction des fibres : toutes les autres parties molles sous-cutanées sont également remplacées par une matière graisseuse de la consistance du cambouis, mais d'une couleur jaunâtre assez claire dans certains endroits, et *ochreuse* dans d'autres. Au milieu de cette matière graisseuse, on trouve quelques filamens celluleux. En général, les parois du thorax ont 4 millim. d'épaisseur à-peu-près ; mais dans quelques endroits, cette épaisseur est de 6 ou 8 millim., et là, elles ont, lorsqu'on les coupe, l'aspect d'un morceau de lard cuit grisâtre. Presque tous les espaces intercostaux sont détruits à leur partie antérieure, entre les cartilages costaux ; là où ils sont fermés, on ne trouve plus, après avoir enlevé les parties molles dont je viens de parler, qu'une membrane très mince, d'un jaune brunâtre à l'intérieur, enduite extérieurement d'une sorte de graisse qui existait sous les tégumens thoraciques. Les cartilages costaux sont tous séparés du sternum, qui est également recouvert d'un enduit graisseux, et de fibres comme aponévrotiques assez résistantes. Les côtes sont entières, et ne tiennent plus aux cartilages ; cependant ceux-ci étaient maintenus en position par les parties environnantes.

La face interne de la plèvre est enduite d'une substance graisseuse, d'une couleur d'ochre claire, d'une consistance semblable à celle de la pommade, et luisante comme si elle avait été frottée avec de l'huile. La portion de la plèvre qui forme le médiastin est très distincte, un peu graisseuse, et dans la position normale.

Poumons. Ils sont très amincis, appliqués sur la colonne vertébrale et sur la partie postérieure de la cavité thoracique, et beaucoup moins volumineux que dans l'état naturel ; ils occupent tout au plus un huitième du thorax en épaisseur ; leur couleur est d'un bleu foncé ; ils ne crépitent pas du tout, sont compactes, et ne présentent plus, par conséquent, l'organisation celluleuse : lorsqu'on les incise, on voit que leur substance est également d'un bleu foncé à l'intérieur ; ils sont lisses à leur surface, et recouverts par la plèvre pulmonaire. La trachée-artère et les bronches sont d'une couleur de tabac à l'extérieur, et moins foncées à l'intérieur ; on ne peut pas suivre les divisions bronchiques dans une grande étendue : leurs ramifications sont à l'intérieur d'une couleur plus claire que celles de la surface interne des deux divisions primitives de la trachée.

Le *péricarde* est blanchâtre, lisse à l'intérieur, recouvert à l'extérieur d'une couche graisseuse, semblable à du gras de cadavre. Il ne renferme pas de liquide.

Le *cœur*, aplati et vidé, est aussi recouvert d'une assez grande quantité de graisse, sorte de gras de cadavre, au milieu duquel il y a seulement quelques petits intervalles où l'on aperçoit la substance charnue : les parois des ventricules et des oreillettes, appliquées l'une contre l'autre, sont très amincies, évidemment musculeuses, et d'une couleur olivâtre cuivrée; on distingue très bien dans leur intérieur les colonnes charnues, qui sont d'un rouge jaunâtre. La paroi interventriculaire est amincie et existe en entier.

L'*aorte*, vide de sang, d'une couleur vert-bouteille à l'intérieur, est plutôt épaissie qu'amincie. On y reconnaît encore les deux membranes externe et moyenne; l'interne est détruite et comme transformée en un enduit graisseux.

La partie thoracique de la *colonne vertébrale* est recouverte par le ligament vertébral antérieur, qui est bien conservé et a son aspect luisant. Il n'y a pas de liquide dans les cavités thoraciques. Le diaphragme se déchire avec assez de facilité; il est formé par deux membranes, l'une supérieure, la plèvre, l'autre inférieure, le péritoine, entre lesquelles on voit des fibres musculaires et aponévrotiques.

Abdomen. Les parois abdominales sont affaissées; vers leur partie moyenne antérieure, il existe, dans une étendue de la largeur de la main environ, une couche brunâtre de 4 ou 6 millim. d'épaisseur, formée par une matière qui ressemble beaucoup à des flocons de soie un peu humide; le reste de ces parois est couvert par la moisissure floconneuse, blanche, dont j'ai déjà parlé. Incisées, elles ont tout-à-fait l'aspect du lard cuit, et la surface de la section a une coloration grisâtre; leur épaisseur est de 9 millim. dans les parties les plus minces, et de 12 millim. au moins dans les plus épaisses, elles sont formées par la réunion des feuillets aponévrotiques et par quelques fibres musculaires que l'on aperçoit, surtout dans la région des muscles droits; au milieu de ces parties membraneuses se trouve placée une grande quantité de matière grasse; on distingue bien la dépression de l'ombilic. La face interne de l'abdomen est tapissée par le péritoine qui a une couleur blanchâtre et semble un peu épaissi. Lorsqu'on a enlevé les parois abdominales, on voit dans la cavité de l'abdomen une grande quantité de graisse d'un blanc mat, n'ayant plus dans aucune partie cette couleur jaunâtre qu'elle a dans l'état ordinaire, et qui semble transformée en gras de cadavre; ces masses graisseuses diffèrent de la graisse que j'ai signalée dans les parois abdominales en ce qu'elles sont formées de granulations et de lobules distincts. Au milieu de cette couche épaisse qui est située sur les parties postérieures de l'abdomen, se trouvent plongés les reins et la rate ; en l'incisant, on aperçoit dans quelques parties, surtout aux environs des reins, près de la colonne vertébrale, et dans sa partie la plus profonde, une assez grande quantité d'une huile jaunâtre, fétide. On découvre à la région supérieure, et à droite, le foie, dans la région épigastrique l'estomac, et dans le reste de l'abdomen, les intestins d'une couleur grisâtre, le mésentère très gras et offrant la même couleur que la couche de graisse dont j'ai déjà parlé, et à la formation de laquelle il participe nécessairement.

Estomac. L'estomac est entier, comme huileux et grisâtre à l'extérieur, sec à l'intérieur ; ses membranes ont une consistance semblable à celle du parchemin un peu humide ; sa surface interne est couverte d'une quantité considérable de granulations blanchâtres, tirant un peu sur le gris, dures, ce qui lui donne un aspect chagriné (1) : ces granulations, assez fortement adhérentes à l'estomac, s'étendent jusque dans le commencement de l'intestin grêle.

Cet intestin, d'une couleur verdâtre bilieuse à son origine, gris dans le reste de son étendue, est très distinct, assez humide et aplati ; il est dans un état tel de conservation, qu'on peut très bien l'enlever sans le déchirer. Lorsqu'on l'a coupé, on distingue facilement sa cavité, dans laquelle sont renfermées des portions de matière brunâtre, à demi desséchée, qui semblent être des restes de matières fécales.

Le gros intestin est aussi bien conservé que l'intestin grêle.

L'épiploon est replié sur lui-même, très gras ; en le déployant, il s'en écoule une huile jaune, fétide ; sa structure est bien évidente, et la graisse qu'il renferme est blanche comme celle des autres parties de l'abdomen.

Le *foie* est peu volumineux, couvert de sa membrane externe ; sa substance est d'une couleur rougeâtre claire à gauche, fauve et semblable à celle des foies gras cuits à droite : il est impossible d'y reconnaître la structure primitive, quoiqu'on distingue très bien encore les orifices des canaux vasculaires. Sa face supérieure, surtout à droite, est parsemée de granulations sablonneuses, dures comme celles qui existaient sur le foie d'autres cadavres. La vésicule biliaire est vide, et d'une couleur jaune verdâtre.

Rate. Sa membrane externe, très consistante, a conservé, dans certaines parties, la forme de l'organe ; elle est épaissie, ossifiée même dans quelques points ; dans d'autres elle est déchirée ; le parenchyme de l'organe, presque entièrement détruit, très ramolli, s'est en partie écoulé par les déchirures de la membrane externe ; il est d'une couleur bleu ardoise très foncée.

Les *reins* sont aplatis, très mous ; leur membrane externe est déchirée dans un ou deux endroits ; leur substance, d'une couleur lie de vin peu

______

(1) Au premier abord, on aurait pu prendre ces granulations pour de l'acide arsénieux pulvérisé.

foncée, paraît homogène ; la graisse qui se trouve dans la région du bassinet est molle, demi-fluide, et lorsqu'on la presse il s'en écoule un liquide jaune huileux. Ces organes sont plongés au milieu d'une masse graisseuse, épaisse, mélangée aussi d'un liquide huileux, semblable à celui dont je viens de parler.

La *vessie* est complétement vide, affaissée, sèche, d'une épaisseur ordinaire ; ses parois peuvent être seulement divisées en deux feuillets.

Parties génitales. Quelques poils sont épars sur le pubis. La verge aplatie, est réduite à une languette mince, pointue, d'un brun noir, épaisse de 2 millim. environ ; il est impossible d'y reconnaître des traces de l'urètre ou des corps caverneux lorsqu'on l'incise. Les testicules et le scrotum sont détruits ; il n'en reste pas même des débris.

Membres supérieurs. Ils sont entiers et accolés au tronc ; ils sont recouverts à leur partie antérieure et interne par une espèce de cuirasse de substance cartonnée, détritus des parties charnues de cette région, au-dessous de laquelle on trouve quelques feuillets membraneux brunâtres, nullement musculaires : les parties molles de la région postérieure sont entièrement détruites par les vers, et il ne reste plus à leur place que des filamens noirs, formant des aréoles, au-dessous desquelles on voit les os dénudés et d'une couleur brunâtre. Les mains sont placées sur les pubis ; leurs faces dorsales sont desséchées et offrent quelques débris de tendons ; aux régions palmaires ces tendons sont moins secs, et d'une couleur brune très foncée. Les doigts sont entiers ; les ongles n'existent plus sur les dernières phalanges. Il y a sur les parties antérieures et externes de ces membres, de cette moisissure blanche dont il a été déjà question. Les articulations, quoique en rapport, ne sont plus maintenues par des ligamens ; aussi en coupant les restes des parties molles qui réunissent les os, ceux-ci se séparent-ils avec la plus grande facilité.

Membres inférieurs. Ils sont entiers, et les parties qui les composent sont réunies. Les cuisses et les jambes présentent dans leurs faces externe, antérieure et un peu interne, la même consistance que les faces correspondantes du membre supérieur ; lorsqu'on incise cette membrane cartonnée qui remplace les tégumens et le tissu cellulaire sous-jacent, on trouve des feuillets membraneux brunâtres, parmi lesquels on distingue manifestement des traces de muscles ; ces feuillets existent aussi aux jambes, mais on n'y aperçoit pas de fibres musculaires ; quelques tendons desséchés, participant de la couleur générale, sont les seuls restes des organes locomoteurs de ces régions. Les pieds sont entièrement dénudés, excepté vers leur réunion avec la jambe ; leur face supérieure est desséchée, ainsi que les tendons que l'on y remarque ; la face inférieure est encore pourvue de parties molles : la masse totale du pied est moindre que dans l'état naturel ; les orteils sont serrés entre eux, mais entiers et dépourvues d'ongles.

La partie postérieure des membres inférieurs se trouve dans le même état que la partie correspondante du membre supérieur ; seulement les débris des masses charnues sont enduits de la substance graisseuse qui tapisse le fond de la bière, et dont j'ai déjà parlé. Les articulations des membres abdominaux sont, relativement aux parties qui les soutiennent, dans un état analogue à celles des membres supérieurs. Les surfaces articulaires ont conservé leurs rapports.

Partie postérieure du corps. Elle repose dans toute son étendue sur un enduit épais, graisseux, mélangé d'une huile jaune ; cette matière grasse, de couleur grise, mêlée de vert et de rose à sa surface, de consistance de pommade, forme une couche de 3 centim. d'épaisseur environ, qui s'élève un peu dans les intervalles compris entre les membres inférieurs. La partie postérieure du cou est entièrement détruite par les vers, et présente l'aspect d'un polypier ; le reste du tronc est couvert dans une grande partie de son étendue par des vers blancs vivans. Après avoir enlevé l'enduit graisseux, on trouve la peau dépourvue d'épiderme, souple, assez résistante ; le tissu cellulaire sous-jacent est graisseux et comme infiltré par une matière huileuse, jaune, tout-à-fait semblable à celle dont j'ai déjà parlé ; une infiltration semblable existe dans les muscles du dos, dont les fibres sont encore très distinctes et d'une couleur rougeâtre peu foncée.

Les os longs sont assez résistans, et leur canal renferme une substance jaune graisseuse.

Les vertèbres cervicales tiennent à peine entre elles, tandis que les autres sont encore assez fortement articulées.

NÉCROPSIE 49e.

X***, âgé de soixante-dix ans, mort le 16 février 1828, à la suite d'une pleuro-pneumonie qui avait duré dix jours ; inhumé le 17 février à dix heures du matin, fut exhumé le 15 juin 1829, quinze mois vingt-huit jours après l'inhumation.

La *bière en sapin, de 3 centim. d'épaisseur*, est entière, à peine humide à l'extérieur : les parois internes latérales, et la partie inférieure du couvercle sont humides, d'une couleur bistre foncé dans certains endroits, plus claire dans d'autres, et tapissées d'une grande quantité de petites larves blanches. Le côté droit, dont le cadavre est très rapproché, en présente beaucoup plus que le côté opposé.

Serpillière. Les débris de la serpillière couvrent la totalité du cadavre, sous forme d'un fumier humide brunâtre, non fétide ; ces débris sont mêlés de larves blanchâtres et de chrysalides rouges et vides. On voit voltiger autour du corps un assez grand nombre de petites mouches bleuâtres.

Aspect du corps. Le cadavre est entier, et les parties qui le composent offrent à peu de chose près les rapports normaux.

Tête. La tête, qui a conservé sa position, se sépare du tronc avec la plus grande facilité ; elle n'y tient plus que par quelques débris ou restes de parties molles, humides, dans lesquelles il est impossible de distinguer aucune organisation : le crâne est entièrement dénudé, excepté à la partie postérieure où l'on voit des pellicules minces, restes évidens des tégumens, et auxquels sont accolés des cheveux gris. Les portions d'os dénudées sont couvertes d'un enduit fort mince, un peu humide, qui les colore en jaune foncé (bistre). Les os propres du nez, les apophyses montantes de l'os maxillaire, les pourtours des orbites, la partie moyenne du bord alvéolaire supérieur sont dénudés, presque secs, et d'une couleur jaunâtre ; des débris de parties molles, qui semblent transformées en gras, recouvrent les parties correspondantes aux fosses canines, et une portion des fosses temporales, près des apophyses zygomatiques. Les masses charnues des joues paraissent également transformées en gras : elles ont une épaisseur de 6 à 8 millim. Les cavités orbitaires sont remplies presque en totalité par une matière qui a la forme d'un cône creusé à sa base, et qui est évidemment le détritus des parties molles qui remplissaient ces cavités ; elle est entièrement changée en savon, et il est impossible d'y reconnaître les différentes parties qu'on y voit dans l'état normal. Les fosses nasales sont complétement vides et réduites aux parties osseuses : l'os maxillaire inférieur est recouvert dans presque toute son étendue par une membrane mince, à moitié desséchée, ayant l'aspect du gras, et recouverte de poils gris et durs, restes de la barbe et des favoris. Il existe encore quelques traces de l'oreille gauche ; la droite est entièrement détruite : il n'y a plus de parties molles dans la cavité buccale, et après avoir enlevé la mâchoire inférieure on voit la base du crâne tout-à-fait sèche.

Cerveau. Le cerveau occupe environ la moitié de la cavité crânienne. La dure-mère est en lambeaux. La substance cérébrale est transformée en une bouillie grisâtre à l'extérieur, et lorsqu'on la coupe, on y reconnaît les deux substances, qui ont, l'une et l'autre, une couleur plus verdâtre que dans l'état normal. On ne peut reconnaître le cervelet.

Cou. On ne remarque d'autres parties molles que ces languettes, que j'ai dit réunir le cou à la tête, et qui n'existent qu'en arrière. Antérieurement on voit à nu les vertèbres qui ne tiennent plus les unes aux autres, et qui sont recouvertes de débris de serpillière, de larves et de coques de chrysalides ; on trouve aussi, parmi ces débris, quelques pièces du larynx ossifiées, et quelques anneaux brisés de la trachée-artère.

Thorax. Le thorax est réduit au squelette dans la partie antérieure et moyenne ; le sternum est enfoncé et tombé dans la cavité thoracique : les cartilages costaux sont presque tous détachés des os, et tombés dans cette cavité ; on voit une membrane mince, presque desséchée, brunâtre, sans aucune trace d'organisation musculaire, qui recouvre les os et qui remplit les espaces intercostaux. A la place des muscles grands et petits pectoraux, il existe des feuillets membraneux desséchés, recouverts par des restes de la peau, qui est comme tannée. Les clavicules tiennent encore un peu par quelques filamens à l'omoplate, et un peu moins à la partie supérieure du sternum (seule portion de cet os qui soit restée en place) : elles sont presque complétement dénudées ; dans quelques points seulement elles sont couvertes d'une pellicule très mince (débris des tégumens).

Les *poumons* et le *cœur* sont presque entièrement détruits : on ne trouve à la place des premiers que des restes noirâtres feuilletés, peu consistans, très faciles à déchirer, semblables par leur couleur à des feuilles pourries un peu humides. Il est impossible de découvrir même des traces des bronches et de leurs divisions ; il n'existe des canaux aériens que les débris de la trachée-artère, dont j'ai parlé plus haut.

Le *cœur* est transformé en une bouillie grasse, huileuse, jaunâtre, présentant çà et là des portions rosées, qui semblent remplacer une partie des fibres musculaires de l'organe : tout est confondu dans cette masse, et sa position seule indique qu'elle provient de la décomposition du cœur. Il n'y a plus de traces de l'artère aorte ni des autres gros vaisseaux thoraciques. La cavité du thorax ne renferme pas de liquide. Sur la ligne médiane on voit les corps des vertèbres dénudés, d'une couleur noirâtre, et dans l'étendue de 8 ou 10 centim. en dehors de la colonne vertébrale, on trouve la plèvre sous forme d'une membrane mince, d'un noir bleuâtre, à peine humide, et recouverte de quelques feuillets qui sont les débris des poumons.

Abdomen. On distingue parfaitement le nombril. Les parois abdominales sont entièrement détruites latéralement, et presque complétement en arrière. Antérieurement, elles sont conservées, et consistent en une membrane assez épaisse, flexible, qui est évidemment formée par les restes de la peau et des muscles de cette région ; sa surface externe est d'une couleur jaunâtre foncé, et couverte, comme presque toutes les autres portions du cadavre, de larves et de débris de serpillière.

Le *diaphragme* n'existe plus qu'en partie ; il est très aminci, d'une couleur brunâtre ; on ne peut plus y reconnaître la structure musculeuse. A la place de l'*estomac* et des *intestins*, on ne trouve plus que des feuillets membraneux très minces, transparens, desséchés et brunâtres dans certains endroits, jaunâtres et humides dans d'autres, se déchirant en petits lambeaux lorsqu'on veut les séparer ; il est impossible de distinguer leur structure et de retrouver leur cavité.

Le *foie* est en partie détruit, et ce qui en reste est réduit en une bouillie noire comme du cambouis. La *rate* présente le même état que le foie. On n'a pas pu retrouver les *reins*.

Il est très difficile de reconnaître le sexe ; cependant il existe une petite languette attachée au pubis, qui peut indiquer que le cadavre est celui d'un homme. Quelques poils rares sont collés à cette région, et au milieu d'eux, on voit des coques rouges de chrysalides.

Il n'y a plus de vessie.

Les cavités thoraciques et abdominales renferment une grande quantité de larves et de coques de chrysalides; c'est surtout dans le petit bassin qu'on les remarque en plus grande quantité; en effet, cette partie de la cavité abdominale en est presque remplie.

Membres supérieurs. Les bras et les avant-bras, dont les différentes parties ont conservé à-peu-près leurs rapports, tiennent encore au tronc par quelques parties molles, desséchées et brunâtres, réduites en feuillets. Les bras sont placés le long du corps, et les avant-bras dans la demi-flexion, de manière que les mains sont appuyées sur les pubis; ces mains sont réduites au squelette; quelques-uns de leurs os ont conservé leurs rapports; les autres sont tombés lorsqu'on a enlevé la serpillière. Les bras et les avant-bras offrent à peine quelques fibres musculaires dans certains points, et dans ces mêmes parties, il existe une couche très peu épaisse, qui paraît formée de gras et d'une membrane desséchée, débris évident de la peau. L'articulation scapulo-humérale tient encore assez, ce qui est dû aux restes des parties molles environnantes dont j'ai parlé plus haut. L'articulation huméro-cubitale est moins difficile à détruire, les os qui la composent tenant à peine par quelques filamens desséchés.

Membres inférieurs. Ils laissent entre eux un intervalle assez large, qui est rempli par des larves, des coques de chrysalides et des débris de serpillière. Les différentes parties qui les composent ont conservé leurs rapports. La rotule est à nu. Les jambes et les pieds (dont plusieurs os se sont détachés) n'offrent plus de chairs. Les cuisses seules présentent des parties molles, desséchées antérieurement, réduites à la peau et à des aponévroses qui sont un peu humides postérieurement; dans certains endroits, on trouve du gras de cadavre qui est même assez abondant autour du grand trochanter. Dans les vides qui existent entre les feuillets aponévrotiques qui se trouvent vers la partie supérieure de la cuisse, on voit une grande quantité de mouches. Les articulations coxo-fémorale et fémoro-tibiale tiennent encore par les parties molles dont j'ai parlé; la dernière résiste beaucoup moins que l'autre. Les pieds, que j'ai dit être réduits au squelette, présentent cependant à la plante des restes de chairs, disposées en feuillets, au milieu desquels on voit quelques tendons desséchés.

Partie postérieure du tronc. Les parties latérales et supérieures du thorax, et les parties latérales de l'abdomen sont détruites; sur la ligne médiane, on trouve une masse ayant environ 10 centim. de large, molle, humide, d'un blanc rosé, offrant à-peu-près la consistance d'une pâte semblable à du gluten qui aurait été exposé à l'air humide, et au milieu de laquelle il existe des portions tendineuses, seuls restes des muscles de cette région. Les muscles fessiers sont réduits au gras, et en une matière glutineuse semblable à celle que je viens de décrire; on n'y trouve plus de fibres musculaires, et quand on les incise, il en découle une petite quantité d'une huile jaunâtre, épaisse.

De toutes les parties du cadavre , le cerveau et les masses charnues de la partie postérieure du tronc sont les seules fétides.

Les articulations sont presque complétement dépourvues de cartilages,

Les os, qui ne sont pas très secs, se brisent assez facilement.

NÉCROPSIE 20e.

F***, âgé de trente ans, mort le 25 février 1828, à la suite d'une entérite qui avait duré douze jours , fut inhumé le 26 du même mois à deux heures, dans le cimetière de Bicêtre. Le corps était enveloppé d'un *drap de toile* ordinaire, et déposé dans une bière en sapin neuf *de 3 centim. d'épaisseur*. L'exhumation eut lieu le 6 mars 1830 , c'est-à-dire deux ans neuf jours après l'inhumation. Ce jour-là , la température de l'atmosphère était de 9°+0° R., tandis que le thermomètre, laissé pendant un quart d'heure dans le terrain où était la bière, c'est-à-dire à 1 mètre 30 centim. environ de profondeur, marquait à peine 4,5° $+$ 0°.

La bière est entière, *parfaitement conservée* , jaunâtre à l'extérieur, avec des veines d'un vert noirâtre , comme on en remarque dans du sapin très légèrement humide , d'un jaune roussâtre veiné de brun et de noir à l'intérieur, où elle est plus humide et plaquée de moisi blanc ; ces moisissures sont surtout très larges aux points de jonction du fond de la boîte avec les ais latéraux , et sur ces mêmes ais notamment sur l'un d'eux. La partie du fond de la bière sur laquelle repose le corps est d'un blanc noirâtre, et couverte de moisissures grisâtres ; la couleur noirâtre dont je parle est évidemment due à un enduit graisseux presque sec, inodore , qu'il n'est pas possible de détacher en entier. Les autres portions du fond de la bière sont également noirâtres ou d'une couleur moins foncée , qui ressemble à celle du chocolat ; le même enduit colore toutes ces parties, et peut être enlevé presque complétement, quand on gratte avec le scalpel.

Cadavre. Le cadavre, qui, au premier abord, paraît réduit au squelette, est couché sur le fond de la bière ; les diverses parties qui le composent offrent encore leurs rapports de situation, quoique la plupart d'entre elles ne soient plus maintenues par les parties molles ; elles sont simplement juxta-posées ; on dirait que le corps est entier ; il exhale à peine de l'odeur.

Le *drap* qui l'enveloppait au moment de l'inhumation est en partie détruit ; les lambeaux qui restent, et dont quelques-uns sont assez volumineux , cachent une partie du corps, et sont complétement pourris ; leur couleur est *brun noirâtre* à l'extérieur, où ils sont presque partout recouverts de moisissures *blanches* et d'une quantité innombrable de chrysalides vides, de couleur roussâtre ; ce mélange de moisi et de chrysalides cache la couleur brun noirâtre dont je parle, et donne à la surface de ces lambeaux un aspect que l'on ne saurait comparer qu'à celui de certains lichens ; leur surface interne couvre les os, et offre les mêmes nuances qu'à l'extérieur ; ainsi , toutes les portions qui correspondent aux parties externes moisies et blanches , sont dans le même état ; celles qui sont immédiatement au-dessous du mélange de chrysalides et de moisi, sont également couvertes par le même mélange ; du reste , ces lambeaux se déchirent par la plus légère traction ; ils sont humides, et lorsqu'on en enlève la moisissure , on voit qu'ils sont imprégnés d'une matière grasse à laquelle ils doivent leur couleur brune. Quand on cherche à les enlever, on remarque que sur plusieurs points ils adhèrent aux os , tandis que sur les autres ils se séparent avec la plus grande facilité.

Le corps, ainsi débarrassé des débris du drap, est entièrement réduit au squelette, et tous les os sont désarticulés. On aperçoit encore sur la tête et sur les pubis quelques poils roux qui y sont accolés. Les os ont généralement une couleur jaune *safran* ; toutefois, plusieurs de ceux qui composent la partie supérieure du tronc sont de couleur bistre, ce qui est dû à un enduit peu épais, humide, que l'on détache facilement ; d'autres, notamment ceux des membres abdominaux, sont couverts d'un mélange de chrysalides roussâtres, sèches, et des lambeaux de drap dont il a déjà été fait mention, ce qui leur donne assez l'aspect de ces lichens qui recouvrent les branches d'arbres. Quoi qu'il en soit, lorsqu'on enlève ces enduits avec le scapel, on s'assure que ces os, comme les autres, ont une teinte *safranée*, qui existe même à l'intérieur du crâne et dans le canal médullaire des os longs. La consistance du tissu *osseux* ne diffère pas de ce qu'elle est à l'état normal. Les os maxillaires sont encore garnis de dents.

On ne trouve plus de vestiges de *cartilages*.

Le *cerveau* est à-peu-près réduit au dixième de son volume ; il est gris, livide à l'extérieur, marbré çà et là de quelques petites plaques roses et vertes : lorsqu'on le coupe, on voit qu'il a la consistance du fromage à la crème , et quoique évidemment saponifié, on distingue encore à leur couleur les deux substances qui le composent ; son odeur n'est pas très fétide. On aperçoit quelques lambeaux de la dure-mère, faciles à déchirer, d'un gris bleuâtre sale, et dont la structure fibreuse est très manifeste.

Au niveau des hypochondres et de la région épigastrique, il existe une couche noire, épaisse de 5 à 6 millim., à moitié desséchée, sentant le moisi , et formée des débris des viscères de ces régions : aussi, à droite , cette couche est-elle plus épaisse, et offre-t-elle dans l'intérieur de sa substance, des calculs biliaires.

Remarques. Cette nécropsie est remarquable par la destruction presque complète des parties molles, dans une bière *neuve*, *épaisse*, qui s'est conservée même sans se fendre , et on peut dire presque sans s'humecter à l'intérieur. J'aurais pensé, d'après la marche que suit la putréfaction dans les cadavres enterrés dans des bières *minces* au même cimetière, que le corps

eût été moins pourri ; non pas qu'il ne soit démontré pour moi
que l'épaisseur et l'intégrité de la boîte ont retardé la décomposition ; seulement j'attendais un effet plus marqué de la
part de la bière. On dira peut-être que le sujet dont il s'agit, n'é-
tant âgé que de trente ans, devait se pourrir plus vite que les
vieillards ensevelis dans le même terrain ; je suis loin de
vouloir nier l'influence d'une pareille cause dans la production
du phénomène, mais elle ne me paraît pas suffisante pour l'expliquer. Une autre remarque curieuse consiste dans la coloration
safranée des os.

§ IV.

Putréfaction de cadavres d'enfans *à terme* ou âgés de quelques jours, *nus* ou enveloppés d'une serpillière ou d'un drap, et enterrés au cimetière de Bicêtre, dans
des bières de sapin neuf de 3 centim. d'épaisseur, ou dans des boîtes plus
minces.

NÉCROPSIE 21ᵉ.

Un enfant du sexe féminin, mort-né, le 3 juin 1823, parce que le placenta s'était détaché trop tôt, fut enterré le même jour. Voici quel était son
état avant l'inhumation. La partie postérieure des oreilles, les commissures
des paupières, le dos, le périnée, la région inguinale, mais surtout la partie interne des grandes lèvres, étaient couverts d'un enduit sébacé ; le cordon était coupé et légèrement lié à 15 centim. de distance de l'ombilic.
Les articulations des membres étaient mobiles, la peau turgescente, le
ventre flasque, et le bout du cordon comme gélatineux. Les paupières et
les lèvres étaient fermées ; les oreilles s'écartaient un peu de la tête : le dos
était le siége de plusieurs lividités cadavériques d'un rouge bleuâtre,
tandis que partout ailleurs le corps était d'une teinte uniforme, blanc
rougeâtre. Le cadavre était encore chaud sous les aisselles et aux aines ;
il exhalait à peine une faible odeur animale. La température était de
16° R.

On l'enterra nu, couché sur le dos, dans une fosse de 1 mètre
de profondeur, récemment creusée dans un jardin, et on le recouvrit de
30 centimètres de terre.

Le 5 juin, la fosse fut ouverte ; la température du fond de cette fosse
était de 9° R. Le cadavre est raide, toutes les articulations immobiles ; la
peau ne peut être soulevée et garde les impressions des doigts que l'on y
enfonce. Les os du crâne ne se déplacent pas. La tête est un peu comprimée des deux côtés ; le nez et les lèvres offrent aussi des traces de pression.
Le bras gauche a perdu sa forme cylindrique, et l'abdomen est un peu

enfoncé. La couleur du cadavre est plus pâle qu'avant l'enterrement. Les paupières, le nez et quelques autres parties sont d'un blanc jaunâtre ; les fesses et l'épaule droite sont couvertes de taches d'un blanc foncé sale. Les environs de l'ombilic sont couleur de minium ; les yeux sont ternes, les lèvres légèrement brunâtres, les mamelons d'un bleu brun, les ongles des doigts et des orteils d'un bleu rouge pâle. Le cadavre est remis dans la fosse et couvert de terre.

6 *août.* La température de l'atmosphère a varié depuis le 5 juin, jusqu'à ce jour, de 15° à 25° R.; aujourd'hui elle est à 20° à l'air, et à 14° sous terre. Les 30 premiers centimètres de terre enlevés sont assez secs; les seconds sont plus frais, et les troisièmes en quelque sorte humides. La portion de terre qui entoure immédiatement le cadavre, ressemble à une fourmillière, tant elle est travaillée et en mouvement. Des milliers d'*aleocharia* parcourent les environs. Le cadavre est encore entier, mais considérablement changé ; il semble plus élargi : de la terre a pénétré dans les intervalles du corps ; toutes les parties paraissent avoir été comprimées de haut en bas, suivant leur position respective. Les formes des parties molles sont détruites, les traits du visage effacés; les cavités sont ouvertes, et il en sort des lambeaux de viscères : toute élasticité a disparu. Les cheveux se détachent facilement; les os de la tête tiennent à peine ensemble. Les cartilages des oreilles et du nez tombent lorsqu'on les touche; l'épiderme manque presque partout ; on ne le trouve que là où deux surfaces cutanées ont été en contact immédiat; le derme, déchiré partout, bosselé, comme s'il était couvert de verrues, est onctueux; la graisse semble formée de deux substances : elle est moins molle et grumeleuse sur certains points, plus molle et visqueuse sur d'autres. Des bulles de gaz se remarquent çà et là sur le tissu musculaire, surtout dans les interstices des muscles et au voisinage des os. La chair est visqueuse et se déchire sous les doigts. Les tendons, les ligamens et les aponévroses sont mieux conservés. Les os et les cartilages sont encore en rapport ; quelques phalanges des doigts se sont détachées. L'épiderme est d'un blanc de lait sale ; le derme sous-jacent est marbré de rouge gris et d'un blanc grisâtre; là où la cuticule est détruite il est d'un brun rougeâtre. On observe çà et là, à la surface du corps, des champignons verts, des *sporotricha* ; la graisse a un aspect blanc rougeâtre, plus décidé à sa face interne qu'à l'externe. La chair musculaire est rougeâtre tirant sur le jaune brun, aux endroits où la couche en est fort épaisse, elle a une couleur rouge clair, tirant sur le rose. Les os larges de la tête sont dégarnis de derme ; ils offrent un ton jaune brun, voisin du rougeâtre, interrompu par des taches sales, plus foncées en couleur. Les lambeaux des viscères qui sortent des cavités sont d'un rouge brun ; l'odeur est empyreumatique, plus fétide au voisinage des couches musculaires épaisses. La fosse fut comblée de nouveau.

30 *septembre.* La température de l'atmosphère est de 17° ; à 65 centim. sous terre, le thermomètre marque 10°. Arrivé à la place du cadavre, on

ne trouve plus de trace des parties molles, si ce n'est un grand grumeau de terre humide parcouru par des galeries du diamètre d'une plume de corbeau. En poussant plus avant, on découvre enfin un paquet de cheveux, attaché à un lambeau de peau blanche, mince, friable et inodore. Toute la masse externe fut alors enlevée ; mise sur une planche, elle se divisa en plusieurs grumeaux, dont chacun contenait quelques restes de l'enfant. Aux points de jonction des grumeaux de terre, on voyait la substance du cadavre qui leur avait servi de noyau ; mais il fut impossible de déterminer quelles parties étaient contenues dans chaque grumeau. La portion de la colonne vertébrale fut seule reconnue, par le moyen des arcs des vertèbres, qui, quoique séparés, étaient retenus ensemble par de la terre et de la graisse. Les membres furent reconnus aux os longs ; les mains et les pieds aux os des phalanges. La charpente osseuse de la tête était entièrement en morceaux ; un peu de substance cérébrale, parcourue par des stries blanches et brunâtres, et d'un rouge pâle, de consistance onctueuse, adhérait aux os crâniens. A la place du derme et du tissu adipeux, il y avait un peu de gras de cadavre ; ce gras était friable, blanc, et çà et là rougeâtre et jaunâtre ; on y voyait aussi des taches d'un bleu foncé. Ces espèces d'écorces, formées de gras de cadavre, et situées à la place qui était auparavant occupée par les membres, entouraient un tissu fibreux, comme de la mousse, qui semblait être formée par des restes de vaisseaux, d'aponévroses et de tendons. Le ton fondamental de ce tissu était le brun, qui tirait tantôt sur le jaune terreux, tantôt sur le noir. On y voyait des groupes de champignons blancs et verts. Les os étaient d'un jaune sale, les épiphyses colorées en brun, en partie noirâtres. Il n'y avait plus de traces des viscères thoraciques et abdominaux : l'odeur était celle de la terre de jardin fraîchement remuée (Glintz. *Der Leichnam des Menschen*, etc. ; ou *le cadavre de l'homme dans ses transformations physiques*, etc., Leipzig, 1827).

NÉCROPSIE 22ᵉ.

N***, enfant mâle, âgé de vingt-cinq jours, mort le 11 septembre 1828 au soir, enterré le lendemain dans la journée, fut exhumé le 29 novembre, deux mois dix-sept jours après l'inhumation. La température moyenne de l'atmosphère avait été de $16,6 + 0°$ en septembre, de $10,8 + 0°$ en octobre, et de $7,4 + 0°$ en novembre.

La bière est en peuplier de 9 millimètres d'épaisseur, parfaitement jointe et à peine altérée ; elle est humide et brunâtre à l'intérieur, surtout à la partie interne de la paroi inférieure, où l'on voit une grande quantité de larves. Le *drap*, quoique d'une étoffe assez serrée, se déchire avec beaucoup de facilité, principalement aux portions qui correspondent à la tête et aux pieds ; il est très humide, et d'un brun verdâtre taché de noir dans plusieurs endroits ; on ne voit pas, comme dans la nécropsie 17ᵉ, que les parties qui sont au-delà de la tête et des pieds soient blanches.

Aspect du cadavre. Il est complétement enveloppé dans le drap, et en grande partie réduit au squelette; il ne paraît offrir de parties molles qu'au thorax et à l'abdomen. La tête, très affaissée et désarticulée, est éloignée du tronc; dans l'intervalle, on trouve les débris des vertèbres cervicales. Le thorax et l'abdomen tiennent encore ensemble. Le bras gauche est accolé au thorax; l'avant-bras du même côté, qui tient encore au bras et à la main, est placé sur l'abdomen, et croise l'avant-bras droit qui est également appuyé sur les parois abdominales, et qui tient aussi à la main correspondante. Les os des membres inférieurs sont entièrement désarticulés, dépouillés de parties molles, et éloignés des positions qu'ils devraient occuper, à l'exception des deux fémurs, qui conservent à-peu-près leurs rapports avec le bassin, auquel ils ne tiennent cependant plus.

Tête. La tête n'offre plus qu'un ensemble d'os désarticulés, et séparés les uns des autres, sans aucune partie molle tégumentaire : on voit des cheveux longs accolés sur le coronal, les pariétaux et l'occipital; l'intérieur des pariétaux contient environ une cuillerée d'une bouillie rosée, mêlée de stries blanchâtres, semblables à celles que l'on trouve souvent dans les ramollissemens des corps striés du cerveau. Des cheveux en assez grande quantité sont accolés sur la portion du drap sur laquelle reposent les os du crâne.

Cou. On ne voit au cou que diverses portions osseuses qui composent les vertèbres cervicales et plusieurs des os de la face; mais ces os ne nagent pas, comme chez le sujet de la nécropsie précédente, au milieu d'une bouillie.

Thorax. Les clavicules, complétement dépouillées des parties molles, tiennent encore au sternum par leurs extrémités internes. Les parois osseuses du thorax sont entières, et maintenues dans leurs rapports par des parties molles très amincies, de couleur brun verdâtre, et même noire par places, dans lesquelles on peut reconnaître aisément des fibres musculaires. Les cartilages tiennent encore aux côtes et au sternum, mais ils ont perdu leur élasticité. Les *poumons*, gris dans quelques points et d'un bleu ardoise foncé dans d'autres, sont entiers, ramollis, emphysémateux, plus légers que l'eau, et de forme presque ordinaire ; il est impossible de reconnaître leur structure. Le cœur, très mou, de couleur ardoise très foncée, très aplati, offre d'une manière distincte toutes les cavités, les piliers et les autres parties qui le composent; il est vide; sa surface interne est encore plus foncée que l'externe. Le *diaphragme* est entier, et laisse facilement apercevoir le centre tendineux. On reconnaît aussi à merveille le médiastin.

Abdomen. L'enveloppe abdominale de couleur jaune, grise, verdâtre et noirâtre par places, est très amincie, facile à déchirer et couverte çà et là de lambeaux d'épiderme d'un gris noirâtre; elle paraît formée par la peau, par des fibres musculaires et par le péritoine. En incisant l'abdomen, on voit les viscères abdominaux, et on est frappé de la teinte noire que présentent ceux d'entre eux qui avoisinent le foie, tels que l'estomac, la portion droite du diaphragme, etc. ; cette nuance est évidemment due à la transsudation d'une matière noire qui colore le foie. L'estomac serait dans l'état naturel s'il n'était pas aminci, et teint comme je viens de le dire. Les intestins sont aussi plus minces, mais conservent leurs formes. Le foie, tirant sur le vert-bouteille, occupe la place ordinaire ; il est ramolli, et laisse apercevoir les deux lobes, les sillons de sa face inférieure, et la vésicule biliaire qui est presque noire en dehors ; l'intérieur de cette poche contient une matière semblable à de la suie mouillée, qui, étant enlevée, met à nu la membrane interne, d'un jaune verdâtre. La rate conserve à-peu-près sa forme ; elle est ramollie, et d'une couleur analogue à celle du foie, quoique moins foncée à l'extérieur ; elle est presque noire à l'intérieur. Les reins sont très petits, très minces, noirâtres dans la portion qui correspond au foie et à la rate, et surmontés des capsules surrénales qui sont bien distinctes ; lorsqu'on les incise on ne découvre plus les diverses substances qui les composent ; toutefois, on reconnaît bien les calices. Il est impossible de distinguer les parties génitales ni la vessie.

Membres. L'omoplate tient au tronc par des portions membraneuses, restes de la peau et des muscles ; des parties semblables joignent les membres supérieurs à l'omoplate. On voit encore quelques parties molles autour du bras et de l'avant-bras gauches, et de l'avant-bras droit. On peut reconnaître les cartilages du carpe à gauche et à droite ; les autres parties de la main gauche ne tiennent plus entre elles ; le carpe, le métacarpe et presque toutes les phalanges de la main, quoique désarticulées, sont encore maintenues par un reste des tégumens de la paume de la main.

Les os du bassin et des membres inférieurs sont séparés les uns des autres.

La face *postérieure* du tronc est d'une couleur très foncée à droite, surtout inférieurement, où elle présente absolument la même couleur que le foie ; du côté opposé, la teinte est d'un gris légèrement livide. La partie moyenne et les parties latérales supérieures du tronc offrent encore de l'épiderme facile à enlever, et de la peau amincie qui conserve cependant assez de force ; en incisant ces tégumens, on découvre quelques fibres musculaires et tendineuses très ramollies.

La *moelle épinière* est entièrement détruite ; mais on découvre encore les membranes qui l'enveloppent dans l'état naturel. Le faisceau de nerfs, connu sous le nom de *queue de cheval,* est très distinct quoique ramolli.

NÉCROPSIE 23e.

X***, enfant mâle, âgé d'un mois dix-neuf jours, mort le 9 septembre 1828 au soir, enterré le 10 du même mois dans la journée, a été exhumé le 29 novembre, deux mois vingt jours après l'inhumation (Voyez la NÉCROPSIE précédente pour la température atmosphérique).

La *bière*, en sapin, de 3 centim. d'épaisseur, est entière, parfaitement jointe et presque comme neuve : l'intérieur de ses parois latérales et du couvercle est humide et brunâtre ; cette coloration est beaucoup plus marquée à la face interne de la paroi inférieure.

Le *drap*, de consistance ordinaire, ne peut pas être déchiré ; il recouvre tout le corps ; les portions qui sont au-delà de la tête et des extrémités, offrent la couleur du linge mouillé ; les autres qui touchent le corps sont d'un gris verdâtre ; on voit à l'intérieur une assez grande quantité de chrysalides rougeâtres, de larves d'un blanc jaunâtre, sans mouvement, et de mouches, dont quelques-unes sont vivantes. La surface externe de ce drap présente quatre plaques d'une matière grasse, d'une rose jaunâtre, qui a transsudé à travers son tissu : ces plaques occupent les parties correspondantes du thorax et de l'abdomen. En arrière, le drap est très humide, de couleur livide, brunâtre et même noirâtre.

Le *cadavre*, découvert, ne présente plus que les débris d'un squelette presque entièrement désarticulé, et quelques parties molles, qui sont, la paroi antérieure de l'abdomen, et la matière cérébrale ; celle-ci est fluide, et s'est écoulée par suite de la désunion des os du crâne ; on la trouve répandue sur les vertèbres cervicales, sur les premières vertèbres dorsales, et sur les côtés de la partie supérieure de la cavité thoracique. Les os qui composent le squelette, quoique n'offrant pas les rapports qu'on leur connaît, occupent cependant à-peu-près la place qu'ils occuperaient si ces rapports n'avaient pas été détruits : j'excepte toutefois les os de la face, qui sont en partie tombés dans la bouillie cérébrale qui est au-devant des vertèbres cervicales.

La *tête* est inclinée à gauche. Les os sont dénudés, à l'exception d'un petit nombre de points qui sont recouverts d'une membrane épidermoïde très mince, de couleur bistre clair, à la surface de laquelle sont accolés une assez grande quantité de petits cheveux. Les deux portions du coronal sont entièrement séparées. Les pariétaux tiennent encore entre eux, ainsi qu'à la portion gauche du coronal et de l'occipital. Le sphénoïde, les temporaux et tous les os de la face sont séparés. Il n'y a aucun vestige d'yeux ni de langue. La partie latérale gauche du crâne, la plus déclive, contient dans son intérieur environ 30 gramm. de bouillie cérébrale, d'un rose jaunâtre par places, brunâtre dans d'autres, dans laquelle il est impossible de distinguer aucun des organes qui composent le cerveau, pas plus que les matières blanche et grise ; on y découvre cependant encore des lambeaux de la dure-mère.

Col. On ne peut reconnaître aucune des parties qui composent le col, cette région n'étant occupée que par une matière molle et fluide, reste du cerveau, dans laquelle nagent les os de la face, les clavicules, les omoplates, et probablement les cartilages du larynx, qu'il est impossible de retrouver.

Thorax. A gauche, les côtes sont entièrement dénudées, privées de leurs cartilages sternaux, et ne tiennent aux vertèbres que par quelques parties molles ; elles conservent à-peu-près leurs rapports naturels, quoiqu'il n'y ait plus de traces des muscles intercostaux ; à droite, les quatre dernières côtes sternales sont encore munies de leurs cartilages, qui sont aplatis, minces, très mous et nullement élastiques : ces côtes, ainsi que les asternales du même côté, sont réunies entre elles par une membrane d'un vert brunâtre, qui ne peut être que le reste des muscles intercostaux, de la plèvre, et de la peau. Le sternum manque, et les pièces qui le composent se retrouvent dans la bouillie cérébrale dont j'ai déjà parlé ; l'absence de cet os et d'une grande partie des cartilages sternaux fait paraître l'ouverture du thorax très grande. On aperçoit, à la place qu'occupe ordinairement le cœur, une masse molle, brunâtre, qui semble être le débris de cet organe, quoiqu'il soit impossible d'y distinguer les diverses parties qui le composent ; à droite de cette masse, on voit le poumon de ce côté, sous forme d'une masse d'un brun verdâtre, très fétide et ramollie, non crépitante, et emphysémateuse à la surface. On trouve une portion du diaphragme à droite.

Abdomen. Cette cavité est entièrement fermée en avant par une membrane de couleur bistre en haut et au milieu, et d'un jaune sale aux parties inférieures et latérales. Cette membrane, peu épaisse, ne paraît formée que par les portions aponévrotiques très amincies ; du moins on n'y découvre plus de traces de fibres musculaires : en l'incisant, on voit les viscères abdominaux qui sont bien conservés. L'estomac, vide, de couleur brun noir, surtout à l'extérieur, doit évidemment cette teinte à une matière noire qui colore le foie, et qui transsude. Les intestins, très amincis, offrent la couleur qui leur est propre. Le mésentère est parfaitement conservé. Le foie, peu consistant et beaucoup moins volumineux qu'il ne devait l'être à cet âge, est d'un vert noirâtre, et présente quelques larves à sa surface ; on y voit encore la veine ombilicale, le sillon qui la loge et le sinus de la veine-porte ; en l'incisant, on distingue bien les vaisseaux sanguins, mais on ne peut plus reconnaître la structure qui appartient à cet organe. La vésicule biliaire est parfaitement reconnaissable à sa forme et à sa situation ; elle est d'un vert plus foncé que dans l'état naturel. La rate est réduite à une bouillie noirâtre comme du cambouis. La vessie est entière, vide, très lisse et de couleur naturelle. La verge et le scrotum, reconnaissables surtout par la place qu'ils occupent, sont aplatis et comme membraneux. Les nerfs lombaires sont très apparens. Dans les fosses iliaques, on voit des fibres des muscles psoas, mais beaucoup plus pâles que dans l'état naturel.

Membres. La cuisse gauche et la partie supérieure de la cuisse droite sont recouvertes de parties molles d'un jaune brunâtre, assez difficiles à déchirer, dans lesquelles on trouve des restes membraneux qui semblent aponévrotiques, à l'exception de quelques fibres musculaires, d'un rose pâle. Les deux fémurs tiennent assez fortement au bassin par les parties molles ; les cartilages de leurs extrémités supérieures sont réduits à une sorte de gelée roussâtre.

Les membres thoraciques offrent à peine des traces de parties molles, et les os qui les composent sont désarticulés.

La partie postérieure du tronc est pourvue d'une assez grande quantité de parties molles, qui sont des débris de l'épiderme et de la peau : on voit même près des masses apophysaires des vertèbres, des fibres musculaires et tendineuses. En général, ces diverses parties, excepté la peau, sont peu consistantes : leur couleur livide foncé, est tachée de noir, surtout à la portion correspondante au foie. La paroi abdominale postérieure est conservée à droite ; mais elle est entièrement détruite à gauche.

Les os n'offrent rien de remarquable ; leurs extrémités sont dépourvues d'épiphyses.

NÉCROPSIE 24_e.

X., enfant mâle, âgé d'un mois dix jours, mort le 13 septembre 1828 à midi, enterré le lendemain, dans une bière de sapin, épaisse de 3 centim. environ, fut exhumé le 15 juin 1829, neuf mois deux jours après l'inhumation.

La *bière* est entière ; elle offre à l'extérieur presque le même aspect qu'elle avait avant d'être mise dans la terre ; elle est seulement un peu plus humide ; en l'ouvrant, on trouve le corps enveloppé dans le drap, qui est entier. La face interne de son couvercle, et ses faces latérales internes sont couvertes d'une couche un peu épaisse d'une moisissure blanche dans la partie supérieure, et présentent inférieurement une couleur brunâtre, semblable à celle du fond de la boîte. Le linceul, d'un gris verdâtre supérieurement, offre inférieurement l'aspect d'un linge mouillé : vers sa partie inférieure, on trouve de petites chrysalides blanchâtres, et une quantité considérable de mouches extrêmement petites, noires, se remuant à la surface du drap. En ouvrant celui-ci, on ne trouve plus que des restes assez informes du corps, qui est presque entièrement réduit à ses parties osseuses, dans lesquelles on reconnaît, supérieurement, le squelette de la tête et des membres supérieurs, à la partie moyenne, la colonne vertébrale, et inférieurement, les membres abdominaux.

Au milieu des os de la partie supérieure qui tiennent encore un peu entre eux de manière à laisser reconnaître le crâne, on remarque la masse cérébrale sous forme d'une substance blanchâtre mêlée de rose, glutineuse, peu fétide, et de la consistance d'une bouillie un peu molle ; les os de la face sont épars à la surface de cette bouillie. On trouve un peu plus bas des portions des vertèbres du cou, les omoplates, et l'os maxillaire inférieur partagé en deux fragmens.

Les parties osseuses qui forment le thorax et l'abdomen sont toutes séparées les unes des autres, et plongent dans un matière grasse, de la consistance d'une bouillie, blanche à sa surface, noirâtre ou noire dans d'autres parties : cette matière grasse me paraît remplacer le foie et les poumons. On ne trouve plus aucune trace de peau dans les régions thoracique et abdominale.

Les os des membres sont entièrement dénudés : ceux des membres inférieurs sont presque secs, et ceux des membres supérieurs sont enduits de cette bouillie graisseuse qui représentait les restes du cerveau.

Les os du crâne sont enduits d'une couche peu épaisse d'une espèce de corps gras, auquel sont accolés des cheveux.

Le fond de la bière est très humide, et d'une couleur brune : on voit à la surface une grande quantité de ces larves blanches dont j'ai déjà parlé dans la description d'autres cadavres. La partie postérieure du drap présente une couleur verdâtre foncée ; il est enduit de la matière grasse qui a été décrite plus haut, et dont la couleur varie suivant que la portion que l'on examine correspond au crâne, à l'abdomen ou au thorax.

§ V.

Putréfaction des cadavres d'adultes nus, renfermés dans des bières de sapin de 4 à 6 millim. d'épaisseur, et enterrés dans un coin du jardin de la Faculté de médecine de Paris, ou ailleurs.

NÉCROPSIE 25.

Je fus appelé le 30 juillet 1823, par M. D., juge d'instruction, pour savoir si l'on pouvait espérer de reconnaître qu'un homme mort le 30 juin de la même année, et dont le cadavre avait été inhumé le lendemain, eût péri empoisonné ; je répondis que cela n'était pas impossible. L'exhumation fut faite le 1er août, à sept heures du matin. Le cadavre, recouvert d'une chemise et enveloppé d'un linceul, était enfermé dans une bière en chêne, que l'on avait enterrée dans une fosse particulière d'un mètre 60 centim. de profondeur. A peine le cercueil fut-il ouvert qu'il s'exhala une odeur tellement fétide, que je crus convenable de faire retirer le corps et de le laisser exposé à l'ombre pendant quelques minutes (la température de l'atmosphère était déjà à 17° th. R.) L'identité n'ayant pu être constatée qu'à dix heures du matin, par des motifs qu'il est inutile d'indiquer, il fut facile d'observer que le cadavre avait augmenté sensiblement de volume pendant les trois heures qu'il était resté à l'air. A dix heures, on le transporta dans une salle de dissection ; là il fut découvert avec rapidité et dépouillé du linceul et de la chemise, avec lesquels une grande partie de l'épiderme se détacha ; l'odeur était tellement infecte qu'il y aurait eu peut-être quelque inconvénient à séjourner pendant plusieurs heures dans cette atmosphère, si on n'était point parvenu à détruire cette mauvaise odeur : je répandis indistinctement sur toute la surface du corps environ trois litres d'eau, tenant en dissolution un huitième de son poids de *chlorure de chaux* ; l'effet de cette liqueur fut merveilleux ; il s'était à peine écoulé une minute, que *l'odeur fétide avait entièrement disparu.*

Le linceul et la chemise étaient mouillés et tachetés de vert, de brun et de jaune ; on voyait çà et là des portions qui paraissaient moisies. On me dit que l'individu était âgé de quarante-quatre ans, qu'il était fort gras, et qu'il avait succombé à une maladie qui n'avait duré que trente-huit à quarante heures ; sa stature était d'environ 1 mètre 60 cent. La tuméfaction du cadavre était extrême ; la peau était d'un brun noirâtre au crâne, d'un blanc rosé à la partie supérieure de la face, noirâtre autour des lèvres, moins foncée aux joues et au menton ; les paupières étaient affaissées et commençaient à tomber en putrilage ; le nez, la bouche et le menton, étaient aplatis par la pression du linceul, ce qui altérait singulièrement les traits de la face. La peau était d'un brun noirâtre au cou, grisâtre à la poitrine, où l'on remarquait quelques taches noires, surtout sous le mamelon ; elle était d'un blanc sale à l'abdomen et sur les côtés du tronc, et d'un brun noirâtre aux régions sus-pubienne et inguinale, ainsi que sur le scrotum ; celui-ci était d'ailleurs du volume de la tête d'un adulte, et ne paraissait devoir son développement excessif qu'à la présence des gaz. La peau qui revêt les membres thoraciques et abdominaux était d'un vert foncé, marbrée de plaques noires comme torréfiées ; l'extrémité des orteils offrait une couleur d'un vert clair. Du reste, la peau du tronc et des membres n'était pas sensiblement ramollie ; il était impossible de la déchirer en opérant d'assez fortes tractions avec les pinces. L'épiderme était détaché ou s'enlevait avec la plus grande facilité, et en arrachant celui qui recouvre les pieds, on séparait en même temps les ongles.

En incisant la peau, on voyait que les muscles étaient légèrement ramollis, mais que les faisceaux et les fibres étaient distincts et de couleur rosée ; le tissu cellulaire qui les environnait était en partie saponifié ; toutefois cet état de la graisse était beaucoup plus sensible à la face et au tronc.

L'ouverture du cadavre, faite suivant les règles de l'art, permit de voir, 1° que l'intérieur de la bouche et le pharynx offraient une couleur noirâtre qui était l'effet de la putréfaction ; que l'œsophage était presque dans l'état naturel ; que l'estomac était énormément distendu par des gaz, et qu'il ne contenait aucun aliment ; que sa consistance ne paraissait point diminuée ; que la membrane muqueuse était tapissée d'une couche assez épaisse de mucosités jaunâtres ; en enlevant ces mucosités, on apercevait près de l'extrémité splénique une tache d'un jaune serin, qui correspondait à une tache semblable de la face externe ; il y avait au voisinage des orifices œsophagien et pylorique, et de la portion splénique, des traces manifestes d'inflammation ; on voyait aussi près du pylore quelques *ecchymoses* que l'on faisait disparaître en grattant légèrement ; *ces altérations étaient aussi évidentes qu'elles auraient pu l'être si le cadavre eût été ouvert le lendemain de la mort de l'individu.* La surface externe de l'estomac était dans l'état naturel, si toutefois on en excepte la tache jaune dont j'ai parlé. La membrane muqueuse du duodénum était également tapissée de mucosités jaunâtres ; on en voyait aussi dans les autres portions de l'intestin grêle, mais elles diminuaient au fur et à mesure que l'on avançait vers la fin de l'iléum, où l'on apercevait quelques grains blanchâtres durs, que l'analyse démontra être de l'*acide arsénieux* ; du reste, les intestins grêles offraient çà et là des parties emphysémateuses, mais sans aucune trace d'inflammation. Le cœcum, le colon et l'iléum paraissaient dans l'état naturel. L'épiploon et le mésentère étaient chargés de graisse en partie saponifiée.

2° Que le foie et la rate, les uretères, la vessie et le pancréas n'offraient rien de remarquable ; que les reins étaient ramollis et réduits en une sorte de putrilage ; qu'il y avait dans la cavité de l'abdomen environ 120 gram. d'un liquide jaune, filant et excessivement gras.

3° Que le larynx, la trachée-artère et les bronches étaient dans l'état naturel ; que les poumons étaient d'un brun violacé, crépitans et infiltrés de gaz ; que le péricarde était chargé de graisse en avant et sur les côtés ; que la face interne, ainsi que la surface externe du cœur, offraient un grand nombre de granulations blanchâtres semblables à du sablon ; que cet organe était un peu volumineux et chargé de graisse ; que l'oreillette et le ventricule droits ne contenaient *aucune trace de sang liquide ou coagulé* ; que la membrane interne de cette oreillette était garnie de petites pétrifications semblables à celles dont j'ai déjà parlé ; qu'il y avait de pareilles pétrifications dans les cavités gauches du cœur, mais qu'elles se détachaient par le frottement ; qu'il n'y avait pas non plus de sang dans ces cavités ; que les valvules n'étaient pas ossifiées, que seulement les festons qui se trouvent au commencement de l'aorte offraient de légères traces d'ossification (1).

4° *Qu'il n'y avait pas un atome de sang liquide ni coagulé* dans aucun des vaisseaux que l'on peut apercevoir sans injection préalable ; que la membrane interne de l'aorte, de l'artère pulmonaire, les veines du même nom, etc., offraient des taches rosées.

5° Que la graisse qui sépare les os du crâne du péricrâne, était en partie saponifiée ; que ces os étaient fragiles et se brisaient en grands fragmens ; que la masse cérébrale était très affaissée, en sorte qu'il y avait un grand vide dans la cavité du crâne ; que la dure-mère était détachée, et qu'il n'y avait pas d'épanchement entre elle et les os ; que la couleur de cette membrane était verdâtre, et qu'elle ressemblait assez à une vessie à moitié

(1) Je puis assurer que l'aspect extérieur du canal digestif, du foie, de la rate, du pancréas, de la vessie, des poumons et du cœur de cet individu, était tel, qu'on aurait pu croire que la mort n'avait eu lieu que la veille ; l'odeur de putréfaction était à peine sensible dans ces organes, quoique aucun d'eux n'eût été touché par le chlorure de chaux.

pleine ; que la faux se détachait en lambeaux avec les vaisseaux qui s'y rendent ; que la face interne de la dure-mère était rosée ; que sa consistance n'était pas sensiblement diminuée ; qu'il était impossible de reconnaître la pie-mère et l'arachnoïde ; que le *cerveau* était converti en une espèce de *bouillie grisâtre* et fluide à sa surface, tandis qu'il était d'un blanc cendré aux parties médullaires ; que le plexus choroïdien se dessinait sous forme de stries rosées ; que le *cervelet* et le commencement de la *moelle allongée* offraient le même aspect que le cerveau.

NÉCROPSIE 26e.

Le sieur ***, âgé de trente-huit ans, périt le 17 juin 1824 ; l'inhumation eut lieu le lendemain. Quelque temps après, l'autorité soupçonne que la mort peut avoir été occasionnée par une substance vénéneuse, et ordonne l'exhumation et l'examen du cadavre. MM. Lemoine, docteur en médecine, et Ferrary, pharmacien, désignés pour exécuter l'opération, se rendent au cimetière le 2 août, à cinq heures du matin, quarante-cinq jours après l'inhumation, et dressent le rapport suivant :

Le cadavre de *** n'a été exhumé, et son identité reconnue, que vers les huit heures et demie (La température était alors de 16° th. R.) ; il était enfermé dans une bière de sapin, enveloppé d'un drap de lit ; il n'avait point de chemise, et sa tête était recouverte d'un bonnet de coton. Transporté sur une pierre tombale vers le milieu du cimetière, M. Lemoine procéda de suite à son examen. Il répandait une odeur fétide qui fut promptement neutralisée au moyen d'une assez grande quantité d'eau tenant en dissolution du chlorure de chaux ; cette dissolution avait déjà été employée pendant l'exhumation ; son effet surpassa l'attente, et fit l'admiration des spectateurs.

Le drap de lit était recouvert d'une grande quantité de larves, particulièrement à la partie supérieure de la poitrine, à la partie inférieure du tronc, et le long de la jambe droite ; il était brunâtre dans ces différentes parties, et marbré de plaques de même couleur sur le reste de son étendue ; il cédait à la moindre traction.

La face était tuméfiée et recouverte d'une sanie noirâtre ; cependant cette tuméfaction n'empêcha pas que l'individu ne fût reconnu par plusieurs personnes. La peau était dure, racornie et tannée sur les parties latérales de la face, qui étaient recouvertes d'un bandeau, ainsi que sur la partie antérieure du tronc et des membres : l'épiderme adhérait intimement aux parties sous-jacentes, excepté aux mains et aux pieds, où il était facile de l'enlever par lambeaux considérables ; les ongles suivaient cette membrane.

Un quart d'heure après l'exhumation, l'abdomen avait acquis un volume considérable, et la verge, longue de 68 millim., s'était relevée au point de former, avec le corps, un angle d'environ quarante-cinq degrés. Quelques minutes après, elle faisait un angle droit, conserva cette direction pendant vingt minutes, et ne put être affaissée que par la pression d'un corps assez pesant. Les cheveux étaient noirs et s'enlevaient à la moindre traction : la barbe avait la même couleur. La graisse située sous le cuir chevelu était d'un gris sale et saponifiée.

La dure-mère est d'un gris brun dans toute son étendue ; elle remplit la cavité du crâne, et n'est point adhérente ; sa consistance est assez ferme. La pie-mère est rouge ; le cerveau est d'un gris foncé, dans un état de putrilage tel, qu'il ne peut fournir aucun renseignement.

A l'ouverture du thorax, il s'est dégagé des gaz d'une odeur très fétide. Les poumons étaient affaissés, le cœur peu volumineux : le médiastin présentait çà et là quelques feuillets graisseux, et la graisse était saponifiée. Les poumons, d'une couleur brune à leur partie antérieure, étaient noirâtres postérieurement et inférieurement ; ils étaient crépitans. Le cœur était mou, et paraissait entièrement vide ; les ventricules offraient une couleur brune ; l'oreillette droite était rouge ; le sommet et le sillon qui loge l'artère coronaire étaient couverts de graisse également saponifiée : la surface interne du ventricule droit, d'un rose pâle, offrait une grande quantité de petits grains blanchâtres nullement adhérens. L'intérieur de l'oreillette droite était rougeâtre. Les colonnes charnues du ventricule gauche sont peu saillantes : l'oreillette du même côté paraît dans l'état naturel. Les valvules des ouvertures auriculaires, celles qui se trouvent à l'entrée des artères pulmonaires et de l'aorte ne sont point ossifiées. La membrane interne de ces vaisseaux est sèche, ainsi que celle des veines-caves. *Le système vasculaire était presque entièrement vide de sang.*

La cavité buccale était remplie d'une sanie rougeâtre : la langue, légèrement tuméfiée, surtout à la base, était rouge, ainsi que la membrane muqueuse de la bouche. On voyait à la partie antérieure de l'amygdale gauche une phlyctène oblongue du volume de deux noisettes environ ; il y en avait une autre moins considérable derrière le pilier postérieur correspondant ; d'autres vésicules semblables, plus petites, se font remarquer au côté droit de l'isthme du gosier, à l'entrée du pharynx, et au bord gauche de la glotte : ces tumeurs contenaient une matière liquide. L'œsophage ne présente rien de particulier, si ce n'est dans les environs du cardia, où l'on voit des signes manifestes de phlogose.

La surface externe de l'estomac est rouge sur les bords et à son extrémité splénique, et d'un blanc gris dans le reste de son étendue ; elle présente aussi quelques phlyctènes vers son bord inférieur. Ce viscere ne contient que des gaz ; sa face interne est enduite de mucosités rougeâtres, de la consistance d'une bouillie claire, dans laquelle on voit nager une assez grande quantité de *grains blanchâtres*, un peu plus gros que des grains de millet : la membrane muqueuse est rouge dans toute son étendue, mais surtout vers la portion splénique : là, elle est brune dans une étendue du creux de la main d'un adulte, et épaissie ; la portion de la membrane séreuse correspondante aux deux parties épaisses, offre une phlyctène. Dans les environs du pylore, la membrane muqueuse est d'un noir foncé, et c'est particulièrement sur cette partie que l'on observe les grains dont j'ai parlé (1). Ces grains sont plus larges que les autres; ils sont aplatis, adhérens, et affectent la forme d'un cône irrégulier.

Les intestins sont distendus par des gaz; ils sont d'un brun cendré, excepté le duodénum et le commencement du jéjunum, dont la membrane muqueuse est rouge, enflammée; on aperçoit aussi sur cette tunique des grains semblables aux précédens. On découvre plusieurs phlyctènes de la grosseur d'une noisette dans le reste du jéjunum. La surface interne de l'iléum, du cœcum, du colon ascendant et du colon transverse, est de couleur naturelle; on voit à sa surface des mucosités noirâtres desséchées. Le colon descendant présente un assez grand nombre de phlyctènes; le rectum est rouge dans la partie inférieure; la quantité de mucus contenue dans le canal digestif est évaluée à environ 12 décagrammes.

L'épiploon est très chargé de graisse, le foie peu volumineux et noirâtre; la rate est très petite, d'un brun foncé; les reins sont peu volumineux; la veine rénale contient un peu de sang; la vessie est retirée et contractée; elle est vide et saine; les vésicules séminales sont très petites, rouges, et ne renferment point de sperme.

Les grains blancs trouvés dans l'estomac et dans les premiers intestins, vus à la loupe, sont blancs, brillans, et font entendre un léger bruit lorsqu'on les casse; ils passent du blanc au jaune verdâtre à mesure qu'on les examine; ils ont quelque ressemblance avec l'acide arsénieux, mais ils sont formés par une matière animale unie à une petite quantité de graisse.

NÉCROPSIE 27e.

Le 11 septembre 1829, je fus chargé, par le ministère public, conjointement avec M. Denis, de procéder à l'exhumation et à l'autopsie du cadavre de la femme Hivet, à Auteuil, près Paris, morte le 10 août et enterrée le lendemain 11, précisément trois mois auparavant. La rumeur publique accusait le mari d'être l'auteur de la mort, et d'après quelques versions de témoins, on supposait qu'elle avait été tuée par des coups violens portés sur le crâne, et qui en avaient brisé les os. Du reste, cette femme, âgée de cinquante-cinq ans environ, était hémiplégique du côté gauche depuis neuf ans, et malgré son infirmité, elle avait conservé jusqu'à sa mort un embonpoint considérable. On rapportait qu'au moment où elle avait succombé, il s'était écoulé du sang par le nez et par la bouche. Le

____

(1) L'estomac, examiné le lendemain, a présenté des différences frappantes; les portions les plus enflammées n'offraient qu'une légère phlogose; les parties noires du pylore étaient d'un rouge brun.

prévenu disait qu'il n'avait connu la mort de sa femme qu'en entrant le lendemain matin dans sa chambre, et qu'il était d'autant plus loin de la soupçonner morte, qu'elle s'était couchée le soir après son souper, dans un état de parfaite santé. Il ajoutait qu'il avait pensé que sa femme n'avait pu mourir si rapidement que par un *coup de sang*.

Tels étaient les renseignemens qui nous avaient été transmis, quand nous nous rendîmes à la mairie d'Auteuil, accompagnés de M. Dieudonné, juge d'instruction, et de M. de Charencey, substitut du procureur du roi. Le cimetière, peu distant du village, est, comme ce dernier, situé dans le bassin de la Seine : le terrain est très sec et caillouteux. Le thermomètre marquait de 9° à 10° au-dessus de zéro, le temps était brumeux, et pendant que nous étions occupés de l'examen du cadavre, il tomba une pluie très forte qui ne dura que quelques minutes.

Le cercueil était intact dans toute son étendue; les planches du couvercle étaient affaissées à leur partie moyenne par le poids de la terre qui le recouvrait. La bière put être ainsi extraite de la fosse dans une intégrité parfaite. Le couvercle enlevé, nous trouvâmes le corps exactement enveloppé par le linceul. Celui-ci était recouvert, dans divers points, de larges taches brunes et verdâtres, produites par des moisissures qui s'étaient surtout formées là où le linge se trouvait en contact avec les planches du cercueil : elles étaient beaucoup plus multipliées, et très humides, à la partie postérieure du cadavre. Le fond de la fosse était humide, et la partie qui correspondait au-dessous du milieu de la bière était rempli par un liquide brunâtre, recouvert de moisissures, et qui avait évidemment transsudé à travers les planches du fond du cercueil. Le linge était encore intact ; on ne le déchirait que difficilement, et les lettres initiales dont il était marqué, nullement altérées, achevèrent de démontrer que le cadavre exhumé était bien celui de la femme Hivet. En coupant longitudinalement le linceul pour découvrir le corps, les ciseaux furent arrêtés au niveau de l'ombilic, par une plaque assez large de cire à cacheter, rouge, qui collait ensemble la chemise et le drap. Les questions que nous adressâmes à ce sujet à la personne qui avait enseveli la défunte, nous apprirent que dans le village d'Auteuil, et dans les environs, on avait l'habitude de cacheter ainsi le nombril du mort lorsqu'on l'enveloppe dans le linceul, parce que, suivant l'opinion générale, toutes les matières contenues dans le ventre s'écoulent ordinairement par le nombril peu de temps après la mort, et que, par ce moyen, on empêche cet écoulement d'avoir lieu avant l'inhumation. On conçoit difficilement comment un préjugé aussi ridicule existe encore aujourd'hui parmi les habitans d'un village si voisin de Paris.

Le cadavre, entièrement découvert, n'a laissé dégager aucune odeur de putréfaction bien prononcée; il est singulièrement conservé, et dans un état de dessiccation tel, qu'en le prenant, soit par les pieds, soit par les épaules on pouvait le retourner d'une seule pièce sans que les membres éprouvassent la plus légère flexion.

Aspect extérieur. Les traits du visage sont défigurés par la bouffissure de la face, qui est d'un brun de bistre : bouche ouverte, lèvres desséchées et racornies, langue noirâtre, dure, sèche, racornie, réduite à 5 ou 6 millimètres d'épaisseur, libre et un peu saillante en avant des arcades dentaires; paupières fermées, noires et racornies, de même que le nez qui est réduit à l'épaisseur de ses cartilages. La couleur brune de la peau est plus foncée au front, au nez, autour des yeux, à la partie supérieure de la tête, de même qu'à la base de la mâchoire qui se confond inférieurement avec le cou, dont la tuméfaction est également très grande ; la peau sèche et brune comme celle de la face ; la bouffissure des parties molles de la face et des parties supérieures de la poitrine ont effacé presque complétement la région cervicale, qui n'est indiquée que par un sillon profond, résultant de la flexion naturelle de la tête sur la poitrine. La peau du cou et de la partie supérieure de la poitrine est également sèche, comme tannée. La partie postérieure de la tête, qui reposait sur le fond du cercueil, est blanchâtre, légèrement humide, et tranche, par sa décoloration, avec la couleur rouge brun des parties environnantes, laquelle avait beaucoup d'analogie avec celle qu'on observe à la suite des lividités cadavériques. Les cheveux grisâtres et courts, s'enlèvent aisément par un simple grattage de la surface du cuir chevelu. La peau de la face, du cou et de la partie supérieure de la poitrine, est recouverte d'une couche graisseuse, butyreuse, d'un millimètre d'épaisseur, d'un gris jaunâtre, qu'on enlève facilement en grattant la peau avec le dos d'un scalpel. Cette couche graisseuse, déposée à la surface du derme, permet de reconnaître, quand elle est enlevée, que la couleur foncée de cette partie des tégumens est due exclusivement à la teinte bistre du derme, dont les caractères anatomiques sont parfaitement conservés, et qui a une couleur de suie tout-à-fait semblable à celle qu'on observe dans les momies.

Cette couleur bistre du derme disparaît insensiblement au-dessous du tiers supérieur de la poitrine ; les deux tiers inférieurs de cette région, et tout l'abdomen, jusqu'à la partie supérieure des cuisses, sont d'un blanc rosé. Dans toute cette étendue, la peau présente sa couleur et sa souplesse naturelles ; l'épiderme est intact et adhérent au derme. À la partie postérieure et externe des membres supérieurs, les tégumens sont d'un vert noirâtre, tandis qu'à la partie interne et antérieure ils ont conservé leur couleur naturelle, particulièrement là où ces membres sont en contact avec les parois de la poitrine et du ventre. Les avant-bras étaient croisés au-devant du pubis.

Aux membres inférieurs, la peau présente des traces de putréfaction plus avancée ; elle est recouverte de moisissures d'un gris verdâtre, très nombreuses, et correspondant surtout aux parties en contact avec le linceul. Les genoux ont une teinte jaunâtre, et les tégumens y sont plus secs; aux cuisses et aux jambes, on remarque dans différens points plusieurs taches verdâtres.

Toute la partie postérieure du cadavre est humide, et d'une teinte rougeâtre plus prononcée sur les parties latérales du tronc, ainsi qu'on l'observe communément quelque temps après la mort sur les cadavres qui présentent des lividités multipliées au dos, aux lombes et à la face postérieure des cuisses et des jambes.

Les ongles des pieds et des mains sont singulièrement ramollis, d'un blanc grisâtre, et se rapprochent de l'état de l'épiderme.

La conservation des tégumens, également la même sur toutes les parties du cadavre, nous permit de constater, avec la plus grande exactitude, qu'il n'existait sur aucun point de traces de lésion extérieure.

En incisant la peau dans les diverses régions du corps, on reconnaît que cette membrane est notablement desséchée, coriace, et présente à la coupe une surface lisse et polie, semblable à celle de la couenne de lard bouilli. Le tissu adipeux sous-cutané a la consistance du suif ; sa couleur est d'un gris blanchâtre, et offre à la coupe une surface granuleuse qui semble résulter de l'agglomération de granulations miliaires. Il est onctueux au toucher, et donne la sensation d'un savon gras. Dans toutes les régions où le tissu cellulaire et le tissu adipeux sous-cutanés sont naturellement abondans, la couche qu'ils forment, incisée suivant son épaisseur, offre un aspect poreux, feuilleté, résultant de la présence d'une multitude de petites locules vides, produites par l'écartement des lames du tissu cellulaire, écartement dû, soit à l'état de dessiccation de ce tissu, soit au dégagement de quelques gaz développés pendant les premiers temps de l'inhumation du cadavre.

Tous les muscles de la face, des parois thoraciques et abdominales, des membres supérieurs et inférieurs, ont conservé la structure anatomique qui leur est propre. Coupés profondément, soit parallèlement, soit perpendiculairement à la direction de leurs fibres, leur tissu présente une teinte uniforme d'un gris rosé, exactement semblable à celle de la chair bouillie ; ils sont gras au toucher : du reste, on peut isoler les fibres et les faisceaux qui les constituent, jusqu'aux tendons ou aux aponévroses d'insertion qui ont conservé tous leurs caractères physiques. Les muscles de la cuisse droite sont notablement plus rouges que ceux de la gauche ; la même différence n'existe pas dans les muscles des jambes, non plus que dans ceux des membres supérieurs (On se rappelle que cette femme était hémiplégique du côté gauche) ; mais la différence de couleur paraît indépendante de cette circonstance.

Tête. Le crâne fut dénudé avec la plus grande facilité, les parties molles qui le recouvrent n'y adhérant que faiblement ; toute la surface fut ruginée avec soin, et nous reconnûmes qu'il n'existait aucune fracture ou fêlure des os qui le constituent. Ces os étaient d'un blanc grisâtre ; ils se laissèrent briser assez aisément. Le cerveau, diminué de volume, ne remplissait que les quatre cinquièmes de la cavité crânienne : la dure-mère qui l'enveloppait était blanche, sans aucune altération. La pie-mère n'existe plus :

on trouve à sa place une matière jaunâtre, grasse, grumeleuse, qui enduit toute la surface des lobes cérébraux.

Ces derniers ont encore leur forme très distincte : la saillie et les sinuosités des circonvolutions sont conservées, à l'exception du tiers antérieur du lobe droit, qui est entièrement transformé en une matière grasse, jaunâtre, pour ainsi dire friable, composée de grumeaux d'un blanc jaunâtre, de forme irrégulière, de consistance de suif, mêlés à une substance demi-liquide, huileuse, plus jaune et sans odeur. Cette matière est semblable à celle qui recouvrait l'un et l'autre lobes. Les deux tiers postérieurs du lobe droit sont très ramollis, presque convertis en bouillie, en sorte qu'on n'y distingue qu'imparfaitement les substances blanche et grise. Le lobe gauche, au contraire, est bien plus consistant, plus gros ; on peut l'inciser par tranches, qui laissent apercevoir les nuances grise et blanche des deux substances qui le forment. La teinte de la substance grise diffère à peine de celle qu'on observe dans l'état naturel, peu après la mort.

Le cervelet a la même consistance que le lobe gauche : les substances blanche et grise y sont très distinctes, sa structure feuilletée est très reconnaissable ; la pie-mère qui le recouvre ordinairement est disparue, et sa face inférieure, ainsi que la moelle allongée, sont baignées par un liquide huileux, très jaune, qui stagne dans toutes les anfractuosités de la base du crâne, et qui reflue en assez grande abondance du canal vertébral : ce liquide huileux contient une multitude de granulations graisseuses, consistantes, semblables à celles déjà décrites. Il n'y a aucune fracture des os de la base du crâne. La masse encéphalique, en totalité, laisse dégager une odeur très peu fétide, mais un peu plus prononcée que le reste du cadavre.

Le cou, énormément gonflé par le boursouflement des parties molles qui le composent, se continuait, comme je l'ai déjà dit, d'une part avec la tête, de l'autre avec le haut de la poitrine, sans former en avant et sur les côtés la dépression qu'on observe ordinairement. Il n'existait qu'un sillon assez profond au-dessous de la base de la mâchoire, produit à-la-fois par la flexion latérale de la tête, et par l'adhérence plus grande de la peau à la base de la mâchoire, adhérence qui s'était opposée au soulèvement de cette partie des tégumens.

Poitrine. Les poumons étaient entièrement affaissés sur eux-mêmes, aplatis transversalement, appliqués sur les côtés du rachis et du péricarde, de la même manière qu'ils le sont chez un fœtus qui n'a pas respiré. Ils sont tellement revenus sur eux-mêmes, qu'ils sont pour ainsi dire réduits à leur enveloppe séreuse. Leur tissu est mou, presque sec, et d'un vert noirâtre. La trachée-artère fut ouverte dans toute sa longueur, ainsi que les bronches ; la cavité de ces canaux aérifères était libre dans toute son étendue. La membrane qui les tapisse était sèche et d'un gris verdâtre. On remarquait seulement à la face postérieure de la trachée jusqu'aux premiers rameaux bronchiques, une tache longitudinale brunâtre, évidemment formée par du sang desséché, qui s'était écoulé de l'arrière-gorge dans la trachée-artère et les bronches.

La cavité de l'une et l'autre plèvres contenait dans sa partie postérieure un liquide rougeâtre, huileux, assez abondant (250 grammes environ). Ce liquide était mélangé avec une matière grasse, d'un gris jaunâtre, séparée en grumeaux plus ou moins gros, dont une partie s'était déposée sur la plèvre costale dans sa moitié postérieure. Cette matière, onctueuse et de consistance de savon, ressemblait complétement à celle qui existait dans la cavité du crâne.

Le péricarde est sec ; sa cavité, sans sérosité, est tapissée dans une partie de sa surface par une légère couche graisseuse, formée par l'agglomération d'un grand nombre de petites granulations de la même nature : le cœur est flasque, vide de sang et légèrement décoloré ; le tissu adipeux qui accompagne les vaisseaux coronaires est également transformé en une matière grumeleuse, plus solide, onctueuse, et d'un gris jaunâtre. Les parois de l'aorte, des carotides, des iliaques, etc., sont sèches, élastiques comme dans l'état naturel, et d'une couleur très légèrement rosée.

Abdomen. A l'ouverture de cette cavité, il ne s'est dégagé aucune mauvaise odeur. Tous les organes sont un peu affaissés, et recouverts par l'épiploon, qui est chargé de graisse, dont la couleur est d'un blanc jaunâtre. Toute la surface du péritoine pariétal est tapissée de petits grains graisseux, jaunâtres, inodores, disséminés isolément, ou groupés les uns près des autres ; leur consistance est assez grande ; ils ont, au toucher, l'onctueux du savon. Ces grains graisseux étaient mélangés à d'autres grains moins nombreux, plus blancs, très solides, d'apparence cristalline, et paraissant formés de phosphate de chaux.

Le tissu adipeux des épiploons, celui qui enveloppe les reins, en un mot, partout où l'on en observe dans l'abdomen, est très consistant, d'un blanc jaunâtre, grumeleux, formé de granulations très distinctes. Au centre de la plupart des lobules graisseux les plus gros, existe un liquide rougeâtre, huileux : chaque lobule forme ainsi une espèce de géode, dont les parois compactes et consistantes extérieurement, présentaient intérieurement des saillies stalactiformes produites par l'agglomération des granulations graisseuses.

L'estomac et les intestins ont extérieurement la couleur qu'ils offrent habituellement dans l'état sain : ce degré de conservation est remarquable. Leurs parois sont molles et résistantes comme dans l'état naturel. La surface interne de l'estomac est sèche, d'un rose pâle ; on n'y aperçoit aucune ramification vasculaire, et aucune trace d'altération. Même aspect pour les intestins grêles, qui sont un peu rétrécis, et dont la couleur est seulement un peu grisâtre ; ces derniers, de même que l'estomac, ne renferment aucune espèce de matière étrangère. Les gros intestins ont à l'intérieur la couleur grisâtre des intestins grêles, et contiennent quelques débris de matières fécales. Tout le paquet intestinal que j'avais enlevé fut soumis à l'analyse chimique, et il fut démontré qu'il n'y existait aucune trace de substances vénéneuses. Quelques grains blanchâtres, graisseux, semblables à ceux dont il a été plusieurs fois question, existaient seulement sur quelques points de la surface de l'estomac ; l'analyse fit voir qu'ils étaient essentiellement formés de matière animale.

Le foie était d'un vert noirâtre, flétri, dans un commencement de dessiccation ; il offrait à l'intérieur la même couleur qu'à l'extérieur. On voyait à sa surface plusieurs groupes assez larges de grains très blancs, durs, d'apparence cristalline, rudes au toucher, et qui tranchaient d'une manière remarquable sur le fond verdâtre de l'organe ; ces grains formaient, par leur agglomération, des plaques arrondies, à zones concentriques et ondulées, qui avaient beaucoup d'analogie avec ces lichens blancs qu'on voit sur l'écorce de certains arbres ; ils paraissaient être des cristaux de phosphate de chaux. On en retrouvait encore de nombreux à l'intérieur du foie, sur la paroi interne des veines hépatiques : il en existait dans toutes leurs ramifications.

La rate a conservé une densité assez grande ; sa couleur et son volume sont les mêmes que quelques jours seulement après la mort. A l'intérieur, elle est d'un rouge lie de vin.

Les reins sont exactement dans le même état que sur un sujet mort depuis vingt-quatre heures. Sans doute leur conservation est due à la couche graisseuse très épaisse qui les enveloppait entièrement. La vessie était vide, et sa membrane interne à peine humide : du reste, cet organe était parfaitement conservé.

L'utérus était très aplati, sa cavité libre et de couleur grisâtre. Ses parois éprouvaient un commencement de transformation graisseuse.

L'état de conservation dans lequel j'ai trouvé le cadavre de la femme Hivet rendit toutes les recherches extrêmement faciles, et les détails qui précèdent ont prouvé qu'il n'existait sur aucun point du corps et dans aucun des organes du ventre et de la poitrine la moindre trace d'altération. Il n'en était pas de même du cerveau ; en effet, on a dû remarquer que le lobe droit était bien plus mou et plus désorganisé que le lobe gauche ; que son tiers antérieur était converti en une matière grasse, liquide et concrète, entièrement semblable à celle qui existait sur toute la surface du cerveau, à la base du crâne et dans le canal rachidien. J'ajoute qu'une matière de même nature se trouvait dans l'une et l'autre plèvres, en arrière des poumons, là où s'était épanché peu-à-peu le sang que contenaient ces organes au moment de la mort. L'abondance de cette matière dans cette région, mais surtout dans le crâne et le rachis, où elle remplaçait en quelque sorte la membrane vasculaire (pie-mère) qui enveloppait le cerveau et la moelle, démontrait qu'elle s'était formée particulièrement dans les parties où le sang était plus abondant dans les premiers temps qui suivirent la mort.

Maintenant, si nous avons égard à l'état antérieur de la femme Hivet, qui était hémiplégique du côté gauche depuis neuf ans, à son extrème embonpoint, à la rapidité de sa mort, aux traces de mucosités sanguinolentes écoulées dans la trachée-artère et les bronches, n'est-il pas très probable qu'une nouvelle hémorhagie cérébrale s'est manifestée subitement, et a causé la mort d'autant plus promptement qu'elle a eu lieu dans le côté du cerveau déjà altéré ; le ramollissement plus considérable observé dans le lobe droit ne vient-il pas à l'appui de cette opinion ; en outre, la transformation huileuse et graisseuse de son tiers antérieur n'est-elle pas le résultat de l'hémorrhagie qui désorganisa tout-à-coup cette portion du cerveau, et qui causa la mort? Cette dernière question me paraît résolue affirmativement par les faits que je viens de signaler, savoir, que cette matière grasse, huileuse et concrète, n'existait que dans les points où du sang avait été accumulé plus abondamment au moment de la mort.

Quant à la formation des grains de phosphate de chaux disséminés à la surface du péritoine et dans la cavité des veines du foie, je ne hasarde aucune conjecture à cet égard ; je ferai seulement remarquer que la présence de ce sel calcaire dans la profondeur des tissus d'un cadavre parfaitement intact, est un phénomène digne d'attention, et qui mérite d'être signalé parmi les changemens que le corps subit dans le sein de la terre (Ollivier d'Angers).

NÉCROPSIE 28.

Le 30 janvier 1826, je partis de Vannes à quatre heures et demie du matin, accompagné de M. le procureur du roi, de M. le juge d'instruction, d'un commis greffier et de M. Quéral, élève en médecine. Nous arrivâmes au bourg de Caden à onze heures et demie. Le thermomètre de Réaumur marquait 6°+0°. Le vent soufflait du sud-est ; la pluie commença aussitôt, et augmenta pendant toute la durée de l'opération.

Pendant que je disposais ce qui était nécessaire pour l'exhumation, le maire déclara et prouva, par les registres de la commune, que François Le Borgne âgé de cinquante-huit ans, était mort le 8 octobre 1825, et qu'on l'avait inhumé le lendemain, 9 octobre, cent treize jours avant l'exhumation. M. le vicaire désigna le lieu où il avait donné à François Le Borgne la sépulture ecclésiastique. Le garde-champêtre et le fossoyeur de la commune de Caden furent chargés d'exhumer le cadavre.

Après avoir enlevé environ 1 mètre de terre végétale, on découvrit le cercueil et on l'arrosa d'une solution de 250 gr. de chlorure de chaux dans 3 kil. d'eau. Ce cercueil fut enlevé et placé sur le bord de la fosse sans qu'il se manifestât aucune odeur fétide ; mais lorsqu'on l'ouvrit, il se dégagea des miasmes très fétides, qu'une forte ablution de solution de chlorure de chaux neutralisa sur-le-champ. Le cercueil était très bien conservé, sans rupture, et ne contenait aucun corps étranger qui aurait pu occasionner quelque fracture ou quelque lésion des parties molles. Le cadavre était enveloppé d'un linceul parfaitement cousu, putréfié dans quelques-unes de ses parties, notamment vers la tête, vers la partie antérieure de la poitrine, et vers la plante des pieds. Ce cadavre fut transporté sur une table en pierre située dans le cimetière. Dans ce moment, une odeur très fétide exigea de nouvelles ablutions de la solution de chlorure, et fut détruite sur-le-champ. Le linceul enlevé, de nouvelles ablutions furent faites. Malgré l'altération des traits de la face, il eût été facile de constater l'identité. Plusieurs assistans reconnurent que le cadavre était celui de François Le Borgne.

Extérieur. Le corps a éprouvé une diminution de volume ; les muscles sont aplatis et rétractés ; la peau est durcie, noire et comme tannée ; les poils se détachent par le simple frottement ; il n'existe aucune trace de solution de continuité ; l'exposition à l'air n'a pas produit la tuméfaction observée dans quelques cas analogues.

Poitrine. La peau est très adhérente aux muscles ; ces derniers se détachent des os avec facilité : lorsque j'ai scié les côtes et le sternum, il s'est dégagé de ces os, et surtout du sternum, une odeur très fétide : du reste, il n'y a aucune fracture aux os de la poitrine. Les poumons, presque affaissés, sont appliqués sur la partie postérieure de la poitrine, et convertis en une masse putrilagineuse, verdâtre, renfermée dans les plèvres durcies : l'incision de cette masse laisse échapper un liquide écumeux, et mêlé de quelques bulles gazeuses. Le cœur est vide, mollasse, jaune pâle, mais on distingue encore ses cavités ; il est sain, et s'il avait été malade, on aurait pu le reconnaître.

Abdomen. Les muscles sont très amincis, rétractés et fortement adhérens à la peau. L'estomac et les intestins ont éprouvé un commencement de putréfaction ; on peut cependant les déplisser. L'estomac et les gros intestins sont livides ; les intestins grêles sont d'un jaune un peu rosé. Le foie, putréfié et aplati, présente ses membranes d'enveloppe assez fermes ;

son tissu propre est converti en une bouillie noirâtre un peu consistante.

La rate est dans un état de putréfaction beaucoup plus avancé ; ses membranes aplaties renferment une pulpe noirâtre et diffluente. La vessie est vide, et assez bien conservée ; les reins sont putréfiés.

Tête. Les tégumens se détachent avec facilité ; les os sont sans fracture ; la dure-mère conserve la forme qu'elle a dans l'état sain ; le cerveau, diminué de moitié, réduit en une masse verdâtre et diffluente, est contenu dans les fosses cérébrales postérieures, et la moitié postérieure des cérébrales moyennes.

Membres. Les muscles sont pâles, aplatis, adhérens les uns aux autres et desséchés : les os sont sans fracture et sans luxation.

Des faits ci-dessus observés, j'ai conclu que la mort devait être attribuée à une maladie des parties molles, que l'état avancé de la putréfaction a empêché de reconnaître. Pendant tout le temps qu'a duré l'opération, il s'est dégagé des gaz très fétides, sous forme d'une fumée sensible même à l'œil nu. Les aspersions et ablutions faites avec la solution de clorure de chaux les ont détruits à l'instant même. La quantité de chlorure employée a été de 3 kilogr. 750 gr. La promptitude avec laquelle l'odeur se renouvelait, et la crainte de me blesser, ou d'aggraver une blessure que je m'étais faite au doigt la veille de l'opération, m'ont empêché de porter mes recherches plus loin qu'il n'était nécessaire pour la solution des questions qui m'étaient faites par M. le procureur du roi et le juge d'instruction. J'ai été surtout fâché de ne pas examiner plus particulièrement l'état des organes digestifs.

On peut cependant déduire de cette nécropsie les conclusions suivantes : L'exhumation peut être pratiquée sans danger au bout de cent treize jours de séjour dans la terre, en se servant du clorure de chaux comme moyen désinfectant : je pense même qu'un mois plus tôt, avant la dessiccation des muscles, cette opération eût été plus dangereuse. A mesure que la putréfaction fait des progrès, les organes putréfiés tendent à s'appliquer vers les parties du corps les plus déclives, et abandonnent les parties les plus élevées. Les organes parenchymateux se putréfient beaucoup plus promptement que les organes membraneux. On peut donc, à une époque avancée, après l'inhumation, reconnaître des maladies du cœur, de la vessie, des organes digestifs, et dans le cas d'empoisonnement par les substances métalliques surtout, où il est souvent utile de procéder à l'exhumation, quel que soit le temps écoulé depuis la mort.

Dans le cas d'infanticide, cette mesure ne serait pas inutile, puisque l'on pourrait voir si les poumons renferment, comme dans le cas présent, un fluide écumeux mêlé de bulles d'air, et on serait porté à croire que ces bulles d'air appartiennent à l'air inspiré, puisque dans tous les autres organes putréfiés, dont plusieurs, tels que la rate, l'étaient beaucoup plus que les poumons, je n'ai pas trouvé de bulles gazeuses ; on pourrait, d'ailleurs, faire passer ces gaz sous une cloche placée sur l'appareil pneumatico-chimique, et en faire l'analyse (Oberv. de M. le docteur Mauricet).

NÉCROPSIE 29ᵉ

X***, âgé de vingt-quatre ans, mort de la petite-vérole confluente, le 26 juillet 1829, au douzième jour de la maladie, fut inhumé le 27 juillet, à sept heures du matin, dans un des coins du jardin de l'hospice de la Faculté de médecine de Paris. La fosse était creusée à 1 mètre environ, la bière en sapin mince, et le corps enveloppé d'une serpillière.

La maladie était déjà assez avancée ; il y avait des pustules très abondantes à la face, où elles étaient excoriées et croûteuses, et aux membres, tant supérieurs qu'inférieurs ; il y en avait beaucoup moins au thorax, au ventre, au dos et aux fesses : l'abdomen était légèrement verdâtre à sa partie inférieure ; la verge était aussi le siége de quelques pustules : du reste, le cadavre n'était ni tuméfié ni d'une coloration insolite.

L'*exhumation* eut lieu le 31 janvier 1830, à midi, six mois quatre jours après l'enterrement. Il fut impossible de retirer la bière, parce que la terre était gelée tout autour : on se borna donc à l'ouvrir sur place pour en extraire le corps, qui était encore enveloppé par la *serpillière*. Celle-ci n'était déchirée que vers la partie supérieure de la cuisse droite ; ce qui permit d'enlever le cadavre entier ; elle offrait supérieurement une couleur brune assez semblable à celle du fumier ; inférieurement elle est d'un brun clair : partout elle est assez résistante et couverte de vers d'un blanc jaunâtre, qui abondent surtout à sa partie postérieure.

Le *cadavre*, d'une teinte généralement olivâtre foncé, est presque entièrement réduit au squelette ; ce que l'on n'aurait guère pu soupçonner, d'après l'état assez bien conservé de la serpillière. La *tête* est entièrement séparée du tronc et dépouillée de parties molles, excepté à la partie antérieure et supérieure, où l'on trouve une sorte de membrane très amincie, de couleur olivâtre, couverte de cheveux qui y sont simplement accolés. Il n'y a plus ni cerveau, ni cervelet, ni vestiges des méninges; il n'y a pas non plus de vers dans la cavité du crâne. La vacuité de cette boîte est un fait qui me paraît d'autant plus extraordinaire, que, jusqu'à présent, je ne l'avais pas encore remarquée; j'ai même trouvé une quantité notable d'encéphale chez le sujet de la nécropsie 34°, qui n'a été exhumé qu'au bout de trois ans et quatre mois. Il est certain qu'ici les parties molles de l'intérieur du crâne ont été dévorées par les vers qui ont dû sortir de cette cavité, aussitôt qu'elle a cessé de pouvoir leur fournir un aliment. La *mâchoire inférieure* est détachée et armée de toutes ses dents; il en manque au contraire quelques-unes à l'os maxillaire supérieur; il est probable qu'elles auront été arrachées après la mort par les garçons d'amphithéâtre. Les cinq premières vertèbres du cou sont également séparées des autres, et tiennent à peine entre elles; on ne trouve des parties qui composent le cou, le larynx et la trachée-artère, qu'une portion du cartilage *cricoïde* qui est olivâtre; les autres parties sont perdues au milieu des débris des organes thoraciques et des *vers très nombreux* qui sont logés dans les cavités des plèvres.

Les différentes pièces qui composent le *sternum* et les cartilages costaux sont séparées; on en voit les débris épars dans le thorax et dans l'abdomen, ce qui produit nécessairement une grande ouverture à la partie antérieure du thorax; les espaces intercostaux, surtout supérieurement et en avant, sont vides; inférieurement et à la partie postérieure des côtes supérieures, on aperçoit des parties molles de couleur bistre, qui paraissent formées par les muscles intercostaux et le tissu cellulaire; on ne découvre aucune trace de peau; et quoique le tissu ait une apparence fibreuse, on ne peut cependant pas distinguer la texture musculaire; rien, dans ces parties, n'annonce la conversion des tissus en gras de cadavre. La cavité thoracique, en apparence vide, contient, outre des vers excessivement nombreux, des débris du poumon gauche, sous forme d'une masse d'un vert foncé, aplatie, comme membraneuse, humide, dont la structure n'est plus celle du poumon, et dans laquelle il y a aussi beaucoup de vers; dans la cavité droite du thorax, il reste à la place du poumon une sorte de terreau brunâtre. On aperçoit encore plusieurs portions de la plèvre costale, qui est très mince, d'un vert olive, et assez fortement adhérente aux côtes. Il n'y a plus de vestige de cœur ni de vaisseaux.

Le *diaphragme* est presque entier et aminci; il conserve toutes ses attaches postérieures, ainsi que ses rapports avec le foie, auquel il adhère encore assez intimement; il est de couleur olive foncée, même dans son centre aponévrotique, que l'on distingue cependant à son brillant.

Abdomen. Au premier aspect, il semble réduit à ses parois osseuses, parce que les débris des parties molles qui forment sa face antérieure sont affaissés, et plongent dans la cavité du bassin et sur les fosses iliaques. En soulevant ces parties, on voit qu'elles tiennent aux dernières côtes, aux pubis et à la partie postérieure des crêtes iliaques, ainsi qu'au ligament de Fallope du côté gauche, qui existe encore ; elles sont de couleur olivâtre et perforées dans plusieurs endroits ; leur plus grande épaisseur est dans le trajet de la ligne blanche. En les disséquant, on les trouve formées de quelques restes de peau dépouillée d'épiderme, molle, amincie, offrant de petites perforations arrondies, dont la circonférence présente une teinte plus foncée, et qui intéressent tout le derme : ces perforations paraissent être les *anciens boutons varioliques*. Pour peu que l'on étende la peau dont je parle, on y remarque en outre un assez grand nombre de petites élevures et de points où s'inséraient les poils ; ces élevures pourraient très bien n'être aussi que des *boutons* déprimés de la *petite-vérole*. Les autres parties qui composent les débris des parois abdominales sont le tissu cellulaire sous-cutané, des muscles encore reconnaissables à leur structure, et non à leur couleur, qui est d'un bistre olivâtre.

Le bassin est presque entièrement réduit au squelette, excepté en arrière, où l'on voit des débris filamenteux et membraneux des parties molles, et en avant à la région pubienne, où l'on trouve aussi au milieu d'une masse molle les restes des organes génitaux dont il sera parlé plus bas.

Partie postérieure du tronc. Il existe de la peau dans une assez grande étendue ; elle est vert olivâtre, humide, et recouvre des parties molles dans lesquelles il est aisé de reconnaître des muscles verdâtres, des aponévroses et des tendons, qui offrent la même couleur, mais qui présentent encore leur aspect nacré. Aucune de ces parties n'est infiltrée ; on remarque entre elles plusieurs lames dans lesquelles sont logés des vers nombreux. Les *fibro-cartilages* qui unissent les vertèbres dorsales et lombaires sont d'un vert olive : toutes ces vertèbres tiennent entre elles. Le canal vertébral est rempli de vers, excepté supérieurement, depuis l'occipital jusqu'à la seconde vertèbre dorsale, où les vertèbres sont dénudées et réduites au squelette. Il n'y a plus de vestiges de *moelle épinière* ni de *membranes*.

Le *foie* est sous forme d'une masse aplatie, comme membraneuse, dont l'épaisseur varie dans ses différentes parties de 2 à 20 millim. ; le lobe gauche est le plus aminci ; il est mou, de couleur olivâtre à l'extérieur, jaune verdâtre à l'intérieur, d'une structure vasculaire et aréolaire très prononcée, bien différente de celle du foie dans l'état ordinaire, mais dans laquelle on reconnaît bien distinctement les vaisseaux veineux, qui sont bleus. La vésicule biliaire est entière, de couleur olivâtre à l'extérieur, rouge brun à l'intérieur, où il existe un peu de bile épaisse, de cette dernière couleur.

L'*estomac* et *tous les intestins* sont contenus dans l'abdomen ; ils sont tellement affaissés et appliqués sur la colonne vertébrale, qu'au premier abord on ne se douterait pas de leur existence ; on les retire en entier ; mais il y a une si grande quantité de vers, et le mésentère et les épiploons sont tellement rongés et défigurés, qu'on a beaucoup de peine à reconnaître l'estomac et les divers intestins. Enfin, par une dissection soignée, on parvient à caractériser chacune de ces parties, et on voit que l'estomac, d'une couleur gris olivâtre, ne renferme dans son intérieur qu'une grande quantité de vers, qu'il est composé de trois membranes, que la tunique muqueuse, loin d'être *rouge*, est d'un gris blanchâtre avec plusieurs taches bleues à la partie correspondante à la rate. Les intestins sont en apparence dans l'état naturel ; ils sont cependant colorés extérieurement en olive très foncé ; leur membrane muqueuse est teinte en jaune verdâtre par la bile : on n'aperçoit *aucune trace de rougeur*. Les gros intestins contiennent des matières fécales. Une substance vénéneuse qui aurait été introduite dans le canal digestif avant la mort, aurait pu encore être reconnue.

La rate, de grandeur naturelle, est aplatie, d'un bleu tirant sur le vert, de structure *plus compacte* que dans l'état ordinaire ; elle ne contient point de sang ; sa membrane externe se détache avec facilité.

On ne trouve ni les *reins* ni le *pancréas*. La *vessie* ne contient que des vers qui l'ont perforée dans plusieurs points ; elle offre la couleur olivâtre du canal digestif, sans la moindre trace de rougeur.

Organes génitaux. Il ne reste de ces organes qu'une masse dans laquelle on reconnaît les enveloppes des corps caverneux et la cloison fibreuse qui les sépare, le canal de l'urètre et quelques poils ; les autres parties sont sous forme de feuillets membraneux, de filamens mous, humides, mêlés de vers. Quoi qu'il en soit, il eût été facile de constater le sexe du sujet aux débris des corps caverneux.

Membres. Les parties qui composent les membres *thoraciques* sont désunies, excepté l'humérus, qui est encore articulé avec l'omoplate, mais peu solidement ; cette union a lieu au moyen de parties molles, semblables à celles de la cuisse, si ce n'est qu'elles sont plus sèches.

Membres abdominaux. Les fémurs sont enveloppés à la partie antérieure externe, et un peu à la partie interne, par des restes de parties molles, singulièrement affaissées, collées sur l'os, de 2 millim. environ d'épaisseur, et qui sont formées par une assez grande quantité de peau dépouillée de son épiderme, d'une couleur olive claire, assez résistante, comme tannée, et moins humide que celle de l'abdomen ; le tissu cellulaire graisseux sous-jacent est jaune, très reconnaissable et nullement transformé en gras ; les muscles sont réduits à des feuillets membraneux, accolés les uns aux autres ; et lorsqu'on les sépare, on découvre des filamens celluleux presque secs, qui sont des débris d'un tissu cellulaire olivâtre. On voit, au milieu de la portion de cette masse qui occupe la région inguinale, de gros filamens, véritables restes des vaisseaux encore *canaliculés*, et des nerfs ; les nerfs sciatique et crural sont parfaitement conservés, mais d'un brun olivâtre. A la partie postérieure des cuisses existe une masse feuilletée filamenteuse, semblable à celle dont je viens de parler. Les aponévroses intermusculaires, quoique verdâtres, présentent encore le reflet nacré et la structure qui leur sont propres, et peuvent être facilement distinguées.

Les articulations du fémur avec le tibia, et du péroné avec ce dernier os, sont assez fortement maintenues par des restes de parties molles, composées de filamens, d'un peu de peau semblable à celle des cuisses, et de fibres ligamenteuses olivâtres, qui ont perdu beaucoup de leur solidité. Les cartilages de cette articulation, de couleur olive claire, sont souples et se coupent avec facilité. Le paquet graisseux qui se trouve sous le ligament inférieur de la rotule, semble avoir subi un commencement de transformation en gras. Les tibias sont complétement dénudés, et les péronés presque complétement ; il ne reste plus à la place des parties molles des jambes qu'un réseau, de couleur brune, formé de filamens et de feuillets desséchés et criblés de trous ; les pieds sont entiers, à l'exception des dernières phalanges qui sont presque toutes tombées ; ils sont recouverts, si ce n'est à leur partie interne et supérieure, de parties molles d'un brun verdâtre très foncé ; ces parties sont formées de peau, de feuillets celluleux sous-jacens et de tendons ; la peau est amincie, desséchée, comme tannée, translucide, d'un rouge brun lorsqu'elle est vue par réflexion, et jaune verdâtre quand elle est vue par réfraction ; elle est encore très résistante : les feuillets celluleux sont évidemment les débris des muscles et du tissu cellulaire.

Les os sont olivâtres, très résistans, et ne présentent rien de remarquable : ils renferment encore de la moelle.

Le cadavre exhale une odeur très désagréable, surtout vers les parties molles de l'abdomen et du thorax.

Cette nécropsie est remarquable, 1° par la rapidité avec laquelle la putréfaction a marché, quoique l'inhumation eût eu lieu dans un terrain qui n'est pas très propre à l'accélérer : c'est donc à la petite-vérole que l'on doit attribuer la rapidité de la décomposition ; 2° par l'absence de toutes les parties qui composent l'encéphale. Il est inutile d'indiquer l'impossibilité absolue où se seraient trouvés les gens de l'art de constater que la mort avait été le résultat d'une phlegmasie cutanée.

NÉCROPSIE 30°.

X***, femme âgée de soixante-huit ans, succomba, le 27 juillet 1823, à une pneumonie qui avait duré soixante-cinq jours. Elle fut inhumée le lendemain dans un des coins du jardin de l'hospice de la Faculté de médecine de Paris, après avoir été enveloppée d'une serpillière et placée dans une bière de sapin mince. La fosse était creusée à 1 mètre 16 centim. Avant l'inhumation, on constata que le ventre était verdâtre, qu'il y avait quelques excoriations sur les mamelles qui étaient assez volumineuses, que la partie inférieure des jambes était légèrement verdâtre, et qu'à leurs parties internes il existait quelques vésicules, dont les unes étaient affaissées et les autres remplies de sérosité ; on voyait sur la face dorsale du pied droit une eschare large comme une pièce de trente sous, et sur la face correspondante du pied gauche une autre qui était un peu moins large. Les parties génitales étaient flasques et très rouges ; il y avait aussi de la rougeur au pourtour de l'anus et à la partie supérieure des cuisses : du reste, le cadavre était assez gras.

Exhumation le 28 février 1824, à dix heures du matin, c'est-à-dire sept mois quatre jours après l'inhumation. La *bière*, de 4 à 6 millimètres d'épaisseur, ne peut être retirée que par fragmens, non pas parce qu'elle est pourrie, car en examinant chacune des pièces qui la composent, on voit qu'elles sont assez résistantes, et que le bois est presque neuf ; la difficulté qu'on éprouve à l'extraire tient à ce qu'elle a été cassée par les hommes chargés de l'exhumation et à ce qu'elle adhère assez à la terre qui l'entoure. Du reste, la surface de quelques-uns des fragmens de cette boîte offrent une couleur naturelle, brunâtre ou noirâtre ; il en est qui sont couverts de moisissures blanches, surtout à l'intérieur.

Un thermomètre centigrade, laissé pendant quelques minutes dans la terre à la profondeur où était la bière, marque $3,6+0°$; tandis que la température atmosphérique est de $8,7+0°$.

La *serpillière* est presque entièrement réduite en filamens et en lambeaux, semblables à du fumier un peu humide, de couleur grise, brune et même noirâtre dans certains endroits, dont les uns, mêlés et couverts de terre, adhèrent entièrement à la surface du cadavre avec lequel ils semblent faire corps, et dont les autres sont libres et placés çà et là à côté des différentes parties du sujet.

Le *cadavre* est *entier* et couvert de terre dans beaucoup d'endroits ; il y a à peine quelques vers à sa face postérieure ; il n'exhale point d'odeur désagréable, et sent évidemment le fromage de *Chester* ; sa position n'offre de remarquable que la demi-flexion des membres inférieurs et l'application immédiate du genou gauche sur la partie interne et inférieure de la cuisse droite : quant aux mains, elles sont appliquées, la gauche sur l'épine iliaque antérieure et supérieure, et la droite sur le pubis correspondant. Sa couleur est généralement fauve ; dans quelques points cependant elle est brunâtre, et dans une très grande étendue, surtout au côté gauche, la surface du corps est couverte de moisissures blanches cotonneuses, offrant des flocons par places, et qui, étant grattées et enlevées avec le scalpel, laissent voir la couleur fauve de la surface du corps dont j'ai déjà parlé.

La peau existe partout, excepté vers la partie moyenne droite de l'arcade dentaire supérieure, à la partie antérieure du cou, à ses parties latérales gauche et postérieure, où cependant il en reste quelques traces sur le côté droit de la poitrine, au niveau des trois premières fausses côtes en avant, et dans une étendue de 5 centim. carrés environ : elle est encore détruite, dans quelques parties du dos, à la partie supérieure de la cuisse

droite et autour de l'anus. Elle est plissée, comme demi-desséchée, quoiqu'elle offre encore l'apparence charnue ; lorsqu'on frappe avec le scalpel
sur les parties où elle ne recouvre pas immédiatement les os, on entend
un bruit semblable à celui que donne un *carton* vide sur lequel on frappe ;
et en effet, au premier abord, le cadavre a un *aspect cartonné*, si on peut
s'exprimer ainsi. En détachant quelques fragmens de peau dans différentes
régions, on voit qu'elle est recouverte dans beaucoup d'endroits d'un enduit fauve auquel elle doit sa couleur, enduit qui est assez épais, et qui
ressemble, pour sa consistance, à de la croûte de fromage de Chester, dont
il a *exactement* l'odeur. Débarrassée de cette couche, la peau est amincie,
comme tannée, surtout au crâne, de couleur *orange* dans certaines parties,
et marbrée de fauve, de gris et de brun dans d'autres ; sa consistance est
à-peu-près celle d'un vieux gant mouillé, et elle est en partie saponifiée,
car l'analyse y démontre la présence des acides margarique et oléique
unis à de l'ammoniaque et à de la *chaux*. Il n'y a point d'*épiderme*, et il
parait probable que l'enduit dont je viens de parler est le résultat de
la fonte de cet épiderme : toutefois, on découvre à la partie interne des
jambes quelques lambeaux de cuticule soulevés, sensiblement éloignés des
membres, et qui paraissent être les débris des vésicules séreuses observées
et notées au moment de l'inhumation ; cette portion d'épiderme, en effet,
s'étant trouvée soulevée par la sérosité, a pu résister au mouvement général de décomposition, étant en quelque sorte isolée. Quoi qu'il en soit, les
débris dont il s'agit sont translucides, fauves, peu résistans, et ressemblent
assez à une feuille à moitié desséchée qui aurait été en partie rongée et
piquetée. Les *ongles* existent encore, mais ils adhèrent très peu ; le plus
léger effort suffit pour les détacher : ils sont recouverts de l'enduit caséeux
déjà indiqué et de terre ; leur couleur est fauve, et leur consistance semblable à du parchemin vieux et desséché ; ils sont translucides.

Le *tissu cellulaire*, dans les parties où il est ordinairement peu graisseux,
est comme desséché, mat, blanc ou d'un blanc grisâtre, filamenteux et facile à déchirer ; là où il est graisseux, il est d'un blanc légèrement jaunâtre, peu résistant, humide, assez semblable à du lard bouilli et refroidi ;
il diffère par conséquent du tissu cellulaire graisseux dans l'état naturel,
qui est d'un jaune plus foncé, et dont les globules graisseux sont parfaitement distincts. Dans les parties du corps où le tissu cellulaire graisseux est
très abondant, comme aux fesses, les couches *les plus profondes* sont d'un
jaune *orangé*, et offrent encore l'aspect globuleux, quoique moins apparent
qu'à l'état normal : l'odeur de ce tissu cellulaire est à-peu-près celle du
fromage de Chester. Il est en partie transformé en savon, car il fournit à
l'analyse des acides margarique et oléique unis à l'ammoniaque et à la
chaux.

Les *muscles* des cuisses semblent convertis en partie en gras, excepté
en arrière où l'on aperçoit quelques fibres d'un rose plus ou moins pâle qui
tendent aussi à se saponifier : soumis à l'analyse, ils donnent en effet du

savon ammoniacal et calcaire, comme la peau et le tissu cellulaire graisseux. Ceux de la partie postérieure des jambes sont dans le même état que ceux de la partie postérieure de la cuisse. Du reste, la texture des muscles qui ont subi un commencement de transformation en gras, est telle que l'on reconnaît encore la disposition des fibres musculaires : leur consistance n'est pas grande, puisqu'on les déchire très facilement ; leur odeur est celle du fromage de Chester. Au milieu de ces masses saponifiées, on reconnaît à leur structure et à leur brillant nacré les parties tendineuses et aponévrotiques. Aux bras et aux avant-bras, les muscles, moins changés que les précédens, conservent davantage leur couleur, leur consistance et leur aspect musculaire, quoiqu'ils soient déjà en partie saponifiés, et qu'ils tendent évidemment à se saponifier de plus en plus.

Les *tendons* existent partout, et sont très reconnaissables, quoique de couleur jaunâtre, et moins brillans que dans l'état naturel ; ils sont souples et très résistans ; mis dans l'eau, ils reprennent promptement tous les caractères qui leur sont propres. On ne trouve aux membres ni *nerfs*, ni *vaisseaux* ; ils sont probablement transformés en *gras*, et confondus avec les fibres musculaires. Les *cartilages* articulaires sont en partie détruits ; les portions qui restent sont amincies et d'un blanc jaunâtre. Les *ligamens* ne paraissent pas différer de l'état normal, si ce n'est qu'ils sont grisâtres. Les os sont blancs, très fragiles, spongieux, et se laissent facilement couper avec le scalpel, surtout vers leurs extrémités : cet état tient évidemment à une altération pathologique des os, et ne dépend en aucune manière du séjour prolongé dans la terre.

Tête. La tête tient encore assez fortement au tronc ; la face est méconnaissable, et couverte de moisissures blanches, excepté aux lèvres et à la joue gauche : un morceau de serpillière est appliqué sur celle-ci et y adhère assez ; lorsqu'on l'enlève, on voit la peau d'un jaune fauve. Les fosses orbitaires paraissent pleines au premier abord. Les paupières sont réduites à une membrane mince, desséchée : on ne trouve plus à la place des yeux que les restes des membranes, sous forme d'une coque incomplète, ayant encore jusqu'à un certain point la forme du globe oculaire : ces restes de membranes parmi lesquels on reconnaît bien les débris de la sclérotique, sont de couleur brunâtre et assez résistans. Le nerf optique, dont les rapports avec la sclérotique sont très manifestes, est brunâtre, luisant, très consistant et peu volumineux. Ces diverses parties, mises dans l'eau, ne tardent pas à reprendre leur blancheur et leur aspect ordinaires. On ne trouve plus de vestiges des muscles du globe de l'œil, ni du paquet graisseux qui existe ordinairement dans l'orbite. Le *nez* est aplati, singulièrement déformé, détruit à-peu-près dans son tiers inférieur droit ; la peau qui le recouvre est d'un brun très foncé, desséchée et amincie ; il n'offre plus aucune trace de cartilage. Les deux joues sont comme cartonnées : la droite n'est détruite que vers la commissure correspondante ; lorsqu'on enlève la moisissure qui la recouvre en grande partie, on voit qu'elle est d'un brun clair mêlé çà et là de taches plus foncées, que la peau est amincie, que le tissu cellulaire graisseux et brunâtre tend à se transformer en gras, et qu'à la place des muscles on trouve une masse réticulaire d'un brun noirâtre, formée de filamens et de portions membraneuses. La joue gauche, d'une teinte généralement fauve, est à-peu-près dans le même état que la droite, si ce n'est qu'elle est moins altérée. La bouche est ouverte ; il n'y a plus que quelques dents molaires à la mâchoire supérieure ; l'os maxillaire inférieur, au contraire, en est assez bien garni ; ces dents sont vacillantes et peuvent être facilement arrachées avec des pinces ; elles sont brunâtres, ce qui tient à la présence d'un enduit que l'on peut enlever par l'eau ; alors elles sont jaunâtres. Les lèvres sont réduites à une membrane très mince, brune : la supérieure est presque entièrement détruite dans sa portion droite ; l'inférieure est un peu rongée vers ses bords : du reste, elle est entière ; la commissure gauche est la seule qui existe. L'os maxillaire inférieur est maintenu dans sa position, et tient encore fortement. La peau du crâne, sur laquelle sont accolés des cheveux gris qui adhèrent à peine, est très sèche dans les deux tiers antérieurs, et plus humide dans le tiers postérieur : quand on l'enlève, on détache en même temps les parties aponévrotiques et musculaires de l'occipito-frontal, qui forment un tout avec elle ; alors on voit les os du crâne à nu, excepté là où la peau est humide et où ces os sont recouverts d'une certaine quantité de vers.

Le *cerveau* occupe au moins la moitié de la cavité du crâne ; il est mou, mais non diffluent, d'une couleur violette à l'extérieur, dans certains points, et grise dans d'autres : on peut reconnaître très bien les deux substances, dont la couleur diffère à peine de l'état normal. Le cervelet est beaucoup plus altéré ; il en reste à peine quelques portions qui sont ramollies et presque réduites en pulpe grise mélangée de violet. La moelle épinière est détruite ; ses enveloppes existent, et leur cavité est remplie de vers blancs. L'odeur qu'exhalent ces organes est des plus infectes. La dure-mère, la seule des membranes de l'encéphale que l'on puisse reconnaître, est assez résistante, entière, et offre tous les caractères des membranes séreuses.

A la place des parties molles qui composent le cou, on trouve une masse formée par des filamens et des portions membraneuses brunâtres et même noirâtres, humides et mêlées de vers postérieurement, presque sèches antérieurement, et dans laquelle il est impossible de reconnaître autre chose que l'os hyoïde, le larynx, le commencement de la trachée-artère, les vertèbres et quelques restes de peau.

Thorax. Le thorax est entier, et offre sa configuration naturelle. Les reins sont parfaitement reconnaissables et assez volumineux ; les mamelons sont visibles, mais on ne peut pas retrouver les excoriations qui furent notées lors de l'inhumation ; on découvre bien çà et là quelques portions de peau détruites, qui pourraient bien correspondre à ces excoriations; mais on ne saurait affirmer qu'il en soit ainsi. Il n'y a plus de vestige de glande mammaire; il n'existe sous la peau des mamelles que du tissu cellulaire graisseux, qui tend à se saponifier, et qui offre, jusqu'à un certain point, l'aspect de celui du bras. A la place des muscles qui recouvrent les parties latérales du thorax, on ne trouve plus que des feuillets membraneux, en général brunâtres, mais fauves dans quelques points; presque complétement desséchés et percés çà et là de trous. Les cavités thoraciques sont presque vides; on y remarque quelques vers, mais point de liquide. La plèvre, que l'on reconnaît encore, est très mince, très facile à déchirer, et couverte d'un enduit noirâtre; il en est de même du médiastin, qui est aussi très reconnaissable. Les *poumons* présentent des adhérences nombreuses, et sont refoulés à la partie postérieure; ils sont réduits à une sorte de membrane d'un millimètre d'épaisseur, et d'une longueur à-peu-près égale à celle du poumon dans l'état naturel, lisse, luisante, noire, assez molle, dans laquelle on ne distingue plus la structure des poumons, mais qui offre une substance homogène, que l'on peut cependant diviser en plusieurs feuillets. Les pièces du *larynx* sont assez réunies entre elles pour qu'on puisse reconnaître cet organe; ces pièces sont d'une couleur brunâtre; les cartilages sont presque ossifiés et se coupent avec facilité; la membrane interne qu'ils recouvrent est presque noire. La *trachée-artère* est entière, ramollie, d'une couleur brune à l'extérieur, noire à l'intérieur; les cerceaux qui la composent ont perdu leur élasticité et sont également noirs. Le *péricarde*, dont il ne manque aucune portion, est brunâtre à ses deux faces, et contient le cœur, sans qu'il y ait aucun liquide entre ces deux organes. A l'exception de l'oreillette droite, qui a été probablement rongée par des vers, on trouve dans le cœur toutes les parties qui le composent; il est mou, vide, et d'un gris livide à l'extérieur, tandis qu'à l'intérieur il est noirâtre, excepté là où les colonnes charnues ont été détruites, et où il est d'un gris livide. Les deux ventricules et l'oreillette gauche sont très distincts, quoique notablement amincis et perforés çà et là par des vers; les colonnes charnues, qui sont encore assez nombreuses, s'attachent visiblement aux valvules tricuspide et mitrale, et sont extrêmement minces; les valvules sygmoïdes et l'origine de l'*aorte* sont très visibles; ce gros tronc *artériel* est d'un gris noirâtre à sa naissance, et offre distinctement les trois membranes qui le composent; plus bas, dans tout l'abdomen, il est aussi très visible, mais sa membrane interne, au lieu d'être noirâtre, est d'un blanc jaunâtre.

Le *diaphragme*, fortement refoulé en haut, est très aminci et gris verdâtre. On y reconnaît très bien le centre phrénique et des restes de fibres musculaires, minces et verdâtres; il existe sur ses deux faces de granulations dures, semblables à celles dont j'ai déjà parlé plusieurs fois.

Abdomen. L'abdomen présente une forme très différente de celle qu'il a dans l'état naturel; il est enfoncé; ses parois antérieures paraissent comme

appliquées contre la colonne vertébrale, et offrent des *bosselures* et des enfoncemens. Lorsqu'on enlève la terre et la moisissure qui recouvrent la presque totalité de la surface abdominale, on voit que la peau est sèche et de
couleur fauve : on ne trouve à la place des muscles et des autres parties
qui formaient ces parois, que les aponévroses et quelques fibres musculaires à peine reconnaissables ; ces parois sont extrêmement amincies et
desséchées. On remarque, à l'ouverture de l'abdomen, que la cavité abdominale est *extrêmement* sèche, et que les viscères, qui, au premier abord,
paraissent aussi *très desséchés*, sont fortement refoulés en arrière ; ce refoulement fait, pour peu que l'on tende en avant les lambeaux des parois
incisées, qu'il existe un vide très considérable entre ces mêmes parois et les
viscères abdominaux.

L'*épiploon gastro-colique* est entier, plus mou que dans l'état naturel,
et transformé en gras de cadavre. L'*estomac*, entier aussi, est grisâtre à
l'intérieur comme à l'extérieur, et vide ; sa membrane muqueuse est lisse
et ne présente aucune trace de rougeur ; çà et là on y voit quelques points
emphysémateux ; les autres tuniques sont distinctes et peuvent être séparées, mais elles sont très amincies. Il serait impossible de confondre cet
estomac avec un autre qui serait enflammé. Le canal intestinal et le mésentère forment, avec l'estomac et l'épiploon gastro-colique, une sorte de
masse dans laquelle plusieurs parties sont réunies, accolées et entortillées
au point qu'on ne peut pas les reconnaître au premier abord. Cette masse est
de couleur marbrée de rose, de vert, de gris, de brun et de noir : lorsqu'à
l'aide des doigts on est parvenu à en séparer les circonvolutions intestinales
et le mésentère, on peut s'assurer que celui-ci est en grande partie transformé
en gras d'un blanc mat, que le rectum contient des matières fécales molles et
noires, qui lui communiquent cette couleur, et que les intestins sont humides ou secs ; les portions humides sont d'un blanc grisâtre à l'extérieur
comme à l'intérieur, sans la moindre trace de rougeur ; quelques-unes
aussi sont vertes ; les parties qui sont desséchées sont brunâtres à leurs
deux faces.

Le *foie* est attaché au moyen de son ligament suspenseur, qui est très
reconnaissable, et dans l'épaisseur duquel on voit le ligament formé par
la veine ombilicale oblitérée. Il est aplati et déformé ; sa partie la plus
épaisse n'offre guère que 16 millim.; il est en général d'un gris livide, excepté à son lobe droit qui est brun ; il est flasque, et présente à sa face supérieure des granulations de phosphate de chaux, semblables à celles qui
ont été déjà décrites plusieurs fois ; sa structure est méconnaissable ; on ne
peut guère y apercevoir que les orifices des vaisseaux qui le parcourent ; à
l'intérieur de ces vaisseaux, on remarque des granulations *molles* blanches,
évidemment formées par du gras de cadavre. La *vésicule biliaire* est remplie par un calcul de 5 centim. de longueur et de 3 centim. dans son centre, où il est le plus large ; sa surface interne est enduite d'une matière
jaune, graisseuse, qui ressemble à de la bile épaissie ; la membrane qui est

sous cet enduit est veloutée, verte et presque comme dans l'état naturel. La *veine cave*, qui est vide, est très visible dans la partie inférieure de l'abdomen, et se fait remarquer à l'intérieur comme à l'extérieur par une couleur blanche, quoiqu'elle ne soit pas saponifiée. Les *reins* sont aplatis, bleuâtres à l'extérieur et olivâtres à l'intérieur, ramollis et humides ; on y distingue des mamelons et des calices ; la graisse qui se trouve dans le bassinet est en partie saponifiée. La *vessie* est détruite dans sa partie inférieure ; on peut encore reconnaître sa cavité, qui est vide ; sa membrane muqueuse est brunâtre et couverte de larves très petites et blanches ; ses parois sont amincies et comme desséchées ; on peut les diviser en plusieurs feuillets celluleux.

La *rate* est entière, d'un bleu foncé et ramollie.

L'*utérus* est tellement aplati et déformé, qu'on ne le reconnaît d'abord qu'à sa situation ; cependant, en l'incisant et en introduisant le scalpel, on peut très facilement séparer la paroi antérieure de la postérieure, et apercevoir son col et sa cavité : du reste, ces parois ressemblent à du caoutchouc, si ce n'est qu'elles sont beaucoup plus molles. On ne trouve plus ni trompes ni ovaires ; mais on voit encore les ligamens larges sous forme d'un feuillet membraneux grisâtre.

Les *parties génitales* externes ne constituent plus qu'une masse informe, feuilletée, qui ne permet pas de reconnaître le sexe.

Dos et colonne vertébrale. Comme je l'ai déjà dit, la peau du dos est rongée et perforée dans quelques endroits : elle est amincie et humide vers la partie supérieure du tronc, de couleur brunâtre ; quoique plus sèche inférieurement, elle l'est cependant moins que dans les parties antérieures du tronc. Les masses musculaires qui avoisinent la colonne vertébrale sont humides supérieurement, conservent leur aspect fibreux et ne sont point transformées en gras ; leur couleur est brun foncé ; lorsqu'on les incise, on y trouve une quantité considérable de vers blancs ; inférieurement les muscles sont plus secs et sous forme de membranes minces, d'un brun foncé. Les portions aponévrotiques et tendineuses de cette région sont parfaitement reconnaissables, et offrent leur aspect varié et luisant, quoique moins éclatant. La colonne vertébrale forme un tout continu, et les ligamens vertébraux existent sur tous les points.

Réflexions. Cette nécropsie est remarquable sous plusieurs rapports : 1° Il a été impossible, lors de l'exhumation, de constater que les seins étaient excoriés, que les parties génitales externes étaient rouges, et qu'il y avait des phlyctènes aux jambes et des eschares aux pieds, toutes lésions que l'on avait reconnues au moment de l'inhumation ; cependant, relativement aux eschares, je dirai qu'à la place où elles avaient été notées, sur le dos des pieds, j'ai trouvé deux cavités d'environ 3 millimètres de large et 16 millimètres de profondeur, ce qui est d'autant plus remarquable, que les pieds étaient entiers, à l'exception des cavités que je signale. 2° Ce cadavre, qui a été enterré dans le même terrain que l'individu mort de la petite-vérole, qui fait le sujet de la 29ᵉ nécropsie (*voy.* page 615), était étonnamment conservé, tandis que l'autre était à la dernière période de la putréfaction ; et cependant les corps étaient à côté l'un de l'autre, et avaient été inhumés et exhumés à-peu-près à la même époque : cette différence, qui peut tenir en partie à l'âge des sujets, peut aussi dépendre de ce que l'un d'eux avait succombé à une maladie de la peau, qui a dû hâter singulièrement la destruction. 3° L'altération éprouvée par ce cadavre est très remarquable, et telle que je ne l'ai encore jamais observée à ce degré, dans aucune de mes exhumations ; je veux parler de la saponification de la peau, des muscles et du tissu cellulaire, qui était fort avancée dans plusieurs parties, tandis que dans d'autres il y avait eu desséchement et même destruction.

NÉCROPSIE 31ᵉ.

Le 23 septembre 1828, je fus chargé par le ministère public de procéder à l'exhumation du cadavre de madame Noresse, morte le 6 mai 1825. Le cadavre avait été enveloppé, dit-on, d'un drap, et placé dans une bière d'environ 18 à 20 millim. d'épaisseur, enterrée à 1 mètre 30 cent. de profondeur dans le cimetière de l'est de Tours.

La bière se brisa, et on ne l'obtint que par morceaux ; alors on vit que ces fragmens étaient pourris, tachés çà et là en brun, en violet, en noir. On ne découvrit aucun vestige de drap. Le cadavre, réduit au squelette, ne put pas être enlevé en totalité ; au plus léger effort, les os se séparaient, et on ne les obtenait que dans cet état d'isolement. Il tomba tant de terre, qui se mêla avec les os, qu'il fut impossible de découvrir d'autres parties molles, qu'une espèce d'enduit brunâtre qui tapissait les extrémités des côtes et les vertèbres ; toutefois, le crâne, qui se laissa briser facilement, contenait environ un septième de la masse cérébrale d'un gris légèrement verdâtre, très molle, comme graisseuse et *nullement fétide*. Il y avait des cheveux sur la tête. On reconnut facilement aux os du bassin que le cadavre était celui d'une femme.

NÉCROPSIE 32ᵉ.

Le 25 mars 1829, un fossoyeur découvrit, dans un cimetière de Valenriennes, deux cadavres parfaitement conservés. Voici ce qui m'a été écrit à ce sujet :

Le 2 avril, à cinq heures du matin, le procureur du roi, accompagné du juge d'instruction, d'un médecin, d'un chirurgien et de deux pharmaciens, s'est rendu au cimetière pour procéder à l'exhumation des deux cadavres. Les cercueils étaient placés l'un au-dessus de l'autre, parallèlement ; la partie droite inférieure du premier était posée sur la partie supérieure gauche du second. L'autopsie du premier cadavre a été faite avec les précautions usitées en pareil cas, et il a été constaté que l'individu n'était pas mort de mort violente, mais qu'il avait succombé à une péripneumonie avec complication de gastro-entérite. Il avait été saigné aux deux bras, les bandes y étaient encore. La saignée du bras gauche était belle et d'un rouge vif, ainsi qu'un peu de sang qui s'en était épanché.

Le second cadavre était aussi bien conservé que le premier. Le procureur du roi, le juge d'instruction et la commission ont reconnu unanimement qu'il n'y avait point eu inhumation illicite. Le premier cercueil était de hêtre et de bois-blanc, et le second de chêne : dans l'un et dans l'autre les clous qui servaient à unir les planches n'étaient seulement pas oxydés. À l'endroit où se trouvaient les cercueils, le terrain est un composé de terre végétale mêlée de silex et de carbonate de chaux, plutôt siliceux que calcaire ; il est humide, frais, compacte, et peu éloigné d'une rivière au-dessus de laquelle il s'élève de 4 à 5 mètres. On a la certitude que l'inhumation des deux cadavres remonte au moins à l'année 1814.

RÉSUMÉ.

DES CHANGEMENS PHYSIQUES QU'ÉPROUVENT LES TISSUS DES CADAVRES ENTERRÉS DANS DES FOSSES PARTICULIÈRES.

Épiderme. L'épiderme a une tendance marquée à se détruire. Dans les premiers temps, il s'amincit, se ramollit, et tend à faire corps avec le linceul ou avec la terre, si le cadavre a été enterré tout nu. Dans les parties où il n'a pas été enlevé avec la terre qui le recouvrait, il est plissé, soulevé et facile à détacher en lambeaux minces, translucides, d'un blanc grisâtre, même à l'abdomen, où le derme est coloré en vert ; à la paume des mains et à la plante des pieds, où il est plus épais, il est plus sec, plus mat, d'un blanc tirant légèrement sur le jaune, rugueux, fortement plissé, et semblable à celui de la même partie sur lequel on aurait appliqué pendant long-temps un cataplasme émollient ; quelquefois sa face interne est partiellement colorée en rouge ou en vert par un liquide séreux que l'on peut enlever par l'eau, et alors la couleur blanche du tissu reparaît. Il n'est guère possible d'établir l'ordre suivant lequel les parties se dépouillent de leur épiderme, parce qu'il n'y a rien de constant à cet égard.

À une époque un peu plus avancée, les portions d'épiderme non encore séparées commencent à éprouver une altération remarquable ; souvent elles deviennent graisseuses, et adhèrent de plus en plus à la terre ou au linceul qui les recouvrent ; elles forment alors des couches d'un jaune rougeâtre ou brunes, composées de plusieurs petites élévations arrondies, comme lenticulaires et confluentes ; quelquefois, au lieu de ces couches, on trouve une mucosité gluante et grasse qui semble fournir un moyen d'agglutination entre certains organes : c'est par son intermède, par exemple, que la partie interne des membres thoraciques est souvent collée au thorax. Il arrive aussi qu'au lieu d'un enduit gras et poisseux, on en trouve un autre qui est sec et presque comme de la croûte de fromage desséché. Les enduits dont je parle, sous quelque forme qu'ils se présentent, sont quelquefois recouverts de moisissures blanches, floconneuses, semblables dans certains cas à de la gelée blanche. Plus tard l'épiderme a disparu; cependant, si pendant la vie il a été soulevé par de la sérosité, il peut se faire qu'il résiste à la putréfaction, et qu'on le trouve encore, au bout de plusieurs mois, avec la plupart des caractères qui lui sont propres.

Ongles. Les ongles se ramollissent, acquièrent une couleur grisâtre, et perdent de leur élasticité; ils deviennent aussi de moins en moins translucides; on peut les arracher facilement, même lorsque le cadavre n'est enterré que depuis vingt ou trente jours. La peau qu'ils recouvrent dès cette époque est lisse, humide et d'un rouge vif, comme de la gelée de groseilles; plus tard, ces ongles tombent après s'être desséchés.

Cheveux et poils. Ces parties résistent beaucoup à la putréfaction; je les ai constamment trouvées, avec toutes leurs apparences, même après plusieurs années d'inhumation.

Peau. Après avoir étudié séparément l'épiderme, je vais examiner les changemens qu'éprouve la peau, que je ne supposerai pas encore être dépouillée de sa cuticule. Dans les premiers temps, elle est de couleur jaunâtre, tirant un peu sur le rose; cependant on voit çà et là des teintes verdâtres, rougeâtres et violacées; du reste, elle est à peine ramollie, nullement corrodée, et presque dans l'état naturel. On peut établir en principe qu'elle est plus humide à la partie postérieure du tronc que partout ailleurs.

Plus tard elle est quelquefois recouverte, dans certains endroits, de petites granulations comme sablonneuses, formées par du phosphate de chaux : alors, par l'effet de la putréfaction, elle est presque décollée au dos, où elle paraît former une poche, comme le fait la peau du crapaud au corps de cet animal; son épaisseur n'a pas encore sensiblement diminué, si ce n'est aux paupières où elle se déchire facilement; sa structure est parfaitement reconnaissable, et nulle part on ne la voit transformée en gras.

Plus tard encore elle commence à se dessécher, devient plus mince et prend une couleur qui varie du jaune fauve au jaune presque orangé, et au brun quelquefois assez foncé; elle est recouverte par l'enduit dont j'ai parlé à l'occasion de l'épiderme, et dans certains points par de la moisissure; cette dernière n'existe guère dans les parties les plus humides, comme au dos, tandis qu'il y en a beaucoup dans celles qui sont ordinairement sèches. La dessiccation fait chaque jour de nouveaux progrès; l'enveloppe tégumentaire semble se tanner; aussi, lorsqu'on frappe avec le manche d'un scalpel sur une partie quelconque du cadavre, on entend un bruit à-peu-près semblable à celui qu'on produit par la percussion sur une boîte de carton. Si alors on incise ce tissu, on voit que la coupe offre l'aspect d'une couenne grisâtre, et déjà on distingue une tendance évidente à la saponification, tendance qui est surtout marquée là où le tissu cellulaire sous-cutané est chargé de graisse : c'est aussi dans ces parties qu'en général la peau se conserve le mieux, et si elle se détruit aisément au pourtour de l'anus, cela tient à la facilité avec laquelle les vers peuvent l'attaquer. Son adhérence aux parties sous-jacentes varie; quand elle est appliquée sur des os, elle y tient par du tissu cellulaire sec, facile à déchirer et à séparer; elle est au contraire très adhérente lorsqu'elle répond à des portions fournies de tissu cellulaire graisseux, ou lorsqu'elle recouvre des parties musculaires, sans l'intermédiaire de ce tissu graisseux abondant.

A une époque encore plus éloignée, la dessiccation et l'amincissement de la peau augmentent là où elle n'a pas été saponifiée, et, comme précédemment, ce sont les parties antérieures qui sont plus sèches; quelquefois même elle est déjà excessivement desséchée en avant, que la partie postérieure est encore très humide, très amincie, et en partie détruite par les vers. Elle brunit de plus en plus ou devient d'un jaune sale; mais en général elle conserve encore assez de consistance, quoiqu'elle soit détruite et comme corrodée en plusieurs points. Enfin l'amincissement est porté au point que le tissu disparaît peu-à-peu. Il est inutile d'indiquer que la destruction de l'organe cutané est beaucoup plus rapide dans les portions qui n'ont été ni desséchées ni transformées en gras.

On remarquera, sans doute, que je n'ai pas compris parmi les changemens que la peau éprouve pendant l'inhumation, les *lividités cadavériques*, les *vergetures,* ni les *ecchymoses;* c'est qu'en effet les lividités cadavériques de la peau paraissent *ordinairement* lorsque le cadavre commence à se refroidir, et par conséquent bien avant l'inhumation; d'ailleurs, elles seront décrites plus loin. Quant aux *vergetures,* comme elles ne sont autre chose que des lividités cadavériques de la peau, traversées par des lignes, des sillons ou des plaques blanchâtres, résultat évident de la pression exercée sur les parties livides par les vêtemens, les ligatures, etc., je ne dois pas m'en occuper davantage par le même motif. Je n'ai pas fait mention des *ecchymoses sous-cutanées,* parce que je n'ai jamais eu occasion d'en observer chez les sujets que j'ai fait pourrir, non pas que je pense qu'il ne s'en développe dans aucun cas pendant la putréfaction des cadavres qui ont été enterrés ; au contraire, tout concourt à établir qu'il doit s'en former chez les individus jeunes, gras, abreuvés de sucs, qui ont succombé à une maladie aiguë, et qui ont été inhumés pendant l'été. Ces ecchymoses seront décrites en parlant des *altérations des tissus et des fluides qui sont le résultat de la mort* (*V.* plus loin).

Tissu cellulaire sous-cutané. Ce tissu change à peine dans les premiers temps ; toutefois il est aisé de remarquer, même de bonne heure, qu'il se comporte différemment à la partie antérieure du corps, qu'en arrière et suivant l'épaisseur des couches musculaires qui l'avoisinent. Ainsi, loin de s'infiltrer, il se dessèche et conserve assez de résistance quand il est placé à la partie antérieure du tronc, surtout là où la couche musculaire est mince, comme à l'abdomen et au milieu du thorax. Il est au contraire infiltré, mou, peu résistant dans toute la partie postérieure du tronc : cette infiltration peut être simplement sanguinolente, ou bien à-la-fois sanguinolente et huileuse ; dans ce dernier cas, des gouttelettes jaunes, comme graisseuses, sont mêlées au liquide rouge. A la partie postérieure de la tête et du cou, et même dans presque toute l'étendue du dos et des lombes, l'infiltration dont il est le siége est plus ou moins violacée, et présente un aspect gélatineux assez semblable à celui du tissu cellulaire épicrânien de certains enfans nouveau-nés : là ce tissu est gonflé et se déchire avec facilité. Dans la région fessière et à la partie postérieure des membres, cet état gélatineux est à peine marqué, et le liquide qui imbibe le tissu cellulaire s'écoule avec beaucoup plus de facilité. Dans les régions latérales du thorax et de l'abdomen, ce tissu offre en quelque sorte un état d'infiltration intermédiaire entre celui de la partie antérieure et de la partie postérieure du tronc. En avant et sur les côtés des cuisses et des bras, où la couche musculaire est assez épaisse, il est assez humide, sans être infiltré, et se déchire facilement, ce qui tient évidemment à l'altération putride qu'il éprouve déjà, et qui est plus marquée là que dans les endroits où les muscles sont moins épais. Il est inutile d'ajouter que l'infiltration du tissu dont il s'agit sera surtout considérable quand le cadavre baignera pour ainsi dire dans un liquide, comme dans les cas d'anasarque (Voyez Nécropsie 7ᵉ, page 535).

Plus tard, surtout chez les sujets gras, le tissu cellulaire adipeux tend à se transformer en savon ; il devient d'un gris blanchâtre ou jaunâtre, de consistance de suif, et onctueux au toucher ; partout où il est très abondant, il offre, lorsqu'on l'incise, un aspect poreux, feuilleté, résultant de la présence d'une multitude de petites locules vides produites elles-mêmes soit par la dessiccation, soit par le dégagement des gaz. Plus tard encore, je l'ai vu comme desséché, mat, blanc, ou d'un blanc grisâtre, filamenteux, et facile à déchirer là où il est ordinairement peu graisseux, tandis qu'il était jaunâtre, peu résistant, humide et assez semblable à du lard bouilli et refroidi, dans les endroits où il est graisseux ; enfin il était d'un jaune orangé, d'un aspect globuleux et évidemment saponifié partout où il était encore plus graisseux. La transformation en savon du tissu cellulaire graisseux est loin d'être un phénomène constant ; j'ai en effet trouvé ce tissu dans l'état naturel chez un individu qui était enterré depuis six mois, et qui était *maigre,* tandis que chez une femme *grasse*, inhumée à-peu-près depuis le même temps et dans le même terrain, ce tissu était déjà saponifié dans plusieurs parties.

A une époque plus avancée, le tissu cellulaire non saponifié se détruit, après s'être desséché et avoir bruni.

Tissu musculaire. Les muscles commencent par se ramollir ; en général, ils deviennent d'abord d'un rouge moins foncé partout où ils ne sont pas très infiltrés ; quelques-uns cependant offrent une couleur violacée ; ceux de l'abdomen sont souvent verts. Quelque temps après, leur tissu est encore parfaitement reconnaissable ; il n'est pas transformé en gras, si ce n'est dans les orbites, où la saponification paraît avoir eu lieu bien plus tôt que dans les autres parties. Leur couleur est alors verdâtre ou lie de vin. La première de ces colorations est beaucoup plus commune que la seconde, qui ne se remarque guère que dans les endroits où l'on trouve une infiltration sanguinolente.

Le tissu dont il s'agit est partout humide (les orbites exceptés), et, dans plusieurs parties, il est imbibé par un liquide séro-sanguinolent de la même couleur que celui qui imprègne le tissu cellulaire, et qui est tellement abondant dans certains régions, surtout au dos, qu'il en découle une grande quantité non-seulement par la pression, mais encore par la simple incision ; il est même des muscles qui ressemblent à une gelée, au milieu de laquelle se trouveraient des fibres charnues, réunies pourtant de manière à ce qu'on pût très bien reconnaître la forme des organes que l'imbibition a envahis ; malgré cette imbibition qui devrait augmenter leur volume, les muscles sont affaissés, et leurs fibres pour ainsi dire dissoutes dans le liquide. A la partie antérieure des membres, le tissu musculaire forme une couche très peu épaisse sur les os qu'il recouvre. La résistance qu'il présente est en général considérablement diminuée, et la facilité avec laquelle on le déchire est en raison directe de son imbibition : or, comme cet état est plus marqué à la partie postérieure du tronc, et là où les couches musculaires sont plus épaisses que partout ailleurs, c'est aussi là que les fibres se déchirent avec le moins d'effort.

Le tissu musculaire, après s'être ramolli et coloré, plus ou moins en verdâtre ou en lie de vin, ou bien au contraire après être devenu plus pâle, se saponifie ou se détruit. La saponification a *surtout lieu chez les personnes grasses* ; les fibres musculaires pâlissent de plus en plus ; quelques-unes d'entre elles sont déjà changées en savon blanchâtre, que d'autres conservent encore leur couleur rosée : je n'ai jamais vu un muscle tout entier transformé en gras. L'autre genre d'altération, celui qui amène la destruction du muscle, est beaucoup plus commun ; voici comment il a lieu :

Après s'être ramolli, le tissu musculaire se dessèche petit à petit, et perd de son volume à un point tel que les masses qu'il forme s'aplatissent ; à mesure que la dessiccation augmente, il prend une teinte plus foncée ; enfin il peut être tout-à-fait brun ; mais, malgré cet aplatissement et cette coloration, on peut encore reconnaître les tendons, les aponévroses et la structure fibreuse de cette sorte de membrane. La dessiccation pourtant n'atteint pas tous les muscles qui se détruisent, et ceux qui se conservent humides offrent toujours une couleur foncée, verte ou lie de vin.

Plus tard, les fibres musculaires desséchées se détruisent, et il ne reste plus à leur place que des feuillets membraneux grisâtres ou d'un jaune brunâtre, dans lesquels il est impossible de reconnaître des fibres ; quelquefois ces feuillets sont humides, bruns et assez semblables à des feuilles de tabac que l'on aurait mouillées après les avoir desséchées ; enfin, dans quelques parties du corps, on ne trouve à la place des muscles que des masses aréolaires brunes et même noirâtres, semblables par leur aspect à certains polypiers.

A la région postérieure des membres, la dessiccation dont je parle n'est jamais aussi complète ; je ne l'ai pas non plus remarquée dans la région du dos ni des lombes, où les muscles sont constamment baignés dans des liquides : dans ces endroits ils se détruisent pour ainsi dire par macération.

Tissu aponévrotique et tendineux. Les aponévroses qui enveloppent les muscles conservent long-temps leur brillant et leur consistance ; mais elles ont en général une couleur légèrement bleuâtre là où elles sont peu épaisses ; il en est de même du tissu tendineux dont la couleur toutefois est plus blanche et plus éclatante, ce qui tient évidemment à sa plus grande épaisseur ; en effet, dans les parties où les tendons existent sous forme aponévrotique, ils ont une teinte analogue à celle des aponévroses.

Plus tard, et à une époque déjà assez avancée, les aponévroses, et les tendons deviennent d'abord opalins et jaunâtres, puis de couleur brune, claire et même foncée ; ils se dessèchent plus ou moins complétement, et perdent l'aspect nacré qui leur est propre ; mais il suffit de les mettre en contact pendant quelque temps avec l'eau, pour qu'ils reprennent leurs caractères primitifs ; ce sont eux qui constituent, avec le tissu cellulaire, la totalité ou la presque totalité de ces masses feuilletées qui sont les seuls restes des parties molles que l'on remarque dans ces différentes parties du corps, et qui, à leur tour, finissent par se détruire entièrement, en sorte que le cadavre se trouve réduit au squelette.

Le tissu tendineux est un de ceux qui résistent le plus à la putréfaction.

Tissu ligamenteux. Pendant les premiers mois, les articulations conservent tous leurs rapports, et sont maintenues par les ligamens qui ont à peine changé d'aspect, et qui présentent encore beaucoup de résistance. Plus tard, le tissu ligamenteux se ramollit, jaunit, et, au bout d'un temps assez long, finit par se détruire complétement ; il résiste beaucoup moins à la décomposition que les tendons. Les ligamens croisés sont ceux que l'on peut reconnaître le plus long-temps : quant aux autres, ils sont tellement confondus, au bout de quelques mois, avec les autres parties molles qui environnent ces articulations, qu'il est impossible de les distinguer.

Tissu cartilagineux. Les cartilages articulaires offrent pendant longtemps l'aspect et la texture qui leur sont propres, excepté qu'ils sont légèrement rosés. Plus tard, ils deviennent jaunâtres et commencent à s'amincir ; leur consistance diminue de plus en plus ; enfin ils se détruisent, et il ne reste plus à leur place, sur les surfaces articulaires, qu'un enduit très mince, humide, légèrement graisseux et de couleur bistre. Les cartilages costaux brunissent aussi et perdent leur souplesse ; mais avant de disparaître ils deviennent tout-à-fait noirs, fragiles, et sont comme vermoulus.

Tissu osseux. Les *os* subissent à peine de l'altération, même au bout de plusieurs centaines d'années. On a trouvé à Saint-Denis ceux du roi Dagobert, mort il y a près de douze cents ans ;

à la vérité, ils étaient dans un coffre de bois, placé lui-même dans un tombeau de pierre. Haller dit, dans les premières pages de ses *Elémens de Physiologie*, que la gélatine des os s'est conservée pendant deux mille ans dans des momies, tandis qu'à l'air ou dans des terrains humides quelques siècles suffisent à sa destruction : alors les os se convertissent en poussière et disparaissent. Les *dents* résistent long-temps ; l'émail est presque indestructible.

Tissu séreux. Les plèvres, le péritoine, etc., deviennent d'abord grisâtres et se ramollissent ; plus tard ces membranes s'amincissent, se déchirent facilement, et tendent à se dessécher ; plus tard encore, leur couleur se fonce et passe au bleuâtre, au brun olive, ou au noir bleuâtre ; quelquefois leur surface est enduite d'une couche noire, comme graisseuse ; enfin elles disparaissent. J'ai pu reconnaître la plèvre chez un sujet enterré dans une bière épaisse, et ouvert quatorze mois après la mort.

Encéphale. Le cerveau, qui se pourrit si vite quand il est hors du crâne, résiste sensiblement au mouvement de décomposition putride tant qu'il est enfermé dans cette boîte osseuse. Quelquefois, avant l'inhumation, les vaisseaux sont gorgés de sang par l'effet de la mort, ce qui tient à la distension de l'estomac par des gaz, et au refoulement en haut du diaphragme et du sang contenu dans le côté droit du cœur. Pendant plusieurs semaines, à moins que la température n'ait été fort élevée, le cerveau conserve assez toutes ses propriétés normales pour qu'on puisse y reconnaître les diverses parties qui entrent dans sa composition, et constater les traces d'épanchemens et de ramollissemens pathologiques ; cependant il tend de bonne heure à devenir d'un gris olivâtre clair. Quelque temps après il se ramollit, et le ramollissement commence par la substance grise, il diminue de volume, et ne remplit plus déjà exactement la cavité du crâne : à cette époque, on aperçoit encore, sinon la totalité, au moins une grande partie des circonvolutions, ainsi que les deux substances, dont la blanche est devenue grisâtre, et l'autre d'un vert olivâtre. Dans un cas de mort, à la suite d'une apoplexie foudroyante, il fut trouvé, même d'assez bonne heure, réduit en une bouillie très molle couleur de lie de vin. Plus tard il est encore

plus mou, et pour ainsi dire réduit en bouillie : alors les deu
substances, qu'il n'est plus permis de bien distinguer, sont ver
dâtres, ou couleur de lie de vin, et répandent une odeur exces
sivement fétide ; il est inutile de dire que l'on ne reconnaît plu
aucune des parties qui se trouvent dans les divers ventricules
on voit çà et là dans la masse de l'encéphale des filamens entouré
de granulations graisseuses , qui semblent être des vaisseau:
A une époque plus éloignée encore, l'organe dont je parle n'e:
plus aussi fétide, et sa consistance est augmentée ; il forme alo:
une masse d'un gris verdâtre, semblable à de la terre glaise d'
trempée ou azurée : quelquefois cette masse est jaunâtre à :
surface ; dans d'autres circonstances, elle est percée de trou
faits par des vers. Dans tous les cas, le cerveau diminue peu-à
peu de volume, et il arrive un moment où il n'occupe plus qu
le dixième et même le douzième de la cavité du crâne, et alo:
il est souvent saponifié. Dans les nombreuses ouvertures qu
nous avons faites, M. Lesueur et moi, nous avons constammé
trouvé une plus ou moins grande partie de cet organe, tand
que déjà il ne restait aucun vestige d'autres viscères ; une fo
seulement (*voyez* page 616) le crâne était vide, parce que d
vers nombreux avaient dévoré tout l'encéphale.

Le cervelet et la moelle épinière présentent les mêmes cha:
gemens de consistance et de couleur que le cerveau ; ils so
cependant en général plus ramollis.

La pie-mère et l'arachnoïde se comportent à-peu-près comi
les autres parties du tissu séreux (*voyez* page 637). La dur:
mère résiste beaucoup à la putréfaction, et présente à peine d
changemens dans les premiers temps ; plus tard, elle devie:
presque toujours verdâtre, se ramollit et se déchire souvent :
lambeaux qui offrent une couleur ardoise claire.

Les veines du rachis peuvent également être le siége d'i
engorgement sanguin, surtout chez les vieillards et à la suite
certaines maladies : ce phénomène, que l'on aurait tort d'a:
tribuer à une violence antérieure, à une commotion de la moel
épinière, peut n'être qu'un effet de la mort, d'autant plus faci
à concevoir, que le plus souvent le cadavre reste couché ho:
zontalement sur le dos.

On peut se faire une idée exacte de l'influence de la position du corps sur les congestions des parties les plus déclives du cerveau au moment du refroidissement, en plaçant un cadavre encore chaud sur une table inclinée, de manière que la tête soit pendante ou plus basse que le thorax : en effet, au bout de quelques heures, les vaisseaux de la tête seront gorgés de sang : on pourra même y remarquer des concrétions polypeuses blanchâtres et tenaces (1).

Les nerfs sont parfaitement conservés, même plusieurs mois après l'inhumation, et ne diffèrent de leur état normal que par leur solidité qui est moindre, et par leur couleur qui est un peu rosée.

Globes oculaires. Peu de jours après l'inhumation, la cornée transparente est déjà affaissée, et notablement obscurcie, et les

(1) On ne doit pas considérer la présence d'un liquide séreux dans les ventricules cérébraux, le canal rachidien ou les aréoles de la pie-mère cérébrale, comme un effet cadavérique ; et on ne pourrait l'attribuer à une cause pathologique qu'autant que ce liquide s'écarterait beaucoup, par sa quantité et ses qualités, des conditions qu'il présente dans l'état normal, et que je vais exposer. On sait, par les recherches de M. Magendie sur les animaux vivans et sur les cadavres d'individus chez lesquels il n'avait existé aucun dérangement des fonctions du système nerveux, 1° que l'espace compris entre la moelle et la dure-mère est habituellement rempli par un liquide incolore, qui soumet la moelle à un certain degré de compression nécessaire à l'exercice de ses fonctions, en même temps qu'il protége cet organe important contre les commotions violentes, etc. ; 2° que l'écoulement de ce liquide, provoqué chez un animal vivant, donne naissance à des symptômes graves que fait bientôt cesser la régénération facile de cette humeur ; 3° qu'un liquide semblable infiltre les aréoles de la pie-mère, et distend modérément les ventricules cérébraux ; 4° que la position de ce liquide est surtout remarquable, puisque dans le rachis, comme à la surface du cervelet et du cerveau, il est placé, ainsi que l'avait déjà vu *Cotugno*, entre le feuillet viscéral de l'arachnoïde et le viscère lui-même revêtu par la pie-mère ; 5° qu'une simple vapeur lubrifie en dedans les deux feuillets contigus de l'arachnoïde, et que quand on y trouve de la sérosité, elle est en petite quantité et rougeâtre, et due uniquement à la transsudation cadavérique, rarement à une irritation des méninges ; 6° que le liquide *cérébro-spinal* peut avec facilité passer du rachis dans les ventricules, ou de ceux-ci dans le rachis, par une ouverture placée entre la face postérieure du bulbe rachidien et le cervelet (elle paraît cependant bouchée par une membrane chez les moutons). On conçoit qu'il peut aussi facilement passer du rachis dans les aréoles de la pie-mère cérébrale, puisque dans l'un comme dans l'autre cas, il est sous l'arachnoïde. Ces remarques font aussi prévoir que la position dans laquelle on place le cadavre pendant qu'on en fait l'examen, peut favoriser l'accumulation de cette humeur, soit vers le crâne, soit vers le canal rachidien.

humeurs vitrée et aqueuse tendent à se colorer en bistre clair ou en rougeâtre. Quelques semaines après, l'affaissement a fait de tels progrès, que les yeux semblent quelquefois vides au premier abord ; l'obscurcissement de la cornée et la coloration des humeurs ont augmenté ; celles-ci sont remplacées par un fluide peu consistant, de couleur bistre qui paraît être due à la choroïde ; le cristallin, ainsi que les diverses membranes, conservent leurs caractères. En général, j'ai trouvé les yeux entiers jusqu'au deuxième mois. Plus tard ils se vident, et on ne voit que leurs membranes et le cristallin ; quelque temps après, il n'existe que des débris brunâtres de la sclérotique : enfin, plus tard, les cavités orbitaires ne renferment qu'une masse de gras de cadavre formée aux dépens des yeux, dont on ne découvre plus de traces, des muscles et du paquet graisseux de cette région. Il est peu d'organes qui disparaissent aussi promptement que les globes oculaires : dans les exhumations faites à Bicêtre, nous n'en avons jamais trouvé de vestiges, M. Lesueur et moi, quatre mois après la mort.

Organes de la respiration et de la circulation. Avant d'indiquer les divers états que m'ont présentés les poumons, voyons en peu de mots ce qu'ils offrent de remarquable vingt-quatre ou trente-six heures après la mort. Si l'agonie n'a pas été longue, la portion des *poumons* qui était la plus déclive au moment du refroidissement du cadavre, sera engorgée ; si, comme il arrive le plus ordinairement, l'individu est couché sur le dos, et que le cadavre n'ait pas été retourné, la congestion sanguine se trouvera dans la portion dorsale des poumons ; elle occupera au contraire leur partie antérieure ou leur partie inférieure, si, au moment de la mort, l'individu était couché sur le ventre dans une situation verticale, comme dans la suspension, et que l'on n'ait point changé l'attitude du cadavre pendant le refroidissement. Si on retourne le corps immédiatement après la mort, les poumons présenteront à peine quelque trace d'engorgement dans la partie qui était la plus déclive quand l'individu a cessé de vivre ; tout le sang s'accumulera dans les portions les plus déclives au moment du refroidissement. Dans ces différens cas, l'engorgement pourra être porté au point de diminuer la force de cohésion du parenchyme, et de chasser entièrement l'air qui occupe les parties les plus déclives. Il est inutile de dire que les bronches se colorent également en rouge dans les portions des poumons où le sang s'est accumulé. Si *l'agonie a été longue*, ou que le malade ait succombé à une affection du thorax, avec gêne considérable de la respiration, la congestion sanguine occupera la partie des poumons la plus déclive *au moment de la mort*. On a beau retourner sur le ventre le corps d'un pareil individu qui vient d'expirer étant couché sur le dos, l'engorgement sanguin se trouve dans la portion dorsale de la partie thoracique des poumons ; celle qui est la plus déclive au moment du refroidissement, offre à peine quelques traces de congestion. Il suit de ce qui précède, que l'on se tromperait en voulant juger, d'après la lividité de telle ou telle autre partie des poumons, la situation de l'individu au moment de la mort ou du refroidissement du cadavre, puisqu'il est évident que l'on doit tenir compte aussi de la durée de l'agonie.

Les congestions dont je viens de parler donnent quelquefois aux poumons, et surtout à leur partie postérieure, une couleur plus ou moins noire, qui, dans certaines circonstances, a pu être regardée par des médecins peu attentifs comme étant le résultat de la *gangrène* ou du *sphacèle* ; mais il suffit de détacher une partie du poumon et de l'agiter dans l'eau pour lui enlever le sang et la couleur noire, et lui faire reprendre son état naturel. D'ailleurs, comme l'a fait observer Chaussier, quand un organe aussi essentiel à la vie est attaqué d'une maladie qui tend à se terminer par le sphacèle, la mort survient avant que la gangrène ait eu le temps de se manifester.

Examinons maintenant les divers états des poumons après une inhumation plus ou moins prolongée. Ils conservent leur aspect naturel pendant long-temps, mais ils ne tardent pas à devenir emphysémateux ; ils ne sont pas plus gorgés de sang à leur partie postérieure, que lorsque la mort est récente ; on peut même, au bout de quelques mois, reconnaître leur structure, et constater s'ils ont le siège d'une lésion pathologique. Plus tard, ils sont plus ou moins affaissés, et ils n'occupent plus les cavités des plèvres ; leur couleur devient d'un vert-bouteille plus ou moins foncé tirant sur l'ardoise, ou bleuâtre ; à cette époque , il est rare qu'en les incisant on puisse reconnaître la structure qui leur est propre ; ils sont plus mous , plus faciles à déchirer, et renferment un liquide couleur de bistre. Plus tard encore , ils offrent l'apparence de deux membranes très aplaties, d'un petit volume, collées contre les parties latérales de la gouttière vertébrale , et quelquefois couvertes de moisissures blanches ; et ils diffèrent déjà tellement de l'état normal , qu'on ne peut les reconnaître qu'à leur situation. Enfin , ils perdent peu-à-peu leur humidité , s'aplatissent de plus en plus , noircissent et finissent par ne former qu'une masse mince, composée de plusieurs feuillets noirs et secs, qui est appliquée sur les parties postérieures des cavités thoraciques , et près de la colonne vertébrale. Cette masse elle-même ne tarde pas à se détruire.

La membrane muqueuse de la *trachée-artère* et du *larynx* commence par devenir d'un vert olive clair ou d'un vert noirâtre ; quelquefois cependant, surtout vers la partie supérieure de ce canal, elle est colorée en gris légèrement violacé et parsemée çà et là de taches noirâtres. Plus tard, au lieu de la teinte verdâtre dont je parle, on trouve une coloration rougeâtre ou lie de vin, surtout aux parties qui correspondent aux cerceaux cartilagineux ; enfin la couleur devient noire ou d'un brun foncé. Dans certains cas, *l'épithélium* de cette membrane muqueuse se détache par petits lambeaux, dont la couleur varie. On remarque aussi quelquefois des granulations grisâtres, comme graisseuses, de la grosseur de deux têtes d'épingle à-peu-près , de forme irrégulière, paraissant formées d'autres granulations beaucoup plus petites ; ces corpuscules, quelquefois assez durs , ainsi que les petits lambeaux d'épithélium déjà mentionnés , pourraient être pris, au premier abord, pour des corps étrangers introduits dans le canal aérien. Indépendamment de ces changemens , le larynx et la trachée-artère se ramollissent de plus en plus, les cerceaux cartilagineux perdent leur élasticité, et au bout d'un certain temps on ne découvre que les cartilages cricoïde et thyroïde, séparés l'un de l'autre, comme vermoulus , demi-transparens , de couleur jaunâtre, spongieux, cassans, et quelques anneaux de la trachée-artère flexibles comme des cartilages, et d'un brun jaunâtre. Enfin, et à une époque plus éloignée encore, il ne reste plus de vestige de ces organes.

Diaphragme. Ce muscle conserve pendant assez long-temps son aspect normal ; au bout de six et sept mois d'inhumation, j'ai souvent pu reconnaître son centre aponévrotique et des fibres musculaires ; plus tard, il s'amincit, se dessèche, devient olivâtre ou brunit, se perfore quelquefois, et finit par se réduire à une membrane brune, très mince, n'offrant plus ni la forme, ni la texture de ce muscle. Dans certains cas, on trouve sur les deux faces des granulations dures et blanches de phosphate de chaux.

Cœur et vaisseaux sanguins. Avant de faire connaître les changemens éprouvés par ces organes pendant l'inhumation, rappelons l'état dans lequel ils se présentent vingt-quatre ou trente-six heures après la mort. Souvent le *cœur* est à l'état normal ; quelquefois il est pâle ; dans d'autres cas, il offre une teinte rouge marquée, ou seulement des stries rouges, soit dans l'épaisseur de sa substance, soit à sa surface interne ; enfin sa consistance peut être diminuée. Les *artères* et les *veines* peuvent également être le siége d'une coloration rouge, uniforme ou striée à leur intérieur, quoique le plus ordinairement elles soient à l'état naturel ; cette teinte rouge se trouve indifféremment à la suite de toutes les maladies, et doit être considérée comme un phénomène cadavérique, résultat manifeste de la transsudation du sang qui se fait après la mort. Au reste, il est aisé de se convaincre par des expériences directes qu'il doit en être ainsi. Que l'on introduise dans un uretère, dont la couleur est parfaitement blanche, une certaine quantité de sang fluide, on ne tarde pas à observer, après avoir lié ses deux extrémités, que le tissu de ce conduit acquiert une couleur rouge. Qu'à l'exemple de Chaussier, on injecte par la veine mésentérique une certaine quantité d'eau colorée avec de l'encre, et quelques heures après on trouvera la portion de l'estomac qui est recouverte par le foie, teinte en noir ; cette liqueur transsudera à travers les parois de l'estomac, et formera à l'épiploon et au colon des taches plus ou moins étendues.

Si l'on examine le *cœur* après quelque temps d'inhumation, on voit qu'il est déjà sensiblement ramolli, flasque, d'un violet plus

41.

ou moins foncé et plus rarement verdâtre, vide, ou contenant du sang en partie fluide, en partie coagulé; sa couleur se fonce de plus en plus, surtout à l'intérieur, où elle finit par devenir noire; quelquefois les valvules présentent des taches brunâtres qui sont aussi l'effet d'une imbibition; d'autres fois on remarque à la face interne des oreillettes, ou à l'extérieur de l'organe, des granulations blanches, dures, semblables à du sablon. Plus tard, le cœur s'aplatit et se réduit à une sorte de languette d'un brun noirâtre, souple, amincie, et même déchirée dans quelques points, semblable à une double poche de gomme élastique, dont on peut encore écarter les parois de manière à reconnaître les deux ventricules; mais déjà on ne distingue plus la texture de l'organe; on aperçoit seulement quelques brides noirâtres qui doivent être les restes des colonnes charnues. Enfin, comme tous les autres organes, il disparaît et laisse à sa place une couche noire, comme bitumineuse, qui s'enlève facilement par le lavage. Plus les parties molles des parois thoraciques sont détruites de bonne heure, plus la disparition dont je parle arrive promptement.

Péricarde. Le péricarde se colore d'abord en rougeâtre, puis en rouge foncé, enfin en brun noirâtre; il se ramollit de plus en plus, et finit par disparaître. Je l'ai souvent vu contenir une plus ou moins grande quantité de liquide sanguinolent.

Vaisseaux sanguins. On trouve en général, deux et trois mois après l'inhumation, une certaine quantité de sang noir fluide ou coagulé, soit dans les veines, soit dans les artères. Il est des cas cependant où je n'en ai pas aperçu au bout d'un mois d'inhumation; et quelquefois, au lieu de sang, j'ai vu, même huit ou neuf mois après la mort, un liquide sanguinolent de couleur rosée. Les parois de ces vaisseaux se colorent d'abord en rose, puis en rouge, en violet foncé et en brun. C'est surtout à l'intérieur que ces teintes sont bien prononcées; dans certains cas, la membrane interne devient vert-bouteille; tantôt cette coloration est uniforme, tantôt ce sont des plaques ou des stries. Quoi qu'il en soit, pendant plusieurs mois, il est facile de séparer les unes des autres les diverses tuniques de ces vaisseaux. Dans une des ouvertures faites par M. Lesueur et moi, l'aorte était encore entière et parfaitement reconnaissable au bout de quatorze mois d'inhumation.

Organes de la digestion. — Canal digestif. On ne peut bien juger les changemens qui s'opèrent dans le canal digestif pendant le séjour des cadavres dans la terre, qu'en examinant comparativement l'état de ce canal peu de temps après la mort, avant l'inhumation, par exemple, et plusieurs semaines, et même plusieurs mois après. Comment reconnaître, en effet, qu'il y a eu des changemens de couleur, de consistance, etc., si on ne sait pas quelles sont le plus habituellement les couleurs et la consistance des tissus de ce canal quelques heures après la mort? C'est ce qui m'engage à tracer en peu de mots les principaux états du canal digestif chez des individus qui n'ont pas succombé à une phlegmasie de cet appareil; et comme mes observations ont eu surtout pour objet les cadavres des vieillards, c'est particulièrement de ceux-ci dont je vais m'occuper.

Quelle que soit la maladie qui occasionne la mort des vieillards (hémorrhagie cérébrale, ramollissement du cerveau, pneumonie, pleurésie, maladie du cœur, etc.), jamais, ou presque jamais, la membrane muqueuse de l'appareil digestif n'est dans un état parfait d'intégrité; il est rare qu'on ne trouve dans l'estomac et les intestins des altérations diverses que l'on ne peut considérer comme morbides que dans un très petit nombre de cas, et qui cependant ne sont pas l'état physiologique parfait. Bien plus, ces sortes d'altérations sont souvent beaucoup plus prononcées que ne le sont les traces que laissent après elles des maladies très intenses du conduit alimentaire, maladies qui ont pu seules déterminer la mort des malades.

De toutes ces affections étrangères au tube digestif, celles qui occasionnent les changemens les plus remarquables sur la membrane qui le tapisse, sont, sans contredit, les maladies du cœur et des gros vaisseaux; et comme il est peu de septuagénaires qui meurent sans quelque altération de ces organes, il en est peu aussi qui ne présentent quelques modifications dans la membrane muqueuse gastro-intestinale. Cette altération, qui ne sort pas des bornes physiologiques, tant qu'elle ne consiste que dans une injection mécanique plus ou moins considérable, peut être portée jusqu'à l'état morbide ; ainsi le sang accumulé dans ces tissus perméables, agissant comme un corps étranger, finit souvent par déterminer une sorte d'inflammation (si l'on peut s'exprimer ainsi) : alors la rougeur est *cerise, violette, lie de vin*, et pénètre profondément la membrane muqueuse gastrique dans toute son étendue, ou seulement d'une manière plus marquée dans quelques-uns de ses points ; d'autres fois, le sang ainsi accumulé s'exhale dans les cavités gastro-intestinales, et donne lieu à des hémorrhagies consécutives.

Mais avant d'atteindre à ces points qui peuvent être considérés comme des états morbides, la membrane muqueuse gastro-intestinale passe par divers états, qui ne gênent que peu ou point l'action des intestins, et qui peuvent être regardés *à-peu-près* comme physiologiques. Alors *l'œsophage* est généralement plus injecté que dans l'état normal ; on trouve çà et là, mais principalement vers le cardia, et vers le tiers inférieur, des plaques ou taches plus ou moins larges, violettes, ressemblant parfaitement à une ecchymose ; ces taches sont sous un *épithélium* plus épais et plus dense que celui qui revêt la membrane muqueuse gastrique, si même il en existe dans ce dernier cas. Le diamètre du conduit œsophagien est quelquefois rétréci d'une manière partielle. Dans les points qui correspondent aux endroits rétrécis, il existe des plis longitudinaux, et dans ces endroits les parois de ce conduit paraissent plus épaisses et plus denses. Il est impossible d'ailleurs de reconnaître là les traces d'un travail inflammatoire.

L'estomac présente des variétés infinies de couleur, de consistance, de volume, de diamètre, etc. La membrane muqueuse qui le tapisse, molle, spongieuse, recevant une multitude innombrable de vaisseaux capillaires, essentiellement perméable au sang, étant d'ailleurs continuellement en action, devient facilement, ainsi qu'on le conçoit bien, le réceptacle d'une quantité plus ou moins grande de sang, lorsqu'il existe quelque obstacle à la circulation ; aussi est-il extrêmement rare de trouver cette membrane d'un blanc légèrement et uniformément rosé, qui est sa couleur physiologique parfaite. Mais dans l'exploration de cette membrane il ne faut pas oublier qu'elle se pénètre avec la plus grande facilité des substances colorantes que renferme le ventricule; les lotions les plus exactes et les plus répétées n'enlèvent jamais *complétement* la coloration produite par cette imbibition : ainsi le vin, les décoctions de quinquina, colorent en rouge cette membrane, et pourraient faire croire à des observateurs peu attentifs ou peu exercés que la couleur qu'ils communiquent est le résultat d'une injection sanguine ; d'autres préparations médicamenteuses ou alimentaires peuvent avoir un résultat analogue, je me borne à citer ces deux exemples. La présence d'un liquide colorant rouge doit d'abord faire naître des doutes sur la nature de la coloration de la membrane gastrique ; ajoutons encore que cette coloration est uniforme, et qu'on n'y distingue point ces arborisations, ces injections vasculaires, qui sont le caractère de la pénétration véritable du sang dans les vaisseaux capillaires ; d'ailleurs les lotions et la macération *déteignent* en partie, sinon complétement, cette membrane ainsi colorée. La part de cette coloration mécanique ou chimique ainsi faite, il reste à examiner celle qui est le résultat de la stase du sang dans les vaisseaux.

La couleur de la membrane muqueuse varie alors depuis une teinte légèrement rosée, depuis l'injection la plus légère jusqu'au noir foncé, et cela sans que les fonctions digestives aient été dérangées d'une manière notable. La grande courbure de l'estomac, le grand cul-de-sac, et surtout l'extrémité pylorique, sont le siége de cette pénétration sanguine, soit parce que le système capillaire s'y trouve plus développé, soit enfin parce que les fluides, y séjournant, favorisent l'injection de ses vaisseaux. On observe des plaques plus ou moins étendues (car jamais, ou bien rarement, la coloration est uniforme), de couleur rosée, rouge vif, lie de vin, brunes, *bleuâtres, ardoisées*, et même noires; ces plaques ont l'étendue de la paume de la main, quelquefois plus, d'autres fois moins. Il n'est pas rare de constater la plupart de ces nuances dans un même ventricule, et les lignes qui les séparent sont souvent bien déterminées; de sorte qu'à côté d'une plaque rosée, on en voit une brune, ou rouge, etc. La membrane muqueuse est souvent tachetée de macules qui présentent un aspect scorbutique ; la surface de cette membrane peut être lisse, polie, ou rugueuse, pointillée, mamelonnée et quelquefois parsemée de véritables fongosités très petites ; souvent aussi de grosses veines bleuâtres rampent sous elle et sous la tunique muqueuse de l'intestin grêle, qui est d'une couleur blanchâtre et peu cendrée : *dans tous ces cas*, l'individu vivant n'éprouvait rien vers ces viscères.

La consistance de la membrane muqueuse est loin d'être la même dans toute son étendue ; dans quelques points elle est si peu adhérente, qu'elle s'enlève par le frottement avec le dos du scalpel, qu'elle se confond avec de la mucosité dont on a beaucoup de peine à la distinguer, tandis que, dans d'autres points, le tranchant de l'instrument la détache très difficilement.

Les parois de l'estomac sont quelquefois translucides ; on voit seulement serpenter dans leur épaisseur des vaisseaux d'un assez gros calibre. L'estomac est alors d'un *volume* considérable : il peut être double de l'état naturel.

Dans certains cas, ce viscère est ramassé, rétréci ; ses parois sont épaisses, plus consistantes que dans l'état ordinaire ; à l'intérieur, la membrane muqueuse est alors ridée, et offre une multitude de plis en général longitudinaux. On observe aussi des dilatations et des rétrécissemens partiaux : l'estomac présente alors l'aspect d'une gourde, et c'est vers le point rétréci que la membrane interne présente les plis dont j'ai parlé. Dans quelques circonstances, on trouve la plus grande partie de la membrane muqueuse complétement enlevée vers le grand cul-de-sac de l'estomac, sans qu'il y ait eu maladie du tube digestif ; mais alors l'appareil circulatoire est développé outre mesure.

Telles sont les modifications les plus ordinaires que l'on remarque dans l'estomac des vieillards qui meurent de maladies du cœur. Ces modifications peuvent être considérées jusqu'à un certain point comme physiologiques, puisqu'elles permettent le libre exercice des fonctions du ventricule. Mais, dira-t-on, la maladie de l'estomac a été latente dans ces différens cas ; je répondrai que ces cas étant excessivement nombreux, et la manière dont ils se produisent étant susceptible d'une explication plausible d'après les lois physiologiques, j'aime mieux les considérer comme des modifications coïncidant avec l'état de santé, que comme des cas pathologiques exceptionnels.

Les intestins, surtout ceux qui plongent dans le petit bassin, présentent des modifications analogues à celles de l'estomac.

Le *duodénum* est souvent rouge, injecté, brun, etc., mais ordinairement beaucoup moins que l'estomac. Le séjour de la bile qu'il renferme lui fait contracter une nuance jaune, verdâtre, qui le distingue très bien de l'estomac, lorsque ce fluide n'a pas remonté par le pylore dans la cavité gastrique.

De toutes les divisions intestinales, celle qui est le plus souvent exempte d'altération, c'est le jéjunum ; coloré en jaune ou en vert par la bile que ses nombreuses villosités retiennent, il est rarement le siége d'injections notables, d'hypertrophies ou d'atrophies de ses parois, de dilatation ou de rétrécissement, quoiqu'il n'en soit pas entièrement exempt.

Mais l'iléon est *au moins aussi souvent que l'estomac,* le siége de ces injections violacées, brunes, noirâtres, bleuâtres, que j'avais signalées dans le ventricule. La position très déclive de cet intestin, qui séjourne presque entièrement dans le petit bassin, le cadavre étant couché sur le dos, paraît être la cause de ce phénomène, qui se passe probablement dans les dernières heures de la vie, ou dans les premières qui suivent la mort.

Le membrane muqueuse de cet intestin est, en effet, bien souvent d'un rouge très foncé, et véritablement lie de vin ; cette coloration occupe la totalité de la tunique ; elle est seulement plus prononcée par intervalles. L'aire de l'intestin est souvent rétrécie ; les parois paraissent alors hypertrophiées ; dans d'autres cas, plus rares, le diamètre est plus grand, et les parois plus minces : cet amincissement est quelquefois tel que l'intestin est pellucide, transparent, et paraît réduit à sa membrane séreuse. Enfin, on observe aussi des rétrécissemens et des dilatations alternatifs.

Le rectum, le *colon* ascendant, transverse et descendant, sont loin de rester étrangers aux modifications dont je parle ; toutefois elles y sont moins prononcées et moins fréquentes que dans les autres parties du tube digestif. Les épaississemens, les rétrécissemens, les dilatations, sont les modifications les plus ordinaires ; les injections le sont beaucoup moins : en effet, la coloration du gros intestin, à moins que cet organe n'ait été le siége d'un travail morbide, est la plupart du temps d'un blanc légèrement rosé, c'est-à-dire physiologique ; bien entendu qu'on a dû le nettoyer exactement des fèces qu'il contient, et dont la couleur pourrait avoir altéré la sienne.

Si après avoir examiné le canal digestif des vieillards qui ont succombé avec une maladie de cœur, et ce cas est excessivement commun, j'étudie ce même canal chez d'autres vieillards qui ne présentaient aucune trace de cette lésion, nous verrons qu'à la suite de brûlures qui déterminèrent la mort d'un homme de soixante-quinze ans au bout de huit jours, la membrane muqueuse gastrique était grisâtre, et celle des intestins d'un gris de cendre ; que, chez une femme de quatre-vingts ans, morte de vieillesse, la tunique interne de l'estomac était aussi d'une couleur cendrée, celle du duodénum blanchâtre avec une nuance jaune peu intense, celle du jéjunum, de l'iléon, du colon et du rectum, blanchâtre, et celle du cœcum grisâtre. Billard, à qui j'ai emprunté ces deux faits, place au nombre des colorations qu'il faut considérer comme des phénomènes cadavériques, chez des individus dont la membrane muqueuse gastro-intestinale est dans l'état sain, des plaques jaunes plus ou moins étendues ou de simples bandes de cette couleur répandues sur la surface muqueuse du duodénum et du jéjunum.

Les variétés de coloration de la membrane muqueuse gastro-intestinale, pour être moins nombreuses chez les adultes que chez les vieillards, n'en existent pas moins : si l'individu est mort subitement pendant la digestion, d'une affection qui n'intéresse pas le canal digestif, la tunique interne de l'estomac est ordinairement de couleur rose, tandis que celle des intestins est grise, cendrée ou blanche, avec ou sans plaques jaunes ; la coloration de la partie interne du tube digestif peut au contraire être plus variée et plus foncée si la mort n'a pas eu lieu pendant la digestion, et qu'elle n'ait pas été prompte, quoique la maladie à laquelle on a succombé n'ait pas été de nature à altérer directement les tissus de l'estomac et des intestins.

Je terminerai cette esquisse rapide des divers états sous lesquels peut se présenter le canal digestif avant l'époque de l'inhumation, par quelques considérations sur les *lividités cadavériques* de ce canal. On sait qu'il n'est pas rare de trouver sous la membrane séreuse, dans le tissu même de la partie, des taches rouges, livides ou noirâtres, étendues, irrégulières, semblables à celles que l'on voit à la peau des cadavres : ces taches occupent la partie du canal digestif qui était la plus *déclive* au moment du refroidissement ; elles ne dépendent que de la stase, de la congestion du sang dans les capillaires, et ne sauraient être regardées comme des traces d'inflammation. Les deux nécropsies suivantes mettront cette vérité hors de doute.

1° A l'ouverture de l'abdomen d'un individu qui succomba brusquement à une attaque d'apoplexie, et qui se trouvait peu de temps auparavant dans un état de santé parfaite, on observa que toutes les anses intestinales superposées, et la portion de l'estomac que l'on put découvrir, étaient d'une pâleur remarquable : on n'aperçut de rougeur que dans la partie la plus déclive de chacune de ces anses, et nulle part l'injection veineuse n'était aussi considérable que sur les portions de l'iléum plongées dans le petit bassin. La membrane muqueuse de l'estomac, celle de la vessie, étaient rouges à leur partie la plus déclive. *Le cadavre était resté en supination :* l'ouverture avait été faite vingt-quatre heures après la mort. 2° On plaça sur le ventre, *immédiatement* après la mort, le cadavre d'un jeune soldat qui venait de succomber à une pneumonie grave et de peu de durée ; on veilla à ce que le corps restât dans cette position jusqu'au moment de l'ouverture, qui fut faite le lendemain. Les lividités cadavériques de la peau se montrèrent à la face, à la poitrine, au ventre et à la partie antérieure des membres ; les portions de l'estomac et de l'intestin grêle qui étaient en rapport avec l'épigastre, l'ombilic et l'hypogastre, offraient les teintes de rose, de rouge, de violet, que l'on remarque ordinairement dans les anses intestinales qui occupent le petit bassin et les côtés de la colonne vertébrale, et qui, dans cette occasion, étaient toutes d'une extrême pâleur, ainsi que la partie postérieure de l'estomac et de la vessie (Trousseau, *Dissertation inaugurale*. Paris, 1825).

Arrivons maintenant à la description des divers états que j'ai observés dans le canal digestif des individus exhumés plus ou moins de temps après l'inhumation. Tout ce qui précède montre combien il est difficile, pour ne pas dire impossible, d'affirmer que les colorations et même les ramollissemens dont je vais parler, soient le résultat du séjour des cadavres dans la terre, puisque nous savons qu'avant d'enterrer les corps, la membrane muqueuse pouvait déjà présenter ces colorations et ces ramollis

semens : aussi me bornerai-je à dire ce que j'ai vu, sans prétendre établir, du moins pour ce qui concerne l'estomac et les intestins, que ce soit un effet nécessaire d'une inhumation prolongée.

La membrane muqueuse de la *bouche,* le *voile du palais*, le
pharynx et la *langue*, sont verdâtres dans les premiers temps,
et sensiblement ramollis ; cette couleur se fonce de plus en plus,
et finit par devenir noirâtre ; toutes ces parties se dessèchent au
point qu'au bout de quelques mois on ne trouve à la place de la
langue qu'un appendice membraneux, très sec et fort mince.
Dans les premiers temps, la membrane interne de l'*œsophage*
était colorée en vert plus ou moins foncé, surtout à sa partie supérieure, car inférieurement elle offrait souvent une couleur rougeâtre, même d'assez bonne heure ; quelquefois aussi la teinte
verdâtre de la portion inférieure était piquetée de rouge et de
violet. Dans certains cas, chez les vieillards, j'ai trouvé à l'intérieur de ce conduit musculo-membraneux plusieurs petites tumeurs variqueuses remplies de sang noir liquide, et qui ne constituaient pas évidemment une altération cadavérique, mais bien
une lésion pathologique. Plus tard, l'œsophage brunissait de
plus en plus et se détruisait comme je vais le dire en parlant de
l'estomac.

Estomac. Ce viscère ne contenait ordinairement qu'une très
petite quantité de liquide. Dans les premiers temps, sa membrane muqueuse était jaunâtre, d'une couleur aurore, grisâtre,
d'un gris bleuâtre ou d'un vert-bouteille ; quelquefois ces teintes
étaient piquetées de rouge et de violet ; près du pylore, le plus
ordinairement, elle offrait une plaque bleuâtre plus ou moins
large, plus fortement colorée que le reste. Plus tard, elle était
soulevée dans certains points par des gaz qui formaient des bulles
du volume de têtes d'épingle ou plus grosses ; souvent alors elle
avait acquis une couleur rosée d'abord, puis rougeâtre violacé,
et elle était tapissée d'une couche peu épaisse d'un liquide couleur de bistre, ou semblable à de la boue délayée. A une époque
encore plus éloignée, elle était d'un gris blanchâtre, avec plusieurs taches bleues, sans la moindre apparence de rougeur : alors
l'estomac, qui déjà avait éprouvé un ramollissement considérable, s'altérait de plus en plus, et bientôt après on ne le retrou-

vait qu'en partie sous forme d'une portion de cylindre offrant une cavité; enfin ce n'était plus qu'une masse feuilletée, desséchée, susceptible d'être réduite en filamens coralliformes, et, en dernier lieu, une matière noire humide, avec le luisant du cambouis, recouverte çà et là de moisissures d'un blanc verdâtre sous forme de petits globules, et de plaques ressemblant beaucoup à ces lichens d'apparence terreuse qu'on trouve sur les troncs des vieux arbres. Plusieurs mois après l'inhumation, on pouvait encore séparer les trois tuniques de l'estomac; la musculeuse et la séreuse ne présentaient pas toujours les mêmes phénomènes de coloration que la muqueuse; en général, leur teinte était d'abord grisâtre ou jaunâtre, puis rosée; enfin elle redevenait grisâtre; quelquefois cependant les parties de la membrane séreuse correspondantes au foie et à la rate, étaient rougeâtres, surtout dans les premiers temps.

Intestins. Les intestins étaient d'abord d'un gris quelquefois légèrement rougeâtre à l'extérieur et grisâtre à l'intérieur; dans certains cas cependant, la tunique muqueuse était rosée ou violacée par parties, et là où elle était couverte d'excrémens, jaunâtre. Plus tard, l'épaisseur des intestins diminuait; ils commençaient à se dessécher et à être collés entre eux, puis brunissaient, devenaient plus secs, et leurs parois s'accolaient de plus en plus, au point qu'on avait beaucoup de peine à les séparer; ils constituaient alors une masse qui était assez fortement appliquée contre la colonne vertébrale; ils conservaient pendant longtemps les matières fécales; enfin ils éprouvaient les mêmes altérations que l'estomac, et se détruisaient comme lui.

J'examinerai ailleurs si les changemens que la putréfaction fait subir au canal digestif sont de nature à pouvoir être confondus avec ceux que développe une inflammation; je me borne actuellement à faire observer que long-temps après la mort, lors même qu'il n'existe déjà plus de traces des viscères thoraciques, on découvre le plus souvent encore dans l'abdomen quelques vestiges de portions cylindriques du canal digestif, dans les cavités desquelles il serait possible de trouver des restes d'une substance vénéneuse.

Épiploons. Les épiploons et le mésentère deviennent d'abord grisâtres ou rosés, et se ramollissent ; bientôt après ils se dessèchent, perdent de leur souplesse, et tendent à se transformer en gras de cadavre : du reste, ces organes se conservent longtemps sans subir d'altération marquée.

Le *foie* commence par se ramollir et par brunir ; sa membrane péritonéale se détache assez facilement, et ne tarde pas à se détruire, du moins en partie ; il suffit de quelques semaines pour que la structure normale de cet organe ne soit plus reconnaissable : en effet, on ne distingue plus alors les deux substances qui le composent ; mais on aperçoit encore très bien les gros vaisseaux qui sont souvent enduits intérieurement d'une sanie lie de vin foncée. Plus tard, il existe à la surface du foie des granulations comme sablonneuses de phosphate de chaux, et, chez certains individus, l'intérieur des vaisseaux contient d'autres granulations molles, blanches, évidemment formées par du gras de cadavre. Plus tard encore, l'organe dont il s'agit est réduit à une masse aplatie, épaisse de 15 millimètres, d'un brun noirâtre, légèrement desséchée, qui, étant coupée, se subdivise en feuillets, dans l'intervalle desquels il y a une matière solide, brune, comme bitumineuse ; cette masse, qui s'aplatit de plus en plus, finit par devenir noire, coralliforme, et par se séparer au plus léger effort ; quelquefois cependant, au lieu de se dessécher ainsi, le foie se transforme en une matière molle, noirâtre, qui ressemble à du cambouis, sorte de bouillie au milieu de laquelle on aperçoit une matière jaune, comme graisseuse.

La *vésicule biliaire*, vide ou contenant de la bile, épaisse, d'un vert olive, se retrouve presque avec tous ses caractères, lorsque le foie a subi des changemens notables.

Rate. Elle se ramollit de très bonne heure, et peut être facilement déchirée ; elle brunit de plus en plus, et sa structure normale ne tarde pas à être méconnaissable ; bientôt après elle est réduite en une bouillie noirâtre, semblable à du cambouis ou à de la boue d'égouts, qui imprègne les parties voisines et leur communique cette couleur. Enfin, dans certains cas, elle finit par être tellement diffluente, qu'on ne peut la reconnaître que par sa situation ; elle ressemble alors à du sang décomposé.

Le *pancréas* commence par se ramollir, puis devient plus gris ;

le ramollissement est porté à un point tel, que l'organe est transformé en une bouillie d'abord grisâtre, et qui brunit de plus en plus.

Organes urinaires. Les *reins* ne se ramollissent pas aussi vite que la rate; cependant ils perdent aussi de bonne heure leur consistance; on peut facilement en détacher la membrane extérieure; les bassinets et les calices sont encore faciles à reconnaître, lorsque déjà les substances corticale et tubuleuse sont entièrement confondues. Enfin, ces organes se transforment en une bouillie brunâtre comme du cambouis, et disparaissent.

La *vessie* n'offre rien de remarquable pendant les premières semaines; quelquefois cependant elle est le siége d'un emphysème sous-muqueux. Plus tard, elle se rétracte, et éprouve à-peu-près les mêmes changemens que les intestins: toutefois on trouve souvent des traces de ces derniers quand déjà elle n'existe plus, ce qui s'explique par le voisinage de l'anus.

Organes génitaux. Dans les premiers temps, ces organes, quoique ramollis, conservent leurs formes; les corps caverneux s'affaissent de bonne heure. Plus tard, la verge est aplatie, ressemble à une peau d'anguille, et n'offre nullement l'aspect de cet organe. Le scrotum, qui d'abord a pu être excessivement distendu par des gaz, se dessèche de plus en plus; les testicules diminuent de volume, acquièrent une couleur vineuse et se transforment en gras. Plus tard encore, la verge ressemble à un tube d'un tissu consistant, dont les parois sont appliquées l'une sur l'autre, et qui, étant écartées, le réduisent à un cylindre creux. Déjà on ne trouve plus, à la place du scrotum et des testicules, qu'une matière molle, brunâtre, humide, offrant çà et là quelques lambeaux, comme membraneux, et recouverte d'un enduit visqueux, noirâtre, et de beaucoup de vers. A une époque plus éloignée, la destruction des organes génitaux est portée à son comble, et l'on ne peut plus reconnaître le sexe à l'inspection de ces organes, quoique le pubis soit couvert de poils qui sont accolés à la masse feuilletée et carbonnée, à laquelle sont réduites les parties molles.

Chez la femme, les organes génitaux externes, après s'être ramollis, finissent par ne plus constituer qu'une masse informe feuilletée, qui ne permet plus de distinguer le sexe. L'utérus se ramollit aussi, puis s'aplatit, et se déforme tellement qu'au bout de quelques mois on ne le reconnaît qu'à sa situation. Les trompes et les ovaires disparaissent d'assez bonne heure. Les ligamens larges résistent davantage à la putréfaction, et deviennent grisâtres.

Développement de certains gaz. Je ne donnerais pas une idée complète des changemens que peuvent éprouver nos organes pendant l'inhumation, si je ne parlais pas du *développement de certains gaz* qui a quelquefois lieu dans la plupart de nos tissus. L'estomac, les intestins, la plèvre, le péricarde, les cavités droites du cœur, les veines caves et d'autres parties du système veineux, l'utérus, la cavité du péritoine et les aréoles du tissu cellulaire, peuvent en effet être distendus par des gaz, qui sont le résultat de la décomposition des fluides : c'est ce que l'on observe *particulièrement* après des morts promptes et violentes, précédées de douleurs vives, de grands efforts, etc.; et il suffit alors quelquefois de deux ou trois heures pour rendre le corps emphysémateux, au point de le faire nager sur l'eau. On ne doit pas hésiter à rapporter au développement de ces bulles gazeuses dans les veines, un phénomène en apparence fort extraordinaire, et dont les anciens avaient prétendu tirer une induction *juridique*; je veux parler de la *cruentation*, c'est-à-dire du suintement et même du jaillissement de sang par les plaies : faut-il s'étonner que le sang contenu dans les veines s'échappe par les ouvertures des vaisseaux d'une plaie, lorsqu'il est poussé par les gaz développés dans le système veineux?

Après avoir exposé succinctement les phénomènes que présentent les divers organes en se pourrissant, il ne sera pas inutile de jeter un coup-d'œil sur les principaux changemens éprouvés successivement par la tête, le thorax, l'abdomen, le bassin, les membres, et même le drap et la bière.

Tête. La tête tient encore à la colonne vertébrale, et conserve tous ses rapports, que déjà les paupières sont amincies et assez enfoncées pour qu'au premier abord les cavités orbitaires ne paraissent qu'à moitié pleines; les globes oculaires sont affaissés de très bonne heure; il en est de même du nez, dont les parties latérales cependant sont les seules qui soient quelquefois déprimées. Bientôt après, les cheveux se détachent, les paupières, les parties molles du nez, et même les lèvres déjà très amincies, se détruisent ; une portion de la peau du crâne se détruit aussi, et les os, mis à nu, sont enduits d'une légère couche d'une matière comme graisseuse, couleur de bistre. Il existe à la partie postérieure de la tête une infiltration sous-cutanée, séro-sanguinolente, que l'on trouve également entre le périoste et les os, et qui est le résultat de la situation du cadavre sur le dos ; là, par conséquent, les parties molles se détachent très facilement, quoique les tégumens aient encore assez de consistance. Au milieu de tous ces désordres, les oreilles et les joues sont assez bien conservées. On voit aussi çà et là, sur quelques parties du crâne et de la face, des moisissures vertes ou blanchâtres, humides et cotonneuses. Plus tard, entre le troisième et le quatrième mois (du moins dans les ouvertures faites à Bicêtre), on n'aperçoit plus aucune partie molle de la face ; il n'y a que quelques débris membraneux, notamment aux régions molaires ; mais l'os maxillaire inférieur tient encore au temporal, et la tête à la colonne vertébrale ; à la vérité, une légère traction suffit pour amener la désarticulation. A une époque plus éloignée, les deux mâchoires, largement séparées, laissent voir l'apophyse basilaire de l'occipital ; cependant elles sont encore unies par quelques débris de parties molles ; la tête tient à peine au tronc. Enfin, plus tard, ces os sont complétement désarticulés et dénudés : alors les os du crâne sont recouverts d'un magma qui est un mélange de terre et de cheveux, et qui, étant enlevé, laisse voir leur couleur bistre clair, tachée çà et là de larges plaques d'un brun foncé.

Thorax. Il est rare que, pendant les trois premiers mois, le thorax ait éprouvé quelque changement dans sa forme ou dans les rapports des diverses pièces qui le composent ; les cavités des plèvres peuvent contenir une plus ou moins grande quantité de liquide ; mais cet épanchement est rarement le résultat de la putréfaction. Enfin, l'affaissement des viscères thoraciques, et notamment des poumons, n'est pas encore assez marqué, pour qu'en ouvrant la poitrine on soit frappé par le vide qu'offriraient ses cavités. Quelque temps après, la dépression est évidente, le ster-

num semble toucher à la colonne vertébrale ; on l'enlève facilement avec la main ; quelques-unes des côtes commencent à se
séparer de leurs cartilages ; les espaces intercostaux, dans certains points, ne sont plus occupés que par une tunique grisâtre
qui sert de moyen d'union ; l'intérieur du thorax, lorsqu'on l'incise, paraît vide et comme tapissé d'une membrane ressemblant
par sa couleur et sa consistance à du papier gris mouillé, sans
qu'on puisse dire au juste de quels organes cette membrane est
le débris. Plus tard, les côtes sont presque entièrement décharnées, et tiennent à peine au sternum, qui est enfoncé, brun, et
souvent recouvert de moisissure ; les cartilages sternaux sont
presque tous séparés du sternum et des côtes ; ceux qui restent
sont noirs, percés de trous, encore souples et faciles à enlever ;
on n'éprouve pas beaucoup de difficultés à les casser, et alors on
entend un léger bruit ; les cavités thoraciques sont parsemées
de moisissures blanches ou autrement colorées, et déjà quelques-
uns des intervalles intercostaux sont à jour par suite de la destruction des parties qui les remplissaient. A une époque plus éloignée, le sternum et les cartilages costaux sont séparés ; on en
voit les débris épars dans le thorax et dans l'abdomen ; ce qui
produit nécessairement une grande ouverture à la partie antérieure du thorax. Plus tard encore, la cage thoracique est détruite ; le sternum, séparé en deux pièces, occupe la cavité du
thorax ; les côtes sont presque toutes détachées et couchées les
unes sur les autres, sur les parties latérales du cadavre ; elles
sont enduites d'une matière noire semblable à un extrait végétal
mouillé, et qui est évidemment un reste des parties molles détruites ; elles ne sont pas plus fragiles qu'à l'état naturel, mais
leur intérieur est très sec et très poreux ; il n'en est qu'un très
petit nombre qui conservent encore une partie de leurs cartilages ; ceux-ci sont très souples, d'un gris olivâtre, mais couverts
d'un enduit brunâtre, comme vermoulus par places, et offrant
une coupe excessivement poreuse ; leur substance intérieure est
évidemment détruite.

Abdomen. Pendant long-temps l'abdomen n'éprouve aucun
changement notable, si ce n'est qu'il devient vert, jaune marbré
de vert ou ochracé. Du troisième au quatrième mois, du moins

dans mes expériences, il s'affaisse, et ses parois tendent à se rapprocher du rachis ; quelque temps après, ces parois sont réduites à une couche membraneuse, quelquefois humide, mais le plus souvent mince, desséchée, brune, couverte de terre et de moisissure, très facile à déchirer, collée surtout inférieurement à la colonne vertébrale et même au bassin ; lorsqu'on l'enlève, on remarque un vide considérable sur les deux côtés de cette colonne et dans le bassin. Quand cette couche est humide, les feuillets qui la composent sont comme savonneux, d'un blanc jaunâtre, et ordinairement séparés les uns des autres par une quantité innombrable de vers. Quelques semaines après, les parois abdominales sont tellement collées au rachis, qu'on ne les détache facilement que sur les côtés, où elles existent sous forme d'une couche feuilletée, d'un rouge noirâtre à l'intérieur et quelquefois encroûtée de gras de cadavre à l'extérieur. Il résulte de l'accollement sur la colonne vertébrale, de la portion sous-ombilicale des parois dont je parle, un creux très prononcé, à partir de l'appendice xyphoïde, jusqu'un peu au-dessous de l'ombilic. Quelquefois, au lieu de présenter une surface lisse et unie, la couche membraneuse qui est collée au rachis, offre des bosselures et des enfoncemens. A une époque plus éloignée, les parois abdominales sont réduites à quelques débris tégumentaires d'une couleur bistre, olivâtre ou noirâtre, souvent perforés dans plusieurs endroits, et qui tiennent encore aux dernières côtes, au pubis, et à la partie postérieure des crêtes iliaques ; ces débris paraissent formés par le péritoine, et peut-être par des portions des muscles droits et obliques, fortement desséchés et en quelque sorte méconnaissables. Enfin tout est détruit et on ne trouve sur les côtés du rachis, et adhérente à des os qui en sont teints, qu'une matière noire, humide, avec le luisant du cambouis, formant en quelques endroits des masses épaisses de 15 millimètres, qui sont évidemment des débris des parties molles.

La conservation des viscères abdominaux, dépendant surtout de l'état d'intégrité des parois abdominales, il ne sera pas sans intérêt de jeter un coup-d'œil rapides sur les époques auxquelles ces parois se détruisent. Je trouve ici ce que je vois partout ailleurs, des différences immenses qui tiennent à des causes souvent difficiles à déterminer. Ainsi il ne restait plus de traces de parois abdominales chez des sujets qui avaient été exhumés, le premier neuf mois dix-huit jours, et l'autre treize mois seize jours après l'inhumation, tandis qu'il existait une portion de paroi abdominale chez un individu dont le corps était inhumé depuis dix-sept mois six jours ; et ce qui est bien plus extraordinaire, chez un autre sujet enterré vingt-trois mois cinq jours avant, la paroi antérieure de l'abdomen était presque entière et sous forme d'une membrane comme tannée, au milieu de laquelle on voyait l'enfoncement ombilical, et à laquelle adhéraient des feuillets de couleur bistre ou noirâtre, semblables à des feuilles de tabac préparées et humectées ; ces feuillets étaient réunis entre eux par des filamens mous, semblables à de l'amadou et se déchirant avec facilité. Pourtant tous ces sujets avaient été déposés dans des bières du même bois, de même épaisseur, enveloppés d'une serpillière, et à côté les uns des autres dans le cimetière de Bicêtre. Je puis encore ajouter, pour mieux faire ressortir ces différences, qu'un individu qui avait été inhumé deux ans neuf jours auparavant , n'offrait aucune trace de paroi abdominale, quoiqu'il eût été enterré dans une bière *excessivement épaisse* et enveloppé *d'un drap de toile.*

La cavité abdominale contient rarement un liquide dans son intérieur, à moins qu'il n'en existât avant la mort ; au contraire, les viscères abdominaux tendent de plus en plus à se dessécher, et leur aspect est loin d'être humide quelques mois après l'inhumation. Du reste, la conservation des organes contenus dans l'abdomen a quelque chose de surprenant pour les personnes peu habituées à ces sortes de recherches : on peut dire que tant que les parois abdominales sont intactes, les viscères sous-jacens conservent leur intégrité, leurs formes, et même leurs rapports ; seulement quand l'affaissement de ces parois a été porté jusqu'au point de les coller au rachis, et lorsque déjà les organes eux-mêmes ont considérablement diminué de volume, n'aperçoit-on pas d'abord facilement, en ouvrant l'abdomen, toutes les parties qui y sont contenues. Plus tard, la difficulté devient plus grande ; et si l'on reconnaît bien le foie, la rate et les reins, plutôt à leur situation qu'à leur forme, on ne trouve à la place du canal digestif qu'un amas de tuniques membraneuses affaissées, débris évidens de l'estomac et des intestins ; car en les écartant on refait la cavité du premier et une partie des autres : du reste, ces tuniques sèches, d'un brun verdâtre, amincies, perforées dans certains points, ne permettraient pas, ni à beaucoup près, de refaire toute la longueur du canal digestif, non plus que d'en distinguer les diverses parties, ni les tuniques constituantes, et encore moins les altérations morbides, si la maladie qui a déterminé la mort était de nature à en produire. Plus tard encore, on ne découvre plus qu'une masse feuilletée, desséchée, dont l'intérieur est souvent rempli de vers, et que l'on peut réduire en filamens coralliformes ; dans un point de cette masse seulement, on reconnaît encore quelques vestiges de portions cylindriques appartenant au canal intestinal. Enfin, et comme je l'ai déjà dit à l'occasion des parois de cette région, il ne reste plus dans la cavité de l'abdomen qu'une petite quantité de matière noire comme du cambouis.

Membres. Pendant les premières semaines, les membres ne présentent rien de remarquable ; seulement là où les bras appuient sur le thorax et sur l'abdomen, la peau a conservé sa couleur naturelle, tandis qu'ailleurs elle peut être déjà fortement colorée ; là aussi il existe une mucosité gluante, rougeâtre, qui semble unir ces parties, et lorsqu'on vient à les séparer, l'épiderme se détache. Plus tard, à mesure que la peau et les muscles se pourrissent, quelques parties de ces membres sont à nu ; mais les os conservent encore leurs rapports, parce que les ligamens articulaires ne sont pas détruits : en général alors, les portions qui ne sont pas décharnées se présentent sous deux états : 1° elles offrent beaucoup de parties molles qui sont imprégnées de terre, de moisissure blanche, de débris de la serpillière, et qui ont l'apparence d'une matière solide, feuilletée et comme *cartonnée* à l'extérieur, et sous laquelle on sent des vides : cette matière est évidemment formée par les élémens fibreux et aponévrotique, sans la moindre trace de gras de cadavre ; en l'incisant, il en sort une quantité considérable de vers et de mouches ; quelquefois aussi cette couche est filandreuse, comme celluleuse, grasse au toucher, de 3 ou de 5 centim. d'épaisseur dans beaucoup de points, et offre extérieurement une sorte de croûte formée par du gras de cadavre, tandis qu'intérieurement elle ressemble à du bois pourri, si ce n'est que les filamens sont plus humides et qu'il est possible de distinguer çà et là qu'ils sont de nature animale; 2° les parties molles sont réduites à une couche assez mince, desséchée, grisâtre, parsemée dans quelques endroits de moisissures blanches, pouvant se subdiviser en deux lames, dont la plus externe semble devoir être la peau, et l'interne la partie aponévrotique, ou bien en une couche également mince, spongieuse, filandreuse, sèche, couleur d'amadou, dans laquelle il n'est plus permis de reconnaître ni nerfs, ni vaisseaux, ni muscles.

A une époque plus éloignée, le plus léger effort suffit pour séparer les os des membres, tant les ligamens présentent peu de résistance; quelques débris filamenteux des parties molles les maintiennent seuls dans leurs rapports; bientôt après ces os ne tiennent plus entre eux, quoiqu'ils conservent leur situation respective. Enfin, plus tard, lorsque tous les moyens d'union sont détruits, la séparation des os est complète, et on les trouve isolés dans la bière, dans le drap ou dans la terre.

Bière. La bière s'altère d'autant plus vite, tout étant égal d'ailleurs, qu'elle est en bois plus mince. En général, ce n'est guère qu'au bout de plusieurs semaines, même pour les bières qui ont peu d'épaisseur, que l'on y remarque des changemens; l'intérieur de la planche inférieure commence par devenir d'un gris noirâtre, plaqué de taches noires; il est enduit de moisissures, notamment sur la partie où reposent la tête et le dos, il existe aussi une assez grande quantité d'une bouillie brunâtre très fétide, recouverte elle-même, dans plusieurs points, de vers, de larves, d'œufs; bientôt après, l'extérieur de la planche inférieure présente une coloration et un enduit analogues; les ais latéraux sont déjetés en dehors et comme pliés; ils sont brunâtres, grisâtres par places, et en quelque sorte tapissés de larves à l'intérieur; le fond de la bière ne tarde pas à se perforer en plusieurs endroits, il est comme rongé par des vers; le bois qui environne les parties perforées est noir et paraît gras; on y voit aussi quelquefois une matière brillante, moins brune, comme graisseuse;

enfin on découvre au milieu de ce fond des milliers de larves et de vers, dont quelques-uns ont 2 centim. de long. Déjà à cette époque le couvercle est enfoncé, brisé en plusieurs parties, et la terre a pénétré jusqu'au fond de la bière. Plus tard il est difficile de retirer cette boîte sans rompre les planches latérales et le couvercle ; les divers fragmens de ces parties offrent, surtout à l'intérieur, des teintes variées, jaunes, blanches, noires, vineuses, et en certains lieux ressemblent à l'intérieur d'un vieux tonneau ; le bois qui les forme est pourri au point qu'on peut le réduire en poudre en le pressant entre les doigts. Enfin l'altération finit par être portée si loin qu'il est impossible de retirer la bière autrement que par petits fragmens, il a suffi, pour que cela eût lieu dans les expériences que j'ai faites avec M. Lesueur, de treize à quatorze mois, lorsque les boîtes étaient en sapin mince, tandis que deux ans après les bières étaient intactes et à peine colorées en jaune à l'extérieur, quand elles avaient été faites avec le même bois, ayant 3 centim. d'épaisseur.

Serpillière et drap. La serpillière et le drap se détruisent beaucoup plus vite, lorsque le cadavre n'a pas été déposé dans une bière. Dans ce cas, la première de ces toiles ne tarde pas plus de vingt à quarante jours à être réduite en lambeaux brunâtres et même noirâtres, déjà à moitié pourris, dont quelques-uns se détachent facilement, tandis que d'autres sont intimement mélangés avec la terre avec laquelle ils sont comme massés, et tellement adhérens au corps, que pour les enlever, il faut gratter assez fortement avec le scalpel, et alors on détache aussi de larges plaques d'épiderme qui restent étroitement unies avec ce mélange de terre et de serpillière. Si le corps a été enterré dans une bière, la serpillière se couvre dans plusieurs points d'œufs, de larves, d'insectes, et de la même sanie dont j'ai parlé à l'occasion de la bière : cette bouillie brunâtre forme, surtout à la face postérieure du corps, et notamment au niveau du cou, de la tête, des épaules, des espèces de plaques noires semblables à de la poix fluide, ou grisâtres comme de la sanie purulente, mêlée de poix liquide ; quelquefois aussi la matière a la consistance et l'aspect du cambouis. Déjà la serpillière se déchire facilement, et peut être couverte de moisissures blanches. La putréfaction faisant des progrès, cette toile s'enlève par fragmens de couleur de fumier, ou noirs, enduits le plus ordinairement d'une matière comme bitumineuse. Enfin, on n'en trouve plus de traces.

Le *drap* commence par se colorer en jaune tirant plus ou moins sur le roussâtre, dans les parties qui sont en contact avec le corps ; quelque temps après, sa surface interne se recouvre, surtout dans les portions sur lesquelles repose le cadavre, de taches ou de petites plaques de couleur extrêmement variée, plus ou moins épaisses, ordinairement mollasses, quelquefois presque diffluentes, provenant souvent de l'épiderme altéré ; tandis qu'à l'extérieur on voit dans plusieurs points une matière comme glutineuse jaune ou rougeâtre, sous forme de *boutons lenticulaires*, de *stalactites*, etc., qui a évidemment transsudé : à cette époque la consistance du drap n'est pas sensiblement diminuée, et plusieurs des parties qui n'ont pas été en contact immédiat avec le cadavre, sont encore blanches. Plus tard, il est encore entier, mais de couleur différente ; sa partie antérieure est d'un fauve très foncé par places, et parsemée de taches noirâtres, si l'on en excepte les portions où il avait été noué, comme celles qui sont au-dessus de la tête et au-delà des pieds et qui sont blanches ; sa partie postérieure, celle qui est appliquée sur le fond de la bière, est beaucoup plus humide et beaucoup plus tachée en brun, en jaune foncé, en lie de vin, surtout dans les environs de la tête : souvent alors cette toile est presque entièrement couverte à l'extérieur de larves d'un blanc jaunâtre, encore vivantes, qui la rendent comme lanugineuse, tandis qu'à l'intérieur on trouve dans quelques points une moisissure jaune, et dans d'autres un enduit graisseux, d'un brun noirâtre, et une quantité innombrable de larves qui s'agitent en tout sens. Déjà à cette époque elle est pourrie dans certains points, et se déchire avec la plus grande facilité ; ailleurs elle adhère assez fortement à quelques parties du corps, et dans ces portions l'épiderme est sous forme de lambeaux mous presque poisseux.

Plus tard l'altération est plus marquée : il ne reste plus que des lambeaux plus ou moins volumineux, qui cachent une partie du corps, et qui sont entièrement pourris ; leur couleur est *brun noirâtre*, mais ils sont tellement couverts de moisissures blanches et de chrysalides roussâtres, que cette couleur brune n'est pas apparente au premier abord, et qu'ils offrent l'aspect de certains lichens. Lorsqu'ils ont été débarrassés de ces diverses matières, on voit qu'ils sont humides, imprégnés d'une matière grasse à laquelle ils doivent leur couleur brune, et très faciles à déchirer.

Il arrive enfin une époque où il ne reste plus de traces de cette toile; je n'en ai pas trouvé en exhumant le cadavre de Mme de Noresse, trois ans cinq mois après sa mort (V. page 627); tandis qu'elle existait encore en partie dans un cas d'exhumation faite sept ans après l'inhumation.

Après avoir décrit les changemens que les tissus éprouvent successivement en se décomposant, il importe de déterminer si ces changemens arrivent à *des époques fixes*, ou bien si la nature présente à cet égard des variations plus ou moins nombreuses.

Il résulte des recherches qui précèdent et de celles d'un très grand nombre d'auteurs, que les cadavres enterrés à la même époque se pourrissent avec des vitesses différentes, les uns étant déjà complétement réduits au squelette, tandis que d'autres sont encore entiers ou commencent à peine à subir la décomposition putride. Il ne sera pas sans intérêt de jeter un coup-d'œil sur les principales *causes* de ces différences, d'autant mieux que leur examen justifiera l'impossibilité où j'étais de préciser l'époque de la mort d'un individu enterré depuis quelque temps.

Ces causes se rapportent particulièrement à l'âge, à la constitution, au sexe, à l'état de maigreur ou d'obésité, de mutilation ou d'intégrité des sujets, au genre et à la durée de la maladie à laquelle ils ont succombé, aux phénomènes qui ont précédé immédiatement la mort, qui a pu arriver après une agonie plus ou moins longue, ou subitement, à l'époque où l'inhumation a eu lieu, à la ponte de quelques insectes à la surface du corps, à la nature des terrains, à la profondeur de la fosse, à l'état nu ou enveloppé des cadavres qui ont pu être habillés, enfermés dans un drap ou dans une serpillière, à la présence ou à l'absence d'une bière, à la nature et à l'épaisseur de celle-ci, qui pouvait être en bois de sapin, de chêne plus ou moins mince, en plomb, etc., aux influences atmosphériques, telles que la température, le degré d'humidité, etc.

Examinons chacune de ces causes en particulier.

Age. Les nécropsies 22e, 23e et 24e prouvent d'une manière incontestable que les cadavres d'enfans très jeunes mis dans la terre, se pourrissent beaucoup plus vite que ceux des adultes et des veillards, toutes les autres circonstances étant égales d'ailleurs.

Constitution de l'individu. Quoique l'influence de la constitution soit moins facile à prouver que celle de l'âge, on ne peut pas moins établir que des individus d'un tempérament lymphatique, sanguin, etc., mis dans la terre, *toutes les autres circonstances étant les mêmes* d'ailleurs, se pourrissent avec des vitesses différentes. N'a-t-on pas vu en effet des sujets à-peu-près du même âge, aussi maigres les uns que les autres, ayant succombé à la même affection (lors d'une épidémie), et après avoir été malades à-peu-près le même nombre de jours, ayant été enterrés dans des bières de bois pareil et de la même épaisseur, à côté les uns des autres, dans le même terrain et vingt-quatre heures après la mort ; n'a-t-on pas vu, dis-je, ces individus se pourrir dans des temps très inégaux ; et tandis que l'un des cadavres était au dernier terme de la décomposition, l'autre commençait à peine à s'altérer ; à quelle cause attribuer dans ce cas la différence dont je parle, si ce n'est à la *constitution* des individus, qui n'était pas la même ? L'influence, dont il s'agit, tient, dans beaucoup de circonstances, à ce que la quantité des fluides animaux n'est pas la même chez les sujets de différente constitution, et à ce que les tissus n'offrent pas le même degré de densité.

Sexe. La prédominance du système lymphatique chez la femme, et la plus grande quantité de graisse que contient son tissu cellulaire sous-cutané, font que la putréfaction marche plus vite chez elle en général que chez l'homme, tout étant égal d'ailleurs.

État de maigreur ou d'obésité. Ce qui vient d'être dit relativement au sexe doit déjà faire sentir que l'état d'obésité favorise la putréfaction dans la terre ; c'est ce que l'expérience démontre.

Il y a plus : comme je le dirai ailleurs, la plus ou moins grande quantité de graisse influe sur le genre de décomposition qu'éprouvent les corps (*V.* GRAS DE CADAVRE).

État de mutilation ou d'intégrité du sujet. La putréfaction des cadavres qui offrent des solutions de continuité d'une certaine étendue marche rapidement : on sait aussi que les parties contuses, ecchymosées, dans lesquelles il y a du sang épanché, se pourrissent beaucoup plus vite que celles qui sont dans des conditions opposées ; et cependant je suppose qu'il n'y a aucune perte de substance, ni aucune trace de solution de continuité à la peau : à plus forte raison cette différence serait-elle sensible, s'il y avait eu une plaie contuse du vivant de l'individu.

Genre et durée de la maladie à laquelle ont succombé les sujets. En général, la putréfaction marche plus vite chez les individus qui ont succombé à une maladie aiguë que chez ceux qui sont morts d'une affection chronique qui a exténué le corps ; la prédominance des humeurs sur les solides, dans le premier cas, rend suffisamment raison du fait. Il serait curieux de déterminer par des expériences nombreuses quel genre d'influence chaque groupe de maladies aiguës exerce sur le développement de la putréfaction ; il faudrait pour cela enterrer comparativement des sujets ayant succombé à des encéphalites, à des pneumonies, à des gastro-entérites, etc.; mais ce travail est hérissé de difficultés, les autres influences qui hâtent la putréfaction étant trop nombreuses et trop variables, pour qu'on pût supposer leur action nulle dans la décomposition des corps. Quoi qu'il en soit, nous savons que tout étant égal d'ailleurs, la putréfaction s'empare plus lentement du cadavre d'un individu mort par hémorrhagie que de celui dont les vaisseaux sont distendus par le sang, comme on le voit après quelques asphyxies ; que les individus qui meurent dans un état d'anasarque se pourrissent beaucoup plus vite (*V.* NÉCROPSIE 7ᵉ, page 535); que ceux qui ont succombé à la petite-vérole, ou à toute autre affection pustuleuse de la peau, se détruisent plus rapidement que les autres ; enfin, que les parties dans lesquelles l'irritation, l'inflammation ont attiré le sang, se pourrissent très promptement. Il est probable aussi que l'altération manifeste qu'éprouvent les humeurs et même les solides dans certaines maladies aiguës, doit être une des causes qui hâtent la putréfaction.

Phénomènes qui ont pu précéder immédiatement la mort. Que la mort soit subite ou précédée d'une maladie qui aura duré quelques jours ; que celle-ci se termine par une agonie longue ou courte ; qu'elle soit le résultat de l'introduction dans le torrent de la circulation d'un de ces virus qui paraissent altérer le sang, la marche de la putréfaction sera plus ou moins rapide, sans que l'on puisse apprécier au juste la somme d'influence de chacun de ces élémens.

Époque où l'inhumation a eu lieu. La putréfaction marchant plus rapidement dans l'air que dans tout autre milieu, il est évident que si elle ne s'est pas encore développée lorsqu'on enterre le corps, celui-ci tardera plus à être pourri, que si l'inhumation avait eu lieu plusieurs heures et surtout plusieurs jours après le commencement de la putréfaction ; il pourrait arriver même, *en été*, qu'au bout d'un mois d'inhumation un cadavre qui n'aurait été inhumé que cinq ou six jours après la mort, et déjà lorsque la putréfaction était très avancée, fût aussi pourri qu'il l'eût été sept ou huit mois après la mort, s'il eût été enterré vingt ou vingt-quatre heures après. Dès-lors, on concevra l'influence d'un certain nombre de causes *secondaires* qui agissent sur les corps depuis l'instant de la mort jusqu'au moment où la putréfaction se manifeste : celle-ci ne se développant que lorsque la rigidité cadavérique a cessé d'exister, il est évident que la *durée de cette rigidité,* durée qui est loin d'être la même pour tous les cadavres, doit exercer de l'influence sur la marche de la putréfaction ; il suffira, pour justifier cette assertion, d'établir qu'il est des sujets qui ne sont plus raides quand on les enterre, tandis que d'autres offrent encore un reste de rigidité ; les premiers seuls ont commencé à se pourrir avant l'inhumation. Or, si la durée de la rigidité est un élément dont on doit tenir compte, ne savons-nous pas que cette durée est en grande partie subordonnée à celle de la chaleur, ou, en d'autres termes, que la rigidité n'atteint, en général, que les parties déjà refroidies ? Voilà ce qui détermine une marche différente dans la putréfaction des corps, suivant qu'ils ont été enveloppés de *vêtemens de laine*, de *draps de fil*, ou qu'ils ont été *nus*, suivant qu'ils ont été laissés dans des chambres *froides*, ou dans d'autres qui ont été *chauffées*.

Ponte de quelques insectes. Nous savons qu'en été, dans l'espace de temps pendant lequel les cadavres sont exposés à l'air, avant l'inhumation, quelques mouches pondent à la surface de la peau des œufs qui, éclos plus tard dans le cercueil, peuvent donner naissance à d'autres mouches; celles-ci, après s'être fécondées, peuvent encore reproduire sept ou huit fois des générations qui vont en se multipliant à l'infini.

Les insectes qui paraissent se repaître de préférence des cadavres, et dont les œufs sont déposés à la surface du corps, sont les suivans: *musca tachina simplex* de Meigen; *vomitoria, cœsarea, domestica, carnaria, furcata; scatophaga stercoria; thyreophora cynophila; anthrenus; dermestes; hister; necrophorus; sylpha; ptenus fur, imperialis; oxyporus, lathrobium; pœderus; stenus; oxytelus; tachinus; aleochara; noterus; scarites; harpalus; julus lepisma.*

Or, il est avéré que, dans les premiers temps après la mort, les mouches ne s'arrêtent pas autour des cadavres; que plus tard elles ne font que voltiger près d'eux, et qu'enfin, lorsque la putréfaction est plus avancée, elles s'appliquent sur eux, et y déposent leurs œufs; bientôt en effet on voit des larves plus ou moins nombreuses ramper sur plusieurs de leurs parties. Que si l'on enterre maintenant deux cadavres, dont l'un offre à surface des milliers d'œufs, tandis que l'autre n'en présente pas encore, il est évident que le premier se pourrira beaucoup plus vite, toutes les autres circonstances étant les mêmes, parce que le propre des larves est de détruire nos tissus pour s'en nourrir. On ne saurait donc nier l'influence de la ponte des insectes à la surface du corps sur la marche de la putréfaction.

Ce serait ici le cas de se demander quelle est, dans toutes les saisons de l'année, l'origine de ces larves, de ces nymphes et de ces insectes, surtout de la *musca tachina simplex* de Meigen, que nous avons si souvent vue, M. Lesueur et moi, à l'ouverture de cadavres enterrés à la profondeur de 150 centim. à 2 mètres, de puis plusieurs mois et même depuis quelques années. La ponte de quelques-unes de ces mouches à la surface des cadavres paraîtra insuffisante pour expliquer le phénomène, dès qu'on l'observe également sur les corps enterrés en hiver, époque pendant laquelle il n'y a point de mouches. On n'admettra pas non plus que ces insectes, qui sont mous et très faibles, puissent sortir de la terre et d'une aussi grande profondeur pour aller propager leur espèce. Il est tout aussi invraisemblable de supposer que les insectes aériens aient pu percer la terre pour parvenir jusqu'au cadavre. Si l'on ne trouvait que des larves ou des nymphes, on aurait pu croire que ces insectes étaient dans une sorte d'engourdissement ou d'hibernation qui aurait pu cesser par une circonstance opportune; mais les larves, les nymphes et les mouches se trouvent ensemble, et plusieurs des nymphes ont donné des insectes parfaits. Quelle peut donc être l'origine de ces races d'animaux? J'avoue qu'il m'est impossible de résoudre ce problème.

Pression. Profondeur de la fosse. La pression retarde la putréfaction, comme l'ont prouvé Godard et quelques autres auteurs. On pourra juger des résultats obtenus par Godard, par l'expérience suivante (1) :

Le 10 mars, à six heures du soir, le thermomètre marquant de 8 à 10°, on mit deux morceaux de maigre de veau, d'égal poids, dans une même quantité d'eau, mais contenue dans deux bouteilles de différente hauteur, savoir : l'une de 70 millimètres, l'autre de 1 mètre, y compris le tuyau que l'on y avait adapté; la petite bouteille fut bouchée avec un bouchon de cire, percé d'un trou égal à l'ouverture du tuyau.

Le 14, à la même heure, on voyait de l'air dégagé dans la petite bouteille; il ne paraissait rien dans l'autre.

Le 15, à onze heures du matin, le morceau de la petite bouteille flottait, et son eau était louche; on voyait dans l'autre quelques bulles, mais en bien moindre quantité que dans la petite, et son eau conservait sa transparence.

Le 17, à six heures du soir, le nombre des bulles de la petite bouteille était beaucoup augmenté; le morceau continuait d'y flotter, tandis qu'il n'y avait rien de changé dans l'autre.

(1) Godard. Voyez *Dissertation sur les antiseptiques*, imprimée par ordre de l'Académie. Paris, 1769, page 368 et suiv.

Le 22, à sept heures et demie du matin, l'eau de la petite bouteille puait bien plus, et était beaucoup plus louche que celle qui était au fond de la grande ; car l'eau contenue dans la partie supérieure et dans le tuyau n'avait pas reçu la moindre altération. La même différence avait lieu dans les puanteurs de leurs viandes ; mais ces dernières puanteurs ont disparu dès que les morceaux tirés de l'eau ont été exposés à l'air pendant quelques secondes. Si l'on fait attention que la viande de la bouteille était entourée d'un plus grand volume d'eau que celle de la grande, on jugera qu'à pourriture égale, l'eau de celle-ci aurait dû puer davantage que celle de l'autre, puisque les miasmes putrides y étaient délayés dans moins d'eau ; cependant le contraire a eu lieu, et par conséquent la différence de la transparence des eaux, de leur puanteur et de celle des viandes, prouve d'une façon manifeste la vertu antiseptique de la compression.

Plus la fosse sera profonde, les autres circonstances étant les mêmes, plus la putréfaction sera donc retardée, d'autant mieux que la terre est plus froide dans l'étendue de quelques décimètres, à mesure qu'on la creuse plus profondément.

État nu ou enveloppé du cadavre. Les faits recueillis jusqu'à ce jour, et entre autres plusieurs de mes observations, établissent que plus les corps sont immédiatement en contact avec la terre, plus ils se pourrissent facilement, tout étant égal d'ailleurs : ainsi un cadavre enterré *nu* se pourrira beaucoup plus promptement qu'il ne l'eût fait dans un même terrain, s'il eût été enveloppé d'un *drap* et enfermé dans une *bière* en *plomb* ; la putréfaction serait déjà moins tardive, si la bière était en *chêne* de l'épaisseur de 3 centim., moins encore si, étant construite avec le *même* bois, elle n'avait qu'un centimètre d'épaisseur, moins encore si elle était en sapin, et surtout si celui-ci était très mince ; enfin le ralentissement, dont je parle, serait beaucoup moins sensible, si le corps, au lieu d'être inhumé dans une bière, était simplement enveloppé de vêtemens, ou d'un drap ou d'une serpillière. On concevra l'influence de l'*enveloppe* sur la putréfaction, quand on saura que les viscères ne doivent réellement leur longue conservation, relativement à la peau, qu'à ce qu'ils sont enveloppés par celle-ci ; aussitôt que la destruction a atteint les tégumens, la putréfaction des viscères marche rapidement. Voyez, à l'appui de ce que j'avance, combien le cerveau se conserve long-temps par rapport aux autres organes ; c'est parce

qu'il est recouvert d'une enveloppe très solide, le crâne : dès-
lors, il est aisé de sentir toute l'influence que doivent exercer sur
la marche de la putréfaction les vêtemens, et surtout les bières
qui agissent dans le même sens que les enveloppes naturelles,
c'est-à-dire en ralentissant l'action des causes destructives des
corps. Je ne prétends pas cependant que les obstacles apportés
par les bières au développement de la putréfaction puissent être
tels que celle-ci soit complétement arrêtée ; loin de là, les corps
les moins disposés à se pourrir finissent par se détruire, même
lorsqu'ils sont renfermés dans des bières en plomb ; je dis seulement que tout étant égal d'ailleurs, la décomposition putride
marche d'autant plus lentement que le corps est enveloppé de
manière à se soustraire davantage à l'action des agens extérieurs.

Influences atmosphériques. Il suffira de signaler l'influence
de la chaleur et de l'humidité atmosphériques, pour convaincre
nos lecteurs du rôle que jouent ces élémens pour accélérer la
putréfaction.

Que penser maintenant de l'opinion de Burdach, sur le mode
d'altération que les corps éprouvent dans les terres ? Suivant lui,
il faut reconnaître trois périodes dans cette décomposition :
1° bouffissure de tout le corps par développement de substances
gazeuses ; c'est la période de fermentation qui *dure plusieurs
mois ;* 2° conversion des parties molles en une matière pultacée,
verdâtre ou d'un brun foncé ; le corps s'affaisse, parce que les
gaz se volatilisent ; cette période *dure de deux à trois ans ;*
3° les gaz achèvent de se dégager ; l'odeur fétide est remplacée
par une odeur de moisissure, et il reste une matière terreuse
grasse, friable, brunâtre, qui ne se convertit qu'au bout d'un
nombre considérable d'années en une cendre qui se mêle à la
terre ordinaire.

Je ne saurais admettre de pareilles idées sur la marche de la
putréfaction dans la terre ; elles sont évidemment erronées, et
propres à induire les experts en erreur. Et d'abord, pour ce qui
concerne la première période, n'ai-je pas vu souvent, pour
ne pas dire presque toujours, les cadavres ouverts dix, quinze,
quarante, cinquante jours après l'inhumation, dans un état d'af-

faissement qui ne ressemblait guère à celui dont parle Burdach, qui suppose que le corps est bouffi pendant cette première époque, à laquelle il assigne une durée de *plusieurs mois ?* Non pas que je prétende que jamais les cadavres ne se tuméfient lorsqu'ils commencent à se pourrir ; je veux seulement établir que cette tuméfaction n'a pas nécessairement lieu, puisqu'elle manque souvent, et que lorsqu'elle existe, elle ne dure pas, *en général*, ni à beaucoup près, autant de temps que l'indique Burdach. Quant à la seconde période, il est évident que cet auteur s'est encore trompé ; car tout en accordant que le corps s'affaisse, il n'en est pas moins vrai que les parties molles ne se convertissent pas constamment en une *matière pultacée ;* n'avons nous pas vu au contraire, M. Lesueur et moi, ces parties se dessécher pour la plupart, se réduire en lamelles ou en filamens coralliformes, et quelques-unes d'entre elles imiter même une sorte de cartonnage ; d'ailleurs, comment admettre que cette période dure de deux à trois ans, lorsque dans la plupart de nos expériences les cadavres étaient déjà presque réduits au squelette au bout de quatorze, quinze ou dix-huit mois, même lorsqu'ils avaient été enterrés dans des bières et enveloppés d'une toile ? L'inexactitude des phénomènes annoncés comme caractérisant la troisième période, ne saurait non plus être mise en doute ; en effet, la matière grasse qui reste en petite quantité comme dernier terme de la décomposition putride, n'est ni terreuse ni friable ; c'est une sorte de cambouis mou, oléagineux, semblable à du vieux oing fortement coloré.

J'ajouterai à tous ces faits, qui combattent victorieusement l'opinion de Burdach, qu'en admettant même que la *durée* des périodes assignées par lui fût exacte pour des observations faites dans un terrain donné et avec certains cadavres, elle ne le serait plus quand il s'agirait d'autres terrains et de sujets qui seraient placés dans d'autres conditions. Les experts ne sauraient donc assez se méfier de pareils résultats, qui malheureusement ont déjà été pris plusieurs fois pour guide, lorsqu'il a été question de déterminer l'époque à laquelle avait eu lieu la mort d'individus inconnus.

On prévoit déjà que je n'adopterai pas davantage l'opinion des médecins et des anatomistes qui admettent, d'après le dire des fossoyeurs, qu'il faut de trois à quatre ans pour la destruction complète des parties molles d'un cadavre sous terre; d'autres portent jusqu'à six ans le laps de temps nécessaire à l'accomplissement de ce travail. Ne sait-on pas qu'il y a à cet égard des variétés et des différences aussi nombreuses qu'extraordinaires? Les exemples de conservation de corps ensevelis depuis plusieurs années se présentent en foule; je me bornerai à en citer quelques-uns. *Limprecht* a fait connaître une observation intitulée : *De manu in sepulcro ultra seculum ab omni putredine conservata.* Plus loin, il dit que, passant par un monastère de la Gaule narbonnaise, on lui avait fait voir des cadavres bien conservés qu'on avait depuis long-temps retirés de leurs sépulcres (*V.* article MOMIFICATION). *Faber* a communiqué à Fabrice de Hilden une observation intitulée : *De cerebro non putrefacto in cadavere quinquagenis annis sub terra reposito.*

Les terrains hâtent ou retardent la putréfaction par plusieurs causes. *Leur situation :* deux terrains de même nature, dont l'un sera élevé et en pente, et dont l'autre sera dans un fond, n'agiront pas de même sur les corps : le premier étant beaucoup plus sec, ralentira la marche de la décomposition, tandis que l'autre pourra la favoriser. *Leur degré d'humidité :* la putréfaction ne se développe jamais quand les corps sont desséchés; au contraire, elle parcourt rapidement ses périodes dans un milieu humide; donc elle arrivera bientôt à son dernier terme dans des terrains humides, tandis que dans les terrains qui se dessèchent aisément, elle sera singulièrement retardée. *Leur nature chimique :* j'entends ici par nature chimique, nonseulement la composition du terrain, en tant qu'on le considère comme formé de plusieurs oxydes métalliques, de sulfate et de carbonate de chaux, etc., mais encore sa composition acci-

dentelle ; en effet, il peut contenir des gaz plus ou moins fétides, des matières animales en putréfaction ou à moitié pourries, etc.; ainsi nous verrons, en parlant du gras de cadavre,
qu'au cimetière des Innocens, non-seulement la putréfaction
avait été ralentie, mais encore qu'elle avait fourni un produit particulier, le gras de cadavre ; et je dirai que Fourcroy et Thouret
avaient attribué ces deux phénomènes à ce que la terre qui recouvrait les corps avait été promptement saturée des gaz provenant de la première période de la putréfaction. Ne sait-on pas,
d'une autre part, que la terre des cimetières où l'on a enterré
beaucoup de cadavres, et qui par conséquent est fortement imprégnée de détritus de matières putréfiées, hâte la putréfaction ?
Ces diverses propositions seront, du reste, éclaircies par les expériences suivantes, qui ont autant pour objet de faire connaître
l'influence des terrains sur la marche de la putréfaction que le
genre d'altération que chacun de ces terrains fait éprouver à la
matière animale. Ces expériences ont été faites avec des parties
d'un même cadavre, enveloppées d'un même linge, et enterrées
au même moment, afin de pouvoir bien juger la seule influence
qui ne fût pas la même, celle du terrain. Que si l'on me blâmait
d'avoir agi ainsi et de ne pas avoir cherché à résoudre le problème
avec des cadavres entiers, inhumés dans différens cimetières, je
répondrai que les résultats fournis par un travail de ce genre
eussent été loin d'être concluans comme ceux que je vais faire
connaître, parce qu'il eût été impossible d'affirmer que les différences observées dépendaient plutôt de la nature du terrain que
de l'âge, de la constitution du sujet, de la maladie à laquelle il
avait succombé, de la durée de celle-ci, etc.

Expériences.

Le 15 avril 1830, on a enfermé dans quatre sacs de toile crue assez
épaisse quatre fragmens égaux de cuisses d'un cadavre encore frais, ne
présentant aucune coloration ni aucun indice de putréfaction ; chacun de
ces fragmens était long d'environ 16 centim. Les sacs ont été aussitôt enterrés à 30 cent. de profondeur dans quatre tas de terre de la hauteur et
de la largeur d'un mètre, préalablement disposés les uns à côté des autres,
dans un coin du jardin de la Faculté de médecine de Paris. Ces terres seront désignées sous les noms de *terre de Bicêtre*, de *terre du jardin de la*

Faculté de médecine de Paris, de *terreau*, et de *sable*. La terre de *Bicêtre*, prise dans le cimetière où j'ai enterré tous les cadavres dont il a été parlé jusqu'ici, est jaunâtre, calcaire, et ne présente aucun des caractères des terres végétales ; elle a fourni à l'analyse, sur dix mille parties :

Matière organique très azotée, soluble dans l'eau. .	0,040
Sulfate de chaux.	0,238
Matière organique insoluble.	0,520
Acide silicique et sable siliceux.	4,600
Carbonate de chaux.	3,800
Oxyde de fer.	0,540
Phosphate de chaux.	0,100
Alumine.	0,089
Perte.	0,082

La terre du jardin de la Faculté de médecine de Paris diffère de la précédente en ce qu'elle contient beaucoup moins de matière organique *azotée*, et qu'elle renferme des détritus de végétaux dont la décomposition est déjà très avancée ; aussi est-elle noire et offre-t-elle l'aspect d'une terre végétale ; du reste, elle est également très riche en carbonate de chaux, et contient aussi une assez grande quantité de sulfate de chaux. Le *terreau* est principalement caractérisé par la forte proportion de détritus de végétaux qu'il renferme ; ces détritus sont loin d'être aussi pourris que ceux qui existent dans la terre du jardin ; en sorte que le terreau constitue véritablement un terrain beaucoup plus végétal ; il est principalement formé d'acide silicique et de carbonate de chaux. Le *sable de carrière* est essentiellement siliceux et très ferrugineux ; on y voit quelques traces de mica et à peine du carbonate de chaux.

Examen le 24 avril. — Terre de Bicêtre. Le sac est entier, très altéré, et se déchire au plus léger effort ; sa surface interne est enduite d'une sanie lie de vin sale et d'une couche jaunâtre desséchée. Il n'y a plus d'épiderme ; le derme est blanc à la partie interne, rouge vineux dans une portion de la partie externe ; il est luisant, humide et assez résistant. Les muscles, déjà très ramollis, sont d'un rouge pâle tirant un peu sur le vert dans quelques points. Le tissu cellulaire ne paraît pas altéré.

Terre du jardin de la Faculté de médecine. Le sac est entier, moins altéré que le précédent, quoiqu'il commence cependant à se déchirer avec assez de facilité. Il n'y a plus d'épiderme ; le derme est très humide, coloré en blanc, en rouge et en verdâtre. Les muscles sont à-peu-près comme les précédens ; le tissu cellulaire est huileux, jaune, et n'offre pas la moindre apparence de gras. Ce fragment de cuisse paraît être arrivé au même degré de putréfaction que celui qui avait été mis dans la terre de Bicêtre.

Terreau. Le sac est entier, mais commence à se déchirer ; sa surface externe est fortement imprégnée d'une sanie rougeâtre. On trouve à peine des traces d'épiderme ; le derme, à-peu-près coloré comme dans les expériences précédentes, est un peu plus mou ; les muscles sont aussi beaucoup plus ramollis ; la putréfaction est évidemment plus avancée.

Sable. Le sac est entier et ne se déchire pas facilement. L'épiderme est détaché presque partout ; les portions qui restent se séparent très facilement ; le derme et les muscles sont à-peu-près comme dans le fragment placé dans la terre de Bicêtre ; toutefois, la putréfaction est moins avancée. Le tissu cellulaire ne paraît pas avoir éprouvé de changement notable.

Immédiatement après l'examen, ces divers fragmens ont été enfermés de nouveau dans les sacs, et enterrés à la même profondeur.

28 avril. La décomposition putride est plus marquée ; le fragment placé dans le sable est le moins avancé, tandis que celui qui est dans le terreau est le plus pourri ; les deux autres offrent à-peu-près le même degré d'altération ; nulle part on n'aperçoit de gras de cadavre. La destruction des sacs est en rapport avec celle des fragmens.

2 mai. Les sacs sont assez pourris pour qu'il soit impossible de s'en servir ; aussi enterre-t-on les fragmens à nu ; du reste, la putréfaction a encore fait de nouveaux progrès, et toujours en suivant la même marche.

19 mai. Tous les fragmens sont plus pourris que la dernière fois, et la différence qui a déjà été remarquée est encore plus prononcée, c'est-à-dire que le fragment entouré de sable est le moins altéré, tandis que celui qui occupe le terreau est le plus avancé. Il y a une quantité notable de gras de cadavre dans le morceau placé dans la *terre du jardin ;* celui qui est enterré dans la *terre de Bicêtre* en contient moins, et il y en a encore moins dans celui qui a été mis dans le *terreau ;* le fragment qu'enveloppe le sable n'en renferme pas du tout.

29 mai. — Sable. Les muscles, quoique rosés, sont très ramollis ; la peau est presque complétement détruite, et la masse des parties molles se détache avec assez de facilité des os, en entraînant le périoste. La portion de sable qui touche immédiatement ces parties est noirâtre ; on dirait qu'il se forme un peu de gras de cadavre dans quelques points de la surface du moignon. *Terre de Bicêtre.* La putréfaction est beaucoup plus avancée que dans le sable, et même que dans la terre du jardin ; les parties molles sont entièrement détachées des os, et réduites en une bouillie de couleur ardoise claire par parties, olivâtre et blanchâtre dans d'autres ; le gras de cadavre, plus abondant que la dernière fois, ne l'est pas autant que dans la *terre du jardin*, et il est à moitié desséché dans certains points. *Terre du jardin de la Faculté.* Les muscles sont violacés et moins ramollis que dans la terre de Bicêtre ; le savon est déjà presque sec et en quantité plus considérable que partout ailleurs. *Terreau.* La putréfaction est extrêmement avancée ; les muscles, de couleur roussâtre, ont atteint le dernier terme du ramollissement ; il y a plus de gras de cadavre, mais il ne présente pas la siccité de celui du fragment qui entoure la terre du jardin.

5 juin. — Sable. On ne peut pas dire qu'il se soit formé du gras de ca-

davre ; tout au plus remarque-t-ou dans quelques points une légère tendance à la saponification ; les parties molles sont à-peu-près dans le même
état que le 29 mai. *Terre de Bicêtre*. On trouve à peine des traces de muscles ; l'os est presque dénudé ; les parties molles qui restent , et qui par
conséquent sont en très petite quantité, sont presque entièrement transformées en savon. *Terre du jardin de la Faculté*. Le gras est encore plus
abondant que la dernière fois ; il ne paraît formé qu'aux dépens de la peau
et du tissu cellulaire sous-cutané : on trouve au-dessous la couche musculaire violacée et très ramollie. *Terreau*. Il s'est opéré un changement re
marquable pendant ces huit jours ; la quantité de savon est tellement
abondante, qu'il y en a beaucoup plus que dans la terre du jardin, ce qui
n'avait pas eu lieu jusqu'alors ; ce gras est aussi plus sec et mieux formé
que celui de cette terre ; il n'est pas douteux qu'indépendamment de la
peau et du tissu cellulaire , une portion de la couche musculeuse ne soit
également saponifiée.

Il résulte de ce qui précède, 1° que la putréfaction est loin d'a-
voir marché avec la même rapidité dans les quatre terrains soumis à l'expérience ; 2° qu'elle a été beaucoup plus lente dans le
sable et beaucoup plus prompte dans le terreau que partout ailleurs, jusqu'au moment où il y a eu une certaine quantité de gras
de cadavre de formé (1) ; 3° qu'à cette époque la décomposition
putride a fait au contraire beaucoup plus de progrès, là où il y
avait moins de gras, comme dans la *terre de Bicêtre,* que dans
le *terreau* et dans la *terre du jardin* qui en renfermaient davantage ; et que si, dans le sable où il ne s'était point formé de
savon, la putréfaction était beaucoup moins avancée, cela tient à
ce que ce terrain jouit à un très haut degré de la propriété de
ralentir la décomposition ; 4° que tous les terrains ne sont pas
également propres à opérer la saponification de nos tissus, et
qu'en général le terreau et les terres végétales semblent être

(1) Ces résultats ne s'accordent guère avec ceux que Thouret dit avoir été consignés dans un rapport fait à l'Académie royale des sciences , en 1788, par Lémery,
Geoffroy et Hunauld. Les expériences de ces savans les auraient conduits à admettre qu'en général c'est en raison de sa facilité à absorber ou à transmettre les
gaz, que la putréfaction dans les terres offre des variétés ; ainsi , le sable sec serait,
de toutes les terres, celle qui favoriserait le plus la décomposition des corps, tandis
que les terres argileuses et compactes la retarderaient. Toutes mes recherches pour
découvrir ce rapport ayant été infructueuses , il m'a été impossible de juger la valeur des expériences qui lui servent de base, et dont les résultats paraîtront si extraordinaires.

ceux qui la déterminent le mieux et le plus promptement; 5° que cette transformation graisseuse paraît commencer par la peau et le tissu cellulaire sous-cutané, pour gagner ensuite les muscles; 6° que quelle que soit la rapidité avec laquelle a lieu la putréfaction jusqu'à l'époque où la saponification a envahi une assez grande partie de la peau, elle s'arrête en quelque sorte dès cet instant, ou du moins ne suit plus la même marche, puisque au lieu de se ramollir de plus en plus, de devenir pultacés et de disparaître, les tissus sous-jacens passent au gras, et finissent par former une masse d'un blanc grisâtre, sèche, dans laquelle il n'est plus possible de les reconnaître (*Voyez* page 682, pour l'histoire du gras de cadavre.)

C'est d'après mon travail que M. Devergie (*Médecine légale,* t. 1, p. 168) divise en cinq phases ou périodes les phénomènes de la putréfaction dans la terre. La première est caractérisée par le ramollissement des tissus; leur coloration en vert ou en rouge brun; le développement de gaz en proportion plus ou moins grande, suivant les saisons, et l'humidité plus grande des tissus.

La seconde se distingue de la précédente par le développement d'une matière gluante plus ou moins épaisse, qui donne à la peau ainsi qu'aux autres organes un toucher gras; il y a moins d'humidité dans les tissus; les gaz ont disparu; la coloration verte ou brune a fait place à une couleur bistre. C'est le passage de la période de fonte putride qui détruit les organes à la saponification qui les conserve pendant un temps en général fort long.

Dans la troisième période, on reconnaît surtout les caractères de la saponification la plus avancée; aussi un grand nombre d'organes manquent-ils le plus souvent parce qu'ils ont été détruits par la fonte putride.

La dessiccation et l'amincissement des organes et des tissus sont les phénomènes saillans de la quatrième période.

La cinquième a pour phénomène principal la destruction des parties molles et des parties dures, et leur transformation en poussière ou en un cambouis qui s'infiltre peu-à-peu dans la terre.

Enfin pour donner un tableau complet des vues qu'ont présenté les auteurs sur les phénomènes de la putréfaction dans la terre, je rapporterai les opinions de Fourcroy et de Thouret qui réduisent les phases de la putréfaction aux quatre suivantes : 1° le développement des gaz ; 2° leur expulsion suivie d'une putréfaction humide et désorganisatrice des parties molles ; 3° l'arrêt de cette putréfaction, à laquelle succède la transformation en gras de toutes les portions animales qui existent ; 4° la destruction plus ou moins lente de ce gras de cadavre.

§ II.

De la putréfaction des cadavres entassés dans des fosses communes.

Les cadavres qui se pourrissent dans des fosses communes peuvent se présenter au moins sous trois états différens : 1° ils sont réduits au squelette ; on ne trouve plus que leurs ossemens: 2° ils sont transformés en *gras*, c'est-à-dire, ils ont éprouvé une véritable *saponification;* 3° ils sont changés en *momies sèches* (1). Je n'affirmerai pas que cette triple altération soit *constante*, et qu'on l'ait reconnue toutes les fois que l'on a eu occasion d'observer des cadavres enterrés dans des fosses communes : nous manquons à cet égard des descriptions qu'il me serait nécessaire d'avoir sur l'état anatomique et chimique des corps exhumés de la plupart de ces fosses communes ; mais j'établirai que dans le travail de ce genre, le plus remarquable qui ait été fait jusqu'à ce jour, celui qui avait pour objet les fouilles du cimetière des Innocens de Paris, ces trois états ont été observés et signalés par Fourcroy et Thouret, dont les mémoires me serviront principalement de guide dans la rédaction de cet article.

(1) Le lecteur sera peut-être tenté de croire que la saponification et la momification sont exclusivement l'apanage des corps qui se pourrissent dans des fosses communes puisque je traite de ces transformations à l'occasion des cadavres entassés dans ces fosses ; il n'en est pourtant pas ainsi : la *momification* a fort souvent lieu dans les exhumations partielles, quand le terrain est sec et exposé à une température élevée ; la saponification, il est vrai, ne s'observe guère que partiellement lorsque les cadavres sont enterrés dans des fosses particulières ; on ne trouve alors de transformés en savon, *et encore en savon incomplet*, que la peau, le tissu cellulaire, les muscles et un très petit nombre de viscères ; pour que les corps soient *complétement changés en gras*, il faut qu'ils se pourrissent, après avoir été entassés dans des fosses communes.

A

Cadavres réduits à leurs ossemens.

Les cadavres que l'on trouve réduits au squelette dans les fosses communes peuvent primitivement avoir subi la transformation graisseuse, et avoir ensuite été dépouillés de toutes les parties molles par l'action des eaux ; mais il est probable que plusieurs de ces cadavres ont été réduits à leurs ossemens sans avoir été saponifiés, et après avoir éprouvé un genre d'altération analogue à celui qu'ils subissent dans les cimetières, lorsqu'ils sont enterrés dans des fosses particulières, altération que j'ai décrite avec soin et avec détail. Quoi qu'il en soit, les os une fois dépouillés de leurs chairs ne se décomposent que très lentement, soit que les cadavres aient été inhumés dans des fosses communes ou dans des tombeaux particuliers ; en général, ils deviennent d'un jaune nankin, striés quelquefois de rouge. Des os humains, enterrés depuis six cents ans, ont encore fourni à l'analyse 27 pour 100 de gélatine et 10 de graisse à-peu-près, comme s'ils eussent été frais ; on sait en effet que la gélatine ne forme guère que les 30/100 des os. Si le terrain dans lequel l'inhumation avait eu lieu eût été à la température de $28° \times 0°$ thermomètre centigrade, la graisse aurait fondu et se serait écoulée. Il est cependant des cas où les os subissent un genre d'altération remarquable ; ceux que l'on retira d'un tombeau du onzième siècle, trouvé dans le sol de l'ancienne église de Sainte-Geneviève de Paris, présentèrent des caractères particuliers tout-à-fait *différens de ceux* que l'on avait recueillis au *cimetière des Innocens*. Ces os, qui pouvaient avoir sept cents ans, étaient en général extrêmement fragiles ; il suffisait de les presser légèrement avec les doigts pour les briser ; ils étaient pourpres, à-peu-près comme la lie de vin desséchée, et leur surface était recouverte d'une grande quantité de cristaux blancs et brillans de phosphate acide de chaux. Ces os étaient remarquables par l'absence de matière animale et de carbonate de chaux, et par la présence de la matière pourpre et du phosphate acide de chaux ; tout porte à croire que la matière colorante pourpre, qui était soluble dans l'eau et dans l'alcool, était le résultat de la décomposition de la partie gélatineuse des os. Quant à l'origine du phosphate acide de chaux, Fourcroy et Vauquelin pensaient que la matière animale contenait du phosphore qui s'était converti en acide phosphorique, lequel se serait combiné d'abord au carbonate de chaux, puis au phosphate de chaux des os, et les aurait transformés en phosphate acide ; cette formation de phosphate de chaux *très soluble*, serait même un des moyens dont la nature se servirait pour détruire le tissu des os, et pour le mêler aux couches terreuses (*Annales du muséum d'Histoire naturelle*, t. x).

B

Cadavres transformés en gras.

Il ne sera pas inutile, avant de décrire l'état de ces cadavres, d'indiquer succinctement la manière dont ils étaient enterrés, d'autant mieux que cette connaissance pourra me servir dans la recherche des causes qui déterminent la saponification.

Les fosses communes du *cimetière des Innocens* avaient 10 mètres de profondeur et 7 de largeur dans leurs deux diamètres ; on y plaçait, par rangs très serrés, les corps des pauvres renfermés dans leurs bières. La nécessité d'en entasser un grand nombre obligeait les hommes chargés de cet emploi de placer les bières si près les unes des autres, qu'on peut se figurer ces fosses remplies comme un massif de cadavres, séparés seulement par deux planches d'environ 15 millim. d'épaisseur, sans aucune couche de terre interposée entre eux. Ces fosses contenaient chacune mille à quinze cents cadavres. Lorsqu'elles étaient pleines, on chargeait la dernière couche des corps d'environ 33 centim. de terre, et on creusait une nouvelle fosse à quelque distance. Chaque fosse restait environ trois ans ouverte, et il fallait ce temps pour la remplir. Le nombre plus ou moins grand des morts, comparé à l'étendue du cimetière, rendait nécessaire le creusement de ces fosses à des époques plus ou moins rapprochées ; c'était au plus tôt après quinze ans, et au plus tard après trente ans, qu'une fosse était faite dans le même lieu.

L'expérience avait appris aux fossoyeurs que ce temps ne suffisait pas pour la destruction entière des corps. La première fouille que l'on fit dans une fosse fermée et remplie depuis quinze ans, permit de constater que les *cercueils* étaient conservés dans toutes leurs dimensions et leur solidité, qu'à l'exception d'une légère teinte noire dont les bières étaient salies extérieurement, et qui était due à la terre qui les environnait, ces bières avaient conservé leur fraîcheur ; toutefois, elles étaient un peu affaissées les unes sur les autres ; le bois en était sain, et seulement teint en jaune.

Description des cadavres. Les corps étaient placés sur la planche du fond de la bière ; il existait une distance assez grande entre leur surface et la planche de dessus ; ils étaient tellement aplatis, qu'ils semblaient avoir été soumis à une forte compression (1). Le linge qui les recouvrait était comme adhérent aux corps qui, avec la forme des différentes régions, n'offraient plus, en soulevant ce linge, que des masses irrégulières d'une *matière molle, ductile, d'un gris blanc ;* ces masses environnaient les os de toutes parts ; elles n'avaient point de solidité, et se cassaient par une pression un peu brusque. L'aspect de cette matière, son tissu, sa mollesse, la fit d'abord comparer au fromage blanc ordinaire ; et cette comparaison était juste, surtout par les empreintes ou aréoles que les fils tissus du linge avaient formés à sa surface. En touchant à cette substance blanche, elle cédait sous le doigt, et se ramollissait en la frottant pendant quelque temps. Les cadavres ainsi changés en gras ne répandaient point une odeur très infecte.

En examinant attentivement beaucoup de corps passés à cet état, on reconnut que tous n'étaient pas également avancés dans cette espèce de conversion. Plusieurs offraient, au milieu de masses blanches et grasses, des portions de *muscles reconnaissables* à leur tissu fibreux, et à leur couleur plus ou moins *rouge.* Dans ceux qui étaient complétement convertis en gras, les masses qui recouvraient les os étaient partout de la même

<hr>

(1) Quelque affaissés que soient les cadavres complétement saponifiés, on ne peut pas moins établir que le gras qui s'est formé a plus de volume que n'en avait *toute la graisse* du corps.

nature, c'est-à-dire présentaient indistinctement, dans toutes les régions, une substance *grise*, le plus souvent molle et ductile, quelquefois *sèche*, toujours facile à séparer, en fragmens poreux, percés de cavités, et n'offrant *plus aucune trace* des membranes, des muscles, des tendons, des vaisseaux, des nerfs : on eût dit au premier aspect que ces masses blanches n'étaient que du tissu cellulaire dont elles représentaient très bien les aréoles et les vésicules.

En suivant cette matière blanche dans les différentes régions du corps, on a pu se convaincre que le tissu de la peau éprouvait partout cette altération remarquable ; on reconnut ensuite que les parties ligamenteuses et tendineuses, qui attachent et retiennent les os, n'existaient plus, ou qu'au moins, ayant perdu leur tissu et leur ténacité, elles laissaient les articulations sans attaches, sans soutien, et les os livrés à leur propre pesanteur ; de sorte qu'il n'existait plus entre eux qu'une juxta-position sans réunion et sans adhérence : aussi le moindre effort suffisait-il pour les séparer, comme le savaient les fossoyeurs, qui, pour transporter ces corps et les enlever des fosses que l'on voulait vider, les pliaient et les roulaient sur eux-mêmes de la tête aux pieds, en écartant ainsi les extrémités des os autrefois articulés.

Il n'y avait plus de cavité abdominale. Les tégumens et les muscles de cette région, changés en matière *grasse* comme les autres parties molles de ces corps, étaient affaissés et appuyés sur la colonne vertébrale, de sorte que le reste était aplati, et qu'il ne restait plus de place pour les viscères ; aussi ne trouvait-on presque jamais de traces de ceux-ci dans les lieux presque effacés qu'occupait autrefois la cavité abdominale. En vain cherchait-on dans le plus grand nombre des corps et le lieu et la substance de l'estomac, des intestins, de la vessie et même du foie, de la rate, des reins et de la matrice chez les femmes : tous ces viscères était fondus, et souvent il n'en restait absolument aucune trace ; quelquefois seulement on trouvait des masses irrégulières de la même nature que la matière *grasse*, de différens volumes, depuis celui d'une noix jusqu'à 6 ou 9 centimètres de diamètre, dans les régions du foie ou de la rate.

L'extérieur de la poitrine était aplati et comprimé comme

le reste des organes ; les côtes, luxées spontanément dans leurs articulations avec les vertèbres, étaient affaissées et couchées sur la colonne dorsale ; leur partie arquée ne laissait entre elles et les vertèbres qu'un petit espace de chaque côté, bien différent des cavités thoraciques, par l'étendue et par la forme. On n'y retrouvait point distinctement la plèvre, le médiastin, les gros vaisseaux, la trachée-artère, ni même les poumons et le cœur : ces viscères étaient souvent entièrement fondus, et la plus grande partie avait presque disparu ; on ne voyait à leur place que quelques grumeaux de matière grasse ; cette matière étant le produit de la décomposition de viscères chargés de sang et de diverses espèces d'humeurs, différait de celle de la surface du corps et des os longs, en ce qu'elle avait toujours une couleur plus ou moins rouge ou brune. Quelquefois on trouvait dans la poitrine une masse irrégulièrement arrondie, de même nature que les précédentes, et qui paraissait appartenir à la graisse et au tissu fibreux du cœur : apparemment que chez les sujets chez lesquels cela s'observait, le cœur avait été primitivement chargé de graisse. Dans d'autres circonstances, il y avait, dans un des côtés du thorax, une masse de forme ovoïde, qui paraissait en avoir occupé toutes les dimensions, offrant à sa surface des empreintes très évidentes des côtes, et qui devait être la suite d'un engorgement très considérable de l'un des lobes du poumon, fortement pénétré et distendu par une congestion des sucs épais et lymphatiques. L'extérieur de la poitrine des femmes présentait souvent la masse glanduleuse et adipeuse des mamelles, convertie en matière grasse, très blanche et très homogène.

La tête était environnée de matière grasse. La face n'était plus reconnaissable dans le plus grand nombre des sujets ; la bouche, désorganisée, n'offrait plus de langue ni de palais ; les mâchoires, désarticulées et plus ou moins écartées, étaient environnées de plaques irrégulières de *gras*. Quelques grumeaux de la même matière tenaient ordinairement la place des parties situées dans la bouche ; les cartilages du nez participaient à l'altération générale de la peau ; il n'y avait plus dans les orbites que quelques plaques blanches au lieu d'yeux ; on découvrait encore les cils et les sourcils ; les oreilles étaient également désorganisées ; le cuir chevelu, changé comme les autres organes, *conservait encore les cheveux*. Le crâne renfermait *constamment* le *cerveau* rapetissé, noirâtre à sa surface, et *changé* absolument comme les autres viscères ; du moins c'est ce que l'on put observer sur un grand nombre de sujets qui furent examinés avec soin. J'ai réuni, dit Thouret, une nombreuse suite de différens organes et de différentes parties saponifiées ; la conservation du cerveau, qui reste *même dans les corps qui ne passent point au gras*, après l'entière destruction des parties molles, est une circonstance digne d'une attention toute particulière.

Les parties qui, indépendamment des *poils* et des *cheveux*, avaient résisté à la saponification, étaient les *ongles*, qui se conservaient intacts, et les *os ;* toutefois, cette altération avait atteint l'intérieur de ceux-ci ; la moelle, la membrane médullaire et toutes les divisions qu'elle forme jusqu'aux cellules du tissu alvéolaire, étaient changées en gras. Certains principes colorans résistaient également à la saponification ; tels sont celui de la bile, les glandes bronchiques, le *pigmentum* de la choroïde et la partie rouge du sang.

Curieux de connaître les phénomènes que présentaient les cadavres dans les premiers temps de leur décomposition dans les *fosses communes,* et par conséquent bien avant d'être transformés en gras, Fourcroy interrogea les fossoyeurs, qui lui apprirent les détails suivans :

Les corps enterrés ne changent sensiblement de couleur qu'au bout de sept à huit jours. C'est dans le bas-ventre que se passe la première scène de cette altération ; l'abdomen se boursoufle et paraît être distendu par des fluides élastiques qui se dégagent dans son intérieur ; ce boursouflement a lieu plus ou moins promptement, suivant que l'abdomen est plus ou moins gros et rempli de fluides, suivant la profondeur où les corps sont enfouis, et surtout suivant la température plus ou moins chaude de l'air. Ainsi, en réunissant toutes les circonstances favorables à ce premier degré de la décomposition putride, un corps très gras, dont le ventre est infiltré, enterré à peu de profondeur dans une saison chaude, offre ce boursouflement du bas-ventre au bout de trois ou quatre jours, tandis qu'un corps maigre, desséché, profondément enfoui, dans une saison froide, peut rester plusieurs semaines sans présenter d'altération sensible. Les fossoyeurs ont cru remarquer qu'un temps d'orage avait une grande influence sur ce boursouflement du ventre ; ils assurent que cet état de l'atmosphère favorise singulièrement cette dilatation. Suivant leur témoignage et leurs expressions, le ventre *bout* à l'approche des orages ; cette distension du ventre va, suivant eux, en augmentant, jusqu'à ce que les parois trop tendues, et ayant d'ailleurs leur tissu relâché et ramolli par la putréfaction qui les attaque, cèdent à l'effort de cette raréfaction intérieure, et se brisent avec une sorte d'explosion. Il paraît que c'est aux environs de l'anneau, et quelquefois autour du nombril, que se fait cette espèce d'éruption ; il s'écoule alors par ces ouvertures un fluide sanieux brunâtre, d'une odeur très fétide, et il se dégage en même temps un fluide élastique très méphitique.

Les corps amoncelés les uns sur les autres ne sont pas, comme ceux qui sont enterrés dans des fosses particulières, exposés sur un sol qui puisse en absorber l'humidité. Comme ils se recouvrent les uns les autres, l'évaporation due à l'atmosphère n'a point ou presque point d'influence sur eux ; en un mot, ils ne sont point exposés aux circonstances environnantes, et l'altération qu'ils éprouvent ne dépend que de leur propre substance.

Lorsque la rupture des parois du bas-ventre est faite, la putréfaction abdominale qui en est la cause, a déjà désorganisé les viscères mous de cette cavité ; l'estomac et les intestins ne forment plus un tube membraneux continu. Brisées en plusieurs points et déjà fondues en sérosités putrides, les portions de membranes qui restent encore tombent et s'affaissent sur elles-mêmes ; bientôt la putréfaction qui s'y est établie, et dont la marche devient de plus en plus rapide, en détruit et en désorganise tout-à-fait le tissu ; il n'en reste donc, quelque temps après la rupture du bas-ventre, que quelques fragmens qui s'appliquent et se confondent avec les parois mêmes de cette cavité. Le parenchyme du foie, plus solide, paraît résister à cette fonte septique ; la putréfaction s'y ralentit, et ne va point jusqu'à la destruction complète ; l'humidité n'y est plus assez abondante pour en faciliter la décomposition totale ; et telle est sans doute la cause de ces fragmens de *gras* que l'on trouve à la place de tous les viscères du bas-ventre. Le diaphragme, l'œsophage, le médiastin, les vaisseaux, les membranes, et toutes les parties molles contenues dans la cavité thoracique, se désorganisent à-peu-près en même temps que les viscères abdominaux. La rupture des fibres du diaphragme paraît accompagner ou suivre immédiatement celle des parois du ventre; à mesure que les liquides du thorax s'épuisent, les portions solides du cœur et des poumons éprouvent la même altération que la base de tous les autres organes; mais comme le tissu pulmonaire est très lâche et contient beaucoup de sucs, les parois des cellules qui les constituent s'affaissent et se compriment, de sorte que sa forme se perd bientôt, et qu'il ne reste plus de sa substance que quelques masses irrégulières de *gras*. Quoique les cavités du cœur donnent aussi lieu à l'affaissement de ces parois musculaires, celles-ci étant d'un tissu plus dense, perdent moins de leur forme générale, et donnent, par leur conversion en *gras*, naissance à ces masses irrégulièrement arrondies, que j'ai dit exister dans la cavité thoracique.

Le même affaissement, la même désorganisation ayant lieu avec plus ou moins d'énergie dans toutes les parties musculaires, tendineuses et ligamenteuses qui environnent les os, suivant leur mollesse et la quantité de sucs dont elles sont pénétrées, la conversion en *gras* s'opère successivement dans toutes ces parties; tout ce qui est membraneux et plus ou moins muqueux se détruit et disparaît : c'est pour cela qu'on ne trouve plus de traces de vaisseaux, de nerfs, d'aponévroses, au milieu des masses de *gras* qui recouvrent les os des extrémités. Voici du reste comment s'exprime Thouret à l'occasion de l'ordre et des principaux phénomènes de cette transmutation en gras. C'est la peau qui la première subit la saponification : d'abord son tissu fibreux subsiste; mais le corps adipeux est déjà blanc. Lorsque celui-ci est passé à cet état, il offre encore en quelques parties la couleur jaune qui lui est ordinaire. Sous la peau et la couche de graisse déjà transformées, les muscles conservent encore quelque temps leur couleur. Les viscères sont long-temps aussi reconnaissables dans leurs cavités, où on les voit d'abord seulement affaissés, desséchés, et ayant perdu de leur volume. Mais bientôt ces mêmes parties subissent la conversion, et l'on voit se développer dans leur tissu la matière du gras, qui les pénètre enfin profondément. Toutes les chairs ayant éprouvé la transmutation, le tissu fibreux subsiste encore dans les masses qu'il forme, et ce n'est que lorsqu'il n'en reste plus de vestiges que la saponification est complète.

Mais que deviennent les corps ainsi changés en gras, *se conservent-ils sans se détruire*, ou bien *se décomposent-ils?* Quelques faits semblent autoriser à croire que ces corps se décomposent par l'action des pluies, qui les réduisent à l'état de squelette. Dans plusieurs fosses communes que l'on fit creuser au cimetière des Innocens, on trouva quelques bières dérangées de leur position horizontale par l'éboulement des terres : dans plusieurs de ces bières placées obliquement, la *portion inférieure* des corps était *réduite* à l'état de *squelette*, tandis que la partie supérieure présentait les masses de gras ordinaires dans tous ces corps; il était aisé de juger par l'inspection qu'une cause *dissolvante* avait agi sur le bas de ces cadavres, sans porter son action sur les parties élevées. Cette cause ne fut pas difficile à reconnaître; on trouva dans la partie inférieure de ces bières un fluide brun et fétide; la terre des environs était humide et pénétrée des mêmes miasmes que l'eau des bières; celles-ci d'ailleurs n'existaient qu'au bas des fosses, et en général tous les cadavres qui occupaient cette région avaient la matière grasse la plus molle, la plus altérée et la moins abondante. On reconnaît à ces indices l'action de l'eau des pluies; en filtrant à travers une terre perméable, elle se rassemble dans le fond des fosses, elle baigne la partie des cadavres qui y sont situés, elle enlève la matière grasse qui y plonge; car on verra tout-à-l'heure que cette matière se délaie facilement dans l'eau. Les fossoyeurs ont remarqué qu'après de longues et fortes pluies, le dessus des fosses ou le sol qui les recouvre se creuse et s'abaisse de quelques centimètres: on voit dans cette observation la preuve d'une diminution dans la masse des corps dont la matière soluble est peu-à-peu enlevée par l'eau et distribuée en molécules plus ténues dans la terre qui les environne, *et dans laquelle on a trouvé* les élémens de cette substance.

La dégradation ou décomposition dont il s'agit commence par les cavités ; il n'existe plus dans le thorax et dans l'abdomen qu'une petite quantité de gras sous forme de débris et comme émiettés : alors les os sont désarticulés, le sternum et les tégumens du ventre sont appliqués sur la colonne épinière, les côtes sont couchées de chaque côté, les vertèbres séparées, et l'on trouve dans les jeunes sujets les épiphyses désunies. La décomposition a lieu ensuite dans les chairs par la partie qui correspond au tissu cellulaire ; ce gras, toujours spongieux et d'une consistance plus rare, se réduit aussi en débris ou en fragmens plus ou moins atténués. La peau et le corps adipeux se conservent d'une manière plus durable ; ils offrent des plaques plus ou moins épaisses et étendues, diversement configurées, le plus ordinairement de forme circulaire, qui s'appliquent sur les os longs, qu'elles enveloppent et qu'elles touchent immédiatement ; elles conservent long-temps leur densité et leur blancheur, le cuir chevelu surtout. Mais ce gras lui-même se détruit à la longue, et l'on ne trouve plus enfin à la surface des os qu'une substance peu abondante, ou molle comme de l'argile détrempée et un peu épaisse, dont elle a la couleur, ou sèche et comme friable, d'une teinte plus rembrunie. Il paraît que c'est le résidu des principes colorans et indestructibles, ou le principe terreux, peut-être, qui restent ainsi comme mêlés d'un peu de gras.

De la nature et des propriétés du gras de cadavre. Composition chimique. Le gras de cadavre, considéré à tort par Fourcroy comme un composé d'*ammoniaque* et d'*adipocire*, est formé, d'après M. Chevreul, d'acide *margarique*, d'un acide gras et liquide qui paraît être l'*oléique*, d'un peu de *substance amère*, d'un principe *colorant orangé*, qui colore l'acide liquide, d'une trace de principe *odorant*, d'*ammoniaque*, de très petites quantités de *chaux* et de *potasse*, et de quelques sels ; ces alcalis dont je parle saturent en partie les acides margarique et oléique ; ce dernier n'existe qu'en très petite proportion dans le *gras*, surtout relativement à l'acide margarique qui y est très abondant (1). Il est aisé de conclure de cette analyse

____

(1) Le gras de cadavre analysé par Fourcroy fournit 6 grammes de phosphate de chaux par 500 grammes.

que le gras de cadavre est un savon à double acide et à base ammoniacale. Quelquefois cependant il est formé d'acides margarique et oléique combinés à la chaux ; c'est lorsque les cadavres qui le fournissent se pourrissent dans de l'eau contenant du carbonate ou du sulfate de chaux : c'est ainsi que M. Chevreul a trouvé que du gras provenant d'un cadavre de bélier, qui avait macéré dans l'eau de puits, était à l'état de savon calcaire. Il arrive quelquefois aussi que les parties des cadavres qui sont déposées dans la terre, se saponifient et se transforment en un véritable savon calcaire : j'ai enterré, le 4 décembre 1828, un estomac, une portion de peau avec le tissu cellulaire sous-jacent, deux testicules humains et un épiploon : tous ces organes appartenaient à l'espèce humaine ; chacun d'eux avait été enveloppé d'un linge et placé dans une petite boîte en bois de sapin ; ces boîtes avaient été enterrées à la profondeur de 80 centimètres ; leur exhumation eut lieu le 30 juillet 1829, sept mois vingt-sept jours après les avoir placées dans la terre. A la place de l'estomac on trouva environ 2 grammes de *gras* de cadavre, *nullement ammoniacal*, mais bien composé d'acides margarique et oléique et de chaux. La peau, assez humide, offrait çà et là l'apparence du gras de cadavre, et fournissait à l'analyse un *savon calcaire nullement ammoniacal*. Les testicules étaient méconnaissables et transformés en *gras* d'un blanc jaunâtre, *véritable savon calcaire* aussi. Enfin, l'épiploon avait conservé son aspect et sa structure dans plusieurs points, tandis que dans d'autres il n'était plus reconnaissable, et se trouvait changé en une masse graisseuse jaunâtre, ayant l'odeur du fromage de Roquefort, et composée d'*acides gras et de chaux*.

J'étais à-peu-près certain que la présence de ce savon calcaire, aux dépens du savon ammoniacal dans ces *matières grasses*, tenait à ce que les eaux pluviales, en filtrant à travers les terres jusque dans l'intérieur des bières, avaient dissous des sels calcaires qui avaient décomposé le savon ammoniacal et l'avaient changé en savon calcaire : cependant je crus devoir m'assurer, par des expériences directes, que les choses s'étaient réellement passées ainsi.

1° Je préparai un savon ammoniacal avec de l'acide stéarique pur et de

44.

l'ammoniaque caustique, et je le plongeai au milieu d'une dissolution de sulfate de chaux ; au bout de trois semaines, en examinant ce savon, je le trouvai *entièrement* changé en stéarate de chaux, et il s'était formé du sulfate d'ammoniaque.

2° Le 30 octobre 1829, je renfermai un estomac vide et bien lavé dans une boîte de plomb, enveloppée elle-même par des planches de bois blanc ; j'enterrai aussitôt cette boîte à 80 centimètres de profondeur. A côté, j'en plaçai une autre en *bois blanc*, dans laquelle j'avais également mis un estomac humain bien lavé et vide. L'exhumation de ces boîtes eut lieu le 29 mai 1830, sept mois après l'inhumation. L'estomac contenu dans la boîte en *bois blanc* était transformé en savon en partie ammoniacal, mais surtout calcaire ; tandis que celui qui était enfermé dans le *plomb* n'offrait aucune trace de saponification ; il était même peu altéré. Il est évident que, dans cette dernière expérience, la marche de la putréfaction avait été singulièrement ralentie à raison de la double enveloppe, et surtout de la boîte de plomb ; et tout porte à croire que si le petit appareil fût resté en terre autant de temps qu'il était nécessaire pour changer l'estomac en savon, celui-ci n'eût pas été de nature calcaire, mais bien ammoniacal.

Propriétés du gras de cadavre. Les caractères du gras de cadavre varient suivant l'époque de sa formation et quelques autres circonstances que je vais faire connaître. Dans les corps nouvellement saponifiés, c'est-à-dire dans ceux qui ne sont enterrés que depuis trois à cinq ans, il est mou et très ductile ; il contient une grande quantité d'eau et il est très léger. Dans les cadavres qui sont convertis en gras depuis trente ou quarante ans, il est plus sec et plus cassant, en plaques plus denses ; on a même vu des corps placés dans des terrains secs, dont quelques portions de la matière grasse étaient devenues transparentes ; l'aspect, le tissu grenu et la qualité cassante de cette matière ainsi desséchée, imitent assez bien la cire : nous verrons tout-à-l'heure, en parlant de l'action de l'air sur ce corps, quels sont les changemens que le temps lui fait éprouver. L'époque de la formation du gras influe aussi sur ses caractères ; en général, tout celui qui paraît formé depuis long-temps est *blanc*, égal dans tous ses points, et ne contient aucune matière étrangère, aucun reste de tissu fibreux ; tel est surtout celui qui appartient à la peau des extrémités : au contraire, quand le gras est récent, il n'est ni aussi homogène ni aussi pur que le précédent ; on y trouve encore des portions de muscles, de tendons, de ligamens, dont le tissu, quoique déjà altéré et changé dans sa couleur, est encore reconnaissable; suivant que la conversion est plus ou moins avancée, ces restes de tissu sont plus ou moins pénétrés de matière grasse, comme enchâssée entre les interstices des fibres. Chez quelques sujets on voit la matière grasse présenter des surfaces brillantes de la couleur de l'or et de l'argent : on dirait qu'une couche légère de mica est étendue sur ces surfaces ; dans quelques-uns même cette propriété chatoyante offre assez d'éclat pour mériter d'être conservée par le dessin et l'impression. On voit aussi dans plusieurs points de la matière grasse des couleurs *rouges, orangées* et *incarnates* fort brillantes : on remarque surtout ces couleurs aux environs des os qui en sont eux-mêmes pénétrés.

Le gras de cadavre se ramollit par la *chaleur* et le mouvement des doigts; il *fond* comme une graisse lorsqu'on le chauffe au bain-marie à la température de l'ébullition. *Distillé* à feu nu en vase clos, il fournit d'abord de l'eau chargée d'ammoniaque, et au bout d'un temps assez long, une huile qui se fige dans l'allonge; enfin, et beaucoup plus tard, du sesquicarbonate d'ammoniaque cristallisé, qui finit par se dissoudre dans l'huile (Fourcroy); il n'est pas douteux aussi qu'il se forme dans cette opération des traces de gaz inflammable et de charbon, et le produit volatil odorant roux et acide que fournissent les acides margarique et oléique que l'on distille.

Chauffé avec le contact de l'*air*, le *gras de cadavre* s'enflamme et brûle rapidement; le charbon résidu est peu abondant et difficile à incinérer.

Lorsqu'on expose des fragmens de gras de cadavre à l'*air sec* et chaud pendant l'été, ils deviennent secs et cassans, sans diminuer de volume; ils blanchissent et perdent l'odeur qui les caractérisait; leur surface finit par être friable et par se réduire presque en poussière sous le doigt; non-seulement le gras a perdu de l'eau par son exposition à l'air, mais il s'est encore dégagé de l'ammoniaque. Fourcroy assure ne pas avoir retiré de cet alcali, en analysant des portions de gras de cadavre qui étaient restées assez long-temps en contact avec l'air chaud, pour devenir demi-transparentes après avoir été fondues, et pour avoir plusieurs des caractères extérieurs d'une vraie cire. L'action de l'air sur cette matière grasse explique, d'après ce savant célèbre, pourquoi les portions de cette matière qui se trouvaient à la partie supérieure des fosses du cimetière des Innocens étaient sèches, tandis qu'elles étaient humides lorsqu'elles occupaient le fond des fosses.

D'après Thouret, par son exposition à l'*air humide*, le gras de cadavre se couvre de moisissures très abondantes qui offrent les couleurs les plus vives et les plus variées.

Le gras de cadavre, délayé dans un mortier de verre avec un peu d'*eau* froide, s'y mêle très facilement, et forme une espèce de magma, ou pâte molle et uniforme. En ajoutant de l'eau, le liquide devient opaque, semblable à de l'eau de savon; on y voit des espèces de stries brillantes et satinées. Dans cette expérience, le gras absorbe l'eau avec tant d'activité et y adhère tellement, qu'il en retient toujours une grande quantité, ce qui augmente singulièrement son volume; il est simplement délayé et non dissous. Cette action de l'eau froide sur le gras de cadavre vient suffisamment à l'appui de ce que j'ai établi, lorsque j'ai parlé de la manière dont les pluies agissaient sur les corps saponifiés. L'*eau* que l'on fait *bouillir* sur le gras de cadavre acquiert la consistance et la forme d'un mucilage épais de graine de lin; par le refoidissement, la liqueur se prend en une sorte de pâte ductile, qui, étant étendue d'eau froide, *s'y délaie comme à l'ordinaire*, sans s'y dissoudre; car, par le filtre, on peut en séparer la matière savonneuse.

Toutefois, si le gras de cadavre sur lequel on agit a été long-temps exposé à l'air sec et chaud, s'il a perdu une grande quantité d'ammoniaque, l'eau ne *le délaie* plus aussi facilement que dans son état ordinaire.

L'acide *chlorhydrique* étendu d'eau décompose le gras de cadavre, surtout à une douce chaleur, se combine avec l'ammoniaque, la potasse et la chaux, avec lesquelles il forme des chlorures solubles, et laisse les acides gras; la dissolution, riche surtout en chlorhydrate d'ammoniaque, si le gras n'est pas calcaire, dégage beaucoup d'alcali volatil par l'addition de la potasse. L'acide chlorhydrique, comme on voit, fournit un moyen simple de connaître la nature de la base ou des bases qui entrent dans la composition de ces savons.

Si, après avoir tenu en fusion pendant quelque temps le gras de cadavre ammoniacal, on y ajoute à froid de la *chaux* vive, il se dégage de l'ammoniaque.

L'*alcool froid* ne dissout point ce savon; *bouillant*, il en dissout 90,3 parties sur 100, et il les laisse presque entièrement déposer par refroidissement. Les 9,7 parties non dissoutes par l'alcool bouillant sont formées d'un principe colorant jaune, d'une matière azotée, d'une matière grasse, de phosphate de chaux, de chaux, de magnésie, d'oxyde de fer, d'acide lactique, et de deux sels désignés par M. Chevreul sous les noms de *lactates* de *potasse* et de *soude*.

Origine du gras de cadavre; circonstances qui influent sur sa formation; théorie de sa production. Le gras de cadavre ne se produit que là où il y a de la graisse et une matière azotée; le corps gras fournit les acides margarique et oléique, et la substance animale l'ammoniaque : telle est l'*origine* de cette matière grasse. Les preuves de cette assertion se présentent en foule; je ne choisirai que les suivantes :

1° Les cadavres entiers, ou une partie d'un cadavre formant un tout fini, c'est-à-dire constituant un membre, la tête ou le thorax, parties dans lesquelles on trouve de la peau, de la *graisse*, des muscles, etc., se changent en *gras* dans l'eau stagnante d'un étang ou dans l'eau courante des bords d'une rivière. On sait que Georges Smith Gibbes a décrit, en 1794, les procédés qu'il faudrait suivre pour obtenir en grand le gras de cadavre (*Voyez* son Mémoire intitulé : *On the conversion of animal muscle into a substance much ressembling spermaceti*, dans les *Transactions philosophiques*). Les muscles *isolés* ne fournissent qu'une petite quantité de gras, et seulement lorsqu'ils sont riches en *graisse*.

2° La graisse lessivée, exsangue, et isolée des parties qui contiennent de l'ammoniaque, ne se transforme pas en *gras de cadavre* (Güntz, *ouvrage* cité).

3° M. Gay-Lussac a fait voir que la fibrine du sang parfaitement lavée et débarrassée de graisse, ne se changeait point en *gras de cadavre*.

4° M. Chevreul a fait la même observation sur les tendons d'éléphans et la chair musculaire de bœuf *privés de graisse* et submergés pendant *un an* dans l'eau distillée.

5° Après sept mois vingt-six jours d'inhumation à la profondeur de 1 mètre 9 cent., nous avons vu, M. Lesueur et moi, de la peau, que nous avions préalablement dépouillée de tissu cellulaire, *ne pas s'être transformée en gras ;* elle était réduite à de petites lamelles inodores, comme tannées, brunâtres d'un côté et fauves de l'autre, difficiles à déchirer, d'une texture filamenteuse. Au contraire, la peau du même individu, *encore adhérente au tissu cellulaire graisseux*, inhumé dans le même terrain, le même jour, à la même profondeur, et dans une boîte pareille, était assez humide, offrait dans certaines parties l'*aspect du gras*, et fournissait à l'analyse un *savon calcaire*.

Si l'on examine maintenant les *circonstances qui influent sur la formation du gras de cadavre dans la terre*, on verra 1° qu'il faut à-peu-près trois ans de séjour dans la terre pour que les corps soient *complétement* convertis en gras, tandis que cette transformation s'opère plus vite dans l'eau, tout étant égal d'ailleurs ; 2° que l'on n'a *presque jamais* observé cette transmutation *complète* dans des corps isolés ou enterrés seuls ; que, dans ce cas, en effet, on ne trouve que *quelques* parties saponifiées, et encore ne sont-elles pas toujours à l'état de savon parfait ; il n'y a que les cadavres accumulés dans les fosses communes qui sont sujets à la saponification complète ; 3° que parmi les corps inhumés dans des fosses communes, ceux qui sont à la partie inférieure de ces fosses paraissent être les premiers à subir la transformation en gras ; 4° que cette transmutation ne s'établit pas également bien dans les *diverses espèces de terre*, quoi qu'en ait dit Fourcroy (*V*. mes expériences à la page 675). Déjà Thouret avait annoncé qu'on ne trouvait des traces de ce phénomène que *dans celle des couches* de terre qui ont une couleur noire, qu'elles doivent à une grande quantité de *gaz inflammable* dont elles sont surchargées, ou bien dans les grandes fosses *toujours enveloppées* et *pénétrées d'une terre très noire*, qui recouvre même de plusieurs pieds les massifs des cercueils. Ce qui avait induit Fourcroy en erreur, c'est qu'il avait constaté la présence du gras de cadavre dans un grand nombre de cimetières, et toutes les fois que les corps étaient déposés en masse, et les uns à côté des autres ; mais cette observation ne prouve pas que tel terrain ne soit pas plus propre que tel autre à opérer la saponification ; 5° qu'une couche épaisse du sol est nécessaire au-dessus des corps ; trop près de la surface, l'évaporation des gaz aurait lieu, la terre ne s'en saturerait pas, et n'offrirait par conséquent plus les conditions voulues ; 6° que les corps chargés de beaucoup d'embonpoint, qui sont en même temps d'une structure forte et robuste, d'un tissu compacte et solide, sont ceux qui ont le plus de propension à passer à l'état gras, tandis que les corps très secs et très maigres se changent plus particulièrement en momies ; 7° que le sexe ne paraît pas influer d'une manière sensible sur l'époque où se fait la saponification ; 8° que les jeunes sujets se transforment plus tôt en gras que les adultes et les vieillards.

Il m'est impossible de déterminer, faute d'observations, s'il y a des différences à raison de la *position* des fosses, pour le moment où la saponification commence dans chacune d'elles, si les corps que l'on trouve réduits à leurs ossemens ont d'abord été saponifiés, ou bien s'ils ont été décomposés par un autre genre de destruction ; enfin si ceux qui ont été changés en gras ont seuls subi cette transmutation d'une manière simultanée ou successive.

La théorie de la production du gras de cadavre dans la terre n'est pas aisée à établir parce que je manque encore d'un certain nombre de données qui sont indispensables ; cependant tout porte à croire que les corps *entassés* dans les fosses commencent à se pourrir comme ceux qui sont dans des sépultures particulières ou dans l'air ; mais qu'au bout d'un certain temps, il arrive un autre genre de décomposition, la *transformation* en gras. La cause de cette saponification paraît tenir à ce que la terre étant trop peu abondante autour de l'immense quantité des corps contenus dans les caveaux, ne tarde pas à être *saturée* des produits volatils de la putréfaction ; dès-lors elle ne hâte plus la décomposition putride par sa disposition à recevoir les produits. Le contraire arriverait si les cadavres se pourrissaient dans l'air ou isolément dans la terre, c'est-à-dire que, dans ce cas, les gaz ayant une libre issue dans l'air, ou pouvant être retenus par la terre, la décomposition continuerait comme elle avait commencé. Les produits gazeux de la putréfaction dans les fosses communes, d'après ce qui vient d'être dit, étant en quelque sorte réfléchis sur les parties molles, ou retenus dans leurs tissus, il se passe de nouveaux phénomènes, un nouvel ordre de décomposition. Voici comment Fourcroy explique la putréfaction des corps dans ces fosses : le carbone s'échappe en grande quantité sous forme d'acide carbonique, soit en réagissant sur l'eau, soit en absorbant l'oxygène contenu dans les matières animales. Cette volatilisation du carbone avec l'oxygène est la cause de la perte considérable qu'éprouvent les matières animales en se convertissant en *gras* ; car ce dernier ne fait que le *dixième* ou le *douzième* de tout le corps. L'azote, principe très abondant dans ces substances, se combine *en entier* à l'hydrogène, et forme l'ammoniaque, dont une portion se dégage en vapeurs, et l'autre reste fixée dans le *gras*; le résidu des matières animales, privées d'une grande partie de leur carbone, de leur oxygène et de tout leur azote, se trouve contenir une proportion beaucoup plus forte d'hydrogène ; et c'est cet hydrogène carboné et légèrement oxydé qui constitue la matière grasse (acides margarique et oléique), dont l'union avec l'ammoniaque forme le savon des cadavres. Il restait seulement à déterminer si c'est l'oxygène contenu dans la matière animale, ou celui de l'eau faisant partie de cette matière, qui a opéré la décomposition; peut-être la proportion considérable d'hydrogène qui existe, soit dans l'ammoniaque formée, soit dans la matière grasse du savon, doit-elle faire penser que la décomposition de l'eau est nécessaire à cette opération (Fourcroy, *deuxième Mémoire*, page 71).

Thouret, au contraire, n'était pas éloigné d'admettre que la matière grasse du gras de cadavre (acides margarique et oléique) n'est pas le produit de la putréfaction, mais qu'elle existe toute formée chez l'homme pendant la vie. Après avoir indiqué qu'on retire beaucoup de *blanc de baleine* des cavités du cerveau de la baleine, de la bile, quelquefois du foie, du cerveau de l'homme et de tous les animaux, il dit : « Mais si cette substance existe déjà formée dans l'animal vivant, pourquoi l'attribuerait-on au mouvement de destruction et de putréfaction, lorsqu'elle paraît après la mort? Si dans les corps du cimetière on a trouvé cette matière réduite à l'état de savon, et unie à une certaine quantité d'alcali volatil, qui ne peut être que le produit d'une putréfaction avancée, cette putréfaction et la formation de l'alcali volatil n'ont-elles pas pu s'opérer seules, et la matière du gras, *antérieurement* existante, ne subir d'autre changement que celui de s'unir à une substance alcaline, qui, dans l'état ordinaire, n'était pas formée? » (*Mémoire* cité, page 27). Cette théorie, à laquelle on pouvait opposer tant d'objections au moment où elle fut publiée, n'est plus admissible aujourd'hui, que l'on connaît la différence immense qui existe entre le *gras de cadavre* et le *blanc de baleine* (principalement formé de *cétine*), que Thouret supposait à tort exister abondamment dans le corps humain.

C.

Cadavres changés en momies sèches.

Le mot *momie*, pris dans l'acception la plus étendue, sert à désigner *toute espèce* de cadavres artificiellement ou *naturellement* modifiés dans leur texture, et préservés ainsi de la putréfaction. On a désigné sous le nom de momies *grasses* les corps saponifiés dont il a été question dans le paragraphe précédent, tandis qu'on a appelé momies *sèches* ceux qui, loin d'avoir subi ce genre de transformation, ont perdu leurs fluides, et sont dans un état de dessiccation complète. Les momies *sèches* sont *artificielles* ou *naturelles*; les premières ne sont autre chose que des cadavres embaumés par un procédé quelconque : telles sont les *momies égyptiennes*, les *momies des îles Fortunées* ou *Naxos*, les *momies péruviennes*, etc. Les momies *naturelles* au contraire, ne sont le résultat d'aucune préparation : ce sont des cadavres qui, à raison de circonstances particulières, dépendantes de la température, du terrain, etc. , se sont desséchés sans se pourrir. Il ne doit être question dans cet article que des *momies sèches naturelles* appartenant à l'espèce humaine.

Etablissons d'abord par des faits la *possibilité* que des cadavres humains enterrés dans des fosses communes se transforment en momies *sèches* à côté de corps qui se saponifient, et même d'autres qui se trouvent réduits à leurs ossemens. 1° Voici ce que l'on remarqua lors des fouilles du cimetière des Innocens : dans quelques corps que l'on trouvait toujours isolés, la peau, les muscles, les tendons et les aponévroses étaient desséchés, *cassans*, *durs*, d'une couleur plus ou moins grise, et semblables aux momies de quelques caveaux où l'on a observé ce changement, comme les catacombes de Rome et le caveau des Cordeliers de Toulouse (Fourcroy, *Mémoire* cité). Parmi les différens corps changés en momies sèches que j'ai trouvés au cimetière des Innocens, dit Thouret, et que je conserve au nombre de *cinquante* à *soixante*, il n'y a qu'un seul corps d'homme; les femmes, en effet, paraissent avoir une propension plus grande à se changer en momies (*Rapport* déjà cité, p. 48). 2° On lit dans le *Recueil de pièces concernant les exhumations faites dans l'enceinte de l'église de Saint-Éloi de la ville de Dunkerque*, « que, parmi les *onze* cadavres qui, dans le nombre des *soixante* exhumés le 12 et le 13 mars, se sont trouvés en entier, il y en avait trois entièrement *desséchés* et semblables aux *momies*. Les anciens avaient plusieurs opinions sur la durée des corps enterrés. Nous avons des caveaux dans lesquels ils se conservent des siècles ; tels sont ceux des Cordeliers de Toulouse, où l'on en voit plusieurs qui sont encore en entier. Ici on ne peut attribuer cette conservation au terrain et à l'exposition, puisqu'à côté des espèces de momies dont il s'agit, il se trouvait des corps tout-à-fait putréfiés : il faut donc faire dépendre ce phénomène de la constitution des corps mêmes, ou peut-être de l'usage long et immodéré des liqueurs fortes » (page 46).

Description des cadavres réduits à l'état de momie sèche naturelle. Autant les descriptions des momies artificielles sont communes, autant celles des momies naturelles sont rares et peu détaillées. Je prendrai pour guide dans ce travail le mémoire de M. de Puymaurin fils, intitulé : *Détails chimiques et observations sur la conservation des corps qui sont déposés aux caveaux des Cordeliers et des Jacobins de Toulouse* (voy.

tome III des *Mémoires de l'Académie de Toulouse*, 1787), et la notice de Vicq-d'Azyr *sur les corps déposés dans les caveaux des Cordeliers de la même ville* (*Histoire de la Société royale de médecine*, année 1779).

Les corps ou momies étaient rangés debout dans l'un et dans l'autre caveau, et adossés au mur. La charpente osseuse et la peau qui les recouvre étaient parfaitement conservées, et leur permettaient de se soutenir dans cette position. Toutes les parties internes de ces corps, musculeuses, tendineuses, cartilagineuses, le foie, le poumon et tous les viscères contenus dans les trois grandes cavités, ressemblaient à de l'amadou et prenaient feu comme lui, mais n'avaient point la même souplesse ni la même solidité ; elles tombaient en poussière quand on les pressait entre les doigts, par l'effet de l'attaque constante des mites qui les dévoraient. Les paupières, les lèvres, les oreilles, la langue, étaient bien conservées, mais ne ressemblaient plus qu'à un cuir sec et ridé ; il en était de même de la peau qui recouvrait ces momies. Le tissu cellulaire avait cependant encore dans la plupart sa souplesse et son intégrité. Le nez et ses cloisons intérieures, les dents et les ongles étaient aussi à-peu-près comme dans leur premier état. Les ongles de certains corps avaient même conservé toute leur fraîcheur. Les ligamens et les tendons résistaient au tranchant du scalpel ; il fallait une force considérable pour les diviser. Le nerf médian supportait la dissection jusqu'au doigt ; l'artère radiale avait été poursuivie jusqu'à la paume de la main, et sa cavité avait permis l'introduction d'un stylet plus gros qu'une soie de porc. Les recherches que l'on fit pour découvrir les veines furent inutiles. Le périoste était détruit en partie ; les portions qui ne l'avaient pas été étaient desséchées et recouvraient les parties dures ; mais on l'en détachait avec un peu de patience. Les os étaient très légers ; ils avaient la solidité ordinaire ; l'acide azotique les attaquait. Quelques-unes de ces momies, surtout celles du caveau des Jacobins, avaient les parties de la génération bien entières et parfaitement conservées ; le seul scrotum existait dans les autres, mais sans nulle apparence de testicules. La partie dont la conservation était la plus frappante, était la face : tous les traits de la physionomie étaient conservés au point de reconnaître les personnes.

Le cerveau de presque toutes ces momies était réduit en une poudre jaune et grossière, sans odeur ni saveur ; elle ressemblait à de la sciure de bois, et prenait feu comme elle, mais avec quelque détonation.

Le poids moyen de ces momies était de 5 kilog. ; tandis que la pesanteur moyenne des sujets vivans devait être de 75 kilogrammes.

Indépendamment des corps conservés dans ces deux caveaux, on en voyait encore une vingtaine rangés à la file, et placés debout dans une tribune qui est dans le porche de l'église de Saint-Nicolas. Ces corps étaient enterrés dans un terrain sablonneux. « Il est très singulier, dit M. de Puymaurin, qu'exposés au grand air depuis un grand nombre d'années, ils se soient aussi bien conservés qu'ils le sont ; du reste, les cadavres maigres et peu chargés d'humeurs sont surtout ceux qui restent sans s'altérer ; le sable absorbe leurs parties humides, tandis que la chaleur du soleil opère une prompte dessiccation (V. p. 131).

Voici maintenant les observations faites par Vicq-d'Azyr sur plusieurs membres des momies de Saint-Nicolas qu'il a disséqués avec soin. Lorsqu'on enlevait la peau desséchée, comme tannée et noirâtre de ces corps, on trouvait dans les endroits où le tissu cellulaire était le plus lâche, quelques dépouilles d'insectes ; partout ailleurs il n'en existait point ; tout y était affaissé, mais plein et comme collé à l'os. On voyait sous la peau deux espèces de substances différentes : l'une présentait des plaques minces, cotonneuses, jaunâtres, irrégulières ; l'autre était composée de fibres parallèles et semblables à celles que l'on aperçoit dans les écorces des arbres desséchés. Parmi ces dernières, on en remarquait aux condyles de l'humérus, dans lesquelles la forme blanche tendineuse était très reconnaissable. Les fibres que l'on trouvait ainsi sous la peau se ployaient cependant sans se rompre, et brûlaient à la manière des poils et des cheveux, lorsqu'on les exposait à la flamme d'une bougie. Mais ce qui fixa surtout l'attention de Vicq-d'Azyr, ce fut le tendon du muscle biceps, dans lequel les trousseaux de fibres ligamenteuses et parallèles étaient très distincts; elles opposaient même beaucoup de résistance lorsqu'on voulait les couper avec des ciseaux.

Causes de la momification naturelle des cadavres humains. Il est difficile de ne pas admettre que les cadavres de certains individus se momifient par des causes qui nous sont encore inconnues, et qui pourraient bien dépendre jusqu'à un certain point de la constitution de ces mêmes individus; comment expliquer en effet ces momifications *sèches*, observées à Dunkerque et dans le cimetière des Innocens, à Paris, à côté de cadavres qui subissaient des transformations d'un genre tout différent, et sous des influences propres à développer la saponification, ou à réduire les corps en squelettes? Mais si, dans quelques circonstances, nous ne pouvons pas apprécier les causes qui opèrent la momification sèche des corps, souvent nous pouvons l'attribuer, sans crainte de nous tromper, à la nature du terrain et à la chaleur de l'atmosphère : ne sait-on pas que des caravanes entières enterrées dans les sables brûlans de l'Arabie s'y sont complétement desséchées? Chardin ne nous parle-t-il pas de la conservation et de la momification sèche de certains cadavres dans les sables du Corassan (Perse), où ils sont ensevelis depuis deux mille ans? Combien ne pourrais-je pas citer encore de faits à l'appui de cette manière de voir?

Quoi qu'il en soit, je suis loin de regarder l'excès de froid comme une cause de momification; nul doute que les corps ne se conservent au milieu des glaces, mais ils n'éprouvent alors aucune altération; tandis que, pendant leur transformation en momies, ils sont pour le moins desséchés : que l'on vienne à retirer des glaces du Kamtschatka les cadavres des poissons qui y sont restés plongés pendant plusieurs mois, on verra qu'ils ne seront pas pourris; mais à peine seront-ils en contact avec l'air, à la température de 10° à 15° + 0°, la putréfaction se développera et parcourra la marche ordinaire.

La momification des cadavres dans les caveaux de Toulouse peut-elle être expliquée par la nature du sol et par la chaleur de l'atmosphère, ou bien dépend-elle de quelque autre cause? Avant de chercher à résoudre cette question, établissons, 1° que le caveau des Cordeliers était une petite chapelle souterraine, de la forme à-peu-près d'un ovale allongé, longue de 6 mètres, large de 4 et haute de 2 mètres 50 cent. ; que l'on y descendait par un escalier très étroit qui avait quinze marches, et qui n'avait d'autre ouverture que celle de cet escalier ; 2° que les cadavres de tout sexe et de tout âge qui étaient conservés dans ce caveau, avaient été retirés de quelques tombeaux de l'église et du cloître, qui ont *seuls le privilége* de les garantir de la dissolution ordinaire : en effet, à l'ouverture de ces tombeaux on trouvait les corps entiers, on les portait au clocher, on les y laissait quelque temps, et quand ils étaient *parfaitement desséchés*, on les déposait dans le caveau des Cordeliers ; 3° que les cadavres des Cordeliers, que l'on ensevelissait dans un caveau *qui n'était destiné que pour eux*, n'avaient pas l'avantage de se conserver entiers ; ces cadavres étaient simplement enterrés dans des fosses creusées dans la *terre nue*, et étaient recouverts ensuite de la terre qui en avait été tirée ; 4° que le caveau des Jacobins était moins enfoncé que celui des Cordeliers ; il était ovale, aussi long que le précédent, mais il avait 1 m. 35 c. de plus de large et 1 m. de plus de hauteur ; il était mieux éclairé et mieux aéré que le précédent ; 5° qu'il ne renfermait que les corps des religieux de la maison, les seuls de tous ceux qu'on enterrait dans le cloître ou dans l'église qui *ne fussent pas détruits*. Ces religieux étaient enterrés dans des tombes en briques et en pierre de taille, maçonnées à chaux et à sable, et tous n'étaient pas également bien conservés, ce qui paraissait tenir à la constitution des individus, aux maladies auxquelles ils avaient succombé, etc. ; 6° que les corps des individus enterrés dans des *tombes ordinaires* ne se conservaient pas dans l'église ni dans le cloître des Jacobins.

Il paraîtrait, d'après ce qui précède, que la momification sèche observée à Toulouse, pourrait très bien reconnaître pour une des principales causes l'inhumation dans des *tombes hermétiquement fermées*, puisqu'on ne l'a jamais remarquée dans les corps enterrés dans la terre nue. On avait été tenté d'abord d'attribuer la conservation des cadavres exhumés et portés au caveau des Cordeliers, à ce que la chaux qui avait servi à la construction de l'église où ils étaient primitivement inhumés, avait été éteinte sur les terrains où les tombeaux étaient placés, et qu'elle y avait séjourné long-temps ; mais alors pourquoi l'église et le cloître des Jacobins, qui ne conservaient point les cadavres, comme je l'ai déjà dit, et sur lesquels la chaux avait été également éteinte, se comportaient-ils autrement ?

Quoi qu'il en soit, M. de Puymaurin n'est pas éloigné d'admettre que la putréfaction avait été suspendue, et la dessiccation opérée dans les tombes hermétiquement fermées, parce que la masse d'air pur qui y était contenue ne pouvant pas se renouveler, était bientôt viciée, et le corps se trouvait enveloppé d'une atmosphère en quelque sorte conservatrice. « Si on met de la braise dans un four dont la bouche soit close, dit-il, l'air pur y étant bientôt absorbé, il ne reste plus que le méphitique ; les lumières s'y éteignent, l'huile de tartre s'y cristallise, la braise cesse alors de se détruire et redevient un charbon ordinaire » (page 130).

DE LA PUTRÉFACTION DES CADAVRES DANS L'EAU.

Ici, comme pour la terre, je ferai connaître en détail un certain nombre d'ouvertures de cadavres qui étaient restés plus ou moins de temps dans l'eau ; la description de ces nécropsies sera précédée de quelques expériences qui m'ont paru propres à éclairer la question.

Expérience 1re.

Le 12 mars 1830, on plongea dans un grand baquet à moitié plein d'eau de Seine le cadavre d'un enfant nouveau-né, âgé de sept jours, mort depuis cinquante heures ; la coloration générale était naturelle, excepté que les paupières, l'oreille droite, la partie postérieure et supérieure des cuisses, et le scrotum étaient rouges ; le dos était légèrement violet ; le ventre commençait à verdir, et les ongles étaient bleuâtres ; du reste, le corps offrait le volume, le poids et la longueur ordinaire.

13 mars. La peau est d'un blanc mat ; les paupières sont décollées et de couleur rosée ; l'oreille droite et les autres parties que j'ai dit être rouges avant l'immersion, sont aussi beaucoup moins colorées. L'épiderme est d'un blanc mat aux membres, surtout aux mains et aux pieds, où il est déjà ridé, mais non détaché. Il existe à la partie antérieure du tronc des petites écailles épidermiques, comme on en voit chez les nouveau-nés chez lesquels la chute du premier épiderme n'a pas encore eu lieu.

20 mars. Le cadavre est toujours au fond de l'eau et beaucoup plus pâle; toutefois, on voit à la région épigastrique une plaque violette d'environ 6 centimètres; l'abdomen est légèrement verdâtre; les taches des fesses et des testicules sont d'un violet plus clair qu'auparavant. L'épiderme de la paume des mains commence à se détacher. 24 mars. La partie supérieure de la face, les parties latérales du col, le haut du thorax et les épaules se colorent en gris très légèrement verdâtre, quoique le cadavre soit toujours resté au fond de l'eau; le scrotum n'est plus que d'un blanc rosé très clair. 26 mars. La fesse gauche offre une coloration verdâtre. 27 mars. Cette couleur est plus intense et s'étend plus bas sur le côté externe de la cuisse. La joue droite est légèrement colorée en rose; le front et les paupières sont d'un gris verdâtre; les parties latérales et inférieures du col sont violacées; le cadavre est toujours dans l'eau. 28 mars. L'abdomen est d'un bleu ardoisé, excepté un peu au-dessus de l'ombilic, où il est livide. Il n'y a hors de l'eau qu'une partie de la fesse gauche, et elle est d'un vert clair; cette couleur s'étend même à la cuisse correspondante; la fesse droite qui est sous l'eau est rosée; l'épiderme se détache facilement partout. 30 mars. Le côté gauche de l'abdomen, la cuisse et la jambe correspondantes, sont hors de l'eau et colorés en vert; le côté droit et l'autre membre inférieur restent dans l'eau et ne sont point colorés; la couleur de la partie antérieure du ventre est plus foncée. L'épiderme se sépare partout au plus léger effort; celui des pieds ne tient pas moins que celui des autres parties. 31 mars. De larges lambeaux d'épiderme se sont détachés des parties latérales du ventre et du col; l'abdomen paraît moins coloré. 3 avril. L'épiderme flotte dans l'eau sous forme de larges plaques translucides et incolores; toutefois, les parties qui recouvraient les portions que j'ai dit être colorées en bleu, en vert, etc., offrent une teinte olivâtre. La peau, dépouillée de sa cuticule, est déjà décolorée, et d'un blanc mat dans plusieurs des parties qui étaient fortement colorées avant la chute de l'épiderme; toutefois, elle est d'un bleu ardoisé et noirâtre à la partie antérieure de l'abdomen, d'un rouge vineux sale à la tête, et d'un rouge vineux très pâle au menton et entre les sourcils. 5 avril. Les parties qui avaient perdu leur épiderme le 3 avril, et qui étaient encore colorées, sont d'un blanc d'ivoire. Le tissu cellulaire commence à être distendu par des gaz. 6 avril. Le col qui avait été complétement décoloré, redevient bleu, violet clair, et même rouge; mais le cadavre est beaucoup plus ballonné, et par conséquent plus près de la surface du liquide. Le bras gauche est hors de l'eau. 8 avril. Une plus grande partie du corps est en contact avec l'air; le tissu cellulaire sous-cutané est très emphysémateux; la peau des membres est soulevée, comme si elle eût été soufflée; lorsqu'on la presse, on ne sent pas la crépitation ordinaire du tissu cellulaire emphysémateux. On voit sur différentes parties du corps des plaques jaunes là où le derme n'est pas coloré, et verdâtres dans les parties qui offrent cette teinte; ces plaques sont de grandeur et de forme variables; les plus petites ressemblent à des

lentilles ; le plus grand diamètre des autres est à-peu-près de 3 centim. ; elles sont entourées d'un cercle de petits points blanchâtres, durs, comme si c'était un dépôt calcaire. La couleur générale du cadavre est blanchâtre ; la portion de l'abdomen qui était assez fortement colorée, se décolore sensiblement, quoiqu'elle soit en contact avec l'air. 9 avril. Les plaques deviennent de plus en plus nombreuses ; le cadavre est plus emphysémateux ; les membres abdominaux présentent encore une certaine résistance, tandis que dans les membres supérieurs il ne reste plus que quelques traces de muscles, et les os semblent à nu dans le sac formé par la peau qui les enveloppe. Dans plusieurs endroits, cette peau est corrodée, et lorsqu'on presse dans les environs de ces corrosions, il s'écoule une sanie d'un blanc rose sale, qui est un reste de tissu cellulaire détruit par la putréfaction. 11 avril. De nouvelles corrosions se sont formées, et celles qui existaient sont beaucoup plus larges ; une d'elles située au niveau du bord supérieur de l'os coxal droit, est très considérable, et donne issue à des gaz et même à des portions de viscères abdominaux ; la peau environnante est fortement plissée. En général, ces corrosions se remarquent là où il y avait des plaques, et la déchirure de la peau semble correspondre à l'auréole calcaire que j'y ai indiquée. 13 avril. Presque tous les viscères s'échappent, sous forme de bouillie, par les déchirures que je signale.

Expérience 2e.

Le 12 mars 1830, on a mis dans un grand baquet presque plein d'eau de Seine le cadavre d'un enfant nouveau-né, âgé de huit jours, et mort depuis trente-six heures ; sa couleur était naturelle, excepté la partie postérieure du tronc qui était légèrement violette, l'oreille droite qui était rouge, et les ongles qui étaient bleuâtres ; il y avait tout autour de l'ongle de l'indicateur gauche une ulcération ; du reste, le poids, le volume et la longueur de cet enfant n'offraient rien d'extraordinaire.

13 mars. Le corps est d'un blanc mat ; les paupières et les oreilles ne sont que légèrement rosées ; le dos offre à peine des traces de la couleur violette dont j'ai fait mention ; l'épiderme des membres, d'un blanc mat, commence à se rider, surtout aux mains et aux pieds, mais il ne se détache pas. On remarque à la partie antérieure du tronc des petites lames blanchâtres, véritables écailles provenant du premier épiderme qui n'est pas encore tombé.

14 mars. Le genou droit est la seule partie qui soit hors de l'eau ; il offre une couleur rosée. 17 mars. Cette couleur est légèrement jaunâtre ; le ventre est un peu ballonné ; l'épiderme ne se détache qu'autour de l'ongle ulcéré. 20 mars. Le cadavre est près de la surface de l'eau ; il est en général de couleur blanche tirant sur le violet très clair ; les deux genoux font saillie hors de l'eau, et sont colorés en rose légèrement jaunâtre, moins intense que les jours précédens ; l'épiderme est soulevé aux mains. 24 mars. La

majeure partie de l'abdomen est verdâtre et hors de l'eau depuis deux jours; l'épiderme de la paume des mains et de la plante des pieds se déchire plus facilement. 25 mars. Les genoux, qui étaient devenus rouges par leur exposition à l'air, sont complétement décolorés; la cuisse gauche est rosée; l'abdomen et même la partie inférieure du thorax sont verts. 26 mars. Le col et le haut du thorax offrent une teinte violette; les paupières, le nez et les lèvres sont d'un rose jaunâtre; les membres inférieurs sont également rosés, excepté à la partie antérieure des jambes. 27 mars. Le cadavre est toujours près de la surface de l'eau, excepté l'abdomen, une partie du thorax et les genoux, qui sont à l'air. 28 mars. Le ventre, généralement vert, présente une tache ardoisée d'environ 15 millim. dans son plus grand diamètre; le col et le thorax deviennent plus violets; les membres supérieurs offrent déjà cette même teinte, mais claire. 30 mars. Le poignet gauche est hors de l'eau et verdâtre; on observe la même couleur au-dessus du genou droit, immédiatement à côté de la portion qui est en contact avec l'air, et qui par conséquent est à peine couverte par le liquide; la face antérieure des jambes est déjà rosée. 4ᵉʳ avril. Les genoux sont jaunes, presque desséchés; ils ne sont jamais devenus verts, quoiqu'ils aient été presque constamment à l'air. 3 avril. Le ventre et le thorax sont toujours hors de l'eau et colorés en vert. Le col est d'un rouge violet, la face d'un rouge cuivré; on voit au côté gauche de la tête une tumeur sous-épidermique produite par des gaz; les membres abdominaux sont rouges, excepté les genoux; ces diverses colorations ne dépendent pas de l'épiderme, car on peut enlever celui-ci par larges lambeaux et s'assurer qu'il est incolore; il existe comme aux pieds et aux mains, mais il se détache par le moindre frottement. 4 avril. Toutes les portions dépouillées d'épiderme, qui étaient rouges hier et qui sont restées dans l'eau, sont presque incolores. 5 avril. Ces portions sont d'un blanc d'ivoire; le tissu cellulaire sous-cutané est déjà notablement distendu par des gaz. 8 avril. Le ventre, qui est en contact avec l'air, est plus ballonné et beaucoup moins coloré, quoiqu'il soit encore couvert d'épiderme; la portion qui est hors de l'eau est entourée de petits mamelons jaunâtres, mous, comme mucilagineux, qu'on enlève facilement; les parties dépouillées d'épiderme, qui sont dans l'eau, continuent à être incolores; le bras gauche et la partie postérieure des membres abdominaux sont le siége de petites plaques semblables à celles que l'on a remarquées le 8 avril chez l'enfant qui fait le sujet de l'expérience précédente. 9 avril. Toute la portion thoraco-abdominale qui est en contact avec l'air, est desséchée; l'épiderme adhère encore fortement; celui des pieds n'est pas détaché, mais il s'enlève par la moindre traction; les petites plaques indiquées hier sont plus marquées; le tissu cellulaire est moins emphysémateux que chez l'autre enfant (V. page 706); les membres conservent toutes leurs parties, en sorte que lorsqu'on les touche à travers la peau, les chairs offrent encore une résistance sensible. 11 avril. On remarque une corrosion au bras gauche, précisément à l'endroit où j'ai dit exister une plaque. 15 avril.

Le cadavre est entier et un peu plus hors de l'eau ; toutes les parties qui jusqu'à ce jour étaient restées dans le liquide et qui étaient blanches, se sont colorées en jaune sale légèrement ochracé, depuis qu'elles sont en contact avec l'air. La tête et les bras sont le siége d'autres corrosions, par lesquelles s'écoule une sérosité sanguinolente ; ces pertes de substance s'observent dans les endroits où il y avait eu des plaques. L'abdomen est sec, recouvert d'épiderme, coloré comme auparavant et toujours hors de l'eau ; la partie antérieure du cou est hors de l'eau depuis deux jours ; aussi est-elle emphysémateuse, et de blanche qu'elle était, est-elle devenue rouge sale tirant sur le rosé. Les pieds sont encore recouverts d'épiderme qui y tient à peine. 17 avril. Les corrosions sont beaucoup plus grandes ; on en voit une très large au côté droit du thorax, par laquelle s'échappent des débris des muscles, des côtes dénudées et une partie du poumon. Le lendemain, des portions des viscères du bas-ventre sortent, sous forme d'une sanie, par d'autres corrosions qui existent à l'abdomen.

Expérience 3ᵉ.

Le 23 mars 1830, on a mis dans de l'eau contenue dans une grande baignoire, le cadavre d'un homme âgé de cinquante ans, mort trente heures auparavant. L'abdomen était légèrement verdâtre, le cou, les parties latérales de la tête et le dos, offraient plusieurs plaques rougeâtres et d'un violet assez foncé. Le 25 mars, l'épiderme des mains commence à se rider, surtout aux doigts et à la face dorsale ; il est d'un blanc bleuâtre mat à la paume des mains et à la plante des pieds, où il est couvert d'une couche d'une matière blanche, facile à enlever, et semblable à la mie de pain bouillie dans du lait. Le thorax et le bras, qui n'étaient pas colorés au moment de l'immersion du cadavre dans le liquide, commencent à prendre une teinte légèrement verdâtre. 26 mars. L'enduit détaché hier de la paume des mains et de la plante des pieds ne s'est pas reformé. 27 mars. Toutes les parties colorées en rouge avant de mettre le cadavre dans l'eau, sont actuellement d'un violet clair. 28 mars. L'abdomen est moins vert ; l'épiderme est très légèrement soulevé aux mains et aux pieds, et ne s'enlève qu'avec peine. 30 mars. Celui de la paume des mains et de la plante des pieds, toujours d'un blanc mat, est beaucoup plus plissé et soulevé, surtout vers les extrémités plantaires des orteils et palmaires des doigts ; celui qui recouvre les autres parties du corps ne se soulève pas. Les ongles sont d'un gris verdâtre. On remarque à la face dorsale des mains quelques sillons verdâtres qui répondent aux veines. 31 mars. L'abdomen est à peine coloré. 1ᵉʳ avril. Les diverses teintes vertes et violacées sont encore moins foncées. 3 avril. L'épiderme est plus soulevé, et s'enlève, à l'aide d'une légère pression dans les environs des articulations, à toute la partie supérieure de la face, au crâne, aux mains et aux pieds. Il existe des taches verdâtres et violacées dans la région des sterno-cléido-mastoïdiens et au-

devant du sternum. 4 avril. Toutes les parties qui ont été dépouillées
d'épiderme hier, et qui étaient colorées, sont d'un blanc mat. Les bras sont
encore couverts d'épiderme et présentent une teinte rosée. 5 avril. L'épiderme s'enlève par lambeaux énormes aux fesses, et par plus petites portions à la partie postérieure du tronc : on voit, près de la fosse iliaque gauche, une vésicule allongée remplie d'eau, qui a pénétré entre l'épiderme et
le derme, par un point où le premier de ces tissus était déchiré. L'abdomen
s'est coloré de nouveau, et il est aussi vert qu'au commencement de l'expérience ; cependant le cadavre est *toujours resté au fond de l'eau.* 6 avril.
L'épiderme s'enlève plus facilement ; toutefois, il n'est pas encore détaché de
la plante des pieds ni de la paume des mains, quoiqu'il soit excessivement
soulevé ; plusieurs lambeaux, au contraire, sont déjà séparés de la région
dorsale des mains. La jambe gauche est légèrement verdâtre et couverte
d'épiderme. On remarque à la partie interne des deux bras des taches
d'un rouge vif, en général petites et de forme différente ; dans quelques-
unes de ces taches, l'épiderme est soulevé par un fluide rougeâtre qui les
colore, et que l'on peut déplacer par la plus légère pression ; vient-on à
presser plus fort, l'épiderme se sépare et le liquide s'écoule ; dans quelques
autres de ces taches, l'épiderme a déjà été détaché, et alors la couleur
rouge sous-jacente a disparu ; le derme est blanc, mais il reste souvent
tout autour de ce derme blanchi une ligne circulaire, si la tache avait cette
forme rugueuse, adhérente, qui circonscrit en quelque sorte la tache qui
existait auparavant. 9 avril. Le thorax et l'abdomen sont en grande partie
dépouillés d'épiderme, et on peut dire que partout où le derme est à nu, la
couleur est d'un blanc mat ; tandis qu'auparavant, lorsque l'épiderme existait, ces parties étaient colorées en violet ou en vert ; toutes les portions du
corps couvertes encore d'épiderme conservent au contraire une coloration
manifeste. Les ongles existent et sont solidement attachés 10 avril. L'épiderme est en partie séparé à la jambe gauche, qui s'est déjà décolorée dans
toutes les parties dépouillées de cuticule. On voit quelques petites taches
d'un bleu indigo à la partie latérale gauche du thorax et près du téton du
même côté, ainsi qu'à la partie droite du cou. Le cadavre commence à
avoir une tendance marquée à venir à la surface. 11 avril. Le moignon de
l'épaule gauche et une petite portion de même côté du thorax *font saillie*
hors de l'eau, et déjà l'action de l'air se fait sentir, car ces parties sont colorées en vert-de-gris, si ce n'est le sommet de l'épaule qui est jaunâtre ;
tout ce qui est sous l'eau est décoloré, excepté les taches rouges et
bleues dont j'ai parlé. 15 avril. On renouvelle l'eau de la baignoire, et
pendant cette opération, d'énormes lambeaux d'épiderme qui tenaient à
peine au corps, sont détachés ; le derme mis à nu est d'un blanc mat,
même à l'abdomen ; toutefois, la cuisse droite et la jambe gauche sont d'un
bleu clair ; on remarque en outre çà et là quelques petites plaques, couleur
de café au lait clair, sans dureté ni élevure. Le cadavre est un peu plus
hors de l'eau, et les parties qui ont le contact de l'air sont plus colorées et

notablement emphysémateuses. 17 avril. Le tissu cellulaire sous-cutané est infiltré de gaz dans plusieurs endroits ; le ventre est ballonné, et le corps tend de plus en plus à surnager ; déjà la presque totalité du côté gauche du thorax et de l'abdomen sont hors du liquide ; les plaques jaunes sont plus rares. 19 avril. Le ballonnement est augmenté ; la portion de la partie antérieure du thorax qui a surnagé la première, est devenue d'un gris verdâtre, et à-peu-près semblable, par sa consistance, à du parchemin mouillé. 21 avril. Les parties qui sont hors de l'eau sont jaunâtres, aurores ou d'un vert plus ou moins foncé ; partout où des gaz ont soulevé la peau qui est en contact avec l'air, celle-ci est desséchée. 24 avril. Le menton, le cou, le thorax, la plus grande partie de l'abdomen, et la partie antérieure de la cuisse gauche, sont hors de l'eau ; cette cuisse est d'un bleu très clair ; le genou est aurore, tandis que les autres parties qui sont à l'air et qui sont desséchées, sont colorées en rouge, en brun, en noir, en vert clair ou foncé et par plaques. Toutes les portions du cadavre qui sont sous l'eau sont d'un blanc mat, excepté là où j'ai dit exister des taches bleues ou rousâtres. En pressant la peau des bras, des pieds et des jambes, l'empreinte des doigts reste. On voit au pli de l'aine droite une coloration violette, comme pointillée, de forme triangulaire, et large d'environ 6 centimètres vers sa base ; le derme qui la forme est très aminci, comme soulevé, et semble prêt à se déchirer ; dans cet endroit, la peau commence évidemment à se corroder. 25 avril. La coloration des parties qui sont hors de l'eau est plus intense ; l'aine droite est le siége d'une grande quantité de petites corrosions qui répondent aux divers points violets indiqués hier ; quand on presse dans les environs de ces points, on fait sortir un liquide sanguinolent, et l'ouverture de la peau paraît régulière, comme si elle eût été faite avec un emporte-pièce. Les petites plaques bordées d'un cercle rougeâtre qui existaient aux bras et aux épaules, n'offrent plus de traces de rougeur ; elles sont d'un jaune sale. 26 avril. Les petites corrosions de l'aine sont réunies et forment une large ouverture, très régulière, dont les bords ne sont nullement frangés, et au milieu de laquelle on aperçoit le tissu cellulaire qui est infiltré de sérosité sanguinolente. La peau environnante est extrêmement amincie. On remarque également à la région sacrée, près de l'épaule gauche et au bras du même côté, plusieurs excoriations d'un autre aspect que les précédentes, qui ressemblent assez aux cicatrices des ulcérations varioleuses, et qui ne s'étendent pas à toute l'épaisseur du derme ; celui-ci n'est ni soulevé ni coloré ; elles sont arrondies ou ovalaires, et les plus larges 8 ou 10 millimètres de diamètre. 27 avril. Les parties qui sont hors de l'eau brunissent de plus en plus ; les autres sont comme les jours précédens, si ce n'est que la cuisse droite est le siége d'une multitude de petites taches pointillées de violet, et qui sous peu vont devenir des corrosions semblables à celles du pli de l'aine droite. Il existe à la partie gauche du cou une large corrosion intéressant déjà tout le corps de la peau, et qui a commencé comme celles de l'aine ; on voit aussi sept ou huit petites taches violettes de même nature, en avant de l'épaule droite, au milieu de la peau qui recouvre le grand pectoral. 28 avril Les taches pointillées de la cuisse et de l'épaule droite forment aujourd'hui de larges corrosions, offrant les mêmes caractères que celles de l'aine. Les autres que j'ai dit exister au sacrum, etc., sont plus larges et plus profondes ; aussi voit-on à leur centre le tissu cellulaire sous-cutané qui est jaunâtre, infiltré, et recouvert par les bords irréguliers et frangés de l'ouverture.

OBSERVATIONS ET NÉCROPSIES.

Observation 1re.

Quatre cadavres de noyés qui n'étaient restés dans l'eau qu'une , deux ou trois heures, n'offraient aucune altération à l'extérieur, même dix heures après la mort ; la couleur de la peau était naturelle ; l'épiderme n'était ni détaché ni soulevé ; les paupières étaient fermées, la bouche béante ; la langue n'avançait pas jusqu'au bord des lèvres ; les doigts des mains étaient assez fortement contractés ; on ne voyait qu'une petite quantité de vase entre les ongles des mains et des pieds et la peau qu'ils recouvrent ; il n'y avait aucun indice de putréfaction ni de tuméfaction (La température était à 17° th. centigr.).

Observation 2e.

Trois cadavres de noyés qui étaient restés cinq à six jours dans l'eau furent examinés deux heures après avoir été retirés de la rivière ; ils étaient à peine tuméfiés ; la peau était de couleur *naturelle* partout, excepté près des genoux , où l'on voyait deux ecchymoses livides ; les paupières, la bouche, la langue, les doigts étaient comme dans les observations précédentes ; toutefois , les ongles des pieds contenaient une beaucoup plus grande quantité de vase ; l'odeur était peu désagréable et différente de celle qu'exhalent les cadavres qui se décomposent à l'air. Le lendemain à midi, la face était déjà tuméfiée d'une manière sensible ; les paupières surtout étaient gonflées et d'un rouge brun ; les lèvres offraient une couleur verdâtre ; les joues étaient brunâtres ; la poitrine et l'abdomen étaient d'un vert sale ; les membres n'étaient pas colorés. Le jour suivant, la tête était énormément tuméfiée et verte ; le gonflement de la face surtout était remarquable ; les yeux sortaient presque entièrement des orbites ; le corps, extrêmement ballonné , était marbré de jaune et de vert , et le système veineux superficiel se dessinait à travers ces marbrures ; les genoux étaient d'un brun noirâtre ; la paume des mains et la plante des pieds conservaient leur couleur blanche , tandis que la face dorsale de ces parties était verdâtre ; la couleur du dos , sur lequel le cadavre avait été couché , était à peine altérée ; l'épiderme se détachait facilement dans plusieurs endroits , et il était séparé dans beaucoup d'autres ; l'odeur était infecte. (La température avait varié de 16° à 18°, th. centigr., depuis que le cadavre était exposé à l'air).

NÉCROPSIE 1re.

N..., âgé de quarante-cinq ans, tomba dans la Seine le 19 décembre 1829 à midi ; il fut retiré le lendemain à huit heures du matin, et soumis à mon examen le même jour à deux heures. Il était raide. La face était à peine gonflée, d'un rouge violet dans toute son étendue, mais surtout aux lèvres (1). Les paupières étaient fermées avec force, l'œil plein et brillant. La bouche était entr'ouverte, et laissait échapper une assez grande quantité d'eau. La langue de couleur naturelle ne sortait pas de la bouche. La peau des autres parties du corps était blanche et dans l'état naturel. Il est bon de faire observer que le cadavre ne fut déshabillé qu'à deux heures, et par conséquent que l'air extérieur n'avait agi que sur la face depuis la sortie du corps de l'eau. Le 22 décembre, même état de coloration et de raideur.

Ouverture du cadavre le 23 à midi. La raideur est à peine sensible ; le corps n'exhale point de mauvaise odeur (la température était depuis trois jours de 0° à 4 + 0°) ; la coloration de la peau n'a pas changé ; on ne trouve point de vase dans l'interstice des ongles ; à la vérité ceux-ci sont très courts. Le cerveau est dans l'état naturel, sans injection notable ; il en est de même du cervelet et des méninges. Les poumons offrent une teinte violacée, surtout à leur partie postérieure ; ils sont très crépitans, et contiennent peu de sang ; lorsqu'on les comprime, il en sort un liquide rougeâtre écumeux ; les ramifications bronchiques, jusqu'à une très grande profondeur, renferment beaucoup d'écume aqueuse mêlée de vase, de débris de végétaux, de petits morceaux de bois et autres ordures ; la trachée-artère contient aussi beaucoup d'écume semblable ; la membrane muqueuse présente çà et là quelques points rouges. Le cœur est très volumineux ; le ventricule droit est rempli de sang fluide, noir. Les veines caves et jugulaires contiennent aussi beaucoup de sang noir fluide. Le *diaphragme est refoulé en haut.* L'estomac renferme environ 250 grammes d'un liquide aqueux, jaunâtre, trouble ; les intestins en contiennent à peine : du reste, ces organes paraissent dans l'état naturel, si ce n'est que l'intérieur des intestins offre çà et là quelques points rougeâtres. Le foie et la rate sont un peu gorgés de sang. Les reins sont dans l'état naturel. La vessie, peu distendue, renferme à-peu-près deux cuillerées à bouche d'urine presque limpide.

(1) J'appris par les personnes qui avaient retiré le cadavre de l'eau, que la face était pâle au moment où on le sortit de l'eau.

NÉCROPSIE 2ᵉ.

Le 1ᵉʳ janvier 1827, a dix heures du matin, on retira du canal Saint-Martin le cadavre d'un homme âgé de soixante-dix ans, qui s'était noyé la nuit précédente. *Examen du corps le même jour à midi.* La peau est de couleur naturelle ; les paupières ainsi que la bouche sont entr'ouvertes ; la langue, de couleur ordinaire, ne dépasse pas les dents. On voit dans l'interstice des ongles des mains une certaine quantité de vase. *Ouverture du cadavre* le 5 janvier à une heure. Le corps n'exhale point de mauvaise odeur ; la face n'est point tuméfiée ; la peau n'est point colorée ; on remarque seulement au dos quelques lividités cadavériques (La température avait varié dans les cinq jours précédens de 0° à 5° — 9°). Les veines de la dure-mère sont injectées de sang noir. Le sinus longitudinal supérieur est gorgé de sang noir fluide. Les vaisseaux de la pie-mère sont presque dans l'état naturel. Le cerveau, de consistance et de couleur ordinaires, présente, lorsqu'on le coupe, plusieurs points rougeâtres dont on fait sortir un peu de sang par une légère compression. Les ventricules sont vides, excepté le latéral droit, dans lequel existe une petite quantité de sérosité limpide. Le cervelet est dans l'état naturel.

Le larynx est rempli de glaçons incolores assez volumineux ; on voit au commencement de la trachée-artère une petite quantité de mucus rougeâtre, mêlé de quelques grains sablonneux ; du reste, il n'y a aucune trace d'écume. Les poumons sont d'un brun noirâtre dans toute leur étendue ; ils sont crépitans et gorgés de sang, surtout à leur partie postérieure ; on ne découvre dans leur substance ni vase, ni aucune matière terreuse. Le cœur contient, surtout dans le ventricule droit et dans l'oreillette du même côté, une certaine quantité de sang noir fluide. L'aorte et la veine cave descendante renferment aussi du sang noir fluide en assez grande proportion. *Le diaphragme est refoulé en haut.*

On trouve dans l'estomac 500 gr. environ d'une bouillie claire, livide, évidemment composée d'eau, de vin et d'alimens à demi digérés ; sa tunique péritonéale est marbrée de rouge ; sa membrane muqueuse est rouge et ulcérée dans beaucoup de points. Les intestins, d'un rouge violacé à l'extérieur, contiennent des matières fécales molles. La rate est dans l'état naturel. Le foie et les reins, de couleur foncée, renferment plus de sang qu'à l'ordinaire. La vessie est distendue par environ 250 grammes d'urine aqueuse, d'un blanc légèrement jaunâtre.

NÉCROPSIE 3ᵉ.

Le 18 janvier 1827, a 4 heures de l'après-midi, on a retiré des eaux du canal Saint-Martin le cadavre d'un homme inconnu, âgé d'environ soixante-cinq ans, d'une forte constitution ; tout semblait annoncer que la submersion avait eu lieu peu de temps avant. Le corps n'offrait aucune trace de lésion extérieure ; la couleur de la peau était naturelle , les paupières étaient entr'ouvertes, la face n'était point tuméfiée, la bouche était légèrement béante ; la langue, de couleur et de volume ordinaires, dépassait un peu les dents, et était un peu serrée par les incisives moyennes supérieures et inférieures ; on voyait un peu de vase dans l'interstice des ongles des mains et des pieds. *Ouverture du cadavre* le 22 janvier. Le cadavre n'exhale point de mauvaise odeur ; la peau n'est ni colorée ni tuméfiée ; on remarque seulement quelques lividités cadavériques au dos et aux fesses (La température a varié depuis le 18 janvier de 0° à 3°—0°). Les veines de la dure-mère et celles qui rampent à la surface externe du cerveau sont légèrement injectées de sang noir liquide. Le cerveau et le cervelet sont de couleur et de consistance naturelles ; les ventricules ne sont le siège d'aucun épanchement ; on ne remarque point d'injection des vaisseaux qui se distribuent dans l'intérieur du cerveau. La trachée-artère et les bronches contiennent une quantité notable d'un liquide aqueux jaunâtre , mêlé de grumeaux blanchâtres , peu consistans, semblables à des alimens gras mal digérés ; du reste , on ne voit aucune trace d'écume ; la membrane muqueuse de ces organes paraît dans l'état naturel. Les poumons , fortement adhérens à la plèvre costale , n'étaient point gorgés de sang ; ils étaient crépitans, de couleur naturelle , et n'offraient aucune trace de vase , ni de la matière grumeleuse qui existait dans la trachée-artère et dans les bronches. Le cœur, très volumineux , contenait une quantité notable de sang noir, fluide, dans toutes ses cavités. *Le diaphragme n'était pas refoulé en bas.* L'estomac renfermait quelques morceaux de viande, une matière chymeuse et une assez grande quantité d'un liquide jaunâtre grumeleux, semblable à celui que l'on avait déjà trouvé dans la trachée-artère et dans les bronches. Les intestins grêles étaient distendus par de l'eau mêlée d'excrémens liquides et jaunâtres ; la membrane séreuse du canal intestinal était rougeâtre , comme injectée, tandis que la membrane muqueuse était saine. L'estomac , la rate , les reins et la vessie étaient sains ; ce dernier organe contenait une cuillerée à bouche d'urine jaunâtre et trouble. Il y avait du sang fluide et noir dans les gros troncs veineux et artériels, mais surtout dans les premiers.

NÉCROPSIE 4e.

N***, âgé de 21 ans, est tombé dans l'eau de la Seine, le 23 janvier 1827, à une heure de l'après-midi , et en a été retiré vingt minutes après. *Ouverture du cadavre* faite le surlendemain à midi (La température de l'atmosphère avait varié pendant ces trois jours de 0° à 4°—0°). La face est pâle , les paupières sont rapprochées, les yeux sont pleins, l'humeur aqueuse est légèrement opaque ; les lèvres sont écartées l'une de l'autre ; leur bord libre est d'un rouge assez vif ; les arcades dentaires, rapprochées postérieurement, ne sont séparées à leur partie antérieure que par la langue qu'elles resserrent assez fortement, et qui dépasse les dents de quelques millimètres ; du reste, cet organe est dans l'état naturel. La peau et la partie postérieure du tronc et des membres, surtout celle des membres abdominaux, est d'un rouge violet : on remarque sur les parties latérales du tronc des plaques larges comme la paume de la main, de couleur violacée ; enfin la partie antérieure du thorax est le siége d'un assez grand nombre de taches de la largeur d'une pièce de vingt sous, d'un rouge violet ; les intervalles qui les séparent sont pâles et de couleur naturelle ; on trouve aussi quelques taches semblables à l'abdomen. Les vaisseaux de la dure-mère sont gorgés de sang noir fluide ; les sinus longitudinal et latéraux renferment une assez grande quantité du même liquide ; les veines arachnoïdiennes en contiennent à peine. La couleur et la consistance du cerveau et du cervelet n'offrent rien d'extraordinaire ; les ventricules sont vides ; mais lorsqu'on coupe le cerveau par tranches horizontales, on voit un très grand nombre de petits points rougeâtres dans la substance blanche, et par la compression, on en fait sortir du sang noir fluide.

Le cœur, peu volumineux, renferme du sang noir dans les deux ventricules. Le larynx n'offre rien de remarquable, si ce n'est que sa membrane muqueuse est d'un rouge violet ; cette couleur s'étend à toute la membrane interne de la trachée-artère ; on voit au commencement de ce conduit aérien deux morceaux de chou ; près de la division des bronches on trouve une assez grande quantité d'un liquide aqueux qui ne devient écumeux que lorsqu'on comprime le poumon. La bronche droite renferme un assez grand nombre de fragmens d'alimens (choux , pain), et de l'eau qui ne devient écumeuse aussi qu'en comprimant le poumon ; la membrane muqueuse qui la revêt est d'un rouge violet ; la bronche contient aussi de l'eau et des matières alimentaires , mais en quantité moins notable. Les poumons sont un peu adhérens à la plèvre costale ; quand on veut détacher ces adhérences, il sort un peu d'écume par la bouche ; ils sont moins crépitans et d'une couleur plus foncée que dans l'état naturel : lorsqu'on les incise et qu'on les comprime , il s'en écoule un peu de sang noir fluide , et il se forme aussi une écume rosée. *Le diaphragme est légèrement refoulé en haut.*

L'estomac, très dilaté, renferme une grande quantité de liquide mêlé à des alimens non digérés (choux et pain). Les intestins contiennent des matières molles. Le foie est gorgé de sang noir fluide , qui s'écoule en grande quantité lorsqu'on incise cet organe. La rate et les reins sont à-peu-près dans l'état naturel. La vessie, comme rétractée, renferme environ une cuillerée et demie à bouche d'urine opaline trouble. La veine cave contient une grande quantité de sang noir fluide : l'aorte abdominale et les iliaques en renferment également, mais en moindre quantité (1).

(1) La présence des alimens dans la trachée-artère des individus qui font le sujet

NÉCROPSIE 5ᵉ.

Le 20 juillet 1770, on trouva sur la route de Courcelles à Dijon le cadavre d'un homme inconnu; il était couché de son long, à plat, sur la face antérieure du corps, ayant la tête tournée du côté de la ville, les mains élevées vers les côtés de la tête, appuyées par les paumes sur le terrain, et le visage, jusque près les oreilles, plongé dans une *large et profonde ornière remplie d'eau bourbeuse et blanchâtre.* Tout portait à croire que la mort du sujet datait au plus de vingt-quatre heures.

La face était légèrement tuméfiée et livide. Cette couleur était bornée à l'épaisseur de la peau. Les yeux étaient saillans, les pupilles resserrées; il sortait par les narines, surtout en comprimant la paroi antérieure de la poitrine, une mucosité écumeuse et sanguinolente. On voyait sur la portion saillante de la joue droite une légère excoriation ou éraillement circulaire de 2 centimètres de large, entièrement borné à la peau. La partie externe de la peau de toute la face antérieure du corps qui appuyait sur le sol était d'une couleur livide violacée. Les organes contenus dans le crâne étaient dans l'état naturel; seulement les vaisseaux sanguins du cerveau étaient gorgés de sang. Les poumons étaient gonflés, de couleur brune, plus foncés sur leur face antérieure que dans leurs autres parties; la trachée-artère et les bronches contenaient un fluide muqueux, écumeux, dont on augmentait la quantité en comprimant les poumons. Le cœur était gros et mou; le sang contenu dans ses cavités droites, ainsi que dans les grandes veines, était noir et entièrement fluide. Les cavités nasales et l'arrière-bouche étaient remplies de mucosités écumeuses, sanguinolentes, mêlées à quelques molécules terreuses blanchâtres, de la même nature que l'eau bourbeuse de l'ornière dans laquelle la face était plongée. Tous les organes de l'abdomen affectaient la disposition qui leur est propre (1); seulement l'estomac était très distendu par une grande quantité de fluide rougeâtre, d'une odeur acescente, *fortement vineuse,* et par diverses substances alimentaires encore reconnaissables; la membrane muqueuse de ce viscère était dans l'état naturel. — Il ne fut pas difficile de conclure que cet homme était tombé dans l'ornière, étant dans un état d'ivresse, et que n'ayant pu se relever, il avait péri suffoqué par défaut de respiration. (Chaussier).

de cette nécropsie et de celle qui précède, ne tiendrait-elle pas aux efforts de vomissement déterminés par l'impression de l'eau très froide sur l'épigastre, au moment où la digestion stomacale était à peine commencée? Il serait impossible d'attribuer ce phénomène à la putréfaction, puisque les cadavres n'offraient aucun indice de décomposition putride.

(1) Ce qui tend à faire croire que le diaphragme n'était pas refoulé en bas.

NÉCROPSIE 6ᵉ.

Une femme âgée de trente ans, noyée le lundi 21 mai 1821, fut retirée de l'eau le surlendemain, et ouverte le 26 du même mois.

Examen du cadavre. On remarque quelques blessures assez légères sur le front, et quelques ecchymoses au-dessus des sourcils ; l'œil est parfaitement fermé ; la pupille est dans un état de dilatation ordinaire ; la face est encore incolore ; la langue ne sort pas de la bouche ; il n'y a pas d'écorchures aux mains ni aux doigts ; on trouve du sable et de la vase dans le creux de la main et entre les ongles et la peau des doigts.

Ouverture du crâne. A l'ouverture du crâne, le sang qui s'est écoulé était assez fluide ; le corps calleux a paru dans son état naturel. Les vaisseaux veineux de la dure-mère et de l'arachnoïde étaient injectés. Les ventricules latéraux renfermaient environ une petite cuillerée de sérosité sanguinolente ; les plexus choroïdes étaient injectés ; les veines de Galien étaient gorgées de sang ; les substances corticale et médullaire étaient à-peu-près dans l'état naturel ; leurs petits vaisseaux étaient plus injecté s.

Ouverture du thorax. Les poumons étaient volumineux et crépitans (plus livides à leur partie postérieure) ; le sang des veines pulmonaires et des autres veines était noir et fluide. On a trouvé un mucus rougeâtre, et une petite quantité d'écume dans la trachée-artère ; la bronche droite contenait une plus grande quantité d'écume ; le mucus rougeâtre communiquait sa couleur à la membrane muqueuse de la trachée-artère ; aussi, en enlevant ce mucus, la membrane paraissait avec sa couleur naturelle : par la pression, on faisait sortir de l'air du poumon. La trachée-artère et les bronches ne renfermaient ni eau ni vase. Le cœur contenait du sang noir fluide ; il y en avait beaucoup plus dans le ventricule droit que dans le gauche, qui en renfermait à peine. Le sang aortique était très fluide et noir.

Ouverture de l'abdomen. L'estomac contenait une quantité peu considérable de liquide (150 ou 180 gr. environ) ; les intestins renfermaient une grande quantité du même liquide.

NÉCROPSIE 7ᵉ.

Le mardi 17 avril 1827, on a retiré de la Seine le cadavre d'un commissionnaire âgé de quarante-cinq ans, qui y était depuis la veille. Le 20, à huit heures du matin, il présentait l'état suivant (la température avait varié pendant ces trois jours de 11° à 14+°0°) : il n'exhalait aucune odeur désagréable ; la peau était de couleur naturelle, excepté à la région frontale droite, au nez, à la commissure droite des lèvres, à la partie gauche et inférieure de la poitrine, près du genou gauche, et au niveau du bord antérieur du tibia du même côté, où l'on voyait des plaques colorées, d'une largeur variable, mais qui ne dépassaient pas celle d'un écu de six francs. Parmi ces plaques, les trois premières et la dernière étaient de véritables contusions, ou des plaies contuses avec épanchement de sang dans le tissu cellulaire sous-cutané correspondant ; la plus remarquable était celle qui occupait le bord antérieur du nez, où il y avait dénudation des os et de la partie supérieure du cartilage. Les deux autres plaques, de couleur jaune et brunâtre, étaient le résultat de la dessiccation de la peau qui avait été dépouillée d'épiderme. Quoique la peau du col et de la région massétérienne droite ne présentât aucune coloration insolite, si ce n'est une légère tache brune à droite, un peu au-dessus de l'angle de l'os maxillaire inférieur, tache qui était aussi le résultat de la dessiccation de la peau, on a trouvé des ecchymoses *profondes* et considérables derrière la clavicule droite, au niveau du corps thyroïde, mais surtout dans l'épaisseur du muscle masséter droit, qui était en quelque sorte le siège d'une tumeur sanguine (1). Les paupières et la bouche étaient fermées ; la langue ne dépassait pas les lèvres, quoiqu'elle fût légèrement serrée par les dents. La face n'était pas tuméfiée. Le cadavre n'offrait plus de traces de raideur.

Ouverture. La peau du crâne, le périoste et la dure-mère étaient dans l'état naturel. Les veines de la pie-mère étaient presque vides. Le cerveau, de couleur et de consistance ordinaires, présentait à la partie qui correspondait à la contusion de la région frontale, une légère teinte rosée ; on remarquait une coloration semblable à la partie postérieure du même côté. Il y avait dans les ventricules latéraux et dans le canal rachidien une quantité assez notable de sérosité. Le cervelet était dans l'état naturel.

Le diaphragme était refoulé en haut jusqu'au niveau de la sixième côte sternale. Le larynx, la trachée-artère et les bronches, dans l'état normal, *n'offraient point d'écume* ; la trachée-artère renfermait une matière pulpeuse, grisâtre, mêlée de points rouges, sans gravier, et une petite quantité de liquide aqueux. Les poumons, d'une couleur ardoisée naturelle, libres d'adhérence, étaient très crépitans et ne s'affaissaient point par l'action de l'air ; ils contenaient du sang fluide, sans en être gorgés : lorsqu'on les pressait il en sortait du sang écumeux. On voyait dans chacune des cavités des plèvres environ 100 gr. de sérosité sanguinolente. Le péricarde et le cœur étaient dans l'état naturel ; il n'y avait qu'une petite quantité de sang

(1) Tous les renseignemens recueillis sur cet individu portent à croire qu'il s'est suicidé, et que les contusions et les ecchymoses dont je viens de parler, peuvent bien être le résultat d'une ou de plusieurs chutes qu'il aura faites avant de tomber dans la rivière ; la quantité de vin trouvée dans l'estomac semble annoncer en effet que cet homme pouvait être dans un état d'ivresse lorsqu'il est entré dans l'eau ; mais il faut l'avouer, ces lésions sont assez graves, et de nature telle qu'il ne serait pas impossible qu'elles eussent été produites par des coups reçus dans une rixe.

liquide dans l'oreillette et le ventricule droits. L'aorte était vide et de couleur naturelle. La veine cave inférieure contenait un peu de sang fluide ; ses parois n'étaient pas rouges.

Le foie, la rate, le pancréas, les reins, les uretères et la vessie étaient dans l'état normal ; il y avait dans ce dernier organe environ 100 grammes d'urine. La vésicule du fiel renfermait de la bile rougeâtre. L'estomac, de couleur naturelle à l'extérieur, non distendu, contenait une quantité ordinaire d'une matière grisâtre, pulpeuse, comme chymeuse, semblable à celle qui existait dans la trachée ; cette matière nageait dans un liquide vineux rougeâtre ; la membrane muqueuse de ce viscère était rosée dans toute son étendue, ce qui paraissait tenir à ce que l'individu était mort pendant la digestion. Le pharynx renfermait aussi une grande quantité de matière pulpeuse, grisâtre, semblable à la précédente. Le duodénum et le jéjunum paraissaient sains : le dernier de ces intestins contenait beaucoup de liquide blanchâtre, épais. L'iléon et les gros intestins étaient le siége d'une inflammation évidente ; leur membrane interne était d'un rouge vif ; on voyait dans une partie de leur étendue un liquide gluant, rougeâtre, ayant l'aspect de gelée de groseilles ; la partie inférieure du rectum était distendue par une matière fluide bourbeuse.

NÉCROPSIE 8e.

Le 11 avril 1827, dans la matinée, on a retiré de la Seine le cadavre d'un homme athlétique, âgé de vingt-cinq ans, qui s'y était jeté huit jours auparavant. Examiné deux heures après, il était de couleur naturelle et nullement gonflé, excepté la face, qui était légèrement tuméfiée et d'un rouge foncé. Le 13, à onze heures du matin, la peau du crâne est d'un brun verdâtre ; la face est très tuméfiée, d'un vert foncé et d'un rouge ochracé foncé par parties ; les lèvres déformées sont très tuméfiées, et laissent entre elles un espace de quelques millimètres ; la langue dépasse les dents de 6 à 8 millim. ; le nez est d'un vert foncé ; les paupières sont fermées et très tuméfiées ; en les séparant, on voit les yeux pleins, humides et peu saillans. La peau du col est d'un vert bouteille, excepté à sa partie antérieure et moyenne, qui est d'un rouge assez intense, et qui est dépourvue d'épiderme. Le thorax est d'un vert un peu moins foncé que le col ; on y voit des lignes violacées qui suivent la direction des vaisseaux sous-cutanés ; cette teinte verte est d'autant moins marquée, qu'on s'approche davantage de la région hypogastrique, dont la peau n'offre guère qu'une couleur blanc verdâtre ; on remarque sur les flancs et sur les parties latérales du thorax des plaques d'un rouge brun peu intense. Tout le tronc est emphysémateux. Les membres thoraciques, d'un blanc verdâtre, sont également emphysémateux et sillonnés de lignes vertes qui suivent la direction des veines sous-cutanées ; quelques-unes de leurs parties sont dépouillées d'épiderme. Les cuisses ont à-peu-près la couleur naturelle ; la droite, privée d'épiderme dans son tiers inférieur et antérieur, offre une couleur jaune d'ochre sale, résultat de la dessiccation de la peau ; l'épiderme de la cuisse gauche est enlevé dans toute sa face interne. Les jambes, de couleur à-peu-près naturelle, offrent çà et là des taches verdâtres et rougeâtres remarquables, surtout à la partie supérieure et antérieure et à la malléole interne. Les pieds sont pourvus d'épiderme. Le scrotum est excessivement distendu par des gaz (la température avait varié depuis le 11, de 10 à 20°+0° th. centigr.)

Ouverture. Le tissu cellulaire du crâne est infiltré d'un liquide rouge assez clair, beaucoup plus abondant à la partie postérieure, où il est d'un rouge foncé et fétide ; lorsqu'on le sépare des parties voisines, il s'en dégage des gaz fétides. Le périoste ne se détache pas facilement. Les muscles temporaux sont assez résistans, d'un rouge violacé peu foncé et infiltrés de liquide, mais non macérés. En enlevant les os du crâne, on déchire le sinus longitudinal supérieur, et il s'en écoule une assez grande quantité de sang fluide noir. La dure-mère offre une teinte à peine violacée, si ce n'est le long du sinus longitudinal, où elle est plus prononcée ; du reste, elle n'est pas soulevée par des gaz. L'arachnoïde et la pie-mère ne sont pas colorées ; on remarque seulement des stries rouges qui correspondent aux vaisseaux ; plusieurs ramifications de ces vaisseaux contiennent du sang noir foncé. L'extérieur du cerveau est d'un gris légèrement verdâtre ; il en est de même de toute l'épaisseur de la substance corticale ; la partie médullaire est blanche à-peu-près comme dans l'état naturel, et n'est le siége d'aucune injection vasculaire ; il n'y a point de sérosité dans les ventricules cérébraux ; la consistance de cet organe est à-peu-près comme dans l'état normal. Le cervelet, beaucoup moins consistant que le cerveau, offre aussi moins de blancheur dans sa partie médullaire. En coupant les sinus latéraux, il s'écoule une assez grande quantité de *sang noir fluide mêlé de quelques caillots peu consistans* et de beaucoup de gaz.

La cavité des plèvres contient de l'un et l'autre côté, mais surtout à gauche, quelques décagrammes d'un liquide rouge foncé. Les poumons sont adhérens sur plusieurs points à la plèvre costale droite; ils sont libres à gauche ; leur couleur est rouge, marbrée de brun, comme dans l'état naturel, leur volume est ordinaire : ils sont très crépitans, et beaucoup moins mous que ceux des cadavres qui sont restés long-temps dans l'eau; lorsqu'on les comprime, il s'en écoule des gaz et un liquide sanguinolent : on ne voit sur aucun point de leur surface que la plèvre soit soulevée par des gaz ; leurs vaisseaux contiennent du sang noir assez épais. Le *larynx*, la *trachée-artère* et les *bronches* ne renferment ni *vase*, ni *écume*, ni *aucune autre matière* ; leur membrane interne est d'un rouge violacé. Le péricarde, distendu par des gaz, contient environ 30 grammes d'un liquide sanguinolent. Le cœur, dont la consistance est normale, n'offre point de sang dans ses cavités gauches, tandis qu'il y a un *caillot* peu consistant dans le ventricule droit, la face interne de ce ventricule est de couleur lie de vin très claire ; la couleur de la surface interne du ventricule gauche est naturelle. *Le diaphragme est refoulé en haut.*

Le tissu cellulaire des parois de l'abdomen est d'un jaune verdâtre. Les muscles sont rouges. La cavité du péritoine renferme beaucoup de gaz et fort peu d'un liquide rouge peu foncé. L'estomac est distendu par des gaz ; sa membrane séreuse, généralement peu colorée, offre cependant çà et là quelques plaques jaunâtres, rougeâtres et violettes ; il est légèrement emphysémateux dans toute l'étendue de sa face antérieure ; il ne renferme qu'une petite quantité d'un liquide vineux mêlé de quelques portions d'alimens ; sa membrane muqueuse, diversement colorée, est jaune, rosée, rouge et violette par plaques ; il y a un emphysème sous-muqueux considérable. Les intestins sont affaissés ; les grêles, de couleur naturelle, offrent dans certains points des ramifications vasculaires injectées, et dans d'autres un emphysème sous-péritonéal assez marqué ; le colon est verdâtre, le rectum de couleur ordinaire. La tunique interne du canal intestinal est dans l'état normal ; on trouve des matières fécales, molles, verdâtres, dans le colon et dans le rectum. L'épiploon ne présente rien de remarquable. Le *foie* contient une assez grande quantité de sang fluide mêlé de gaz ; il offre la couleur et la consistance ordinaires ; on distingue dans beaucoup d'endroits la substance jaune qui entre dans sa composition. La vésicule biliaire, d'un jaune orangé foncé, renferme de la bile de même couleur. Le pancréas est un peu plus rougeâtre que dans l'état naturel. La rate, d'un vert foncé à l'extérieur, lie de vin foncée à l'intérieur, est très emphysémateuse, se déchire assez facilement, et contient une assez grande quantité de liquide d'un violet foncé. Les reins sont à-peu-près dans l'état naturel ; toutefois, leur couleur tire un peu plus sur le violet, et lorsqu'on les presse il en sort un liquide semblable à l'huile. Les uretères sont d'un violet clair. La vessie, non contractée sur elle-même, est vide et dans l'état naturel. Les vaisseaux veineux contiennent en général une assez grande quantité de sang, moitié fluide, *moitié coagulé* ; mais les caillots sont peu consistans : on voit à la surface de ce sang des gouttelettes d'huile. L'aorte abdominale et thoracique renferme aussi du sang, mais en quantité moindre ; leurs parois sont rougeâtres.

NÉCROPSIE 9e.

Wolf, âgé de vingt-six ans, se jeta à l'eau le premier décembre 1826 ; il en fut retiré le 20 du même mois dans la matinée. *Examen du corps ce même jour à midi.* La face est légèrement gonflée, décolorée, excepté à la partie moyenne du front depuis la racine du nez jusqu'à l'implantation des cheveux ; où elle présente, dans une étendue de 7 centimètres environ, une teinte d'un rouge ochracé ; la partie interne de chaque paupière supérieure et la partie postérieure du bord libre des lèvres offrent aussi une teinte analogue. Le menton et la lèvre supérieure sont les seules parties de la face recouvertes d'épiderme, et encore est-il très ramolli et comme retenu par la barbe. Les paupières sont fermées et sans gonflement. La bouche est entr'ouverte, la langue est dans la bouche; elle est de couleur naturelle et peu gonflée; les gencives sont livides; la peau du cou, dépouillée d'épiderme, est de couleur naturelle, à l'exception de quelques légères marbrures rosées; celle qui recouvre les deux grands pectoraux est livide, si ce n'est près du sternum, où elle offre une couleur rouge cerise. La partie antérieure des bras, des épaules, des cuisses, est d'un blanc tirant légèrement sur le violacé; cette teinte est encore moins sensible dans la peau de la partie postérieure du corps. Les mains et les pieds sont en partie dénudés d'épiderme, qui est blanchâtre, gonflé et ramolli; il y a de la vase entre les ongles et les doigts; le pénis et le scrotum sont dans l'état naturel; la peau est encore consistante dans les endroits où elle est à nu, car elle résiste assez lorsqu'on cherche à l'arracher avec des pinces. Le cadavre est flasque. *Le 21 décembre, à onze heures* (1), la peau correspondante au pectoral et au bras droit est presque entièrement décolorée; on remarque près de la clavicule gauche une plaque verdâtre; la face et les autres parties du corps sont à-peu-près dans le même état. *Le 23 décembre*, la face est un peu plus rouge; on n'observe aucun autre changement notable.

Ouverture du cadavre. Le cadavre exhale à peine une odeur fétide: on voit une infiltration séro-sanguinolente considérable au-dessous des tégumens du crâne, et notamment à la partie supérieure et latérale gauche. La dure-mère est imbibée de sang, surtout dans le trajet des vaisseaux, qui sont vides et parfaitement dessinés en noir par la matière colorante du sang qui y est restée attachée. Les veines de la pie-mère cérébrale sont légèrement injectées par un sang très noir, un peu poisseux, leurs parois sont affaissées. Le cerveau ne paraît pas putréfié; sa substance grise est pulpeuse; la substance médullaire est plus molle que dans l'état naturel, et d'un blanc tirant un peu sur le jaunâtre. Il n'y a point de sérosité dans les ventricules. On ne découvre point d'épanchement sanguin. L'arachnoïde et la pie-mère qui recouvrent la base du cervelet sont rouges, effet de l'imbibition sanguine. Les poumons sont crépitans, non livides, et *sans aucune trace d'écume ni de liquide écumeux;* celui du côté droit est adhérent à la plèvre costale; l'autre est libre: aussi trouve-t-on dans le côté gauche de la poitrine environ 250 grammes de sérosité sanguinolente, tandis qu'il n'y en a pas à droite. *Il n'y a point d'écume dans la trachée-artère ni dans les bronches;* les dernières ramifications bronchiques contiennent un peu de liquide *non spumeux*, rougeâtre: la membrane muqueuse de la trachée-artère et des bronches est d'un rouge brun, couleur qui tient évidemment à une imbibition sanguine postérieure à la mort. L[e]

(1) Depuis deux ou trois jours, la température variait de 0° à 4° + 6°.

46.

cœur est mou ; sa cavité droite, ainsi que les gros troncs vasculaires, sont remplis d'un sang noir peu liquide. *Le diaphragme est refoulé en haut.* L'abdomen contient environ 300 grammes de sérosité rougeâtre. L'estomac et les intestins sont d'un rouge de vin à l'extérieur, ce qui est encore l'effet d'une imbibition cadavérique. Les membranes muqueuse et musculeuse de ces organes sont de couleur blanchâtre. L'estomac renferme environ 250 grammes de liquide. Le foie, de couleur et de consistance ordinaires, est assez gorgé de sang. La rate et les reins sont dans l'état naturel. La vessie contient environ trois cuillerées à bouche d'urine teinte en rouge, offrant la même couleur que la sérosité abdominale dont j'ai parlé.

NÉCROPSIE 40ᵉ.

N***, âgé de trente ans, d'une forte constitution, a été retiré de la Seine le 9 avril 1827 au soir : tout porte à croire qu'il était dans l'eau depuis trois semaines environ. On l'a examiné le lendemain à deux heures de l'après-midi. La face est tuméfiée, et d'un rouge d'ochre assez foncé dans presque toute son étendue ; la couleur du nez est encore plus foncée ; la peau qui recouvre la mâchoire inférieure est décolorée, si ce n'est qu'on y voit çà et là des vergetures verdâtres. La bouche est entr'ouverte ; la langue, de couleur naturelle, est serrée entre les dents ; les lèvres sont d'un vert peu foncé ; les paupières, très rapprochées l'une de l'autre, paraissent être pressées en avant par le globe de l'œil ; les yeux sont pleins ; la peau du crâne est d'un rouge d'ochre. Les membres sont à-peu-près dans l'état naturel ; seulement ils présentent quelques lignes rougeâtres qui suivent le trajet des vaisseaux sous-cutanés. Le cou, gonflé, verdâtre, offre çà et là en avant des taches d'un violet assez foncé, non circonscrites. Au milieu de la face antérieure du thorax il y a une plaque d'un rouge ochracé qui s'étend depuis la fourchette du sternum jusqu'à 12 centimètres au dessous, large de 10 centimètres en haut et de 5 en bas, ce qui lui donne une forme d'un triangle tronqué ; à l'un des angles de ce triangle, la partie rouge est privée d'épiderme ; sur d'autres parties du thorax, on remarque des taches verdâtres qui sont d'autant plus foncées et d'autant plus larges, qu'elles sont situées plus près du cou : toutes ces parties sont couvertes d'épiderme. L'abdomen, quoique tendu, est peu volumineux ; il est à peine coloré, si ce n'est vers les parties latérales, où l'on aperçoit quelques taches vertes peu considérables. Le scrotum est tuméfié ; la verge est dans un état d'érection molle. L'épiderme des pieds et des mains est adhérent ; il avait été enlevé sur différentes parties du corps lorsque celui-ci avait été nettoyé par les garçons de la Morgue. Le 12 avril, à dix heures du matin, le cadavre était bien plus tuméfié ; la face, d'un volume considérable, est d'un vert brun foncé dans presque toute son étendue ; il en est de même de la peau du crâne et du cou. L'œil droit est très saillant entre les paupières ; le gauche est toujours fermé. Le thorax est d'un vert plus foncé que le vert-pré ; il y a des portions de peau desséchée au niveau des muscles pectoraux. L'abdomen présente une teinte moins uniformément verte que le thorax ; les flancs sont d'une couleur plus foncée. Les membres thoraciques sont d'un vert clair dans les parties qui ne sont pas desséchées ; celles-ci sont d'un jaune plus ou moins foncé ; on observe aussi quelques lignes d'un bleu foncé qui suivent la direction des vaisseaux. Les membres inférieurs offrent çà et là des plaques vertes ; il y a plus de parties jaunes desséchées qu'aux membres thoraciques ; on remarque aussi à la partie supérieure des cuisses, et à la partie interne et inférieure du pied droit, des taches d'un rouge ochracé. La peau du creux des aisselles et de la portion du cou sur laquelle la tête appuyait, n'est pas colorée.

Le tissu cellulaire de la partie antérieure de la tête ne présente rien de remarquable ; celui de la partie postérieure est gorgé de sang fluide très noir et très fétide. Le périoste se détache avec facilité ; il est d'un rouge violet postérieurement, et dans cette partie il recouvre une certaine quantité de sang semblable au précédent. En ouvrant le crâne, il s'exhale une odeur infecte, due probablement à des gaz qui étaient situés entre la dure-mère et les os : en effet, on trouve cette membrane assez éloignée de la voûte crânienne. La dure-mère est d'un violet foncé ; elle est soulevée en forme de vessie par des gaz qui se trouvent en assez grande quantité entre elle et le cerveau dans la région frontale. La surface externe du cerveau est d'un rouge brun, tandis que la couleur de la substance corticale est vert gri-âtre et celle du tissu médullaire verdâtre ; la consistance de ce viscère est assez diminuée, puisqu'il coule comme une bouillie épaisse et très fétide lorsqu'on l'abandonne à lui-même après en avoir coupé quelques lambeaux. Le cervelet, d'un vert plus foncé que le cerveau, est encore plus mou.

Le tissu cellulaire des parties antérieure et latérale du thorax est infiltré de gaz ; il en est de même de celui qui sépare les muscles de cette région. *Le diaphragme est refoulé en haut jusqu'à la cinquième vraie côte.* On trouve dans la cavité des plèvres, plus à droite qu'à gauche, une certaine quantité d'un liquide rouge foncé, fétide. Le médiastin ne présente pas l'aspect humide qui lui est propre. Les poumons, libres de toute adhérence, sont d'un rouge peu foncé à la partie postérieure, et verdâtres en avant ; leur surface externe, surtout à la base, offre une multitude de vésicules, véritables bulles formées par des gaz développés entre le tissu du poumon et la plèvre, qu'ils ont soulevée ; ils sont crépitans ; lorsqu'on les presse, il en sort à peine un liquide sanguinolent, mais il se dégage assez de gaz. Le larynx, la trachée-artère et les bronches, d'un rouge violet à l'intérieur, *ne contiennent aucune trace d'écume :* on n'y trouve qu'une petite quantité d'un liquide rouge semblable à celui qui existe dans la cavité des plèvres et du péritoine et dans l'estomac. Le péricarde ne contient ni gaz ni liquide. Le cœur, flasque, n'est point desséché ; ses ventricules sont vides ; le droit est d'un rouge brun dans presque toute son épaisseur ; le gauche est d'un rouge moins foncé, et la rougeur s'étend à peine à un demi-millimètre dans le tissu charnu.

La cavité du péritoine est distendue par une grande quantité de gaz fétides, ce qui augmente le volume de l'abdomen ; elle contient aussi de 9 à 12 décagrammes d'un liquide rouge, sanguinolent, d'une odeur insupportable. La surface externe de l'estomac est d'un brun violet à sa partie antérieure, et d'un rouge moins foncé en arrière ; sa membrane muqueuse, d'un rouge violacé, offre çà et là des plaques assez larges d'un vert noirâtre, que l'on n'enlève pas en frottant avec le scalpel ; on voit près du cardia un emphysème sous-muqueux de peu d'étendue : ce viscère ne contient guère que 9 à 12 décagrammes d'un liquide rouge foncé, semblable à celui qui existait dans la trachée-artère et dans la cavité des plèvres. Les intestins sont distendus par des gaz ; ils sont d'une couleur rosée à l'extérieur, excepté le colon gauche, qui est verdâtre ; leurs tuniques sont emphysémateuses ; lorsqu'on les incise, il en sort des gaz très fétides ; leur membrane interne est d'un rouge violet, résultat probable de l'imbibition cadavérique. L'épiploon est légèrement verdâtre. La rate est volumineuse, distendue par des gaz, d'un vert gris foncé à l'extérieur et noirâtre à l'intérieur, facile à déchirer ; par la pression, on en fait sortir un liquide qui a la couleur du bistre lorsqu'il est étendu en couches minces. Le foie offre une couleur verte plus foncée encore que celle de la rate, surtout à l'intérieur ; il est assez consistant : on ne distingue plus la substance jaune. La vésicule biliaire est emphysémateuse, et renferme de la bile assez fluide, de couleur de safran rougeâtre. La couleur des reins est un peu plus foncée que dans l'état naturel ; les diverses substances qui les composent sont assez distinctes ; ils se déchirent assez facilement. Les uretères sont violets. La vessie n'est pas contractée sur elle-même et ne renferme point d'urine ; sa membrane interne est incolore et soulevée çà et là par des gaz, ce qui lui donne une apparence vésiculeuse ; ses vaisseaux sont pour la plupart *injectés en rouge clair*. Aucun des organes abdominaux n'est desséché. L'aorte est vide. La veine cave inférieure contient un peu de sang fluide ; les parois de ses vaisseaux sont d'un rouge foncé. (Du 9 au 12 avril, la température avait varié de 14 à 20°+0° th. centigr.)

NÉCROPSIE 11e.

X***, militaire, âgé de vingt-six ans, s'est jeté à l'eau le 1er mars 1827, et en a été retiré le 30 du même mois. Au sortir de la Seine, le cadavre, quoique légèrement tuméfié, était pâle ; mais ayant été exposé à la *Morgue* pendant trois jours, il n'a pas tardé à se colorer et à se gonfler. Le 2 avril, à trois heures, il offrait l'état suivant (1).

(1) Pendant ces trois jours la température de l'atmosphère a varié de 7° à 16°+0° th. centigr.

Face tuméfiée et d'un rouge brun, beaucoup plus foncé et presque noir auprès des lèvres, au nez et aux paupières ; celles-ci sont fermées du côté gauche , tandis qu'à droite elles sont écartées par la saillie que forme le globe oculaire qui est repoussé au dehors. La langue, fortement serrée entre les dents, sort de la bouche d'environ 4 millim. ; la portion qui n'est pas en contact avec l'air conserve sa couleur naturelle, tandis que la partie qui fait saillie est brune. La peau des parties antérieure et latérale du cou et de la poitrine est d'un vert foncé ; celle de l'abdomen et des membres est d'un vert plus clair ; mais il est à remarquer que les parties postérieures du corps qui reposent sur la pierre, les portions internes des cuisses qui sont appliquées l'une contre l'autre , et la partie interne des bras qui touche le tronc, sont presque incolores, ce qui tient évidemment à ce que l'air n'a pas agi immédiatement sur ces parties. Le scrotum est tuméfié, emphysémateux et incolore. Presque toute la surface du corps est dépouillée d'épiderme, non pas qu'il en fût ainsi quand le cadavre a été retiré de l'eau, car alors l'épiderme couvrait une grande partie de la peau ; mais il était tellement ramolli et soulevé, qu'il a été facilement détaché par les lotions qui ont été faites pour nettoyer le corps. Partout où l'épiderme manque, les veines sous-cutanées sont parfaitement dessinées par la transsudation du sang au travers de leurs parois. La consistance de la peau est à peu de chose près la même que dans l'état naturel. Le tissu cellulaire sous-cutané est généralement emphysémateux.

Le tissu cellulaire des tégumens du crâne est infiltré de sérosité sanguinolente. Le périoste se détache avec la plus grande facilité, et sa face inférieure est également soulevée et colorée par de la sérosité rouge. La dure-mère du côté gauche est d'un rouge brun dans toute son étendue, tandis que de l'autre côté on n'observe qu'une injection très prononcée de l'artère méningée moyenne. Le sinus longitudinal supérieur et les veines qui s'y rendent sont distendus par des gaz. On voit au-dessous de la pie-mère cérébrale du côté gauche une infiltration considérable de sang noir sanieux. Le cerveau est verdâtre, très ramolli, et prêt à se déchirer lorsqu'on ne le soutient pas ; les deux substances qui le constituent sont très distinctes ; la blanche offre plus particulièrement l'aspect verdâtre dont j'ai parlé. Le cervelet est encore plus mou que le cerveau, dont il partage la couleur.

Les muscles des parois thoraciques sont mous et se déchirent facilement ; il existe des gaz entre les poumons et ses parois. Les cavités des plèvres renferment chacune environ de 18 à 24 décagr. d'un liquide rougeâtre, sanguinolent et fétide. Les poumons sont d'un rouge brun , peu crépitans et emphysémateux, au point que la plèvre qui les recouvre est soulevée çà et là par des gaz , et forme des vésicules de la grosseur de petites noisettes ; ils contiennent peu de sang ; toutefois, lorsqu'on les presse, on fait refluer un liquide rougeâtre, écumeux, et il sort d'une des bronches gros comme une petite lentille d'une matière blanche, jaunâtre, s'écrasant facilement, et ressemblant à une portion de haricot cuit. La face interne du larynx, de la trachée-artère et du commencement des bronches, est violette, parfaitement lisse, sans la moindre trace d'écume. On voit à la partie supérieure du larynx quelques parcelles de cette matière molle d'un blanc jaunâtre, que j'ai déjà signalée en petite quantité dans une des bronches. Le cœur est très volumineux et flasque; il ne renferme point de sang; il est d'un violet foncé à l'intérieur : cette couleur teint les parois charnues de l'organe dans l'épaisseur de 2 millim. environ. L'aorte contient un peu de sang fluide; il y en a encore moins dans la veine cave : la membrane interne de tous les vaisseaux sanguins est d'un rouge violet.

L'abdomen est distendu par des gaz. Le *diaphragme est refoulé vers la poitrine*, surtout à droite, où l'on remarque entre lui et le foie une quantité notable de gaz. La rate est volumineuse, molle, remplie d'une sanie brunâtre liquide. Les reins, de couleur ordinaire, ont perdu un peu de leur consistance. Le foie est à-peu-près dans l'état naturel, si ce n'es qu'il est verdâtre à sa surface. La vésicule du fiel est blanchâtre, emphysémateuse, et renferme de la bile rougeâtre. L'estomac, très ample, est distendu par des gaz : il contient environ 36 décagr. d'une bouillie claire, au milieu de laquelle nagent des débris de haricots semblables à ceux que contenaient le larynx et une des bronches; sa membrane interne est injectée en violet. Le canal intestinal est rougeâtre à l'extérieur et un peu injecté; il contient aussi des matières molles grisâtres. La vessie n'est pas affaissée sur elle-même; elle ne renferme guère qu'une cuillerée à café d'urine d'un jaune citrin : sa membrane muqueuse est dans l'état naturel.

NÉCROPSIE 12ᵉ.

N...., âgé de cinquante ans, a été retiré de l'eau le 8 avril à huit heures du matin, trente-deux jours après s'être jeté à la rivière. On l'a examiné le lendemain à trois heures de l'après-midi (la température de l'atmosphère avait été de 11 à 18° + 0° th. centigr. pendant ces deux jours). La surface du corps était presque entièrement dépouillée d'épiderme; là où il en restait encore, on pouvait le détacher très facilement avec la pointe d'un scapel ou avec l'ongle. Il y avait de la vase dans l'interstice des ongles des mains. La face était tuméfiée, diversement colorée par plaques vertes, rouges, brunes; la peau du crâne était d'un rouge brun; les veines sous-cutanées de la tête étaient distendues par des gaz et par une sanie fétide. Les paupières de l'œil droit étaient entr'ouvertes; celles de l'autre œil étaient rapprochées. La langue ne dépassait pas les dents et n'était pas serrée par elles. La peau du thorax et de la partie supérieure de l'abdomen était d'un vert jaunâtre; celle du bras gauche offrait çà et là des plaques d'un vert foncé et des lignes d'un brun foncé qui suivaient le trajet des veines sous-cutanées. Les membres inférieurs étaient moins colorés. Le scrotum était dans l'état naturel. Il est à remarquer que la portion de la peau du cou sur laquelle appuyait le menton, et qui n'avait pas eu le contact de l'air, n'était pas colorée ; il en était de même de la peau du creux de l'aisselle. Le derme n'offrait *aucune trace de corrosion*. Le tronc, mais surtout la poitrine et le cou, étaient le siége d'un emphysème considérable.

Les muscles temporo-maxillaires étaient ramollis et comme imbibés d'une sanie rougeâtre mêlée de gaz ; le tissu cellulaire de la région mastoïdienne droite était également infiltré d'un liquide sanguinolent, ce qui lui donnait au premier abord un aspect gélatineux. La dure-mère de la région frontale était séparée de la portion correspondante du cerveau par une quantité considérable de gaz, en sorte qu'il semblait y avoir là une vessie gonflée d'air, et divisée en deux parties par la faux du cerveau. Lorsqu'on incisait la méninge dans cet endroit, il en sortait une grande quantité de gaz d'une fétidité insupportable : du reste, cette membrane offrait une couleur rougeâtre. Le cerveau présentait la même nuance à l'extérieur, effet de l'imbibition cadavérique ; il était vert à l'intérieur, où l'on remarquait plusieurs petites cavités remplies de gaz ; il était ramolli ; cependant les deux substances médullaire et corticale étaient bien distinctes. Le cervelet était beaucoup plus mou et de la même couleur ; toutes les parties de l'encéphale situées à la base du crâne étaient diffluentes.

Le diaphragme était refoulé en haut. Le cœur est flasque, d'un violet foncé à l'intérieur ; cette couleur teint les parois charnues de l'organe dans l'épaisseur d'un millim. environ, surtout dans les cavités droites ; le ventricule pulmonaire renferme une petite quantité de sang noir liquide. On voit çà et là dans le larynx et dans la trachée-artère des corpuscules blanchâtres, ressemblant au premier abord à des grains de sable, mais qu'on écrase facilement, comme si c'étaient des haricots cuits ou du fromage ramolli. *On n'aperçoit aucune trace d'écume ni de liquide.* La membrane interne qui tapisse ces organes ainsi que celle des bronches, est d'un rouge violet uniforme. Les poumons sont très adhérens ; aussi ne trouve-t-on pas de liquide épanché à leur surface ; ils offrent une couleur brun verdâtre foncé, et sont gorgés d'un liquide sanguinolent ; lorsqu'on les presse, il en sort une assez grande quantité de sang liquide, d'un brun foncé mêlé de gaz. On ne remarque aucune vésicule gazeuse entre la plèvre et le poumon. L'aorte, l'artère pulmonaire, les veines caves et pulmonaires, sont d'un rouge violet : on y trouve à peine du sang fluide noir, mais il est mêlé de beaucoup de gaz.

La cavité du péritoine est considérablement distendue par des gaz. La face externe de l'estomac est d'un rouge cerise ; les veines coronaires sont également distendues par des gaz ; la membrane séreuse des intestins offre une couleur légèrement rosée ; le colon est notablement distendu par des gaz. L'estomac renferme environ 18 décagrammes d'un chyme liquide, dans lequel on voit nager des flocons blanchâtres analogues à ceux que contenaient le larynx et la trachée ; sa membrane muqueuse est légèrement violacée, tandis que la tunique interne des intestins est dans l'état naturel. Le foie est d'un rouge brun uniforme ; on ne peut plus distinguer la substance jaune de la brune ; sa consistance est ordinaire. La rate est verte à l'extérieur et brune à l'intérieur ; elle ne se déchire pas plus facilement que dans les cas où la mort est récente. Les reins sont d'un violet foncé ; du reste, leur consistance est ordinaire, et on y distingue bien encore les diverses substances qui les forment. La vessie est distendue, et renferme environ 12 décagrammes d'urine citrine ; sa membrane muqueuse est de couleur naturelle.

NÉCROPSIE 13e.

P***, âgé de soixante ans, s'est jeté à l'eau le 1er janvier 1827, et en a été retiré le 8 avril. Il a été examiné six heures après, lors de son arrivée à la Morgue. La peau était entièrement dépouillée d'épiderme ; elle offrait une teinte d'un blanc rosé au tronc, aux bras et aux cuisses , et était parsemée çà et là de plaques larges comme la main, d'un rouge assez vif; les jambes étaient colorées en *bleu d'indigo* dans toute leur étendue. La face, légèrement tuméfiée, était d'un blanc grisâtre, rugueuse, consistante, ayant l'aspect du gras de cadavre , surtout au bord libre des lèvres et au menton. On ne saurait mieux comparer la couleur grise de la peau de la face et du crâne, qu'à celle de la face des cadavres qui sont restés pendant quelque temps dans une dissolution de sublimé corrosif. Les yeux étaient saillans , les paupières très écartées et comme recroquevillées. Le scrotum est distendu par des gaz. Il n'y a plus d'ongles. On remarque à la partie postérieure des fesses et des cuisses un assez grand nombre de *corrosions* de 8 à 16 millim. de longueur, de 4 à 6 millim. de large ; dans plusieurs de ces corrosions, semblables du reste à celles qui ont déjà été décrites en parlant de la putréfaction dans l'eau stagnante (*voy.* p. 705), le derme est entièrement détruit, tandis que dans d'autres la destruction est moins avancée ; la partie antérieure des cuisses est également le siège de semblables corrosions; mais elles sont plus petites, circulaires et moins nombreuses. Lorsqu'on cherche à arracher la peau avec des pinces dans toute autre partie que là où elle est corrodée, on s'aperçoit qu'elle ne se déchire pas facilement..... Le 9 avril, la face est dans le même état, si ce n'est qu'elle est un peu plus tuméfiée ; la couleur bleue des jambes a presque entièrement disparu, et est remplacée par une nuance d'un vert sale qui existe déjà d'une manière irrégulière sur toute la surface du corps, excepté à la face, et qui alterne avec des plaques rouges. Le cadavre exhale une odeur bien plus fétide que la veille. Le 10 avril, la couleur verte est beaucoup plus foncée ; toute la surface du corps est luisante et couverte d'une matière huileuse. Le ventre est ballonné. Une sanie rougeâtre sort de la bouche. La face, quoique tuméfiée, conserve à-peu-près l'aspect qu'elle avait le premier jour, si ce n'est qu'elle a légèrement bruni. Il est difficile d'imaginer une odeur plus insupportable que celle qu'exhale le corps (1).

Ouverture du cadavre. Le périoste est déjà entièrement décollé ; il existe entre lui et la peau un liquide sanguinolent qui infiltre le tissu cellulaire et lui donne l'aspect d'une gelée rouge. Il n'y a point de sang entre la dure-mère et le crâne. La méninge, d'une couleur violette claire dans toute son étendue, est notablement soulevée par des gaz à la région frontale ; ceux-ci se dégagent en répandant une odeur excessivement fétide lorsqu'on incise la membrane. La surface du cerveau offre une teinte rougeâtre, surtout en avant, là où les gaz étaient accumulés ; la couleur, beaucoup moins foncée en arrière, laisse apercevoir la teinte grise verdâtre de la substance cérébrale. Quoi qu'il en soit, la surface de l'encéphale n'est pas desséchée, comme cela a lieu pour d'autres organes. En coupant le cerveau, on le trouve très ramolli, mais on peut distinguer les deux substances : la médullaire est d'un gris verdâtre, la corticale est un peu plus foncée. Le ramollissement des parties inférieures de cet organe est encore plus considérable. Le cervelet est diffluent, pultacé et sous forme d'une sanie d'un gris rougeâtre.

La poitrine, le cou et l'abdomen sont le siége d'un emphysème considérable. Les deux cavités des plèvres renferment une quantité notable de gaz très fétides et quelques cuillerées d'un liquide brunâtre sanguinolent, qui est un peu plus abondant à gauche. Les poumons, nullement adhérens, sont peu dilatés et comme revenus sur eux-mêmes, d'un vert foncé à la surface, bruns entre les lobes, crépitans ; leur tissu ressemble à celui d'une rate ramollie ; lorsqu'on les comprime, ils fournissent des gaz et un liquide d'un rouge brun fétide. Le larynx, la trachée-artère et les bronches contiennent une assez grande quantité de corpuscules d'un blanc grisâtre, faciles à écraser, et semblables à de la pulpe de haricots cuits. *On n'y aperçoit aucune trace d'écume ni de liquide.* La membrane interne qui les tapisse est d'un rouge violet uniforme. La portion du médiastin qui correspond au péricarde, le bord antérieur des poumons et une partie de la face supérieure du diaphragme, n'offrent pas l'aspect humide qu'ils présentent ordinairement ; *ils paraissent comme desséchés.* On remarque un état de dessiccation semblable à la surface interne du péricarde et à la surface externe du cœur, qui semblent collées : du reste, ce dernier organe est mou, facile à déchirer, d'un brun très foncé à l'intérieur du ventricule droit, un peu moins coloré dans le ventricule gauche. On remarque une petite quantité de sang noir collée aux parois internes de ces ventricules. *Le diaphragme est refoulé en haut,* surtout à droite, où il est séparé du foie par des gaz fétides.

(1) Du 8 au 10 avril, la température a varié de 11 à 18° + 6° th. centigrade.

Les parois abdominales sont très épaisses, et contiennent beaucoup de graisse, dont les globules sont séparés par des gaz. La face interne du péritoine est *desséchée* et collée au grand épiploon ; il existe aussi beaucoup de gaz dans la cavité péritonéale. L'estomac est d'un rouge violet à l'extérieur ; ses parois sont emphysémateuses. La surface externe des intestins grêles est d'un rouge brun, tandis que cette couleur est moins foncée à l'extérieur des gros intestins. L'épiploon est *desséché* dans plusieurs points, qui offrent une couleur brune. On trouve dans l'intérieur de l'estomac trois ou quatre cuillerées seulement d'une matière pultacée grisâtre, dans laquelle nagent des flocons semblables à ceux que l'on a retirés du larynx, de la trachée-artère et des bronches ; sa membrane muqueuse est moins rouge que la séreuse, tandis que la tunique interne des intestins offre à-peu-près la même couleur que l'externe. Le foie est d'un rouge brun uniforme ; on ne peut plus distinguer la substance jaune de la brune ; il se déchire facilement ; sa face supérieure est *desséchée* dans une assez grande étendue. La rate, couleur de lie de vin, est aussi *très desséchée* ; aussitôt qu'on cherche à la séparer, elle se déchire et se réduit en une sanie rougeâtre. Les reins sont d'un violet foncé, très mous : on a de la peine à distinguer les diverses substances qui les composent. La vessie, *non contractée* sur elle-même, ne renferme qu'environ une demi-cuillerée à café d'urine rougeâtre ; sa membrane interne, légèrement rosée, est soulevée sur plusieurs points par des gaz, ce qui constitue des vésicules de la grosseur d'une noisette. L'aorte contient à peine un atome d'un liquide rougeâtre peu foncé. La veine cave inférieure est vide ; les parois de ces vaisseaux sont d'un brun foncé.

NÉCROPSIE 14e.

L...., noyé le 15 décembre 1826, fut retiré de la Seine le 20 avril 1827, dans la matinée, et examiné le même jour à deux heures. La peau du crâne et le périoste étaient détachés de manière à laisser voir à nu tout le coronal et la moitié des muscles temporaux qui étaient d'un blanc grisâtre ; cette peau était assez résistante ; la face interne qui recouvre le périoste était d'un rouge violacé. Les parties osseuses, dépouillées, étaient d'un rouge lie de vin peu foncé, excepté aux bosses frontales, dont la couleur était à-peu-près naturelle. On remarquait sur les portions de peau non détachée des plaques d'un rouge ochracé, et un assez grand nombre de *corrosions.* Les paupières existaient encore ; elles étaient écartées et comme mâchées. Les yeux étaient vides ; presque toutes les parties molles du nez étaient détruites ; il en était de même de la lèvre supérieure, de sorte que l'on voyait tout le bord alvéolaire supérieur. La lèvre inférieure, renversée en dehors, était amincie, comme desséchée et mâchée. La peau du menton présentait plusieurs lambeaux ; celle des joues était détruite dans l'étendue de 27 millim. environ, à partir de la commissure des lèvres. L'oreille gauche était en lambeaux ; on ne voyait qu'une partie du cartilage de l'oreille droite : en général, la peau de la face était le siége de *corrosions* nombreuses, et offrait çà et là une nuance grise, noire et rougeâtre. Le thorax et l'abdomen étaient très distendus par des gaz ; leur couleur était d'un vert foncé, excepté çà et là, où l'on remarquait des taches d'un rouge brun ou d'un jaune verdâtre. Les membres thoraciques avaient une couleur moins foncée ; on y voyait quelques lignes vasculaires bleuâtres. La main droite, presque blanche, était le siége de *corrosions*, surtout aux environs du poignet. La main gauche, grisâtre dans certaines parties, d'un rouge brun peu foncé dans d'autres, offrait à sa face dorsale une *corrosion* large et profonde, qui mettait à nu les tendons des extenseurs. La couleur des cuisses était jaune verdâtre ; leurs parties supérieures toutefois étaient d'un vert plus intense. On remarquait sur la cuisse droite un grand nombre de *corrosions* en général fort larges. Les faces antérieure et externe des genoux étaient aussi le siége de *corrosions* profondes ; la moitié externe de la rotule gauche était mise à nu. Les jambes étaient d'un jaune verdâtre en dehors, et d'un vert peu foncé en dedans ; la gauche présentait supérieurement une marque circulaire de 6 millim. de large, d'un rouge d'ochre, où l'on voyait plusieurs *corrosions* ; la droite offrait une *corrosion* de la grandeur d'un écu de trois livres, qui laissait voir le tibia à nu ; plus en dedans et au même niveau, il y en avait une autre moins large, mais qui occupait toute l'épaisseur de la peau. Les pieds avaient la couleur ochracée dont j'ai déjà parlé ; le gauche était entièrement dépouillé d'épiderme, et la peau était comme desséchée : le droit conservait encore des ongles et une grande partie de son épiderme ; ils n'étaient le siége d'aucune corrosion.

Le lendemain à deux heures, la face et le tronc étaient dans le même état ; la couleur verte des cuisses, ainsi que les diverses taches rouges, étaient plus foncées (1).

Ouverture du cadavre. À l'ouverture de la tête, il s'échappa une grande quantité de gaz fétides, qui étaient logés entre la dure-mère entièrement décollée, et la face interne des os qui forment la voûte du crâne. La méninge représente une espèce de poche d'un vert foncé à sa partie antérieure, violette en arrière, retenant la substance cérébrale à demi liquéfiée, dont elle reçoit un mouvement de fluctuation quand on agite la tête du cadavre. Le cerveau, malgré sa diffluence, laisse encore apercevoir une différence dans la coloration de ses deux substances : la *corticale* est d'une couleur rouge violette à l'extérieur et ardoisée à l'intérieur ; la *médullaire* est grisâtre. L'une et l'autre exhalent une odeur insupportable.

Toutes les parties molles de la région antérieure du *thorax* sont imbibées d'un liquide rougeâtre mélangé avec des gaz d'une fétidité repoussante. Les muscles de cette région sont encore rouges, mais très ramollis.

(1) La température avait varié pendant ces deux jours de 10 à 18° + 0° th. cent.

(Il en est de même de ceux des autres parties du corps). Des gaz se dégagent au moment où l'on ouvre le thorax et le péricarde ; toutes les parties qui étaient en contact avec ces gaz paraissent avoir perdu leur humidité. Le *cœur* est mou, flasque, d'une couleur violette ; ses parois offrent la même teinte violette dans toute leur épaisseur ; ses cavités sont vides, ainsi que celles des gros vaisseaux de la poitrine, dans lesquelles la couleur vio'ette est très marquée.

Il n'y a pas de liquide dans les *plèvres*. Les *poumons* sont emphysémateux ; on voit à leur surface de grosses bulles de gaz retenues par la p'èvre. Ces organes sont refoulés en haut ou en arrière ; ils ne sont pas gorgés de sang ; leur couleur est brune. La trachée-artère est d'une mollesse extrême, ce qui vient de ce que les cerceaux cartilagineux ont entièrement perdu leur élasticité. L'intérieur de ce conduit et celui du larynx offrent une couleur brune très foncée ; ces parties ne *renferment pas d'écume* ; deux petits graviers noirâtres ont été vus dans la trachée.

L'incision des parois de l'*abdomen* donne lieu à la sortie des gaz qui occupaient la cavité du péritoine. Celui-ci paraît, dans les points où il était en contact avec ces gaz, un peu moins humide que dans ceux où les organes sont contigus les uns avec les autres. Les *épiploons* sont noirâtres. La portion de péritoine qui revêt la face supérieure de l'estomac est soulevée par des gaz, au point de présenter une bulle de la grosseur d'un œuf. Les veines coronaires sont aussi distendues par des gaz. La cavité de l'estomac ne contient qu'une petite quantité de liquide de couleur lie de vin, épais et très fétide ; la membrane muqueuse est généralement noire ; sa portion splénique seule offre une couleur rouge violette ; raclée avec un scalpel, elle conserve sa couleur. Les *intestins gros et grêles* sont distendus par des gaz : les premiers sont verdâtres à l'intérieur ; les seconds sont d'un rouge violacé peu foncé, surtout dans les parties qui n'étaient pas en contact avec les gaz du péritoine. La face supérieure du foie est *desséchée* et présente une *plaque blanchâtre semblable à de la moisissure* ; ses deux faces sont recouvertes de granulations blanchâtres, opaques ; on voit aussi de semblables granulations à la face interne des veines du foie. Le tissu de cet organe est mou, flasque et se déchire comme celui de la rate ; il est d'une couleur olive sale, moins foncée à l'extérieur qu'à l'intérieur ; on n'y distingue plus l'une de l'autre les deux substances qui le forment. La rate, verte à l'extérieur, de couleur lie de vin à l'intérieur, est réduite en bouillie.

Les *reins* sont bruns tant à l'extérieur qu'à l'intérieur, où les deux substances ne sont plus distinctes l'une de l'autre. La *vessie* est entièrement vide ; sa face interne est violette dans quelques points, rosée dans d'autres ; la membrane muqueuse est soulevée par des gaz.

La veine cave inférieure est vide et peu colorée ; il en est de même de la portion abdominale de l'aorte.

NÉCROPSIE 15ᵉ.

S***, femme âgée d'environ trente ans, retirée de l'eau le 12 avril, à huit heures, est examinée le même jour à deux heures ; elle s'était jetée dans la Seine *cinq mois huit jours auparavant*. Le crâne est dépouillé dans les deux tiers antérieurs et latéraux ; la peau n'est plus adhérente dans le tiers postérieur ; cette peau est dure, d'un blanc jaunâtre, semblable au gras de cadavre ; on y remarque quelques plaques rougeâtres. La peau de la face présente la même couleur et des plaques semblables, mais d'un rouge plus clair. Les yeux sont largement ouverts ; les paupières semblent ne plus exister ; mais en examinant avec attention, on voit que leur largeur seule a diminué : l'œil gauche est entièrement vide ; le droit est plein et peu saillant. Les parties molles du nez sont détruites ; la lèvre supérieure l'est également ; de sorte que l'on voit à découvert toute la partie antérieure du bord alvéolaire supérieur, et les ouvertures antérieures des fosses nasales qui sont séparées par leur cloison osseuse et par le cartilage qui est presque desséché. La peau de la mâchoire inférieure est en partie détruite ; celle qui reste, et qui est suffisante pour que l'on reconnaisse la forme du menton, est séparée de l'os, et présente dans toute son épaisseur l'aspect du gras de cadavre. Le bord libre de la lèvre inférieure est détruit. Les oreilles sont d'un blanc mat, minces, et comme mâchées.

Le cou et la partie supérieure et moyenne du thorax jusqu'aux mamelles, d'un rouge ochracé, sont le siége de *corrosions nombreuses*, dont le fond a la même couleur. La partie supérieure des mamelles est d'un vert bleuâtre ; celles-ci sont distendues par des gaz. Le reste du tronc en avant est d'une couleur blanchâtre, et présente çà et là des plaques verdâtres de peu d'étendue ; le ventre, ballonné, offre à sa partie inférieure des éraillures semblables à celles qui existent à l'abdomen des femmes qui ont eu des enfans. Entre l'ombilic et le pubis, on observe un grand nombre de *corrosions*, dont quelques-unes sont très larges et laissent voir la graisse sous-cutanée à nu. La moitié supérieure du dos est d'un blanc rosé ; au-dessous de cette portion, la peau est blanche dans l'étendue de 16 centimètres environ. Les lombes et les fesses sont aussi le siége de *corrosions* nombreuses, qui occupent presque toute l'épaisseur de la peau, et dont le fond présente une matière roussâtre et fluide.

Les membres thoraciques sont d'un blanc verdâtre supérieurement ; la partie antérieure des avant-bras jusques auprès du poignet offre une couleur *bleue indigo clair* ; la peau du poignet est détruite, et l'on voit les tendons à nu : on trouve encore des *corrosions* nombreuses sur le dos et dans la paume de la main. Les cuisses, d'un blanc sale, présentent aussi beaucoup de *corrosions* ; il en est de même de la jambe gauche qui est d'un *bleu d'indigo* ; la jambe droite est en partie dépouillée ; le tibia est dénudé dans presque toute son étendue ; il en est de même de la face supérieure du pied jusque près des orteils, en sorte que l'on voit les tendons des extenseurs à nu. Les portions de peau qui restent sur ce membre sont également colorées en *bleu*, et cette couleur ne cesse des deux côtés qu'à 12 millimètres de la première phalange des orteils. Les muscles des cuisses sont un peu moins rouges que dans l'état naturel, mais ils se déchirent facilement ; ceux des jambes sont verts à la surface et d'un rouge vermeil à l'intérieur, excepté dans les endroits où les *corrosions* sont très fortes, car là leurs parties profondes sont d'un rouge pâle : on les déchire avec facilité. Les parties génitales externes sont comme mâchées.

Il n'y a d'épiderme nulle part ; la peau du tronc et des membres thoraciques est assez résistante ; celle de la face, du crâne et du cou, s'enlève par morceaux lorsqu'on la tire avec des pinces ; on trouve à la surface de la peau une matière jaune liquide semblable à l'huile d'olives.

Crâne. Le périoste se détache avec la plus grande facilité. La dure-mère, d'un violet très clair, est séparée antérieurement du cerveau par des gaz, qui forment une vessie de la grosseur d'un œuf de poule, et qui se dégagent en exhalant une odeur fétide lorsqu'on incise la méninge. L'arachnoïde, la pie-mère et la surface du cerveau offrent une couleur lie de vin claire. L'intérieur de l'encéphale est d'un gris verdâtre ; on peut encore distinguer les deux substances : la corticale est d'une couleur beaucoup plus foncée que la médullaire ; la consistance du cerveau est singulièrement diminuée ; il coule lorsqu'on l'abandonne à lui-même ; sa fétidité surpasse tout ce que l'on peut imaginer. Le cervelet est encore plus ramolli que le cerveau.

Thorax. Le tissu cellulaire sous-cutané et intermusculaire est emphysémateux ; l'odeur qui se dégage lorsqu'on incise les parois de la poitrine est des plus insupportables. Les muscles pectoraux, dentelés, sterno-cléido-mastoïdiens, sterno-hyoïdiens, etc., sont d'un beau rouge et assez consistans. La cavité des plèvres renferme une grande quantité de gaz fétides, qui s'échappent avec bruit (sorte de souffle) lorsqu'on ouvre la poitrine ; on y trouve aussi, de chaque côté, environ 15 décagr. d'un liquide rouge foncé, d'une odeur infecte ; la plèvre pulmonaire est soulevée çà et là par des gaz ; en sorte qu'il y a plusieurs vésicules à la surface des poumons ; ces organes adhèrent par places à la plèvre costale ; ils offrent une couleur rouge brun comme dans l'état naturel ; ils sont peu volumineux, crépitans et se déchirent facilement ; pressés fortement entre les mains, après avoir été coupés en morceaux, il n'en sort que des gaz et une petite quantité d'un liquide rougeâtre. Le larynx, la trachée-artère et les bronches sont vides ; *on n'aperçoit aucune trace d'écume ni de liquide* ; leur membrane muqueuse, d'un violet foncé dans toute son étendue, est cependant marbrée de taches d'un vert sale au larynx et à la partie supérieure de la trachée. Le péricarde n'offre dans sa cavité ni gaz ni liquides. Le cœur est flasque ; le ventricule gauche, vide, est presque de couleur naturelle ; le droit contient un peu de sang fluide, d'un brun foncé ; sa face interne présente la même couleur, qui ne s'étend qu'à 2 millim. environ dans l'épaisseur des parois de ce ventricule. Aucun des organes contenus dans le thorax ne paraît avoir été desséché. *Le diaphragme est refoulé en haut.*

La cavité de l'abdomen renferme des gaz excessivement fétides ; plusieurs portions de la face interne du péritoine sont desséchées ; d'autres sont soulevées par des gaz, ce qui leur donne une apparence vésiculeuse. Les muscles sterno-pubiens (droits) sont d'un vert foncé, et se déchirent avec la plus grande facilité. L'estomac, distendu par des gaz, est d'un rouge violet assez foncé à l'extérieur et en avant ; la partie postérieure offre la même nuance vers le grand cul-de-sac, tandis qu'elle est de couleur naturelle à la région pylorique ; on remarque dans cet endroit plusieurs bulles gazeuses entre les tuniques péritonéale et muqueuse. On n'aperçoit aucune trace de dessiccation. La membrane muqueuse de ce viscère est comme granulée, jaune d'ochre dans plusieurs points, d'un rouge violet vers le cardia, et recouverte d'un enduit olivâtre assez épais. On ne trouve à l'intérieur de ce viscère que des gaz très fétides. Les intestins sont également distendus par des gaz d'une odeur insupportable ; le duodénum, le jéjunum et l'iléum sont d'un rouge clair à l'extérieur dans une certaine étendue, et de couleur naturelle sur d'autres points ; les gros intestins sont verdâtres : on voit çà et là dans la longueur du canal intestinal des plaques œdémateuses ; la membrane muqueuse est rouge dans les parties qui correspondent aux portions extérieures colorées, et pâle sur les autres points. L'épiploon gastro-colique, d'un jaune verdâtre, est moins humide que dans l'état naturel ; il se déchire assez facilement. Le *pancréas* est violet, peu consistant, et ne présente plus de granulations distinctes. Le *foie*, couleur de chocolat à l'eau, est le siége d'une altération remarquable : on voit à sa face supérieure, çà et là et sous forme de bandes, une matière granulée, comme *desséchée*, d'un blanc assez éclatant ou d'un blanc jaunâtre, ayant l'aspect du gras de cadavre : cette matière existe aussi, mais moins abondamment, dans le tissu de l'organe : du reste, la consistance de ce viscère est très molle : on le déchire avec beaucoup de facilité, et il n'est plus permis de reconnaître la substance jaune ; la membrane péritonéale qui le recouvre est soulevée par des gaz et forme des ampoules très volumineuses, surtout en haut. La vésicule du fiel, d'un blanc salé à l'extérieur, est vide et très emphysémateuse ; sa surface interne est recouverte d'un enduit épais d'un vert d'oseille cuite. La rate, de couleur vert foncé à l'extérieur, est lie de vin à l'intérieur ; elle contient beaucoup de gaz, et se déchire très facilement : lorsqu'on la comprime, on la transforme en une sanie épaisse et livide. Les *reins* sont d'un violet foncé ; ils se déchirent facilement, et ce n'est qu'avec peine que l'on peut distinguer les diverses substances qui entrent dans leur composition. Les *uretères* sont d'un brun violet. La *vessie* n'est pas contractée, elle est vide ; sa membrane interne, d'une couleur violette, est soulevée dans plusieurs points par des gaz qui forment des vésicules. La *matrice* est assez consistante, d'une couleur violette dans toute son épaisseur.

NÉCROPSIE 46°.

Madame X*** n'a été retirée de la rivière qu'environ un an après s'être noyée. Il n'existait plus de cuir chevelu ; toute la calotte osseuse était dénudée ; les orbites étaient remplis par une masse dure, solide, presque entièrement composée de gras de cadavre, figurant assez bien un cône dont la base, placée en avant, paraissait offrir les débris d'une cavité, et dont le sommet, dirigé en arrière, était formé par le nerf optique. Le centre de cette masse semblait formé par le paquet de tissu cellulaire qui remplit la partie postérieure de la cavité orbitaire. Sur le pourtour de la masse, on apercevait la trace des nerfs qui se distribuent aux parties accessoires de l'œil, ainsi que les débris des muscles qui l'environnent. La peau du nez, de la lèvre supérieure, et celle de la partie inférieure de la face, étaient détruites ; les mâchoires étaient dépourvues de dents, en parties désarticulées ; il n'y avait aucune trace de langue ; la bouche était remplie par de la vase. Les parties molles qui unissent le cou à la poitrine étaient entièrement désorganisées par l'eau ; les cavités des plèvres communiquaient à l'extérieur par de larges ouvertures ; le sternum et une partie des cartilages des côtes étaient tout-à-fait à nu. Le tronc était séparé en deux portions, à la hauteur de la ceinture, probablement par la pression exercée sur les parties molles par les liens des vêtemens que cette femme avait portés. Les deux jambes et les pieds ne consistaient plus que dans les os qui en forment la partie solide ; les mains et les avant-bras ayant été entraînés par l'eau, les membres supérieurs formaient deux moignons, à la partie inférieure desquels l'humérus venait faire saillie.

La peau présentait une disposition bien remarquable : dans toute la région antérieure du corps, elle avait acquis une dureté considérable, plus prononcée aux joues, aux mamelles, à l'abdomen et à la partie antérieure des cuisses. Elle donnait un son très clair quand on la percutait avec un corps dur, tel qu'une clef ou un scalpel. En arrière, elle était encore molle, lisse, ne présentant aucun tubercule, fortement comprimée, et donnant la preuve la plus évidente que le cadavre était resté couché sur le dos. Toute la surface de la peau était hérissée de mamelons ou petits tubercules, dont les uns, placés sur l'abdomen, avaient le volume et la forme de petits tuyaux de plume couchés les uns sur les autres, et se superposant en partie ; ceux des cuisses étaient arrondis, moins saillans ; sur les épaules et à la partie supérieure du dos, ils étaient beaucoup plus petits, pyramidaux, et très pointus à leur sommet. Cette disposition tuberculeuse ne se remarque jamais que sur les parties de la peau et du tissu cellulaire saponifiées, et paraît dépendre de la décomposition du gras de cadavre ammoniacal (stéarate, oléate et margarate d'ammoniaque), par le carbonate et le sulfate de chaux qui sont dissous dans l'eau ; il se formerait alors, par suite de doubles décompositions, du sulfate ou du carbonate d'ammoniaque solubles, et du stéarate, de l'oléate et du margarate de chaux insolubles, qui se déposeraient sous forme de mamelons ou de tubercules : c'est du moins ce que tendent à prouver les recherches de Barruel, qui, ayant analysé ces sortes d'incrustations, a trouvé qu'elles constituaient effectivement un savon calcaire. Néanmoins, pour former la couche calcaire qui recouvre la surface de ces mamelons, il est probable qu'une portion des sels de la rivière s'y dépose, ou au moins qu'une grande quantité de chaux fait partie de la couche superficielle du savon. Il résulterait de là que plus une rivière serait chargée de sels, plus l'incrustation calcaire serait facile.

Le tissu cellulaire graisseux était saponifié dans toute son étendue ; seulement il offrait quelques différences dans ses propriétés physiques. Celui de la région antérieure du corps était dur, solide, très léger, ne paraissant contenir que très peu de liquide, remplissant toutes les cellules du tissu cellulaire, et dessinant parfaitement ces cellules. Celui de la partie postérieure du tronc était au contraire mou, jaunâtre, pesant, imprégné de liquide, offrant l'aspect du lard, recouvert par la peau dont l'épaisseur était plus considérable que dans l'état habituel ; on n'y distinguait aucune cellule ; c'était un tout homogène qui paraissait résulter d'une pression exercée pendant long-temps sur ces parties.

En général, tous les muscles superficiels qui ne sont pas recouverts par des aponévroses denses, et dont la trame celluleuse a beaucoup de communications avec le tissu cellulaire sous-cutané, étaient convertis en gras de cadavre, et confondus avec le tissu cellulaire graisseux. Tous ceux au contraire qui étaient enveloppés d'aponévroses denses avaient conservé leur état musculeux.

Dans un très grand nombre de points, les muscles avaient acquis une couleur rose vive, très prononcée, en même temps qu'ils étaient amincis et imbibés de beaucoup de liquides, et que leur tissu était plus dense.

Parmi les vaisseaux, les artères offraient une tendance à la saponification, quand les veines étaient denses, d'un tissu serré et résistant, se laissant difficilement déchirer ; elles paraissaient avoir acquis plus de solidité. Le ventricule droit du cœur offrait à peine des traces de saponification, tandis que le ventricule gauche presque entier avait éprouvé ce genre d'altération.

Toutes les membranes séreuses avaient résisté à la putréfaction, et paraissaient encore avoir acquis plus de solidité par leur contact avec l'eau. Le cerveau, réduit à un volume bien inférieur à celui qu'il a ordinairement, était totalement converti en gras de cadavre ; la forme de toutes ses parties était conservée ; seulement, à sa surface, existait une matière pultacée d'un odeur infecte. Les os du crâne étaient extrêmement cassans.

Les poumons étaient réduits au dixième environ de leur volume, du reste parfaitement conservés. En les insufflant, on leur donnait un volume six ou sept fois plus grand. La trachée artère consistait dans une série de cerceaux encore en place, quoique totalement dépourvus en avant des mem-

47.

branes qui les unissent. L'estomac et toute la couche superficielle des intestins étaient détruits; il ne restait que des cavités peu distinctes les unes des autres. Les intestins profonds étaient conservés; ils contenaient encore des matières fécales.

Il est important de noter que les deux cavités du thorax communiquaient avec l'eau par deux ouvertures très larges existant au sommet de la poitrine, et résultant de la destruction des parties molles de la région inférieure du cou ; la cavité abdominale communiquait aussi avec le liquide, par une destruction analogue placée sur le tronc à la hauteur de la ceinture (Alph. Devergie. *Annales d'hygiène publique et de médecine légale*, page 180. Octobre 1829) (1).

———

RÉSUMÉ

DES CHANGEMENS PHYSIQUES QU'ÉPROUVENT LES TISSUS QUI SE POURRISSENT DANS L'EAU.

Peau. Les changemens qu'éprouve la peau peuvent être rapportés à sa coloration, à sa consistance et à sa saponification.

A. *Coloration.* La couleur de la peau des cadavres qui sont restés plus ou moins long-temps dans l'eau, pouvant ne pas être la même au moment où l'on retire les corps, que lorsque déjà ils ont été exposés pendant un ou deux jours à l'air, il importe de distinguer ces deux cas.

Coloration de la peau des cadavres au moment où ils sortent de l'eau. On conçoit combien il est difficile, pour ne pas dire impossible, de décrire ces changemens de couleur, d'après des observations faites sur les cadavres des noyés que l'on retire de l'eau ; il faudrait pour cela s'être trouvé plusieurs fois, et aux heures convenables, sur les points des fleuves où l'on pêche ces corps : aussi cette description, que je sache, n'a encore été donnée par personne. J'ai pensé pouvoir résoudre le problème, en plaçant dans de grandes baignoires des cadavres nus d'enfans nouveau-nés et d'adultes (*Voy.* les EXPÉRIENCES 1re, 2e et 3e,

---

(1) Il est à regretter que, dans cette observation, il n'ait point été fait mention de l'état des épiploons, du foie, de la rate, du pancréas, de la vessie, des organes génitaux, ni des tissus cartilagineux, tendineux et nerveux.

page 705). Il résulte évidemment de ces expériences, 1° que les parties colorées en verdâtre ou en violet au moment de l'immersion dans l'eau, se décolorent graduellement par leur séjour dans ce liquide ; 2° que peu de temps après que cette décoloration a eu lieu, il se manifeste sur certaines parties une teinte rosée, rougeâtre, bleue et même verte, dont l'intensité va en augmentant de plus en plus, quoique ces parties restent constamment sous l'eau ; 3° qu'aussitôt que l'épiderme des parties ainsi colorées se détache, le derme mis à nu présente la même couleur, mais qu'il suffit ordinairement de vingt-quatre heures pour qu'il soit *complétement décoloré ;* 4° que, dans cet état, il ne se colore plus facilement tant qu'il reste sous l'eau, si l'on en excepte toutefois certaines petites taches bleues et d'autres blanches, bordées d'un cercle rougeâtre, dont il est souvent le siége ; 5° qu'au contraire, il se colore constamment, avec promptitude et avec des teintes différentes, si, après avoir été dépouillé d'épiderme, il est en contact avec l'air (1).

Coloration de la peau des cadavres des noyés quelque temps après leur exposition à l'air. Il faudrait encore distinguer ici les cadavres garantis par leurs vêtemens, de ceux qui étaient tout nus ; on conçoit facilement en effet que l'air atmosphérique doit exercer une action différente, surtout si le cadavre n'est déshabillé que long-temps après avoir été retiré de l'eau. Quoi qu'il en soit, je me bornerai à parler des corps des noyés garantis par leurs vêtemens, et que l'on déshabille une, deux ou trois heures après leur extraction de l'eau : c'est le cas le plus ordinaire des noyés qui sont apportés à la Morgue, où j'ai fait mes nécropsies (2).

On n'observe aucun changement de couleur à la peau, si les cadavres ne sont restés que quelques heures dans l'eau, et qu'on les examine au bout de dix ou quinze heures d'exposition à l'air,

(1) D'après le docteur *Güntz* (ouvrage cité), les gaz qui se dégagent pendant la putréfaction des cadavres dans l'eau, sont de l'acide carbonique (en moindre proportion qu'avec le contact de l'air), de l'hydrogène carboné (en grande quantité), de l'acide sulfhydrique et de l'hydrogène phosphoré.

(2) La Morgue est un établissement où l'on expose les corps des noyés, et de tous les individus inconnus qui ont succombé à quelque genre de mort violente que ce soit : l'exposition dure trois jours, à moins que les cadavres ne soient reconnus plus tôt.

la température de l'atmosphère variant de 4° à 10° + 0°. Il pourrait en être autrement si le thermomètre marquait de 18° à 20° + 0°; alors la peau du cadavre pourrait se colorer promptement en rouge, en vert, etc., par places.

Après quelques jours d'immersion, chez les adultes, la peau, examinée peu d'heures après la sortie de l'eau, peut n'offrir aucune coloration insolite, comme elle peut être colorée; toutefois, même dans le cas où j'admets qu'elle ne sera pas colorée, il faudra en excepter la face, où elle est d'un blanc plus mat, et l'épiderme des mains et des pieds qui commence à blanchir; on observe d'abord cette coloration à la partie interne des doigts et à la paume des mains, puis à la face dorsale de celles-ci, et, à-peu-près à la même époque, à la face plantaire des pieds, et plus tard à leur partie dorsale. Les cadavres sont-ils exposés à l'air pendant quinze ou vingt heures, la température de l'atmosphère ne dépassant pas 6° ou 8° + 0°, il n'y a aucun changement notable, tandis que si la température de l'air a varié de 16° à 23° + 0°, la face, la poitrine, l'abdomen sont plaqués de rouge, de vert, de brun, etc. (*Voy.* OBSERVATION 2° et *Nécropsie* 8°, p. 712 et 720).

L'action de l'air sur la peau des submergés, comme on le voit, est des plus remarquables; les effets en sont d'autant plus sensibles que la température de l'atmosphère est plus élevée, et que le séjour des cadavres dans l'eau a été plus prolongé, comme je m'en suis assuré par des expériences directes. On peut établir que jusqu'au moment où la peau se saponifie, ces effets de coloration sont d'autant plus marqués que l'extraction des corps s'est faite plus tard. La peau prend une teinte brune, qui ne tarde pas à passer en partie au vert foncé, et il est à noter, comme je l'avais signalé dès l'année 1828, que cela se manifeste plus rapidement à la poitrine qu'au bas-ventre; ce qui est le contraire de ce que l'on observe sur les cadavres qui n'ont point été submergés : chez ces derniers, la putréfaction commence par l'abdomen, pour gagner la poitrine, le cou, la face et les membres, tandis que chez les noyés la face, le sternum, et la partie inférieure du cou, sont les premières parties pourries. Plusieurs portions d'épiderme, tant à la face qu'à la poitrine, sont soulevées par un liquide d'un bleu rougeâtre, et forment des taches qui contrastent avec d'autres nuances. En été, la coloration dont je parle est déjà très sensible quelques heures après la sortie des cadavres de l'eau, tandis qu'en hiver elle ne se manifeste pas au bout de plusieurs jours, même lorsque les corps sont restés pendant vingt ou vingt-cinq jours dans la rivière. Du reste, on peut prouver que cette coloration est due à l'action de l'air, parce que les parties de la peau qui sont préservées du contact de cet agent conservent leur pâleur : telles sont les aisselles, la partie interne des bras, lorsque ceux-ci sont appliqués contre la poitrine, la partie du thorax qui est en rapport avec le bras, le dos, la partie interne des cuisses, si celles-ci sont appliquées l'une contre l'autre.

Plus tard, les cadavres que l'on retire de l'eau présentent, au sortir du liquide, des phénomènes de coloration de la peau analogues à ceux que j'ai dit être le résultat de l'action de l'air ; cela tient, dans quelques cas, à ce que les corps, devenus plus légers, sont venus, du moins en partie, à la surface du liquide, où ils ont été frappés par l'air ; mais dans un beaucoup plus grand nombre de cas, la coloration tient à d'autres causes, puisque les cadavres ne sont pas venus à la surface du liquide. Déjà, à cette époque, les membres, qui jusqu'alors avaient été incolores, offrent des plaques verdâtres, jaunâtres. Après trois ou quatre mois de séjour dans l'eau, j'ai souvent vu la peau des jambes revêtir une couleur d'indigo très foncée, nuance qui disparaissait peu-à-peu quand le corps du noyé était exposé à l'air, et alors la couleur devenait brunâtre.

Lorsque la peau se saponifie, ce qui a lieu à une époque très variable, suivant l'âge, le sexe, etc., elle prend une couleur d'abord jaunâtre, puis d'un blanc mat, et les parties ainsi saponifiées ne se colorent plus sensiblement par l'influence de l'air atmosphérique. Alors, c'est-à-dire entre deux mois et demi et quatre mois pour les adultes, la peau présente des nuances très variées, les parties savonneuses ayant l'aspect du gras de cadavre, tandis que les autres portions sont colorées en jaune, en rouge, en vert, en brun, et même en bleu.

Il arrive enfin, comme dernier phénomène de coloration de la peau, qu'elle se recouvre d'une croûte blanche calcaire, dont j'ai déjà parlé (*Voyez* Nécropsie 16° page 738).

B. *Consistance*. Les changemens que la peau éprouve dans sa consistance ne sont pas moins remarquables que ceux qui tiennent à sa coloration.

La peau, déjà dépouillée de son épiderme, se ramollit de plus en plus, et tend évidemment à se détacher par lambeaux; elle résiste d'abord beaucoup à la pointe des pinces; cette résistance va en diminuant et bientôt on remarque à sa surface une multitude de points très rapprochés, comme ulcérés, qui ne tardent pas à constituer de véritables *corrosions*. Ces pertes de substance, indiquées pour la première fois par moi, sont évidemment de deux sortes : 1° celles qui se forment dans les parties où il y a des plexus vasculaires très considérables, et où le tissu cellulaire sous-cutané est très lâche, comme aux aines, dans la région sous – clavière, à la partie supérieure et interne des cuisses. Ces corrosions commencent par des taches pointillées, violettes ou d'un rouge brun; il semble qu'un liquide de même couleur soulève la peau; bientôt après, celle-ci se perfore dans toute son épaisseur, le liquide s'écoule, et alors l'ouverture est régulière, comme si elle avait été faite avec un emporte-pièce, sans que les bords soient frangés. Un ou deux jours après, plusieurs de ces ouvertures qui se touchaient presque, sont réunies et forment une corrosion plus ou moins large, aussi régulière que les points qui lui ont donné naissance; ce n'est que quelque temps après, et par suite de l'action de l'eau sur les bords très amincis, que ceux-ci sont en partie détruits et d'une manière inégale, ce qui leur donne un aspect à-la-fois frangé et filamenteux : dans cet état, le tissu cellulaire sous-cutané, mis à nu, est infiltré, comme gélatineux, d'une couleur violacée ou grisâtre; 2° celles qui se développent dans les parties où la peau recouvre un tissu cellulaire dense et serré, et où il n'y a pas de plexus vasculaires considérables, comme au dos, vers l'omoplate, etc. Ces corrosions commencent par une destruction du derme, qui n'a pas été préalablement coloré ni soulevé, et ressemblent à des ulcérations cicatrisées de petite-vérole; leur fond est blanc, leurs bords réguliers ou irréguliers; leur partie centrale est plus corrodée que leur circonférence, ce qui leur donne un aspect légèrement creux : plus tard, la destruction ayant augmenté, la perforation du derme arrive et commence par le centre; alors on voit le tissu cellulaire sous-cutané qui est jaunâtre, infiltré, humide, et recouvert par les bords irréguliers de l'ouverture; dans cet endroit, les franges de la peau ont une couleur bleuâtre due aux parties sous-jacentes que l'on aperçoit à travers les portions amincies et transparentes du derme qui n'ont pas été détruites.

La peau des diverses régions du corps peut être le siége de semblables corrosions; je les ai vues indistinctement partout, et je ne saurais partager l'opinion de M. Devergie, qui les place plus particulièrement aux yeux, au nez, à la bouche, aux aines, à la partie antérieure de la poitrine, et à la partie interne des jambes. L'époque à laquelle paraissent ces corrosions est extrêmement variable; je les ai observées chez des enfans nouveaunés, après un séjour de seize jours dans l'eau, par une température qui avait varié de 11° à 17° R., et chez des adultes qui avaient été retirés de l'eau au bout de trois mois (en hiver); tandis que je n'en ai trouvé aucune trace chez des hommes de trente à cinquante ans, qui étaient restés dans l'eau pendant six ou sept semaines, par une température atmosphérique de 8° à 16° R. Quelquefois on voit à la surface de la peau une matière jaune liquide semblable à l'huile d'olives. Lorsque les cadavres sont restés long-temps dans l'eau, la peau, au lieu de présenter dans toute son étendue ce ramollissement qui est le prélude des *corrosions* dont je viens de parler, est saponifiée par parties, et ressemble au gras de cadavre, ou bien est dure et extrêmement dense par places (*Voyez* Nécropsie 15°, page 735).

Saponification. Indépendamment des changemens de coloration et de consistance, la peau en éprouve d'autres qui se rapportent à la saponification; elle change de nature et se transforme en gras de cadavre, véritable savon composé d'acides gras qui sont fournis par la décomposition de la graisse, et d'ammoniaque qui provient de l'union de l'azote et de l'hydrogène de la peau. Cette saponification commence dans les parties de la peau placées sur le tissu cellulaire le plus chargé de graisse; c'est ce qui fait qu'on l'observe plutôt chez la femme que chez l'homme, le tissu cellulaire de ce dernier contenant, en général, beaucoup moins de graisse. Je ne l'ai jamais remarquée chez l'*homme adulte* avant la fin du troisième mois *en hiver*, et elle avait commencé par la face. (*Voyez* Nécropsie 13°, page 730). Du reste, on ne peut rien préciser sur l'époque de son apparition, tant il y a de variétés.

Je ne terminerai pas tout ce qui se rapporte aux altérations de la peau, sans parler des expériences déjà anciennes de Bichat. Mise en macération dans l'eau, à un degré moyen de température, dit ce célèbre anatomiste, la peau humaine se ramollit, ne se gonfle presque point, *blanchit* sensiblement, reste long-temps sans éprouver aucune autre altération qu'une putréfaction infiniment moindre que celle des tissus musculaire, muqueux, glanduleux, etc., soumis à la même expérience. Cette putréfaction enlève l'épiderme et paraît beaucoup plus marquée du côté de cette membrane. Au bout de deux mois, la peau n'a encore perdu que très peu de consistance ; elle n'est point pulpeuse, comme le sont à cette époque les tendons et les muscles macérés ; elle ne commence à se réduire en pulpe fétide qu'au bout de trois ou quatre mois. Un échantillon, conservé depuis huit mois, offre encore sa forme primitive, mais il flue sous les doigts dès qu'on le presse un peu (*Anat. générale*, tome II, page 682).

Épiderme. Si l'on étudie l'action de l'eau sur l'épiderme isolé de la peau, on le verra blanchir, devenir mou, plus opaque, et ne point se rider ni se putréfier ; il s'élèvera seulement à la surface du liquide une foule de molécules qui, en se réunissant, formeront une pellicule blanchâtre. Après un séjour de deux ou trois mois dans l'eau, l'épiderme se ramollit, ne se gonfle point, et se déchire avec une extrême facilité ; il ne se réduit point en une pulpe analogue à celle des autres organes que l'on a également fait macérer. Après les cheveux et les ongles, l'épiderme est la substance animale la plus incorruptible (*Anat. générale*, t. II, p. 768).

Quant à l'épiderme qui fait encore partie du cadavre, après avoir blanchi, il se plisse de plus en plus ; celui des mains et des pieds s'imbibe plus aisément que celui des autres régions du corps : aussi remarque-t-on les changemens dont je parle d'abord dans ces parties où il devient d'un blanc mat, et où il ressemble à celui qui aurait été pendant long-temps en contact avec des cataplasmes émolliens ; plus tard il se soulève et finit par se détacher au plus léger effort ; dans les eaux qui ne sont pas stagnantes, le courant suffit pour l'enlever par lambeaux plus ou moins larges : ce sont les portions qui avoisinent les articulations qui m'ont paru se séparer les premières ; toujours est-il que, dans mes nécropsies, il était déjà détaché dans plusieurs parties, quand celui de la paume des mains et de la plante des pieds tenait encore assez fortement. En général, il ne se colore pas lors même qu'il recouvre des parties de derme fortement colorées ; quelquefois cependant je l'ai vu offrant une teinte olivâtre.

Ongles. Les ongles des mains se détachent les premiers, puis ceux des orteils, sans qu'on puisse dire, même d'une manière approximative, l'époque de leur chute. Chez le sujet de la nécropsie 13ᵉ, qui était resté dans l'eau pendant quatre-vingt-dix-huit jours (en hiver), il n'y avait plus d'ongles, tandis qu'on en voyait encore au pied droit d'un individu qui avait été retiré de l'eau cent vingt-cinq jours après y être tombé (*Voyez* NÉCROPSIE 14ᵉ, page 733).

Cheveux et poils. Ils deviennent de moins en moins adhérens, mais ils ne se pourrissent pas. « La macération, dit Bichat, qui reud l'épiderme extrêmement facile à se rompre, quoiqu'elle le ramollisse peu, laisse les cheveux avec leur résistance ordinaire, à moins qu'elle ne soit poussée à un degré que je n'ai point éprouvé. »

Imiterai-je M. Devergie, qui, dans un mémoire intitulé *Recherches sur les noyés* (1), a cru pouvoir reconnaître, au moins d'une manière approximative, et principalement d'après les caractères que présente la peau, l'époque de la submersion. «Quelques médecins légistes pensent, dit-il, qu'il sera toujours impossible de rien préciser à ce sujet. J'avoue qu'il serait difficile de tracer des descriptions rigoureuses ; mais de ce que l'on prévoit

---

(1) *Annales d'hygiène publique et de médecine légale*, nᵒ d'octobre 1829.

un but difficile à atteindre, est-ce une raison pour ne pas faire quelques efforts pour y parvenir? J'ai la conviction que si les médecins veulent tenir compte des altérations que j'ai notées pour tel ou tel séjour dans l'eau, ils ne commettront plus des erreurs aussi choquantes que celles que je viens de signaler. Je dois prévenir que tout ce qui suit se rattache à la putréfaction que subissent les cadavres des noyés en hiver. Plus tard, je chercherai à établir la marche de la putréfaction en été » (p. 163).

Convaincu qu'il est de la possibilité de résoudre jusqu'à un certain point un pareil problème, M. Devergie reconnaît neuf époques : la première indique si la submersion date de trois à cinq jours ; la deuxième, de quatre à huit jours ; la troisième, de huit à douze jours ; la quatrième, de quinze jours environ ; la cinquième, d'un mois environ ; la sixième, de deux mois environ ; la septième, de deux mois et demi ; la huitième de trois mois et demi, enfin la neuvième, de quatre mois et demi.

Loin de partager l'opinion de ce médecin, je m'attacherai à la combattre, et par des faits, et par des raisonnemens que je crois très fondés ; il ressortira évidemment des uns et des autres que l'entreprise est au-dessus des forces humaines, et que le lecteur aurait tort de prendre pour guide des tableaux, où l'on semble vouloir resserrer la nature dans des cadres plus ou moins étroits. Et d'abord remarquons d'une manière générale que le travail dont il s'agit présente une *lacune capitale ;* on n'indique nulle part l'époque à laquelle il faut examiner les corps après leur sortie de l'eau, pour constater les phénomènes de coloration sur lesquels on fonde souvent la solution du problème : est-ce immédiatement après l'extraction des cadavres de la rivière, ou plusieurs heures et même plusieurs jours après? Les noyés n'étant apportés à la Morgue quelquefois que plusieurs heures et même un ou plusieurs jours après avoir été retirés de l'eau, et le médecin qui veut les observer n'arrivant souvent que lorsque déjà les corps sont exposés à l'air depuis plusieurs heures, il en résulte évidemment que les observations de M. Devergie portent à-la-fois sur des sujets dont les uns peuvent n'avoir été en contact avec l'air que pendant quatre, cinq ou six heures, tandis que les autres y ont dû rester dix-huit, vingt-quatre, trente ou un plus grand nombre d'heures. Ce fait, je l'atteste, pour avoir moi-même suivi avec assiduité et pendant long-temps tout ce qui se rapporte aux travaux et aux usages de la Morgue. Or, parmi les quarante-sept nécropsies qui ont servi de base au travail de M. Devergie, dix-huit ont été recueillies en mars, et vingt-neuf en avril, et je vois que pendant ces deux mois la température de l'atmosphère est quelquefois montée jusqu'à 17° et 19°; certes, pour peu qu'on ait vu quelques cadavres de noyés, on comprendra facilement qu'une exposition à l'air déjà chaud, dont la durée a été si variable, a dû amener des changemens notables dans la coloration de la peau. C'est, du reste, ce que mettront en évidence les faits suivans :

A huit jours, dit M. Devergie, « la peau de la face est d'un blanc plus mat que celle du reste du corps. » Or, j'ai vu la face d'un *rouge foncé* et le reste de la peau de couleur naturelle chez un individu qui était resté huit jours dans l'eau (pendant le mois d'avril), et dont je fis l'examen deux heures après l'extraction du cadavre (Nécropsie 8°, page 720) (1).

Au quinzième jour, « la partie moyenne du sternum présente une teinte *verdâtre* » (page 167 du Mémoire cité). Or, chez un individu qui resta dans l'eau depuis le 1ᵉʳ décembre jusqu'au 20, et qui fut examiné quatre ou cinq heures après l'extraction du cadavre, la peau qui recouvre les deux grands pectoraux était livide, si ce n'est près du *sternum* où elle offrait une couleur *rouge cerise* (Nécropsie 9°, page 723).

A un mois. « On voit une *plaque* d'un rouge brun de 16 à 21 centimètres de diamètre au centre et à la partie supérieure du sternum ; cette plaque est bordée d'une aréole verte ; les bourses sont énormément distendues par des gaz ; les paupières et les lèvres sont vertes (Mémoire cité, page 168). » Or, chez un individu âgé de vingt-six ans, noyé le 1ᵉʳ mars, retiré de l'eau le 30 du même mois, et examiné le 2 avril, la peau des parties antérieure et latérale du cou et du thorax était d'un *vert foncé;*

(1) Les diverses citations que je vais faire pour combattre le travail de M. Devergie, sont toutes tirées des nécropsies publiées en 1828, dans mes leçons de *Médecine légale*, par conséquent un an avant l'impression de son mémoire. Il est assez remarquable que M. Devergie n'ait pas cru devoir en prendre connaissance.

les paupières étaient presque *noires* (*Voy.* Nécropsie 11e page 727). Chez un autre noyé, qui était resté trente-deux jours dans l'eau, d'où il fut retiré le 8 avril, et que j'examinai le lendemain, la peau du thorax était d'un *vert jaunâtre*, et le scrotum dans l'*état naturel* (*Voy.* Nécropsie 12e, page 728).

A trois mois et demi. « Le tissu cellulaire n'offre plus cette *teinte rouge* des époques précédentes ; le foie, ramolli, est d'un *brun verdâtre ;* la peau des membres présente *le même aspect* que celle du centre de l'abdomen, c'est-à-dire qu'elle est opaline ; les ongles sont tombés (Mémoire cité, page 176). » Or, chez un individu que l'on retira de la Seine le 8 avril, et qui s'y était jeté le 1er janvier, on remarqua, six heures après sa sortie de l'eau, que le tissu cellulaire du crâne offrait l'aspect d'une gelée *rouge ;* le foie était d'un *rouge brun* uniforme ; la peau des jambes était colorée en *bleu d'indigo* dans toute son étendue, tandis que celle du tronc était *blanc rosé*, parsemée çà et là de plaques larges comme la main, d'un rouge assez vif ; les ongles, il est vrai, étaient tombés (*Voy.* Nécropsie 13e, page 730). Mais chez le sujet de l'observation suivante, le pied droit conservait encore des *ongles*, et pourtant le cadavre était resté dans l'eau *quatre mois cinq jours* (*Voy.* Nécropsie 14e, page 732).

A quatre mois et demi. « Il n'existe plus que *quelques débris* des paupières ; les *lèvres* sont désorganisées par la putréfaction ; la peau du tronc est d'un *vert grisâtre*, parsemée de *taches noires ;* la couleur des cuisses est *jaunâtre ;* les jambes présentent des taches d'un *bleu foncé ;* la trachée-artère est d'une teinte *verdâtre ;* les cavités splanchniques paraissent contenir encore plus de liquide d'un rouge brunâtre ; on remarque un commencement d'incrustation calcaire sur les cuisses (Mém. cité, page 177). « Or, chez un individu noyé le 15 décembre 1826, et retiré de l'eau le 20 avril 1827, on voyait quelques heures après, que les paupières et la lèvre inférieure *existaient* encore, que la peau du thorax et de l'abdomen était d'un *vert foncé*, excepté çà et là où il y avait des taches d'un *rouge brun* ou d'un *jaune verdâtre ;* que la couleur des cuisses était verdâtre et d'un *vert plus foncé* en haut ; que les jambes ne présentaient aucune *trace de bleu ;* que la trachée-artère était d'un brun très foncé ;

qu'il n'y avait *aucun liquide* dans les cavités des plèvres ni de l'abdomen ; enfin qu'il n'existait aucune trace d'incrustation calcaire (Nécropsie 14°, page 732).

A cinq mois et demi. Le cadavre d'une femme ouvert à cette époque a fait voir à M. Devergie que les paupières étaient *détruites*, que la peau était dans l'*état naturel,* ou présentait des incrustations calcaires ou des *plaques rosées* (Mém. cité, page 179). Tandis que dans la nécropsie 15° (*voyez* page 735), qui a pour objet une femme qui était restée cinq mois huit jours dans la Seine, les paupières *existaient*, leur largeur seule avait diminué, et la peau du corps était colorée *en bleu, en vert*, en blanc rosé et en blanc salé. On ne voyait aucune incrustation.

Maintenant que je viens de prouver par des faits combien les caractères sur lesquels M. Devergie a voulu s'appuyer sont sujets à varier aux époques qu'il a indiquées, et combien par conséquent on doit y attacher peu de valeur, il ne sera pas inutile de présenter en abrégé l'énumération des *principales* causes qui influent sur la marche de la putréfaction dans l'eau ; l'impossibilité de calculer, même d'une manière approximative, la part de chacune de ces influences, me fit bientôt renoncer à l'idée que j'avais eue de dresser un tableau semblable à celui que je viens de combattre.

Age. Dès qu'il est prouvé que les enfans nouveau-nés sont arrivés, au bout d'un mois de séjour dans l'eau, au terme de désorganisation que les cadavres des adultes n'ont même pas atteint au bout de six ou huit mois, on ne saurait contester l'influence de l'*âge* sur la marche de la putréfaction des noyés.

Constitution de l'individu. On comprendra facilement l'influence que doit exercer la constitution des individus sur la putréfaction des cadavres des noyés, en consultant ce que j'ai dit à la page 666 lorsque j'ai examiné l'influence de cette même constitution sur les cadavres déposés dans la terre.

Sexe. Les mêmes causes qui m'ont fait établir ailleurs que les cadavres des femmes se pourrissent en général plus vite dans la terre que ceux des hommes, me portent à émettre la même assertion à l'occasion des noyés : j'ajouterai en outre que la différence est surtout marquée, dans l'eau, par rapport à l'époque où la saponification commence.

État de maigreur ou d'obésité. La putréfaction dans l'eau, comme dans tout autre milieu, marche plus rapidement quand les corps sont gras que lorsqu'ils sont maigres; l'influence de l'obésité doit même être plus marquée sur la putréfaction des noyés; en effet, plus ceux-ci seront gras, plus ils tendront à quitter le fond du liquide pour se rapprocher de la surface et même pour surnager : or, en été, la température du liquide devant être souvent plus élevée vers les couches supérieures, surtout lorsque l'eau est peu agitée et assez abondante, la putréfaction de ces cadavres sera hâtée; elle le sera surtout s'ils surnagent, et qu'ils soient à-la-fois sous l'influence de l'air et de la chaleur atmosphérique. Par des raisons contraires, la tendance à la supernatation, par suite de l'obésité, fera que les cadavres se pourriront moins vite, surtout s'ils n'arrivent pas tout-à-fait à la surface de l'eau, dans les cas où les couches les plus inférieures du liquide pourront être plus chaudes que les supérieures. J'ajouterai que, la saponification arrivant plus promptement chez les sujets gras que chez ceux qui sont maigres, la peau et le tissu cellulaire présenteront cette transformation à des époques fort différentes, chez des individus qui n'offrent pas le même degré d'obésité, et sur lesquels je supposerai, pour un instant, les autres influences agir de la même manière.

État de santé ou de maladie. S'il ne m'est pas permis de démontrer qu'un individu malade depuis quelques jours seulement, et atteint d'une affection aiguë, se pourrit dans un espace de temps différent de celui qu'il emploierait s'il était tombé dans l'eau dans un état de santé parfaite, je puis néanmoins assurer qu'il en est ainsi dans les cas où la maladie durant depuis long-temps, les individus sont parvenus à un état de marasme, et pour ainsi dire de dessèchement, qui doit les placer dans des conditions moins propres à parcourir rapidement les diverses phases de la putréfaction. Je ne prétends pas que ce soit là le seul genre d'influence que puissent exercer les maladies; je le signale parce qu'il est le plus facile à constater.

État vivant ou mort de l'individu qui se jette ou que l'on jette à l'eau. L'époque à laquelle la rigidité cadavérique se manifeste, et la durée de cette rigidité n'étant pas les mêmes, suivant la température du milieu dans lequel sont plongés les cadavres, et la putréfaction ne se développant que lorsque la rigidité a cessé, il est évident que le moment où les cadavres commenceront à se pourrir variera beaucoup chez les individus qui sont tombés dans l'eau vivans, et chez d'autres qui y ont été jetés après la mort, pendant qu'ils étaient encore raides, et même lorsque déjà ils subissaient un commencement de putréfaction.

Température du liquide dans ses différentes couches. Dès qu'il est prouvé qu'en été les couches supérieures pourront être plus chaudes que les inférieures, surtout dans les eaux stagnantes et dans celles dont le courant est à peine sensible, il est évident que la température des couches moyennes différera aussi des précédentes. Dès-lors les cadavres qui, par une cause quelconque, séjourneront plutôt dans telle région du liquide que dans telle autre, se pourriront plus ou moins vite, tout étant égal d'ailleurs. L'influence de la différence de température se fera surtout sentir en été, parce qu'alors, à raison du peu de conductibilité des liquides, l'équilibre tardera beaucoup à s'établir entre l'eau de la surface et celle du fond, notamment lorsque la température de l'atmosphère prendra tout-à-coup un accroissement subit, et que la rivière ou les lacs seront profonds ; en hiver, au contraire, les couches inférieures plus chaudes, en se déplaçant communiqueront plus facilement de la chaleur à celles qui sont situées au-dessus.

Température atmosphérique. L'influence de la température de l'atmosphère est incontestable, quoique beaucoup moins prompte que sur les cadavres qui se pourrissent à l'air ; en effet, la température de l'air n'exerce d'influence que par l'intermède de l'eau, qui se trouve échauffée ou refroidie suivant que la saison est chaude ou froide : or, comme les effets de la chaleur atmosphérique sur de grandes masses d'eau ne sont pas instantanés, il en résulte que ce n'est qu'au bout d'un certain temps que l'influence des changemens de température atmosphérique peut se faire sentir sur les noyés.

Profondeur de la rivière. Tout étant égal d'ailleurs, des cadavres, placés au fond de rivières qui offrent des profondeurs différentes, ne se pourrissent pas avec la même vitesse : plus la rivière est profonde, plus les corps sont pressés, et moins ils sont disposés à se pourrir , plus aussi la couche du liquide qui les entoure est-elle à l'abri des variations de température atmosphérique, c'est-à-dire plus elle tardera à s'échauffer en été : or, nous savons que la chaleur est un des élémens qui favorisent le plus la putréfaction.

État renouvelé ou tranquille du liquide. Il résulte des expériences que j'ai faites en 1823, que les cadavres se décomposent beaucoup plus rapidement dans l'eau renouvelée que dans l'eau stagnante. Il est donc évident que de deux noyés, chez lesquels toutes les autres conditions seraient les mêmes, et qui resteraient pendant un mois dans l'eau, celui-là se pourrirait plus vite qui aurait été mis dans une eau incessamment agitée par des vents ; cet effet serait surtout sensible, si la masse du liquide qui recouvre le corps n'était pas très considérable.

État contus ou sain du corps. Il paraîtra sans doute inutile de dire que les individus vivans, qui ont été contus en tombant dans l'eau, parce qu'ils ont heurté contre des pilotis, de grosses pierres, etc., ou parce qu'ils sont tombés de très haut, ou enfin parce qu'ils ont été meurtris par des coups, se décomposeront plus vite que ceux qui sont arrivés dans l'eau dans des conditions opposées, le sang épanché dans le tissu cellulaire sous-cutané s'altérant beaucoup plus vite que lorsqu'il est enfermé dans les vaisseaux.

Nature du terrain sur lequel reposera le corps. Si le terrain est vaseux, mou, nullement anguleux, le corps s'y enfoncera en quelque sorte, et n'en recevra aucune atteinte ; tandis que s'il est anguleux, raboteux, il pourra déchirer la peau, et déterminer des solutions de continuité, qui hâteront la décomposition putride.

Poissons, animaux voraces, etc. On conçoit que ceux des cadavres dont la peau sera attaquée, déchirée ou érodée par ces sortes d'animaux, seront pourris beaucoup plus vite, tout étant égal d'ailleurs, que les autres.

Epoque à laquelle le cadavre paraît à la surface du liquide ou près de cette surface. Cette influence, qui est incontestable, rentre dans ce qui a été dit à l'occasion de l'*obésité* des corps, et de la température des différentes couches du liquide et de l'air (p. 752).

Etat nu ou habillé du cadavre. Si les vêtemens ne sont pas serrés, et que l'eau puisse être en contact avec la peau, cette influence est nulle ou presque nulle ; mais elle est très puissante dans le cas contraire, lorsque des corsets ou des bottes, appliqués d'une manière serrée sur le corps, empêchent, du moins pendant fort long-temps, le contact du liquide ; toutes les parties couvertes et en quelque sorte à l'abri de l'eau, se conservent presque intactes.

Nature du liquide. Il suffit de jeter un coup-d'œil sur les nombreuses expériences rapportées dans l'ouvrage de madame d'Arconville (1), pour être convaincu de la différence que présentent les mêmes matières animales qui se pourrissent dans l'eau distillée ou dans celle qui contient telle ou telle autre espèce de sel, les unes se décomposant beaucoup plus vite que les autres (2).

Tissu cellulaire. Les changemens qu'éprouve le tissu cellu-

---

(1) *Essai pour servir à l'histoire de la putréfaction*, par madame d'Arconville. Paris, 1766.

(2) Le lecteur sera peut-être tenté de m'accuser de plagiat, lorsqu'il trouvera les plus grandes ressemblances entre les *faits* qui constituent l'article que j'ai intitulé ; *Résumé des changemens physiques qu'éprouvent les tissus qui se pourrissent dans l'eau*, et ceux qui font la base du mémoire déjà cité de M. Devergie. Je dois à cet égard une explication. Mon résumé est fondé sur les vingt-six nécropsies qui le précèdent : or, vingt-trois de ces nécropsies étaient publiées en entier dans mon traité de *Médecine légale* dès l'année 1828, c'est-à-dire, *vingt mois avant la publication du travail* de M. Devergie. A l'exception des incrustations calcaires signalées par ce médecin, et dont je n'avais pas parlé, parce que je n'avais jamais ouvert de cadavres qui fussent restés plus de cent soixante jours dans l'eau, il n'est point un *seul fait* essentiel du mémoire de ce médecin qui ne se trouve dans mes observations. A la vérité, je n'avais pas, comme lui, résumé ces faits dans le but de déterminer l'époque de la submersion, parce que j'avais préféré ne rien dire que d'induire les experts en erreur ; je n'ai pas non plus déduit de mes observations les altérations successives qu'éprouvent les divers tissus dans l'eau, parce qu'alors je ne voulais éclairer que la question médico-légale, relative à la submersion pendant la vie ou après la mort. Mais qu'importe ? Les faits devant servir à tracer ce résumé n'étaient pas moins publiés par moi. Je me serais bien gardé de réclamer la priorité pour un

laire peuvent, comme ceux de la peau, être rapportés à sa *coloration*, à sa *distension* par des gaz ou par des liquides, à sa *consistance* et à sa *saponification*. Dans les premiers temps la *couleur* du tissu cellulaire ne change guère ; plus tard, lorsque, par suite de la putréfaction et du développement des gaz, la sérosité rougeâtre du sang transsude à travers les parois des vaisseaux, il se colore, par son mélange avec ce liquide, d'abord en rose, puis en rouge groseille, et même quelquefois en rouge brun. J'ai vu aussi le tissu cellulaire de l'abdomen d'un *jaune verdâtre*, tandis que déjà celui de quelques autres parties du corps était rouge et rouge brun. A une époque plus éloignée, à-peu-près lorsque les corrosions paraissent à la peau, ou quand la saponification commence, le tissu cellulaire, surtout celui qui est sous-cutané, tend à se décolorer et à devenir d'un blanc grisâ-

objet aussi minime, si M. Devergie, en citant mon travail, n'en eût pas donné au public une idée inexacte : « M. Orfila, est-il dit, a tenté quelques essais dans le but de parvenir à une détermination approximative » Tel n'a pas été mon but, et j'avais eu soin de le dire à la page 198 de la *Médecine légale*, deuxième édition ; je me proposais seulement de faire connaître les différences produites dans la putréfaction par des *milieux différens*. Plus loin : « Les expériences faites avec des *portions* de fœtus ou d'adultes, dans de petites quantités d'un liquide toujours *le même ou renouvelé bien rarement*, ne l'ont pas, je crois, assez rapproché de la vérité. » Or, j'avais dit, page 211 du même ouvrage, avoir agi sur des fœtus *entiers*, et avoir *renouvelé* l'eau *jour* et *nuit* pendant vingt-deux jours... Plus loin : «M. Orfila a relaté vingt-deux ouvertures de noyés, d'où l'on peut déduire *quelques données* propres à éclairer le sujet qui nous occupe. » Il eût été plus exact de dire : « A un très petit nombre d'exceptions près, les faits contenus dans notre mémoire ont été connus de M. Orfila, qui les a décrits dans les vingt-deux ouvertures de noyés qu'il a publiées ; mais il ne les a pas fait servir à la détermination des époques auxquelles la submersion a eu lieu. »

Ces inexactitudes ne sont pas les seules qu'ait commises M. Devergie, à l'occasion de mon travail sur les noyés. Il dit, en effet, à la page 571 du tome III du *Dictionnaire de médecine et de chirurgie* : « M. Marc est un de ceux qui ont le mieux précisé ce que l'on pouvait attendre des signes de la submersion pendant la vie : depuis cette époque, M. Orfila a fait de nouvelles recherches ; elles ont *confirmé* ce que M. Marc avait annoncé. On doit cependant de plus à M. Orfila d'avoir éclairé, par des expériences *sur les animaux*, des faits importans. »

Or, je vois, en comparant quelques-unes des assertions de mon savant confrère aux miennes, qu'il existe entre elles des différences *capitales*.

1° « La *certitude* que nous avons acquise, dit le docteur Marc, qu'il ne peut entrer de *liquide* dans la trachée-artère *que du vivant du submergé*, qu'il ne peut s'en introduire après la mort, le cadavre eût-il même passé plusieurs jours sous l'eau, doit nous faire considérer, etc... (*Manuel d'autopsie cadavérique*, de Rose,

tre : apparemment que le sang qui l'avait infiltré jusqu'alors *se* décompose pour fournir l'ammoniaque nécessaire à la formation du gras ; je dirai toutefois que déjà, dans plusieurs parties, ce tissu est arrivé au point de blancheur dont je parle, que dans d'autres il est encore très rouge ; c'est particulièrement au crâne que l'on remarque la teinte rouge du tissu cellulaire.

La *distension* de ce tissu par les *gaz* qui se développent pendant la putréfaction dans l'eau, ne présenterait rien d'extraordinaire, si elle n'était pas poussée à un degré extrême, *surtout* lorsque les cadavres ont été exposés à l'air après avoir été retirés de l'eau (1). Plus tard, lorsque la saponification est prête à s'opérer, au lieu de continuer à se distendre, le tissu cellulaire s'affaisse. La *distension* de ce tissu par le liquide rougeâtre qui transsude des vaisseaux, est ordinairement beaucoup moins

traduit par Marc, page 175). Or, j'avais établi que les liquides *peuvent s'introduire* après la mort, non-seulement dans la trachée-artère, mais jusqu'aux *dernières ramifications bronchiques* (*Médecine légale*, t. ii, page 345). M. Devergie répétera-t-il ce qu'il a dit à la page 574 du dictionnaire déjà cité, « que la conclusion dont il s'agit n'est pas tout-à-fait rigoureuse, attendu que nous concluons de ce qui arrive chez les chiens, ce qui doit survenir chez l'homme ? » Je répondrai que plusieurs *mois* avant la publication de l'article où M. Devergie fait cette *singulière* remarque, j'avais *inséré* dans les *Archives générales de médecine* une note dans laquelle je prouvais le même fait par des expériences *sur des cadavres humains* (*Voyez* tome xvii).

2° « Le diaphragme est refoulé dans l'abdomen : ce caractère est essentiel, dit le docteur Marc, et manque chez tous ceux qui ont été submergés après leur mort. » (Ouv. cité, page 177.) J'avais annoncé au contraire que le diaphragme n'était jamais refoulé dans l'abdomen lors de la submersion pendant la vie (Voyez *Médecine légale*, page 350, tome ii).

3° « Les cavités droites du cœur sont gorgées de sang, et les cavités gauches vides, ainsi que les vaisseaux correspondans » (Marc, p. 175). J'avais dit avoir *toujours* vu les cavités du cœur et celles des gros vaisseaux entièrement ou presque entièrement vides à l'autopsie des cadavres d'individus submergés vivans, et qui avaient longtemps séjourné dans l'eau (*Médecine légale*, tome ii, page 349).

Il aurait fallu reconnaître ces différences, tout en rendant justice au mémoire important de mon honorable et savant confrère, Marc, dont j'ai souvent cité les travaux sur d'autres points, avec éloge.

(1) Outre les fluides aériformes qui remplissent les interstices et le tissu même des muscles, outre ceux qu'on trouve dans le canal intestinal, dans les vaisseaux, et principalement dans les veines, j'en ai vu distendre la dure-mère comme un ballon, enfler le scrotum, et causer l'érection du pénis, occuper la cavité des membranes séreuses, former au-dessous de ces membranes des bulles arrondies et multipliées, donner lieu aussi à un emphysème sous-muqueux, soit dans le canal intestinal, soit dans la vessie.

sensible que la précédente, et n'offre rien de remarquable.

La *consistance* du tissu cellulaire varie aux différentes époques de la submersion ; à l'état normal dans les premiers temps, il est plus mou lorsque déjà les sucs rouges l'abreuvent ; quelquefois même, surtout à la tête, il présente la mollesse et l'aspect d'une gelée à moitié fluide. Plus tard, il devient plus dense, sec et filandreux ; alors il commence à se saponifier. La *saponification* change complétement sa nature ; il se transforme en gras de cadavre, et n'offre plus l'aspect celluleux ; il devient quelquefois solide et même dur, tandis que dans d'autres circonstances, il est mou, jaunâtre, et semblable à du lard. Ce n'est guère qu'au bout de trois ou quatre mois, pour les adultes, que ce changement a lieu.

S'il est vrai qu'en général les changemens que je viens de signaler se manifestent d'abord à la face et au scrotum, puis au cou et au thorax, et en dernier lieu aux membres, il est également certain que j'ai quelquefois vu la face et d'autres parties du corps distendues et colorées outre mesure, tandis que le scrotum était dans l'état naturel.

Bichat, après avoir établi que le tissu cellulaire se pourrit moins vite *à l'air* que les organes glanduleux et musculaires, parle de l'action de l'eau sur ce même tissu. Au bout de trois mois de séjour dans l'eau à la température des caves, le tissu cellulaire extérieur aux artères ne paraissait avoir subi aucune altération. Le sous-cutané, le sous-séreux et l'intermusculaire se pourrissent plus vite, mais moins à proportion que celui de beaucoup d'autres organes. La résistance opposée par ce tissu à l'action de l'eau est moindre quand on le fait macérer avec des organes qui se résolvent facilement en putrilage, que lorsqu'on l'y expose seul ou avec des tissus qui ne s'altèrent presque pas par l'eau, comme les nerfs, par exemple ; et en effet, après six mois de macération, Bichat a vu le tissu cellulaire qui sépare les faisceaux nerveux aussi ferme et aussi distinct qu'auparavant (*Anat. gén.*, tome 1, p. 69).

Muscles. Je trouve encore dans les muscles des changemens de *coloration*, de *consistance* et de *nature*. La *couleur* rouge se conserve en général pendant plusieurs mois, et devient même

plus foncée, puis elle passe au rose, et tend de plus en plus à
pâlir, jusqu'à ce qu'elle soit devenue d'un blanc grisâtre, jaunâtre ou rosée, comme le gras de cadavre ; à cette époque, les
muscles sont effectivement transformés en savon ; quelquefois
cependant la couleur rose persiste fort long-temps ; certains
muscles résistent en quelque sorte à la saponification, tandis que
d'autres sont déjà saponifiés et confondus avec le tissu cellulaire
sous-cutané ; il est des cas où les muscles sont d'un vert foncé ;
les sterno-pubiens offraient cette couleur chez une femme qui
fut retirée de l'eau cinq mois huit jours après s'être noyée, tandis que les pectoraux étaient rouges, et ceux de la face saponifiés (*Voy.* Nécropsie 14e, page 732). Les différences de *consistance* ne sont pas moins remarquables que celles de coloration et de nature ; en effet, les muscles se ramollissent d'abord
par leur mélange avec la sérosité rougeâtre qui transsude des
vaisseaux, et peuvent être déchirés avec assez de facilité : toutefois, j'ai vu à cet égard des variations extraordinaires : chez le
sujet qui vient d'être cité, les muscles pectoraux étaient assez
consistans, tandis que les *sterno-pubiens* se déchiraient à la
plus légère traction ; et chez un noyé qui n'était resté qu'*un mois*
dans l'eau, c'est-à-dire *quatre mois huit jours* moins que le
précédent, les muscles pectoraux se déchiraient avec grande facilité : à la vérité, ce sujet ne put être ouvert qu'après trois jours
d'exposition à l'air. Plus tard, lorsque les muscles sont sur le
point de se saponifier, ils deviennent plus minces et beaucoup
plus denses.

Bichat, après avoir établi que les muscles se pourrissent beaucoup plus vite que les tissus fibreux, cartilagineux et fibro-cartilagineux, ajoute qu'ils se ramollissent dans l'eau au bout d'un
temps assez long, et qu'ils se changent en une espèce de putrilage différent de celui qui se forme à l'air libre. D'autres fois,
dit-il, ils se transforment en une matière analogue au blanc de
baleine ; alors leurs fibres sont dures et solides ; mais il s'en faut
de beaucoup que tous les muscles conservés dans l'eau présentent ce phénomène. Quand il se manifeste, très souvent une espèce de produit rougeâtre, disséminé d'espace en espace sur la
surface du muscle, et qui est un effet évident de la décomposition,

annonce et ensuite accompagne cet état, sans lequel il a aussi souvent lieu (*Anat. gén.*, tome II, p. 237).

Tissu fibreux. Il résulte de toutes mes observations, que le tissu *fibreux* résiste long-temps à la putréfaction. Voici ce que Bichat avait déjà établi à cet égard. Quand on fait macérer ce tissu, il se ramollit, sa densité diminue, mais il ne se boursoufle point comme on l'a dit ; ses fibres alors peuvent s'écarter les unes des autres ; on voit distinctement entre elles le tissu cellulaire qui les unit. Enfin, au bout d'un temps très long, elles finissent par se changer en une pulpe mollasse, blanchâtre, qui paraît homogène. Les tendons sont les premiers à céder à la macération ; viennent ensuite les aponévroses : parmi celles-ci, celles qui sont formées par l'épanouissement d'un tendon, se ramollissent plus vite que celles qui sont destinées à envelopper les membres, que le *fascia lata* par exemple. Les membranes fibreuses, les capsules et les gaines de même nature sont plus résistantes. Enfin, ce sont les ligamens qui cèdent le plus tard à l'action de l'eau, qui tend à les ramollir ; cependant, lorsqu'ils viennent primitivement d'un tendon, comme le ligament inférieur de la rotule, ils sont plus prompts à être macérés (*Anat. gén.* tome II, p. 155).

Os. Presque toujours les os ont une tendance marquée à passer au rose : je les avais vus d'un rouge lie de vin peu foncé dans certaines parties, après quatre mois cinq jours (*voy.* NÉCROPSIE 10ᵉ, p. 724) ; quelquefois cependant ils deviennent verdâtres et même noirâtres. Ces changemens de couleur, qui sont en général plus manifestes dans les os longs que dans les autres, ne s'observent guère que long-temps après la submersion, lorsque déjà les os ont été en contact immédiat avec l'eau. Un séjour prolongé dans ce liquide rend aussi les os beaucoup plus friables.

Cartilages. Après le tissu osseux, aucun ne résiste autant à la putréfaction et à la macération ; les cartilages peuvent se conserver fort long-temps dans l'eau sans éprouver d'autre altération qu'une légère coloration en jaune. Bichat dit, avec raison, qu'il faudrait plus d'un an pour les réduire à cette pulpe mollasse, muqueuse, fluente, où la macération amène la plupart des organes.

Membranes séreuses. Les membranes séreuses résistent

long-temps à la putréfaction : du moins puis-je assurer qu'elles n'étaient pourries dans aucune des nécropsies que j'ai faites : on peut même dire qu'elles préservent, *jusqu'à un certain point*, de la putréfaction, plusieurs des organes qu'elles enveloppent d'une manière serrée. Dans certaines circonstances, elles se dessèchent. Je n'ai pas vu sans étonnement , sur des cadavres qui avaient séjourné de trois à cinq mois dans l'eau , la plèvre , le péricarde et le péritoine, *desséchés et endurcis comme du parchemin*, sans que j'aie pu me rendre raison du phénomène ; quelquefois les cavités formées par ces membranes séreuses endurcies contenaient un liquide sanguinolent ; d'autres fois il n'y en avait pas ; il n'est donc pas exact de dire que *toujours* les cavités dont il s'agit offrent une collection de sérosité sanguinolente ; cela a lieu, il est vrai, surtout dans la plupart des cas où, les noyés étant restés long-temps dans l'eau, le sang a pu transsuder abondamment des vaisseaux , à moins cependant que la durée de l'immersion n'ait été assez prolongée pour que la peau du cou, de la poitrine ou d'une partie de l'abdomen , ayant été détruite, les liquides épanchés dans les cavités séreuses aient pu s'écouler. Bichat avait déjà vu, en soumettant le tissu séreux à la macération, combien il était difficile de le réduire en pulpe : la plus mince, la plus fine de ces membranes, dit-il, l'épiploon y a résisté pendant un temps très long. Les tendons , qui sont si résistans et qui supportent de si grands efforts pendant la vie, étaient déjà pulpeux dans l'eau , que l'épiploon était intact.

Épiploons. Après s'être long-temps conservés , ils finissent probablement par se saponifier. L'épiploon gastro-colique, après un séjour de trois semaines dans l'eau, était verdâtre ; après trois mois et huit jours, il était *desséché,* et brun dans plusieurs points, tandis qu'il était noirâtre après quatre mois cinq jours. L'épiploon gastro-colique était *jaune verdâtre* et facile à déchirer chez un sujet qui était resté cinq mois huit jours dans l'eau.

Membranes muqueuses. Le tissu muqueux est , après le cerveau, celui qui s'altère le plus vite par l'action de l'eau, d'après Bichat. Il se réduit alors en une pulpe rougeâtre très différente de celle qui se forme pendant la putréfaction du même tissu à l'air. Lorsqu'on fait macérer tout l'estomac, déjà cette pulpe s'est détachée, que le tissu musculeux et la membrane séreuse n'ont subi que peu d'altération.

Encéphale. La substance corticale du cerveau est la première partie qui se pourrit ; elle devient d'un gris verdâtre : je l'ai vue de cette couleur chez un individu qui n'était resté que huit jours dans l'eau (*Voyez* Nécropsie 8ᵉ, p. 721) ; la substance médullaire était encore blanche. Quelque temps après, celle-ci acquiert la même couleur ; elle était verte chez trois individus, dont l'un n'était resté dans l'eau que trois semaines, et les autres un mois (en hiver), ce qui prouve l'inexactitude de l'assertion émise par M. Devergie, savoir, que cet effet n'a guère lieu qu'à trois mois (*V.* les Nécropsies 10ᵉ, 11ᵉ et 12ᵉ, p. 725, 727 et 729). Assez souvent la partie la plus extérieure de cet organe est d'un rouge plus ou moins foncé, effet de la transsudation du sang des vaisseaux et de l'imbibition cadavérique. Après cinq mois huit jours de séjour dans l'eau, j'ai encore pu distinguer deux nuances manifestes dans les deux substances de l'encéphale. La consistance de cet organe diminue de plus en plus, au point que je l'ai vu une fois, au bout de trois semaines, couler comme une bouillie épaisse, lorsqu'on l'abandonnait à lui-même après en avoir coupé quelques lambeaux ; la fétidité surpassait tout ce qu'on peut imaginer. Plus tard, il se saponifie : dans la Nécropsie 16ᵉ, p. 739, il était réduit à un volume bien inférieur à celui qu'il a ordinairement, et totalement réduit en gras de cadavre ; la forme de toutes ses parties était conservée ; seulement à sa surface existait une matière pultacée d'une odeur infecte ; chez la femme, qui n'était restée que cinq mois huit jours dans l'eau, il n'était pas encore saponifié. Le *cervelet* subit les mêmes altérations que le cerveau, et en général d'une manière plus prompte. Les *méninges* se colorent promptement en rouge, en rouge violet, et même en brun, du moins dans une partie de leur étendue ; assez souvent la dure-mère est séparée du cerveau par des gaz qui forment une ou plusieurs vessies quelquefois plus grosses qu'un œuf de poule ; du reste, le tissu fibreux de cette membrane n'est détruit qu'au bout d'un temps fort long. *Nerfs.* Ils ne subissent aucune altération sensible, même au bout d'un temps fort long. Voici ce que disait Bichat à l'égard du système nerveux : « La substance cérébrale et celle de la moelle se putréfient avec une extrême facilité quand on les soumet à l'action réunie de l'air et de l'*eau*; elles prennent alors une couleur verdâtre, et cependant acquièrent de l'*acidité* et rougissent le papier bleu. Ce sont même, je crois, parmi les substances animales, celles qui présentent le plus vite ce phénomène. La substance *médullaire nerveuse* paraît au contraire résister beaucoup plus à la pourriture; les nerfs sont même une des parties de l'économie animale les moins putréfiables. Pendant la vie, on les trouve souvent intacts dans un membre gangréné, au milieu d'un dépôt, etc. : sur le cadavre qui se pourrit, ils gardent leur blancheur et leur consistance au milieu de la noirceur et du ramollissement général. J'ai observé que l'eau de la macération du système nerveux donne très peu d'odeur, tandis que celle du cerveau est fétide. Ces phénomènes n'auraient pas lieu évidemment, si la substance médullaire du nerf était aussi putréfiable que celle du cerveau. Cependant il est manifeste que c'est spécialement au névrilème que les nerfs doivent cette espèce d'incorruptibilité; car j'ai observé que l'optique où la substance médullaire prédomine, que l'olfactif et l'auditif, qui paraissent dépourvus de ce névrilème, se pourrissent plus facilement que les autres. J'ai remarqué aussi constamment que tandis que la substance blanche de la moelle épinière se pourrit, son enveloppe est intacte » (*Anat. gén.*, t. ı, p. 145).

Organes de la respiration. Quelque temps après que les cadavres sont dans l'eau, il s'opère un dégagement de gaz dans les *poumons*, et ceux-ci ne tardent pas à se distendre et à remplir la totalité de la cavité de la poitrine : j'ai vu quelquefois, au bout d'un mois de séjour dans l'eau en hiver, les poumons emphysémateux, au point que la plèvre qui les recouvrait était soulevée çà et là par des vésicules grosses comme de petites noisettes. Après avoir été ainsi distendus, les poumons s'affaissent, leur volume se trouve considérablement diminué et leur densité augmentée; du reste, leur couleur, leur aspect ne diffèrent pas de l'état normal. Dans l'observation où le cadavre était resté à-peu-près un an dans l'eau (p. 759), ils étaient réduits au dixième environ de leur volume, et bien conservés; on pouvait les insuffler et les dilater six ou sept fois autant. Quelquefois les poumons contiennent dans leurs dernières ramifications bronchiques une plus ou moins grande quantité d'un liquide semblable à celui dans lequel la submersion a eu lieu : c'est particulièrement lorsque les cadavres ne sont restés que quelques jours dans l'eau ; mais encore faut-il presque toujours, pour la découvrir, examiner les poumons peu de temps après la sortie des corps de l'eau, autrement elle disparaît promptement. Le *larynx*, la *trachée-artère*, les *bronches* et leurs divisions, conservent leur aspect lisse, mais se colorent très promptement. Leur membrane interne était d'un rouge violacé chez un individu qui n'était resté dans l'eau que huit jours pendant le mois d'avril ; d'autres fois elle est d'un rouge brun et même brune ; dans certains cas, j'ai trouvé dans ces conduits des parcelles de matières molles, comme graisseuses, véritables débris de matières alimentaires. Jamais je n'ai vu d'écume ni de liquide écumeux dans les conduits respiratoires, si les cadavres étaient restés dix ou douze jours dans l'eau ; je n'en ai aperçu que lorsque la submersion était fort récente, et que les cadavres étaient examinés peu de temps après leur sortie de l'eau. Du reste, je crois avoir suffisamment expliqué ces phénomènes ailleurs (Voyez article SUBMERSION, tome II). Plus tard, les cerceaux cartilagineux perdent leur élasticité, se déforment, et finissent par se réduire aux fibro-cartilages, les tissus membraneux intermédiaires ayant été détruits les premiers par la putréfaction.

Organes de la circulation. Le *cœur* tend de plus en plus à se ramollir ; il finit par être tout-à-fait flasque ; sa couleur se fonce et passe successivement au rouge violet et au rouge brun presque noir, surtout dans l'intérieur des cavités droites et pendant les temps chauds ; quelquefois sa surface, au lieu de rester humide, se dessèche d'une manière remarquable ; enfin il se saponifie, notamment dans sa partie gauche. Chez la femme qui fait le sujet de la NÉCROPSIE 16ᵉ, p. 739, et qui était restée environ un an dans l'eau, le ventricule gauche du cœur presque entier était saponifié, tandis que le droit offrait à peine des traces de saponification ; on n'en apercevait pas non plus chez le sujet de la NÉCROPSIE 15ᵉ, p. 736, qui était resté cinq mois huit jours dans la rivière.

Les *artères* et les *veines*, mais surtout ces dernières, contiennent du sang ; elles sont le siége d'un développement considérable de gaz (*V*. Nécropsie 12e, p. 729) qui ne tardent pas à déterminer la transsudation du sang à travers leurs parois, et à les colorer en rouge, en violet ou en rouge brun ; d'où il suit que cette coloration sera plus intense dans les portions des vaisseaux où il y avait plus de sang et où il s'est dégagé plus de gaz. J'ai vu, chez un individu qui était resté plus de quatre mois dans la rivière, la veine cave et l'aorte abdominale peu colorées, tandis que chez d'autres sujets qui n'étaient restés dans l'eau que deux ou trois semaines, ces vaisseaux étaient fortement colorés. Indépendamment de cette coloration, les artères et les veines se ramollissent, deviennent flasques, et leurs parois s'affaissent à la longue ; alors elles ne contiennent plus de gaz ; plus tard les artères finissent même par se saponifier, tandis que les veines acquièrent plus de densité. Chez la femme qui était restée dans l'eau pendant un an environ (*voyez* Nécropsie 16e, p. 739), les artères offraient une *tendance* à la saponification, tandis que les veines présentaient un tissu serré, résistant, et paraissaient avoir acquis plus de solidité. Bichat, après avoir établi que les *artères* exposées à l'air se pourrissent presque aussi difficilement que les cartilages et les fibro-cartilages, dit que l'eau dans laquelle ont macéré des artères exactement isolées de tout tissu voisin, n'est pas fétide ; en comparant cette eau à celle qui a servi à la macération des muscles, la différence est tranchante. Une preuve manifeste de la résistance des artères à la putréfaction et à la macération, c'est ce qu'on observe dans les viscères qui ont longtemps macéré ou qui sont pourris, comme dans le foie, la rate, les reins. Dans l'un et l'autre cas, dans le premier surtout, ces viscères se trouvent réduits à une espèce de putrilage. Eh bien ! leurs artères ont conservé leurs tissus encore très durs, dans le ramollissement général. Sur le vivant, ces vaisseaux sont aussi infiniment moins susceptibles de putréfaction que la peau, le tissu cellulaire, etc. Le tissu *veineux* se pourrit plus facilement que l'artériel, mais bien moins que d'autres, par exemple, que le musculaire. L'eau où il a macéré isolément est beaucoup moins fétide que celle où une portion égale de tissu musculaire aurait séjourné (*Anatomie générale*, tome 1er, pages 286 et 409).

Sang. La quantité de sang contenue dans le cœur et dans les gros vaisseaux varie beaucoup ; toutefois, elle n'est pas très considérable, et je n'ai jamais pu vérifier cette distension des ventricules du cœur et des vaisseaux par le sang, dont parlent les auteurs : à l'ouverture des cadavres qui avaient long-temps séjourné dans l'eau, j'ai toujours vu les cavités du cœur et celles des gros vaisseaux entièrement ou presque entièrement vides ; du reste, le sang est d'un rouge brun noirâtre, et *presque toujours fluide.* Cette fluidité en effet manque rarement chez l'homme ; une fois seulement, dans mes nombreuses nécropsies de noyés, j'ai trouvé quelques caillots fibrineux dans le sang.

Organes de la digestion. Le canal digestif est décoloré chez les noyés qui ne sont pas restés long-temps dans l'eau ; mais il ne tarde pas à rougir, au point qu'il suffit quelquefois d'un séjour de deux ou trois semaines dans la rivière pour que l'*estomac* soit d'un rouge violacé ou même d'un brun violet (*voy.* NÉCROPSIE 10e, p. 726) ; cette rougeur, qui s'étend bientôt à toutes les tuniques du viscère, pourrait en imposer d'autant plus pour une phlegmasie, que dans plusieurs de ses points il existe un emphysème sous-muqueux, emphysème que l'on a par conséquent trop exclusivement considéré comme le résultat d'un travail inflammatoire. J'ai vu, dans un cas, la portion de péritoine qui revêt la face supérieure de l'estomac soulevée par des gaz, au point de présenter une bulle de la grosseur d'un *œuf.* Les *intestins* subissent les mêmes altérations que l'estomac ; mais *en général* elles se manifestent plus promptement dans les intestins grêles que dans les autres. Tous ces viscères finissent par se ramollir, deviennent grisâtres et se détruisent. Chez la femme qui était restée un an dans l'eau (*voy.* NÉCROPSIE 16e, p. 740), l'estomac et toute la couche superficielle des intestins étaient détruits ; il ne restait que des cavités peu distinctes les unes des autres. Les intestins *profonds* étaient conservés et contenaient encore des matières fécales.

Organes glanduleux. Avant de parler des organes glanduleux en particulier, il ne sera pas inutile de mentionner les principaux résultats obtenus par Bichat. Les glandes, dit-il, cèdent diversement à l'action de l'eau : le foie y résiste plus que le rein, qui, au bout de deux mois d'expériences faites dans des vaisseaux placés dans des caves, a été réduit en une bouillie rougeâtre nageant dans l'eau, tandis que le premier conservait, à la même époque et un peu plus tard, sa forme, sa densité, et avait seulement changé sa couleur rouge en un brun bleuâtre, caractère opposé à celui du rein, qui reste dans la macération tel qu'il est. Les glandes salivaires contiennent beaucoup de cette substance blanchâtre, onctueuse et assez dure, que présentent toutes les parties celluleuses long-temps macérées (gras de cadavre), ce n'est pas le tissu glanduleux qui a changé, mais uniquement la graisse contenue dans la cellulosité ici très abondante (*Anat. génér.*, tome II, page 586).

Foie. Le foie se ramollit de plus en plus, ce qui empêche de bien distinguer les diverses substances qui le composent; sa couleur se fonce aussi et présente diverses nuances, suivant que le foie était primitivement de telle ou telle autre couleur. J'ai souvent vu, après trois mois de séjour dans l'eau en hiver, sa face supérieure desséchée dans une assez grande étendue, offrant çà et là des plaques blanchâtres semblables à de la moisissure; d'autres fois et plus tard, c'était une matière granulée, comme desséchée, d'un blanc assez éclatant ou d'un blanc jaunâtre, ayant l'aspect du gras de cadavre; ces matières existaient aussi, mais moins abondamment, à l'intérieur de l'organe, dont la consistance était diminuée au point de se laisser déchirer très facilement; la membrane péritonéale qui le recouvre était soulevée par des gaz, et formait quelquefois des ampoules très volumineuses. La *vésicule du fiel* se conserve long-temps, blanchit quelquefois, et devient souvent emphysémateuse. La *rate* tend aussi à se ramollir, à se foncer en couleur et à devenir emphysémateuse : dans un cas, je l'ai vue très desséchée à l'extérieur, et aussitôt qu'on cherchait à la séparer elle se déchirait et se réduisait en une sanie rougeâtre (*voy.* NÉCROPSIE 13ᵉ, p. 732); chez l'individu qui était resté pendant quatre mois cinq jours dans l'eau, elle était lie de vin à l'intérieur et réduite en bouillie. Le *pancréas* aussi se fonce en couleur, devient violet, perd de sa consistance, et n'offre plus de granulations distinctes.

Organes urinaires. Après trois mois de séjour dans l'eau en hiver, j'ai toujours vu les reins d'une couleur plus foncée, quelquefois même bruns ; leur consistance était tellement diminuée qu'on les déchirait avec la plus grande facilité, et l'on ne pouvait plus distinguer les deux substances qui les composent. Les *uretères* deviennent rouges d'abord, puis d'un brun violacé. La *vessie* se conserve long-temps sans altération, puis sa membrane muqueuse devient rosée, rouge, violette, et se soulève par des gaz qui se dégagent dans le tissu cellulaire sous-muqueux. Je n'ai jamais remarqué ces altérations pendant le premier mois du séjour des cadavres dans l'eau.

Organes génitaux. La matrice tarde beaucoup à perdre sa consistance ; sa couleur devient également rouge violette.

Après avoir fait connaître les altérations successives que présentent les divers tissus qui se pourrissent dans l'eau à une *température* moyenne, je crois devoir indiquer, d'une manière succincte, les faits *les plus remarquables* observés par le docteur Güntz, en plongeant des enfans nouveau-nés dans de l'eau très froide et dans le même liquide chaud.

Action de l'eau froide. Si l'on place dans l'eau qui est sur le point de geler, ou qui est déjà en partie glacée, le cadavre d'un enfant qui vient de mourir, l'eau pénètre promptement dans les oreilles, dans la bouche et dans les narines ; il se dégage des bulles d'air, et, quelques instans après, la raideur cadavérique se manifeste et ne tarde pas à s'emparer de toutes les parties ; le corps paraît gelé et immobile au fond du liquide et au milieu de la glace. *Une heure* après la submersion, le doigt, appliqué sur la peau, n'y laisse aucune impression ; le thorax cède légèrement, le ventre a encore moins d'élasticité ; les cartilages des oreilles, du nez, et le cordon ombilical, ainsi que le pénis, sont si fragiles, qu'ils se brisent par un choc un peu brusque et restent dans la glace ; les membres s'arrachent en entier, si on essaie de fléchir violemment leurs articulations.

Le corps a perdu beaucoup de son volume ; le globe oculaire et le scrotum paraissent surtout bien diminués ; la diminution est moins sensible dans les autres parties. Le poids du cadavre, débarrassé de la glace qui adhère à sa surface, est aussi moindre qu'avant la submersion. La peau est blanche, luisante, et marquée çà et là de taches brillantes ; on voit rarement des parcelles colorées en rouge pâle. La cornée, qui n'est pas encore tout-à-fait terne, permet de voir l'iris à travers ; le cercle de la pupille, d'une grandeur ordinaire, est gris noir ; les lèvres sont d'un rouge pâle, les bords des gencives d'un rouge clair, l'émail des dents blanchâtre, et le dos de la langue rouge pâle, tandis que sa face inférieure est d'un gris bleu ; les mamelons sont bleuâtres, le cordon ombilical nacré, et tacheté de points d'un bleu foncé ; sa surface incisée offre une couleur rouge clair ; le pénis, le scrotum et la peau des grandes lèvres sont d'un blanc rougeâtre ; les ongles des doigts sont d'un violet pâle ; ceux des orteils ont une teinte plus claire ; les bouts des dernières phalanges offrent souvent une nuance de sang.

Le cadavre ne répand point d'odeur ; la température est à zéro ou au-dessous. Le scalpel ne peut diviser qu'avec beaucoup de peine, et, si l'on emploie un instrument plus fort, on voit que toutes les parties intérieures sont raides et luisantes ; des fragmens de glaçons, quelquefois colorés en rouge, se déposent sur les bords des parties incisées et les rendent brillantes. La circonférence de tous les organes est diminuée. Le cerveau se rompt facilement par petits fragmens, et offre des fissures irrégulières qui paraissent partir des ventricules. Le thymus, un peu plus dur que les autres viscères, n'a presque pas diminué de volume. Le péricarde adhère au cœur et se déchire quand on veut l'en séparer ; le cœur contient souvent beaucoup de sang congelé. Les poumons qui n'ont pas encore respiré sont très petits, durs, unis, et se précipitent rapidement au fond de l'eau ; quand au contraire ils ont respiré, ils remplissent la cavité pectorale, sont granuleux à la surface, tendus, élastiques, et surnagent, quoique difficilement. Le diaphragme est ridé et présente des enfoncemens du côté du ventre ; celui-ci n'est gonflé que lorsqu'on a introduit des alimens dans l'estomac après la naissance ou lorsqu'il s'est dégagé des gaz ; dans le cas contraire, les intestins sont affaissés, et forment aux endroits qui contiennent du méconium des cylindres durs et élargis. Le foie est volumineux, plus convexe qu'à l'ordinaire ; les bords des lobes droit et gauche, sont un peu plus courbés ; sa face concave est luisante à raison des gouttelettes dé sang qui se sont congelées. La cavité de la vésicule biliaire est fortement ridée. La rate est arrondie, tendue, dure; le pancréas facile à déchirer; les reins sont consistans et raides; les parties génitales internes sont un peu dures et moins volumineuses.

La *couleur* des viscères est en général plus claire que si le cadavre eût été exposé à l'air. Le derme est d'un rouge blanc. La graisse est d'un blanc jaunâtre, les muscles d'un brun clair, les os d'un rouge clair, excepté les pariétaux qui sont d'un rouge tirant sur le bleu; les cartilages sont blancs, légèrement rosés en plusieurs endroits. La substance corticale du cerveau est blanche; la substance médullaire est d'un jaune brunâtre, et couverte de points rouges; la moelle épinière et les nerfs sont d'un blanc rougeâtre. Le cœur, couleur de chair, tire cependant un peu sur le rouge; les poumons qui n'ont pas encore respiré sont d'un rouge bleu, et d'un jaune clair si la respiration a eu lieu. L'estomac et le canal intestinal sont d'un rouge pâle, marqués çà et là de taches jaunes provenant de la bile; le foie est brun foncé, bleu noir, et marqué en jaune; la vésicule biliaire est d'un jaune foncé et d'un blanc rougeâtre. La rate est noire ou bleue; le pancréas est d'un rouge blanc, la surface des reins d'un blanc brunâtre. Toutes ces parties renferment du sang gelé, d'un rouge foncé, qui passe au rouge clair par le dégel.

La durée de cette période est *indéterminée;* tant que le corps est dans les mêmes conditions, il ne change point d'état; on n'observe donc pas les périodes ultérieures de la décomposition. Mais si le cadavre est en outre sous l'influence de quelques agens mécaniques, tels que des glaçons mobiles, des animaux voraces, etc., il éprouve des changemens notables; les glaçons détachent quelques fragmens des parties molles, quelques doigts, quelques orteils et même des membres entiers; ils compriment les parois des trois cavités, les percent, et finissent par broyer les os. Les animaux aquatiques et voraces enlèvent les parties charnues. Le courant contribue également à détruire la connexion des diverses parties et à les disséminer; il élève le cadavre du fond de l'eau, et il l'entraîne plus ou moins haut avec les glaçons.

Action de l'eau très chaude. Quand on verse de l'eau très chaude sur le corps d'un enfant nouveau-né, que l'on laisse dans ce liquide jusqu'à ce que la température ne soit plus que de 30° R., on remarque que l'épiderme se soulève et se détache facilement, qu'il est ridé, rétiforme, surtout là où la chaleur a exercé sa principale influence; les poils peuvent être facilement arrachés; les cheveux ne sont plus solidement implantés; les os du crâne peuvent être déplacés; la fontanelle frontale est molle; les cartilages des oreilles et du nez sont souples et les paupières toujours ouvertes; les yeux sont lâchement maintenus dans les orbites; le cordon ombilical est très ramolli, l'anus relâché, et les articulations très mobiles. Les ongles des doigts et des orteils tiennent encore solidement par leurs racines.

Le cadavre exhale une légère odeur de gibier trempé dans l'eau bouillante, et ne présente point de taches cadavériques; il est d'un blanc jaunâtre, rouge dans quelques endroits; les points du réseau cutané soulevés tirent sur le blanc de lait; les yeux ont perdu leur éclat; les bords des lèvres sont d'un rouge brun clair; la langue et les parois de la bouche sont brunâtres; le cordon ombilical est d'un blanc sale, sans aucune tache bleue; les ongles des doigts sont d'un gris pâle, et blancs aux extrémités; ceux des orteils sont blancs. En ouvrant le corps, on voit que toutes les parties sont dans un état de flaccidité remarquable; c'est même à ce seul caractère qu'on peut les distinguer de celui d'un enfant nouveau-né, mort depuis peu de temps.

L'eau dans laquelle le corps a été plongé est d'un rouge pâle, troublée et mêlée de cheveux.

Quand, au lieu d'agir ainsi, on *fait bouillir* le cadavre pendant une *demi-heure* dans l'eau, l'épiderme se détache par grands lambeaux d'un blanc de lait; le corps, dont les parties paraissent avoir moins de cohésion, a conservé ses formes, quoique cependant la tête soit plus anguleuse et que le menton et le nez soient aplatis; mais ceci dépend de la pression exercée par les parois du vase; les cheveux s'arrachent avec facilité; les poils sont en partie suspendus dans l'épiderme détaché, en partie légèrement implantés dans le derme; les os de la tête se déplacent avec peine. Les deux oreilles et même les cartilages du nez adhèrent faiblement à leurs points d'insertion. Le ventre est flasque, le cordon ombilical et l'anus relâchés, les articulations très mobiles : le derme reçoit facilement et conserve les impressions du doigt ; aucune partie du corps n'est élastique. Les parties, dépouillées d'épiderme, sont d'un jaune gris clair, entremêlé de rose et même de rougeâtre ; les parties colorées sont d'un blanc grisâtre, les lèvres d'un brun clair, les parois de la cavité buccale et la langue d'un brun encore plus clair, les mamelons d'un rouge brun clair. Le cadavre ne répand aucune odeur désagréable.

L'eau dans laquelle le corps avait bouilli était trouble et tirait sur le rouge ; en en mettant un peu dans un verre, on voyait de la graisse et de l'écume surnager, des grumeaux de méconium se précipiter, des cheveux et des poils rester mêlés avec le liquide.

Quand, après avoir examiné rapidement les corps que l'on a fait bouillir pendant une demi-heure avec l'eau, on les plonge de nouveau dans ce liquide bouillant, et qu'on prolonge l'ébullition pendant une heure et demie, en ayant soin de renouveler l'eau à mesure qu'elle s'évapore, on remarque que la surface de l'eau est épaisse, écumeuse, mêlée de graisse, de cheveux, de fragmens d'épiderme, de sang, de mucus, et même de quelques parcelles de tissu cellulaire. En essayant de retirer le corps, on voit que ses formes sont considérablement changées et en partie détruites ; la tête se détache ; le cuir chevelu se déchire en plusieurs endroits ; les commissures membraneuses sont déchirées, et livrent passage à des lambeaux de la dure-mère et du cerveau, qui est ramolli et d'un blanc grisâtre, excepté vers les parties internes qui sont rougeâtres. L'oreille droite et le nez n'existent plus. Les ouvertures des paupières et de la bouche ressemblent à de longues fentes étroites ; la langue est petite et épaisse. Les tégumens et les muscles sont déchirés obliquement sans être frangés ; les artères sont proéminentes sur les parties déchirées, comme des pointes tuberculeuses, longues de 3 centim. ; les vertèbres sont séparées dans un ou plusieurs endroits, et l'on voit sortir une portion de l'enveloppe de la moelle épinière. La cavité pectorale est ouverte ; l'on aperçoit des déchirures profondes et transversales qui pénètrent jusqu'aux muscles intercostaux. L'abdomen, tiraillé et

affaissé, était fendu depuis le nombril jusqu'à la région pubienne ; cette fente donnait issue à une partie des intestins en
bouillie et à du méconium ; il n'y a plus ni cordon ombilical ni
scrotum ; le pénis est réduit à un petit bouton, et l'ouverture de
l'anus remplit l'espace limité par les ligamens sous-sciatiques. Les
extrémités supérieures sont presque dépouillées de parties molles ;
la main droite et les doigts de la main gauche n'existent plus,
et l'on ne trouve dans l'eau que les noyaux ossifiés des os qui les
formaient. Les extrémités inférieures, presque entièrement dépourvues de parties molles, ont éprouvé des altérations encore
plus considérables. La jambe droite est séparée de la cuisse
l'extrémité gauche, dont le pied n'existe plus, s'est détachée de
la cavité cotyloïde au moment où l'on a retiré le corps de l'eau
La plus légère traction suffit pour désunir les articulations. Les
épiphyses cartilagineuses sont détachées de quelques os, notamment de ceux qui ne tiennent plus à l'ensemble. Les muscles,
presque complétement dissous, ne présentent que çà et là un peu
de solidité et une structure fibreuse : le derme et le tissu adipeux sont séparés des muscles, et comme renversés dans plusieurs endroits. Le cerveau, les nerfs et les gros vaisseaux sont
assez consistans, surtout si on les compare aux autres parties.

Les *couleurs* sont en général plus pâles que lorsque l'ébullition n'avait duré qu'une demi-heure ; l'épiderme est gris jaune,
les muscles d'un brun clair, et les os d'un gris jaune. À l'intérieur, on voit que les poumons, le foie et la rate ont été dissous et comme fondus ; que le thymus et les reins sont durcis et
tenaces ; que le diaphragme est réduit à son aponévrose centrale,
et que tout le sang a été enlevé par l'eau.

PUTRÉFACTION DES CADAVRES DANS LES FOSSES D'AISANCES.

Je suivrai ici la même marche que précédemment ; je ne
ferai connaître l'état des organes des cadavres qui ont séjourné plus ou moins long-temps dans ce milieu, qu'après avoir
rapporté les expériences que j'ai cru devoir tenter.

EXPÉRIENCE 15ᵉ.

X***, enfant du sexe féminin, à 6 de six jours fût placé le 7 août 1829 *dans les matières fécales* en partie liquides et exposées à l'air ; ces matières étaient renfermées dans un tonneau d'un mètre de haut, qui en contenait jusqu'à la hauteur de 50 centimètres, et qui était constamment fermé par un couvercle ; de sorte que les corps déposés dans ce milieu étaient évidemment placés dans les mêmes conditions que ceux que l'on jette dans les fosses d'aisances, si ce n'est que le tonneau dont il s'agit était en plein air et que par conséquent sa température n'était pas précisément la même que celle de ces fosses. Voici quel était l'aspect du cadavre au moment de l'immersion dans ces matières : moiteur générale ; chute et cicatrisation imparfaite du cordon ombilical ; la peau est ridée aux membres, au cou et à la face ; les grandes lèvres sont rougeâtres et flasques ; le ventre est aplati, et présente une légère coloration verdâtre vers la partie inférieure ; il y a une petite ulcération lenticulaire de la peau au-dessus de la malléole droite ; les ongles ont une coloration bleuâtre foncée ; on voit quelques cheveux bruns peu longs. Le 9 août, rien de remarquable. Le 13, la face est gonflée, de couleur violacée en haut et au milieu, plus claire vers la partie inférieure, où elle est même presque blanche ; les yeux font saillie à cause des gaz qui se sont dégagés dans l'orbite ; l'épiderme s'enlève facilement à la tête et à la face, et l'on voit alors que la peau du crâne a une teinte rouge vineuse. Le ventre est ballonné, taché en bleu et en violet lie de vin ; l'épiderme qui le recouvre se détache aisément ; la peau de l'abdomen offre une teinte bistre clair. Le dos est pâle et recouvert d'épiderme qui y adhère encore notablement. Les membres sont pâles, ridés ; leur épiderme ne s'enlève pas aisément. Le 15, la tête surnage en partie et est entièrement dépourvue d'épiderme, d'une couleur légèrement olivâtre dans la région frontale et sur les pariétaux, d'un rouge vineux à la partie postérieure et aux oreilles ; le cou présente une couleur semblable ; la face est d'un jaune cuivré ; les yeux font toujours saillie, surtout le droit ; le tissu cellulaire de ces régions est rempli de gaz ; le tronc est aussi très emphysémateux, et le thorax très bombé. L'épiderme est enlevé en partie, et là où il existe encore il semble n'être qu'apposé ; dans les parties correspondantes aux deux mamelons, on aperçoit une couche jaune cuivrée, moins foncée que celle de la face ; vers la partie moyenne du thorax, on trouve une tache rouge vineuse, qui a environ la largeur de 3 centim., et qui s'étend du cou à la partie inférieure du sternum. L'abdomen en est gonflé, et présente différentes nuances de couleur bleuâtre, et d'un jaune cuivré comme aux mamelons ; les membres sont un peu plus gonflés qu'avant-hier ; ils sont pâles, et leur épiderme offre la même disposition que celui des autres parties. Pendant les neuf jours qu'a duré l'expérience, la température de l'atmosphère a varié de 16° à 22° + 6°.

Un autre enfant du sexe féminin, âgé de douze jours, ayant été placé dans les matières fécales le 22 juillet 1829, ne présentait rien de remarquable le lendemain (température de l'atmosphère, 19° + 0° R.). Le 24, à midi, le ventre était sensiblement ballonné. Le 25, la température de l'atmosphère était de 23° R.; l'épiderme était détaché dans plusieurs parties et s'enlevait facilement; dans les autres, il était blanc, ainsi que la peau; le ventre était encore plus ballonné. Le 27, le cadavre était venu à la surface du liquide; une grande partie du thorax et de l'abdomen était en contact avec l'air.

EXPÉRIENCE 2e.

J***, âgée de sept jours, fut placée le 24 avril 1830 dans les matières fécales que contenait le tonneau dont il a été parlé à la page 774. Au moment de l'immersion, la coloration générale était naturelle, si ce n'est que l'abdomen était verdâtre et le dos légèrement rosé; du reste, le cordon ombilical n'était pas encore cicatrisé.

Examen le *quatre* mai, dix jours après le commencement de l'expérience; pendant ce temps la température de l'atmosphère avait varié de 4° + 0° a 19° + 0° R. Le cadavre est entier, de couleur pâle tirant légèrement sur l'olive très claire; la partie antérieure et latérale gauche du thorax, ainsi que tout le côté gauche de l'abdomen, étaient hors de la matière, et étaient recouverts d'une couche demi desséchée d'excrémens brunâtres que l'on pouvait aisément enlever avec de l'eau.

Épiderme. Excepté dans un petit nombre de points, l'épiderme existe partout; mais il est plissé, ridé, soulevé, et en général facile à détacher: il est même probable que celui qui manque dans certaines parties a été séparé pendant qu'on lavait le corps. Il est blanc, translucide, assez mince et peu résistant; celui de la plante des pieds et de la paume des mains n'est ni plus ni moins facile à enlever que celui des autres régions; mais il est bien plus plissé et d'un blanc mat, comme s'il eût été en contact pendant quelque temps avec un cataplasme émollient. Les *ongles* qui ne sont pas encore tombés, sont d'un blanc grisâtre, de consistance presque normale et faciles à arracher; le derme qu'ils recouvrent est lisse et d'un rouge groseille.

La *peau*, dépouillée d'épiderme, offre partout les mêmes teintes que celles qui ont déjà été indiquées, excepté cependant à la plante des pieds, où elle est d'un rose pâle, et à la région épigastrique, qui est marbrée de blanc et de bleu, comme du savon. Nulle part on n'aperçoit la teinte rouge qui se manifestera plus tard. La consistance et la structure de ce tissu paraissent naturelles.

Le *tissu cellulaire* sous-cutané est très humide sans être infiltré, assez résistant et d'un aspect ordinaire. Les *muscles*, sans en excepter ceux de l'abdomen, sont très pâles; ils sont un peu ramollis et sans apparence d'infiltration. Les *nerfs* sont légèrement rosés et assez résistans. Les *tendons* et 'es aponévroses sont moins brillans que dans l'état naturel. Les *ligamens*, les os et les *cartilages* sont à l'état normal ; ces derniers n'offrent aucune teinte rosée.

Tête. La face est parfaitement reconnaissable ; les sourcils, les cils et les paupières sont entiers ; celles-ci sont appliquées l'une contre l'autre, sans être poussées en avant ni enfoncées dans les orbites, en sorte que les yeux sont fermés et dans leur position ordinaire ; la cornée transparente est devenue opaline; les membranes sont dans l'état naturel ; les humeurs aqueuse et vitrée présentent déjà une teinte légèrement rougeâtre. Les oreilles sont un peu ramollies et colorées comme le reste de la peau, en pâle tirant sur l'olive claire. Le nez est entier et non déformé ; il en est de même des lèvres qui sont aussi un peu ramollies, et dont le bord libre est rougeâtre. La bouche est béante. Des cheveux nombreux et longs sont encore accolés à la tête et se séparent quand on enlève l'épiderme ; la peau sous-jacente n'est pas rouge, elle offre la même teinte que dans les autres régions ; le tissu cellulaire sous-cutané n'est ni coloré ni infiltré. Le cerveau est entier, rougeâtre à l'extérieur et d'un blanc rosé intérieurement ; on distingue parfaitement les circonvolutions, les sillons, et même çà et là les deux substances ; cependant il est assez ramolli pour qu'on ne puisse pas reconnaître les divers objets qui se trouvent dans les ventricules latéraux. Le cervelet est encore plus mou que le cerveau. La dure-mère est d'un blanc légèrement rosé, et à-peu-près de consistance et d'aspect ordinaires.

Thorax. Le péricarde contient environ une cuillerée à café d'un liquide séro-sanguinolent ; il n'est pas sensiblement ramolli ; sa couleur est rosée. Le cœur, de volume et de couleur ordinaires, contient du sang écumeux en partie coagulé ; il est à peine ramolli, et laisse apercevoir toutes les parties qui le constituent. Les valvules sygmoïdes sont rosées ; l'aorte, qui offre cette même teinte, surtout à l'intérieur, contient aussi du sang écumeux liquide et coagulé. Les poumons sont volumineux, déjà emphysémateux par parties, crépitans et de couleur naturelle ; ils nagent sur l'eau, même après avoir été très fortement pressés à plus de vingt reprises ; ils sont un peu ramollis ; toutefois, leur structure est encore parfaitement reconnaissable. La trachée-artère et le larynx sont entiers ; leur membrane interne est olivâtre à la partie supérieure du canal et rougeâtre en bas, surtout entre les cerceaux cartilagineux, dont la couleur est simplement rosée. Le diaphragme est ramolli et bleuâtre dans les parties correspondantes au foie et à la rate ; sa structure est normale, et l'on y reconnaît très bien le centre tendineux.

Organes digestifs. La membrane muqueuse buccale est couleur d'ardoise à la partie moyenne de la voûte palatine ; partout ailleurs elle est d'un gris rosé, un peu plus pâle que dans l'état naturel. La langue, à cela près d'un peu de mollesse, paraît aussi ne pas différer de ce qu'elle est à l'état normal. Le voile du palais, ses piliers, la luette et le pharynx sont d'un gris rosé pâle. La membrane interne de l'œsophage est grisâtre, pointillée çà et là de petites taches rougeâtres, surtout à la partie inférieure. L'estomac est tellement ramolli, qu'il est impossible de le séparer sans le déchirer et sans le réduire en quelque sorte en une masse gélatineuse, état qu'on ne saurait attribuer à la putréfaction, et qui tient évidemment à une maladie à laquelle l'individu avait succombé : du reste, il est d'un rouge violacé par parties, et grisâtre dans d'autres ; les trois tuniques qui le composent peuvent être distinguées, partout où le ramollissement n'a pas été porté à un si haut degré. Le canal intestinal est très pâle et paraît dans l'état naturel. Le foie est rougeâtre aux deux tiers internes de sa face inférieure, et de couleur ardoise à sa face supérieure et au tiers externe de sa face inférieure ; sa structure ne présente rien de remarquable, quoique l'organe soit un peu ramolli. La *rate*, d'un bleu ardoisé à l'extérieur, est d'un rouge sale là où elle répond à l'estomac ; elle est assez molle ; cependant on peut encore la presser assez fortement sans la réduire en bouillie, et on y reconnaît bien sa structure. Le pancréas diffère peu de l'état naturel.

Organes urinaires et génitaux. Les reins sont verdâtres à l'extérieur et d'un rouge brun à l'intérieur ; ils sont un peu ramollis, mais leur structure normale est parfaitement reconnaissable. La vessie est entière et dans l'état naturel ; elle renferme un peu d'urine. L'*utérus*, d'un gris bleuâtre à l'intérieur, n'offre rien de particulier ; les organes génitaux externes sont à l'état normal.

Le cadavre n'exhale pas une odeur très désagréable, et il n'y a point de vers.

EXPÉRIENCE 3e.

N***, enfant du sexe féminin, âgé de dix jours, mort le 1er avril 1830, fût mis le surlendemain dans la matière des fosses d'aisances contenue dans un tonneau semblable à celui dont il a été parlé à la page 774. Au moment de l'immersion, l'abdomen était verdâtre, la partie postérieure du tronc violacée, les organes génitaux et le pourtour de l'anus rouges, les membres rosés, tirant légèrement sur le violet ; le thorax et la face étaient dans l'état naturel, et les ongles bleuâtres.

Examen du corps le 25 avril, vingt-six jours après le commencement de l'expérience : la température moyenne de l'atmosphère pendant ce mois a été de 12° + 0° th. cent.

Le cadavre est entier ; le côté gauche de la tête, du thorax et de l'abdomen, qui depuis quelques jours étaient hors du liquide, sont recouverts d'une légère couche d'excrémens non encore parfaitement desséchés, et que l'on enlève facilement, après avoir trempé le corps dans l'eau, en raclant avec un scalpel. La coloration est très variée ; d'un violet clair dans beaucoup d'endroits, elle est blanchâtre vers le haut du thorax, d'un vert bleuâtre très clair au bas et sur tout le côté gauche de l'abdomen ; toutefois on voit à la partie supérieure et antérieure de cette région latérale gauche une plaque marbrée de blanc et de bleu, large de 55 centimètres environ en tous sens, et qui a l'aspect du savon marbré. Le coude et l'épaule gauches, qui étaient également hors du liquide, sont verts ; les genoux, les paumes des mains, les plantes des pieds, les doigts et les orteils sont blanchâtres ; les organes génitaux, les fesses et le pourtour de l'anus sont d'un blanc jaunâtre.

Épiderme. Il existe partout, et il n'est soulevé nulle part. A la plante des pieds, aux orteils, à la paume des mains et aux doigts, il est ridé, plissé, d'un blanc mat, comme s'il eût été pendant quelque temps en contact avec des cataplasmes émolliens. Il s'enlève aisément à la partie postérieure du cou, au dos et dans toutes les parties qui étaient hors du liquide, tandis qu'il tient fortement partout ailleurs ; il est blanc, translucide, facile à déchirer, et semblable à celui qui a macéré dans l'eau pendant quelque temps. Les ongles ne sont pas encore tombés, et quoique leurs extrémités libres se détachent par le plus léger effort, ils ne se laissent pas arracher très facilement ; toutefois, on peut les séparer, et alors on voit qu'ils sont assez ramollis, d'un blanc jaunâtre, translucides, et que le derme qu'ils recouvrent est couleur de lie de vin très foncée.

Le *derme* est diversement coloré : à la cuisse et à la jambe gauches, il est d'un rouge ochracé, plus ou moins clair, et offre çà et là, surtout à la partie supérieure de la cuisse, des plaques de couleur vert d'herbe ; à la jambe droite, il est d'un rouge ochracé plus clair, et à la cuisse du même côté, d'un gris tirant légèrement sur la même couleur ; au tronc, il est gris ou d'un gris verdâtre ; aux bras et aux avant-bras, il est rougeâtre ; il conserve partout son épaisseur et sa texture normales.

Le *tissu cellulaire* sous-cutané des membres et de la partie antérieure du tronc, est dans l'état naturel, si ce n'est qu'il est d'un jaune légèrement safrané ; il est rougeâtre à la partie inférieure du dos et jaunâtre en haut ; celui de la tête est infiltré de gaz et d'un liquide sanguinolent, d'un rouge assez foncé et comme gélatineux ; nulle part il n'est saponifié.

Les *muscles,* excepté ceux de l'abdomen, sont à peine ramollis et ont conservé tous leurs rapports ; leur couleur est à-peu-près naturelle. Ceux de l'abdomen sont plus mous, verdâtres et même noirâtres dans quelques parties ; cependant ils offrent encore à-peu-près leur aspect normal vers la partie gauche de l'abdomen et dans la région hypogastrique. Les *tendons* et les *nerfs* sont légèrement rosés, les *cartilages* jaunâtres ; du reste, tous ces organes, ainsi que les *ligamens* et les os, sont dans l'état naturel.

Tête. La teinte générale de la face est d'un vert olivâtre clair ; le nez, qui était jaunâtre quand on a retiré le corps de la matière, est devenu verdâtre ; il est entier. Les paupières sont rapprochées et en quelque sorte adhérentes ; elles sont poussées en avant par les globes oculaires, qui le sont eux-mêmes par des gaz enveloppés dans le fond des orbites ; leur tissu cellulaire est infiltré ; du reste, elles sont un peu ramollies. Le paquet graisseux qui est en arrière du globe de l'œil est rougeâtre et un peu plus mou qu'à l'ordinaire ; les muscles de cette région sont très ramollis et de couleur violacée. Les yeux sont entiers, et on y distingue toutes les parties qui les composent; la rétine et la choroïde ont notablement perdu de leur consistance; la sclérotique, légèrement rosée, paraît du reste à l'état naturel; la cornée transparente, un peu ramollie aussi, est d'un rouge clair; le cristallin est jaunâtre, et les humeurs aqueuse et vitrée, rougeâtres. La bouche est à moitié ouverte; les lèvres sont entières et verdâtres; leur bord libre est d'un rouge brun. Les oreilles sont légèrement ramollies et de couleur rosée tirant sur le violet. Le *cerveau* et le *cervelet* sont entiers et de volume ordinaire; mais ils sont sous forme d'une bouillie fluide, très fétide, de couleur rouge, grise et violacée par places, et qui s'écoule pour peu que l'on penche la partie du crâne qui a été ouverte; il est impossible de distinguer dans ces organes aucune des parties qui les constituent. La dure-mère, la seule des membranes qu'il soit aisé d'apercevoir, est légèrement violacée dans certains points, mais du reste dans l'état naturel.

Thorax. Le péricarde contient une certaine quantité d'un liquide sanguinolent; il est d'un gris verdâtre et encore résistant. Le cœur, de volume ordinaire et d'un rouge violacé, est légèrement ramolli; il renferme beaucoup de sang noir en partie coagulé; l'intérieur, dont la coloration est normale, laisse facilement apercevoir les valvules et les colonnes charnues que l'on y voit habituellement. Les vaisseaux sanguins renferment du sang et des gaz; l'aorte est d'un jaune rosé, surtout à l'intérieur. Les poumons sont très volumineux, d'un rouge clair, très emphysémateux, crépitans et plus légers que l'eau; ils nagent sur ce liquide, même après avoir été fortement pressés; ils sont un peu infiltrés de sérosité sanguinolente, surtout à leur partie postérieure; du reste, leur structure est parfaitement reconnaissable, quoiqu'ils soient un peu ramollis. La membrane muqueuse du larynx et de la trachée-artère est lisse et rosée, principalement entre les cerceaux cartilagineux; elle est très adhérente et peu ramollie. Le *diaphragme*, refoulé en haut, est violet dans ses parties latérales et bleuâtre dans son milieu; sa face inférieure est brunâtre; quoique ramollie et infiltrée, on y distingue encore bien les fibres musculaires et le centre tendineux, dont la nuance est un peu moins foncée que celle des autres portions. On n'aperçoit aucune granulation.

Organes digestifs. La membrane muqueuse de la bouche, de couleur jaunâtre, s'enlève facilement; la portion qui recouvre la voûte palatine offre à sa partie moyenne et antérieure une tache arrondie d'un vert bleuâtre qui s'étend jusqu'aux os. Le voile du palais, les piliers et la luette sont plus pâles que dans l'état naturel. L'estomac, dans toutes les parties qui avoisinent le foie et la rate, est d'un rouge foncé; ailleurs il est d'un jaune verdâtre; il renferme une petite quantité d'un liquide bleuâtre; sa membrane muqueuse est soulevée par des gaz qui forment de grosses vésicules; elle est rougeâtre dans certains points, verdâtre et jaunâtre dans d'autres; les portions rouges ne sont le siège d'aucune arborisation vasculaire; elle est très mince et ramollie; on peut aisément la séparer de la tunique musculeuse ; celle-ci présente à-peu-près les mêmes nuances. Les intestins sont d'un jaune verdâtre ou brunâtre à l'extérieur ; leur membrane interne est jaunâtre. Le foie est aussi volumineux qu'à l'état normal, de couleur bleu foncé à l'extérieur et brune à l'intérieur ; il est gorgé de liquides et ramolli ; on distingue à peine ses granulations, et déjà sa structure diffère sensiblement de celle qu'il offre ordinairement. La vésicule biliaire est entière, et renferme un peu de bile jaunâtre. La rate, d'un bleu presque noir, est plus ramollie que le foie, et, par la plus légère pression, se réduit en une bouillie fluide de la même couleur, qui s'échappe à travers la membrane extérieure de l'organe. Le pancréas est grisâtre et assez ramolli ; du reste, on reconnaît bien sa forme et sa structure.

Organes urinaires et génitaux. Les reins sont entiers, ramollis et d'un rouge brunâtre ; on y découvre toutes les parties qui les constituent. La vessie est à l'état normal. L'utérus est légèrement violacé à sa surface externe et brunâtre à l'intérieur ; il est jaunâtre dans son tissu propre, notamment vers le col ; sa structure est la même que dans l'état naturel, ainsi que celle du vagin et des parties génitales externes.

EXPÉRIENCE 4e.

X***, enfant du sexe féminin, âgé de trois jours, mort le 17 février 1830, a été plongé le surlendemain dans de la matière des fosses d'aisances moitié liquide, moitié solide, contenue dans le tonneau dont il a été fait mention à la page 774. Au moment du dépôt au milieu de cette matière, le cadavre était maigre, de coloration naturelle, excepté aux membres, où elle était un peu violacée.

Examen du corps le 30 *mars* 1830, c'est-à-dire quarante jours après le commencement de l'expérience. La température moyenne de l'atmosphère avait été de 10°+0° à son *maximum*, pendant les douze derniers jours de février, et de 8,9+0° th. c. pendant le mois de mars. Le cadavre est entier ; la partie latérale de la cuisse droite de l'abdomen et du thorax est à l'air ; tout le reste plonge au milieu de la matière ; les portions qui sont hors du liquide sont d'un brun olivâtre et comme desséchées : c'est une couche d'excrémens durcis, ayant perdu une grande partie de leur humidité, et intimement unis à l'épiderme sous-jacent, en sorte qu'il est impossible d'enlever cette couche sans détacher en même temps celui-ci.

Coloration. Le sommet de la tête, le front et la joue gauche sont d'un gris jaunâtre sale ; la face, les cuisses, les jambes, les bras, sont d'un rose tirant sur le livide ; la partie gauche de l'abdomen et du thorax, celle qui est en contact avec l'air, est d'un vert ardoisé, tandis qu'à droite ces régions offrent une couleur gris rosé sale ; le dos présente cette même couleur. Les plantes des pieds sont blanches ; il en est de même de la paume des mains, si ce n'est que l'on y voit quelques taches verdâtres.

L'*épiderme* existe partout, excepté dans la moitié supérieure de la cuisse droite, à la jambe gauche et au pariétal de ce même côté ; il est presque partout soulevé, ridé, plissé, et se détache en gros lambeaux de 12, 15 ou 18 centimètres carrés : ainsi, on enlève facilement en une fois la totalité de celui qui couvre la cuisse, la jambe et tout le pied gauches ; il est mince, translucide, très facile à déchirer et blanc : toutefois, les portions qui recouvrent des parties colorées, paraissent colorées aussi au premier abord ; mais si on les lave, on sépare l'enduit qui tapisse leur surface interne, ou le liquide sanguinolent qui la colorait, et elles reprennent leur blancheur. Les parties d'épiderme que j'ai dit adhérer à la couche d'excrémens desséchés, sont d'un gris assez foncé, tant qu'on les examine lorsqu'elles tiennent encore à cette couche ; mais on voit, en les séparant et en les lavant, qu'elles sont également blanches. Tous les ongles existent ; ils sont rougeâtres aux mains et jaunâtres aux orteils ; ils sont ramollis et à peine translucides ; on les arrache avec facilité à l'aide des pinces ; les cheveux aussi tiennent peu à la peau, et peuvent être séparés sans que l'épiderme soit endommagé.

La *peau*, dépouillée d'épiderme, est de couleur d'ochre aux cuisses, aux jambes, aux pieds, aux parties génitales et au crâne, dont la partie postérieure tire même sur le violet ; aux bras, au dos et à la partie droite du thorax et de l'abdomen, elle est d'un rouge moins vif ; elle est d'un vert assez foncé, parsemée de quelques taches ardoisées dans la partie gauche du thorax et de l'abdomen, c'est-à-dire dans celle qui était recouverte d'excrémens desséchés, et qui avait été au moins pendant vingt jours en contact avec l'air ; à la face, elle est d'un rose clair tirant un peu sur le jaune ; toutefois, les lèvres et les paupières offrent une teinte verdâtre Quoique ramollie et amincie, cette peau présente encore assez de consistance pour qu'on puisse, en la saisissant avec des pinces, enlever le cadavre sans le déchirer.

Le tissu cellulaire sous-cutané est infiltré d'une sérosité sanguinolente à la partie droite du thorax et de l'abdomen qui plongeaient dans le liquide, tandis qu'il l'est à peine à gauche. Cette infiltration, peu marquée au dos, à la cuisse gauche et aux bras, l'est beaucoup à la cuisse droite ; elle n'est pas, ni à beaucoup près, aussi marquée à la tête qu'on aurait dû s'y attendre, d'après l'état de la partie droite du tronc. On peut dire que, sous le rapport de la coloration et de l'infiltration, le tissu cellulaire ressemble assez à celui des fœtus à terme qui ont séjourné pendant trente ou quarante jours dans l'utérus après leur mort (1). Quoi qu'il en soit, ce tissu cellulaire présente partout l'aspect granulé qui lui est propre ; sa consistance est diminuée, surtout aux bras, d'où on le sépare, à l'aide du scalpel, sous forme d'une espèce de pommade qui ressemble à du gras de cadavre.

Les muscles sont ramollis, et en général d'un rouge beaucoup plus foncé que dans l'état naturel, surtout ceux du cou et de la partie droite de l'ab-

(1) La couleur de la peau était semblable aussi à celle des fœtus dont je parle.

domen qui sont même livides; ceux de la face sont moins rouges, et ceux de la région abdominale gauche sont verts; ils sont notablement infiltrés au côté droit du tronc, au dos et à la partie supérieure de la cuisse droite; ceux des autres régions, quoique moins infiltrés, se déchirent pourtant avec facilité. Les *tendons*, les *nerfs*, les *ligamens* et les os sont dans l'état naturel. Les *cartilages* sont légèrement violets et un peu ramollis.

Tête. Les paupières se touchent et sont antérieures; le globe de l'œil est saillant et poussé en avant par des gaz; il est entier; la cornée transparente est opaque; les membranes, excepté la sclérotique, sont imbibées d'un liquide rougeâtre, et parmi les humeurs on ne distingue bien que le cristallin, qui a conservé sa forme et sa couleur, et qui est seulement un peu ramolli. Le nez, les oreilles, les joues et les lèvres sont entiers, mais ont perdu de leur consistance. La bouche est ouverte; la voûte palatine est enduite d'excrémens jaunâtres, presque fluides, qui, étant enlevés, laissent apercevoir des plaques comme pointillées, bleuâtres, et placées sur les côtés du raphé; du reste, la membrane muqueuse de cette région est pâle, ainsi que la langue, qui est ramollie. Il existe des gaz entre la dure mère et le *cerveau*; celui-ci est réduit à une masse diffluente, à la surface de laquelle on remarque encore des circonvolutions; il est plus difficile de distinguer les deux substances; cependant on reconnaît à l'intérieur des portions d'un gris rosé et d'autres plus blanches. On trouve à la base du crâne une assez grande quantité d'un liquide couleur lie de vin, qui colore la portion correspondante de la dure mère en rouge; partout ailleurs cette membrane offre son aspect ordinaire. Le *cervelet* est encore plus mou que le cerveau.

Thorax. Le thymus est ramolli, grisâtre, et presque en putrilage. On ne voit point de matières fécales *solides* dans le larynx ni dans la trachée-artère, dont la membrane muqueuse est d'un gris verdâtre, tandis que le tissu sous-jacent est violacé. Les poumons sont rouges, avec des plaques rosées et verdâtres; ils sont emphysémateux et même vésiculeux, très ramollis, et prêts à tomber en putrilage; ils contiennent à peine du sang, et l'on a déjà quelque peine à reconnaître leur structure; ils surnagent quand on les place sur l'eau avec le cœur, et ils continuent à rester à la surface du liquide, même après avoir été fortement comprimés sous l'eau. Le *cœur* est entier, très ramolli et d'un violet *foncé* tirant sur le vert dans certains endroits; ses ventricules contiennent un liquide spumeux, très fétide, d'un rouge noir; leurs parties internes, ainsi que celle des oreillettes, offrent cette même couleur rouge noire; on peut encore reconnaître dans cet organe toutes les parties qui le composent. Le péricarde renferme un peu de sérosité rougeâtre; du reste, il est ramolli et à peine coloré en rouge clair à sa face interne. Les veines et même les artères contiennent un peu de sang noir fluide; leurs parois internes sont colorées en rouge.

Canal digestif et abdomen. En ouvrant l'abdomen, on voit que l'estomac et les intestins, qui sont distendus par des gaz, offrent une teinte générale verdâtre, sans aucune trace de rougeur. L'œsophage est verdâtre. L'estomac présente aussi cette teinte à l'intérieur comme à l'extérieur; il renferme une petite quantité d'un liquide également coloré en vert, qui semble communiquer cette couleur à la membrane muqueuse; en effet, lorsqu'on l'a enlevé, et qu'on a lavé cette membrane, on voit qu'elle est d'un gris légèrement rosé; si ce n'est toutefois près du pylore, où elle conserve la teinte verte, malgré les lavages. La tunique interne des intestins est d'un gris verdâtre, même après avoir séparé les excrémens moitié liquides, moitié solides, dont elle est recouverte dans plusieurs parties. Les *épiploons* sont grisâtres et ramollis. Le *foie* est verdâtre à gauche, brun à droite; il a perdu de sa consistance, et on ne peut plus reconnaître sa structure. La *vésicule du fiel* est vide, grisâtre, un peu ramollie. La *rate* est livide, et se réduit en une bouillie couleur lie de vin par la plus légère pression.

Les *reins* et les *capsules surrénales* sont extrêmement ramollis et violets; il n'est plus possible de reconnaître les diverses substances qui les forment. La vessie est vide et dans l'état naturel. Le pancréas est sensiblement ramolli et grisâtre.

Le *vagin* est pâle. L'utérus est notablement ramolli; sa face interne, de couleur rosée lorsqu'elle est ratissée, fournit une espèce de bouillie rougeâtre.

Expérience 5e.

X**, enfant du sexe féminin, âgé de quatre jours, mort le 9 mai 1830 au soir, fut mis le surlendemain dans un tonneau contenant de la matière des fosses d'aisances (V. page 774). Le cadavre n'offrait aucune coloration particulière au moment de l'immersion dans ce milieu.

Examen le 26 avril 1830, c'est-à-dire un mois dix-sept jours après le commencement de l'expérience: la température moyenne de l'atmosphère avait été en mars de 8,9°+6°, et en avril, de 12°+6° therm. centig. Le cadavre paraît entier au moment où on le sort du tonneau : on le plonge dans l'eau pour le nettoyer et le débarrasser de deux larges croûtes noirâtres d'excrémens desséchés et durcis, qui occupent, l'une, tout le côté gauche de l'abdomen et une partie du thorax, et l'autre la moitié gauche de la tête : ces croûtes, en se séparant, entraînent avec elles l'épiderme sousjacent qui y adhère assez fortement. Les avant-bras, les mains, le front et une partie du thorax et de l'abdomen, sont encore couverts d'épiderme, tandis que les bras, les cuisses, les jambes et les pieds en sont dépourvus. Partout où cette cuticule existe, il suffit du plus léger effort pour la séparer : après avoir été lavée, elle est blanche, transcide, facile à déchirer, comme si elle avait macéré dans l'eau pendant long-temps. Les ongles se sont détachés avec l'épiderme; ils sont minces, mous, entiers et d'un blanc légèrement jaunâtre.

Le cadavre, qui au premier abord paraissait entier, offre une large éventration à la partie inférieure gauche de l'abdomen, qui s'étend en arrière jusqu'aux vertèbres, et par laquelle sortent les intestins ; la partie supérieure de la cuisse gauche, en avant comme en arrière, ainsi que les environs du sacrum, sont le siège d'une excoriation qui met à nu cet os, l'ilium et l'extrémité supérieure du fémur, et au milieu de laquelle se trouve le nerf sciatique : on voit aussi à la partie antérieure et supérieure de la cuisse droite, près de la région inguinale, une large ouverture, résultat de la destruction de la peau, qui est soulevée et très amincie dans les parties environnantes ; le tissu cellulaire, mis à nu dans cette corrosion, est rouge, fortement infiltré de sérosité sanguinolente et comme gélatineux ; il existe encore quelques petites corrosions à la partie gauche de la tête. La peau est diversement colorée ; elle est d'un rouge ochracé dans la moitié droite de la tête et d'une grande partie de la face, d'un vert olivâtre dans les autres parties de ces régions, d'un gris verdâtre au cou, à la partie droite de l'abdomen, aux bras et aux avant-bras, ainsi qu'aux dos, où l'on voit pourtant à gauche et à la partie moyenne une large plaque noirâtre ; elle est gris verdâtre plus clair en haut du thorax, bleu ardoisé à la partie moyenne de l'abdomen, blanche tirant légèrement sur le jaune verdâtre aux cuisses, aux jambes et aux pieds, rougeâtre à la main droite et aux doigts de la main gauche. Elle est lisse, humide et luisante ; on peut la déchirer facilement en la tirant avec des pinces près des parties corrodées et dans quelques autres points, tandis qu'ailleurs elle présente encore assez de résistance pour qu'en la pinçant le corps puisse être soulevé sans qu'elle se rompe. Elle est soulevée par des gaz à la tête, aux bras et au thorax, et l'on sent en pressant ces régions, que les parties sous-jacentes doivent être réduites en une bouillie au milieu de laquelle se trouveront les os. Elle est recouverte à la partie droite et antérieure de l'abdomen, ainsi qu'en arrière et à gauche de cette même région, de petites granulations blanchâtres, dures, que l'on n'enlève pas en les grattant, et qui sont formées de phosphate de chaux.

Le tissu *cellulaire* sous-cutané est tellement infiltré de sérosité rouge, qu'il est sous forme d'une gélée ; aux cuisses et aux jambes, cette sérosité est jaunâtre. Les *muscles* ne sont plus distincts : on trouve à leur place une bouillie rouge, très liquide, au milieu de laquelle cependant il y a encore des morceaux de chair très ramollie, des vaisseaux, des nerfs et les os en partie disséqués. Toutefois, les muscles de l'abdomen sont entiers, et recouvrent toute cette région, excepté dans la partie où j'ai dit exister une éventration ; ils sont d'un vert foncé mêlé de violet, très ramollis et comme gélatineux. Les *tendons* sont brillans et nacrés, mais se déchirent facilement. Les *ligamens* sont assez résistans. Les *cartilages* sont de couleur lie de vin et un peu ramollis. Les *nerfs* sont aussi beaucoup plus mous qu'à l'état normal, mais de couleur naturelle. Les *os* ne présentent rien de remarquable.

Tête. La face est entière ; les paupières sont enfoncées, amincies et très-ramollies. Les orbites paraissent vides ; pourtant on y trouve au fond les globes oculaires entiers et affaissés ; la cornée transparente est tellement ramollie, qu'on la déchire par le plus léger contact ; en incisant la sclérotique, on découvre des restes de la choroïde et un fluide de couleur bistre, sans pouvoir reconnaître ni le cristallin, ni l'humeur vitrée, ni la rétine ; quant à la sclérotique, elle est entière, résistante et de couleur ordinaire. Le nez, quoique aplati et ramolli, conserve encore assez bien sa forme. Les lèvres sont entières et ont beaucoup perdu de leur consistance. Les oreilles sont entières et molles ; la droite est rougeâtre et humide ; l'autre est d'un gris verdâtre et moins luisante. Le tissu cellulaire sous-cutané du côté droit de la tête est infiltré de sérosité sanguinolente et comme gélatineux ; de l'autre côté où la peau présente quelques corrosions, il est à peine infiltré et verdâtre. Le *cerveau* occupe presque la totalité de la cavité du crâne ; la dure-mère est d'un gris rosé, sensiblement ramollie ; la masse cérébrale est réduite en une bouillie assez fluide, grisâtre, mélangée de violet, qui coule aussitôt qu'on sépare les os, et dans laquelle on ne peut distinguer ni circonvolutions, ni les deux substances grise et blanche.

Thorax. Le péricarde contient un peu de liquide couleur lie de vin ; il est mince, demi-transparent et coloré en violet. Le cœur est entier, mais excessivement ramolli ; sa couleur est violet foncé, mélangée de vert à l'extérieur, tandis qu'elle est d'un rouge violet obscur à l'intérieur ; l'altération de l'organe est portée au point qu'il est impossible de reconnaître ni ses cavités, ni ses valvules, ni ses colonnes charnues ; il ne contient point de sang. L'aorte thoracique renferme une petite quantité d'un liquide rouge foncé ; elle est très ramollie et d'une couleur rosée à l'intérieur ; la portion abdominale de ce vaisseau est vide. La trachée-artère et le larynx sont aussi très mous et d'un violet foncé ; les cerceaux cartilagineux sont d'un violet plus clair que les tissus muqueux et musculeux. Les poumons sont volumineux, de forme ordinaire, très ramollis et emphysémateux : on remarque en effet plusieurs grosses vésicules à leur surface ; leur couleur est rouge clair à l'extérieur, et noirâtre à l'intérieur ; ils nagent sur l'eau ; mais si on les exprime fortement, on dégage les gaz qui constituaient l'emphysème, et ils se précipitent : or, comme l'enfant qui fait le sujet de cette observation avait respiré, il est évident que les cellules bronchiques ont été détruites par la putréfaction, et que l'air inspiré en a été chassé : du reste, la structure de ces organes est méconnaissable, et il ne serait guère possible de constater les altérations pathologiques dont ils pouvaient être le siége. Le diaphragme est en partie détruit, très ramolli, de même couleur et de même consistance à-peu-près que les muscles de l'abdomen ; il n'offre point de granulations, et il est impossible de distinguer la forme du centre tendineux.

Canal digestif. La bouche est béante ; la membrane muqueuse de la voûte palatine présente vers sa partie moyenne et antérieure une plaque arrondie verte, tirant sur l'ardoise, au centre de laquelle existe une excoriation arrondie, de la largeur d'une lentille, et qui laisse les os à nu. Le voile du palais, les piliers, la luette et le pharynx sont rougeâtres et bien distincts, quoique ramollis. La langue est d'un rouge pâle et excessivement molle. L'*estomac*, les *intestins*, le *foie* et la *rate* sont dans le même état que chez le sujet de l'expérience 6ᵉ (*Voyez* page 788).

Organes urinaires et génitaux. Les reins sont à peine reconnaissables ; ils sont emphysémateux, et ne présentent plus à l'extérieur l'apparence lobulaire qui est propre à cet âge de la vie ; leur ramollissement est très considérable, et leur couleur d'un violet très foncé. La vessie est entière, d'un gris rosé à l'intérieur et très ramollie. Les parties externes de la génération existent toutes, et offrent une teinte jaunâtre sale ; elles ne paraissent pas avoir autant perdu de leur consistance que les autres tissus. Le corps de l'utérus est détruit ; le col est entier, d'un blanc grisâtre, et ridé vers son orifice vaginal.

Le cadavre exhale une odeur des plus infectes ; il existe sous les croûtes durcies d'excrémens et dans l'abdomen une quantité considérable de gros vers (asticots), qui doivent nécessairement avoir dévoré une partie des tissus.

EXPÉRIENCE 6ᵉ.

N...., enfant du sexe féminin, âgé de cinq jours, mort le 16 février 1830, a été plongé le lendemain dans un tonneau contenant la matière des fosses d'aisances, à côté de l'enfant qui fait le sujet de l'expérience 4ᵉ. Le cadavre n'était pas coloré au moment où il a été déposé dans ce milieu. On le retire le 25 avril 1830, deux mois huit jours après le commencement de l'expérience. La température moyenne de l'atmosphère avait été pendant les derniers jours de février de $10° + 0°$ à son *maximum*, de $8°,9$ en mars, et de $12°$ en avril, th. c. Le corps est entier ; lorsqu'on le sort du tonneau, on voit que l'abdomen et une partie du thorax, qui depuis long-temps étaient hors de la matière, et par conséquent en contact avec l'air, sont couverts d'une couche assez épaisse d'excrémens secs et noirâtres. L'épiderme est détaché dans beaucoup d'endroits, et là où il existe encore, il est prêt à tomber. On lave le cadavre pour le nettoyer, et ce simple lavage suffit pour séparer le restant de l'épiderme et la croûte excrémentitielle qui recouvrait le ventre ; en se détachant, cette croûte enlève avec elle l'épiderme de l'abdomen qui y est peu adhérent. Quelle que soit la portion de cette cuticule que l'on étudie, on voit qu'elle est blanche, translucide, très facile à déchirer ; et si dans quelques endroits elle paraît colorée, c'est qu'elle est recouverte d'une légère couche d'excrémens, qu'on sépare facilement par le lavage. Les *ongles* ont tous été détachés avec l'épiderme ; ils sont entiers, très minces, extrêmement mous et d'un blanc tirant légèrement sur le jaune.

En examinant de plus près le cadavre, que j'ai dit être entier, on remarque que la partie moyenne de la face est dépourvue de parties molles, que les parois abdominales sont détruites depuis l'ombilic jusqu'au pubis, dans presque toute leur étendue, en sorte que les intestins sont à nu; enfin, que la main droite est dénudée, au point que les os du métacarpe et des phalanges sont à découvert.

La *peau* est diversement colorée ; elle est d'un rouge ochracé à la partie supérieure et postérieure de la tête, d'un blanc grisâtre à la joue gauche et à la moitié correspondante du front, piquetée et tachetée de gris, de vert et de bleu, à la joue droite, à la partie du front et à la région temporale du même côté, ce qui lui donne un aspect marbré ; elle est d'un blanc grisâtre légèrement rosé au cou, au thorax, au membre thoracique gauche, aux deux jambes et aux pieds, de même couleur au bras droit, sur lequel on remarque cependant plusieurs taches assez larges d'un vert bleuâtre sale ; elle est d'un bleu ardoisé à l'abdomen, d'un gris légèrement verdâtre à la partie interne des cuisses, d'un vert clair au genou gauche et d'un rouge ochracé au dos. Sur plusieurs points, et notamment à la partie antérieure du thorax, à l'abdomen, aux cuisses et sur les parties latérales des membres thoraciques, on trouve des granulations dures, isolées ou réunies sous forme de petites plaques blanches, que l'on n'enlève pas facilement en les grattant, et qui sont formées de phosphate de chaux. Du reste, la peau est très lisse, humide, luisante et d'une consistance différente : ainsi aux bras, aux cuisses, au thorax, elle résiste assez pour qu'en la pinçant on puisse soulever le cadavre sans le déchirer, tandis qu'à la partie posté-rieure de la tête et dans les environs des régions où j'ai dit qu'elle était détruite, il suffit d'une légère traction pour la rompre. Elle ne paraît saponifiée qu'aux joues.

Le *tissu cellulaire* sous-cutané est granulé d'un blanc grisâtre, infiltré dans plusieurs parties d'une sérosité rougeâtre, surtout à la tête, où il offre l'aspect de la gelée de groseille ; il est transformée en gras dans quel-ques endroits, notamment aux joues.

Les *muscles* des membres sont d'un rouge pâle et ramollis ; ils conser-vent encore leur forme et pourraient servir à l'étude anatomique ; ceux des joues et du cou sont plus mous ; ceux de l'abdomen sont d'un vert foncé sale et presque entièrement détruits ; enfin ceux du dos sont réduits en bouillie lie de vin foncée, au milieu de laquelle il est impossible d'aperce-voir autre chose que quelques portions tendineuses.

Les *tendons*, les *ligamens*, les *os* et les *cartilages*, semblent dans l'état naturel ; ces derniers pourtant offrent une couleur lie de vin claire. Les *nerfs* sont sensiblement ramollis, mais de couleur naturelle.

Tête. Ainsi que je l'ai déjà dit, il ne reste à la partie moyenne de la face que des os ; on trouve encore quelques débris des paupières supérieures qui sont très ramollies. Les orbites ne renferment qu'une partie de la sclé-rotique, du nerf optique et du tissu cellulaire graisseux non saponifié ; la couleur et la consistance de ces parties sont à-peu-près les mêmes que dans l'état naturel La partie des joues qui reste est à peine recouverte d'une très légère couche de derme, ce tissu étant presque entièrement transformé en gras. Il n'y a plus de lèvres ni menton. Les os de la partie moyenne de la face, qui sont à nu, sont presque désarticulés ; ils n'ont plus de connexion avec ceux du crâne, et le cerveau s'écoule au plus léger mouvement, sous forme d'une bouillie opaline extrêmement fétide, par les diverses fentes qui résultent de la séparation de ces divers os. Les oreilles sont entières, très ramollies ; la droite est verdâtre, la gauche d'un rouge ochracé. La cavité du crâne contient encore environ les deux tiers de la masse cérébrale, sous forme d'une bouillie assez fluide, grisâtre, mélangée de violet, au milieu de laquelle il est impossible de distinguer les substances grise et blanche, ni les diverses parties qui composent le cerveau. La dure-mère, la seule des membranes du crâne que l'on puisse reconnaître, est d'un gris rosé et ramollie.

Thorax. Le péricarde est entier, mince, bleu ardoisé, et ne contient aucun liquide. Le cœur est entier, excessivement ramolli, rouge livide dans sa moitié supérieure, bleu ardoisé inférieurement ; il est vide et rouge lie de vin à l'intérieur, il serait impossible de distinguer les valvules ni les colonnes charnues qui en font partie. L'aorte est ramollie, vide, rosée et facile à déchirer. Le ramollissement de la *trachée-artère* et du larynx sont tels, qu'on ne trouve à leur place qu'une sorte de membrane couleur de lie de vin, imbibée d'un liquide sanguinolent, et sans la moindre apparence de parties cartilagineuses. Les *poumons* sont d'un rouge lie de vin et d'un bleu ardoisé par places, excessivement ramollis, n'offrant plus par conséquent la structure qui leur est propre, emphysémateux, présentant à leur surface plusieurs vésicules gazeuses et nageant sur l'eau : après avoir été fortement comprimés sous ce liquide, ils se précipitent et ne reviennent plus à la surface, ce qui annonce que, par suite de la putréfaction, les cellules pulmonaires ont été détruites, et que la supernatation n'était due qu'aux gaz qui produisaient l'emphysème, et qui se sont dégagés, lorsque par la pression on a déchiré la plèvre.

Le *diaphragme* est entier, vert foncé, tirant sur l'ardoise ; sa face supérieure est le siége de quelques petites granulations ; le centre tendineux, coloré à-peu-près comme les autres parties de ce muscle, est à peine distinct ; la structure musculaire, au contraire, est facile à reconnaître, quoique le tissu soit très ramolli.

Canal digestif. La bouche est entière, à cela près des lèvres qui manquent ; la langue est très ramollie et rosée ; le voile du palais et ses piliers, la luette et l'arrière-bouche sont d'un gris verdâtre, très mous et très distincts. L'estomac est d'un bleu ardoisé à l'extérieur et gris verdâtre à l'intérieur : ces couleurs sont en grande partie dues à un enduit que l'on enlève par le lavage : en effet, alors le viscère devient d'un gris blanchâtre quand on l'étend, et d'un bleu beaucoup plus clair lorsqu'il est ramassé. La membrane muqueuse offre çà et là plusieurs points jaune orangé, mous, non saillans, et plusieurs autres grisâtres, rugueux, durs et saillans. On ne remarque aucune trace de rougeur. L'amincissement de l'organe est très notable, et le plus léger effort suffit pour déchirer ses trois tuniques. Les intestins sont en partie détruits ; il ne reste que le duodénum, le jéjunum et une petite portion de l'iléum, d'un bleu ardoisé à l'extérieur ; ils sont grisâtres intérieurement, et tapissés par une matière verdâtre poisseuse qui semble d'abord leur communiquer cette teinte, mais qui s'enlève par le lavage. On n'aperçoit aucune de ces granulations que j'ai dit exister dans l'estomac ; il n'y a pas non plus de rougeur. Le *foie* est entier et conserve sa forme quoique aminci et notablement diminué de volume ; il est très ramolli et d'un bleu ardoisé a l'intérieur comme à l'extérieur ; quand on le coupe, on ne reconnaît de sa structure que quelques vaisseaux vides. La vésicule du fiel est d'un vert bouteille à l'intérieur, et contient une très petite quantité d'un fluide épais de même couleur ; les villosités de sa tunique interne sont encore très reconnaissables. La *rate* est noire, très ramollie, presque diffluente, et s'écrase entre les doigts pour peu qu'on la presse. Le pancréas est grisâtre et comme pultacé.

Organes urinaires et génitaux. Les reins, surtout reconnaissables à leur situation, offrent cependant encore l'aspect lobuleux qui leur est propre à cet âge de la vie ; mais ils sont très mous ; leur couleur est ardoise foncée, et on ne peut plus reconnaître leur structure. La vessie est en partie détruite ; les portions qui restent sont grisâtres, légèrement rosées et très ramollies. Le vagin et l'utérus sont d'un jaune ochracé et parfaitement reconnaissables, quoique ramollis ; on remarque dans le premier de ces organes un grand nombre de rides molles qui conservent leur direction naturelle.

Le cadavre exhale une très mauvaise odeur ; des asticots nombreux (gros vers) sortent du ventre et des parties corrodées, et doivent nécessairement avoir contribué à détruire les tissus.

RÉSUMÉ

DES CHANGEMENS QU'ÉPROUVENT NOS TISSUS PAR LEUR SÉJOUR DANS LES FOSSES D'AISANCES.

Epiderme. Il commence par se rider, se plisser et se soulever ; dans cet état il est facile à détacher ; il est blanc, en général translucide, assez mince et peu résistant ; celui de la plante des pieds et de la paume des mains est d'un blanc mat et tellement plissé, qu'on croirait qu'il a été pendant quelque temps en contact avec un cataplasme émollient ; mais il n'est ni plus ni moins facile à enlever que celui des autres régions. Quelquefois les portions de cette cuticule qui recouvrent des parties colorées, paraissent colorées aussi au premier abord ; mais si on les lave, on sépare l'enduit qui tapisse leur surface interne, où le liquide sanguinolent qui la colorait, et elles reprennent leur blancheur. L'épiderme qui est immédiatement au-dessous des couches d'excrémens appliquées sur les parties du corps qui sont venues à la surface du liquide, et qui ont été exposées à l'air pendant assez de temps pour se dessécher, est d'un gris foncé tant qu'on ne l'a pas lavé, mais il devient blanc après le lavage. Plus tard il est détaché dans plusieurs endroits, et là où il existe encore, il est prêt à tomber et conserve les mêmes caractères ; enfin il arrive une époque où l'on n'en trouve plus.

Les *ongles*, d'abord d'un blanc grisâtre, perdent peu-à-peu de leur consistance, et l'on ne tarde pas à pouvoir les arracher avec facilité ; le derme qu'ils recouvrent est lisse et d'un rouge groseille ; plus tard cette couleur devient lie de vin très foncée, et les ongles sont rougeâtres ou noirâtres, et plus ramollis ; enfin ils se détachent avec l'épiderme.

Peau. La peau, d'abord d'une teinte pâle tirant légèrement sur l'olive très clair, ne tarde pas à se colorer de plus en plus et d'une manière très variée. Les principales nuances que l'on remarque peu de temps après, sont le violet et le vert bleuâtre clair, le gris verdâtre, le vert herbe et le rouge ochracé clair ; dans les environs des parties recouvertes d'une couche d'excrémens desséchés, on observe assez ordinairement une plaque plus ou moins large, colorée en blanc et en bleu, et offrant l'aspect du savon marbré. Plus tard, cette plaque est d'un vert assez foncé, parsemé de quelques taches ardoisées, et les portions de peau qui n'ont pas eu le contact de l'air sont d'un gris rosé, d'un rose livide, blanches, d'un gris jaunâtre, rouges ou couleur d'ochre : assez souvent alors cette teinte rouge est assez générale pour que la peau ressemble, sous le rapport de sa couleur, à celle des fœtus mort-nés qui sont restés plusieurs semaines dans l'utérus après leur mort. Plus on avance et plus ces diverses teintes se foncent. Indépendamment des changemens de couleur, la peau en éprouve dans sa consistance ; elle s'amincit et offre moins de résistance ; toutefois, j'ai pu, chez des nouveau-nés qui étaient restés dans les excrémens pendant deux mois, par une température de 10° à 14° + 0°; soulever le corps en saisissant avec des pinces les portions de peau éloignées de celles qui n'étaient pas corrodées. Plus tard la consistance du derme a diminué au point de se corroder ; j'ai constaté ces destructions de la peau, un mois dix-sept jours après le commencement de l'expérience, chez un nouveau-né qui avait été mis dans les excrémens le 9 mars 1830, et déjà l'abdomen offrait une large éventration par laquelle sortaient les intestins ; dans les environs des parties ainsi corrodées, la peau se déchire très aisément : du reste, les destructions de la peau dont il s'agit ressemblent beaucoup à celles qui ont été décrites en parlant de l'action de l'eau sur les cadavres.

Enfin il existe sur quelques parties de la peau, à une époque assez avancée, des granulations dures, isolées ou réunies sous forme de petites plaques blanches, que l'on n'enlève pas facilement en les grattant, et qui sont formées de phosphate de chaux.

Tissu cellulaire. Il commence par s'infiltrer de gaz et d'un liquide sanguinolent, d'abord rougeâtre, puis d'un rouge plus foncé ; celui de la partie postérieure de la tête et celui de la partie inférieure du dos éprouvent les premiers ce changement qui arrive aussi assez promptement dans celui des parties qui plongent dans le liquide : cette infiltration et la coloration augmentent de plus en plus, ce qui donne au tissu cellulaire l'aspect d'une gelée rouge ; il ressemble alors à celui des fœtus mort-nés qui sont restés long-temps dans la matrice après leur mort. A une époque plus éloignée, il commence à se transformer en gras.

Tissu musculaire. Les muscles pâlissent et se ramollissent d'abord sans s'infiltrer ; ceux de l'abdomen, toutefois, sont déjà d'une teinte verdâtre et même noirâtre. Quelque temps après, ils deviennent d'un rouge plus ou moins foncé, et même livides dans beaucoup de parties ; ils sont pour la plupart notablement infiltrés et faciles à déchirer ; ceux de l'abdomen conservent encore leur couleur verte. Plus tard on ne trouve à la place de quelques-uns d'entre eux qu'une bouillie rouge très liquide, au milieu de laquelle cependant il y a des morceaux de chair très ramollie, des vaisseaux, etc. ; à cette époque même, d'autres muscles sont encore entiers, quoique très ramollis et comme gélatineux.

Tendons. Les tendons deviennent quelquefois rosés, perdent une partie de leur brillant, et finissent par se déchirer assez facilement ; mais il faut beaucoup de temps pour que leur résistance soit notablement diminuée.

Ligamens. Au bout de trois mois de séjour dans les excremens, je n'ai remarqué aucun changement notable dans les ligamens des nouveau-nés soumis aux expériences.

Cartilages. Ils commencent par jaunir et par se ramollir, puis ils deviennent violets, et enfin couleur de lie de vin de plus en plus foncée.

Les *os* n'ont pas éprouvé de changement pendant le temps qu'ont duré mes expériences.

Système nerveux. Le cerveau ne tarde pas à se ramollir ; il devient rougeâtre à l'extérieur, et d'un blanc rosé intérieurement ; on y distingue encore les circonvolutions, les sillons, et même les deux substances. Quelque temps après, il est sous forme d'une bouillie fluide, très fétide, rouge, grise, violacée par places, et qui s'écoule pour peu qu'on penche la partie du crâne qui a été ouverte ; il est impossible d'y reconnaître ni sillons, ni circonvolutions, ni les deux substances. Le *cervelet* suit dans sa décomposition la même marche que le cerveau, seulement elle est plus rapide. Les *nerfs* se ramollissent de plus en plus et deviennent quelquefois légèrement rosés. La *dure-mère* se colore d'abord en blanc rosé, puis en violacé ; quelquefois même elle devient lie de vin dans certains points ; du reste, sa consistance n'est pas sensiblement diminuée au bout de trois mois ; il est des cas où elle est soulevée par des gaz.

Organes de la circulation et de la respiration. Le *cœur* commence par se ramollir, puis devient d'un rouge qui se fonce de plus en plus, et qui finit par passer au violet tirant quelquefois sur le vert ; jusqu'alors il renferme souvent du sang noir en partie liquide, en partie coagulé, et souvent écumeux. Plus tard le ramollissement et l'altération de cet organe sont portés au point qu'il est impossible de reconnaître ni ses cavités, ni ses colonnes charnues, ni ses valvules, et il ne contient plus ordinairement du sang. Sa couleur violette très foncée est souvent mélangée alors de bleu ardoise.

Le *péricarde* commence par être rosé ou d'un gris verdâtre ; plus tard il est violet ou bleu ardoise, et sensiblement ramolli ; il renferme assez souvent une petite quantité d'un liquide sanguinolent, dont la couleur se fonce de plus en plus avec le temps.

Les *vaisseaux artériels et veineux* se ramollissent, et leur membrane interne se colore en rose, puis en rouge ; ils contiennent quelquefois une petite quantité de sang.

La membrane interne du *larynx* et de la *trachée-artère* acquiert d'abord une couleur olivâtre ou gris verdâtre, surtout à la partie supérieure du canal ; car inférieurement elle est rosée sur les cerceaux cartilagineux, et rougeâtre entre eux. Le tissu sous-jacent est violacé, même sous les portions olivâtres ; plus tard ces organes sont sensiblement ramollis et colorés en violet foncé, surtout entre les cerceaux cartilagineux. Il arrive enfin une époque où le ramollissement est porté à un point tel, qu'on ne trouve à la place de ces parties qu'une sorte de membrane couleur de lie de vin, imbibée d'un liquide sanguinolent, et sans la moindre apparence de parties cartilagineuses.

Les *poumons*, ramollis et emphysémateux de très bonne heure, sont crépitans et nagent sur l'eau, même après avoir été *très fortement* pressés. Quelque temps après, ils sont plus emphysémateux, vésiculeux, et prêts à tomber en putrilage ; leur couleur est verdâtre, et l'on a déjà quelque peine à reconnaître leur structure. Plus tard, ils sont noirâtres à l'intérieur, d'un rouge lie de vin et d'un bleu ardoisé par places à l'extérieur, encore plus emphysémateux et beaucoup plus ramollis. Ils nagent sur l'eau ; mais si on les exprime *fortement,* on dégage les gaz qui constituaient l'emphysème, et ils se *précipitent ;* d'où il résulte évidemment que les cellules bronchiques ont été détruites par la putréfaction, et que l'air inspiré en a été chassé ; leur structure est méconnaissable.

Le *diaphragme* commence par se ramollir et par se colorer en bleuâtre, en violet ou en brun, surtout aux parties qui correspondent au foie et à la rate. Plus tard, le ramollissement a fait des progrès, et la couleur est devenue vert foncé, mêlée de violet, ou tirant sur l'ardoise ; déjà il n'est guère possible de distinguer le centre tendineux. A une époque plus éloignée encore, ce muscle est en partie détruit, et présente quelquefois à sa face supérieure des granulations de phosphate de chaux semblables à celles dont j'ai fait mention en parlant de la peau (*Voyez page* 790).

Organes de la digestion. Bouche. La membrane muqueuse buccale, d'un gris rosé pâle ou jaunâtre dans toute son étendue, se ramollit, et présente assez ordinairement, dès les premiers jours, vers le milieu de la voûte palatine, une tache couleur d'ardoise, ou d'un vert bleuâtre qui se fonce de plus en plus, et au centre de laquelle il existe quelquefois une excoriation qui laisse les os à nu. La *langue* acquiert de la mollesse, et au bout de quelque temps devient rosée ou d'un rouge pâle ; bientôt après le ramollissement a fait de grands progrès. Le *voile du palais*, les *piliers*, la *luette* et le *pharynx*, sont d'abord pâles ou d'un gris rosé pâle ; quelque temps après, ils sont très ramollis et rougeâtres, ou d'un gris verdâtre. *OEsophage.* Sa membrane interne est d'abord grisâtre, pointillée çà et là de petites taches rougeâtres, surtout vers sa partie inférieure ; quelque temps après elle devient verdâtre, et se colore à-peu-près comme l'estomac. *Estomac.* A l'extérieur et dans toutes les parties qui avoisinent le foie et la rate, ce viscère est d'un rouge plus ou moins foncé ; partout ailleurs il est d'un jaune verdâtre ; sa membrane muqueuse est verdâtre, jaunâtre et rougeâtre par places ; les portions rouges ne sont le siége d'aucune arborisation vasculaire. Quelque temps après, cette membrane est soulevée par des gaz qui forment de grosses vésicules ; elle est déjà amincie, très ramollie, et de couleur gris rosé. Quoiqu'elle paraisse verdâtre à cause d'une certaine quantité d'un liquide vert dont elle est enduite, et qu'on peut enlever par le lavage, toutefois on remarque, même après plusieurs lavages, que la teinte verdâtre persiste dans les environs du pylore ; l'extérieur de ce viscère est également verdâtre. Plus tard, l'estomac est d'un bleu ardoisé à l'extérieur, et gris verdâtre à l'intérieur ; à la vérité, ces couleurs sont en grande partie dues à un enduit que l'on enlève par le lavage, et alors le viscère devient d'un gris blanchâtre quand on l'étend, et d'un bleu beaucoup plus clair lorsqu'il est ramassé. A cette époque, déjà l'amincissement est à son comble, et le plus léger effort suffit pour déchirer les trois tuniques. *Intestins.* La coloration des tuniques des intestins suit à-peu-près la même marche que celle de l'estomac, excepté pour ce qui concerne les taches produites extérieurement par le foie et par la rate ; je puis en dire autant pour l'amincissement et le ramollissement de leurs tuniques. En outre, j'ai vu deux fois une grande partie du canal intestinal détruite, à la suite de la corrosion des parois abdominales.

Foie. Cet organe se ramollit assez promptement ; sa couleur est verdâtre, brunâtre ou bleuâtre, et finit par devenir ardoise foncée ; il diminue de plus en plus de volume, acquiert plus de mollesse, et ne présente aucune apparence de sa structure normale ; au bout de quelques semaines, on reconnaît tout au plus en le coupant quelques vaisseaux vides. La *vésicule biliaire*, au contraire, conserve pendant long-temps tous ses caractères, quoiqu'elle se ramollisse, et que sa couleur soit un peu plus foncée.

La *rate*, d'abord d'un bleu ardoisé, ne tarde pas à devenir noire ou lie de vin, et alors son ramollissement est déjà tel, que par la plus légère pression, elle se réduit en une bouillie fluide de même couleur, qui s'échappe à travers la membrane extérieure de l'organe.

Le *pancréas* se ramollit et devient grisâtre ; il finit par devenir comme pultacé.

Organes urinaires et génitaux. Les *reins*, de couleur verdâtre ou rougeâtre, passent bientôt au violet, et se ramollissent au point qu'au bout de quelques semaines on ne peut plus reconnaître leur structure ; plus tard ils deviennent emphysémateux, et souvent de couleur ardoise ; ils sont aussi beaucoup plus mous.

La *vessie* n'éprouve pas de changement notable d'abord, mais après elle se ramollit et se colore en gris rosé à l'intérieur ; quelquefois aussi, lorsqu'il y a éventration, elle est en partie détruite.

L'*utérus* se ramollit de plus en plus, et acquiert une couleur violacée ou simplement rosée, quelquefois aussi cette teinte est d'un jaune ochracé. Les parties externes de la génération acquièrent ordinairement une couleur jaunâtre sale, perdent un peu de leur consistance, mais en général n'éprouvent pas de changement notable pendant les deux premiers mois.

M. Devergie, tout en regardant ces données, ainsi que celles que j'ai déjà fait connaître en parlant de la putréfaction dans les gaz des fosses d'aisances (*Voyez* p.502) comme propres à éclairer les phénomènes de la décomposition putride dans ces matières, craint que la description ne soit pas le tableau fidèle de ce qui se passe lorsqu'une mère vient à jeter son enfant dans un pareil milieu, peu de temps après l'accouchement. Malgré les efforts de son opposition systématique, M. Devergie ne pourra jamais détruire la valeur des faits sur lesquels sont fondées mes recherches. Il a beau s'étonner du développement considérable des gaz dans les premiers temps de la putréfaction, il n'en résulte pas moins que c'est pour moi un fait d'observation que des faits exceptionnels ne sauraient détruire.

PUTRÉFACTION DES CADAVRES DANS LE FUMIER.

Le fumier hâte considérablement la fermentation putride. Pour donner au lecteur une idée de la rapidité de cette décomposition, je vais rapporter les expériences suivantes :

EXPÉRIENCE 1re.

Le 24 novembre 1829, on a placé à 48 centimètres de profondeur, dans un tas de fumier exposé à l'air, le cadavre d'un enfant femelle âgé de huit jours, et qui avait succombé deux jours auparavant. La peau offrait partout la couleur naturelle, excepté à la partie postérieure du tronc, où il y avait quelques lividités cadavériques, et à l'abdomen et aux flancs, qui étaient déjà verts.

Le 27 novembre, le cadavre est entier et de même couleur, si ce n'est dans plusieurs parties qui présentent une teinte rosée ; l'épiderme ne se détache nulle part, mais il commence à se rider aux pieds ; l'odeur est à peine sensible. Le cadavre est promptement remis dans le tas de fumier.

Le 4 décembre, même intégrité du cadavre. La peau encore couverte d'épiderme, est généralement rosée ; celle de l'abdomen est toujours verdâtre, mais d'une nuance moins foncée qu'au commencement de l'expérience. L'épiderme commence à se détacher, quoique assez difficilement, et non pas par lambeaux ; lorsqu'on l'enlève, il reste sur le scalpel avec lequel on le gratte, sous forme d'un enduit graisseux : toutefois, on peut en séparer quelques fragmens, à la vérité de peu d'étendue. Les pieds et les mains sont les parties auxquelles cet épiderme tient le moins ; celui des mains est très ridé. L'œil droit fait une saillie assez considérable au-delà du bord de l'orbite ; les paupières qui le recouvrent, fortement distendues, sont colorées comme si elles eussent été contuses. Les lividités de la partie postérieure du tronc sont moins rouges et entremêlées de plaques verdâtres. Le cadavre n'est pas resté plus de dix minutes hors du fumier.

Le 13 décembre, le cadavre est encore entier ; les membres offrent, dans une grande partie de leur étendue, une couleur jaune d'ochre, due à un enduit de consistance de pommade, qui est appliqué sur l'épiderme et qui se détache avec facilité, en même temps que celui-ci. Dans plusieurs points de ces membres, des plaques de moisissures d'un blanc d'albâtre et d'un blanc grisâtre recouvrent cet enduit ; çà et là, on trouve à la place de la matière onguentacée dont je parle, une couche humide vert bistre, qui paraît devoir son origine aux liquides qui ont filtré à travers le fumier. L'épiderme étant enlevé, la peau est humide, d'un rose chair, ridée, flasque, sans pourtant avoir perdu notablement de sa consistance : en effet, elle ne se déchire pas lorsqu'on la tire avec des pinces. La partie interne d'un des membres thoraciques, de celui qui était appliqué contre le corps est dépourvue de toute espèce d'enduit ; l'épiderme y existe encore ; il est de couleur blanche tirant légèrement sur le rose, et s'enlève assez facilement, surtout en haut. L'autre bras présente partout l'enduit graisseux, excepté au pli du coude et au poignet, parce que la main étant fléchie sur l'avant-bras, et celui-ci étant fléchi sur le bras, ces parties n'ont pas été en contact immédiat avec le fumier.

On voit à la partie supérieure et antérieure du tronc ce même enduit et deux plaques assez larges de moisissure blanche ; l'épiderme s'enlève moins aisément qu'aux membres, et la peau sous-jacente est assez résistante et de couleur mélangée de vert et de rose très pâle. L'épiderme de l'abdomen est ridé dans toute son étendue, d'une couleur vert ardoisé à droite, et beaucoup plus claire à gauche ; il se détache sans effort, et la peau qu'il recouvre est verdâtre.

Les traits de la face sont méconnaissables. Cette partie est également couverte d'une couche onguentacée brunâtre et jaune d'ochre par places ; cet enduit est plus humide que celui des membres ; la portion qui est appliquée sur la région frontale et sur une partie de la région temporale, est sous forme de petits mamelons un peu plus gros qu'une forte tête d'épingle ; en cet endroit l'épiderme s'enlève avec facilité. Les cheveux tiennent encore au crâne ; mais, par une légère traction, on les détache avec l'épiderme, et l'on voit alors que la peau sous-jacente est d'un rose tirant plus sur le rouge que celle des membres ; elle offre assez de consistance. Les oreilles sont entièrement déformées et recouvertes d'un enduit jaunâtre peu épais. On voit encore les paupières ; l'œil droit est très affaissé, probablement parce qu'il s'est vidé.

La partie postérieure du tronc est recouverte dans plusieurs endroits d'une couche de fumier que l'on ne peut détacher qu'avec l'épiderme ; on trouve vers les épaules le même enduit graisseux déjà décrit ; au côté droit et en bas, il existe des taches d'un vert ardoisé qui intéressent à-la-fois l'épiderme et la peau ; dans d'autres parties, l'épiderme offre une couleur jaunâtre due au fumier ; la peau sous-jacente est rosée.

On a trouvé quelques vers à la surface du corps ; plusieurs d'entre eux sortaient de la bouche.

Le cadavre a été remis dans le tas de fumier au bout d'une demi-heure.

Le 25 décembre (1), l'aspect général du corps est à-peu-près le même, si ce n'est que les diverses teintes sont plus foncées, et que l'enduit de consistance de pommade et de couleur jaune d'ochre qui recouvre plusieurs parties est plus mou et même fluide sur certains points , notamment à la partie postérieure de la tête.

Tête. Elle est généralement d'une couleur brune plus foncée que les autres parties du cadavre ; on voit aux régions pariétale et temporale gauche des petites plaques arrondies de moisissure d'un blanc éclatant. L'épiderme se détache facilement. Les cheveux tiennent encore. Le derme de la tête , d'une couleur rouge assez foncée, offre çà et là des taches assez larges d'un vert clair. Il existe sur le côté droit de la tête, entre les os et la peau, une assez grande quantité de matière sanguinolente, comme gélatineuse , semblable à celle que l'on remarque quelquefois sous la peau du crâne des nouveau-nés. Les yeux sont vides , et tellement rentrés dans les orbites, qu'on les aperçoit difficilement en écartant les paupières ; celles-ci sont entières et dépourvues de cils. Le nez est écrasé et aplati au point qu'au premier abord on pourrait croire qu'il n'existe pas. La bouche est ouverte. Les oreilles, particulièrement la gauche, sont encore plus déformées que lors du dernier examen.

Col. L'épiderme du col se détache facilement ; il est d'un vert ardoisé très clair ; le derme sous-jacent est d'un vert bouteille très foncé dans certains endroits , tandis que dans d'autres il est d'un rose livide. Les muscles sont ramollis , livides , et imprégnés d'une sanie couleur de lie de vin.

Thorax. L'épiderme et l'aspect extérieur du thorax sont à-peu-près comme lors du dernier examen ; les muscles seraient dans l'état naturel , s'ils n'offraient pas une teinte violette , et s'ils n'étaient pas légèrement infiltrés.

(1) Depuis le 13 décembre , la température de l'atmosphère a toujours été de plusieurs degrés au-dessous de zéro.

Abdomen. L'épiderme qui recouvre le côté droit de l'abdomen est d'un vert ardoisé très clair à sa face externe ; il est d'un vert noirâtre à l'intérieur ; on l'enlève très facilement ; le derme qu'il recouvre est marbré de plaques d'inégale grandeur, dont les unes sont d'un bleu très foncé, presque noir, les autres blanches ou d'un bleu très clair. Le côté gauche de l'abdomen, beaucoup moins putréfié que le droit, est couvert d'épiderme qui est ridé, moins facile à enlever, et qui ne se détache que par petits lambeaux d'un blanc grisâtre, comme celui qui a macéré pendant quelque temps ; le derme sous-jacent offre la même couleur blanche grisâtre, sauf dans certains points où l'on voit quelques taches d'un vert ardoisé clair. Les muscles de l'abdomen sont pâles, légèrement olivâtres ; à droite, la surface externe est teinté légèrement en bleu, comme les tégumens qui les recouvraient.

Dos. L'épiderme du dos s'enlève aisément. Depuis le milieu de cette région jusqu'à la nuque, le derme est d'un rose orangé, excepté dans quelques endroits où l'on voit des taches d'un vert clair. Dans les autres parties du dos, on remarque la même marbrure blanche et verte dont j'ai parlé à l'occasion du côté droit de l'abdomen, et en outre çà et là quelques taches d'un rose orangé.

Membres. On détache facilement l'épiderme des membres, dont l'aspect est à-peu-près le même que le 13 décembre, et alors on aperçoit le derme d'une teinte généralement rose orangé ; à la partie externe du bras, ce derme est ridé et comme soulevé dans plusieurs points, de manière à imiter la lésion que déterminent les orties appliquées sur la peau ; toutefois, ces élévations affectent toutes sortes de formes, et il suffit, pour les faire disparaître, de les aplatir fortement avec la lame d'un scalpel. A la partie interne des bras, le derme est lisse, et parcouru çà et là par des stries et des plaques d'un vert clair. Les membres inférieurs présentent une disposition presque semblable. Les muscles sont à-peu-près comme dans l'état naturel ; ils sont seulement un peu plus rouges et plus mous.

Le *derme* est partout très consistant, car il ne se déchire pas quand on le tire fortement avec des pinces.

Le tissu cellulaire sous-cutané est d'un blanc grisâtre, serré, et n'offre aucune apparence de gras.

Les os et les ligamens sont dans l'état naturel.

Les cartilages articulaires et les épiphyses sont de couleur lie de vin ; leur consistance paraît être sensiblement la même.

Le *cerveau* est fétide, mou et d'un rouge livide clair à l'extérieur ; cette teinte est marquée près du sinus longitudinal supérieur, entre la scissure interlobaire, et surtout dans la partie qui répond à la tente du cervelet. A l'intérieur, la substance cérébrale et rosée, et l'on distingue difficilement les deux substances à la différence de couleur. Le *cervelet* est encore plus mou et plus rouge que le cerveau. Les *nerfs* paraissent dans l'état naturel.

La membrane muqueuse de la bouche est en partie détruite à la région palatine antérieure ; les os sont à nu et en partie détruits eux-mêmes. La langue est molle, un peu livide et de volume ordinaire ; elle est entièrement renfermée dans la bouche. La partie postérieure du voile du palais, le pharynx et le commencement de l'œsophage offrent une teinte rougeâtre livide qui est d'autant plus foncée qu'on approche davantage de l'œsophage : celui-ci présente à sa face interne, et dans toute son étendue, une couleur de lie de vin qu'il partage avec toutes les parties molles qui l'avoisinent, comme la trachée-artère, le cœur, les muscles du cou et les gros vaisseaux : cette coloration est le résultat évident de la putréfaction. On sépare avec assez de difficulté la membrane muqueuse œsophagienne, qui est lisse et nullement emphysémateuse, et l'on voit alors que c'est surtout la tunique musculeuse qui est le siége de la lividité dont je parle. L'*estomac*, de volume ordinaire, contient une très petite quantité d'un liquide brunâtre épais ; sa membrane muqueuse offre généralement une couleur jaune orangé : on remarque vers le pylore une large plaque d'un vert noirâtre ; du reste, cette membrane est lisse, de consistance ordinaire, et ne se détache pas facilement ; la teinte orangée dont je parle est un peu plus foncée à l'extérieur de ce viscère, tandis que la plaque d'un vert noirâtre l'est moins : il n'y a point d'emphysème. Les intestins sont dans l'état naturel ; on voit çà et là dans le canal qu'ils forment quelques parties colorées en vert par une matière fluide de même couleur.

Le *foie* est mou, livide, excepté dans une partie de sa face inférieure, où il est ardoisé ; il se précipite au fond de l'eau : quand on l'incise, on voit qu'il commence à s'altérer, car on ne reconnaît plus bien sa texture, quoiqu'on y aperçoive l'orifice des vaisseaux ; en le grattant avec un scalpel, on enlève une bouillie claire d'un jaune d'ochre. La vésicule est pleine de bile, et paraît dans l'état naturel. La *rate* est d'un vert bouteille ardoisé, très facile à déchirer et fournit par la compression un liquide épais, paraissant noir quand il est en masse, et d'une couleur bistre foncé lorsqu'on l'étend. On n'aperçoit point de granulations sablonneuses sur le foie ni sur la rate. Le tissu cellulaire qui environne les *reins* est emphysémateux ; les capsules surrénales sont très ramollies et un peu rougeâtres. Les *reins* sont aussi plus mous que dans l'état naturel, mais on peut bien y reconnaître les trois substances. La *vessie* est vide et dans l'état naturel ; il en est de même de l'utérus et des épiploons. Les parties génitales externes sont ramollies et rougeâtres.

Le *larynx*, la trachée-artère et les bronches sont colorées en rouge livide comme l'œsophage. Les poumons, de volume et d'apparence ordinaires, surnagent avec le cœur lorsqu'on les met sur l'eau ; ils sont de couleur rosée tirant un peu sur le rouge, postérieurement où l'on aperçoit quelques plaques livides ; ils sont crépitans et emphysémateux ; ils contiennent à peine du sang ; la face inférieure des poumons droits offre quelques granulations blanchâtres, comme sablonneuses, semblables à celles qui ont été trouvées souvent sur le foie des cadavres laissés long-temps dans la terre. Le *cœur* est très flasque, livide, ainsi que les gros vaisseaux qui en partent ou qui s'y rendent ; les ventricules contiennent un peu de sang fluide, épais, noirâtre. Le *diaphragme*, un peu plus rouge qu'à l'ordinaire dans sa partie hépatique, est recouvert dans sa partie musculeuse d'une grande quantité de ces granulations blanches, dures, fortement adhérentes, dont je viens de parler.

Le cadavre n'exhale pas une odeur très fétide ; on ne trouve pas sensiblement plus de vers à sa surface que lors du dernier examen.

EXPÉRIENCE 2e.

N***, du sexe féminin, âgée de quatre jours, bien conformée, et n'offrant aucune coloration insolite à l'extérieur, a été placée dans un tas de fumier exposé en plein air le 2 décembre 1829, vingt-quatre heures après la mort, et n'en a été retirée que le 10 janvier 1830, trente-neuf jours après le commencement de l'expérience. Pendant ce temps, la température de l'atmosphère a presque toujours été à plusieurs degrés au-dessous de zéro. Le fumier, presque entièrement formé de crottin de cheval, est dur et comme gelé ; on n'en retire le corps qu'avec peine.

Examen du cadavre. Le cadavre est entier et recouvert dans presque toute son étendue par du fumier qui y adhère tellement, qu'on ne peut en enlever les dernières portions qu'en grattant avec un scalpel, et alors on détache l'épiderme sous-jacent. Excepté la partie supérieure de la tête, qui est couverte de cheveux blonds, entre lesquels se trouve une moisissure blanche (ce qui lui donne un aspect gris cendré), et les mains où l'on voit quelques plaques tirant légèrement sur le rose, toutes les autres parties du corps présentent une teinte *jaune abricot clair.*

L'épiderme n'est détaché que dans les parties que l'on a grattées avec un certain effort pour séparer le fumier ; mais il s'enlève très facilement, excepté à la face palmaire de la main droite et à la tête ; celui qui recouvre l'intérieur des mains et des doigts est fortement plissé, blanc, et assez translucide pour qu'on puisse apercevoir la couleur rosée du derme sous-jacent ; il est mince et facile à déchirer. A la face dorsale des mains, il est moins plissé, plus épais, moins translucide et d'un jaune abricot : cette couleur tient à un enduit graisseux, assez résistant qui le recouvre. Les différences qui existent sous ce rapport entre les faces palmaire et dorsale dépendent de ce que les mains ayant été constamment fermées et les doigts rapprochés, l'épiderme de l'intérieur des mains et des doigts n'a pas été en contact avec le fumier. L'épiderme de la face plantaire des pieds ressemble assez à celui de la face dorsale des mains, si ce n'est près des orteils et entre eux, là où le fumier touchait à peine : partout ailleurs il offre les caractères de celui de la face dorsale des mains, excepté à la partie supérieure de la tête ; là il adhère fortement, comme je l'ai déjà dit, et il présente à-peu-près la couleur, la consistance et l'aspect ordinaires. Vers les paupières, à la partie supérieure de la tête, sur les parties latérales du tronc, sur les avant-bras et sur la partie externe des jambes et des cuisses, on trouve une légère couche de moisissure blanche, cotonneuse, immédiatement appliquée sur l'épiderme. Les *ongles* et les cheveux existent encore et sont assez adhérens.

Le derme est très résistant, de couleur *jaune abricot clair*, excepté aux doigts des deux mains, à la face palmaire de la main gauche et à la portion de la face palmaire de la main droite, dont l'épiderme est enlevé ou prêt à se détacher, et où il offre une couleur rose : cette nuance, qui *augmente* sensiblement d'intensité *par l'action de l'air*, et qui aurait fini par être celle de tout le derme, si le cadavre fût resté plus long-temps dans le fumier, se manifeste plus promptement dans les parties où l'épiderme est séparé ou sur le point de s'enlever. A la partie inférieure de l'abdomen, le derme offre un aspect granulé que l'on ne saurait mieux comparer qu'à la chair de poule. Le derme pris sur une partie quelconque du corps, et séparé du tissu cellulaire graisseux sur lequel il est appliqué, est translucide, jaune à sa face externe et grisâtre intérieurement; il n'est point saponifié.

Le *tissu cellulaire* sous-cutané est dur et jaune, excepté aux aisselles et aux parties latérales du thorax, où il est rouge et assez mou, parce que là, à raison de sa laxité, il s'est laissé facilement imbiber d'une sérosité rougeâtre; il n'est pas non plus saponifié.

Les *muscles*, encore très résistans, paraissent dans l'état normal, si ce n'est qu'ils ont une couleur moins rouge ; toutefois, ceux de l'abdomen sont d'un *violet livide*, tandis que la peau qui les recouvre est *jaune abricot clair*, et n'offre aucune trace d'une pareille teinte.

Le tissu *nerveux* est dans l'état naturel. Les *os* sont d'un blanc tirant sur le gris. Les *tendons* et les *ligamens* sont dans l'état naturel. Les cartilages, de consistance ordinaire, sont d'un blanc tirant légèrement sur le gris jaunâtre.

La *face* est écrasée, quoique ses traits soient parfaitement reconnaissables. Les paupières sont entières et fermées; il reste encore quelques cils. Les yeux sont pleins ; la cornée a perdu une grande partie de sa transparence : aussi n'aperçoit-on la pupille qu'avec peine à son centre ; la sclérotique et les autres membranes ne paraissent pas avoir éprouvé de changement notable. Les humeurs vitrée et aqueuse sont rouges comme la gelée de groseilles; le cristallin est rosé. Le nez et les lèvres sont entiers, mais aplatis. Le tissu cellulaire sous-péricrânien est infiltré d'une sérosité rougeâtre, comme gélatineuse. La dure-mère est dans l'état naturel. Le cerveau est ramolli; mais on y reconnaît aisément les circonvolutions et les anfractuosités; les vaisseaux qui rampent à sa surface contiennent une certaine quantité de sang noir; sa substance est rougeâtre à l'extérieur et d'un blanc grisâtre à l'intérieur. Le cervelet, beaucoup plus ramolli que le cerveau, est d'un rouge plus foncé à l'extérieur et rosé à l'intérieur.

Le thymus est légèrement ramolli et de couleur ordinaire. L'intérieur du larynx et de la trachée-artère est lisse, d'un *rouge* tirant légèrement sur le *violet*; à l'extérieur, ces parties sont d'un rouge moins foncé. Les *poumons* crépitans, nullement emphysémateux, de couleur normale, plus légers que l'eau, paraissent être dans l'état naturel. Le cœur est plus mou et d'une couleur plus foncée qu'à l'état normal; on trouve dans son ventricule droit du sang noir assez épais et en partie sous forme de petits grumeaux; le ventricule gauche en contient à peine. On ne découvre aucun liquide dans la cavité des plèvres. Le *péricarde* offre une couleur un peu plus foncée. Le *diaphragme* est violacé dans les parties qui correspondent au foie et à la rate; du reste, il n'est le siége d'aucune de ces granulations blanches dont j'ai fait mention dans l'expérience première (*Voyez* page 801). La langue est à-peu-près dans l'état naturel, si ce n'est qu'elle est un peu ramollie; le pharynx et l'œsophage sont rougeâtres; l'estomac, tant à l'intérieur qu'à l'extérieur, est lisse et d'un *rouge livide clair*; du reste, sa consistance est ordinaire, et il ne présente aucune tache verte, comme celui de l'expérience première (*Voyez* page 800), ni aucune trace d'emphysème. Les intestins seraient dans l'état normal, s'ils n'avaient une teinte légèrement rosée qui annonce manifestement leur tendance à rougir; il y a quelques matières fécales molles dans le colon et dans le rectum.

Le *foie* est d'un rouge foncé, livide par places et très ramolli : on y reconnaît à peine sa structure granulée, et lorsqu'on gratte les parties incisées avec le scalpel, on enlève une bouillie d'un rouge brique foncé. La vésicule biliaire renferme un peu de bile, et n'offre rien de remarquable. La *rate* diffère peu de l'état naturel. Les *reins* sont ramollis et en partie réduits en bouillie; ils sont rouges, et on ne peut plus y reconnaître les substances qui les constituent; les calices seuls sont apparens. La *vessie* est vide, blanche à l'intérieur et légèrement rosée à sa face externe. L'utérus et les ovaires sont à l'état normal : on peut facilement reconnaître les parties génitales externes qui participent de la couleur jaune abricot clair dont j'ai parlé.

EXPÉRIENCE 3e.

N***, enfant mâle, âgé de dix-huit jours, mort le 2 décembre 1829, fut mis dans un tas de fumier le 5 du même mois, à midi. L'ombilic était parfaitement cicatrisé, le ventre légèrement bleuâtre. La région postérieure du tronc offrait çà et là une couleur rosée. La peau de cette partie était ridée. Les oreilles, le nez et les lèvres étaient d'un rouge rosé, les pieds et les mains d'un violet clair. La partie interne des bras était rosée, et la paume des mains violacée. Le corps n'exhalait aucune odeur fétide.

Examen le 21 février 1830, soixante-dix-neuf jours après le commencement de l'expérience (1). Le cadavre est entier et exhale une assez mau-

(1) Depuis le 5 décembre jusqu'au 10 février, la température atmosphérique a été

51.

vaise odeur ; il est difficile d'enlever plusieurs brins de fumier qui y sont adhérens, sans détacher l'épiderme dans les parties qui sont encore recouvertes de celui-ci. La teinte du corps est olivâtre à la face et à la tête, livide à la partie droite du thorax, blanchâtre à la partie inférieure de l'abdomen, tandis qu'elle est livide dans la moitié supérieure de cette région ; les membres sont d'une couleur aurore, mêlée d'une teinte olivâtre à leur partie externe ; car à leur face interne, surtout pour les bras, qui sont appliqués contre le tronc, ils sont presque pâles.

L'épiderme est détaché dans plusieurs endroits, et là où il existe, il s'enleve avec la plus grande facilité ; les parties qui en sont dépouillées sont la presque totalité de la face, tout le côté gauche du thorax, la portion susombilicale de l'abdomen, la presque totalité des membres abdominaux, la partie externe des membres thoraciques dans presque toute leur étendue, et la partie inférieure du dos. Cet épiderme est blanc, translucide, ridé, peu consistant. Dans quelques points, lorsqu'il recouvre des parties de peau fortement colorées, il paraît coloré lui-même, ce qui tient à la présence d'un enduit *diversement* coloré, dont le derme est recouvert : cet enduit est *poisseux* à la face et aux parties des membres qui manquent d'épiderme ; il est *liquide* au thorax, et il offre en général la coloration des parties qu'il recouvre. Les ongles existent encore.

Le derme présente assez de consistance pour n'être pas déchiré par de fortes tractions opérées avec des pinces ; sa couleur très variée est en général la même que celle des diverses régions du corps que j'ai déjà fait connaître ; toutefois, il faut excepter la peau du crâne qui est d'un rouge cuivré, parsemée çà et là de petites taches vertes. La portion du derme qui recouvre le côté gauche du thorax et la majeure partie de l'abdomen, est tapissée d'une multitude de petites granulations, comme sablonneuses, sorte d'incrustations calcaires, dures, réunies en quelques points par petites plaques de couleur blanche, mais paraissant diversement colorées, suivant la couleur de l'enduit avec lequel elles sont mêlées ; ces incrustations sont formées de phosphate de chaux.

Le tissu cellulaire sous-cutané, partout où il est graisseux, offre moins d'épaisseur que dans l'état naturel ; dans les autres parties il est à l'état normal.

Les muscles des membres supérieurs ont conservé leur aspect naturel, seulement ils sont plus pâles et un peu moins consistans ; ceux des membres inférieurs sont encore plus ramollis, plus pâles et infiltrés ; au thorax, ils sont rouges et infiltrés de sérosité sanguinolente ; à la partie inférieure de l'abdomen, ils sont d'un rouge pâle, tandis que supérieurement et à droite, dans la partie qui correspond au foie, ils sont très ramollis, d'un

presque toujours au-dessous de zéro, et souvent même à 8, 10, 12 et 14 degrés audessous : depuis le 10 jusqu'au 21, on peut considérer la température moyenne comme ayant été de 4°+0°.

rouge noir, et imprégnés d'un liquide de cette même couleur. Ceux du dos sont encore plus ramollis et plus infiltrés inférieurement, où ils sont couleur lie de vin ; à la partie supérieure du dos, leur teinte violacée est moins foncée, et quoique ramollis, ils sont moins infiltrés.

Les *tendons* et les *nerfs* paraissent être à l'état normal ; les *cartilages* offrent une couleur lie de vin claire, mais leur consistance est ordinaire. Les *ligamens* ne semblent pas avoir perdu non plus de leur consistance. Les *os*, excepté ceux du crâne, ne sont pas colorés, et semblent être à l'état naturel.

La *tête* est recouverte en entier d'épiderme et de cheveux qui adhèrent fortement. La face est tellement déformée, qu'il serait impossible de reconnaître l'individu ; elle est aplatie latéralement, et semble allongée par l'affaissement des parties molles qui recouvrent la mâchoire inférieure, laquelle est notablement abaissée. Les paupières, qui existent encore, sont parfaitement reconnaissables, et quelques cils y sont accolés. Les orbites paraissent vides au premier abord ; mais on trouve dans leurs cavités les globes oculaires affaissés, entiers : on reconnaît dans ces organes les diverses membranes qui les constituent, mais les humeurs sont remplacées par une matière noire, poisseuse ; toutefois, on peut découvrir encore le cristallin très ramolli, déformé et noirâtre. Les muscles des globes oculaires sont distincts, de couleur de lie de vin et peu consistans. Le nez est déprimé sur ses parties latérales, en sorte qu'on n'aperçoit ses ouvertures qu'avec difficulté ; du reste, il est entier. La bouche est fermée ; les lèvres sont flasques et pendantes de l'un ou de l'autre côté, suivant que la tête est inclinée à droite ou à gauche, ce qui produit une déformation notable de la bouche ; ces lèvres sont encore assez résistantes pour ne pas se déchirer lorsqu'on soulève le cadavre à l'aide de pinces appliquées sur elles. La langue est entière, enfermée dans la bouche, ramollie, d'un vert olivâtre, et couverte d'une matière demi-fluide, d'un jaune sale. La membrane muqueuse de la bouche et le voile du palais sont olivâtres : à la partie postérieure du pharynx, on trouve des granulations semblables à celles dont j'ai déjà parlé.

Il n'existe entre les os du crâne et les parties molles qui les recouvrent aucune trace d'infiltration ; les os sont en général colorés en rose mêlé de vert ; les commissures du crâne sont entières. Le cerveau, dont les circonvolutions sont très apparentes, remplit toute la cavité du crâne : il est de couleur lie de vin à l'extérieur, grisâtre à l'intérieur, un peu ramolli ; cependant il ne coule pas facilement quand on incline la tête en bas. La dure-mère est d'un blanc légèrement rosé et très consistante. Le cervelet est d'un rouge beaucoup plus foncé et très ramolli, et n'offre plus de trace de substance grise ni d'organisation ; il est presque sous forme d'une bouillie homogène. La moelle épinière est ramollie et grisâtre ; la membrane qui l'enveloppe est aussi de cette couleur. Le larynx, la trachée-artère et les bronches sont d'un rouge livide à l'intérieur comme à l'extérieur ; mais leur consistance n'est guère diminuée. Les *poumons* sont de volume ordinaire, emphysémateux, très crépitans et de couleur rouge, si ce n'est en arrière et dans quelques autres points où l'on voit des plaques noires ; ils nagent sur l'eau et se déchirent très facilement ; leur texture ressemble assez à celle des poumons enflammés (1). Le *péricarde* renferme un peu de sang noir fluide ; il est imbibé par ce liquide ; cependant il est encore assez consistant : sa couleur est rouge lie de vin. Le *cœur* est flasque, facile à déchirer, de couleur lie de vin foncée, surtout à l'intérieur ; les ventricules renferment une certaine quantité de sang noir, en partie coagulé ; du reste, toutes les parties de cet organe sont distinctes. Les gros vaisseaux sont vides et colorés en violet, surtout à l'intérieur ; leur consistance ne paraît que peu diminuée. Le *diaphragme* est vert bouteille inférieurement ; en haut, cette teinte est moins prononcée, et tire un peu sur la couleur lie de vin.

L'œsophage et l'estomac sont d'un rouge violacé à l'intérieur comme à l'extérieur. Ce dernier viscère ne contient qu'une petite quantité d'un liquide épais et noirâtre ; sa membrane muqueuse, en général, d'une teinte lie de vin foncée, offre dans plusieurs parties, notamment dans le grand cul-de-sac, des taches intéressant à-la-fois les trois membranes ; mais c'est la membrane muqueuse qui présente la coloration la plus foncée. Quoique au premier abord cette couleur lie de vin puisse faire croire que l'estomac est fortement enflammé, on ne voit pas d'injection vasculaire ; du reste, les trois membranes existent et ne sont pas très ramollies. Les intestins, d'une teinte beaucoup moins foncée, sont cependant rouges.

Le *foie*, très ramolli, conserve cependant sa forme ; il est d'un vert bouteille tellement foncé qu'il paraît noir ; sa membrane externe se détache avec la plus grande facilité ; sa structure est méconnaissable, et on ne peut guère y reconnaître que les orifices des vaisseaux sanguins. La *rate* est absolument dans le même état. Les *reins* sont parfaitement distincts, d'un gris ardoise dans quelques points et rougeâtres dans d'autres ; leur membrane externe se sépare facilement : quand on les incise, on y reconnaît toutes les substances, quoique leur couleur soit beaucoup plus foncée et qu'ils présentent un ramollissement marqué. La *vessie* est vide, et ne participe pas à cette teinte rouge foncé qu'offrent les autres tissus membraneux ; cependant elle est d'un gris légèrement rosé, surtout à l'extérieur. La verge est parfaitement reconnaissable, mais ramollie ; le scrotum est presque dans l'état naturel.

On ne voit point de vers sur le cadavre.

EXPÉRIENCE 4e.

N..., enfant du sexe masculin, âgé de seize jours, mort le 3 février 1830, fut mis le surlendemain dans un tas de fumier exposé à l'air. Voici l'état

_____

(1) Peut-être cet enfant avait-il succombé à une pneumonie.

extérieur du corps au moment où il a été placé dans ce milieu : couleur générale d'un blanc très légèrement rosé, excepté au dos et aux fesses, où il existe quelques lividités cadavériques d'une nuance fort claire ; ombilic cicatrisé.

Examen du cadavre le 4 avril 1830, cinquante-trois jours après le commencement de l'expérience. Depuis le 11 février jusqu'au 4 avril, la température avait beaucoup varié ; le *maximum* avait été de $10° + 0°$ pendant les derniers jours de février, et la moyenne, pendant le mois de mars, de $8°,5 + 6°$ th. centig. Le cadavre paraît entier ; sa surface est recouverte de brins de fumier, dont quelques-uns sont tellement adhérens, qu'il est difficile de les séparer sans altérer les tissus ; on y voit aussi beaucoup de vers. *Coloration.* Il est impossible d'indiquer une teinte générale, car on voit que les cuisses, les jambes et les avant-bras sont d'un rouge aurore, que la partie antérieure du thorax et de l'abdomen offre la même couleur dans certains points, mais qu'elle est plus généralement d'un blanc mat ou jaunâtre, que les parties latérales de ces deux régions sont d'un gris verdâtre sale, excepté dans les portions sur lesquelles les bras étaient appliqués, qui sont d'un blanc très légèrement rosé ; dans ces parties, qui évidemment n'ont pas été en contact avec le fumier, il y a encore de l'épiderme. Le bras droit et le col sont d'un gris verdâtre sale ; toute la partie droite de la face est d'un vert foncé et humide ; la partie gauche est aurore dans les deux tiers supérieurs, et verdâtre dans son tiers inférieur. Le crâne est tellement couvert de fumier, qu'on ne voit pas d'abord sa couleur, qui est verdâtre. Le dos est moins humide que les autres parties du corps ; lorsqu'on gratte avec le scalpel et qu'on enlève et le fumier et l'enduit jaunâtre qui le recouvrent, on voit qu'il est marbré de larges plaques d'un rouge foncé, grenade, aurore, jaune, blanc jaunâtre et verdâtre. Dans plusieurs régions, notamment aux mains, aux jambes et au front, il existe des moisissures blanches, comme pointillées ; vers le coude, ces moisissures affectent la forme de larges plaques.

Quoique j'aie dit que le cadavre paraissait entier, je ferai remarquer que dans certains endroits les tégumens sont détruits et offrent des corrosions, dont quelques-unes ont 3 centim. de longueur sur 16 à 20 millimètres de large, et qui intéressent même les muscles ; on en voit à la partie supérieure et latérale droite du thorax, dans les deux régions iliaques, à la partie supérieure et antérieure de la cuisse droite, aux jambes, au cou et au bras gauche ; il en existe encore d'autres beaucoup plus petites, disséminées sur diverses parties du corps.

Il n'y a d'*épiderme* que dans les points qui n'ont pas été en contact avec le fumier ; ainsi on en trouve à la partie interne du bras droit, à la portion correspondante du thorax sur laquelle ce bras était appliqué, et dans l'aine gauche, là où la cuisse était en contact avec la région pubienne ; il est blanc, translucide et facile à déchirer. Partout ailleurs, c'est-à-dire dans les parties dépouillées d'épiderme, il existe un enduit différemment coloré, qui leur donne un aspect humide et même gras dans quelques points ; cet enduit est liquide, plus ou moins épais ou même de consistance d'onguent ; il est un détritus évident de l'épiderme mêlé à une certaine quantité de gras de cadavre provenant de la décomposition des tégumens ; ce gras est surtout apparent à la partie antérieure de l'abdomen et du thorax, au bras et à l'avant-bras droits. Quand on a enlevé cet enduit en grattant avec le scalpel, on s'assure que la moitié environ de la *peau* de la partie antérieure du corps a été saponifiée ; celle qui reste est diversement colorée dans les différentes régions, et affecte partout les nuances indiquées à l'occasion de la coloration de la surface du cadavre ; ces teintes sont surtout marquées au dos, où la peau est conservée en entier, si ce n'est un peu en haut, vers l'épaule gauche ; du reste, cette peau, quoique amincie, résiste encore assez à la traction. Les *ongles* sont détachés ; quelques-uns cependant sont maintenus dans leur position par un mélange d'enduit graisseux et de fumier qui les accole en quelque sorte aux doigts et aux orteils ; ils sont flexibles, élastiques, translucides, grisâtres et très faciles à déchirer. Les *cheveux*, très nombreux, sont entremêlés de l'enduit déjà indiqué et de fumier ; ils tiennent à peine aux tégumens.

Le *tissu cellulaire* sous-cutané est transformé en gras, excepté dans les parties qui étaient couvertes par l'épiderme et au dos, et encore commence-t-il déjà à se saponifier.

En général, les *muscles* sont d'un rouge foncé et ramollis ; quelques-uns même sont réduits en une bouillie rougeâtre ou verdâtre ; là où j'ai dit exister des corrosions à la peau, le tissu musculaire est détruit. Au dos, les muscles sont violets, et beaucoup moins ramollis que ceux de la partie antérieure du corps qui n'étaient pas sous forme de bouillie. Les *tendons* et les *aponévroses* sont très faciles à déchirer et de couleur blanche. Les *nerfs* sont rosés et même rouges dans certaines parties, et ramollis. Les *ligamens*, également de couleur rosée, offrent encore beaucoup de résistance. Les *cartilages* sont couleur de betterave, et les *os* paraissent dans l'état naturel.

Tête. La face est méconnaissable ; le front, qui est encore presque entièrement couvert de peau est d'un rouge vineux par places et d'un rouge plus foncé dans d'autres portions. Les orbites, au premier abord, paraissent vides ; cependant on trouve dans leur fond quelques débris des membranes des yeux, d'un rouge violacé, et dans lesquels il serait difficile de reconnaître autre chose que le tissu de la sclérotique et le nerf optique. Il n'y a à la place des paupières que des lambeaux minces de parties molles, encore humides, d'un rouge vineux et d'un rouge plus foncé par places. La peau du *nez* est en partie détruite, car il n'existe que la portion qui recouvre les os propres et l'apophyse montante de l'os maxillaire ; cette peau est d'un vert noirâtre ; du reste, les diverses pièces osseuses qui entrent dans la composition du nez et des fosses nasales ne sont plus articulées entre elles, et sont tombées pêle-mêle dans les cavités de ces fosses. La *joue* gauche est presque entièrement détruite, excepté dans la région de la pommette, où l'on voit une masse de gras de cadavre recouverte de petites lamelles de peau très amincie et facile à déchirer, de couleur rougeâtre sale mêlée de vert. La joue droite est mieux conservée, plus humide, et la transformation graisseuse n'y est pas aussi avancée ; on y trouve encore des débris du masséter qui offre l'aspect des autres muscles. On n'aperçoit plus à la place des oreilles qu'une matière molle, moitié membraneuse, moitié grasse, dans laquelle il est impossible de reconnaître la forme de ces organes. Les os maxillaires sont presque entièrement désarticulés et de couleur olivâtre très foncée. La bouche est ouverte ; il ne reste à la place des lèvres que quelques petits lambeaux de parties molles, d'un vert noirâtre, peu humides. La voûte palatine est olivâtre. Le voile du palais est violacé et perforé vers la partie supérieure gauche. Les dents, qui à cet âge sont réduites en quelque sorte à la couronne, ne sont plus dans les alvéoles et sont tombées dans la bouche ; elles sont noires. La langue est détruite dans sa moitié gauche ; la partie qui reste est très ramollie, d'un rouge violacé, surtout à l'intérieur de sa substance ; sa surface est enduite d'un fluide vert foncé qui au premier abord la fait paraître de cette couleur.

Le *crâne* est en partie dénudé ; les parties molles qui existent encore, surtout en arrière, sont fortement accolées à du fumier ; elles sont brunes et formées par des restes de peau très amincie, sous laquelle on voit une grande quantité de vers blancs ; à gauche, on trouve, sous une membrane mince, jaunâtre, du tissu cellulaire transformé en gras. La dure-mère est d'un vert clair à l'extérieur, et d'un vert bleuâtre à sa face interne ; du reste, elle ne diffère pas beaucoup de l'état naturel. Le *cerveau* offre une teinte verdâtre à sa surface ; mais pour peu qu'on en enlève une légère couche, on voit qu'il est transformé en une bouillie rose sale dans les parties les plus superficielles, et lie de vin dans celles qui sont plus profondément situées ; il est impossible de reconnaître ni circonvolutions, ni sillons, ni aucune des parties qui composent l'organe. La bouillie que l'on remarque à la place du cervelet est encore plus fluide et d'un rouge plus foncé que celle qui provient du cerveau.

Le *larynx* offre encore toutes les parties qui le composent ; sa membrane muqueuse est d'un rouge brun sale et comme incrustée çà et là de petites granulations ressemblant à des grains de sable ; la tunique interne de la trachée-artère et des bronches paraît au premier abord d'un gris ardoisé verdâtre ; mais en l'examinant de plus près, on voit qu'elle est violacée sur les cerceaux cartilagineux et d'un gris verdâtre entre eux ; elle est sensiblement ramollie. Les *poumons* sont assez volumineux, très emphysémateux, crépitans et nagent sur l'eau, même avant d'être séparés du cœur, et après avoir été fortement comprimés sous ce liquide ; ils sont d'un rouge foncé par places et d'un rouge plus clair dans d'autres ; en général, ils sont d'un vert bouteille à la face interne ; ils ne contiennent point de sang ; on peut encore assez bien reconnaître leur structure, quoiqu'ils soient notablement ramollis. Le *péricarde* contient une petite quantité d'un liquide verdâtre; il est d'un vert foncé tirant sur l'ardoise, et il a perdu de sa consistance. Le *cœur* est très mou, d'un vert tirant aussi sur l'ardoise dans toute sa partie droite, surtout en arrière, et d'un violet foncé en avant et à gauche; il conserve sa forme, et renferme dans le ventricule droit un peu de liquide sanguinolent, assez fluide; le ventricule gauche est à-peu-près vide; l'intérieur des cavités de cet organe est d'un rouge brun à droite et d'un violet foncé à gauche; du reste, on distingue encore parfaitement les colonnes charnues, les valvules, l'orifice interauriculaire, etc. Les *artères* ne contiennent point de sang, mais bien un liquide roussâtre; leur tunique interne est de couleur aurore. Les *veines* sont amincies, translucides, et couvertes d'une légère couche d'une matière rosée. Le *diaphragme* est coloré en vert tirant sur l'ardoise, surtout dans la partie qui recouvre le foie; il est ramolli; mais on y distingue très bien les fibres musculaires et le centre tendineux, quoique celui-ci soit d'une couleur gris ardoisé, et n'offre par conséquent pas la différence de couleur, par rapport aux fibres musculaires, qu'on remarque dans l'état ordinaire.

L'*œsophage* est d'un rouge violet à l'extérieur, d'un rouge vineux à l'intérieur; il est mou et facile à déchirer. L'*estomac* est vide et très ramolli; il est d'un vert foncé tirant sur l'ardoise dans sa partie antérieure correspondante au foie; partout ailleurs, en avant, il est d'un rouge vineux; sa face postérieure et externe est d'un bleu clair dans le voisinage de la rate, et d'un jaune rose dans le reste de son étendue. Il est emphysémateux; car, dans plusieurs points, la membrane séreuse est soulevée par des gaz, de manière à former des bulles assez grosses. La tunique muqueuse est entièrement couverte d'un enduit ardoise foncé sale, assez fluide, qui, étant enlevé, la laisse apercevoir colorée exactement de la même manière qu'à l'extérieur, c'est-à-dire que les plaques d'un vert foncé, d'un rouge vineux, d'un bleu clair et d'un jaune rosé, correspondent aux parties externes ainsi colorées: du reste, cette membrane muqueuse est lisse et moins villeuse que dans l'état naturel. Le *canal intestinal* est jaunâtre, légèrement rosé à l'extérieur, excepté dans les portions du colon qui avoisinent le foie, et qui sont couleur d'ardoise foncée; ces deux premières couleurs passent promptement au rose et même au rouge par l'action de l'air. Leur surface interne contient des matières fécales ramollies et sous forme d'un enduit jaunâtre, qui communique cette teinte à la membrane muqueuse sous-jacente. Les parois des intestins sont sensiblement ramollies.

Le *foie* est d'un vert tirant sur l'ardoise; il a beaucoup perdu de sa consistance; lorsqu'on l'incise, on y remarque encore bien l'orifice de certains vaisseaux; mais on ne voit plus l'aspect granulé qu'offre cet organe dans l'état normal. La *rate* est encore plus ramollie; sa couleur est la même que celle du foie à l'extérieur; intérieurement elle est presque noire. Les *reins*, d'un gris foncé, sont très mous aussi; il est difficile de reconnaître les différentes substances qui les composent ; on y distingue bien les calices. La vessie a une légère teinte rosée.

Organes génitaux. Les parties génitales externes sont parfaitement reconnaissables, et, à l'exception des grandes lèvres qui ont été en partie détruites, on les trouve entières. Ces grandes lèvres sont rosées intérieurement et d'un gris verdâtre à l'extérieur ; les nymphes et le clitoris sont d'un rouge violacé et mous. L'utérus est aussi un peu moins consistant qu'à l'état normal et d'un violet clair.

EXPÉRIENCE 5e.

Le 22 juillet 1829, à midi, on enfonça dans un tas de fumier le cadavre d'une petite fille âgée de quatre jours, morte la veille. Le corps était décoloré, à l'exception de quelques taches bleuâtres, semblables à des ecchymoses, que l'on remarquait aux membres et au côté droit de la tête. Les yeux étaient fermés, la bouche ouverte ; le cordon ombilical n'était pas encore tombé. La grande lèvre du côté droit offrait une incision assez profonde. La tête était couverte de cheveux courts et noirs.

Le lendemain à huit heures du matin, la portion du fumier qui entourait le cadavre était à la température de 45° + 6° th. centigr., tandis qu'à l'air le même thermomètre marquait seulement 26°. En enlevant les couches de fumier pour chercher le corps, il se dégageait une fumée assez épaisse. Le cadavre était entier, et sans autre trace de coloration que celle que j'ai indiquée ; l'épiderme était déjà détaché dans quelques parties, et s'enlevait avec la plus grande facilité dans les autres. La peau était comme cuite et facile à déchirer ; celle qui recouvre la partie antérieure du cou s'était en effet déchirée par le simple renversement de la tête en arrière, qui avait eu lieu lorsqu'on avait sorti le cadavre en le prenant par les pieds ; les muscles de la partie antérieure du cou avaient également été déchirés. Le cadavre fut replacé de suite dans le fumier.

Le jour suivant (24 juillet), à midi, la température était de 29° th. centigr., et celle du fumier qui entourait le corps, de 46°. La putréfaction était tellement avancée, que lorsqu'on cherchait à sortir le cadavre, on l'enlevait par morceaux ; les os étaient désarticulés ; ceux du crâne, séparés les uns des autres, laissaient voir la masse cérébrale encore entière, d'un *rouge clair*, teinte que présentaient aussi les différens lambeaux de chair que l'on pouvait extraire, excepté toutefois dans la partie de ces lambeaux qui était formée par la peau : celle-ci, en effet, était jaune, tirant dans quelques points seulement sur le rose. La consistance de ces lambeaux était celle de la viande cuite et ramollie ; l'odeur aussi ressemblait beaucoup à celle de cette viande, si ce n'est qu'elle était un peu fétide. On ne découvrait plus que des débris d'organes.

Le cadavre d'un autre enfant âgé de six jours, et mort la veille, ayant été mis au centre d'un tas de fumier le 7 août 1829, en fut retiré le 10. Il fut impossible de l'avoir autrement que par lambeaux ; les parties molles étaient comme la chair des jeunes animaux que l'on a fait cuire.

RÉSUMÉ

DES CHANGEMENS QU'ÉPROUVENT LES CADAVRES PLACÉS DANS LE FUMIER.

Épiderme. Il commence par se rider et se plisser, puis se soulève, se détache, et tombe sans qu'on puisse dire quelles sont les portions du cadavre qui se dépouillent d'abord, ni indiquer rien de constant dans la marche de cette chute. Assez généralement il devient mince, et conserve sa translucidité et sa blancheur ; cependant, lorsqu'il recouvre les parties de peau fortement colorées, il paraît coloré lui-même en jaune, en aurore, en vert, en ardoise, et même en noir, ce qui tient souvent à la présence d'un enduit de nuance différente et plus ou moins poisseux dont le derme est recouvert. Il arrive aussi que, chez le même sujet, les parties qui n'ont pas été en contact immédiat avec le fumier, comme les paumes des mains, lorsque celles-ci sont restées fermées, sont pourvues d'épiderme blanc et presque dans l'état naturel ; tandis que parmi les autres, quelques-unes offrent leur épiderme diversement coloré et sensiblement altéré. Plus tard, partout où ce tissu n'existe plus, on trouve à sa place un enduit de couleur variée, qui leur donne un aspect humide et même gras dans quelques points ; cet enduit est liquide, plus ou moins épais, ou même de consistance d'onguent ; il est un détritus évident de l'épiderme, mêlé à une certaine quantité de gras de cadavre provenant de la décomposition des tégumens. J'ajouterai que même de très bonne heure on remarque sur plusieurs parties de l'épiderme des moisissures blanchâtres, d'un blanc grisâtre, etc.

Ongles et cheveux. Les *ongles* ne s'altèrent pas d'abord ; quelque temps après ils deviennent flexibles, plus élastiques, grisâtres et faciles à déchirer ; plus tard ils se détachent et tombent, à moins qu'après avoir été séparés ils ne soient maintenus par un enduit graisseux mélangé de fumier, qui les accole en quelque sorte aux doigts. Les *cheveux* ne subissent aucun changement, mais ils finissent par adhérer à peine aux tégumens.

Peau. La peau se colore d'abord en jaune abricot, puis en rose très clair; quelque temps après elle affecte diverses nuances: ainsi dans quelques points elle est enduite d'une matière graisseuse de couleur jaune d'ochre ou brunâtre; dans d'autres, elle est colorée par une couche humide d'un vert bistre, qui paraît devoir son origine aux liquides qui ont filtré à travers le fumier. Plus tard, ces diverses teintes se foncent davantage; les membres deviennent d'un rose orangé, puis aurore, sinon dans toute leur étendue, du moins dans beaucoup d'endroits; et s'il est vrai que l'on retrouve aussi ces teintes çà et là dans quelques autres parties du corps, c'est particulièrement dans les membres qu'on les observe. Assez souvent le derme de la tête acquiert une couleur rouge foncé, marbrée de taches vertes. Enfin il est assez ordinaire de voir la peau du cou, du thorax, et surtout celle de l'abdomen, finir par se colorer en vert bouteille, en ardoise, ou en bleu plus foncé ou plus clair : tantôt cette coloration affecte la forme de larges plaques; tantôt elle est circonscrite, non uniforme, et comme marbrée de petites taches entremêlées quelquefois de blanc ou de gris. J'ai vu une fois la peau du dos offrant évidemment l'ensemble de plaques d'un rouge foncé, de couleur grenade, aurore, jaune, blanc jaunâtre et verdâtre. Je ne quitterai pas ce qui se rapporte à la coloration de la peau, sans fixer l'attention du lecteur sur cette teinte aurore de la peau qui se produit dans le fumier, et que je n'ai jamais remarquée lorsque les cadavres se pourrissaient dans tout autre milieu.

La *consistance* du derme ne commence à diminuer qu'au bout d'un certain temps; il s'amincit d'abord, puis se détruit, et donne naissance à des corrosions de 3 ou de plusieurs centim. de longueur, qui ressemblent assez à celles que l'on observe lorsque les corps se sont pourris dans l'eau ou dans les fosses d'aisances. Si la température de l'atmosphère est très élevée pendant que le corps séjourne dans le fumier, il suffit de deux ou trois jours pour que le derme soit réduit en lambeaux, qui ont la consistance et l'odeur de la viande cuite.

Il existe quelquefois sur certaines parties de peau déjà dépouillée d'épiderme de petites granulations comme sablonneuses, sorte d'incrustations formées de phosphate de chaux, dures, réunies en quelques points par de petites plaques de couleur blanche, mais paraissant diversement colorées, suivant la couleur de l'enduit avec lequel elles sont mêlées. Enfin le derme, tout en se corrodant dans certains points, finit par se *saponifier* dans d'autres.

Tissu cellulaire sous-cutané. Ce tissu, partout où il n'est pas très lâche, n'éprouve pas d'altération sensible pendant les premières semaines ; là où il offre beaucoup de laxité, il se laisse assez promptement imbiber quelquefois d'une sérosité rougeâtre ; plus tard il se saponifie.

Muscles. Ils commencent par perdre de leur consistance ; leur couleur varie beaucoup dans les premiers temps : plus pâles qu'à l'ordinaire dans certaines régions, ils sont rouges et infiltrés de sérosité sanguinolente dans d'autres. Plus tard, on les trouve plus ramollis, plus infiltrés, de couleur lie de vin, et même d'un rouge noir, surtout dans la partie qui correspond au foie. Enfin ils se réduisent en une bouillie rougeâtre ou verdâtre, et se détruisent complétement dans les parties où j'ai dit que la peau était corrodée.

Tendons. Le tissu tendineux se ramollit peu-à-peu, sans perdre ses caractères extérieurs. Les *ligamens* sont encore résistans au bout d'un temps fort long ; quelquefois ils acquièrent une couleur rosée. Les *cartilages* se colorent en rouge betterave, et se ramollissent lentement. Les *os* ne paraissent pas subir d'altération dans les deux ou trois premiers mois.

Système nerveux. Le *cerveau* commence par se ramollir ; il devient rouge ou lie de vin extérieurement, tandis qu'il est grisâtre ou rosé à l'intérieur ; plus tard sa surface extérieure est verdâtre, et l'intérieur est sous forme d'une bouillie rose sale dans les couches les plus superficielles, et lie de vin dans celles qui sont plus profondément situées. Le *cervelet* suit exactement la même marche dans sa décomposition ; mais il se colore et se ramollit plus vîte que le cerveau. La *dure-mère* devient d'abord d'un blanc rosé, puis d'un vert clair ou d'un vert bleuâtre ; sa consistance tarde beaucoup à être diminuée. La *moelle épinière* se ramollit, acquiert une couleur grise, et subit les mêmes changemens que le cerveau. Les *nerfs* n'éprouvent d'abord aucune altération ; au bout de plusieurs semaines, ils deviennent rosés d'abord, puis rouges, et se ramollissent de plus en plus.

Organes de la circulation et de la respiration. Le *cœur* perd notablement de sa consistance dès les premiers temps ; sa couleur se fonce au point qu'elle finit par être d'un vert tirant sur l'ardoise, ou d'un violet noirâtre à l'extérieur, tandis qu'elle est d'un rouge brun à l'intérieur ; déjà à cette époque le ramollissement a fait de grands progrès ; mais on peut encore reconnaître les colonnes charnues, les valvules, etc. Il n'est pas rare, au bout de deux mois, de trouver du sang fluide ou coagulé dans l'intérieur des ventricules et des oreillettes. Le *péricarde*, dont la consistance diminue journellement, rougit d'abord, et contient quelquefois un liquide sanguinolent ; plus tard il acquiert souvent une couleur vert foncé tirant sur l'ardoise, et alors le liquide qu'il peut renfermer est de cette même couleur. Les *vaisseaux sanguins* acquièrent une couleur aurore, rosée ou rouge, surtout à l'intérieur ; ils se ramollissent comme tous les autres tissus.

Le *larynx*, la *trachée-artère* et les *bronches* ne tardent pas à rougir et à passer même au violet. A une époque déjà très avancée, la membrane muqueuse paraît quelquefois, au premier abord, d'un gris ardoisé verdâtre ; mais en l'examinant de plus près, on voit qu'elle est violacée sur les cerceaux cartilagineux, et d'un gris verdâtre entre eux ; dans un cas, je l'ai vue comme incrustée çà et là de petites granulations ressemblant à des grains de sable. Quoique ramollis, les organes dont je parle forment encore un tout dont les diverses parties se tiennent. Les *poumons* se ramollissent, acquièrent une couleur plus foncée, et deviennent emphysémateux. Dans mes expériences, je ne les ai jamais vus assez altérés pour que leur structure fût méconnaissable ; ils ont aussi constamment nagé sur l'eau, même après avoir été *fortement* comprimés, ce qui n'a pas eu lieu chez les sujets laissés dans une fosse d'aisances à-peu-près pendant le même espace de temps. En général, nous les avons trouvés, M. Lesueur et moi, contenant fort peu de sang ; et une fois la face inférieure du lobe droit inférieur offrait quelques granulations blanchâtres, comme sablonneuses.

Le *diaphragme*, rougeâtre et même violacé dans les premiers temps, finit par devenir ardoisé ou vert bouteille; ces teintes sont surtout bien marquées à la face inférieure et aux parties qui correspondent au foie et à la rate. Il se ramollit de plus en plus, mais on peut encore distinguer assez tard les fibres aponévrotiques du centre tendineux, des portions musculaires. Dans un cas, j'ai vu la portion hépatique de cet organe recouverte d'une quantité de ces granulations blanches, dures, comme sablonneuses, dont j'ai déjà parlé tant de fois.

Organes de la digestion. La *bouche* se conserve long-temps entière; cependant il arrive une époque (*voy*. EXPÉRIENCE 4°, p. 809) où les lèvres sont réduites à quelques petits lambeaux de parties molles d'un vert noirâtre. La membrane muqueuse rougit de plus en plus et devient violacée ou olivâtre; je l'ai vue une fois détruite à la voûte palatine. Le voile du palais, ses piliers, les amygdales et le pharynx offrent aussi les mêmes teintes et un grand degré de ramollissement; dans un cas, le voile du palais était perforé, et dans un autre le pharynx était le siège de granulations dures. La *langue*, de plus en plus molle, finit par se détruire au point qu'on n'en trouve que les deux tiers, la moitié, etc.; elle acquiert au bout d'un certain temps une couleur olivâtre, surtout à sa surface, car souvent alors l'intérieur est d'un rouge violacé.

L'*œsophage* ne tarde pas à se colorer en rouge et même en lie de vin; cette nuance est encore plus marquée à l'extérieur et dans la membrane musculeuse, que dans la tunique muqueuse, qui du reste conserve son aspect lisse et est rarement emphysémateuse. Le ramollissement atteint cet organe aussi bien que les autres.

Estomac. Ce viscère n'a presque jamais été trouvé rouge dans toute son étendue; à la vérité, dans les premiers temps, il offre une teinte jaune orangée, qui finit par devenir rouge et même lie de vin; mais alors il est rare qu'on ne découvre pas çà et là, notamment dans le grand cul-de-sac et vers le pylore, une ou plusieurs taches ou plaques d'un vert bouteille ou noirâtre; cette altération intéresse tous les tissus du viscère, et est évidemment cadavérique, puisqu'on ne voit nulle part la moindre trace d'arborisation ou d'injection vasculaire. Plus tard, les parties de cet organe qui correspondent au foie et à la rate, sont couleur d'ardoise bleue claire, verdâtres ou noirâtres à l'extérieur comme à l'intérieur, tandis que les autres portions sont d'un jaune rosé ou d'un rouge vineux; quelquefois alors la tunique muqueuse paraît offrir une couleur ardoise uniforme; mais cela tient à la présence d'un fluide épais qui la recouvre, car lorsqu'on l'enlève, on aperçoit les diverses nuances que j'ai indiquées. Le ramollissement fait tous les jours de nouveaux progrès; enfin l'organe devient emphysémateux, et les tuniques muqueuse et séreuse sont soulevées par des gaz, de manière à former des bulles quelquefois assez grosses.

Les *intestins* ont une tendance manifeste à rougir et à se colorer comme l'estomac; mais c'est avec beaucoup plus de lenteur.

Le *foie* ne tarde pas à perdre de sa consistance; il devient d'abord livide, surtout à sa face supérieure, et il est difficile, même d'assez bonne heure, de reconnaître sa structure granulée; lorsqu'on le gratte avec un scalpel, après l'avoir incisé, on enlève une bouillie d'un rouge brique foncé. Plus tard il acquiert une couleur vert bouteille ou ardoise tellement foncée, qu'il paraît noir; à cette époque, on peut encore distinguer dans son intérieur l'orifice de certains vaisseaux sanguins, mais sa structure est méconnaissable. La vésicule biliaire reste long-temps sans s'altérer, si ce n'est qu'elle devient rougeâtre. La *rate* est bientôt d'un vert bouteille ardoisé, et très facile à déchirer; lorsqu'on la comprime, elle fournit un liquide épais, paraissant noir quand il est en masse, et bistre foncé lorsqu'on l'étend. Le *pancréas* n'est pas le dernier organe à se ramollir; il devient d'abord grisâtre, puis rougeâtre.

Organes urinaires et génitaux. Les reins perdent peu-à-peu leur consistance, et finissent par se réduire en bouillie; ils deviennent rougeâtres dans certains points et d'un gris ardoise dans d'autres; leur structure ne tarde pas à être méconnaissable. La *vessie* acquiert une couleur rosée, surtout à l'extérieur.

mais je ne l'ai jamais vue aussi rouge que les autres tissus membraneux ; elle se ramollit comme les autres organes.

Les *parties génitales* externes se colorent différemment dans les premiers temps ; tantôt d'un jaune abricot clair, tantôt rougeâtres, elles deviennent plus tard d'un gris verdâtre en dehors et violacées dans toutes les parties recouvertes par la membrane muqueuse. L'utérus, les vésicules séminales et les testicules, acquièrent aussi une couleur violette, et se ramollissent comme toutes les autres parties.

DE LA MARCHE COMPARÉE DE LA PUTRÉFACTION DANS LA TERRE, DANS L'EAU, DANS LES FOSSES D'AISANCES ET DANS LE FUMIER.

Cet article peut être envisagé sous un double rapport ; d'une part, on compare les changemens qu'éprouvent les divers tissus dans l'un et l'autre de ces milieux, pour en faire ressortir les différences, et établir en quelque sorte le caractère distinctif de chacun de ces modes de putréfaction : c'est ce que j'ai fait dans les quatre résumés placés à la fin des quatre articles qui précèdent ; d'un autre côté, on s'attache à déterminer l'influence de ces mêmes milieux sur la *marche plus ou moins rapide* de la putréfaction : c'est ce qui me paraît devoir faire l'objet de cet article. Un pareil problème, pour être résolu, exige que l'on soumette des parties d'un *même* cadavre à l'action de ces milieux en même temps et dans le même emplacement, afin d'annuler les autres conditions pouvant exercer quelque influence sur la marche de la décomposition putride, et d'être sûr que la différence dans la marche doit réellement être attribuée au milieu dans lequel le cadavre est plongé. J'ai agi sur des parties d'un même fœtus, et j'ai pensé que le travail offrirait plus d'intérêt en examinant encore la marche de la putréfaction dans l'air atmosphérique.

Voici les détails de ces expériences :

Dans l'air atmosphérique. V. p. 498.

Dans l'eau stagnante. La jambe et le pied du fœtus mort le 5 *mai* (*voyez* page 498) ont été mis dans l'eau de puits, le 6 *mai*, à dix heures du matin. Le 7 *mai*, le membre, qui jusqu'alors avait été incolore, présentait une teinte rougeâtre. 8 *mai*, la couleur est légèrement violacée. 9 *mai*, *idem*. 10 *mai*, odeur à peine sensible; l'épiderme se détache par petits lambeaux sous la pointe des pinces; couleur toujours violacée. 11 *mai*, on éprouve plus de facilité à détacher l'épiderme; l'odeur est déjà manifeste, mais différente de celle qu'exhalent les matières qui se pourrissent à l'air. 12 *mai*, ces deux caractères sont plus sensibles. 13 *mai*, couleur rouge marbrée. 14 *mai*, l'eau est trouble, rougeâtre, et répand une odeur forte, désagréable; l'épiderme se détache plus facilement. 15 *mai*, la peau résiste à la pointe des pinces; les propriétés physiques des muscles ne paraissent point altérées. 16 *mai*, couleur du membre blanchâtre, excepté à la malléole interne qui est verdâtre; on enlève la totalité de l'épiderme de la jambe, tandis que celui du pied résiste; l'odeur est moins sensible. 17 *mai*, la malléole n'est plus verte; l'épiderme du pied se détache en totalité. 18 *mai*, couleur gris brun sans aucune trace de lividité; point de changement dans l'odeur ni dans la consistance; on voit sept ou huit mouches dans l'eau, qui est trouble, légèrement fétide et colorée en rouge brun. 19 *mai*, supernatation du pied; dégagement assez considérable de gaz aux environs des vaisseaux tibiaux postérieurs; odeur un peu plus prononcée : l'eau présente à sa surface une pellicule, qui n'offre point l'aspect huileux. 20 *mai*, point de changement appréciable. 21, *idem*. 22 *mai*, couleur de café au lait tirant sur le vert; le derme est *corrodé*; on y voit des ulcérations assez larges semblables aux chancres vénériens, et dont les bords sont fort mous; le ramollissement du membre est très marqué; l'odeur est forte et *sui generis*; la graisse et les muscles présentent leur couleur naturelle. 23 *mai*, les *corrosions* sont plus larges; la couleur est verte. 24 *mai*, la peau se déchire facilement, et on voit alors qu'elle est rose, et que la couleur verte n'est que superficielle; les *corrosions* sont un peu plus larges. 25 *mai*, ramollissement croissant; la graisse paraît complétement saponifiée. 28 *mai*, peau d'un vert olive, très ramollie au pied et à la partie interne de la jambe. 29 *mai*, les muscles sont tellement ramollis qu'ils sortent sous forme de putrilage par les trous de la peau, lorsqu'on presse celle-ci. 31 *mai*, le membre conserve encore sa forme. 3 *juin*, le membre, encore entier, semble réduit à une écorce de graisse sous-cutanée, solide et saponifiée, couverte en quelques points de derme aminci; les os sont presque dénudés, et le putrilage musculaire s'écoule par les fistules cutanées. 6 *juin*, les épiphyses se détachent; le membre tend à se séparer au niveau de l'articulation du pied. 13 *juin*, le membre a pour ainsi dire conservé sa forme; toutefois, le pied ne tient plus que par quelques tendons et par quelques ligamens; les parties charnues, réduites en une sorte de putrilage, ont abandonné les os, qui sont encore renfermés dans une sorte d'étui formé par une couche de graisse saponifiée.

Dans l'eau renouvelée deux fois par jour. La jambe et le pied de l'autre côté du même fœtus ont été mis, le 6 *mai*, dans l'eau de puits, que l'on a renouvelée deux fois par jour. 7 *mai*, *idem*. 9 *mai*, couleur légèrement violacée; point d'odeur. 10 *mai*, pied légèrement verdâtre; l'épiderme qui le recouvre se détache plus facilement que celui de la jambe. 11 *mai, idem*. 12 *mai*, on voit à la surface de l'eau et du membre une multitude de bulles de gaz; odeur à peine sensible; même couleur. 13 *mai*, l'épiderme se détache facilement à la partie interne du membre; odeur marquée, nullement désagréable; bulles de gaz et couleur comme hier. 14 *mai*, ces caractères sont un peu plus prononcés. 15 *mai*, la peau résiste à la pointe des pinces; point de changement sensible dans les muscles. 16, couleur blanche; tache verdâtre à la malléole interne; même odeur. 17, l'épiderme du pied se détache en totalité, la molléole est toujours verte. 18, bulles gazeuses sur les points qui sont encore recouverts d'épiderme; celui-ci s'enlève facilement sur la région antérieure et supérieure du tibia; supernatation de la partie supérieure de la jambe; couleur d'un blanc mat, mélangé d'un gris brun. 19, l'épiderme est complétement enlevé; on dégage des gaz par l'expression du membre: l'eau est fétide, recouverte d'une pellicule d'un blanc sale, légèrement colorée en jaune, d'apparence huileuse; l'odeur du membre est moins sensible que celle du liquide. 20 *mai*, supernatation complète. 21, le membre est d'un blanc laiteux ; la peau ne se déchire pas encore. 22 *mai*, couleur *idem ;* derme bien ramolli, offrant à sa surface une multitude de points *ulcérés*, très rapprochés, moins larges et plus nombreux que dans l'expérience précédente. 23 *mai, corrosion* et ramollissement beaucoup plus évidens et plus étendus que dans le sujet de l'observation précédente ; la peau est tellement ramollie dans toutes les parties *corrodées*, qu'on peut l'enlever en grattant légèrement avec le scalpel. 24, ces caractères sont plus prononcés ; membre d'un blanc sale ; odeur un peu plus forte ; muscles rouges et légèrement ramollis. 25, les muscles sont déjà réduits en un putrilage rosé. 28 *mai, corrosion* portée au point que les ulcères sont de la largeur d'une pièce de deux francs ; il suffit de presser un peu le membre pour faire sortir les muscles sous forme de putrilage ; couleur d'un blanc rosé ; le ramollissement est évidemment plus marqué que dans l'expérience précédente. 29 *mai*, les os sont en grande partie dénudés ; les chairs sont presque complétement détachées ; séparation du cinquième os du métatarse. 31 *mai*, les chairs sont ramollies, au point que le membre ne conserve plus sa forme ; on n'en trouve que des lambeaux ; la graisse semble se saponifier ; l'odeur est semblable à celle du savon de graisse. 3 *juin*, la dénudation des os est complète ; les muscles sont remplacés par un putrilage rougeâtre. 6 *juin*, les épiphyses se détachent ; il ne reste plus que des ligamens, des tendons et quelques morceaux de graisse qui paraît saponifiée. 13 *juin*, on ne voit plus que les os qui sont en partie désunis, et deux lambeaux de graisse entièrement saponifiée.

Après avoir examiné comparativement les effets de l'eau stagnante et de l'eau renouvelée deux fois par jour sur les parties d'un même fœtus, j'ai voulu connaître l'action de l'eau sur des cadavres entiers : l'un de ces cadavres a été laissé pendant vingt-deux jours dans de l'eau de puits que l'on n'a point renouvelée ; l'autre au contraire, a été mis dans de l'eau qui a été renouvelée jour et nuit, pendant le même espace de temps. Il résulte de ces expériences, que l'altération que les corps éprouvent dans l'eau a lieu beaucoup plus rapidement dans l'eau renouvelée que dans l'eau stagnante.

Dans l'eau des fosses d'aisances. La cuisse du fœtus mort le 5 mai a été mise dans un sceau rempli d'eau des fosses d'aisances, le 6 *mai*, à dix heures du matin. 7 *mai*, rien de remarquable. 8 *mai*, couleur légèrement violacée, surtout à la partie interne et postérieure. 9 *mai*, l'épiderme commence à s'enlever par une forte pression des pinces ; couleur *idem*. 10 *mai*, tout est dans le même état. 11, *idem*. 12, l'épiderme se détache un peu plus facilement. 13, *idem*. 15, la peau résiste bien ; la structure des muscles n'est pas changée ; le membre nettoyé exhale l'odeur de l'eau de la fosse. 16 *mai*, on voit quelques parties violacées encore recouvertes d'épiderme ; la majeure partie est jaune et dépouillée d'épiderme ; léger ramollissement des muscles. 17 *mai*, la teinte violacée a moins d'étendue ; la couleur de la peau ressemble à celle du café au lait. 18, l'épiderme se détache de plus en plus ; il se dégage des gaz par les extrémités incisées du membre. 19, lavée et mise dans l'eau de puits, la cuisse surnage ; dégagement de gaz par une légère pression ; la peau commence à se ramollir ; la graisse qui est à découvert sur les plaies offre l'aspect du savon ramolli. 22 *mai*, la peau se sépare plus facilement de la graisse ; le reste est dans le même état. 23, on n'aperçoit aucune trace de *corrosion*, comme cela a déjà lieu pour les membres qui sont en contact avec l'eau de puits ; les muscles sont plus ramollis que la peau ; celle-ci est d'un jaune légèrement orangé, et se détache lorsqu'on la racle avec le scapel. 25 *mai*, ramollissement de la tête du fémur ; la peau est évidemment amincie. 28 *mai*, les muscles sont bien ramollis ; la peau n'offre aucune trace de *corrosion*, mais elle s'enlève très facilement ; la graisse sous-cutanée, d'une couleur rosée dans certains endroits, paraît saponifiée. 29, *idem*. 31, la peau est entièrement détachée ; le ramollissement des muscles, quoique considérable, est moins prononcé que sur la portion de cadavre qui est en contact avec l'eau non renouvelée. 3 *juin*, les cartilages sont sensiblement ramollis ; la graisse paraît bien saponifiée. 6 *juin*, les muscles, encore d'une couleur jaune rosé, sont plus ramollis ; la graisse est complétement saponifiée et moins cohérente. 13 *juin*, on ne trouve que quelques lambeaux de tissu savonneux qui se détachent des muscles encore roses et très ramollis.

Dans du fumier. L'autre cuisse du fœtus mort le 5 mai a été placée dans du fumier, le 6 mai, à dix heures du matin. 7 *mai*, rien de remarquable. 8, odeur forte, surtout aux extrémités incisées. 9, couleur mélangée de rose et de vert ; l'épiderme se détache ; l'odeur de putréfaction est très prononcée. 10, l'épiderme est complétement enlevé ; couleur verdâtre dans la partie du membre qui regarde en haut, et aurore dans la partie opposée ; la peau n'est pas sensiblement ramollie. 11, couleur aurore plus généralement répandue ; les muscles commencent à se ramollir dans les environs des plaies. 12, léger ramollissement de la peau ; odeur forte, ammoniacale ; muscles d'un gris rougeâtre. 13, ces caractères sont un peu plus prononcés. 14, couleur orangée ; odeur très fétide ; on déchire assez facilement la peau. 16, les muscles sont réduits à une sorte de putrilage dans les parties découvertes, quoiqu'ils conservent encore leur couleur rouge. 17, odeur très fétide, ramollissement beaucoup plus considérable des muscles. 19, peau d'un rouge orangé, en partie desséchée à sa surface externe, et dure comme du cuir ; muscles réduits en lambeaux et en putrilage grisâtre ; fémur dénudé. 22, il ne reste que la peau dont la couleur orangée est moins foncée ; elle est plus humide et plus ramollie en dedans qu'à sa surface externe. 23, les portions de peau humide se détachent facilement en raclant avec le scapel. 18 *mai*, on ne trouve que des lambeaux de peau.

Dans la terre. Le bras du fœtus mort le 5 mai a été enveloppé de terre, le 6 *mai*, à dix heures du matin ; on a arrosé de temps à autre ; cependant le terrain n'a jamais été sensiblement humide. 7, rien de remarquable. 9, l'odeur ne se fait sentir que dans les plaies. 10, l'épiderme commence à se détacher, et alors on voit que la peau est rose ; point de ramollissement ; légère odeur de putréfaction. 11, épiderme entièrement détaché ; odeur nauséeuse ; couleur mélangée de vert et de rose. 12, la plaie est d'un rouge gris ; la peau n'est pas encore ramollie. 13, couleur orangée de la peau, qui commence à se ramollir ; odeur fétide. 14, on déchire la peau, mais moins facilement que celle de la portion qui est placée dans du fumier. 15, la graisse ne présente plus l'aspect granuleux et vésiculeux qu'elle offre chez le fœtus ; elle ressemble déjà au gras de cadavre ; le ramollissement de la peau est plus marqué ; la structure des muscles n'est point changée. 16 , *idem*. 17, la peau , d'une couleur rose jaunâtre, se déchire très facilement ; odeur très fétide ; graisse rosée s'étendant comme de la cire molle sous une légère pression ; muscles légèrement ramollis , sans changement apparent dans leur structure. 19, la peau se déchire plus facilement ; la graisse découverte a l'aspect homogène du savon légèrement ramolli ; celle que l'on met à nu par le déchirement de la peau, est encore jaune, vésiculeuse, et offre des filamens cellulaires manifestes à l'œil nu ; les muscles sont ramollis et putrilagineux ; l'odeur est très fétide. 21, les tendons sont à nu ; le reste est dans le même état. 23 , peau détruite dans une grande partie du membre ; la portion qui reste est d'un rouge orangé ; graisse saponifiée et blanche, excepté dans quelques points qui offrent une couleur jaune ; muscles rouges ; odeur moins fétide. 31, peau entièrement détruite ; graisse rosée à sa surface et blanche dans l'intérieur ; os dénudé ; muscles en grande partie détruits ou sous forme d'un putrilage rosé ; odeur semblable à celle de l'oignon de lis. 6 *juin*, on ne découvre que du gras de cadavre formé aux dépens de la graisse qui s'est changée en acides margarique et oléique , et de l'ammoniaque provenant des muscles qui sont entièrement détruits.

Les expériences qui précèdent me permettent de conclure , 1° que la putréfaction *marche* beaucoup plus *rapidement*, tout étant égal d'ailleurs, dans le fumier que dans l'eau, dans la matière des fosses d'aisances et dans la terre ; 2° que de ces différens milieux, la terre est celui qui *retarde* le plus la putréfaction, si l'inhumation a eu lieu à la profondeur d'un mètre environ, et que l'on n'ait pas arrosé le terrain ; car si la matière animale n'avait été enterrée qu'à 15 ou 18 centim. de profondeur, comme dans mes expériences, et que l'on eût arrosé, elle se serait pourrie aussi vite que dans l'eau stagnante ; 3° que dans la matière des fosses d'aisances, la putréfaction fait moins de progrès que dans l'eau, quoiqu'elle ait lieu plus rapidement que dans la terre ; 4° qu'après le fumier, aucun de ces milieux ne favorise autant la décomposition que l'eau, surtout si elle est souvent renouvelée ; 5° que l'air *humide* hâte encore plus que tout autre agent la putréfaction des matières animales (1), tandis que celle-ci s'arrête au bout d'un certain temps, si l'atmosphère est sèche.

(1) On objectera peut-être que, par un temps très chaud, lorsque la température de l'atmosphère marque 25° ou 26° R. les cadavres sont cuits et désorganisés 30 ou 40 heures après leur séjour dans le fumier, tandis qu'ils sont loin d'être complétement pourris si on les a laissés à l'air. Je répondrai à cela que l'altération que le fumier fait éprouver dans ce cas aux cadavres, n'est pas à proprement parler une putréfaction, mais bien une coction ; et en effet la température du centre du fumier où repose le corps, s'élève de 45° à 50° R.

FIN DU PREMIER VOLUME.